Un libro para parteras

Una guía para comadronas y parteras tradicionales

escrito e ilustrado por

Susan Klein

Editora médica: Suellen Miller
con Judith Bishop y Marcia Hansen

Traducción: Martín Lamarque
Editora de la versión en español:
Lisa de Avila con Lynn Gordon

La Fundación Hesperian

Cada mujer embarazada y cada parto es diferente. Las parteras tienen la obligación de ser honestas consigo mismas, y con las madres a quienes atienden, en cuanto a los límites de sus habilidades. En otras palabras, lo que le queremos decir es: haga sólo lo que sepa hacer. No trate de hacer cosas que no ha aprendido o con las que no tiene suficiente experiencia, para que no perjudique ni ponga en peligro a una madre o a su bebé. Al mismo tiempo, no tenga miedo de mejorar sus conocimientos y sus habilidades aprendiendo de este libro y de otras personas con más experiencia.

La Fundación Hesperian y las personas que han contribuido a esta obra no asumen ninguna responsabilidad legal por el uso de la información aquí contenida. Este libro no debe reemplazar el entrenamiento en la práctica con supervisión adecuada. Si no está segura de qué hacer en una emergencia, usted debe obtener los consejos y la ayuda de otras personas con más experiencia, o de las autoridades médicas locales.

Este manual puede ser mejorado con su ayuda. Si usted es una partera, trabajadora de salud, doctora, enfermera, madre o cualquier otra persona que tiene sugerencias para mejorar este libro, por favor escríbanos. Nos gustaría oír acerca de sus experiencias, tradiciones y prácticas. Gracias por su ayuda.

Obra publicada por:

The Hesperian Foundation
1919 Addison Street, Suite 304
Berkeley, California 94704
E.U.A.

Primera edición en español, 1998
ISBN Nº: 0-942364-28-7

Foto de la portada: Lina Pallotta/Impact Visuals, Piedras Negras, México
Foto de la contraportada: Olivia Heussler/Impact Visuals, Estelí, Nicaragua

Una nota acerca de Susan Klein

Susan Klein era una escritora, artista, partera y madre. Su amor por la gente y sus experiencias con el nacimiento de muchos bebés, la inspiraron a escribir este libro. Durante 5 años, Susan se dedicó a crear esta obra—a veces sola y a veces en colaboración con otras personas. Esto a pesar de ya sufrir de la enfermedad que eventualmente le quitaría la vida.

Aunque Susan no vio esta obra ya finalizada, pidió que fuera dedicada a todas las personas que atienden a las mujeres durante el parto. Su esperanza era que ***Un libro para parteras*** se convirtiera en una herramienta para ayudar a toda partera, sin importar su origen y su nivel de educación, a ejercer su propio juicio y tomar las mejores decisiones posibles en cada parto. La Fundación Hesperian espera que, al usar este libro, las lectoras sentirán el interés y la compasión de Susan en cada página y que usarán estas cosas en su trabajo para convertir el sueño de ella en una realidad.

Agradecimientos

Esta obra fue completada gracias a la colaboración de mucha gente. Susan Klein murió antes de poder escribir esta página, pero sabemos que ella hubiera querido darle su agradecimiento a muchas personas.

A medida que Susan fue desarrollando el manuscrito, Colin Bullough, Sylvia Estrada-Claudio y Gilberte Vansintejan le proporcionaron asesoramiento general y consejos médicos de incalculable valor. Deborah Bickel, Lisa Keller, Julie Litwin y Greg Troll ayudaron a Susan a resolver muchas preguntas médicas. Susan siempre apreció el tiempo, la experiencia y el apoyo que ellos le proporcionaron. Christine Johnson trabajó muy de cerca con Susan editando, clarificando y reorganizando el texto y su presentación. Kyle Craven ayudó a preparar y organizar las ilustraciones.

Otras personas también fueron de mucha ayuda durante todas las fases del desarrollo del libro: Naomi Baumslag, Bill Bower, Jenny Bowers, Kate Bowland, August Burns, Jennie Corr, Jane Drake, J. T. Dunn, Susan Fawcus, Sadja Greenwood, Kathleen Huggins, Mary y Ralph Johnson, Nuriya Janss, Angela Kamara, Raven Lang, Ronnie Lovich, Nicky May, Iris Moore, Nimal Perera, David Sanders, Merrie Schaller, Kathy Shapiro, Mira Shiva, Judith Standley, Michael Tan y David Werner.

Cuando Susan se dió cuenta de que no iba a poder completar el libro, sintió alivio al saber que Suellen Miller se encargaría de actuar como la editora médica del mismo. Judith Bishop y Marcia Hansen asistieron a Suellen en esta labor.

La presente versión en español fue editada por Lisa de Avila, con la ayuda de Lynn Gordon. Martín Lamarque se encargó de realizar la traducción inicial del manuscrito. Les agradecemos a ellos su dedicación y su excelente labor. Además, extendemos nuestro caluroso agradecimiento a los siguientes individuos que con esmero han contribuido a la publicación de esta obra en español: Manisha Aryal, Lynne Coen, Carmen Guzmán, Charlie Holt, Todd Jailer, Brian Linde, Rebecca Márquez-Walker, Elena Metcalf, Patricia Restrepo, Lora Santiago y Elinor C. Sullivan. Las ilustraciones fueron elaborados por las siguientes personas: Sara Boore, Heidi Broner, Deborah Green, Delphine Kenze, Gina Lee y Lucy Sargeant.

Susan Klein preparó el manuscrito con la ayuda de varios textos. Mucha de su inspiración provino del libro *Spiritual Midwifery* de Ina May Gaskin. Los siguientes textos también le fueron muy útiles: *A Guide to Midwifery: Heart and Hands* de E. Davis; *Pregnancy, Childbirth and the Newborn: A Manual for Rural Midwives* de L. Eloesser, E. J. Galt e I. Hemingway; *Training Manual for Traditional Birth Attendants* de G. Gordon; *Life-Saving Skills Manual for Midwives* de M. A. Marshall y S. T. Buffington; y *Textbook for Midwives* de M. Myles.

Extendemos nuestro sincero agradecimiento a las organizaciones y los individuos que proporcionaron su apoyo financiero para el desarrollo de la presente edición en español. Su publicación hubiera sido imposible sin las donaciones muy generosas de: Pauline Butcher; la Fundación Compton; DANIDA (el Ministerio Danés de Negocios Estranjeros); el Fondo Domatila Barrios de Chungara; el Fondo Harris y Eliza Kempner; Father Alfred Boeddeker's La Madre Foundation (San Francisco); la Organización Pan-Americana de Salud; las Hermanas de la Misericordia de las Américas (Burlingame); Hnas. de la Presentación de San Francisco, Aberdeen, Irlandia, Wathervliet, New Windsor y Phoenix; Sisters of St. Joseph of Orange; Trocaire; Women of Our Hemisphere y el Banco Mundial.

Ninguna de las organizaciones mencionadas es responsable de las ideas expresadas en este libro.

Sin duda alguna, nos hemos olvidado de mencionar a algunas de las organizaciones y las personas que han contribuido a la realización de este libro. Les ofrecemos nuestras disculpas de antemano, y les aseguramos que cualquier omisión ha sido involuntaria.

Contenido

Una lista de lo que se discute en cada capítulo *vea página*

SECCIÓN A

Introducción

Un libro para parteras fue escrito para quienes se interesan en la salud de las mujeres embarazadas y sus bebés. En especial es para las personas que viven lejos de los centros de maternidad o en lugares donde la gente no puede obtener cuidados médicos fácilmente. Como el libro está escrito en un lenguaje claro y sencillo, las personas con poca educación formal también lo pueden usar.

La forma en que usamos la palabra "partera" en este libro puede ser diferente a la forma en que se usa en su área. Por ejemplo, puede que en su área una partera sea sólo la persona que tiene entrenamiento práctico, pero no formal, para atender partos. Tal vez a las personas con educación formal y autorización legal para atender partos se les llame matronas, pero no parteras. O quizás en su región no se use la palabra "partera", sino "comadrona". Para nosotras, partera es cualquier persona que, sin ser doctora (o doctor), es la principal proveedora de cuidados durante el embarazo y el parto. Esto incluye a:

- **Parteras tradicionales** que han aprendido su oficio a través de la práctica (y de otras parteras), y que trabajan en su comunidad.
- **Parteras o matronas auxiliares** que han recibido algo de entrenamiento médico, y que tal vez trabajen en un hospital, un centro de maternidad o en la comunidad.
- **Parteras o matronas profesionales**—que han recibdo mucho entrenamiento médico y trabajan en un hospital, un centro de maternidad o en la comunidad.
- **Trabajadores de salud** que a veces atienden partos.
- **Cualquier persona** que por alguna razón necesite atender a una mujer durante el embarazo y el parto.

Así como hay diferentes tipos de parteras, también hay diferentes ideas sobre lo que una partera puede y debe hacer. Algunas personas piensan que el único trabajo de las parteras es atender partos. Pero hay quienes opinan que las parteras pueden hacer mucho más. En este libro, animamos a las parteras a hacer todas estas cosas:

- ayudar a las madres a mantenerse sanas durante el embarazo
- ayudar a las madres a tener partos seguros
- dar atención a los recién nacidos
- ayudar a madres y bebés en diferentes emergencias (siempre consiguiendo ayuda médica cuando sea necesaria)
- ayudar a las mujeres y a la comunidad a aprender más acerca del embarazo y el parto
- entender los problemas de salud que afectan a toda la comunidad
- ayudar a evitar el contagio de enfermedades (como el SIDA)

Los siguientes dos capítulos contienen información general que ayudará a las parteras que se dedican a realizar cualquiera de las tareas mencionadas arriba:

- Palabras a las parteras (Capítulo 1)
- Consejos para un parto más seguro (Capítulo 2)

En este libro hemos tratado de incluir sugerencias de parteras, doctores y trabajadores de la salud de muchos países. Algunas sugerencias serán útiles donde usted vive, otras no. Le recomendamos que adapte la información a las realidades de su área lo más que pueda. Además de eso, muchas veces, las leyes o costumbres de una región limitan lo que una partera puede hacer. Por ejemplo, puede que en cierto lugar, los reglamentos no permitan que una partera dé inyecciones o haga exámenes vaginales. Le recomendamos que hable con las autoridades locales de salud para informarse acerca de los reglamentos en su área.

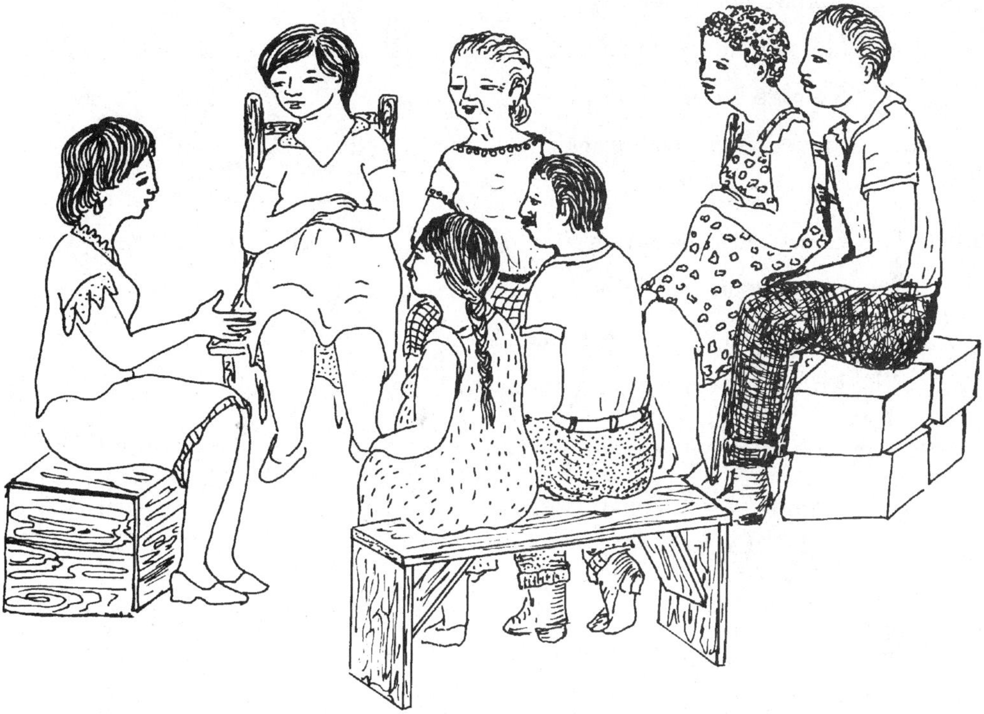

Palabras a las parteras

Contenido del Capítulo 1

CAPÍTULO 1

Palabras a las parteras

Cómo ser una mejor partera

Una partera necesita tener ciertas habilidades para poder ayudar a las mujeres con sus necesidades de salud. A continuación hablamos de 11 cosas que toda partera debe hacer, sin importar qué tanto entrenamiento tenga ni donde trabaje. A través del libro le seguiremos recordando estas cosas y le daremos ideas sobre cómo practicarlas de diferentes maneras.

1. Ayude a evitar el contagio de infecciones y enfermedades

La mayoría de las *infecciones* y enfermedades son causadas por *microbios* o gérmenes (seres vivos tan pequeños que no se ven). Los microbios pueden pasar de la partera a la mujer embarazada, o de la mujer embarazada a la partera. El contagio de microbios durante el parto se puede evitar recordando las "3 limpiezas": limpieza de las manos, limpieza del área de parto y limpieza al cortar el ombligo.

En el capítulo 9 hablamos sobre cómo limpiar y mantener limpias las cosas y sobre otras maneras de prevenir el contagio de enfermedades e infecciones. **Toda partera debe leer el capítulo 9 con mucho cuidado antes de atender a una mujer embarazada.**

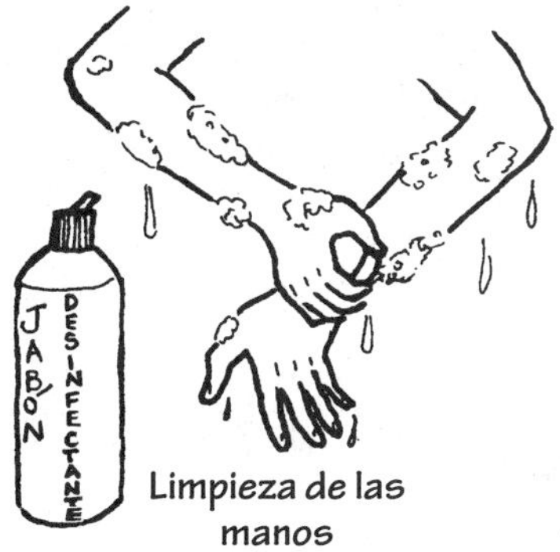

Limpieza de las manos

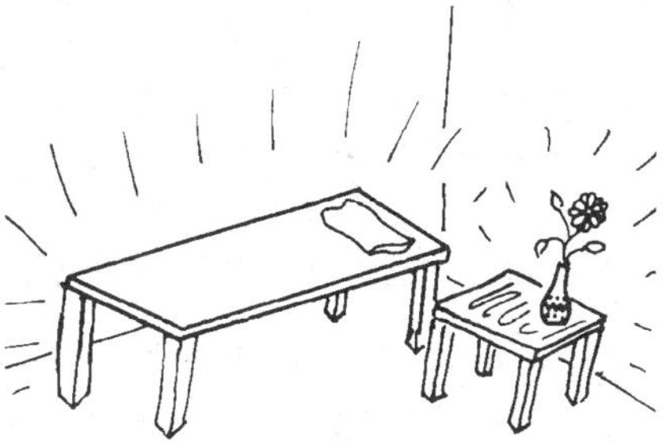

Limpieza del area del parto

Limpieza al cortar el cordón del ombligo

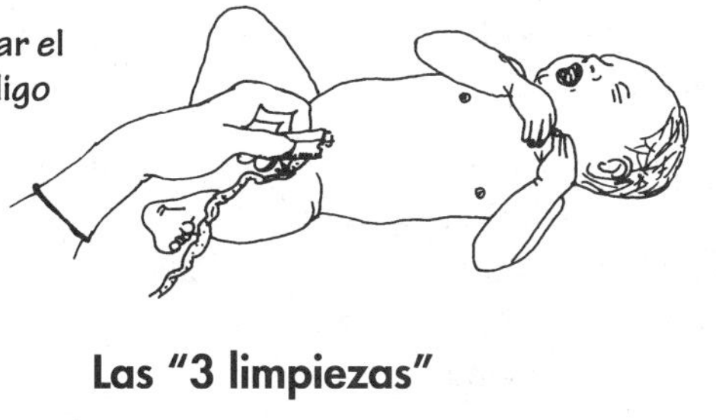

Las "3 limpiezas"

Las parteras y el SIDA/VIH

En algunos lugares del mundo, muchas de las mujeres que las parteras atienden tienen *SIDA* (Síndrome de Inmuno-Deficiencia Adquirida). El SIDA es causado por un microbio (*virus*) llamado Virus de Inmuno-Deficiencia Humana (*VIH*). Las personas infectadas con VIH pueden verse sanas por muchos años antes de que les den señas de SIDA, pero aún así, pueden pasarle la enfermedad a otras personas.

El VIH no se pasa por el aire, los insectos, las comidas ni las bebidas. El VIH sí se contagia cuando la sangre, el semen, los "jugos" vaginales u otros "líquidos" del cuerpo de una persona infectada entran al cuerpo de una persona sana. Algunas de las maneras más comunes de contraer el VIH son: el tener relaciones sexuales sin usar condón (vea pág. 347), el recibir sangre de una persona con VIH, y el usar agujas u otros instrumentos que no han sido esterilizados con calor o sustancias químicas para matar a TODOS los microbios. Una mujer embarazada que tenga VIH también le puede pasar al bebé en su vientre.

Una partera que tenga cortadas o llagas en la piel, podría contagiarse de VIH al tocar a una mujer por dentro (en la vagina, el cérvix, etc.) o al tocar cualquier líquido del cuerpo de la mujer o cualquier otra cosa que haya estado dentro de la mujer (como la placenta). Si la partera tiene VIH y tiene cortadas o llagas en las manos, ella podría pasarle el virus a la madre al tocarle cualquier parte dentro del cuerpo. Por eso, recomendamos que una partera toque a una mujer por dentro **sólo** cuando sea necesario para salvarle la vida y sólo si la partera tiene las manos cubiertas con guantes o bolsas de plástico (vea págs. 160 a 161).

Las parteras también pueden ayudar a controlar el contagio del VIH en sus comunidades enseñando a los demás a protegerse. Pueden explicarle a los hombres la importancia de usar condones al tener relaciones sexuales. También pueden aconsejar a la gente que abandonen prácticas peligrosas, como el hacer circuncisiones u hoyitos en las orejas, que abren la piel y a menudo se hacen con instrumentos que no han sido esterilizados. Además, siempre que una partera dé una inyección, debe usar una aguja esterilizada (vea la pág. 157).

2. Sea amable y respetuosa

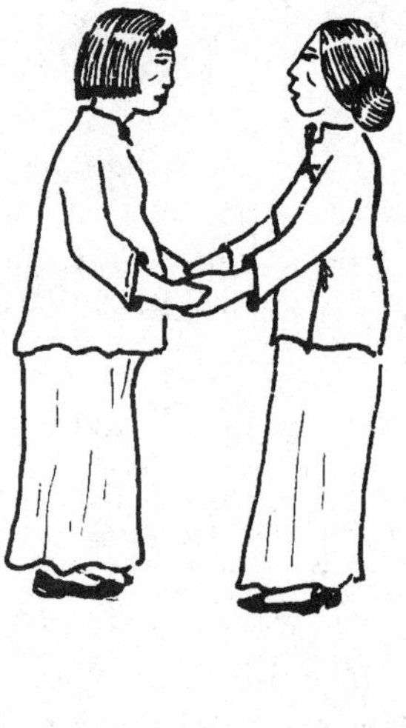

Aunque la mayor parte del trabajo de una partera es ayudar con las necesidades de salud de las mujeres, la partera necesita entender que las mujeres también tienen otras necesidades. A veces, la mejor manera de promover la salud de una persona es escuchándola, tratando de entenderla y mostrándole que a usted le interesa su bienestar.

Esto es cierto sobre todo durante el embarazo y el parto. A menudo,un abrazo cariñoso, un masaje, o una conversación amable ayudan más que la medicina. Cuando usted le muestra cariño y respeto a una mujer, le ayuda a quererse y a respetarse a sí misma.

3. Aprenda de quienes ya saben

Si apenas está aprendiendo a ser partera, es mejor que la entrene a usted una partera que ya sea hábil y tenga experiencia. Muchas de las cosas que usted leerá en este libro son difíciles de aprender sin que alguien le muestre cómo hacerlas.

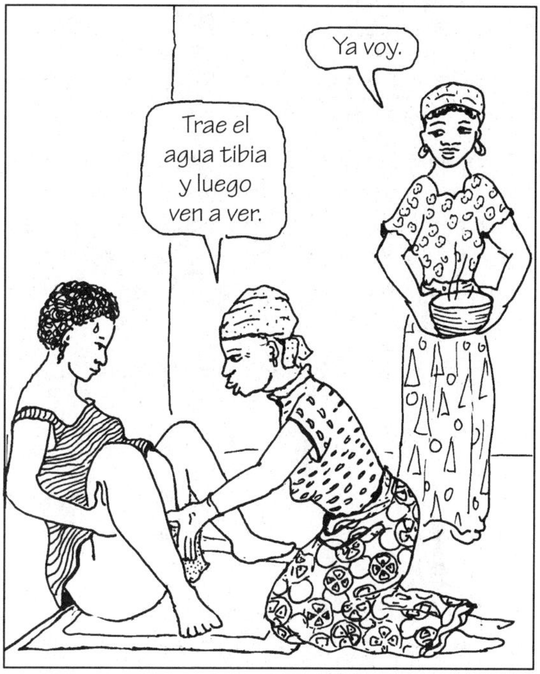

Quizás usted podría organizar un programa para aprendices con la ayuda de algunas parteras expertas. En un programa así, un grupo de estudiantes o parteras principiantes podrían acompañar a las parteras con experiencia cuando ellas hicieran exámenes y atendieran partos. Así usted y las otras parteras principiantes habrían acudido a muchos partos antes de atender partos por sí mismas.

4. No deje de aprender

Algunas parteras creen que ya saben todo, pero están equivocadas. Siempre hay algo más que aprender.

Aproveche toda oportunidad para aprender. Estudie los libros o la información que pueda encontrar. Hable con otras personas. Hágales preguntas a doctores, a otras parteras, a trabajadores de la salud y a personas mayores de la comunidad—en fin, a cualquier persona que pudiera enseñarle algo útil.

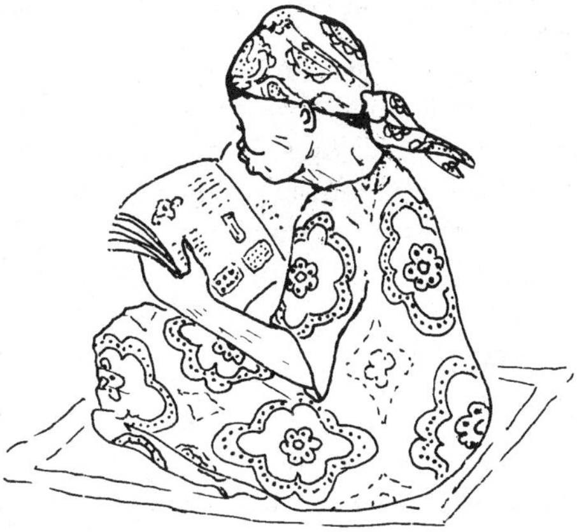

Usted también puede aprender mucho de las mujeres a quienes atienda. Fíjese qué tan bien sirven las cosas que haga. Pregúnteles a las nuevas mamás cómo les fue en el parto— ¿Qué hizo usted bien? ¿Qué cosas podría haber hecho mejor? ¿Qué necesidades tenían que usted no notó?

5. Siempre pregunte por qué

Si usted va a aprender algo, asegúrese de no sólo entender cómo se hace eso, sino que aprenda también por qué eso funciona así.

Si usted entiende cómo funciona algo, podrá evitar muchos errores. Además podrá encontrar soluciones a otros problemas. Lea, por ejemplo, el relato que sigue.

Un grupo de promotoras de salud empezaron a atender partos en su región. Sabían cómo ayudar al bebé a nacer, pero no sabían cómo cortar bien el **cordón** del ombligo. Sabían que una partera de su pueblo tenía unas tijeras especiales que eran muy seguras. Pero no sabían por qué eran seguras. Cada vez que atendían un parto, llamaban a la partera para que le cortara el cordón al bebé. Como la partera no le gustaba la competencia, ella cobraba mucho sólo por cortar el cordón.

Resulta que las tijeras de la partera eran seguras, porque ella siempre las hervía antes de usarlas. Las promotoras podrían haber hervido un cuchillo, una navaja de rasurar o sus propias tijeras durante 20 minutos y ellas mismas hubieran podido cortar el cordón sin peligro.

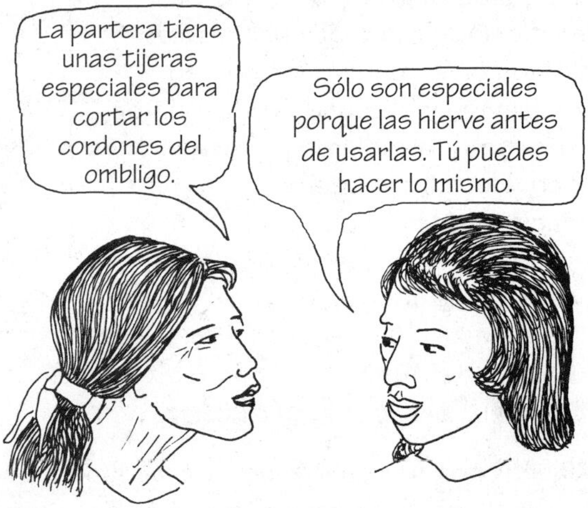

Usted debe tratar de entender las razones de todo lo que haga. Pero recuerde, trate de entender las verdaderas razones. Si usted no está segura de por qué hay que seguir ciertos métodos o hacer ciertas cosas, vea el Capítulo 2. Puede ayudarle a entender qué cosas de veras sirven y por qué.

6. Sepa cuándo no hacer nada

Si una mujer lleva una dieta saludable, descansa lo suficiente, hace ejercicio y va a las visitas prenatales, lo más probable es que dé a luz sin ningún problema. Aunque en este libro hablamos mucho sobre qué hacer cuando hay problemas, es importante recordar que en la mayoría de los partos, todo sale bien.

Si usted empieza a hacer cosas que no se necesitan durante un parto normal, es más probable que cause problemas. Es mejor dejar que el nacimiento siga su curso natural. Observe con cuidado y espere.

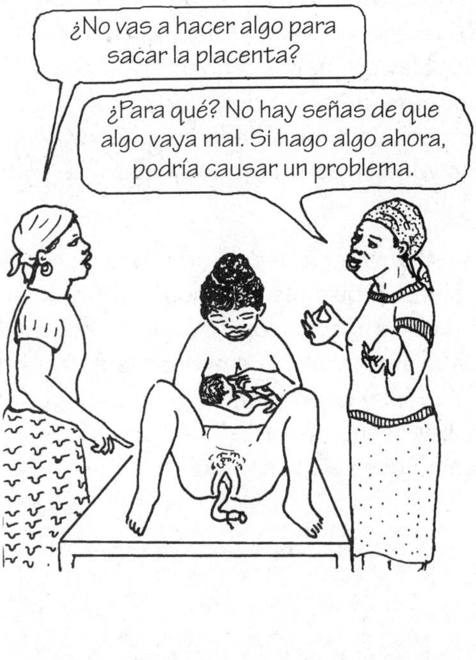

7. Sepa cuándo conseguir ayuda

A veces, hasta una partera que ha aprendido mucho y tiene mucha experiencia se topará con situaciones en las que se necesita ayuda médica experta. El saber cuándo conseguir esa ayuda o cuándo mandar a una mujer con un doctor o a un hospital, también es una de las habilidades importantes de una buena partera.

Lo que usted decida hacer o no hacer muchas veces dependerá de qué tan lejos se encuentre la ayuda médica. Por ejemplo, si a los pocos días de dar a luz, a una madre le da fiebre (calentura) y dolor en la barriga, es probable que ella tenga una infección y necesite medicina, como describimos en el Capítulo 18. Si usted no acostumbra recetar mecinas, lo mejor sería llevar a la madre a la clínica, al médico o al promotor de salud más cercano. Pero si el viaje para conseguir la ayuda tomará más de un día, quizá usted decida seguir las indicaciones en el Capítulo 18 y darle medicina a la madre mientras que llegan, para que ella no se ponga más grave o se muera en el camino.

8. Comparta con los demás lo que usted sabe

Una de las cosas más importantes que una partera puede hacer es enseñar. Una partera les puede enseñar a las mujeres cómo cuidarse durante el embarazo (vea el Capítulo 4), y explicarles lo que sucede durante el parto (vea los Capítulos 8 a 12). También puede ayudar a la gente de la comunidad a entender algunas de las formas de promover la salud de las mujeres (vea los Capítulos de 20 a 23).

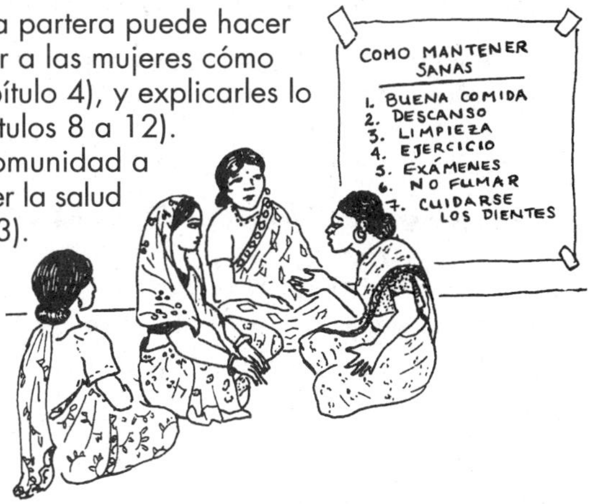

Igual de importante es que usted, y otras parteras y promotoras de salud hablen juntas de lo que saben. Así todas podrán aprender unas de otras y ayudarse entre sí. Siempre que un grupo de parteras se reúna, ellas deben evitar dos problemas comunes:

- A veces las parteras se ponen a hablar de todas las malas experiencias que han tenido y de los sustos que se han llevado. No deben hacerlo, porque pueden asustar y desanimar a las parteras principiantes.
- Por otro lado, algunas parteras no pueden admitir que alguna vez han tenido problemas o no han sabido qué hacer. Generalmente, eso no es cierto, pero las parteras tienen miedo de que alguien dude de sus habilidades. De hecho, si ellas hablaran de sus problemas de una manera útil, otras parteras podrían aprender de sus experiencias. Por ejemplo, podrían hablar sobre cómo evitar cierto problema en el futuro, o sobre cómo mejorar algo.

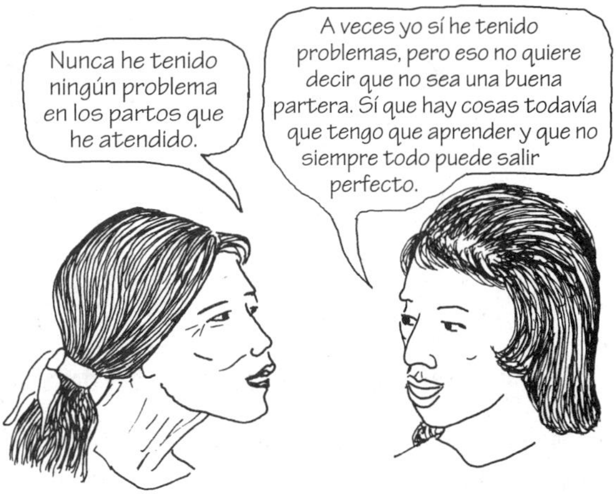

9. Practique lo que enseña

Las mujeres a quienes usted atienda se van a fijar más en lo que usted haga que en lo que les diga. Como partera, es importante que usted sea un buen ejemplo de lo que está tratando de enseñar.

- Si le va a aconsejar a una mujer que coma más verduras verdes, asegúrese de que usted también coma bastantes.
- Si le va a aconsejar a una mujer que se vacune contra el *tétano*, asegúrese de que usted también se haya vacunado.
- Si le va a recomendar a una madre que amamante a su bebé y usted también tiene un bebé, asegúrese de amamantarlo.
- Si le va a pedir a una mujer que no fume porque es dañino, no fume usted tampoco.
- Si le va a enseñar a una mujer a ser limpia, asegúrese de que usted y su casa siempre estén limpias también.

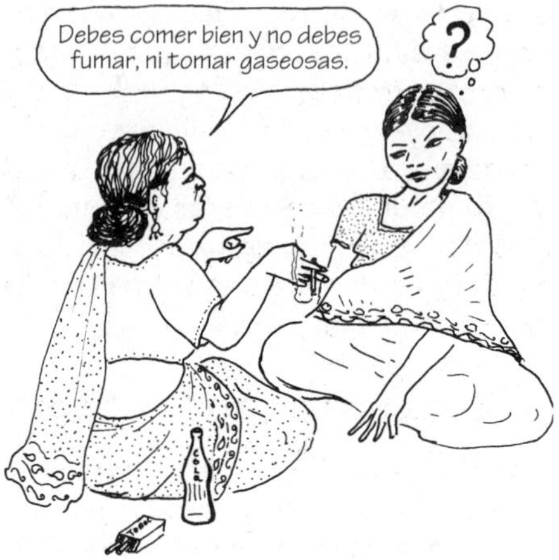

10. Aproveche los recursos locales

Tal vez usted no tenga todas las cosas que mencionamos cuando damos diferentes consejos en este libro. Pero muchas veces podrá lograr lo que estamos aconsejando con cosas que sí se consiguen en su área. Use su imaginación.

Por ejemplo: Quizás una mujer embarazada no pueda dormir bien porque le duelen las caderas. En este libro explicamos que muchas veces ayuda que la mujer se ponga una almohada entre las rodillas a la hora de dormir. ¿Pero qué tal si no tiene una almohada? Ella podría enrollar ropa o una manta y usar eso. O podría usar una caja de cartón doblada, hojas de plátano enrolladas o una bolsa llena de paja.

Piense qué es lo que desea lograr. Luego busque maneras de lograr eso.

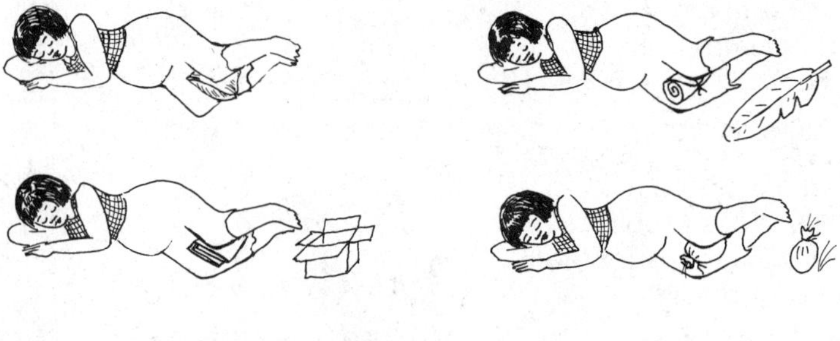

11. Trabaje por el gusto de trabajar

Es importante que a usted le guste su trabajo. Si lo disfruta, lo hará mejor y más gente querrá seguir su ejemplo.

El trabajo con la comunidad

Entre más trabaje una partera, mejor se dará cuenta de por qué a muchas mujeres les cuesta trabajo mantenerse sanas. Algunas de las razones son la pobreza, la falta de servicios médicos, la falta de educación y las creencias dañinas. Además muchas mujeres tienen esposos o familiares que las tratan mal.

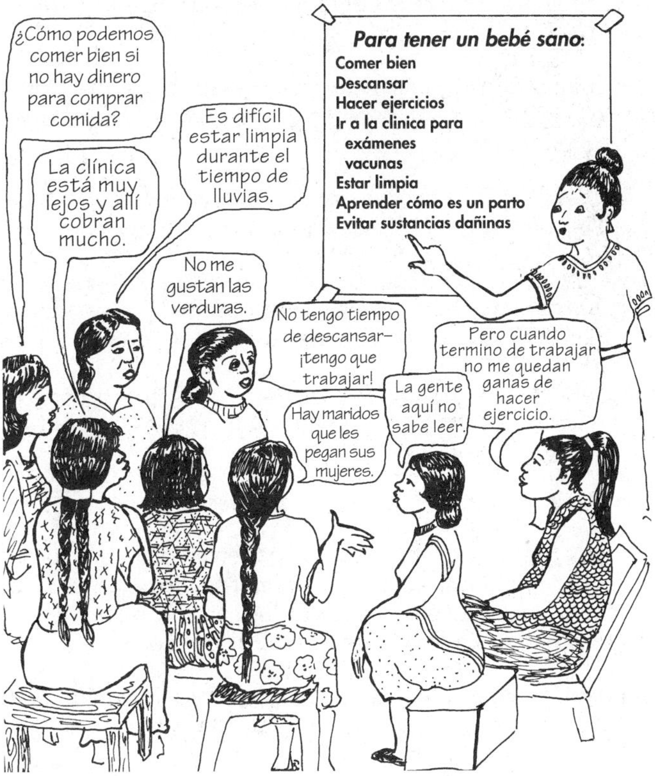

Una partera puede trabajar con diferentes mujeres por separado, para tratar de ayudarles con algunos de estos problemas. Pero muchas veces los problemas afectan a la comunidad entera. Para resolverlos, toda o la mayoría de la gente de la comunidad tiene que ayudar. He aquí algunas maneras en que usted puede animar a la comunidad a que ayude a promover la salud de las mujeres.

1. Organizar a la comunidad

Organizar a la comunidad es lograr que la gente trabaje unida para realizar algún cambio. Para hacerlo usted necesitará saber:

- ¿Qué piensan las personas de un problema dado?
- ¿Quiénes están dispuestos a ayudar a resolverlo?
- ¿Quiénes pueden ayudar con dinero, trabajo, materiales o ideas?
- ¿Quiénes son las personas poderosas que pueden ayudar u oponerse a su trabajo?

Por ejemplo, si la gente de su comunidad no come bien y muchas mujeres corren el riesgo de sufrir de anemia por falta de hierro, la comunidad podría...

- Empezar una hortaliza donde todos trabajen y se repartan las verduras.
- Organizar una cooperativa para juntar el dinero de muchas personas y comprar alimentos al mayoreo. Así la comida sale más barata. Si la cooperativa funciona con trabajo voluntario, los alimentos serán aún más baratos.
- Iniciar una campaña de educación para enseñarle a la gente a comer mejor. Enseñe qué comer y cómo cocinar comidas que sean nutritivas y sabrosas.
- Iniciar un proyecto comunitario para juntar fondos para comprar jarabe o pastillas de hierro para las mujeres embarazadas.

2. Enseñanza

Para ayudar a las mujeres a mantenerse sanas, muchas veces es necesario enseñarle a la comunidad entera cómo mantenerse sana también. Las siguentes reglas generales pueden ayudarle cuando quiera enseñar algo.

- Si hay más de una persona, siéntense en un círculo. Usted (o quien esté tratando de enseñar algo) debe sentarse al mismo nivel que los demás. Así todos podrán sentirse como iguales.
- Comparta sus propias experiencias abiertamente. No se aparte de los demás. Dese a conocer con el grupo.
- Escuche a las personas con atención y trátelas con respeto. Averigüe cuáles han sido sus experiencias, y qué opiniones, necesidades, preguntas e inquietudes tienen. Hable con la gente—no le sermonee.
- Esté lista para cambiar su manera de enseñar—y lo que esté enseñando—a medida que vaya entendiendo mejor las necesidades de la gente.
- Prepárese bien. Piense bien en lo que desea enseñar antes de empezar. Si da clases, haga un plan para el curso entero.
- Use métodos diferentes. En general, la gente aprende mejor si maneja la nueva información de diferentes maneras. Por ejemplo, ustedes podrían discutir algo en un grupo. Después, podrían hacer una actuación, contar historias, o hacer dibujos o carteles sobre lo que hayan discutido.
- Fíjese qué tan bien está aprendiendo la gente. ¿Cuáles cosas funcionan y cuáles no? Pídale a la gente que le dé ideas y sugerencias que le ayuden a usted a ser una mejor maestra.
- Trate de hacer que la enseñanza y el aprendizaje sean divertidos.

A veces, también es necesario educar a los profesionales de la salud. Uno puede aprender mucho de los libros, pero no todo. Por ejemplo, quizás algunas mujeres de la comunidad no vayan a las visitas prenatales porque no les gusta que las enfermeras y los doctores las regañen. Ellos deben aprender que el regañar a las personas no hace que ellas se cuiden mejor. Sólo las aleja más de los servicios. Usted, como partera, quizás podría ayudar a algunos doctores y enfermeras a entender mejor las necesidades y los sentimientos de las personas.

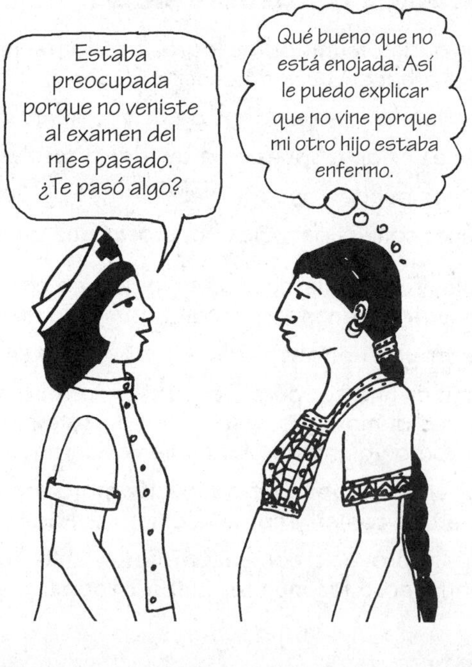

3. Cooperación

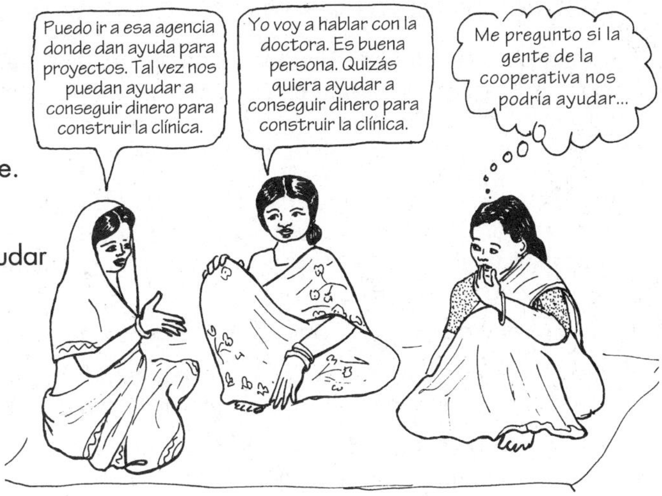

Muchas veces es muy difícil o imposible lograr algo sin la ayuda de otras personas u organizaciones. Por eso la cooperación es muy importante. Puede que haya personas y grupos locales, nacionales o internacionales que quieran ayudar en su región. Para ganarse su cooperación, usted primero necesita investigar quiénes son y después informarles cómo pueden servir de ayuda.

La cooperación puede ocurrir de diferentes formas. He aquí algunos ejemplos:

- Encontrar a un doctor que esté dispuesto a ayudar si hay problemas con algún embarazo o parto. Él o ella quizás también podría darles algo de entrenamiento a las parteras.
- Ponerse en contacto con grupos de mujeres en su región. Un grupo así, por ejemplo, podría ayudar a cuidar a los niños de las mujeres que van a una clínica a hacerse exámenes.
- Encontrar organizaciones nacionales o internacionales que quieran dar dinero para proyectos locales, como la construcción de una clínica de maternidad. Entonces quizás la comunidad podría contribuir con la mano de obra.
- Encontrar a hombres que sean trabajadores de salud y estén dispuestos a ayudarles a otros hombres a entender las necesidades de salud de las mujeres.

4. Ayudar a otros a descubrir su propio valor

Si usted ayuda a otras personas a descubrir su propio valor, les estará ayudando al mismo tiempo, a que tomen sus propias decisiones y a que mejoren sus vidas. Cuando las personas se valoran a sí mismas, tienen suficiente confianza para usar sus habilidades y actuar conforme a sus convicciones.

La gente que no se valora a sí misma acepta las malas situaciones sin tratar de cambiarlas. Por ejemplo, una mujer que no cree que se merece ningún respeto, dejará que otros le quiten lo que le pertenece; no sabrá defenderlo. Una comunidad que no reconoce su propio valor, no luchará por mejores tierras, mejor pago y más servicios para su gente.

Para ayudar a otros a descubrir su propio valor, usted debe enseñarles a reconocer sus cualidades. Si usted respeta sus ideas y creencias, les estará diciendo que son inteligentes. Si respeta sus sentimientos, les estará diciendo que lo que sienten es importante. Si los escucha con cuidado, les enseñará que tienen derecho a expresarse y que se merecen la atención de los demás.

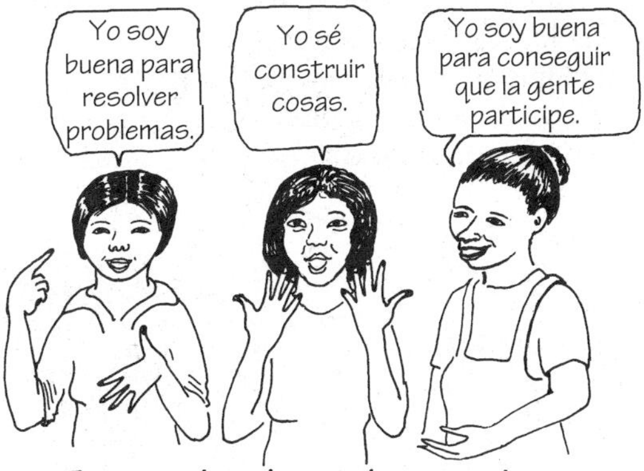

Tenemos derecho a mejorar nuestras vidas—y ¡podemos hacerlo!

5. Hablar abiertamente sobre los problemas personales

Hay problemas que nos parecen tan personales que creemos que no debemos hablar de ellos—sobre todo si tienen que ver con la familia o el sexo. Pero puede ser que esos mismos problemas también afecten al resto de la comunidad. O quizás los problemas se deben a creencias dañinas que tenga la gente.

Por ejemplo: Hay un hombre en su comunidad que golpea a su esposa, aun cuando ella está embarazada. A primera vista, esto podría parecer como un problema sólo de esa familia. ¿Pero lo es? Estas podrían ser algunas de las razones por las cuales un hombre golpea a su esposa:

- Quizás él crea que los hombres son dueños de las mujeres.
- Puede que no sepa mostrar ningún otro sentimiento mas que el coraje. Si está triste o frustrado, se desahoga golpeando a alguien.
- Puede que haya crecido creyendo que hay que golpear a las mujeres (y puede que algunas mujeres crean que deben dejar que los hombres las golpeen).
- Puede que él se emborrache y entonces glopee más a su mujer.

Muchas de estas razones provienen de las creencias que las familias y la comunidad les inculcan a los hombres. Pero si las personas pueden hablar del problema abiertamente, quizás juntas descubran lo dañinas que son esas creencias.

Este es otro ejemplo: Por todo el mundo, mucha gente se está enfermando de SIDA. El SIDA muchas veces se puede evitar usando condones al tener relaciones sexuales (vea pág. 347). Pero si la gente no habla abiertamente sobre las enfermedades sexuales, no podrá aprender a evitarlas.

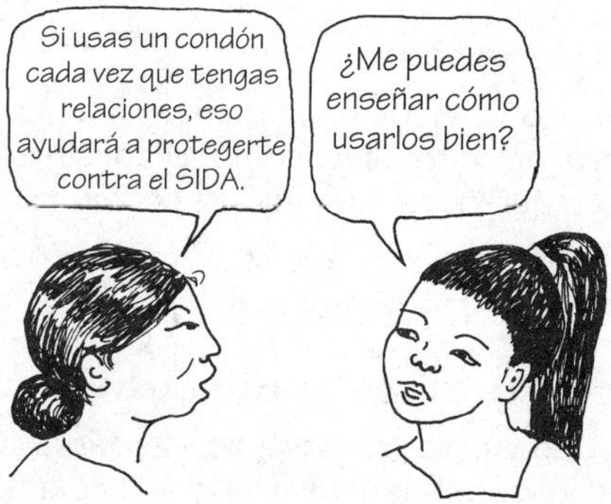

6. Una lucha de toda la vida

Toma mucho tiempo cambiar las cosas. Lo más probable es que usted no vea los resultados de su labor de inmediato, pero no se desanime. Recuerde que siempre que usted esté luchando por mejorar a su comunidad, estará haciendo una contribución importante. Además recuerde que, aunque usted no siempre se dé cuenta, estará inspirando a otras personas a seguir sus pasos.

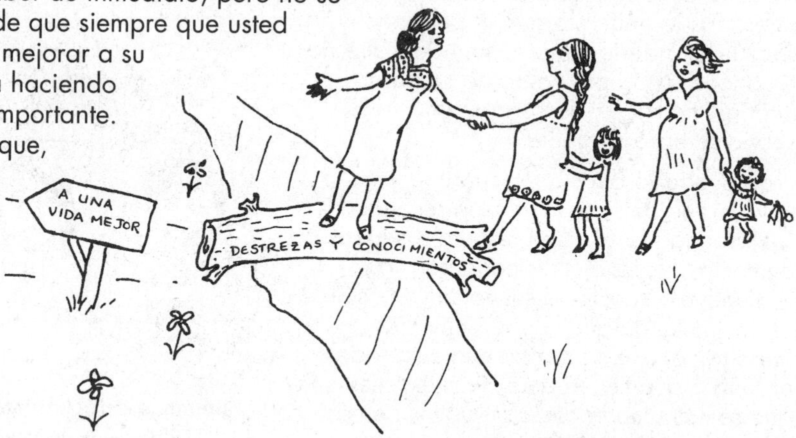

Cómo aprovechar este libro al máximo

Este libro se puede usar de diferentes maneras. Quienes apenas están aprendiendo a ser parteras pueden usarlo para estudiar. Las parteras con experiencia lo pueden usar para aprender cosas nuevas o para dar clases. También lo pueden usar para su trabajo con mujeres embarazadas. Si encuentran un problema fuera de lo usual y no están seguras de qué hacer, pueden buscar información en el libro.

Si usted les regala este libro a otras personas:

- Muéstreles el interior de la portada. Allí se explica cómo usar la lista del contenido, el índice, la lista de medicinas y el vocabulario.
- Explíqueles cómo interpretar los dibujos. Asegúrese de que entiendan lo que los dibujos representan—sobre todo los dibujos que muestran cosas dentro del cuerpo.

1. Cómo encontrar lo que busca

En el interior de la portada se explica cómo encontrar información en el libro.

2. Qué significan los cuadros

En este libro usamos dos tipos de cuadros. Uno tipo tiene líneas gruesas y se ve así:

¡Cuidado!

Usamos este cuadro cuando queremos advertirle de algo que podría ser peligroso. Lea con mucho cuidado lo que dicen estos cuadros.

El otro tipo de cuadro es así:

Nota:

Estos cuadros contienen información adicional que podría serle útil.

3. Cómo interpretar los dibujos

Cuando esté usando este libro y esté mirando los dibjuos, aségurese de leer también las palabras que los acompañan. A veces las palabras dan información acerca de los dibujos.

Dibujos que no muestran el cuerpo entero

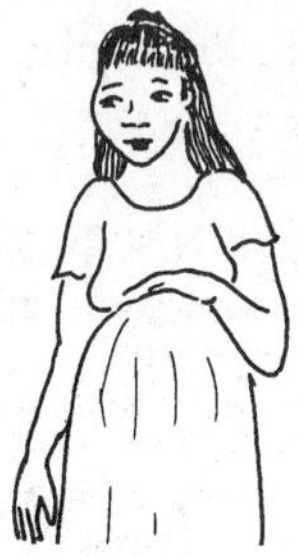

Esta mujer se ve como si no tuviera piernas.

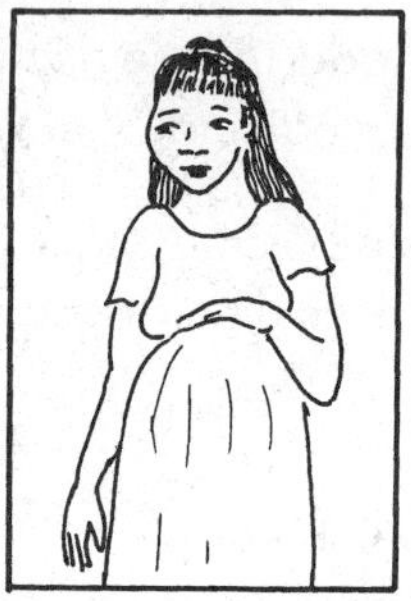

Imagínese que la está viendo por una ventana. Las piernas están allí, pero usted no se las alcanza a ver. Es como si quedaran detrás de la pared.

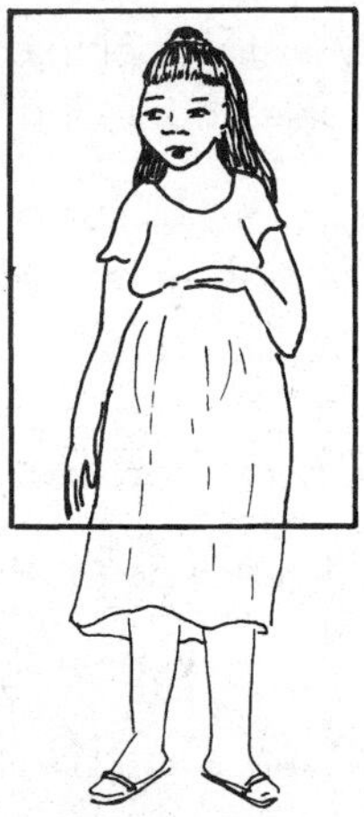

En los dibujos de este libro, tratamos siempre de mostrar el cuerpo entero de las personas. Pero cuando no hay suficiente espacio, mostramos sólo la parte del cuerpo de la que estamos hablando. Usted necesita imaginarse las partes que faltan.

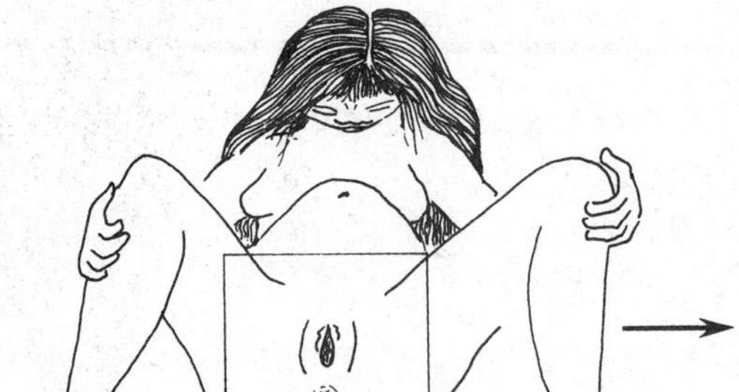

Este dibujo muestra a una madre a punto de dar a luz. La cabecita del bebé ya está por salir de la vagina. Como es importante ver mejor la cabeza del bebé y la vagina de la madre...

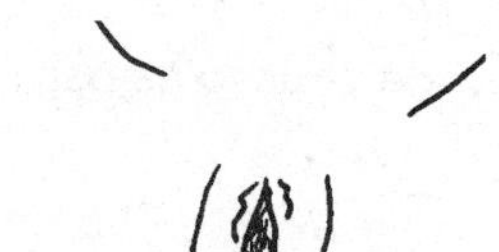

...hacemos esa parte del dibujo más grande y quitamos el resto.

A veces necesitamos mostrar algo en grande y de cerca para que se vea mejor. En estos casos tampoco mostramos el resto del cuerpo.

Cosas dentro del cuerpo

Mostramos lo que hay dentro y fuera del cuerpo con diferentes líneas. En un dibujo como el de la derecha las líneas gruesas muestran lo que se ve por fuera (lo que usted vería al mirar a alguien). Las líneas más delgadas o cortadas muestran lo que hay por dentro (que no se ve a simple vista).

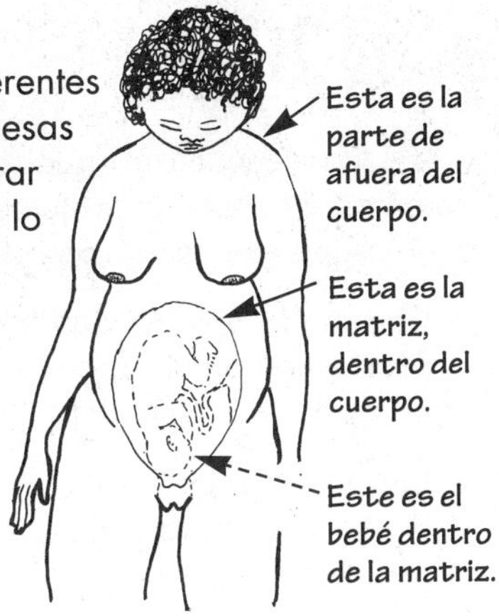

O a veces usamos dibujos que muestran como se vería el cuerpo por dentro si pudiéramos ver a través de la piel.

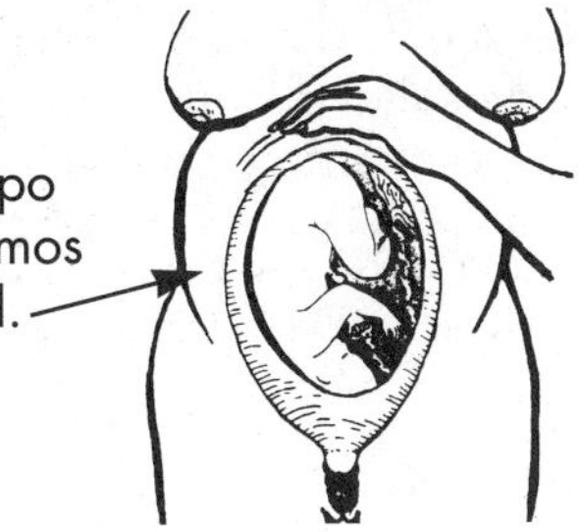

Partes individuales del cuerpo

A veces mostramos partes del cuerpo por sí solas para hacerlas más grandes, y que así se vean mejor.

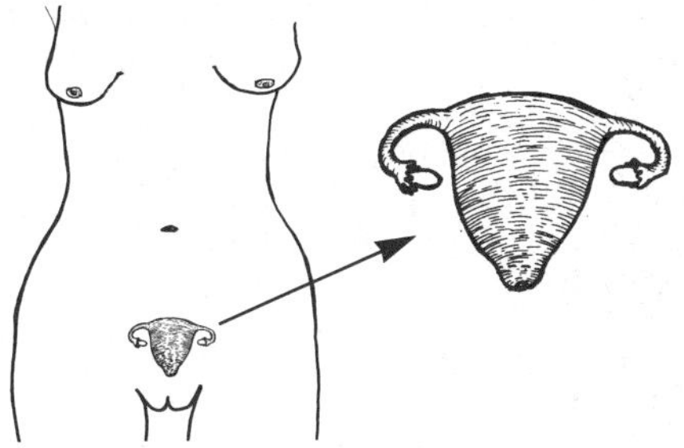

Una señal que indica ¡NO!

En este libro, tachamos con una X los dibujos que muestran cosas que nosotros pensamos que no se deben hacer. Muchas veces también añadimos la palabra **¡NO!** Por otro lado, a veces aparecerá la palabra **¡SÍ!** junto a los dibujos de cosas que sí recomendamos.

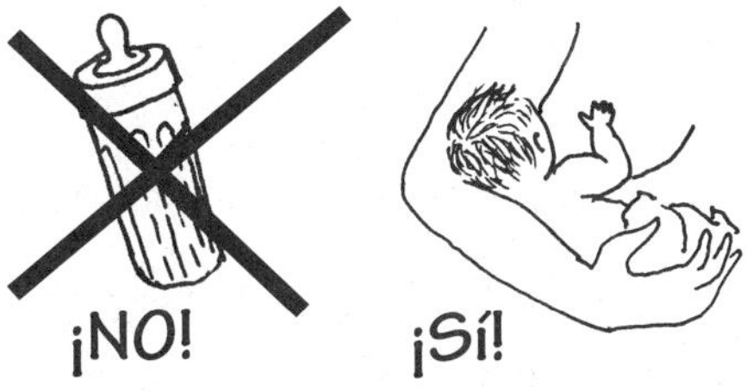

4. Las palabras que usamos

Por lo general, los nombres médicos de muchas cosas, como las partes y las funciones del cuerpo, son iguales en diferentes regiones. Pero no se puede decir lo mismo de las palabras comunes y corrientes. Estas pueden variar mucho de una región a otra. Eso a su vez puede causar confusión.

En este libro generalmente usamos palabras comunes y corrientes, pero puede que no sean iguales a las que usted conoce. Cuando usted encuentre palabras que no se usan en su área, escriba a un lado las que la gente sí usa y entiende.

Además, a veces también usamos los nombres médicos de muchas cosas. Quizás esto le ayude a aprenderse esos nombres (si es que no los sabía ya), a entender otros libros y a comunicarse mejor con doctores y enfermeras.

5. Qué queremos decir cuando aconsejamos que consiga ayuda médica

En este libro encontrará que aconsejamos que consiga ayuda médica de tres maneras diferentes. Es importante que se fije cómo hacemos la sugerencia para que pueda hacer lo que es más apropiado.

- **Consiga la opinión de un experto**. Esto significa que debe hablar sobre el problema con un doctor o trabajador de salud experto para decidir qué hacer. Debe hacerlo lo más pronto posible, pero el problema no es una emergencia.
- **Consiga ayuda médica**. Esto significa que una mujer o su bebé deben ver a un doctor o a un trabajadador de salud experto. Deben hacerlo pronto, pero el problema no es una emergencia.
- **Vaya a un hospital**. Esto significa que hay una emergencia, o que pronto habrá una. La mujer o su bebé necesitan iniciar el viaje al hospital de inmediato.

6. Ideas sobre cómo estudiar este libro

Hay diferentes maneras de estudiar la información en este libro. Las siguientes son algunas ideas que usted puede probar y adaptar según sea necesario.

Grupos de estudio

Un grupo de personas se puede reunir para estudiar el libro. Es buena idea tener un instructor, pero no es necesario. Si no hay instructor:

- El grupo puede leer una parte del libro y luego discutirla.
- Diferentes personas pueden turnarse para dirigir al grupo.
- Diferentes parteras que tengan experiencia pueden acudir a las reuniones y relatar cómo han usado la información de diferentes secciones del libro.

Si usted dirige un grupo de estudio:

- Averigüe qué es lo que la gente ya sabe y empiece desde allí.
- Anime a todos los participantes a que estudien cada sección con mucho cuidado. Pídales que al leer tengan en mente estas preguntas: —¿Cuál es la cosa más importante en esta página? ¿Cuáles son las cosas más importantes en este capítulo?
- Ayúdeles a entender las secciones sobre cómo resolver problemas paso a paso (vea pág. 29) y cómo considerar los riesgos y beneficios al tomar decisiones (vea pág. 35). Practiquen lo que aprendan tratando de resolver diferentes tipos de problemas.
- Haga hicapié en la importancia de estos capítulos: "Cómo ayudar a las mujeres embarazadas a mantenerse sanas" (vea pág. 46), "Cómo tomar una historia médica para un embarazo" (vea pág. 74), y "Exámenes prenatales" (vea pág. 96). Discutan cómo los buenos cuidados durante el embarazo pueden evitar problemas graves.

- Haga muchas preguntas para animar a la gente a pensar sobre lo que están leyendo. Por ejemplo: —¿Qué piensan de esto? ¿Les ha sucedido algo así? ¿Qué hicieron en esa ocasión? ¿Les parece que esto es cierto en nuestra área?
- Invite a algunas parteras que tengan experiencia a hablar con el grupo acerca de lo que ellas saben. Puede que tengan información útil e importante que no esté en el libro.

Cómo ayudar a la gente que no sabe leer

Puedeque en el grupo haya personas que no sepan leer, pero de todas las formas podrán aprender mucho observando, escuchando y participando. (Aún así, recuerde que es imposible recordar todo especialmente al principio. Tenga paciencia.)

Cuando esté ayudano a alguien a estudiar con este libro, hágalo con calma. Estudien juntos una sección a la vez. No dé una sección por terminada sino hasta asegurarse de que la persona la entienda bien. A veces ayuda pedirle a la persona que escuche primero y que después repita con sus propias palabras lo que haya aprendido. Los métodos de enseñanza que mencionamos aquí pueden ser útiles tanto para quienes no saben leer como para la gente que ha recibido mucho educación.

Sociodramas

Muchas veces es más fácil y divertido aprender algo usando sociodramas. Aquí tiene un par de ideas que podría probar:

- Una mujer se puede poner una muñeca bajo la ropa y fingir que está embarazada. Otra persona puede practicar con ella cómo hacer un examen prenatal. Si la mujer embarazada tiene algún problema, la persona que la está atendiendo puede buscar la información que necesite en este libro. (En la página 445 mostramos cómo hacer una muñeca.)
- Otro sociodrama podría mostrar cómo incluir a las mujeres embarazadas en el cuidado de su salud. Una mujer puede fingir que está embarazada. Otra mujer puede hacerle preguntas para entender sus deseos, necesidades e inquietudes. Juntas pueden decidir lo que la mujer embarazada hará para mantenerse sana y evitar problemas.
- Los sociodramas también se pueden usar para mostrar cómo enseñarles a las mujeres embarazadas a buscar información en este libro y para mostrar muchas otras cosas. Use su imaginación y haga lo que funcione mejor con cada grupo.

El trabajo con mujeres embarazadas

Lo ideal es aprender mediante el trabajo con mujeres que realmente están embarazadas. La mejor manera de hacer esto es trabajando con parteras de la comunidad. Por ejemplo, si una madre acepta, el grupo puede ir con la partera para ver cómo le hacen un examen prenatal y escuchar qué consejos le dan. Ya que la vean hacer estas cosas varias veces, pueden practicar a dar exámenes ellas mismas. La partera o la maestra del grupo puede asegurarse de que hagan bien los exámenes y pueden ayudarles con cualquier problema o duda que tengan.

7. Adaptar el libro a las necesidades locales

Como este libro fue escrito para ser usado por personas de muchos lugares, la información que contiene es muy general. Le pedimos a quien lo use, que lo adapte de acuerdo a las necesidades de la gente en su región. Estas son algunas maneras de hacerlo:

- Apunte la información local que vaya con la información más general que dan los dibujos y palabras de este libro.
- Apunte en las páginas verdes los nombres locales, las dosis y precios en su área de diferentes medicinas. Si gusta, también añada información sobre plantas medicinales.
- Cuando le dé el libro a otras personas, incluya con él volantes o folletos con información local.
- Use algunos dibujos y partes del texto de este libro para producir un manual para las parteras de su propia área.

Nota: Cuando adapte este libro a las necesidades locales, tome en cuenta el campo de acción (vea la pág. 2) que tienen las parteras en el área donde se vaya a usar el material. Por ejemplo, en algunos lugares, a las parteras se les permite poner inyecciones o hacer exámenes de la vagina. En otros lugares no. Conviene que las parteras discutan los límites de lo que pueden hacer con las autoridades de salud locales y con los líderes de la comunidad.

Invitamos a otros a copiar o adaptar cualquier parte de este libro, incluyendo los dibujos, siempre y cuando las partes utilizadas se distribuyan gratis o al costo, pero no con fines de lucro. Agradeceríamos que en los nuevos materiales se hiciera mención de este libro y de su autora, y que se nos enviara una copia a:

La Fundación Hesperian

1919 Addison Street, Suite 304

Berkeley, California 94704

E.U.A.

Queremos seguir mejorando este libro. Si usted tiene ideas o sugerencias de cómo cambiar este libro para que sea más útil en general, o en su comunidad en particular, por favor mándenoslas a la dirección indicada arriba. Muchas gracias por su ayuda.

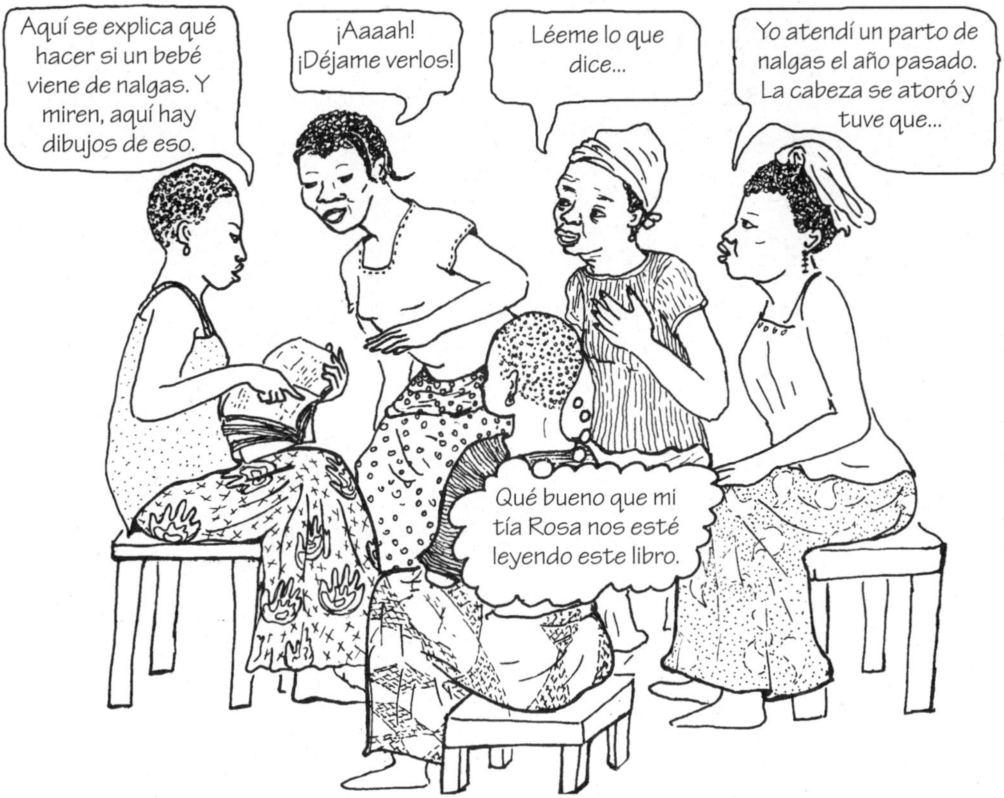
Aquí se explica qué hacer si un bebé viene de nalgas. Y miren, aquí hay dibujos de eso.
¡Aaaah! ¡Déjame verlos!
Léeme lo que dice...
Yo atendí un parto de nalgas el año pasado. La cabeza se atoró y tuve que...
Qué bueno que mi tía Rosa nos esté leyendo este libro.

Consejos para un parto más seguro

Contenido del Capítulo 2

Consejos para un parto más seguro

CAPÍTULO 2

Medicina tradicional y medicina moderna

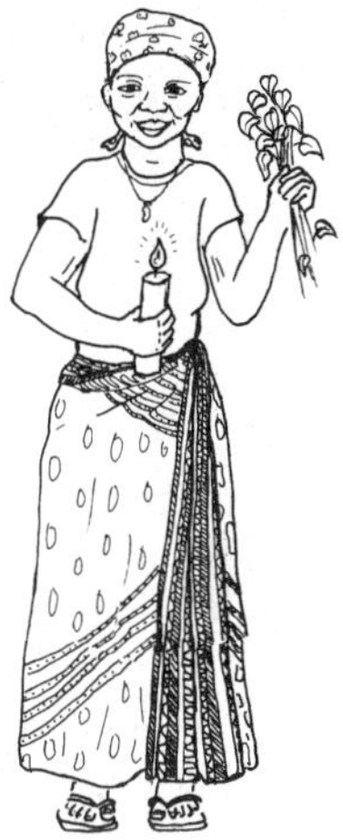

La medicina tradicional está basada en creencias y conocimientos que han ido pasando de una generación a otra de curanderos, parteras y otros sanadores, por cientos de años. Estas creencias vienen de lo que se sabe del cuerpo y de la mente, del contacto con el mundo espiritual y de lo que se sabe sobre las plantas medicinales. La partería tradicional muchas veces se aprende de parteras y curanderas que han atendido nacimientos por muchos años.

La medicina moderna está basada en los conocimientos del cuerpo y del mundo material adquiridos por medio de la ciencia—una manera de pensar, de observar el mundo y de experimentar con diferentes cosas para determinar cómo funcionan. La partería moderna, llamada obstetricia, por lo general se aprende en escuelas, y por medio de libros y cursos de entrenamiento.

Tanto la medicina moderna como la tradicional son útiles si se ejercen correctamente. Pero para aprovechar las dos lo mejor posible, es importante recordar que ambas incluyen:

- métodos útiles
- métodos inútiles
- y métodos dañinos

Una partera puede ayudar a su gente a aprovechar los mejores aspectos de cada tipo de medicina. Puede enseñarle a su gente lo que es útil de la medicina moderna. También puede animar a doctores y autoridades de salud a que reconozcan y aprovechen los beneficios de la medicina tradicional.

1. Cómo saber si un método es útil, inútil o dañino

La única manera de saber si un método es útil, inútil o dañino es estudiándolo con cuidado.

Usted puede averiguar qué tan bien sirve un método hablando con personas que lo hayan usado. Pero recuerde que algunas parteras basan sus métodos en su propia experiencia, mientras que otras deciden usar algo sin pensarlo mucho y simplemente se convencen de que sirve bien. Si pueden hacer que otras les crean, pueden comenzar una nueva tradición con ese método—aunque no sirva. Por lo tanto, es muy importante hacerles la misma pregunta a muchas personas y después considerar con cuidado lo que hayan dicho, para sacar uno sus propias conclusiones.

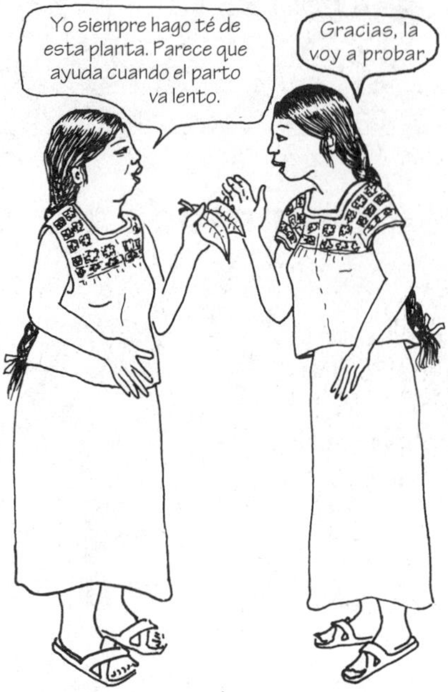

Estas son algunas de las preguntas que usted podría hacerles a otras parteras para averiguar más sobre sus métodos:

- ¿Por qué usa un método dado?
- ¿Cuándo lo usa?
- ¿Cómo lo usa?
- ¿Qué sucede cuando lo usa?
- ¿Qué tan a menudo es útil?
- ¿Hay a veces problemas con ese método?

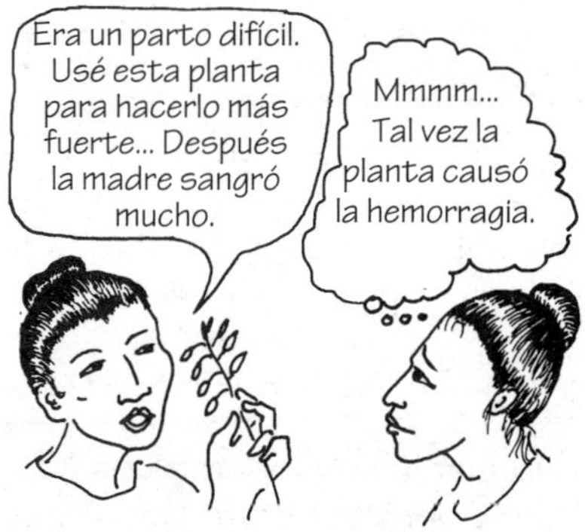

Luego, cuando usted pruebe diferentes cosas, fíjese muy bien qué pasa. Si puede, apunte cada vez por qué usó cierto método y qué sucedió. Después, si estudia y compara sus apuntes, es probable que aprenda algo nuevo.

Si usted no está segura si un remedio casero ayuda o hace daño, quizás le ayude considerar estas cosas:

- Entre más remedios haya para un problema, menos probable es que uno de ellos sirva. Esto se debe a que cuando una cosa no sirve para aliviar algo, la gente sigue buscando y probando cosas nuevas. Por ejemplo, en las zonas rurales de México, hay **muchos** remedios para el bocio o 'buche', pero **ninguno** de ellos sirve. Estos son unos ejemplos:

1. Amarrarse un cangrejo al 'buche'

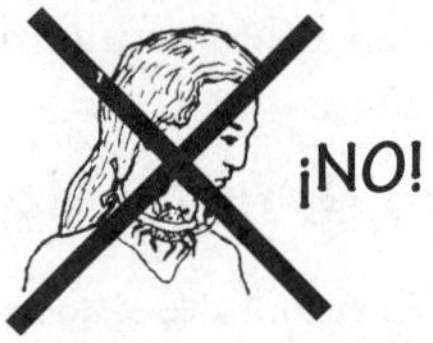

2. Sobar el buche con la mano de un niño muerto

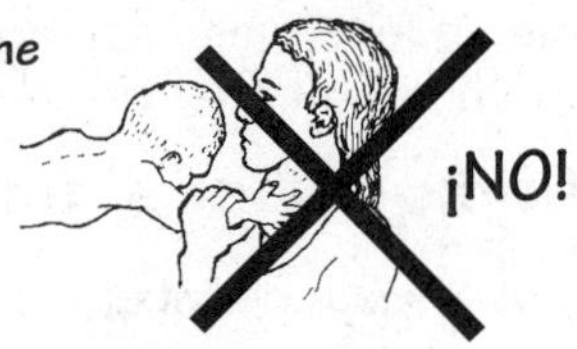

3. Untarse sesos de zopilote (buitre)

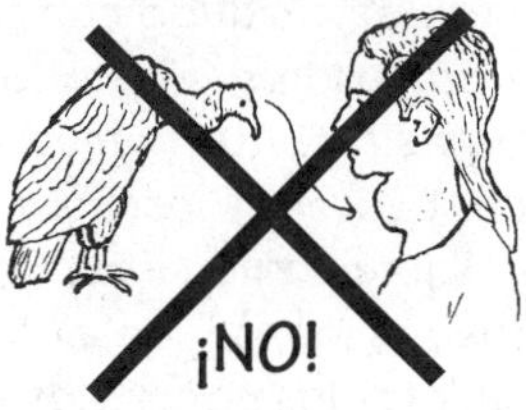

4. Untarse excremento (caca) de gente

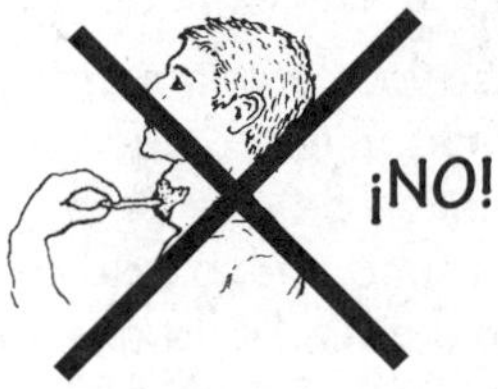

Para prevenir y tratar el bocio, use sal yodatada (vea pág. 53).

- Los remedios asquerosos raras veces hacen provecho—y muchas veces hacen daño (pueden causar infecciones u otros males). Por ejemplo:

La idea de que la lepra se cura tomando una bebida hecha con víboras podridas

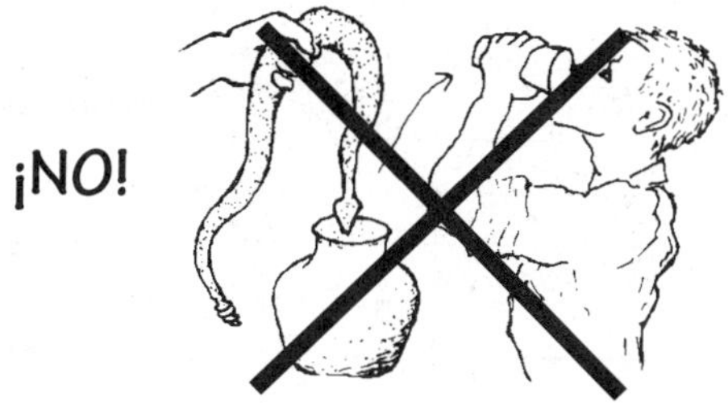

La creencia de que la sífilis se cura comiendo un zopilote

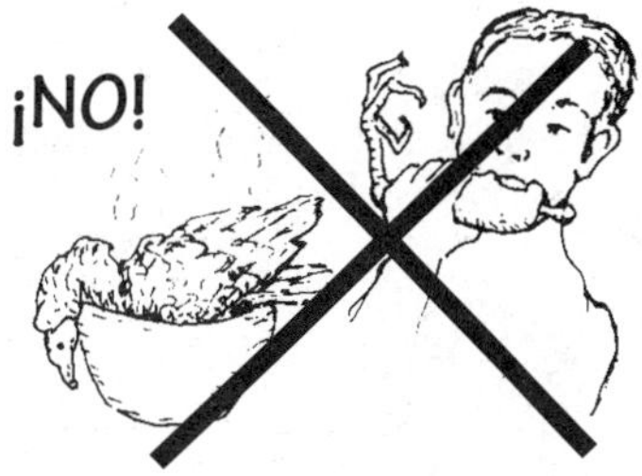

- Los remedios que usan excremento de gente o de animales no sirven y pueden causar infecciones peligrosas. Nunca los use. Ejemplos:

El poner excremento de gente alrededor del ojo no cura la vista borrosa y puede infectar el ojo

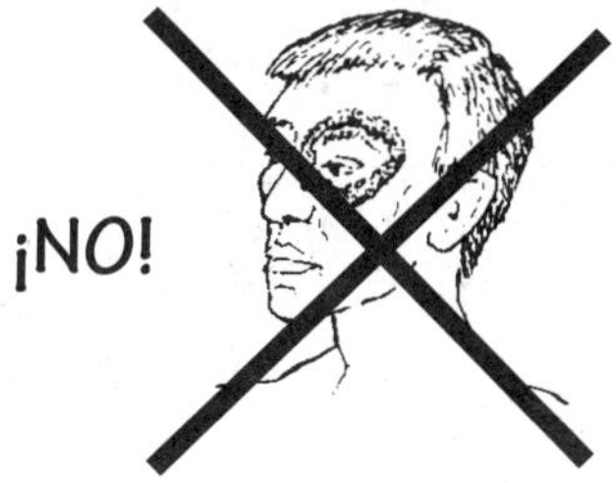

El untar caca de vaca en la cabeza para combatir la tiña no sirve y puede causar tétano u otra infección peligrosa

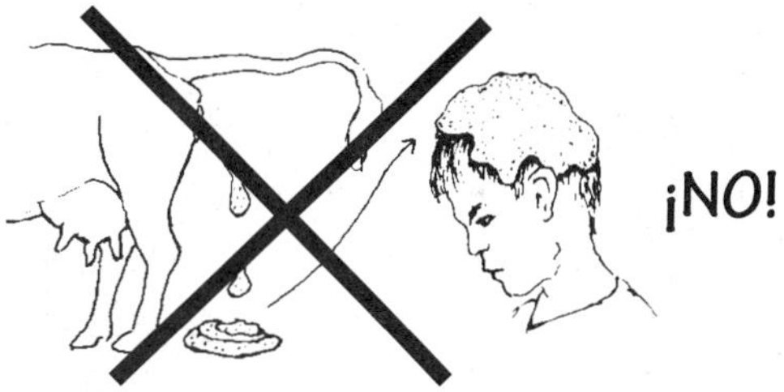

- Los remedios que le niegan a la persona alimentos, ejercicio o descanso, muchas veces sólo la debilitan y la enferman más.
- Los remedios que supuestamente hacen provecho porque se parecen al problema, por lo general no sirven. Por ejemplo, una planta roja no necesariamente sirve para detener una hemorragia.
- Los remedios que culpan al enfermo por sus problemas, usualmente sólo lo hacen sufrir más.

Puede ser útil hacer un cuadro de los métodos tradicionales y modernos que se usan en su área. El dibujo de abajo muestra un cuadro que hicimos durante un curso de entrenamiento para parteras en las islas Filipinas. Primero anotamos todos los métodos usados comúnmente en los partos. Luego los discutimos y aclaramos cuáles son útiles, cuáles inútiles y cuáles dañinos.

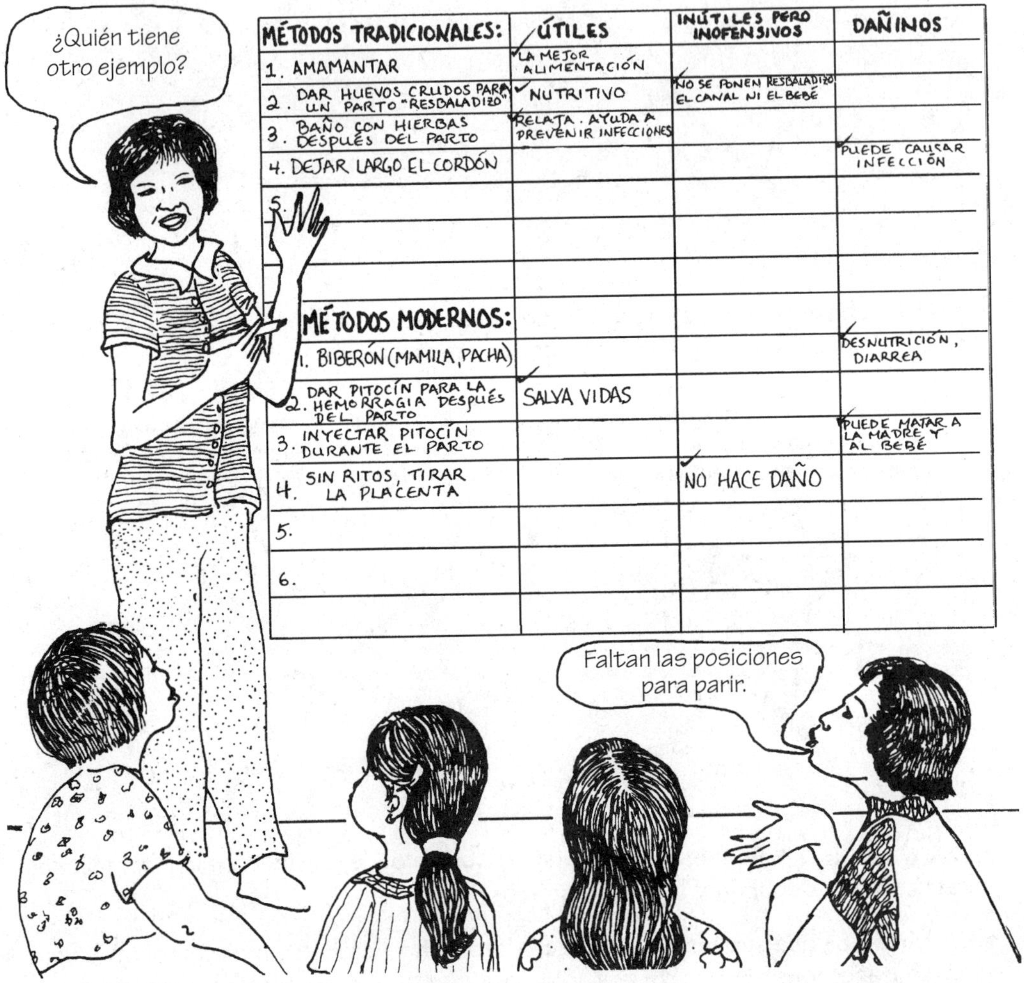

2. Métodos útiles

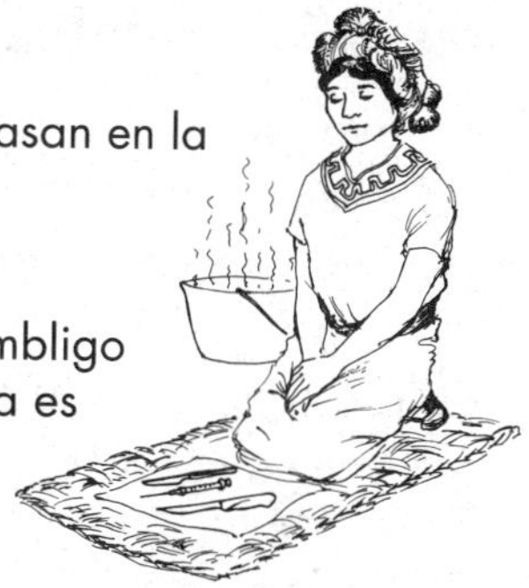

Muchos de los métodos tradicionales son útiles porque se basan en la forma natural y saludable de hacer las cosas. Estos son algunos ejemplos de métodos tradicionales que son útiles:

- En Guatemala, muchas parteras cortan el cordón del ombligo con una navaja que ha sido calentada en un fuego. Esta es una buena costumbre porque el fuego mata a los microbios o gérmenes que causan infecciones.

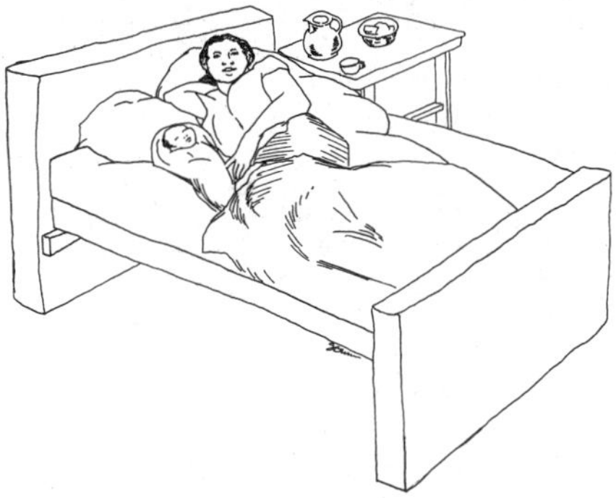

- En muchas culturas se acostumbra que la madre descanse y reciba cuidados por 40 días después del parto. Esto ayuda porque le da tiempo a la madre de reponerse y de cuidar a su bebé. (Pero la madre no debe pasar todo el tiempo acostada. Eso puede debilitarla y causarle otros problemas.)
- En algunas culturas, después del parto se le da a la mujer un baño ceremonial. Este ayuda a prevenir infecciones.

Algunos métodos modernos son útiles porque están basados en el conocimiento de cosas que no se pueden ver (como los microbios) y de las maneras en que ciertas sustancias químicas (las medicinas) afectan el cuerpo. Estos son algunos métodos modernos útiles:

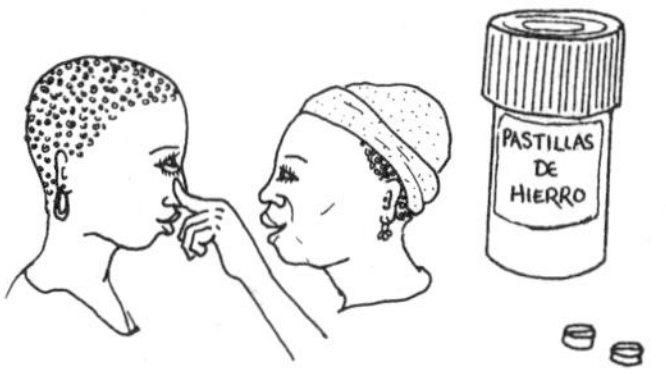

El examinar a las mujeres para ver si tienen anemia y el darles pastillas de hierro cuando las necesitan ayuda a fortalecer la sangre.

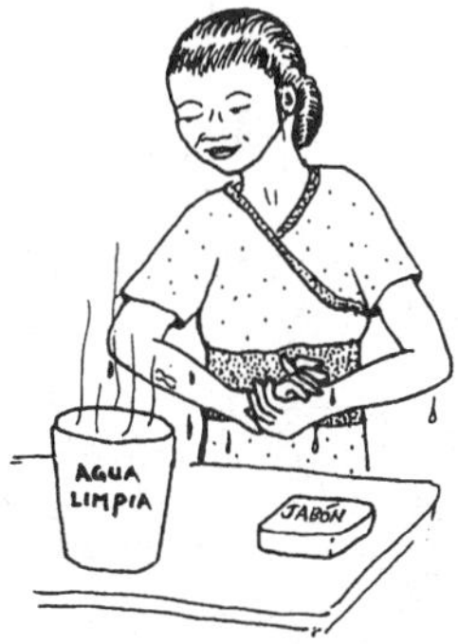

El mantener todo limpio (desinfectado), durante los partos evita infecciones

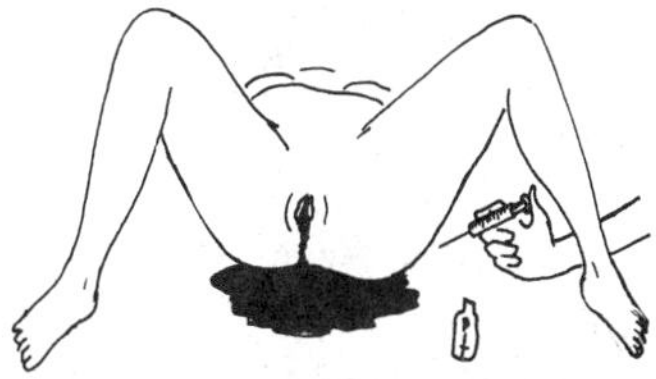

El dar ciertas medicinas después del parto para detener una hemorragia puede salvar la vida de la madre.

Un método útil puede convertirse en dañino si no se usa correctamente. Por ejemplo, un remedio de plantas o una medicina que normalmente es muy útil, podría ser peligroso si se usa en una cantidad incorrecta. Recuerde: nunca use un remedio o una medicina sólo porque alguien se las haya mencionado. Sepa bien cómo y cuándo usarlos, y también qué cantidades dar.

3. Métodos inútiles

Los métodos inútiles son aquéllos que en sí no ayudan, pero tampoco causan daño. Sin embargo, dependiendo de la manera en que se usen, pueden volverse útiles o dañinos:

- Digamos que una mujer tiene mucha fe en un método que en realidad no hace nada. El solo hecho de usarlo puede calmarla y ayudarle a sentirse mejor. En las islas Filipinas, algunas parteras le dan a la madre un huevo crudo durante el trabajo de parto. Creen que porque el huevo es resbaloso, eso ayudará a que el bebé salga con más facilidad. Eso no es cierto, porque el huevo va al estómago, no a la matriz donde está el bebé. Sin embargo, si la mujer cree que el huevo le ayudará, quizás esté más relajada y tenga un parto más fácil.

- Si por usar un método inútil no se usa uno que sirva, el uso del método inútil se vuelve un peligro. En partes de África, muchas mujeres se amarran un cordón en la cintura para evitar el embarazo. Esto no es dañino, pero no evita el embarazo (vea el Capítulo 22). Si una mujer hace esto **en vez de usar un método de planificación familiar efectivo,** probablemente saldrá embarazada.

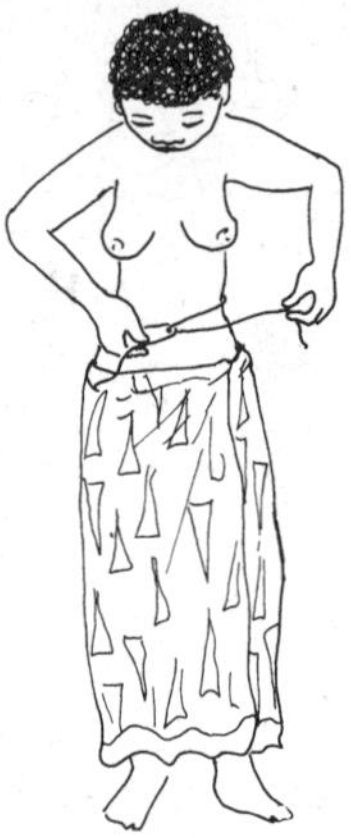

¡Cuidado! Si usted ve a una persona usando un método que usted sabe que es inútil, anímela a usar un método que sí sea útil.

4. Métodos dañinos

Algunos métodos son dañinos aunque la gente les tenga mucha fé o aunque haya quienes digan que sirven bien. Estos son algunos ejemplos de métodos tradicionales dañinos:

- Empujar *la matriz* para apurar el parto. Esto puede causar que la matriz se desgarre.
- Meter plantas medicinales dentro de *la vagina* durante el parto. Esto puede causar una infección grave.

Estos son algunos métodos modernos que también son dañinos:

- Poner una inyección de oxitocina (vea págs. 462-463) antes de que nazca el bebé. Esto puede matar a la madre y al bebé.

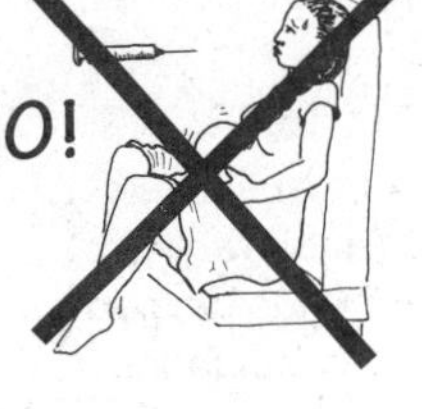

- Hacer que una madre se acueste boca arriba para parir. Esto puede retrasar—o hasta detener—el parto.

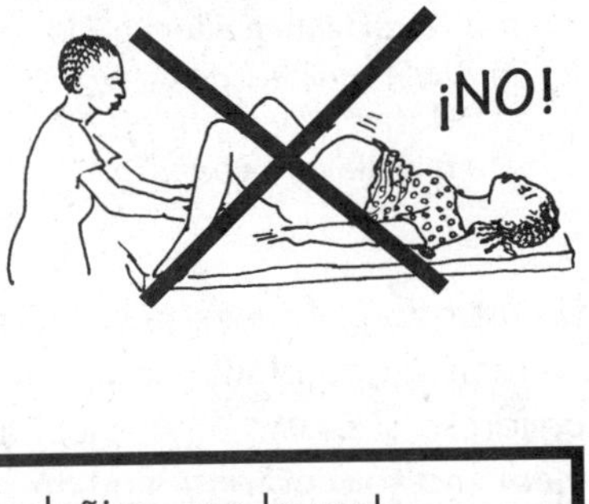

- Dar biberón en vez de pecho. Esto puede causar infecciones, diarrea y desnutrición.

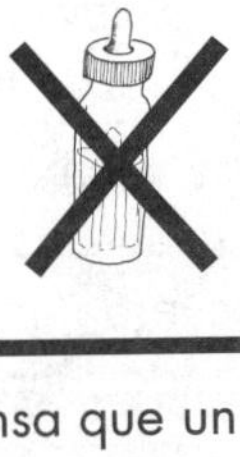

¡Cuidado! Si Usted piensa que un método podría ser dañino, ¡no lo use!

Cómo resolver problemas paso a paso

Una manera de encontrar la solución a un problema es seguir los pasos de lo que llamamos aquí "el método científico". Aquí trataremos de enseñarle cómo el método científico puede ayudarle a usar tanto la medicina tradicional como la medicina moderna de una manera provechosa.

Dividimos este método en nueve pasos:

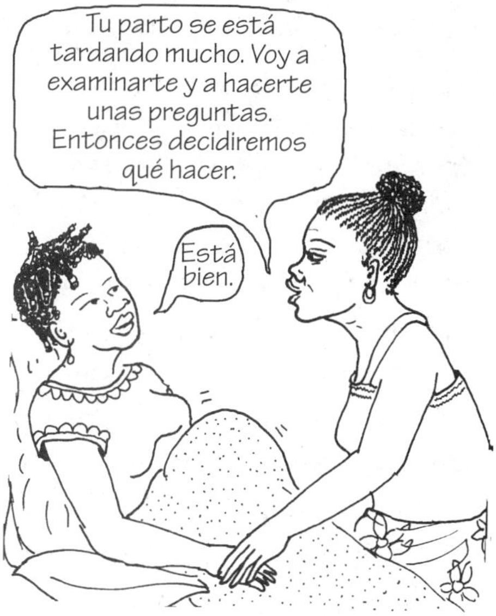

1. Notar que hay un problema.
2. Empezar con dudas. Esto quiere decir que hay que aceptar que **uno aún** no tiene una respuesta.
3. Pensar en todas las posibles causas y soluciones del problema. Si hay tiempo, ayuda conseguir la opinión de otros.
4. Buscar señas que puedan indicar cuáles causas y respuestas son más probables. Hay que:
   - notar todo lo posible sobre el problema
   - examinar lo que uno encuentre
   - hacer preguntas
   - hacer las pruebas que sean necesarias
5. Eliminar las causas y soluciones menos probables.
6. Decidir cuál solución es probablemente la correcta.
7. Poner esa solución a prueba.
8. Observar los resultados.
9. Si el problema no se resuelve, hay que empezar de nuevo desde el principio.

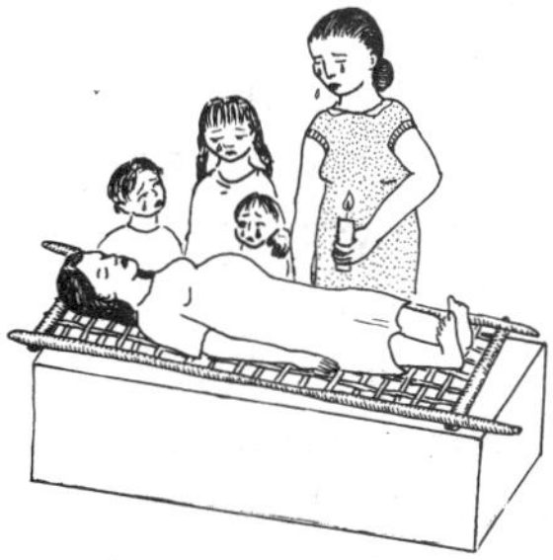

Esta partera no quiso admitir que no sabía qué hacer. Dio la primera medicina que se le ocurrió.

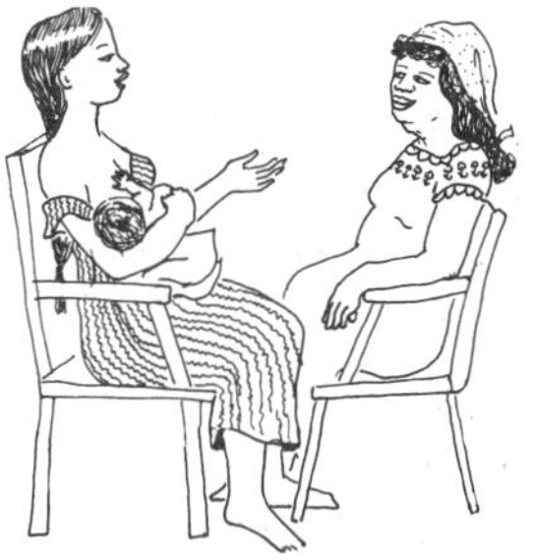

Esta partera pensó en el problema y consideró bien todas las posibilidades antes de probar una solución.

Recuerde: Al tratar de resolver problemas, el admitir que uno todavía no tiene la respuesta es una cualidad, no un defecto.

En nuestras vidas diarias, todos usamos el método científico aun sin darnos cuenta. Aquí está un ejemplo:

Un día, Indira estaba amamantando a su primer bebé. De repente, el niño empezó a llorar muy fuerte. Indira no entendía qué había pasado, así es que se puso a pensar.

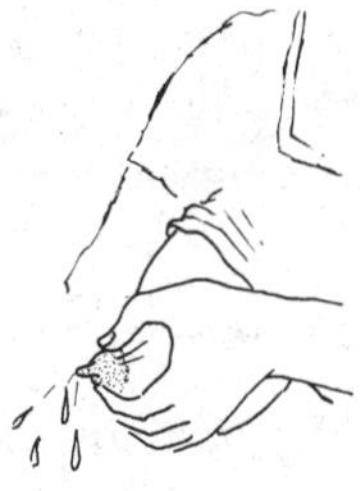

—Tal vez todavía tenga hambre, pero ¿porqué dejó de comer— Indira se preocupó. —Qué tal si no tengo suficiente leche?— Pero cuando se apretó un pezón, salió bien la leche.

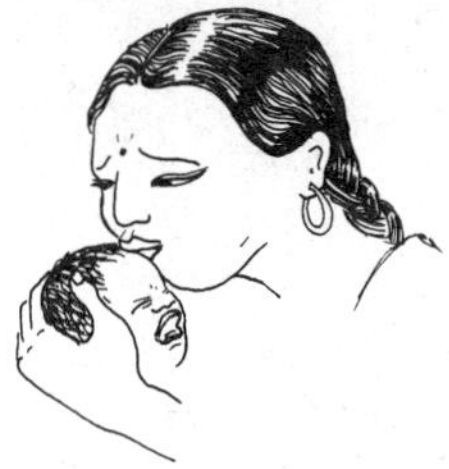

Pensó en otras posibilidades. No era que el bebé quisiera que lo cargaran porque ella todavía lo tenía en brazos. Indira le sintió la frente con los labios, pero el bebé no tenía la piel caliente así que no parecía tener fiebre.

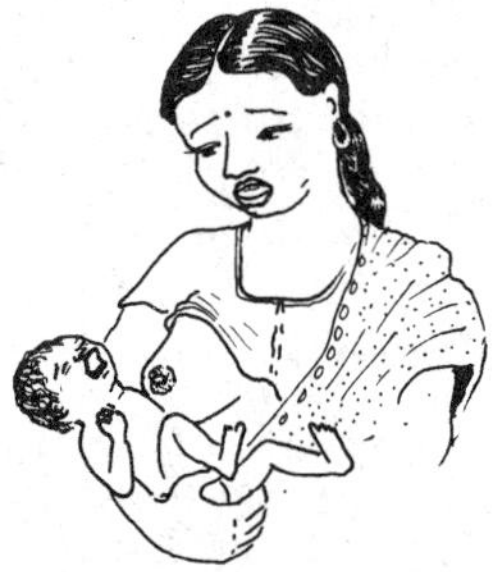

Mientras lo abrazaba contra su pecho, lo miró con mucho cuidado. Notó que cuando lloraba, encogía las piernas. Ella se dijo, —Bueno, estaba comiendo. Mi madre dice que a veces los bebés tragan aire cuando comen. A lo mejor encoge las piernas porque le duele el estómago.

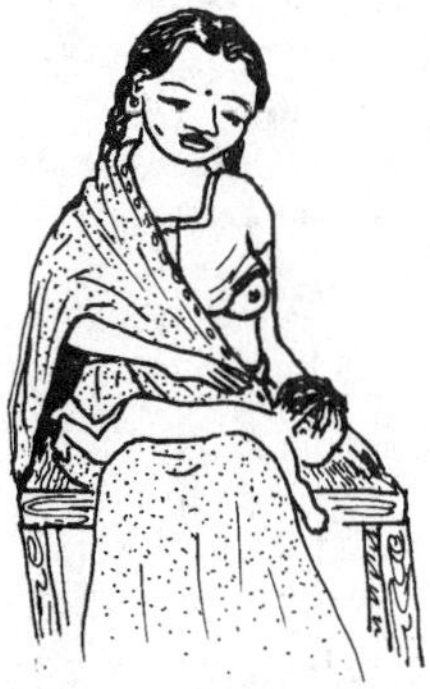

De modo que trató de hacerlo eructar. Lo puso boca abajo sobre su regazo y le dio palmaditas en la espalda.

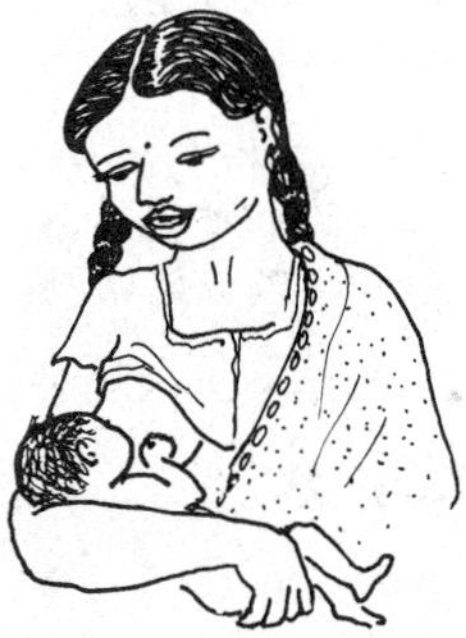

Pronto el bebé eructó bien y dejó de llorar. Indira se lo acercó al pecho de nuevo y el bebé comió hasta que se llenó. Indira había encontrado la solución a un problema. Desde entonces, cada vez que lo alimentaba, lo ayudaba a eructar seguido para evitar que el aire le diera dolor de estómago.

Si Indira simplemente hubiera decidido que el problema era que ella no tenía suficiente leche, se hubiera equivocado. Y podría haber empezado a cometer otros errores, como el darle biberón a su bebé supuestamente para que se llenara. A él le hubiera seguido molestando el aire en el estómago. Quizás a ella se le hubiera acabado la leche por no amamantarlo. Y si alguna vez un biberón no hubiera quedado muy limpio, el bebé podría haber acabado enfermo y quizás desnutrido. Por todas estas razones, fue bueno que ella comprobara que sí tenía leche. También fue bueno que siguiera pensando en otras posibilidades y observando al bebé para entender mejor cuál era el problema.

Aquí hay otro ejemplo:

Cuando Elena iba en su quinto mes de embarazo fue a ver a la partera por primera vez. Se quejó de que siempre se sentía cansada y débil.

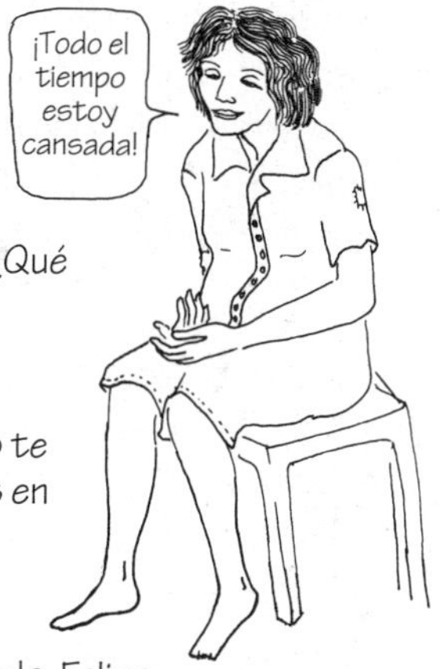

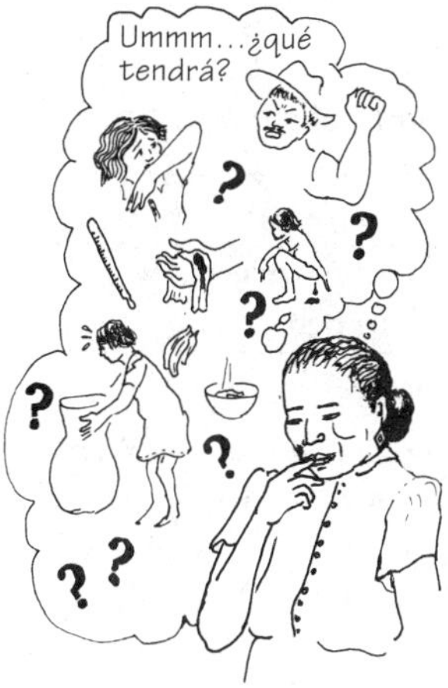

—Ummm...— dijo Felipa, la partera. —¿Qué será? Sí, te ves cansada. Quizás estés trabajando mucho, o estés enferma, o tengas débil la sangre, o no estés comiendo ciertas cosas—o quizás algo te esté angustiando. ¿Cómo van las cosas en tu casa?— Mientras hablaba, Felipa observaba a Elena. Vio que se veía tranquila y complacida. Su ropa estaba muy limpia, pero se veía bastante gastada. Felipa se preguntó si Elena tendría suficiente dinero para comer bien.

—Pues,— contestó Elena —no tengo por qué estar triste. Mi marido me trata bien y estamos muy contentos de que vamos a tener un niño y no estoy trabajando más que de costumbre.

—¿Te sientes enferma, tienes fiebre, te duele la cabeza, tienes tos, diarrea, o has estado sangrando?— siguió preguntando Felipa.

—No,— contestó Elena. —Nada más las molestias que se sienten con el embarazo. Pero nada raro.—

—Bueno— dijo Felipa —¿Y qué tal estás comiendo? ¿Comes alimentos con bastantes proteínas y hierro?

—Pues como frijoles con tortillas. De vez en cuando huevos y pollo.

—¡Qué bien! ¿Y no comes carne, hígado, verduras de hojas verdes y camotes? Esas son comidas con mucho hierro.

—Sí, a veces— contestó Elena. —Pero ya ve que casi todo eso está tan caro. La semana pasada conseguí hojas de remolacha y hacía poco que comimos carne. Lo que no nos faltan son las tortillas y casi siempre tenemos frijoles.

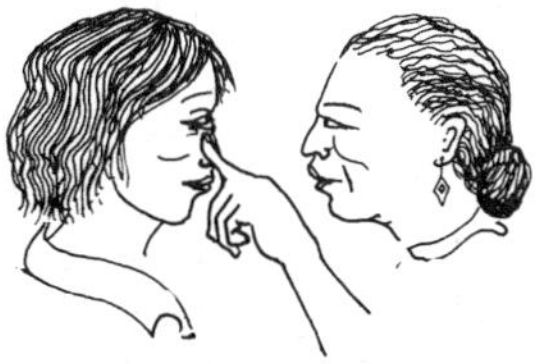

—Los frijoles tienen algo de hierro— dijo Felipa. —Y también los huevos, pero lo más seguro es que necesites más. Déjame revisarte las uñas, los párpados y los labios por dentro... ¡Qué pálidos los tienes!— exclamó Felipa. —Yo creo que estás anémica. Eso quiere decir que tienes la sangre débil.

Felipa le dió a Elena ideas de cómo comer más hierro. —Lo mejor es que comas por lo menos un alimento con mucho hierro en cada comida. Las verduras de hojas verdes oscuras y los camotes no son tan caros. Si puedes, compra también hígado y corazón. Muchas veces son menos caros que la otra carne y tienen mucho hierro. Cuando cuezas los frijoles, ponles un pedazo de fierro viejo pero bien limpio. Puedes usar un clavo, por ejemplo. Así tendrán más hierro. Cuando puedas, también ponles tomates. Yo creo que si haces estas cosas te vas a ir sintiendo mejor y menos cansada. ¿Crees que puedas?

—Sí, yo creo que sí— dijo Elena.

—Muy bien— dijo Felipa —pero quiero que vuelvas en unas tres semanas para ver cómo vas. Si te llegas a sentir peor, ven a verme luego luego. Podrías tener otro problema.

Si hubiera habido una clínica cercana, Felipa habría mandado a Elena a que le hicieran un análisis de sangre para ver si era verdad que le faltaba hierro. Pero la clínica estaba muy lejos. Felipa sabía que el jarabe o las pastillas de hierro también servían, pero en el pueblo no eran fáciles de conseguir. Ella decidió que si el cambio de dieta no ayudaba a Elena, la llevaría a la clínica para que la examinaran y le dieran medicina si la necesitaba.

Este cuadro muestra cómo Indira y Felipa resolvieron problemas usando el método científico:

Los Pasos	Indira y su bebé	Felipa y Elena
1. Notar que hay un problema.	Indira notó que su bebé empezó a llorar cuando había estado mamando	Felipa notó que Elena se veía muy débil y cansada.
2. Empezar con dudas.	Indira se preguntó por qué.	Felipa se preguntó por qué.
3. Pensar en todas las posibilidades.	Indira se preguntó: —¿Tendrá hambre todavía? ¿Tendré yo suficiente leche? ¿Querrá que lo carguen? ¿Tendría fiebre (calentura)? ¿Le dolerá el estómago porque tragó aire?	Felipa se preguntó:—¿Tendrá problemas en casa? ¿Estará sangrando? ¿Estará enferma? ¿Tendrá diarrea o fiebre? ¿Estará trabajando demasiado? ¿Estará comiendo bien?"
4. Buscar señas.	Indira se dio cuenta de que el bebé ya no quería mamar. Se apretó un poco un pezón para asegurarse de que tenía leche. Revisó si el bebé tenía fiebre. Notó que encogía las piernas.	Felipa le hizo muchas preguntas a Elena sobre su situación en casa, sus quehaceres y su dieta. Le preguntó también sobre diferentes señas de enfermedad. También notó cómo iba vestida y de qué humor estaba. Además le examinó las uñas, los labios y los ojos para ver si tenía señas de anemia.
5. Eliminar las causas menos probables.	Indira pensó: —Ya lo estoy cargando, tengo leche y él no tiene fiebre.	Felipa pensó: —Se ve contenta. Dice que no trabaja demasiado. No tiene otras señas de enfermedad y no está sangrando.
6. Escoger la solución más probable.	Indira decidió que su bebé probablemente tenía aire en el estómago.	Felipa decidió que Elena probablemente tenía anemia.
7. Poner la solución a prueba.	Indira ayudó a su bebé a eructar.	Felipa le dijó a Elena cómo mejorar su dieta.
8. Observar los resultados.	Indira volvió a acercar al bebé al pecho y vio cómo empezó a mamar contento otra vez.	Felipa le pidió a Elena que regresara en 3 semanas para ver si ya se sentía mejor.
9. Si el problema no se resuelve, empezar de nuevo.		Si Elena no se siente mejor, Felipa la llevará a la clínica.

La Intuición

La "intuición" es algo que principalmente sentimos, pero que también tiene bases en nuestros conocimientos. Cuando hablamos de que algo "nos late" estamos usando nuestra intuición. La intuición puede ser útil, siempre y cuando recordemos que puede estar equivocada. Cuando usted sienta que algo está bien o mal, asegúrese de comprobar la realidad para evitar errores.

Una enfermera le contó el siguiente relato a un grupo de parteras. Las parteras insistían en que la intuición a veces podía ser muy útil. La enfermera había dicho primero que la intuición no era importante. Luego había recordado una experiencia que la hizo cambiar de opinión.

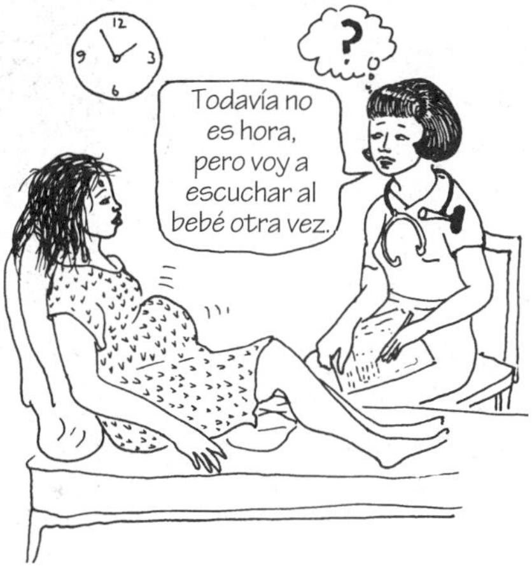

—Una vez— dijo la enfermera— estaba yo en el hospital atendiendo a una mujer que iba a dar a luz. Cada media hora revisaba yo el corazón del bebé, y siempre estaba latiendo bien. De repente, me entró una sensación rara de que algo andaba mal. No era hora de revisar al bebé de nuevo, pero sentí urgencia de hacerlo, nada más para estar segura.

—¿Y qué pasó?— preguntaron las parteras.

—Pues que tenía yo razón— dijo la enfermera. —Cuando escuché el corazón otra vez, ¡supe que el bebé estaba en peligro! Durante una contracción, el corazón latió muy despacio y luego siguió muy lento. De inmediato llevamos a la madre a la sala de operaciones y le hicieron una cesárea para sacar al bebé. El doctor encontró que la cabeza del niño estaba aplastando el cordón del ombligo contra los huesos de la madre.

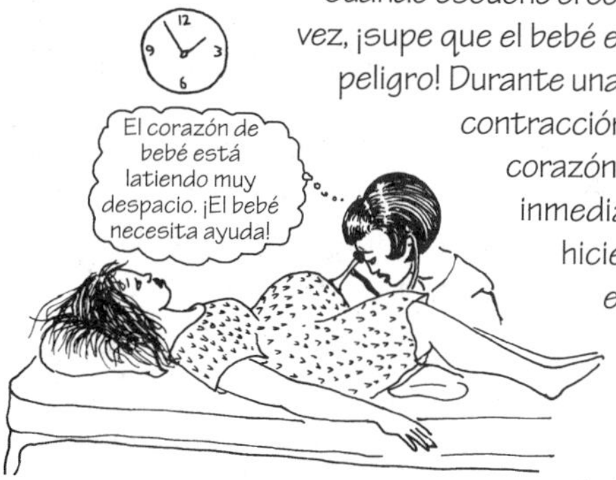

—¿Ya ves?— dijeron las parteras. —Si no le hubieras hecho caso a tu intuición, ¡el bebé podría haber muerto!— Y era cierto.

La intuición **puede** salvar vidas. Pero hay que notar que en este caso, la enfermera trató de **comprobar** lo que sentía escuchando el corazón del bebé. Si hubiera estado latiendo bien, ella hubiera seguido observando y esperando. Eso hubiera sido lo correcto.

La intuición también se puede usar de maneras peligrosas. Por ejemplo, si una partera siente que todo va bien, quizás no note señas de problemas. O si siente que algo anda mal pero no lo comprueba, quizás haga algo innecesario que interfiera con el parto. Por eso, siempre es importante comparar lo que uno siente con lo que en realidad está pasando—ya sea que uno no crea en la intuición o que le tenga mucha fé.

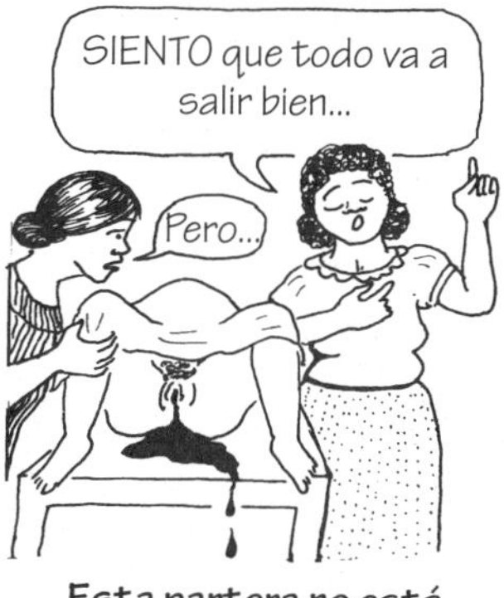

Esta partera no está usando bien su intuición.

La creatividad

"La creatividad" es la habilidad para crear algo nuevo con los materiales y la información que ya se tienen. Una partera creativa es aquella que puede pensar en nuevas y mejores maneras de hacer las cosas cuando lo acostumbrado no funciona.

El siguiente es un relato verdadero:

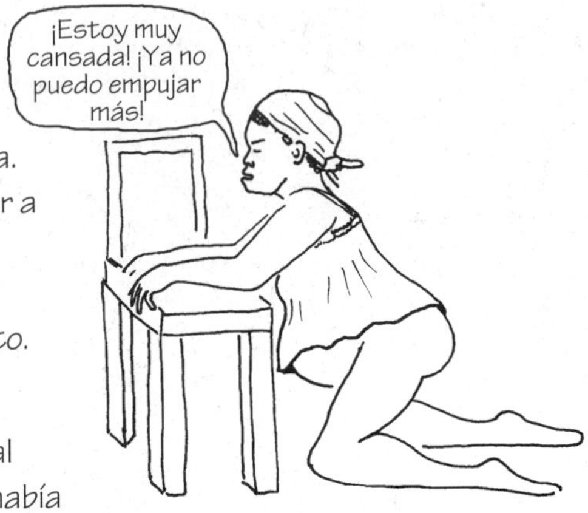

Sofía estaba teniendo problemas en ayudar a su bebé a salir. El trabajo de parto ya había durado mucho y ella estaba muy cansada. También se veía tensa. Como Sofía había perdido a su bebé anterior a los 6 meses de embarazo, la partera se preguntó si el miedo de perder a este bebé podría ser lo que estaba retrasando el parto.

La partera probó todos los métodos de costumbre para ayudar a Sofía a empujar al bebé para que saliera. Pero nada sirvió. No había señas de otros problemas y el corazón del niño latía bien. Por lo tanto, la partera decidió que era hora de probar algo nuevo.

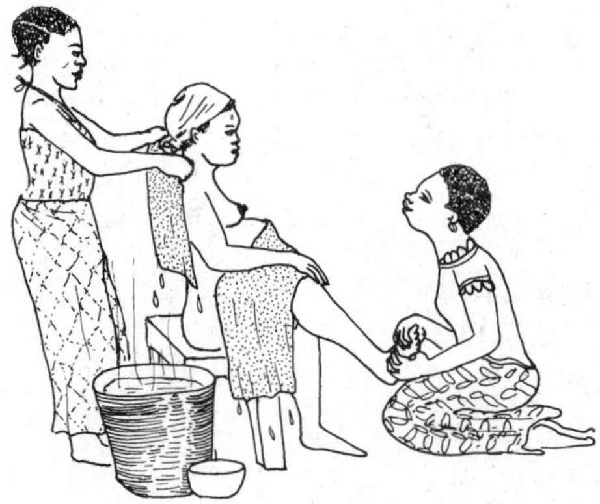

Le pidió a Sofía que se quitara toda la ropa y la sentó en un banco comodo. La envolvió en trapos húmerdos y tibios. Al mismo tiempo, su ayudante le dio a Sofía un masaje en los pies. La partera le dijo, —Si sientes una contracción, empuja allí donde estás.— Los trapos calientitos y el masaje ayudaron a Sofía a relajarse y a descansar. Pronto pudo dar a luz.

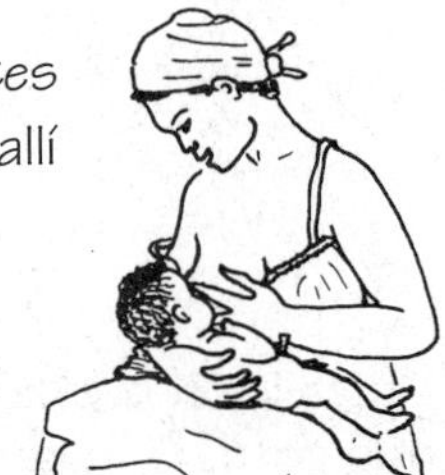

En este relato, la intuición de la partera le dijo que Sofía estaba muy tensa. Lo que observó durante el parto le indicó que Sofía y su bebé estaban bien. La solución que encontró fue muy creativa. Fue algo que no se acostumbraba en su pueblo, pero que funcionó.

Es importante tener cuidado al probar algo nuevo, sobre todo si hay otros problemas con el parto. En el caso de Sofía, el experimento de la partera resultó bien porque no había otros problemas. Pero si el bebé hubiera venido de nalgas o si la madre hubiera estado sangrando mucho, lo mejor hubiera sido conseguir ayuda médica de inmediato.

Toma de decisiones: Cómo considerar los riesgos y beneficios

Antes de tomar una decisión, hay que considerar sus riesgos y beneficios. Un "riesgo" es el daño que algo puede causar. Un "beneficio" es el buen efecto que algo puede tener. Lo mejor es hacer lo que presenta los menores riesgos y los mayores beneficios. No conviene hacer algo cuyo riesgo sea mayor que su beneficio. El problema es que muchas veces no es fácil medir los riesgos y los beneficios de las cosas. Lea el siguiente relato, por ejemplo.

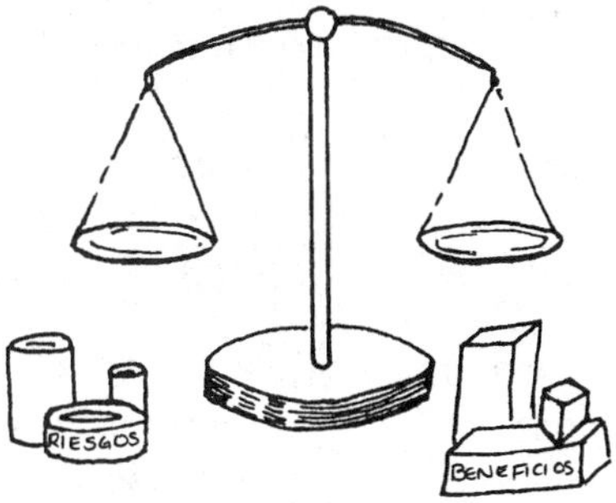

> *Akua mantiene a su familia vendiendo verduras. A menudo, lleva las verduras al mercado de un pueblo cercano para venderlas. Akua sabe que allí se venden mejor. Hace poco, una amiga le dijo que podría venderlas por más dinero en la ciudad. El problema es que la ciudad está más lejos y en el camino a veces asaltan a la gente. Akua debe decidir si vale la pena tratar de ganar más dinero en la ciudad, en vista del riesgo de que le vayan a robar el dinero en el camino.*

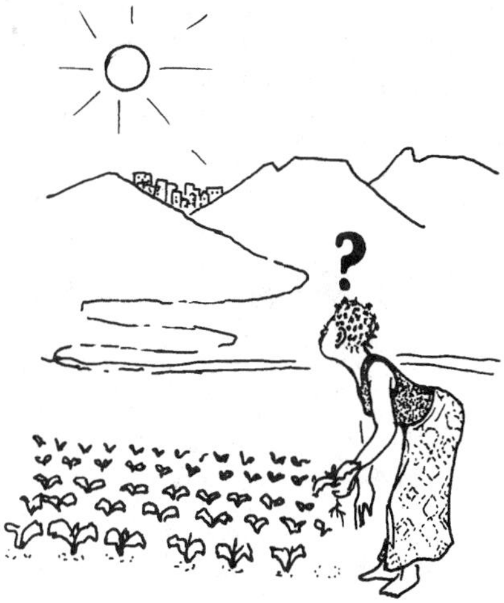

¿Qué cree usted que debería hacer Akua? Para decidir, tendrá que comparar bien los riesgos y los beneficios.

Nota: El que haya riesgo no significa que algo malo **vaya** a pasar. Sólo quiere decir que **es posible** que algo malo pase.

Riesgos y beneficios durante el embarazo y el parto

Antes de hacer cualquier cosa que interfiera con el embarazo o el parto, hágase estas preguntas:

- ¿Cuáles son las ventajas de hacer eso? ¿Hay una muy buena razón por para hacerlo?
- ¿Cuáles son los riesgos? ¿Qué tan probable es que algo malo pase? Si algo malo pasa, ¿qué tan malo será?
- ¿Será caro? ¿Dolerá mucho? ¿Durará mucho?
- ¿Hay algo que sea igual de efectivo pero menos riesgoso?

Aquí hay 3 ejemplos de cómo se pueden comparar los riesgos y beneficios relacionados con los partos:

1. ¿Hacer o no hacer cesárea?

Una *cesárea* siempre es riesgosa para la madre y el bebé. El doctor le tiene que dar medicina a la madre para que la operación no le duela. Luego le tiene que cortar el vientre para sacar al bebé. Hay un pequeño riesgo de que la medicina le haga daño a la madre, o de que la cortada sangre demasiado o se infecte. En los buenos hospitales, esto sólo sucede de vez en cuando, pero sí sucede.

Por todo lo mencionado, no es buena idea hacer una cesárea si no hay una razón importante. Por otro lado, si hay un problema muy serio, una cesárea puede salvar la vida de la madre y del bebé.

Un buen ejemplo es cuando el bebé no cabe entre los huesos pélvicos de la madre. En ese y otros casos parecidos, los beneficios son tan grandes que vale la pena correr los riesgos de una cesárea.

Esta mujer quiere una cesárea por una razón tonta:

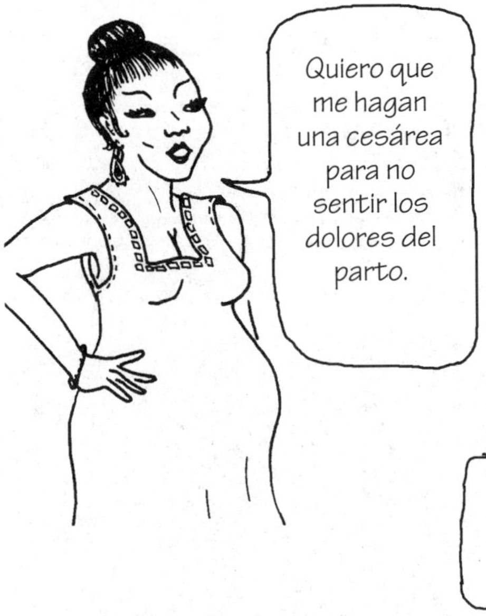

Quizás una cesárea sea necesaria para salvar la vida de esta mujer—y la de su bebé.

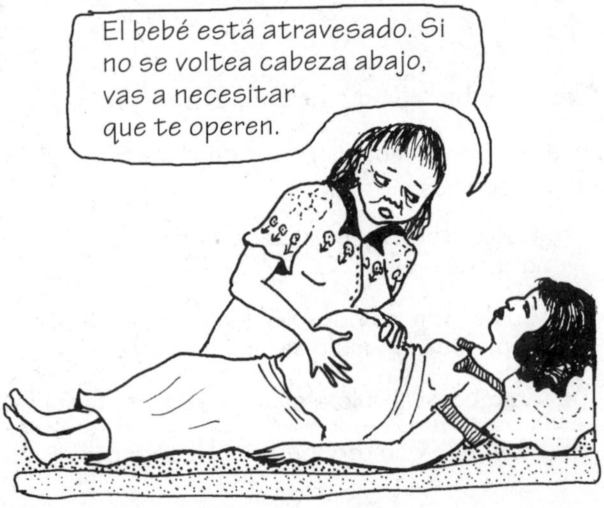

2. Sacar la placenta con la mano

Es muy peligroso tratar de sacar la placenta con la mano. Hay tantos riesgos que es algo que casi nunca se hace. Pero a veces el riesgo de no sacarla puede ser más grande. Por ejemplo:

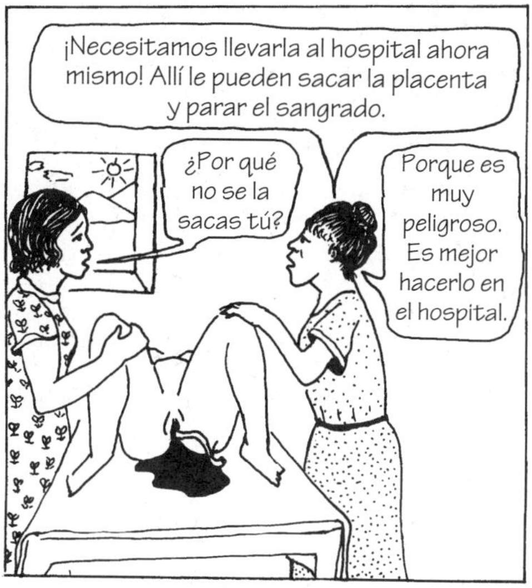

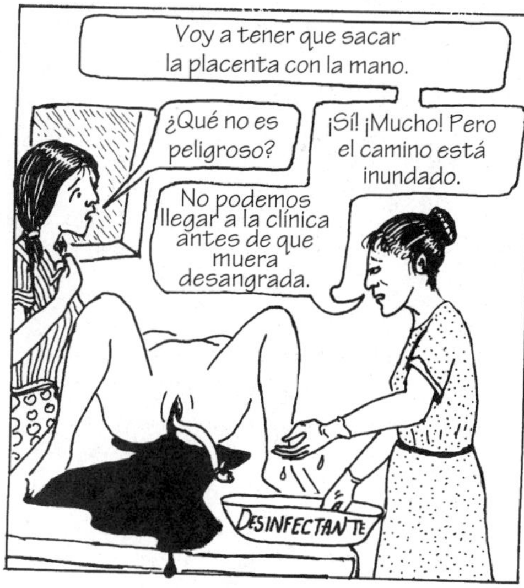

3. Dar medicinas para apurar el parto

Nunca hay que dar medicinas para apurar el parto. Es muy riesgoso y nunca vale la pena. Esta es la razón:

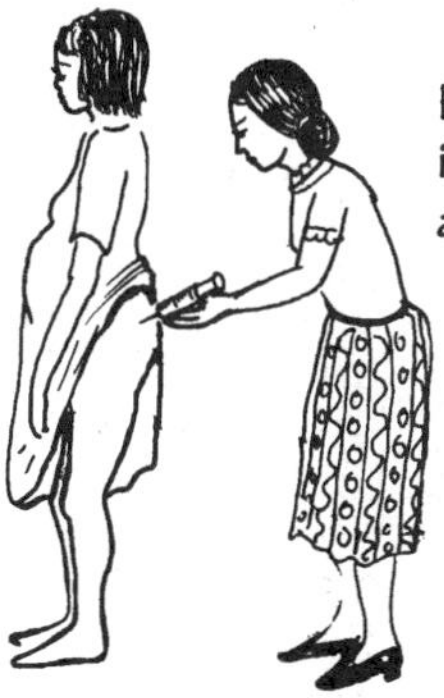

El dar una inyección para apurar el parto...

...puede hacer que el trabajo de parto se vuelva más fuerte y

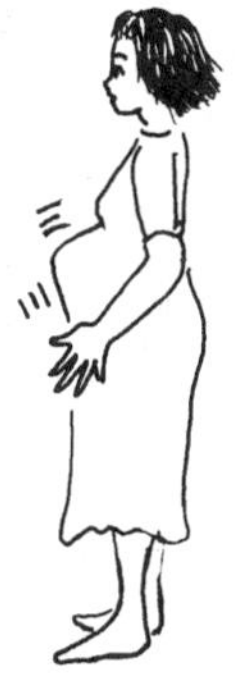

Pero hay un gran riesgo de dañar al bebé, o de que la madre sangre por dentro. Ambos podrían morir.

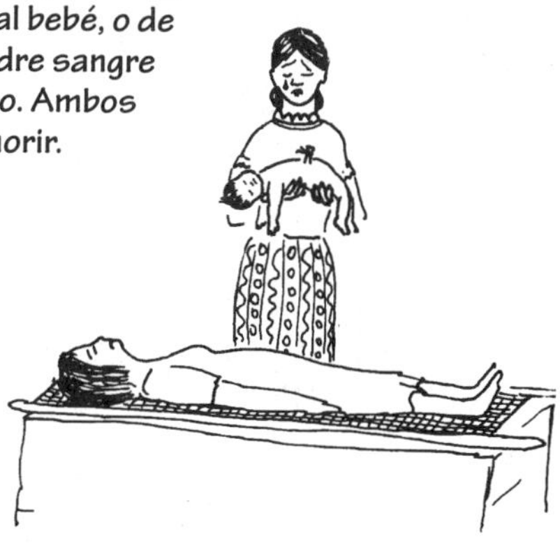

SECCIÓN B

Cuidado Prenatal

Introducción

La etapa *prenatal* (antes del nacimiento) empieza cuando la mujer se embaraza y termina cuando da a luz. Si una mujer recibe buen cuidado prenatal, es más probable que tenga un embarazo y un parto más saludables y seguros.

El buen cuidado prenatal consiste en dos cosas: 1) hacerle regularmente a la futura madre exámenes prenatales (también llamados antenatales o de ante partum) y 2) enseñarle a la madre cómo tener un embarazo saludable (por ejemplo, explicándole lo que necesita comer y qué cosas dañinas debe evitar. La partera puede hacer esto último a la misma hora que los exámenes. También puede aprovechar esas ocasiones para hablar con la madre sobre preguntas o problemas que ella pueda tener. Además, la partera deberá examinar bien a la madre en busca de señas de que el parto va bien (señas de salud) y señas de que quizás algo vaya mal (señas de riesgo).

Toda mujer debe empezar a hacerse exámenes prenatales tan pronto como sospeche que está embarazada. Pregunte en los centros de salud de su área, cuántos exámenes prenatales recomiendan. Aquí hay un ejemplo de un programa típico de exámenes prenatales para una mujer saludable:

Programa de exámenes prenatales

una mujer cree estar embarazada . . . . primer examen

primeros 5 meses de embarazo . . . . 1 examen cada dos meses

del mes 6 al mes 8 del embarazo . . . . 1 examen cada mes

último mes del embarazo . . . . 1 examen cada semana

Si usted está atendiendo a una mujer que tenga cualquier seña de riesgo deberá verla más seguido. Qué tan seguido dependerá de qué seña o señas tenga. Si la mujer no viene a usted cuando le toca, trate usted de ir a verla a ella.

Usted puede revisar a las mujeres en cualquier lugar donde ambas se sientan a gusto. Nosotros le recomendamos que usted misma haga los exámenes prenatales, aunque la mujer también esté yendo a exámenes en una clínica. Así usted sabrá más sobre la madre y su embarazo. También es posible que descubra problemas—o soluciones—que no haya encontrado en la clínica.

Los siguientes capítulos contienen información sobre cómo dar buenos cuidados prenatales:

- El cuerpo de la mujer durante el embarazo (Capítulo 3)
- Cómo ayudar a las mujeres embarazadas a mantenerse saludables (Capítulo 4)
- Problemas comunes—qué hacer (Capítulo 5)
- Cómo tomar una historia médica del embarazo (Capítulo 6)
- Exámenes prenatales (Capítulo 7)

Partera prevenida vale por dos: ¡prepárese para las emergencias!

Por bien que usted atienda a una mujer durante el embarazo, siempre hay la posibilidad de que algo resulte mal. El buen cuidado evita menos muchos problemas, pero nunca está de más prepararse por si a caso se presentan.

Durante la etapa prenatal, es importante:

- tener arreglos hechos para viajar al hospital en caso de una emergencia. En el último mes del embarazo, hay que tener disponible a toda hora un carro o camión y una reserva de gasolina. Si no se puede viajar en carro, tenga listos los arreglos para transportar a la madre de alguna otra manera: en una carreta con un caballo o una mula, en una camilla o de algún otro modo.
- planee a dónde llevar a la madre en caso de que se enferme o tenga algún problema. Hable de antemano con algunos de los doctores y empleados de una clínica o un hospital local. Así sabrá a quién acudir en una emergencia. Sepa también cuáles son las reglas y los procedimientos de cada lugar para saber a qué atenerse y para tomar decisiones apropiadas.

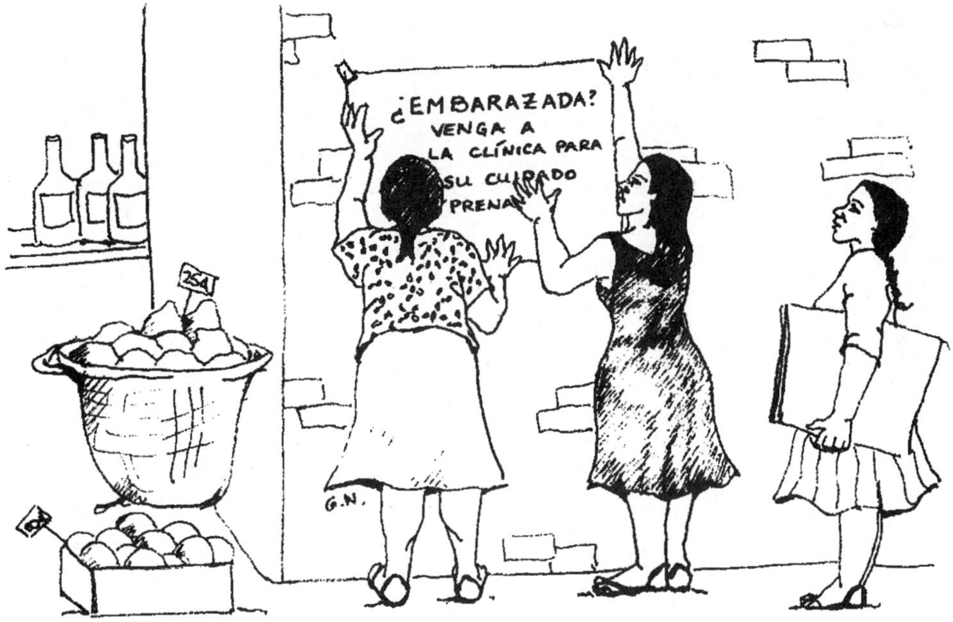
¿EMBARAZADA?
VENGA A
LA CLÍNICA PARA
SU CUIDADO
PRENA
G.N.

El cuerpo de la mujer durante el embarazo

Contenido del Capítulo 3

El cuerpo de la mujer durante el embarazo

CAPÍTULO 3

Cómo se ven las cosas por fuera

Así se ven por fuera las partes ocultas (*genitales*) de una mujer:

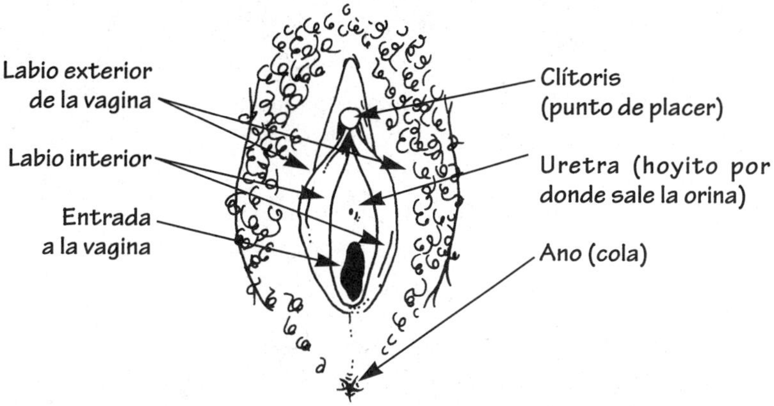

Cómo se ven las cosas por dentro

Estas son las partes interiores del cuerpo de la mujer que es importante que las parteras conozcan.

1. Los huesos pélvicos

Los huesos pélvicos se encuentran dentro del vientre. Una mujer los puede sentir poniéndose las manos en las caderas, así:

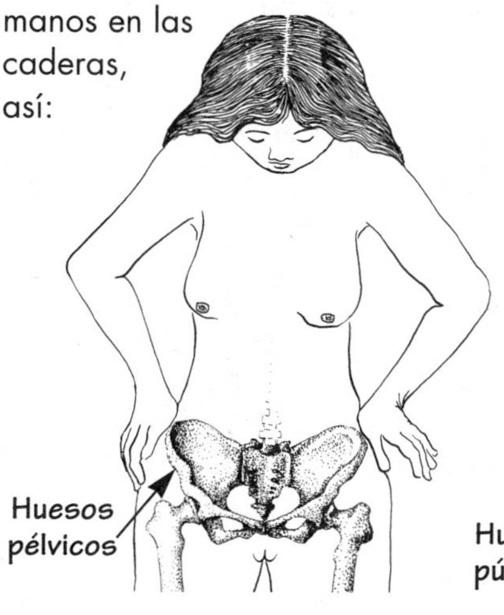

También puede sentir la parte de adelante llamada *hueso púbico*.

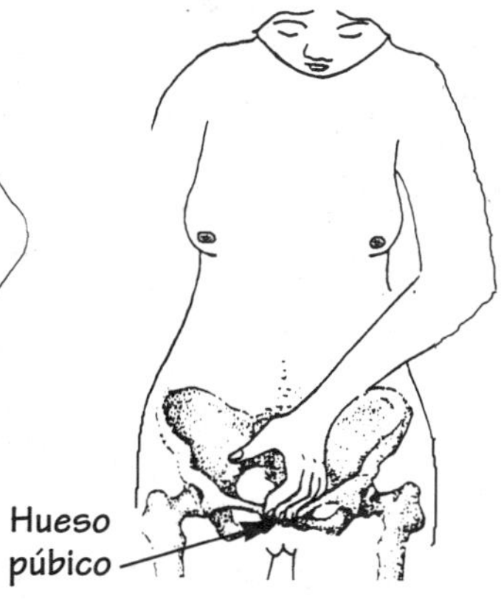

Los huesos pélvicos son como un cazo con un hoyo en el fondo. Para nacer, el bebé tiene que salir por ese hoyo.

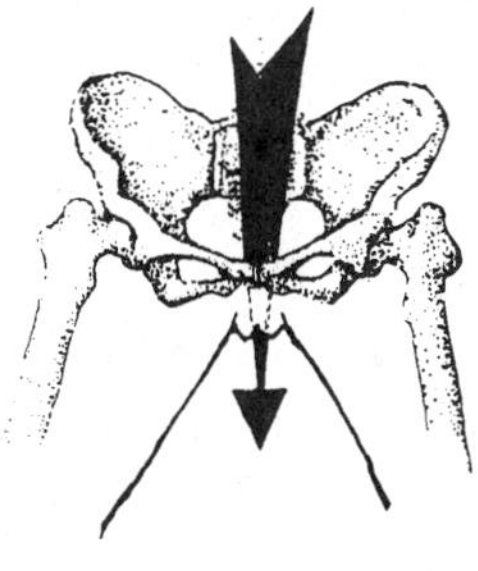

2. *La matriz*

La *matriz* (o útero) es una bolsa de músculo fuerte. Está dentro del vientre, entre los huesos pélvicos. Si una mujer no está embarazada, es difícil que ella se sienta desde afuera.

Si usted pudiera ver el vientre de una madre por dentro, la matriz se vería así:

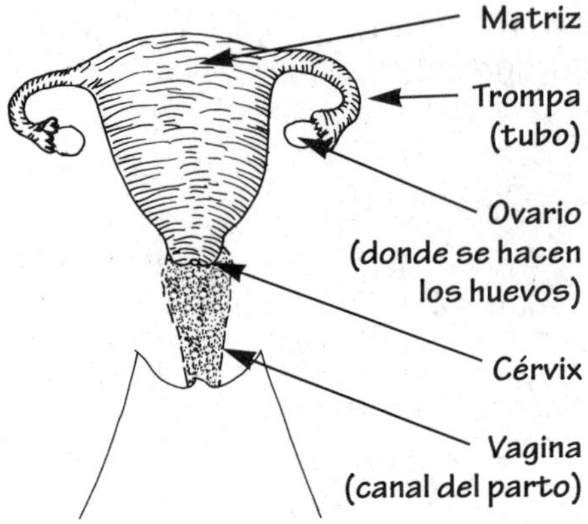

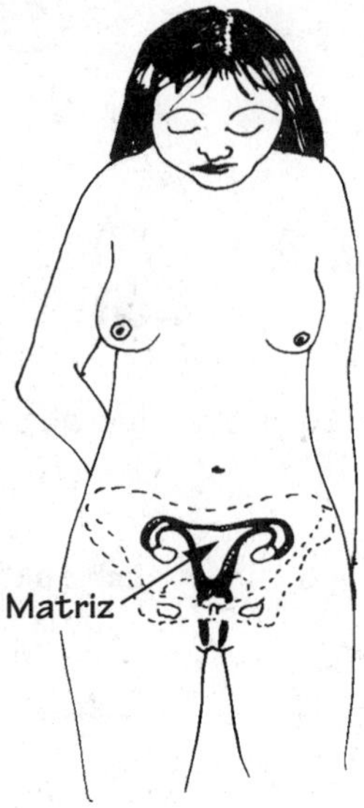

Tiene dos trompas (tubos) arriba que se extienden y conectan con los ovarios. La parte de abajo o cuello de la matriz se llama cérvix. El cérvix tiene un hoyo pequeño que generalmente está tapado con moco espeso y pegajoso. El cérvix está conectado con la vagina, un canal que da al exterior del cuerpo. El cérvix y la vagina están formados de músculo.

Una mujer se puede tocar su propio cérvix. Primero se debe lavar bien las manos. Después puede meter dos dedos en la vagina y empujarlos hacia arriba y adelante. El cérvix se siente redondo, duro y liso—con un bultito en medio (donde está el hoyo).

Cómo se embaraza una mujer

Uno de los ovarios de la mujer produce un huevo (óvulo). Éste viaja a la matriz por una de las trampas. El hombre produce espermas. Cuando un hombre y una mujer tienen relaciones sexuales, el hombre deposita espermas en la vagina de la mujer. Los espermas nadan hacia la matriz. Allí uno de ellos se junta con el huevo. Juntos, el esperma y el huevo forman un bebé que se desarrolla en la matriz.

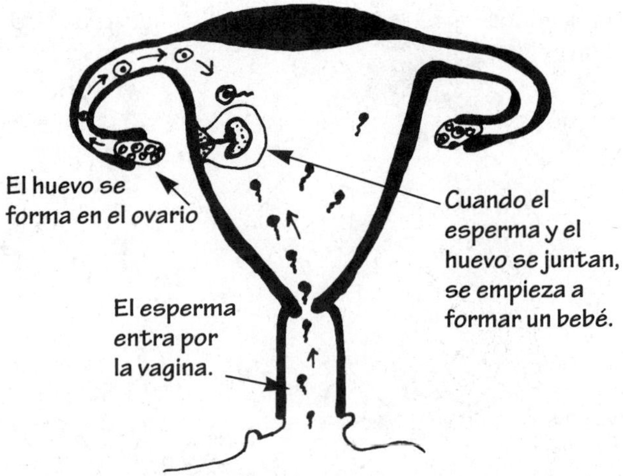

Cómo crece un bebé

1. Si usted pudiera ver dentro de la matriz, vería al bebé en una bolsa de agua. El bebé está conectado a la madre por medio del cordón del ombligo y de la placenta.

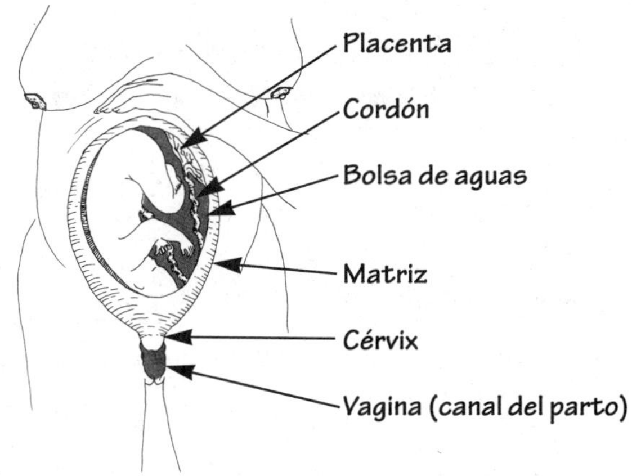

2. El bebé crece tomando aire y alimento de su madre. Lo hace así:

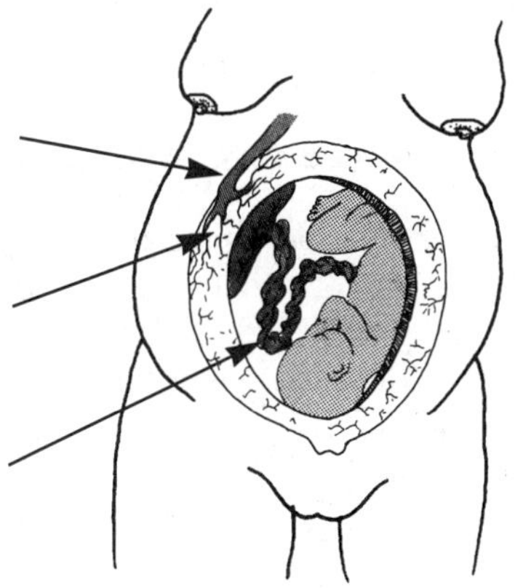

3. A medida que el bebé va creciendo, la madre puede empezar a sentirse la matriz poniéndose una mano en el vientre. Esta mujer tiene más o menos 5 meses de embarazo.

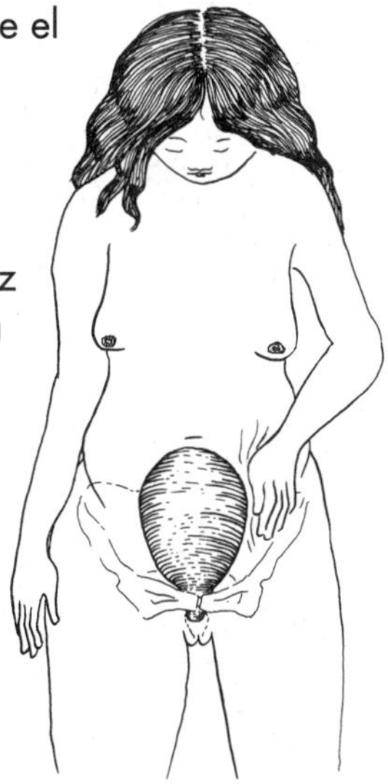

4. Cuando la mujer alcanza los nueve meses de embarazo, puede sentir la parte de arriba de la matriz abajito de sus costillas.

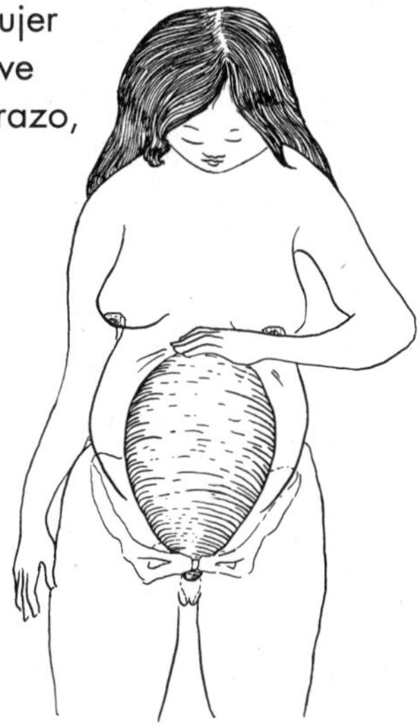

Cómo ayudar a las mujeres embarazadas a estar sanas

Contenido del Capítulo 4

Cómo ayudar a las mujeres embarazadas a estar sanas

CAPÍTULO 4

Hay cosas muy importantes que una mujer embarazada puede hacer para mantenerse sana. En cuanto usted se entere de que una mujer está embarazada, hable con ella sobre todas esas cosas. Entre más pronto empiece la futura madre a cuidarse, mejor se sentirá ella durante y después del embarazo y más sano será su bebé.

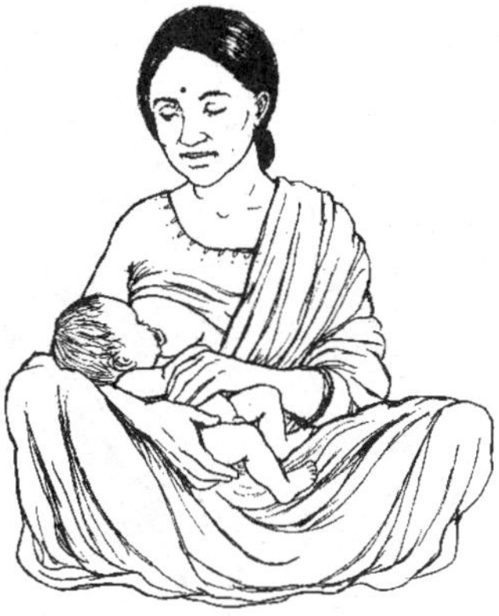

Esta mujer comió bien, se mantuvo limpia y evitó cosas dañinas cuando estaba embarazada.

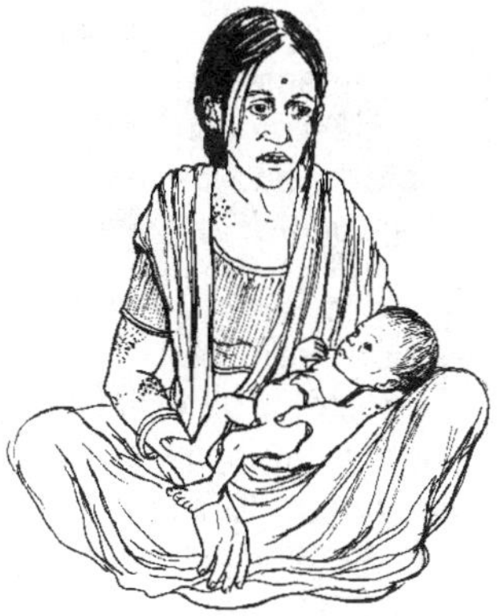

Esta mujer no hizo nada de eso.

Cómo comer bien para estar sana

La mejor manera en que la madre puede mantenerse sana es comiendo alimentos nutritivos en suficientes cantidades.

- El comer bien le da a la mujer fuerza y resistencia para trabajar y para no enfermarse.
- El comer bien protege los dientes y los huesos.
- El comer bien ayuda al bebé a crecer sano en el vientre.
- El comer bien ayuda a evitar que la madre sangre demasiado durante el parto.
- El comer bien ayuda a la madre a recuperarse rápidamente después del parto.
- El comer bien ayuda a la madre a evitar que le den infecciones después del parto.
- El comer bien ayuda a que la madre produzca bastante leche para amamantar a su bebé.

Para averiguar si una mujer se está alimentando bien, usted necesitará hacerle preguntas que requieran respuestas algo detalladas, y no sólo un sí o un no. No le pregunte a una mujer simplemente si está comiendo bien. Muchas mujeres le dirán que sí porque saben que eso es lo que usted quiere oír. Si conversa con ellas amigablemente, le darán mejor información. Por ejemplo, usted le podría preguntar a una mujer: —¿Qué comiste ayer? ¿Qué vas a hacer de comer hoy?

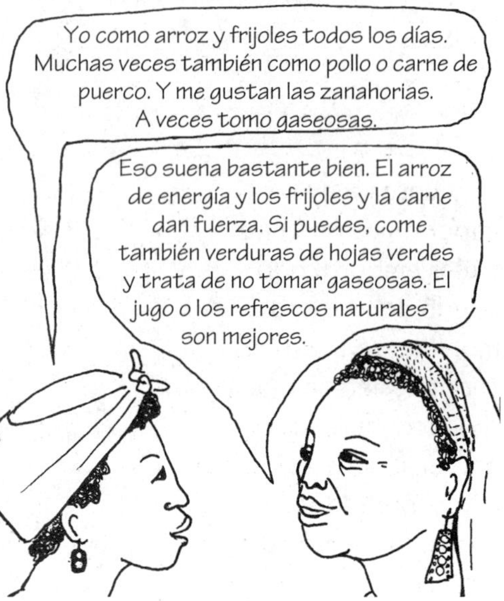

Ya que ella le diga cómo come, felicítela antes que nada por las partes de su dieta que sean saludables. Luego, si es necesario, sugiérale cómo mejorar las partes que no lo sean. Asgúrese ese de sugerir alimentos que no sean demasiado caros o poco comunes. En las secciones que siguen hablamos sobre las cosas más importantes que una mujer puede hacer para alimentarse bien.

1. Los 4 tipos de alimentos que debe comer en cada comida

Los alimentos se pueden dividir en 4 grupos diferentes: alimentos principales, alimentos para crecer (proteínas), alimentos para resplandecer (vitaminas y minerales), y alimentos para correr (carbohidratos, como grasas y azúcares). Para mantenerse sana, una mujer embarazada (al igual que cualquier otra persona) debe comer alimentos de los 4 grupos en cada comida.

Alimentos principales

En casi todas partes, la gente come un alimento principal en cada comida. Ese alimento puede ser un grano como el maíz, el arroz, el sorgo o el trigo; una raíz con almidón (fécula) como la papa o la yuca (mandioca); o una fruta con almidón como el plátano (banana). Por lo general, el alimento principal le da al cuerpo la mitad de las sustancias nutritivas que necesita.

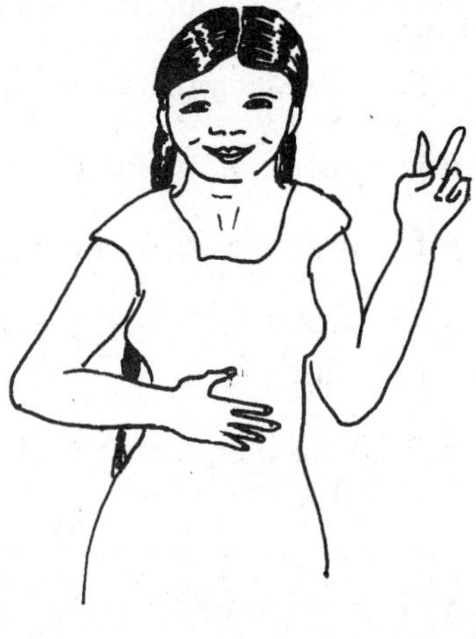

Generalmente, los alimentos principales son más nutritivos cuando no han sido refinados (procesados para quitarles el color). Al ser refinados, los alimentos pierden parte de su valor alimenticio. Por ejemplo, el pan blanco y el arroz blanco no son tan nutritivos como el pan o el arroz integral (no refinado).

Los alimentos principales son baratos y dan energía. Pero para estar bien alimentada, una mujer embarazada también necesita comer otras cosas.

Alimentos para 'crecer' (proteínas)

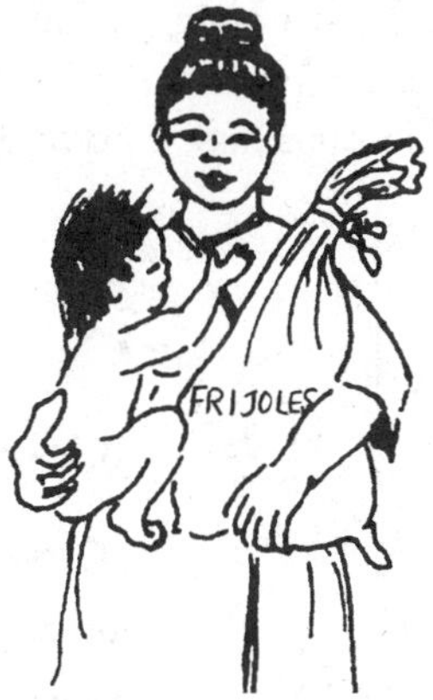

Los alimentos para 'crecer' contienen proteínas. Estas ayudan a formar los músculos y los huesos, los cuales, a su vez, hacen que el cuerpo esté fuerte. Todos necesitamos proteínas para estar sanos. Los niños y los bebés además necesitan proteínas para crecer. Algunos de los alimentos que contienen proteínas son las legumbres (frijoles, chícharos o arvejas, lentejas), las semillas y las nueces; también los productos de animales como la carne, el pescado, los huevos, la leche, el queso y los insectos. (No se preocupe si usted no come productos de animales, las proteínas de los otros alimentos son igual de buenas. Vea las págs. 50, 55 y 56.)

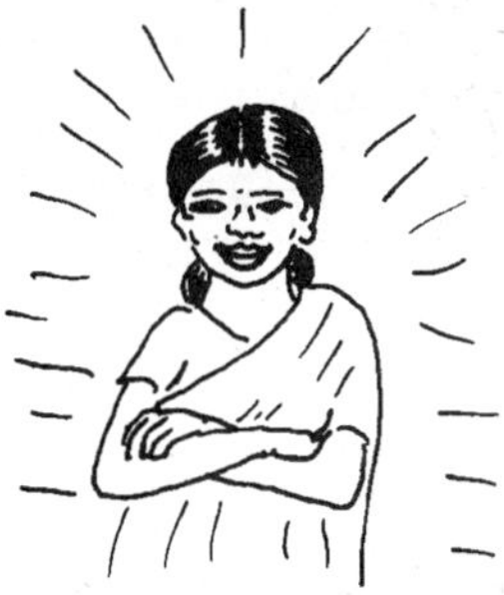

Alimentos para 'resplandecer' (vitaminas y minerales)

Los alimentos para 'resplandecer' contienen vitaminas y minerales. Estos ayudan al cuerpo a recuperarse de heridas y enfermedades y también a evitar las enfermedades desde el principio. Las vitaminas y los minerales se encuentran en frutas y verduras. Además de las vitaminas y los minerales necesarios para la salud en general, las mujeres embarazadas necesitan cantidades más grandes de ciertos minerales (vea págs. 51 a 53).

Nota: Casi siempre es mejor obtener las vitaminas a través de los alimentos, y no de pastillas, tónicos o inyecciones. Pero hay excepciones. Por ejemplo, quizás una mujer embarazada necesite más hierro del que pueda obtener de los alimentos (vea pág. 52). Si una mujer tiene *anemia* (sangre débil) debe tomar pastillas o tónico de hierro y ácido fólico. Además debe ver a un médico.

Alimentos para 'correr' (azúcares y grasas)

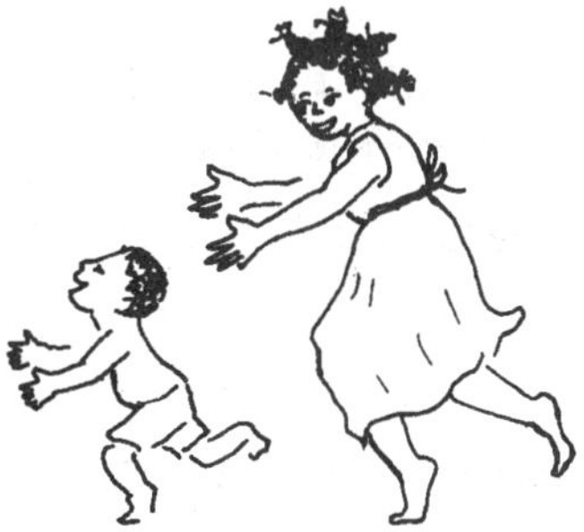

Las azúcares y las grasas dan energía. También ayudan al cuerpo a almacenar energía, para que éste la use más tarde, cuando la necesite. Las azúcares se encuentran en las frutas, en el piloncillo (panela), en la azúcar (blanca o morena) y en la miel. Las grasas se encuentran en las carnes, las nueces y los cacahuates, los huevos, algunas semillas, los aceites, la manteca y la mantequilla.

Nota: Es mejor obtener las azúcares comiendo frutas, porque estas también contienen vitaminas y minerales. El usar demasiada azúcar en la comida, o el comer demasiados productos dulces (como golosinas y refrescos) puede ser caro y además dañino para los dientes. Los productos hechos de azúcar no contienen vitaminas ni minerales.

Es malo para el corazón y la sangre comer demasiadas grasas (sobre todo grasas de animales). Pero un poco de grasa sí es necesaria.

Para estar sana, una mujer embarazada no necesita comer de todos los alimentos que mencionamos aquí. Ella puede ver qué alimentos de los 4 grupos se consiguen en su área y después puede tratar de incluir algunos alimentos de cada grupo en todas sus comidas.

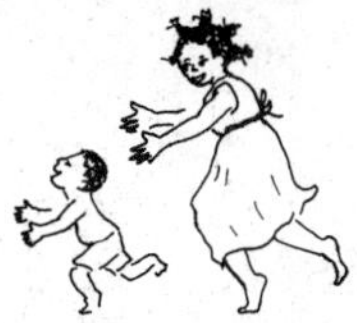

COMIDAS PARA 'CORRER'

(Ayudan a dar energía)

Ejemplos:

Grasas puras: manteca, mantequilla, aceite vegetal

Alimentos ricos en grasas: queso, carne grasosa, cocos

Nueces: de todo tipo, incluyendo almendras y cacahuates

Semillas con aceite: ajonjolí, girasol, semilla de calabaza

Alimentos dulces: frutas, azúcar, caña de azúcar, piloncillo, miel, melaza

ALIMENTOS PRINCIPALES

(la base de cada comida)

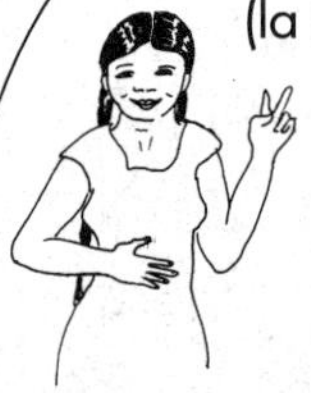

Ejemplos:

Cereales y granos: maíz, trigo, arroz, sorgo, mijo

Raíces con almidón: papas, yuca o mandioca

Frutas con almidón: plátanos (de todo tipo)

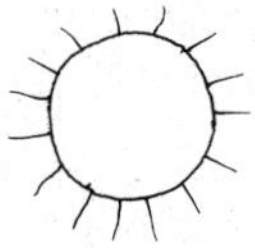

ALIMENTOS PARA 'RESPLANDER'

(vitaminas y minerales: ayudan a proteger la salud)

Ejemplos:

Verduras: plantas de hojas verde oscuro, tomates, chiles, aguacate, zanahorias, camotes, calabazas, berenjena, poro o puerro, nabos

Frutas: melones, naranjas, papaya, mangos, plátanos, piña, toronjas

Las mujeres que estén embarazadas o dando pecho necesitan comer más alimentos para 'crecer' y 'resplandecer' y 3 minerales importantes: calcio, hierro y yodo.

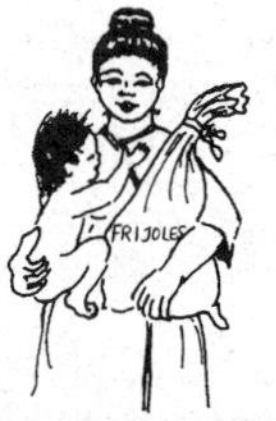

ALIMENTOS PARA 'CRECER'

(proteínas: ayudan a formar el cuerpo)

Ejemplos:

Legumbres: frijoles, chícharos (arvejas), lentejas

Nueces: de todo tipo, incluyendo almendras y cacahuates

Semillas con aceites: ajonjolí, girasol

Productos que vienen de animales: Leche, queso yogur (jocoque), carne, pescado, pollo, animales pequeños como ratones e insectos

2. Tres minerales importantes que debe comer a diario

Una mujer que esté embarazada o que esté dando pecho necesita más *calcio, hierro* y *yodo* que otras personas. Esto es porque ella necesita suficientes de estos minerales para estar sana y además para pasarle parte de ellos a su bebé. El bebé también los necesita para estar sano, y además para crecer.

Hierro

El hierro ayuda a evitar la anemia (sangre débil) (vea la pág. 110). Si una mujer embarazada come suficiente hierro, su bebé tendrá la sangre saludable y podrá almacenar suficiente hierro para sus primeros meses de vida.

Es mejor que la mujer coma alimentos ricos en hierro junto con tomates o frutas. Así su cuerpo aprovechará mejor ese mineral.

Estos alimentos contienen mucho hierro:

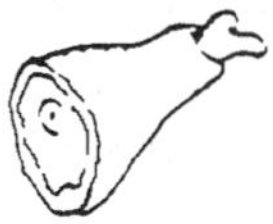
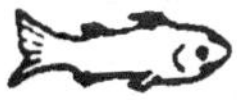

- carne (sobre todo el hígado y otras visceras)
- pescado

- pollo
- huevos

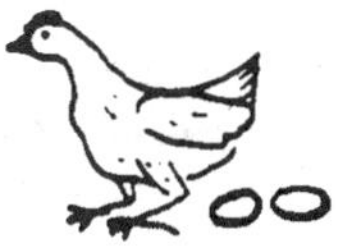

Estos alimentos también tienen algo de hierro:

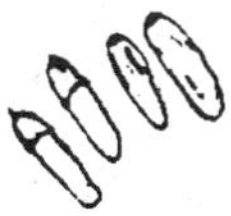
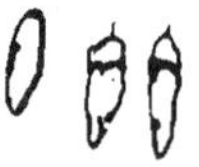
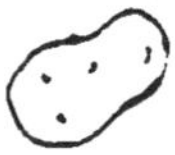
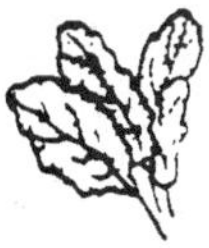
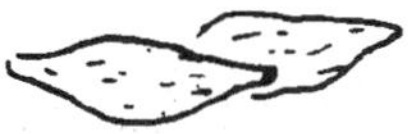

- frijoles
- chícharos
- papas
- lentejas
- semillas de girasol
- verduras de hojas verde oscuro
- camotes

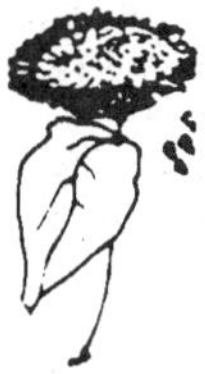

- brocoli
- repollo
- coliflor
- turnips
- fresas
- piña
- fruta seca (dátiles, chabacanos o albaricoques, pasas)

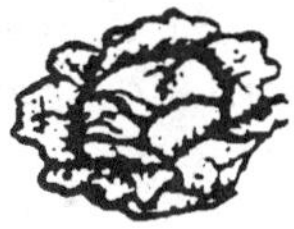
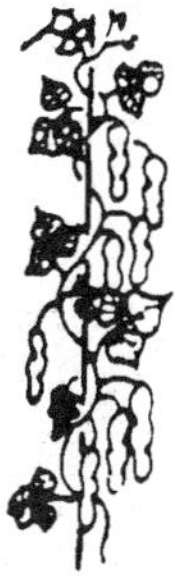

Otra manera de obtener más hierro es cocinando los alimentos de ciertas maneras. Por ejemplo, si una mujer cocina en ollas de hierro y le añade tomates o jugo de limón a la comida cuando se esté cocinando, parte del hierro de las ollas pasará a la comida. O ella podría poner un pedazo limpio de hierro en una olla—como un clavo o una herradura limpia—cuando cueza frijoles u otros alimentos. (Hay que asegurarse de que el objeto sea de puro hierro, y no una mezcla de hierro y otros metales.) O la mujer podría poner el pedazo de hierro en un poco de jugo de limón por algunas horas, hacer limonada y tomársela.

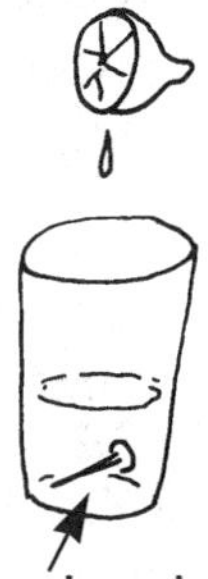

Aunque una mujer coma alimentos con hierro todos los días y use los métodos que mencionamos, puede que no esté obteniendo todo el hierro que necesite. Por eso, si es posible, debe tomar pastillas o jarabe de hierro (conocido por diferentes nombres, incluyendo: sulfato ferroso, gluconato ferroso y fumerato ferroso). Además debe tomar pastillas de ácido fólico (folacina o folato), una sustancia que ayuda a prevenir y a curar la anemia.

En muchos lugares, las clínicas del gobierno les dan a las mujeres embarazadas pastillas de hierro y ácido fólico. A veces, las dos cosas vienen en una sola pastilla y a veces vienen en pastillas separadas. Para evitar la anemia, una mujer embarazada necesita por lo menos 60 mg. de hierro y 1 mg. de ácido fólico al día. Una mujer que ya tiene anemia debe tomar de 120 mg. de hierro y 1 mg. de ácido fólico al día. Adviértale a la mujer que al tomar hierro es posible que los excrementos (caca) se le endurezcan (estreñimiento) y se le pongan negros como chapopote o alquitrán. Esto es normal. Si la mujer sigue anémica a pesar del tratamiento, consiga ayuda médica (vea págs. 110 a 111).

¡Cuidado!: El hierro en exceso es venenoso. No hay que tomar más de la dosis indicada y hay que guardar las pastillas fuera del alcance de los niños.

Calcio

El *calcio* pone fuertes los huesos y los dientes. Un bebé en la matriz necesita mucho calcio para que se le formen bien los huesos, sobre todo durante los últimos meses del embarazo. El calcio que come una mujer embarazada es usado primero por su bebé (para crecer) y después, si hay suficiente, es usado por ella. Por eso, si ella no come suficiente calcio para ambos, sus propios dientes y huesos se debilitarán.

Estos alimentos contienen mucho calcio:

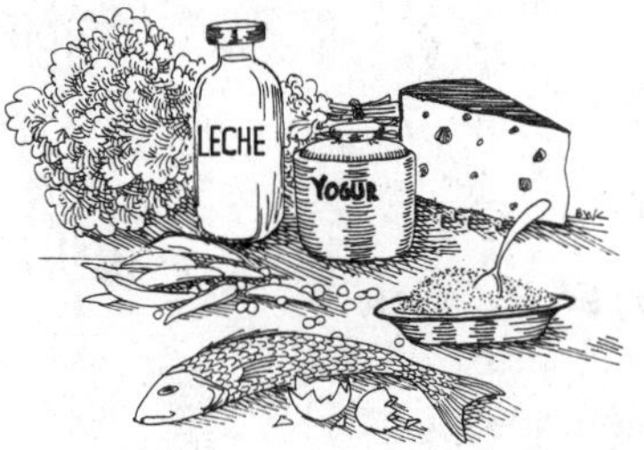

- leche, requesón, yogur
- ajonjolí molido
- verduras verdes
- cascarones de huevo molidos
- cal
- queso
- harina de huesos
- verduras de huesos
- mariscos

Hay diferentes modos en que una mujer puede añadirle calcio a sus alimentos. Puede remojar un hueso o unos cascarones de huevo por varias horas en vinagre o jugo de limón, y luego añadir el jugo o el vinagre a sopas u otras comidas. Si hierve huesos para hacer caldo, puede añadirles tomates o un poco de jugo de limón o vinagre. También puede moler cascarones de huevo muy bien y revolverlos con cualquier comida. Si remoja el maíz en cal, este será más rico en calcio.

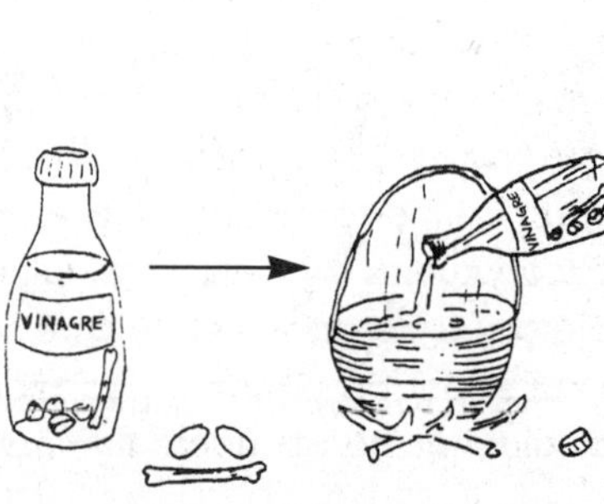

Si por alguna razón una mujer embarazada no puede obtener suficiente calcio a través de los alimentos, ella puede tomar calcio en pastillas.

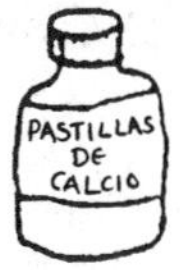

Ya que la mujer tenga el calcio en su cuerpo, la luz del sol le ayudará a aprovecharlo más. Ella debe tratar de asolearse por lo menos 15 minutos al día. (Recuerde que no es suficiente estar afuera; la luz del sol debe tocar la piel.)

Yodo

El *yodo* ayuda a evitar el bulto en el cuello llamado *bocio* y otros problemas en adultos. En niños, el yodo ayuda a prevenir el retraso mental (*cretinismo*).

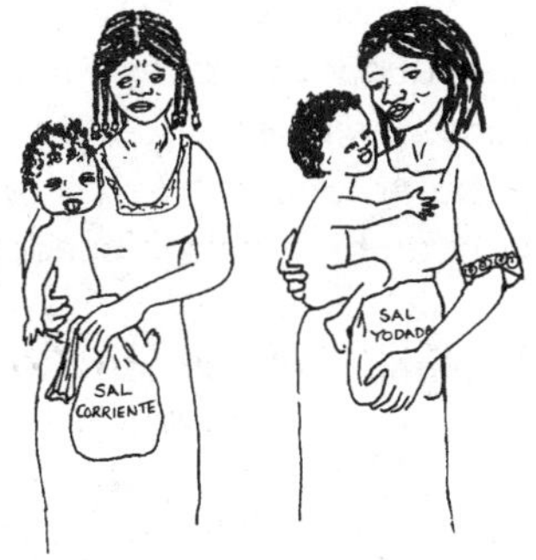

La manera más fácil de comer suficiente yodo es usando sal yodada (yodatada). También ayuda comer estos alimentos:

- mariscos frescos o secos, como camarones (ya sea de agua dulce o salada)
- pescado fresco o seco

Si usted vive en un área donde es difícil conseguir sal yodada o los alimentos mencionados, o donde mucha gente tiene bocio o cretinismo, haga lo siguiente: Primero, investigue si hay algún programa del gobierno para darle o inyectarle a la gente aceite yodado. En forma tomada, el aceite se necesita una vez al año. En forma inyectada, sólo se necestia una vez cada cuatro años. Para los bebés y niños pequeños se usan menores cantidades de yodo.

Si no hay un programa del gobierno, la gente puede preparar su propia solución en casa usando tintura de yodo (se consigue en las farmacias). La solución se prepara así usando una tintura que contenga 6 ml (mililitros) de yodo en cada gota:

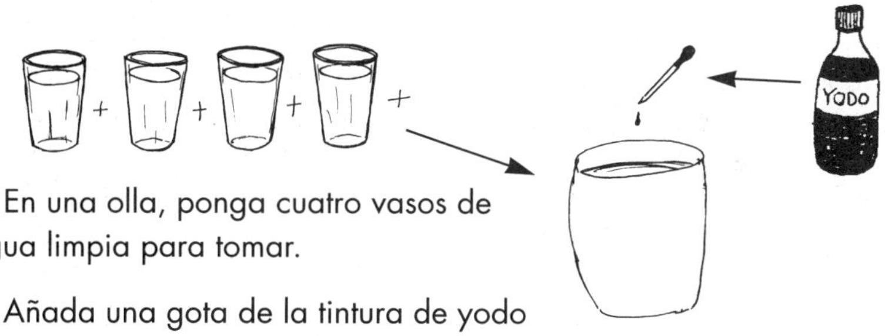

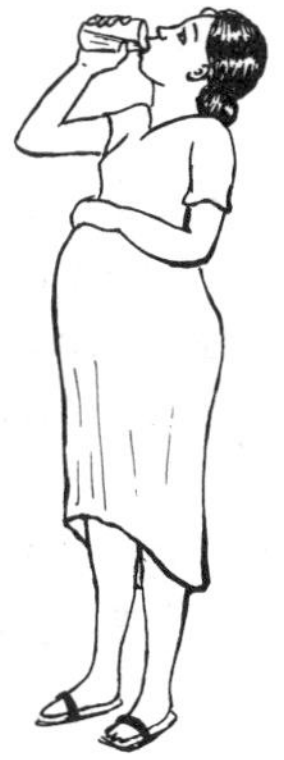

1. En una olla, ponga cuatro vasos de agua limpia para tomar.

2. Añada una gota de la tintura de yodo y mezcle.

3. Todo miembro de la familia mayor de 7 años debe tomar un vaso de esta bebida una vez a la semana para siempre. Esto es de especial importancia para las mujeres embarazadas y los niños.

Nota: **No dé más** de la cantidad indicada. El yodo es importante, pero en exceso es peligroso. Siempre que sea posible, es mejor usar sal yodada.

3. Creencias dañinas sobre la alimentación

En muchas partes del mundo, la gente tiene creencias sobre la alimentación de las mujeres y las niñas que no sólo son erróneas, sino que además puen ser dañinas. A continuación mencionamos algunas de las más comunes.

El dar menos de comer a las niñas que a los niños

En algunos lugares, la gente le da menos comida a las niñas que a los niños porque cree que los varones necesitan estar mejor alimentados. Esto no es cierto. Las niñas necesitan comer igual de bien que los niños para crecer bien y también poder trabajar. Si una niña no recibe suficiente comida buena, puede que sus huesos no crezcan bien. Esto le puede causar problemas graves cuando crezca y trate de tener hijos.

El alimentar a la familia primero

En algunos lugares, se acostumbra que las mujeres alimenten primero a su familia y que ellas sólo coman lo que sobre. Por eso muchas mujeres no comen lo suficiente. Esto nunca es saludable, y si la mujer está embarazada, o acaba de tener un bebé, puede ser muy peligroso.

Toda la familia debe entender que es importante que la madre siempre coma bien, pero sobre todo cuando esté embarazada o le esté dando pecho a su bebé. Si la familia no entiende esto, nosotros recomendamos que la mujer haga todo lo que pueda para comer lo suficiente. Quizás necesite comer mientras cocina o guardar algo para comer más tarde.

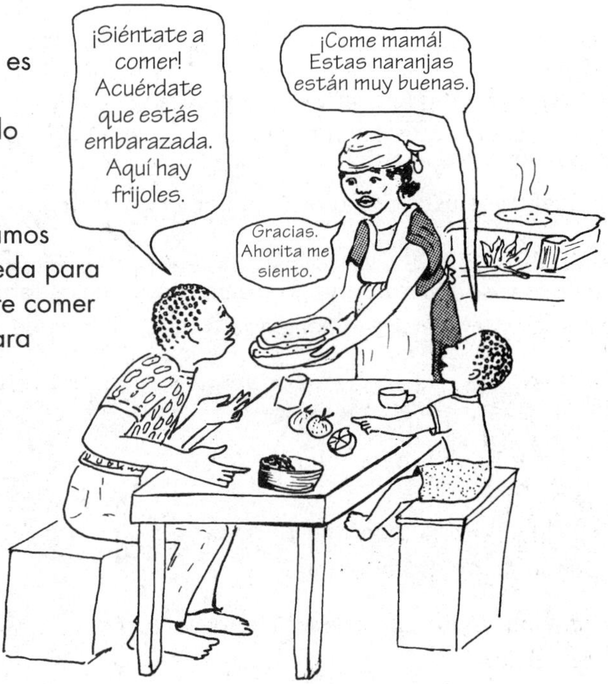

A veces, nadie en la familia está comiendo bien—quizás porque la familia sea muy pobre o porque tenga otros problemas. Una buena solución es encontrar la manera de que todos se alimenten mejor (las 2 páginas que siguen pueden se de ayuda).

El que las mujeres eviten ciertos alimentos cuando están embarazadas o dando pecho

En algunas áreas, la gente cree que las mujeres que están embarazadas o que acaban de dar a luz no deben comer ciertos alimentos—como, por ejemplo, frijoles, huevos, carnes y ciertos tipos de frutas y verduras. Pero una mujer que está embarazada o que está dando pecho, necesita comer todo tipo de alimentos. Si no lo hace, puede debilitarse, enfermarse o incluso morir.

Soluciones creativas

Es necesario que usted respete las creencias de las mujeres a quienes atienda, aunque esas creencias sean dañinas. En vez de atacar o criticar lo que las mujeres crean, tómelo en cuenta y adapte usted sus métodos y sus recomendaciones. El siguiente relato es un buen ejemplo de cómo lograrlo:

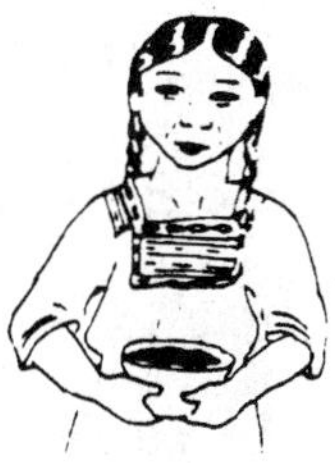

María es una partera de Guatemala. Ella y su gente tienen la creencia de que algunas comidas son calientes y otras son frías. Además piensan que a las mujeres embarazadas les hace daño comer comidas frías.

Según la misma creencia, los huevos y los frijoles son comidas frías, aunque estén cocidas. Pero María también sabe que los huevos y los frijoles son buenos alimentos para las mujeres embarazadas. Ella sabe que tienen proteína y hierro, y además son baratos y fáciles de conseguir.

El problema de María es el siguiente. Ella piensa que a las mujeres embarazadas les ayudaría mucho comer huevos y frijoles. Pero sabe que no lo harán porque son alimentos fríos. A ella también le queda algo de duda de que a las mujeres embarazadas de veras les convenga comer cualquier comida fría. A ella se le ocurre una solución muy buena. Les dice a las mujeres que siempre le añadan chile (ají) o cualquier otro condimento 'caliente' a los huevos y a los frijoles. Así no estarán comiendo alimentos fríos.

La solución de María fue muy creativa. Ella encontró el modo de ayudar a las mujeres a comer mejor sin tratar de cambiar sus creencias.

4. Mejores alimentos a costos más bajos

La mayoría de la gente come más productos de plantas (como granos, frutas y verduras) que productos de animales (como carne, queso, pescado y huevos). Esto es porque los productos de plantas son más baratos que los productos de animales.

Si es posible y aceptable, conviene comer una pequeña cantidad de un producto animal con cada comida. Eso es porque cuando los productos de animales se combinan con los de plantas, rinden más proteínas, vitaminas y minerales. Pero la gente también puede estar fuerte y sana comiendo sólo productos de plantas. Sólo necesita asegurarse de comer diferentes tipos de productos de plantas en cada comida. Por ejemplo, es mejor comer frijoles y maíz juntos que comer cada uno solo. Y es aún mejor comer al mismo tiempo algunas frutas y verduras.

Las verduras en sí son más nutritivas cuando se comen crudas o poco cocidas. Además, al cocerlas es mejor usar sólo un poco de agua. Cuando las verduras ya están cocidas, es nutritivo tomarse el agua o usarla para hacer sopa.

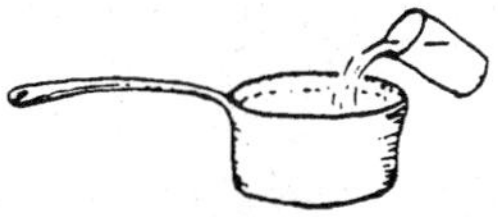

Use poca agua al cocinar las verduras

Aquí tiene algunas ideas sobre cómo alimentarse mejor con poco dinero:

Huevos y pollos

Los huevos contienen proteínas, hierro y vitamina A. En muchos lugares, los huevos son una de las fuentes más baratas y mejores de proteína animal. De los seis meses en adelante, un bebé puede comer huevos además de la leche de pecho.

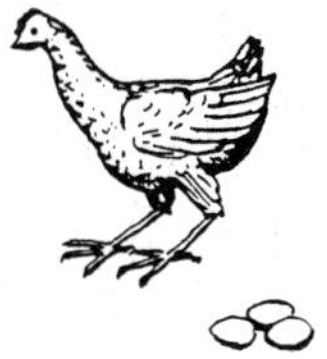

El pollo (o gallina) tiene proteínas y muchas veces es más barato que la carne, sobre todo si la familia cría sus propios pollos.

Hígado, corazón, riñones y sangre

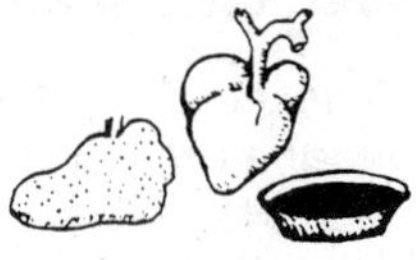

Estos alimentos tienen mucha proteína, vitaminas y hierro. Muchas veces cuestan menos que otras carnes. Sólo asegúrese de que vengan de animales sanos.

Pescado

El pescado contiene tanta proteína como la carne y por lo general es más barato.

Frijoles, chícharos (arvejas), lentejas y otras legumbres

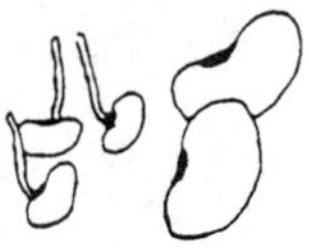

Las legumbres son una fuente buena y barata de proteínas, vitaminas y minerales. Si se dejan germinar antes de cocinarse, son aún más ricas en vitaminas. Para que germinen, enjuáguelas 2 veces al día durante 3 días y déjelas tapadas. Cómaselas en cuanto salgan los retoños. A los bebés también se les pueden dar legumbres. Cuézalas bien y muélalas.

Las legumbres además enriquecen la tierra donde se cultivan. Otros cultivos crecerán mejor en la tierra donde antes hayan estado las legumbres.

Verduras de hojas verde oscuro

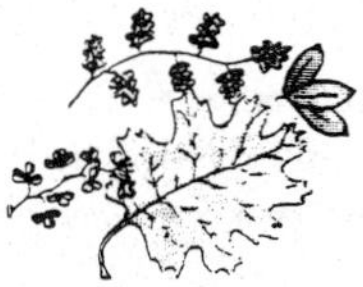

Estas verduras tienen mucha vitamina A, algo de calcio y hierro y un poco de proteína. Las verduras de hojas verde oscuro tienen más vitaminas que las de hojas verde claro.

Las hojas del camote, los chícharos (arvejas), los frijoles y la calabaza son muy nutritivas. Para los bebés, uno puede secarlas, molerlas y mezclarlas con su comida.

Hojas de yuca

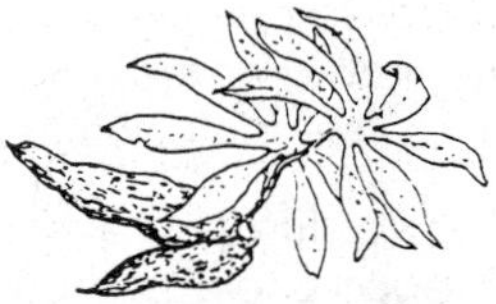

Las hojas de la yuca contienen más proteínas y vitaminas que la raíz. Si se comen junto con la raíz, aumentan el valor alimenticio—al mismo costo. Las hojas tiernas son mejores.

Maíz preparado con cal (nixtamal)

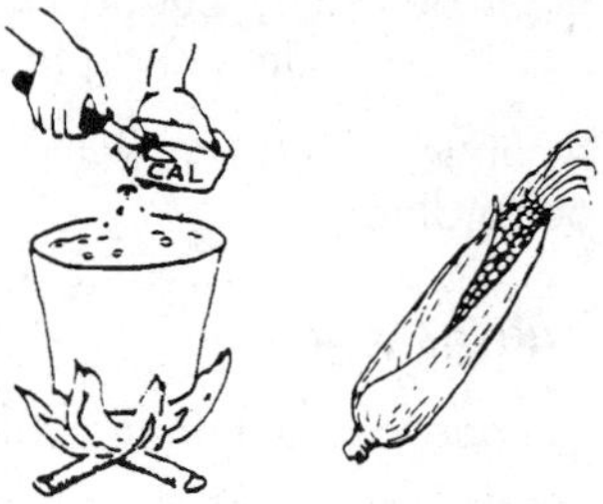

El maíz en sí contiene proteínas y vitaminas. Cuando se coce en agua de cal, se vuelve muy rico en calcio. El cocimiento en cal además le permite al cuerpo aprovechar mejor las sustancias nutritivas del maíz.

Frutas y moras silvestres

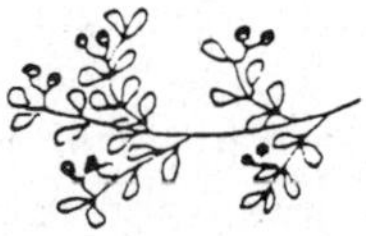

Muchas frutas y moras silvestres (del monte) son ricas en vitamina C y en azúcares naturales. Pero, asegúrese de no comer aquellas que sean venenosas o peligrosas durante el embarazo.

Más maneras de estar sana durante el embarazo

Cuando atienda a una mujer embarazada, recomiéndele lo siguiente:

1. Manténgase limpia

El mantener limpio el cuerpo ayuda a evitar infecciones. Si es posible, la madre debe bañarse con agua limpia todos los días. También debe lavarse cuidadosamente con agua tibia las partes ocultas por fuera.

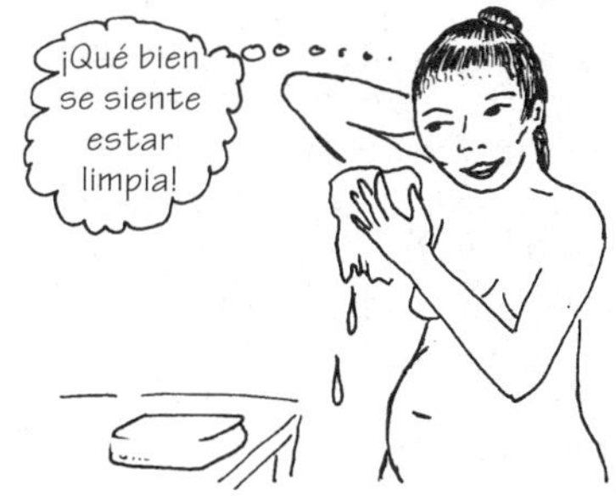

2. Cuídese los dientes

Hay un dicho que dice: —Se gana un hijo y se pierde un diente. Pero no tiene que ser así. Una mujer se puede proteger los dientes comiendo alimentos con calcio y evitando comer dulces. Además debe limpiarse bien los dientes después de cada comida con un cepillo suave o uno de sus dedos envuelto en un trapito. La pasta dental es buena pero no es necesaria. La sal, el bicarbonato, el carbón o incluso el agua sola también sirven. Hay que limpiar la superficie de todos los dientes (por delante y por detrás), entre cada diente y debajo de las encías.

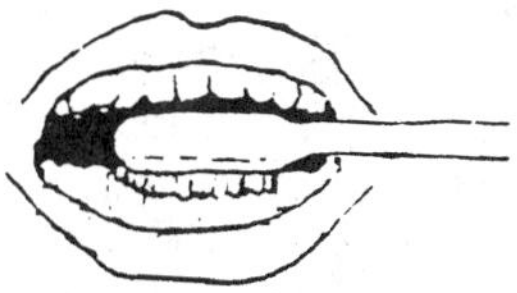

Cómo hacer un cepillo de dientes casero:

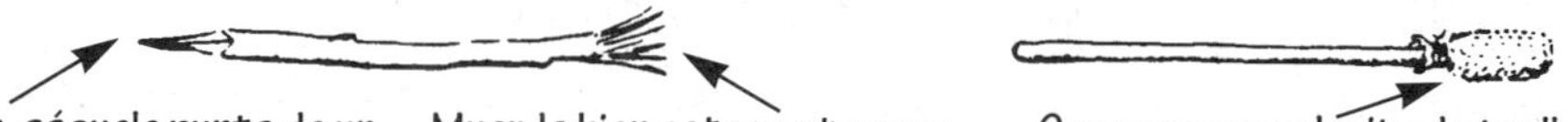

A una ramita, sáquele punta de un lado para limpiar entre los dientes.

Muerda bien esta punta para usar las fibras como cepillo.

O amarre un pedacito de toalla áspera en una punta de un palito.

Si es posible, una mujer embarazada debe ir a un consulta con un dentista o trabajador dental por lo menos una vez durante el embarazo.

3. Haga ejercicio

El ejercicio fortalece el cuerpo de la madre. Durante el embarazo, el ejercicio le ayuda al cuerpo a prepararse para el trabajo pesado del parto. El ejercicio también puede hacer que la madre se sienta feliz y llena de energía.

En muchos lugares, las mujeres hacen suficiente ejercicio mediante sus tareas diarias (por ejemplo, acarreando agua, trabajando en el campo, moliendo maíz, caminando de un lado a otro). Pero las mujeres que todo el día trabajan sentadas o paradas en un mismo lugar (por ejemplo, en fábricas, tiendas u oficinas), o que trabajan en casa, por lo general necesitan más ejercicio. Ellas pueden dar caminatas largas, hacer algún trabajo físico o encontrar alguna otra forma de ejercitar el cuerpo.

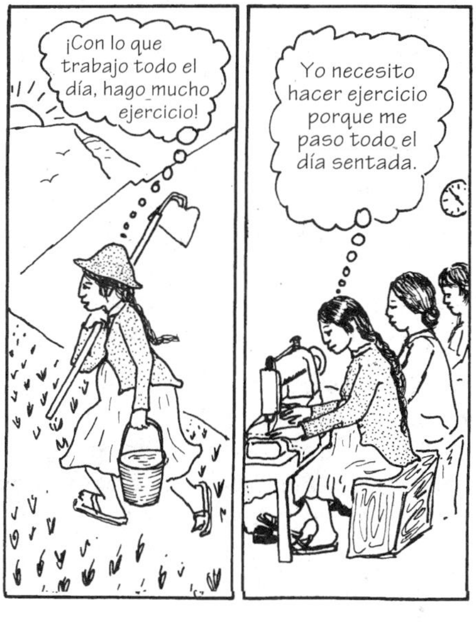

4. Duerma bien, descanse y relájese

Estas tres cosas son muy importantes para una mujer que está embarazada o dando pecho. Le ayudan a estar fuerte y a no enfermarse. También ayudan a evitar los *abortos (pérdidas)*, la presión alta de la sangre y otros problemas. Además ayudan a tener un bebé sano.

Muchas mujeres trabajan por dos. Primero trabajan todo el día—en el campo, en fábricas, en tiendas o en casas como sirvientas—para ayudar a mantener a su familia. Después, hacen todo el trabajo de su propia casa, como acarrear agua, cocinar, limpiar, remendar y lavar ropa. Además de todo, sus cuerpos llevan a cabo el trabajo del embarazo y del parto.

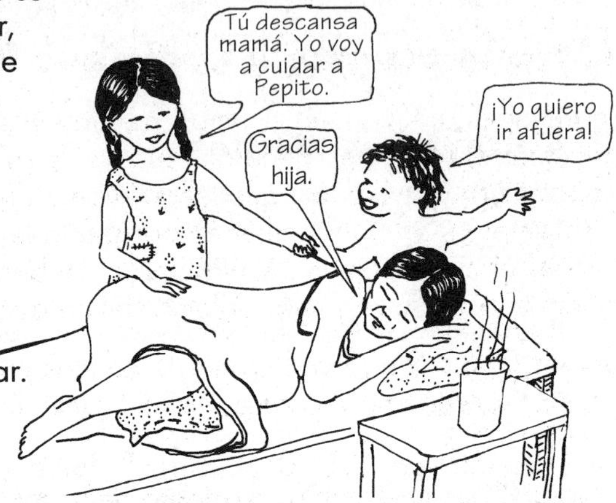

Muchas mujeres se sienten culpables cuando se sientan a descansar. Usted como partera, debe ayudarles a entender que es bueno y necesario que cada 1 ó 2 horas ellas se tomen unos minutos para sentarse, poner los pies en alto y descansar. También ayude a la familia de la madre a entender por qué es importante que ella descanse y duerma bien.

5. Vaya a todos su exámenes prenatales

Durante un examen prenatal, una enfermera, una partera o un doctor se aseguran de que todo vaya bien con el embarazo. Si encuentran algún problema, es probable que puedan hacer algo de inmediato para corregirlo o para evitar que empeore.

Nosotros le recomendamos que le haga exámenes prenatales a toda mujer cuyo parto usted vaya a atender. Si no está segura de qué tan seguido hacerlos, consulte a las autoridades de salud de su región. Si es posible, un médico o una partera profesional también debe hacerle exámenes prenatales a la mujer. Algunos hospitales públicos ofrecen este servicio.

6. Disfrute su embarazo

Si una mujer puede comer y descansar bien, si recibe apoyo moral y si no tiene que preocuparse de cómo va a mantener o cuidar a su bebé, el embarazo puede ser una experiencia tranquila y muy agradable. Para algunas mujeres es normal ponerse triste y tener angustias durante el embarazo. Otras se sienten más fuertes, sanas y felices que de costumbre.

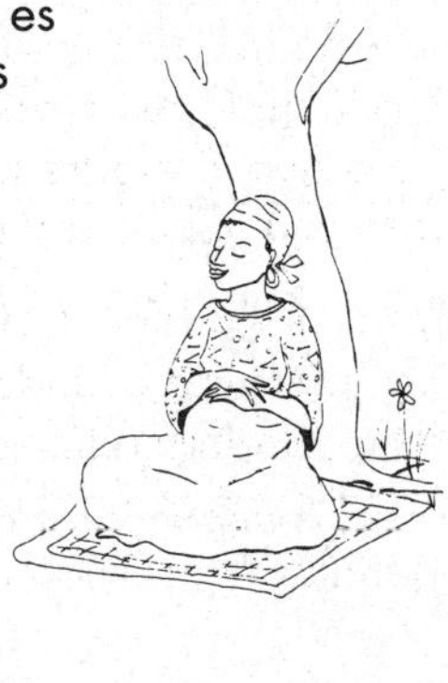

Muchas culturas tienen ritos y costumbres para mostrar aprecio por las mujers embarazadas. En algunos lugares se acostumbra hacerle compañía a la mujer, ayudarle con el trabajo, cumplirle antojos, darle regalos o apoyarla de alguna otra manera. Todas estas costumbres son muy buenas. Le ayudan a la mujer a cuidarse y a descansar. Además le ayudan a apreciarse a sí misma y a gozar su embarazo.

Lo que la mujer debe evitar cuando esté embarazada o dando pecho

Algunas cosas son muy dañinas durante el embarazo y se deben evitar. Las siguientes son más dañinas durante los tres primeros meses del embarazo, cuando el bebé se está desarrollando muy rápidamente. Pero es mejor evitar estas cosas durante todo el embarazo y también cuando se está dando pecho. Pídale a toda mujer embarazada que:

1. No se acerque a nadie que tenga rubéola o sarampión

Lo mejor es que una mujer embarazada evite a todas las personas enfermas en general. Pero es de suma importancia que no se acerque a alguien que tenga rubéola (sarampión alemán) o sarampión. Si a una mujer embarazada le da rubeóla durante los tres primeros meses del embarazo, su bebé puede nacer muerto, sordo, o con un problema del corazón.

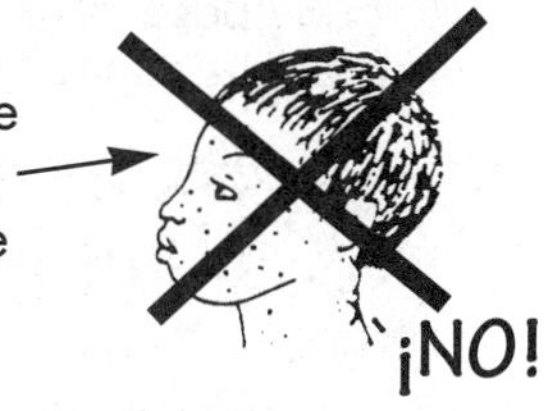

Si una mujer ya ha tenido rubéola, lo más probable es que no le dé otra vez. Pero para no arriesgarse, conviene que se mantenga alejada de quien tenga esa enfermedad.

Nota: Una mujer embarazada no debe ser vacunada contra la rubéola porque la vacuna podría dañar al bebé en el vientre. La mujer puede vacunarse después de dar a luz.

2. Evite tomar medicamentos lo más posible

Cuando una mujer embarazada toma medicina, la medicina entra primero en su propia sangre y luego pasa a la sangre del bebé. Una medicina que es buena para un adulto o un niño, puede dañar al bebé que está en el vientre. Tanto las medicinas modernas (los jarabes para la tos, los calmantes para el dolor, los antibióticos) como los remedios caseros (plantas medicinales) pueden ser dañinos. Algunas de estas medicinas y remedios pueden causar que el bebé nazca deforme o con retraso mental.

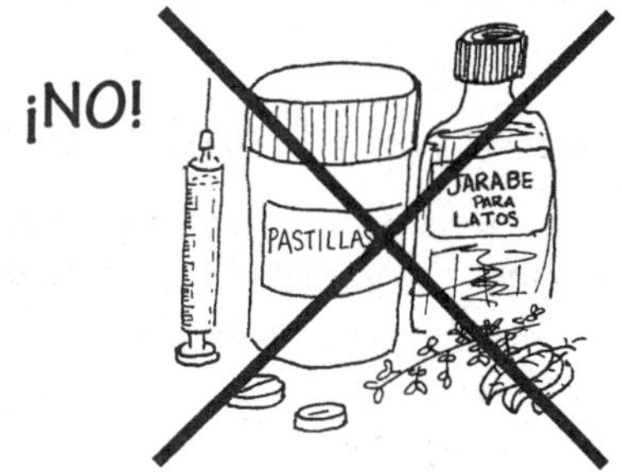

Una mujer embarazada debe evitar tomar medicinas lo más posible. Si se enferma y cree que necesita tomar alguna medicina, es muy importante averiguar si esa medicina es segura para el bebé. Por ejemplo, es probable que al bebé no le haga daño que la madre tome acetaminofén o paracetamol de vez en cuando.

Otros medicamentos sólo se deben tomar cuando sean absolutamente necesarios. Un ejemplo sería cuando el peligro de cierta enfermedad fuera mayor que el peligro de tomar cierta medicina. Si cree que una mujer embarazada necesita un medicamento, consulte a alguien que sepa cuáles medicinas son peligrosas para el bebé y cuáles no.

3. No fume, no beba alcohol y no use drogas

El cigarro, el alcohol y las drogas le hacen daño tanto a la madre como al bebé. Todas estas cosas primero entran a la sangre de la madre y luego a la del niño en la matriz.

- **Cuando una mujer embarazada fuma, su bebé fuma con ella.** Cuando la madre fuma, los vasos sanguíneos se le encogen. Esto es malo para ella y también hace más difícil que los alimentos y el aire le lleguen al bebé. El bebé pasa hambre y no crece bien. Puede hasta enfermarse y morir.

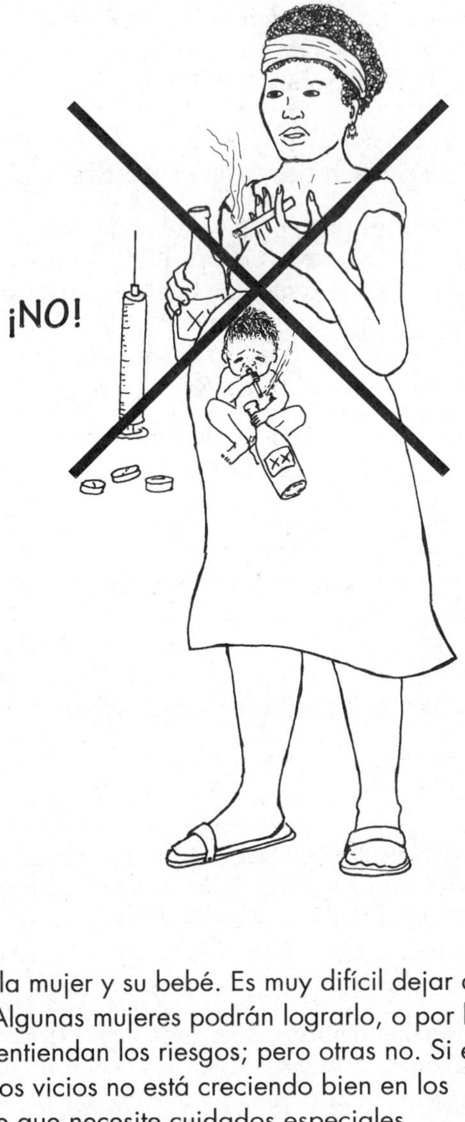

- **Cuando una mujer embarazada bebe alcohol, su bebé bebe con ella.** El alcohol puede causar que la cabeza del bebé se deforme, de modo que quede muy pequeña para su cuerpo. También puede causar que el bebé tenga retraso mental. Además, puede que una mujer que tome alcohol no se alimente bien. Esto a su vez puede causarle problemas de salud a ella y a su bebé.

- **Cuando una mujer embarazada usa drogas, su bebé también las usa.** Las drogas como el opio, la heroína, la cocaína y los barbitúricos son muy peligrosas. Si una mujer embarazada las usa, su bebé puede nacer enfermo o muerto. O puede nacer enviciado con la droga y sufrir mucho después de nacer. Además, hay una posibilidad más grande que se contraiga VIH/SIDA la mujer y su bebé. Es muy difícil dejar de usar el alcohol, el tabaco o las drogas. Algunas mujeres podrán lograrlo, o por lo menos podrán dismunuir su uso cuando entiendan los riesgos; pero otras no. Si el bebé de una madre que tiene uno de estos vicios no está creciendo bien en los últimos meses del embarazo, es probable que necesite cuidados especiales cuando nazca. Si es posible, es mejor que nazca en una clínica u hospital. Es probable que la madre también necesite atención especial.

Como muchas cosas, el uso del tabaco, del alcohol y de las drogas son problemas sociales y económicos. Las personas necesitan entender lo peligroso que son estos vicios. También necesitan oportunidades económicas para tener esperanzas en su futuro y ayuda para aprender a valorarse a sí mismas. Así podrán enfrentarse a la vida en vez de tratar de escapar de ella por medio de vicios dañinos.

4. Manténgase alejada de las sustancias venenosas y sus vapores

Muchas sustancias químicas son muy útiles. Algunas ayudan a producir y almacenar alimentos. Otras sirven para fabricar productos que facilitan el trabajo y la vida. Pero muchas de ellas también son muy venenosas y pueden causar problemas de salud muy graves. Algunas sustancias químicas pueden causar infertilidad, enfermedades, o incluso la muerte. A las mujeres embarazadas, les pueden producir abortos. Y a los bebés que aún no nacen, les pueden causar deformidades o la muerte.

Algunas de las sustancias químicas venenosas son:

- los pesticidas o insecticidas (para matar plagas o insectos)
- los herbicidas (para matar hierbas)
- las sustancias químicas usadas en fábricas
- cualquier cosa que sea venenosa o que suelte vapores fuertes

Toda la gente debe tratar de evitar el contacto con estas sustancias lo más posible. Una mujer embarazada no debe tener contacto con ellas del todo. No debe trabajar con ellas, no debe olerlas, y tampoco debe cocinar o guardar alimentos o agua en recipientes que hayan contenido estas sustancias. Aunque uno lave los recipientes, pueden quedar en ellos cantidades mínimas pero peligrosas de las sustancias.

Si alguien en casa tiene que trabajar con sustancias químicas venenosas, debe recordar lo siguiente:

- No debe respirar el polvo ni los vapores de las sustancias (usar una máscara).
- Debe evitar el contacto directo con la piel. Siempre hay que usar guantes o bolsas plásticas para cubrir las manos.
- Debe bañarse bien y cambiarse la ropa cada vez que termine de trabajar con las sustancias químicas y antes de entrar a su casa. Una mujer embarazada no debe lavar esa ropa.
- Nunca debe usar las sustancias en exceso.
- Debe mantener las sustancias lejos de los alimentos y de los lugares donde se guarden los alimentos.
- Debe guardar cualquier sustancia química fuera del alcance de los niños.
- La familia debe lavar bien las frutas y las verduras que hayan sido rociadas con químicos, antes de comérselas.

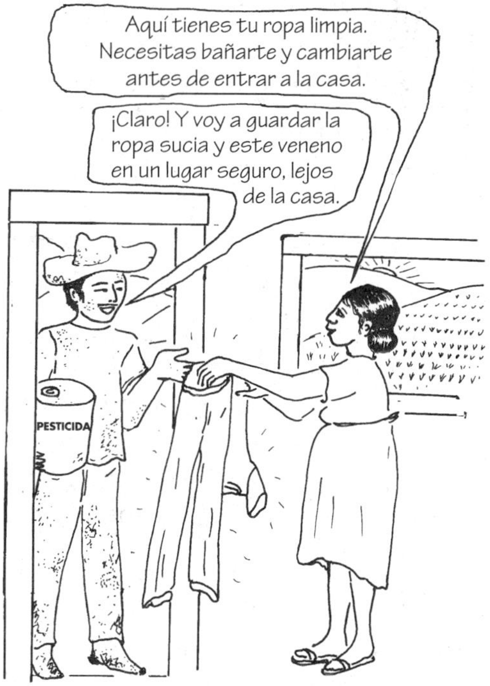

¡Cuidado! las fábricas no deben contaminar el aire, la tierra y los arroyos con las sustancias químicas que usen o produzcan. Tampoco deben almacenar sustancias peligrosas donde la gente trabaja, come, siembra alimentos, juega o vive.

Malestares comunes del embarazo

Contenido del Capítulo 5

CAPÍTULO 5

Malestares comunes del embarazo

Los "malestares comunes" son las molestias que afectan a muchas mujeres embarazadas y que, por lo general, no son serias.

En este capítulo describimos esas molestias y le explicamos cómo puede usted ayudar a las mujeres que las tengan. También le explicamos cómo darse cuenta si una de esas molestias podría ser seña de un problema más serio.

Emociones y sentimientos

1. Llanto o risa repentinos, tristeza profunda (depresión), ira e irritabilidad

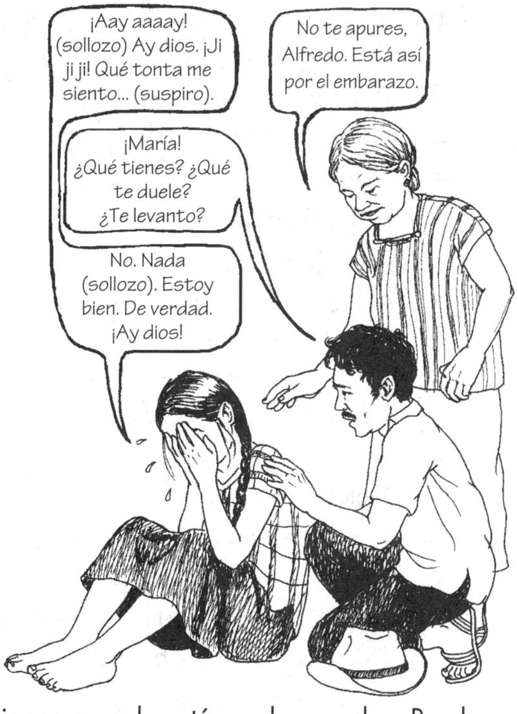

El embarazo puede causar muchas emociones. Una mujer embarazada a veces siente ganas de reír o de llorar sin saber por qué; otras veces puede ponerse a llorar aunque esté contenta. Algunas mujeres se ponen muy tristes, o se enojan y se irritan.

Es importante que todos sepan que el embarazo puede producir emociones fuertes. Las emociones son normales aunque no tengan causas aparentes, y generalmente pasan pronto. Aunque no entendamos los sentimientos de una mujer embarazada, es importante no ignorarlos—son sentimientos reales.

2. Preocupación y miedo

Algunas mujeres se llenan de preocupaciones cuando están embarazadas. Puede que les preocupe la salud de su bebé o el parto. A algunas mujeres embarazadas también les empiezan a preocupar más otros problemas de su vida.

El miedo y las preocupaciones son normales. No indican que algo malo vaya a pasar. Una mujer embarazada necesita apoyo emocional y ayuda con los problemas que realmente tenga.

3. Pesadillas y sueños raros

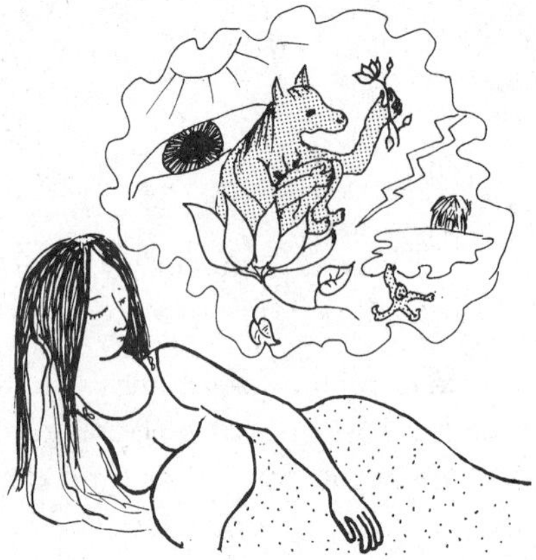

Muchas mujeres embarazadas tienen sueños que parecen muy reales. Algunos son bellos y agradables, otros son atemorizantes (pesadillas) y otros simplemente son raros.

Las pesadillas no indican que algo malo vaya a suceder. Si a una mujer le están molestando las pesadillas, quizás le ayude no comer antes de acostarse. Quizás también le ayude hablar con alguien de confianza sobre sus sueños, sentimientos, esperanzas y temores.

4. Relaciones sexuales

Algunas mujeres no sienten muchas ganas de tener relaciones sexuales cuando están embarazadas. Otras sienten más ganas que de costumbre. Ambas cosas son normales. Está bien que la madre tenga—o no tenga—relaciones sexuales. Ni lo uno ni lo otro le harán daño a ella o a su bebé.

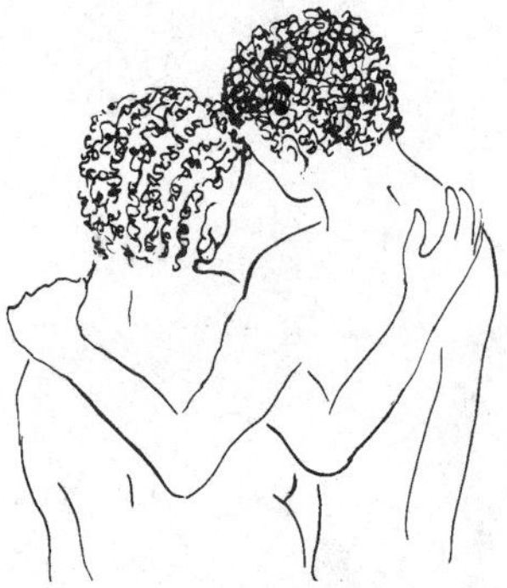

Si una mujer decide tener relaciones sexuales durante su embarazo, es importante que cualquier cosa que entre en su cuerpo esté limpia (para evitar infecciones). Esto incluye el miembro del hombre (pene) y sus manos. Si el hombre también tiene relaciones con **cualquier** otra persona, siempre debe de usar condón (con su esposa y con la otra persona). Así protegerá a todos contra el contagio de infecciones, de SIDA y de otras enfermedades.

Si el acto sexual es molesto, la mujer y su compañero pueden probar diferentes posiciones. A veces ayuda estar parados o sentados, o que la mujer esté arriba. Si no encuentran algo que sea cómodo y agradable para los dos, quizás puedan hacer alguna otra cosa que a los dos les guste. El sexo es una buena manera de estar cerca y demostrarse cariño, pero no la única.

Nota: Puede ser buena idea no tener relaciones sexuales durante las últimas 3 ó 6 semanas del embarazo. Así habrá menos riesgo de infecciones y de que se rompa la bolsa de aguas antes de tiempo.

Si una mujer ha tenido abortos o malpartos, quizás sea mejor que no tenga relaciones sexuales durante los primeros 3 meses del embarazo. Si en el pasado ha dado a luz antes de tiempo, es mejor que evite las relaciones sexuales del sexto mes en adelante.

Cambios en el cuerpo

1. Máscara del embarazo (paño)

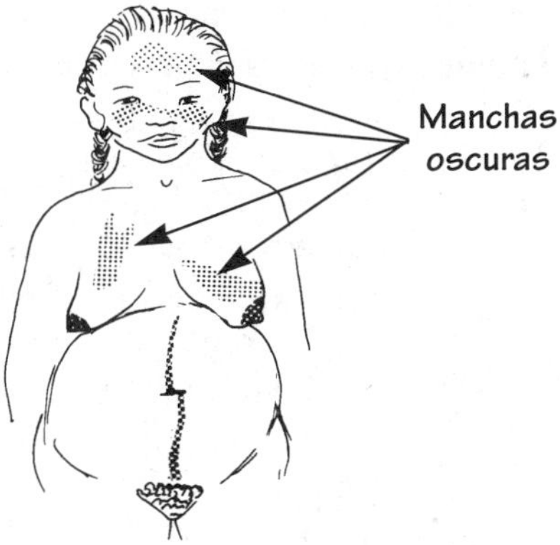

Se le llama "máscara del embarazo" a las manchas oscuras que aparecen en la cara, los pechos y la barriga de algunas mujeres embarazadas.

Esta máscara no es dañina y por lo general desaparece después del parto. Si una mujer quiere evitar que le salgan manchas oscuras en la cara, quizás le ayude usar un sombrero cuando salga al sol.

2. Manchitas moradas en la piel

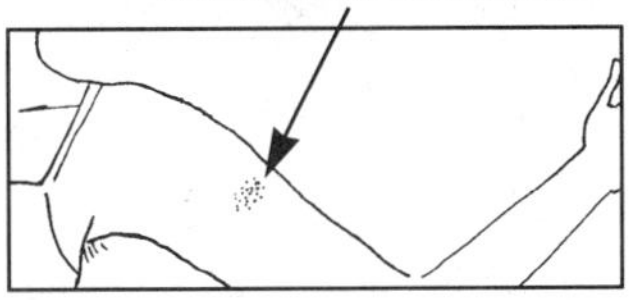

Las manchas moradas vienen de pequeños grupos de venas bajo la piel. Usualmente salen cuando los vasos sanguíneos se hinchan. No hacen daño y generalmente desaparecen cuando nace el bebé.

3. Hinchazón y goteo de los pechos

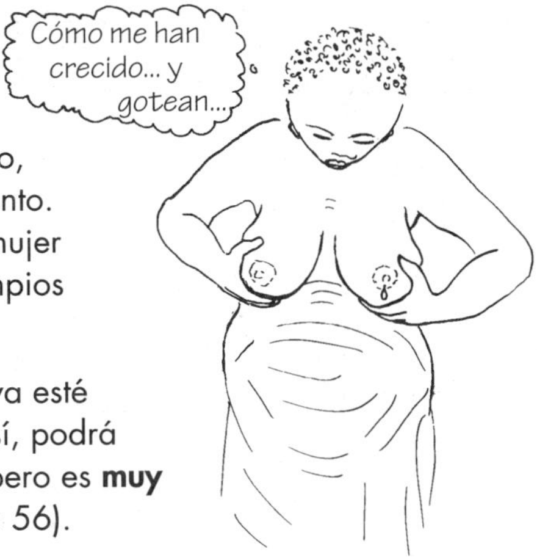

Los pechos se agrandan durante el embarazo porque se están preparando para producir leche. A veces también se ponen adoloridos.

Es posible que en los últimos meses del embarazo, los pechos suelten un poquito de líquido amarillento. Este líquido se llama "calostro" y es normal. La mujer simplemente necesita mantenerse los pezones limpios y secos para evitar infecciones.

Puede que una mujer que se embarace cuando ya esté dando pecho, siga produciendo leche. De ser así, podrá seguir dando pecho aunque esté embarazada, pero es **muy** importante que se alimente bien (vea págs. 47 a 56).

4. Mente olvidadiza

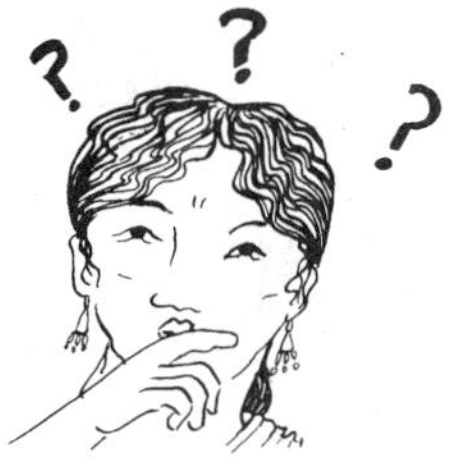

Algunas mujeres se vuelven olvidadizas cuando se embarazan. Para la mayoría de ellas, esto no es un problema muy grande. Pero puede que algunas se preocupen si no saben que esto es normal. Sus familias también deben entenderlo para ser pacientes con ella. El problema casi siempre desaparece después del parto.

Malestares relacionados con la comida y el descanso

1. Malestar estomacal (náusea) y asco a algunas comidas

Muchas mujeres sienten náusea (basca) durante los primeros meses del embarazo. Si la naúsea no es muy fuerte, aconséjele a la madre que pruebe cualquiera de estos remedios:

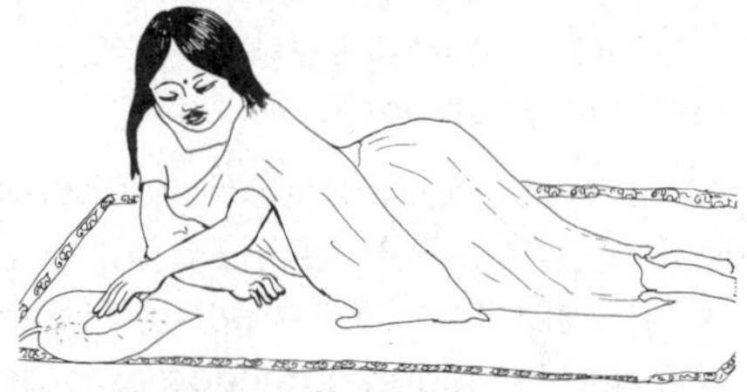

- Comer galletas saladas, tortillas tostadas, pan tostado o algo parecido antes de levantarse por la mañana.

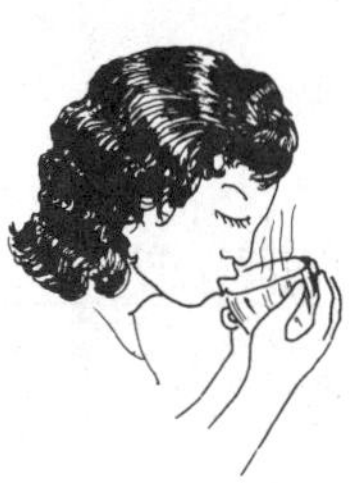

- Comer varias comidas pequeñas en vez de 2 ó 3 grandes y tomar traguitos de líquido con frecuencia.
- Tomar té de canela o de jengibre 2 ó 3 veces al día antes de comer. El té de canela se hace poniendo de ½ a 1 cucharadita de canela rayada o en polvo en una taza de agua caliente (que haya hervido).
- Tomar una cápsula de vitamina B-6 de 50 mg., 2 veces al día—pero no más.

Además la mujer puede probar otros remedios que se usen en su comunidad para la naúsea del embarazo.

Aunque no es necesario evitar ninguna comida en particular durante el embarazo, puede que ciertos alimentos le den asco a una mujer. De ser así, ella no necesita comer esos alimentos. Lo más probable es que le vuelvan a gustar después del parto. Lo que sí debe hacer es asegurarse de comer suficientes alimentos nutritivos de otros tipos (vea págs. 47 a 56).

2. Antojos

Un antojo es un deseo muy grande de comer ciertos alimentos—y a veces hasta cosas que no se comen, como tierra, barro (cerámica), o gis.

Si a una mujer embarazada se le antojan cosas nutritivas—como frutas, huevos, frijoles, y verduras—está bien que coma cuanto quiera. Pero no debe comer demasiadas golosinas, como dulces, 'papitas', y refrescos.

Por más grande que sea su antojo, **nunca** es bueno que una mujer coma tierra, gis u otras cosas no comestibles. Pueden ser venenosas, tanto para ella como para su bebé. Además, pueden contener *parásitos* que la pueden enfermar. Mejor aconséjele a la mujer que coma alimentos ricos en calcio y hierro (vea págs. 51 a 53).

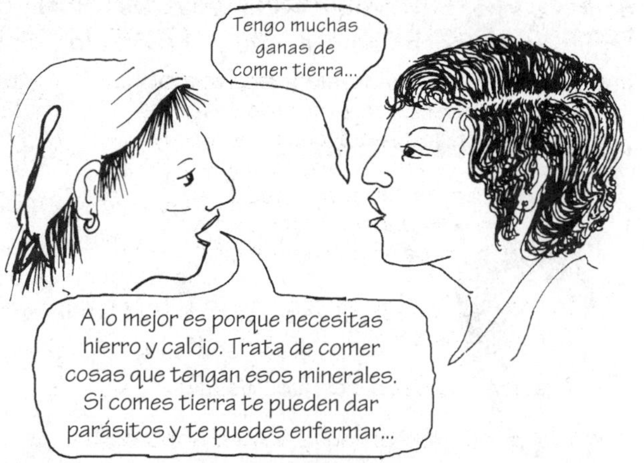

3. Ardor o dolor en el estómago o entre los pechos

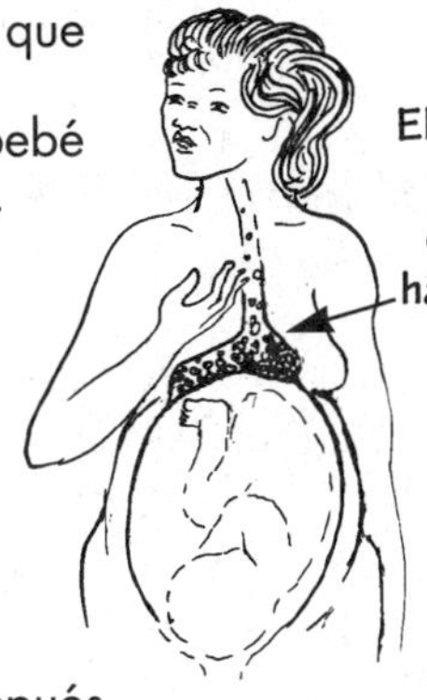

Hay un ardor o dolor en el estómago o entre los pechos que es muy común en el embarazo. Se le llama "indigestión acidez" o "agruras" y sucede porque el cuerpecito del bebé aplasta y empuja el estómago de la madre hacia arriba.

Esto es normal y las molestias usualmente desaparecen cuando el bebé nace.

Las siguientes recomendaciones pueden ayudar a aliviar las molestias:

- Comer comidas más pequeñas pero más seguido.
- Comer papaya con cada comida.
- No tomar líquidos con las comidas, sino antes o después.
- Tomar más leche.
- Evitar las comidas picantes o grasosas.
- No fumar tabaco ni tomar café.
- Dormir con una almohada gruesa para que la cabeza esté más alta que el estómago.
- Usar ropa floja.
- Tomar antiácidos (vea pág. 464) que sean bajos en sal y no contengan aspirina.

Puede que una partera o un curandero de la comunidad pueda sugerirle algún otro remedio a la madre.

4. Sueño

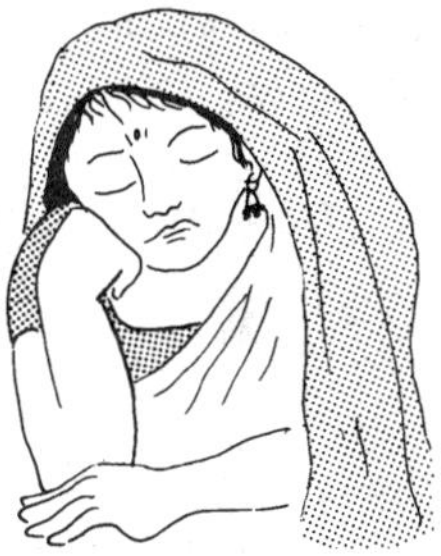

A algunas mujeres embarazadas les da mucho sueño durante el día. Esto es más común durante los primeros 3 meses del embarazo.

Si la mujer tiene sueño, lo mejor es que descanse bastante. Si además se siente débil, puede que tenga otro problema—como una infección (vea pág 115), depresión (pág. 63), o anemia (págs. 110 a 111).

5. Dificultades para dormir

A veces, una mujer embarazada no puede dormir bien porque no está cómoda o tranquila. De ser así, quizás alguno de estos consejos le ayude:

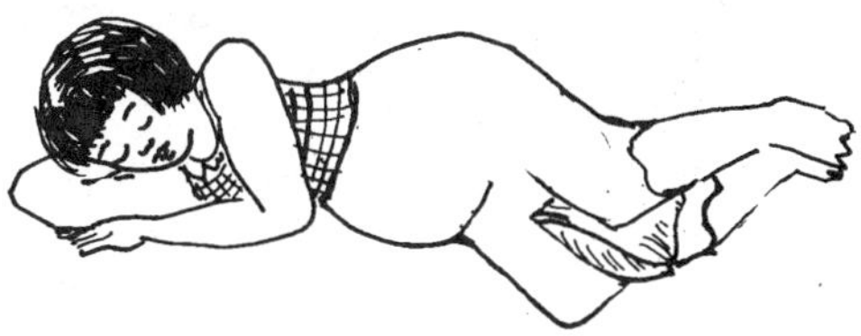

- Ella puede ver si le sirve acostarse de lado y ponerse algo cómodo—como una almohada—entre las piernas y detrás de la cintura (para apoyársela). Si no tiene almohadas, puede usar cualquier otra cosa, como mantas dobladas o periódico enrollado.
- Su marido o alguien más de la familia puede hablarle con cariño a la hora de dormir para ayudar a calmarla.
- Alguien le puede dar un masaje.
- Ella puede tomar leche tibia o sopa calientita antes de acostarse.

Molestias y dolores físicos

1. A la madre le duelen las patadas del bebé, o el bebé deja de patear

Casi todos los movimientos del bebé son agradables para la madre. Pero a veces un bebé patea muy fuerte o siempre en el mismo lugar. O a veces, cuando la madre camina en las últimas semanas del embarazo, la cabecita del bebé bota contra la espalda o la vejiga de ella y le causa dolor. Nada de esto es peligroso.

Llegando al sexto o séptimo mes del embarazo, la madre, por lo general, siente las pataditas del bebé todos los días. Puede que a veces ella no sienta nada por algunas horas. Eso es normal. Pero si no siente nada por más de un día y una noche, puede haber un problema. La madre debe consultar a un médico o trabajador de salud de inmediato.

2. Dolor repentino de un lado de la parte baja de la barriga

La matriz está sostenida por *ligamentos*. Los ligamentos son como cuerdas que atan la matriz a los huesos.

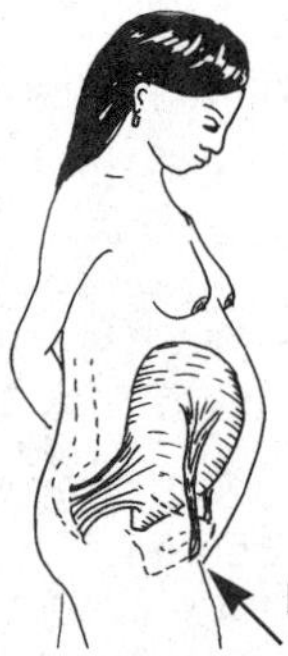

El fondo de la matriz está sostenido por ligamentos redondos. Un movimiento brusco puede hacer que estos ligamentos duelan mucho. Pero a pesar del dolor, esto **no** es peligroso. El dolor se quita en unos minutos. A veces ayuda sobarse un poco o ponerse un trapo remojado en agua caliente.

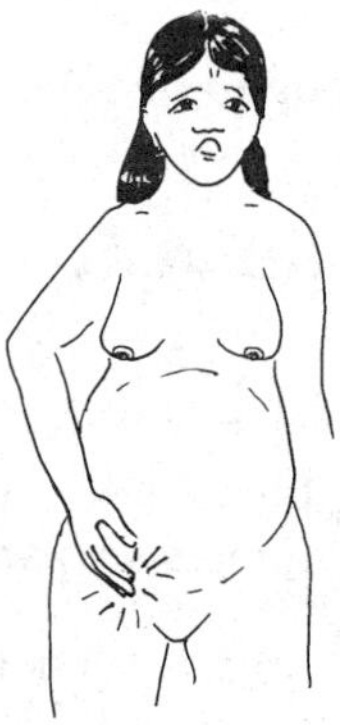

3. Calambres al principio del embarazo

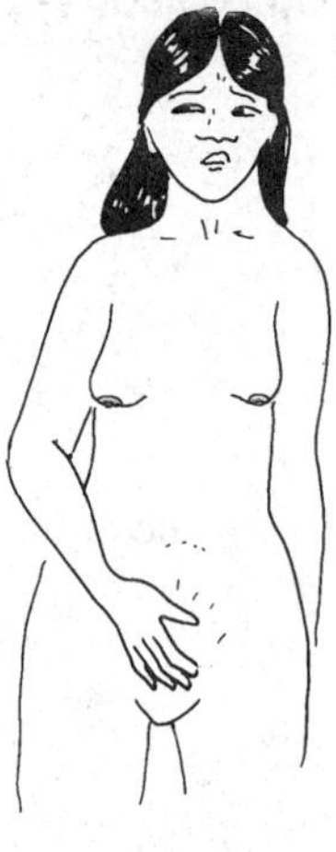

Es normal tener calambres no muy fuertes de vez en cuando durante los primeros 3 meses del embarazo. Dan porque la matriz está creciendo.

Pero si los calambres dan en forma regular (van y vienen parejo) o no se quitan para nada; si son muy fuertes o si hay manchas de sangre o sangrado, pueden ser una seña de riesgo. (Vea la pág. 100.) Puede que la mujer necesite ayuda médica de inmediato.

4. Dolor de coyunturas

El cuerpo de una mujer embarazada se afloja y se ablanda para que el bebé pueda crecer y para que ella pueda dar a luz con más facilidad. A veces las coyunturas también se aflojan y duelen, sobre todo las de las caderas. Esto no es peligroso y se quita después del parto.

Otros dolores y malestares leves también son comunes durante el embarazo, pero si usted nota cualquiera de las siguientes señas de riesgo, pídale la opinión a un experto: coyunturas rojas e hinchadas, debilidad, dolor muy fuerte, o señas de anemia con dolor de coyunturas.

5. Dolor de espalda

A muchas mujeres embarazadas les da dolor de espalda. Eso es porque sus músculos y sus huesos tienen que soportar el peso del bebé, la matriz y las aguas. El dolor de espalda también se puede deber al trabajo pesado que la madre tenga que hacer. Casi todos los dolores de espalda son normales. (En las págs. 101 y 102 describimos qué tipos de dolor de espalda pueden ser seña de otros problemas.)

Enseñe y anime a la familia y a las amigas de una mujer embarazada a que le den a ella masajes en la espalda. La harán sentirse mucho mejor. También pueden ponerle compresas o lienzos calientes en la parte de la espalda que esté adolorida. Además, la familia debe ayudarle a la madre con los trabajos pesados, como cargar a los niños, lavar la ropa, moler el maíz y trabajar en los sembradíos.

También hay un ejercicio que ayuda a calmar el dolor en la cintura. La madre debe hacer este ejercicio varias veces seguidas, 2 veces al día o cada vez que le duela la cintura.

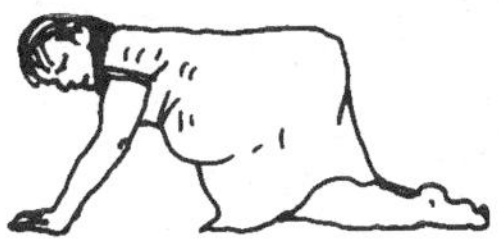
Póngase a gatas con la espalda plana.

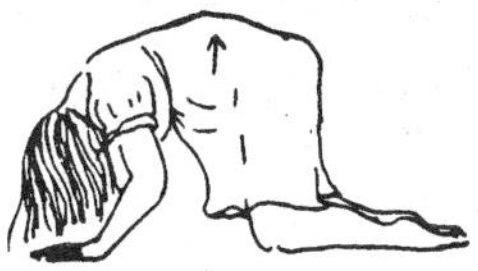
Suba la cintura.

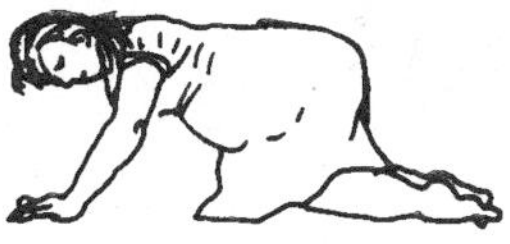
Vuelva a ponerla plana... repita.

6. Calambres en las pantorrillas y los pies

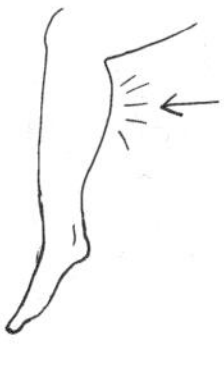

A muchas mujeres les dan calambres en las pantorrillas o en los pies, sobre todo de noche o cuando estiran los pies de punta.

Para calmar un calambre, ayuda doblar el pie hacia arriba y luego sobarse la pantorrilla para que se relaje (pero no hay que sobarla muy fuerte).

Estire el pie hacia arriba,

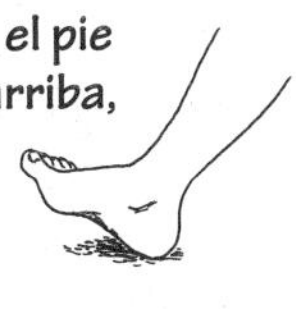

no hacia abajo.

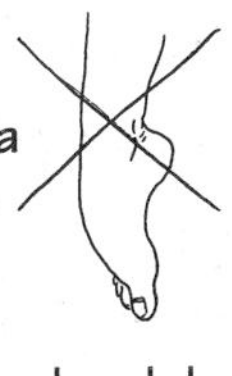

Luego sobe la pantorrilla.

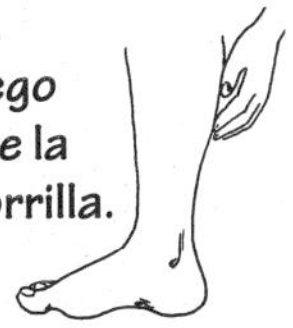

Para evitar los calambres, la madre debe acordarse de no estirar el pie hacia abajo, y de comer más alimentos con calcio o de tomar calcio en pastillas.

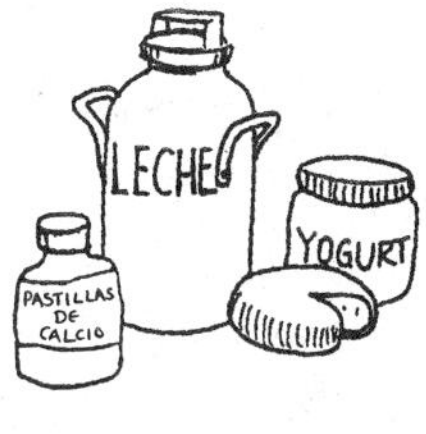

7. Pies hinchados

Es muy común que a las mujeres embarazadas se les hinchen los pies, sobre todo en la tarde o cuando hace calor. Esta hinchazón por lo general no representa un problema, a menos que los pies amanezcan hinchados, que la hinchazón sea grave o repentina, o que haya edema que retenga hoyos (vea pág. 113). La hinchazón de las manos y la cara es otra seña de riesgo (vea pág. 112).

Quizás le ayude a la madre poner los pies en alto un ratito por lo menos 2 ó 3 veces al día, comer menos sal y tomar más agua o jugos de frutas.

8. Dificultades al acostarse y levantarse

Generalmente es mejor que una mujer embarazada no se acueste boca arriba con la espalda plana. En esa posición, el peso de la matriz aplasta los vasos sanguíneos que le llevan alimento y aire al bebé. Si la madre quiere estar boca arriba, debe ponerse algo detrás de la espalda para no tenerla plana. Quizás también esté más cómoda si se pone algo bajo las rodillas o si pone los pies en alto.

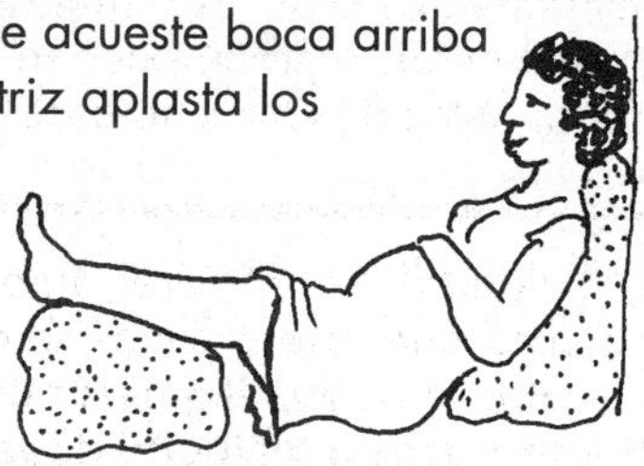

Cuando la madre esté acostada boca arriba, debe tener cuidado cuando se levante. No debe levantarse así:

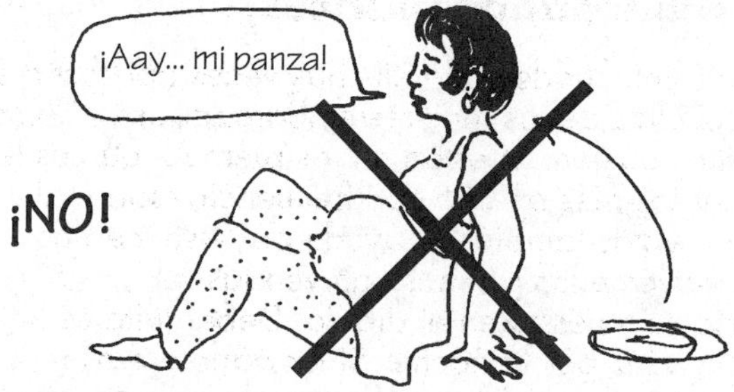

Es mejor que primero se ponga de lado y que después se empuje con las manos así:

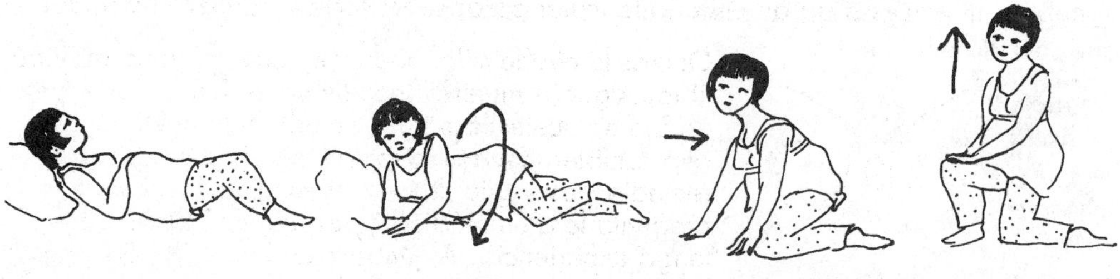

Primero dese vuelta. Luego póngase de rodillas, empújese con las manos... ...y levántese.

9. Dificultades para obrar (estreñimiento)

A veces, durante el embarazo, se vuelve difícil obrar (cagar). A esto se le llama estreñimiento o constipación. Quizás le ayude a la madre:

- comer más frutas y verduras.

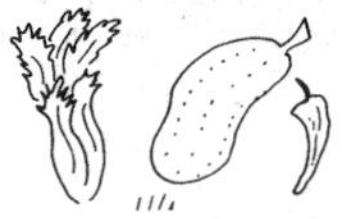

- comer alimentos hechos con granos integrales.

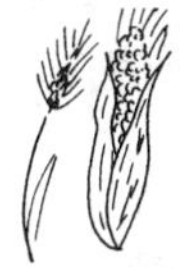

- hacer más ejercicio.

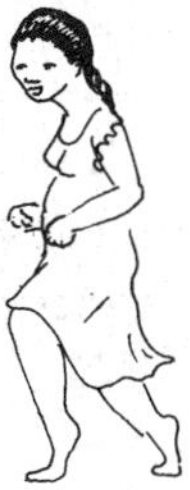

- tomar más agua.

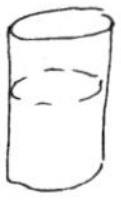

Los remedios caseros o remedios de plantas que suavizan o ponen resbalosos los excrementos también pueden ser de ayuda. Ejemplos son los remedios hechos con ciertas frutas o plantas fibrosas.

¡Cuidado! Las mujeres embarazadas no deben tomar purgas o laxantes. Estos hacen que los intestinos se aprieten o contraigan y esto puede hacer que se venga el parto. Algunas purgas pueden dañar al bebé en el vientre. Una mujer embarazada tampoco debe usar lavativas (enemas) porque también pueden empezar el parto antes de lo debido.

10. Venas hinchadas (várices)

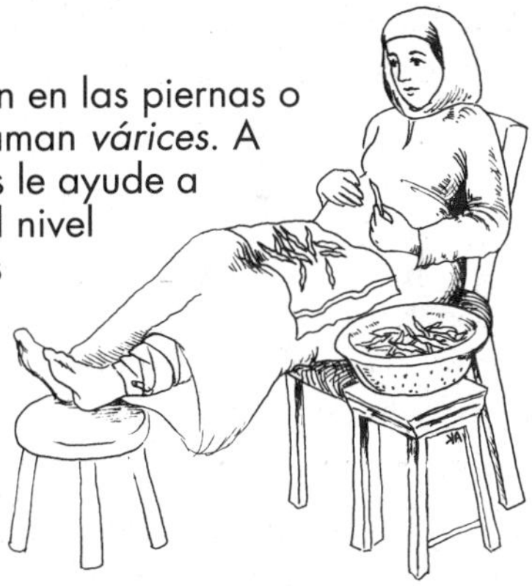

Las venas azules hinchadas que muchas veces aparecen en las piernas o en las partes ocultas de las mujeres embarazadas se llaman *várices*. A veces las várices duelen. Si están en las piernas, quizás le ayude a la madre poner los pies en alto con frecuencia (sobre el nivel del corazón). Quizás también le ayude ponerse medias elásticas o envolverse las piernas con vendas elásticas, como se muestra en el dibujo. Debe quitarse las medias o vendas por la noche. Si las várices están en las partes ocultas y se desgarran durante el parto, pueden causar problemas de sangrado.

11. Almorranas (hemorroides)

Las almorranas son un tipo de várices del *ano* (cola). Pueden doler, arder o dar mucha comezón. A veces sangran cuando la mujer obra, sobre todo si ella está esteñida.

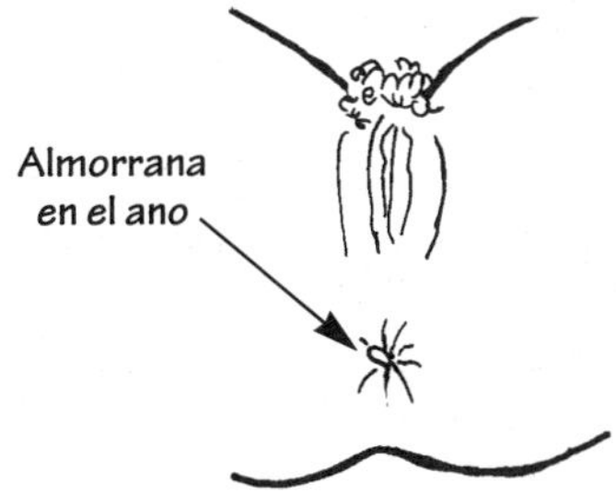

Quizás le ayude a la madre sentarse en agua apenas tibia. Algunas mujeres recomiendan remojar un diente de ajo en aceite vegetal y meterlo bien adentro del ano.También ayuda no estreñirse. Si va a usar otros remedios, averigüe primero si son seguros. Puede preguntarle a un médico o trabajador de salud que tenga experiencia. Algunos remedios son peligrosos para la madre y pueden dañar al bebé.

12. Ganas de orinar seguido

Es normal que una madre necesite orinar a menudo, sobre todo durante los primeros y los últimos meses del embarazo. Esto se debe a que la matriz cada vez empuja más a la vejiga y le va dejando menos espacio para guardar la orina. Esto es tan común que las parteras tienen este dicho: —Si un hombre no puede encontrar a su esposa embarazada, la debe buscar en el lugar donde ella orina. Si no está allí, ya no tarda en llegar.

Por otro lado, si la mujer siente dolor, ardor o comezón al orinar, es probable que tenga una infección de la vejiga (vea pág. 115) o de la vagina (vea págs. 362 a 365).

13. Desecho vaginal

El *desecho vaginal* es la sustancia como moco que les sale a las mujeres de la vagina. Es común que las mujeres embarazadas tengan mucho desecho vaginal, sobre todo hacia el final del embarazo. El desecho puede ser claro o amarillo. Esto es normal.

Si además del desecho hay ardor, comezón o mal olor alrededor de la vagina, es probable que la mujer tenga una infección vaginal (vea págs. 362 a 365). De ser posible consiga ayuda médica.

Si el desecho es blanco como cuajada y hay ardor y comezón, la mujer puede tener una infección de hongos (moniliasis, Cándida). Estas infecciones son muy comunes durante el embarazo. Son molestas pero no peligrosas. Las medicinas clotrimazol y nistatina sirven bien y no son peligrosas durante el embarazo. Si las consigue, úselas (vea pág. 462).

14. Dolores de cabeza

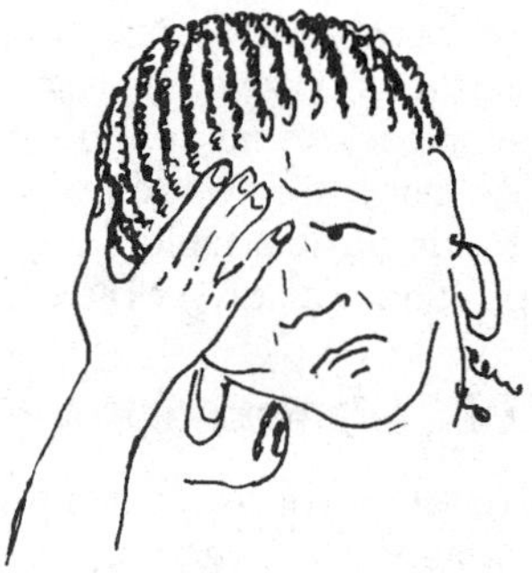

Los dolores de cabeza son comunes durante el embarazo y por lo general no indican nada malo. Quizás a la mujer le ayude descansar y relajarse más, tomar más agua y jugos y frotárse las sienes lentamente. Si quiere, puede tomar dos pastillas de acetaminofén (paracetamol), pero sólo de vez en cuando.

A algunas mujeres les dan *jaquecas* o migrañas. Estos son dolores de cabeza muy fuertes, que a veces dan de un solo lado. Puede que la mujer vea manchas y se sienta mareada. La luz brillante y la luz del sol pueden empeorar las jaquecas.

Una mujer embarazada no debe tomar la medicina para las jaquecas (ergotamina) porque en su estado puede ser peligrosa. Puede hacer que el parto empiece, aunque no sea tiempo, y puede dañar al bebé en el vientre. Es mejor tomar acetaminofén y descansar en un cuarto oscuro. Si puede, también debe pedirle consejos a un médico o trabajador de salud.

Los dolores de cabeza con hinchazón, mareo o presión alta de la sangre, son seña de riesgo (vea págs. 112 a 113).

15. Dificultades para respirar

Muchas mujeres a veces tienen dificultades para respirar, sobre todo en las últimas semanas del embarazo. Esto es porque a medida que el bebé crece, le va quitando espacio a los pulmones y estos no se pueden llenar tanto como antes. Explíquele a la madre que esto es normal.

Pero una mujer podría tener otro problema, si además está débil o siempre se siente cansada, o si tiene dificultades para respirar **todo el tiempo**. Hay que revisar si tiene señas de algún problema del corazón, de anemia (vea págs. 110 a 111), desnutrición (pág. 111), alguna *infección* (págs. 87, 115, 362 a 364), o de depresión. Consulte a un experto si sospecha que la madre tiene alguno de estos problemas.

16. Mucho calor o sudor

Esto es muy común, y mientras no haya señas de peligro (como, por ejemplo, de una infección, vea págs. 87, 115, 362 a 364), no hay por qué preocuparse. La madre puede ponerse ropa suelta, bañarse seguido y tomar muchos líquidos.

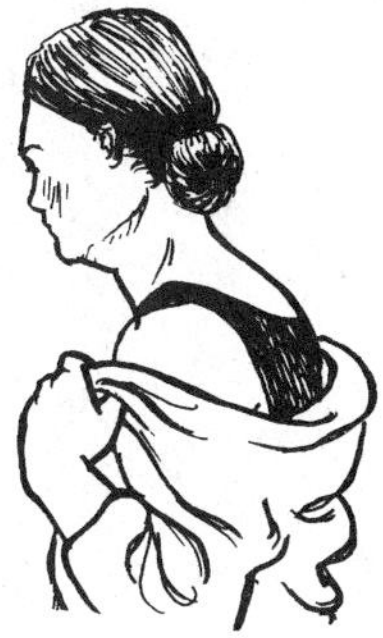

Cómo tomar la historia médica de una mujer embarazada

Contenido del Capítulo 6

CAPÍTULO 6

Cómo tomar la historia médica de una mujer embarazada

La primera visita prenatal tiene dos partes:

1. tomar la historia médica de la madre
2. hacerle un examen prenatal

Este capítulo habla sobre la primera parte: las 14 preguntas que hay que hacerle a la madre para obtener su historia médica. Usted sólo necesita hacerle estas preguntas en la primera visita prenatal. El siguiente capítulo habla sobre la parte 2: el examen prenatal que se hace en todas las visitas, incluyendo la primera.

Mediante la historia médica, usted obtendrá información acerca de la salud de la madre y acerca de sus experiencias con otros embarazos y partos. Con esta información usted podrá hacer un plan y darle consejos a la madre para que su embarazo y su parto sean tan seguros como sea posible.

La primera visita prenatal también debe presentarle a la madre la oportunidad de entrar en confianza con usted. Si a ella le da vergüenza hablar con usted sobre su cuerpo o sobre el sexo, es probable que no le diga ciertas cosas que usted necesita saber sobre su salud. Para ayudarle a que se sienta cómoda con usted, escúchela con atención, conteste sus preguntas con cuidado y trátela con respeto. Pórtese de una manera práctica y relajada.

Le recomendamos a usted que apunte todo lo que averigüe sobre la madre. Esta información podría servirle más tarde, durante el embarazo o el parto.

Las 14 preguntas de la historia médica de una mujer embarazada

1. ¿Tiene señas de estar embarazada?

Hay dos clases de señas del embarazo: las señas **probables** (señas que indican que es posible que una mujer esté embarazada, pero que podrían ser señas de otra cosa) y las señas **definitivas** (señas que indican que una mujer está embarazada sin duda alguna).

Señas probables de embarazo

Ya que estas señas se pueden deber a otras cosas, mencionamos algunas de las otras causas posibles para que usted las considere.

- **A la mujer no le baja la regla (no le viene su sangrado mensual).** A menudo esta es la primera seña de un embarazo.

  Esta seña también se puede deber a desnutrición, problemas emocionales o a *la menopausia*.

- **La mujer siente ganas de vomitar (náuseas).** La mayoría de las mujeres embarazadas sienten náuseas por la mañana, pero algunas las tienen todo el día. Las náuseas son comunes durante los 3 primeros meses del embarazo.

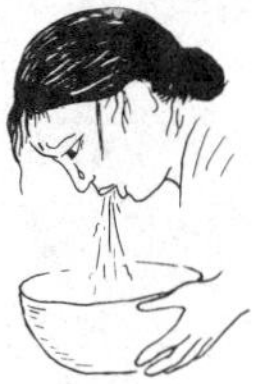

  Las náuseas también se pueden deber a alguna enfermedad o a parásitos (vea pág. 98).

- **La mujer siente mucho sueño y cansancio.** Esto generalmente se quita después de los primeros 3 ó 4 meses del embarazo.

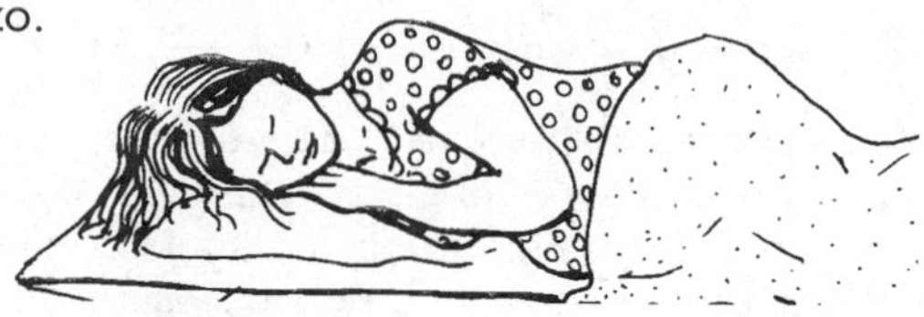

  Otras causas podrían ser la anemia (vea pág. 110), otros tipos de desnutrición, problemas emocionales o demasiado trabajo.

- **La mujer necesita orinar seguido.** Esto es más común durante los 3 primeros y los 3 últimos meses del embarazo.

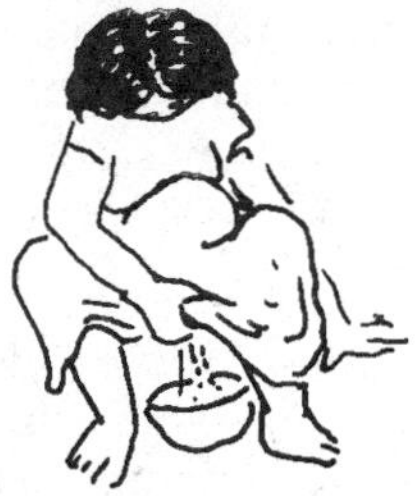

  También podría deberse a una infección de la vejiga (vea pág. 115), tensión o diabetes (vea pág. 88).

- **La barriga de la mujer crece.** El bebé y la matriz crecen, sobre todo después del tercer mes de embarazo.

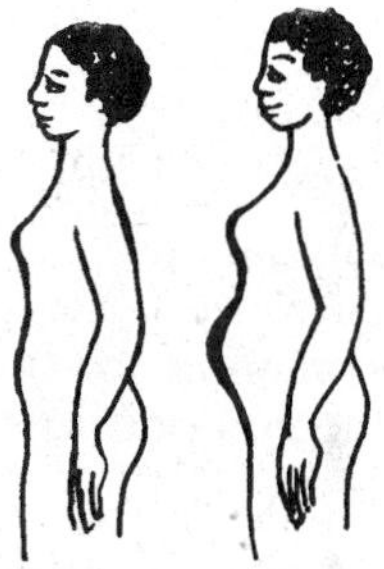

  Esto también podría deberse a que la mujer esté engordando o a que tenga un tumor en el vientre.

- **Los pechos de la mujer se agrandan.** Los pechos de una mujer embarazada se agrandan porque se están preparando para hacer leche para al bebé.

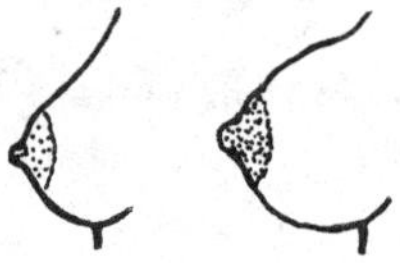

  Esto también se podría deber a que se está acercando la regla u otros cambios del ciclo mensual de la mujer.

- **La mujer tiene una raya oscura en la barriga, pezones oscuros, o manchas oscuras en la cara o los pechos.** A la mayoría de las mujeres se les oscurecen los pezones cuando están embarazadas. La raya oscura en la barriga aparece como al tercer mes; las manchas, alrededor del quinto mes. Usualmente, todo desaparece después del parto.

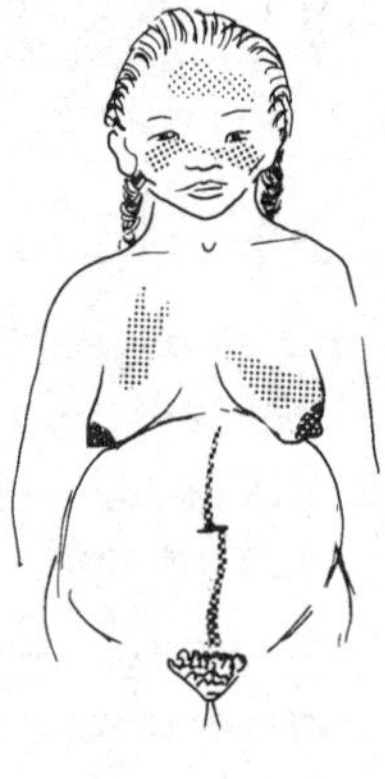

- **La mujer siente movimientos leves.** Los movimientos del bebé antes del cuarto mes son muy leves, pero la madre podría sentirlos un poco.

  Otra posible causa podría ser aire (gas) en las tripas.

Señas definitivas del embarazo

Cualquiera de estas señas sólo puede deberse al embarazo:

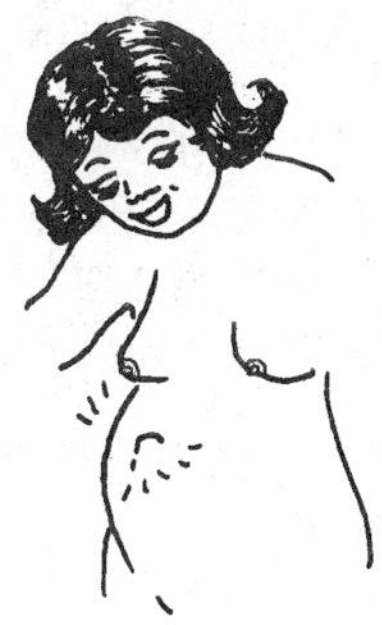

- **La mujer siente movimientos fuertes del bebé en la matriz.** La mayoría de las mujeres empiezan a sentir los movimientos del bebé alrededor de los 5 ó 6 meses de embarazo. Algunas los sienten antes.

- **El bebé se puede sentir dentro del vientre.** Alrededor del sexto o séptimo mes de embarazo, una persona experta por lo general podrá encontrar la cabeza, el cuello, la espalda, los brazos y las piernas del bebé tocando el vientre de la madre. Esto será más difícil de hacer si la madre está muy gorda.

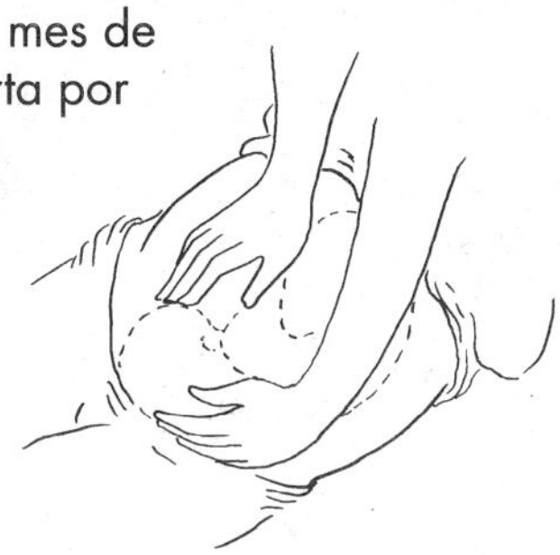

- **Es posible escuchar el corazón del bebé.** Al séptimo mes, una persona con experiencia puede oír el latido del corazón del bebé si pone su oído contra la barriga de la madre. A veces, es posible hacerlo desde el quinto o sexto mes, usando aparatos especiales, como un *estetoscopio* o un *fetoscopio* (vea pág. 127). Será más difícil escuchar el corazón del bebé si la madre está muy gorda.

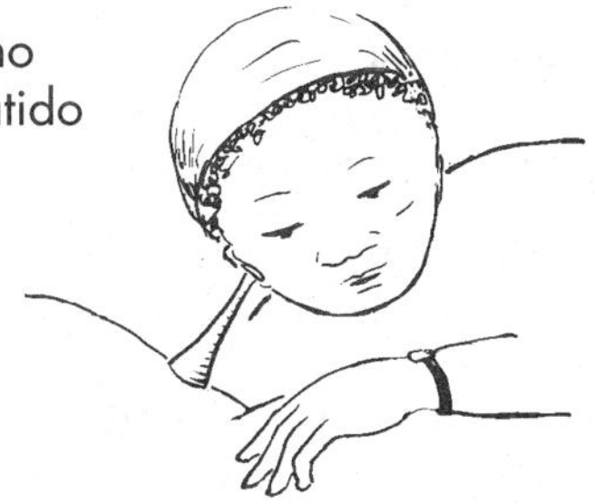

- **Una prueba de laboratorio indica que la mujer está embarazada.** Esta prueba se hace con un poco de sangre u orina de la mujer. La prueba es cara y generalmente no es necesaria. Pero puede ser útil, por ejemplo, para una mujer que necesite saber si está embarazada para no tomar alguna medicina que pudiera dañar al bebé.

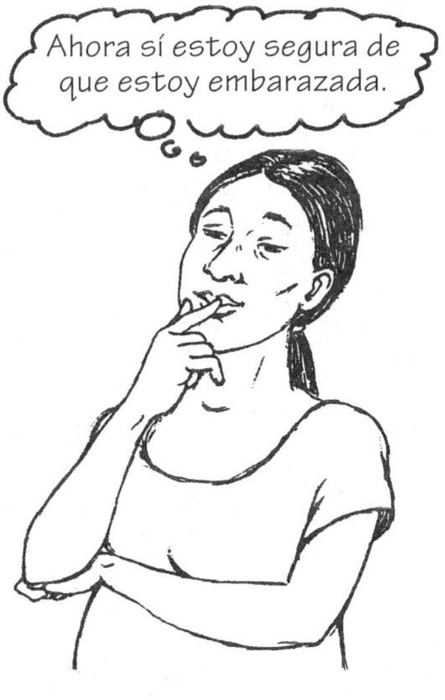

2. ¿Cuántos meses de embarazo lleva la madre? ¿Cuándo nacerá el bebé?

Usted necesitará calcular cuántos meses de embarazo tiene la madre cuando ella venga a la primera visita prenatal, al igual que la fecha esperada del parto. Es normal que un bebé nazca hasta 3 semanas antes o 2 semanas después de la fecha esperada.

Hay dos maneras de calcular qué tan embarazada está una mujer y la fecha esperada del parto: 1) Usando la fecha de su último sangrado mensual (regla), o 2) midiendo el tamaño de la matriz.

Cálculo usando la fecha del último sangrado mensual

Si a una mujer le viene su sangrado mensual con regularidad cada 4 semanas, ella se embarazará como 2 semanas después de su regla. Esto facilita calcular cuándo se embarazó.

Para saber si este método le va a servir con este embarazo, necesita hacerle 3 preguntas a la mujer:

- ¿Ha tenido su sangrado con bastante regularidad cada 4 semanas, o sea, cada mes o una vez entre cada 2 lunas llenas?
- ¿Fue su última regla normal (o sangró menos o más que de costumbre)?
- ¿Recuerda qué día le empezó su última regla?

Si la mujer contesta que no a cualquiera de estas preguntas, usted no debe usar este como su único método. No es seguro que le rinda la fecha correcta.

Si la mujer responde que sí a las 3 preguntas, usted podrá calcular en esta visita qué tan avanzado está el embarazo y la fecha esperada del parto. Recuerde que un embarazo dura aproximadamente 9 meses del calendario o 10 meses lunares a partir de la fecha de la última regla.

Cómo hacer el cálculo usando un calendario

- **Para calcular la fecha del parto**, empiece con el primer día de la última regla y descuéntele 3 meses. Luego súmele 7 días. Esa es la fecha esperada. Repita el cálculo para asegurarse que esté bien.

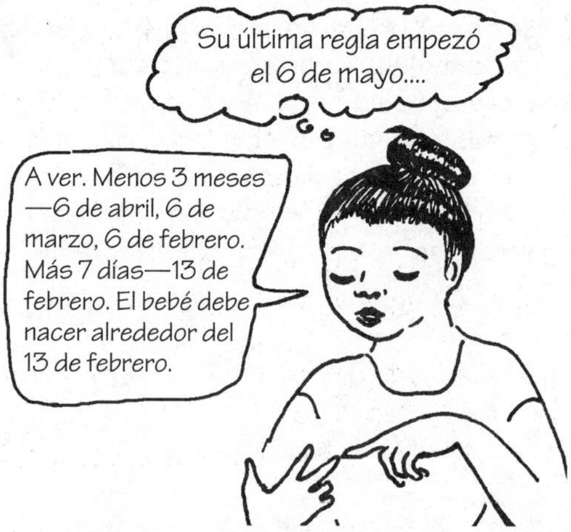

- **Para calcular cuántos meses de embarazo lleva la madre**, empiece con el primer día de su última regla y cuente cuántos meses han pasado desde ese día hasta ahora.

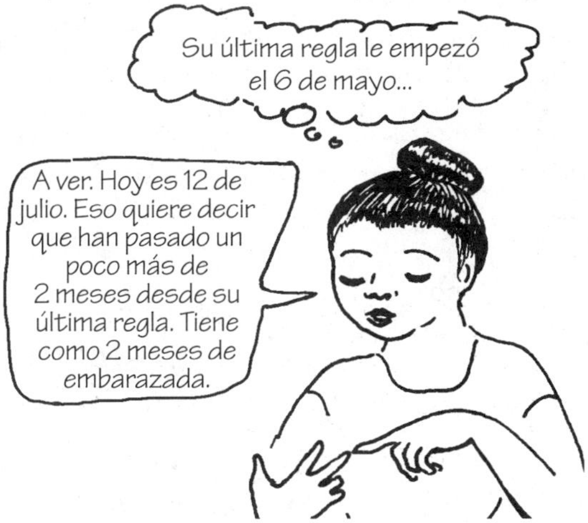

Cómo hacer el cálculo sin un calendario

Si donde usted vive no se usa el calendario, puede calcular la fecha esperada del parto contando lunas. Si la menstruación de la mujer generalmente viene cada luna (cada 4 semanas), el bebé nacerá como 10 lunas después del primer día de la última regla. Por ejemplo, si la regla de la mujer empieza cuando hay un cuarto de luna creciente, el bebé nacerá 10 cuartos crecientes más tarde. De igual manera, si el último sangrado mensual le empezó con la luna nueva, el bebé deberá nacer 10 lunas nuevas más tarde.

Aquí tiene otro ejemplo:

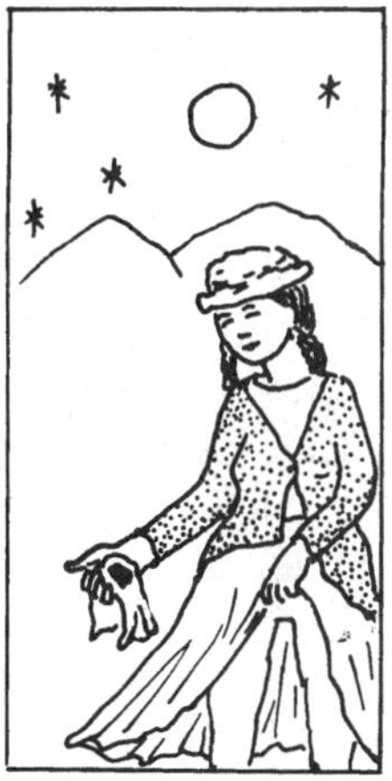
Si la regla le bajó con la luna llena,

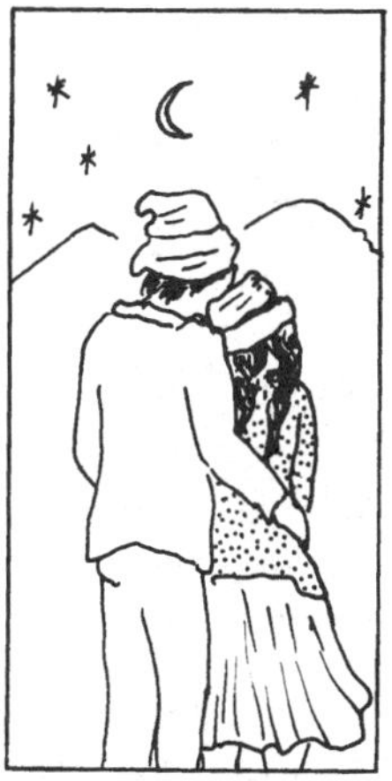
es probable que se haya embarazado con la luna nueva.

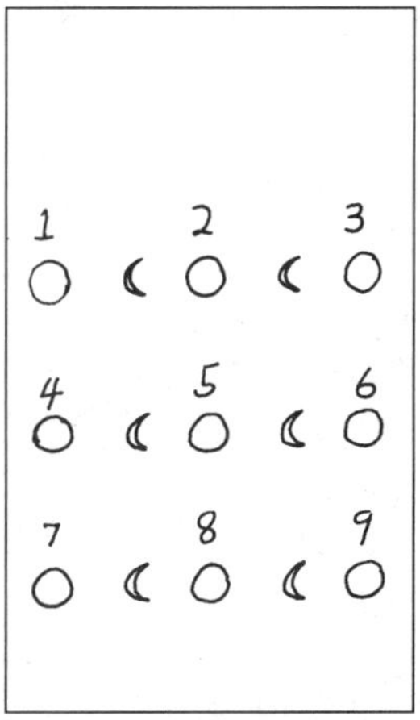

La fecha esperada del parto siempre es 10 lunas después del primer día de la última regla—

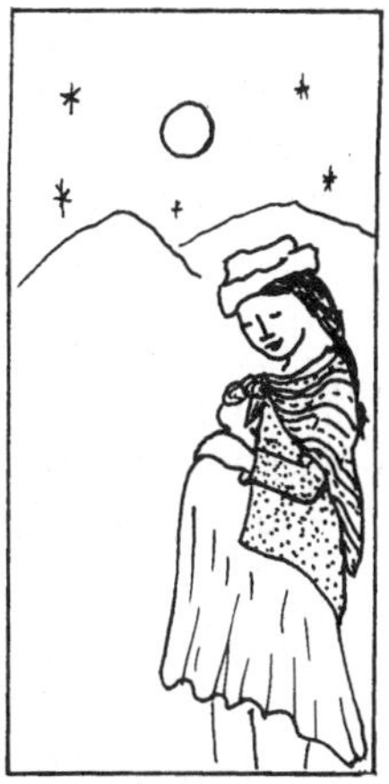
en este caso, 10 lunas llenas después del primer día de la última regla.

Cálculo midiendo la matriz de la madre

El sentir el tamaño de la matriz es un método que se puede usar cuando:

- la mujer no recuerde cuando le empezó su regla la última vez
- la mujer haya sangrado menos o más que de costumbre con su última regla
- su sangrado mensual no ocurra con suficiente regularidad
- haya estado dando pecho y no haya tenido su sangrado mensual con regularidad cuando se haya embarazado.

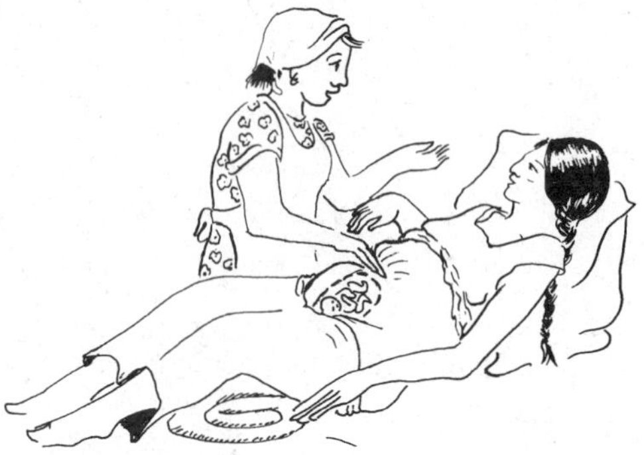

Como usted tendrá que medir la matriz en cada examen prenatal, la explicación sobre cómo hacerlo aparece en el siguiente capítulo (págs. 117 a 119). Usted puede calcular la fecha del parto después de examinar el cuerpo de la mujer. Entonces podrá comparar si la fecha que ha calculado usando el primer día de la última regla concuerda con la fecha que calculó midiendo la matriz.

3. ¿Qué edad tiene la madre?

Por lo general, las mujeres de entre 18 y 35 años de edad tienen menos problemas con el parto.

Menos riesgo

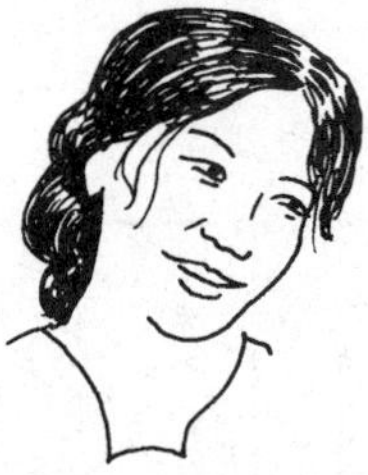

La mujer tiene entre 18 y 35 años.

Más riesgo

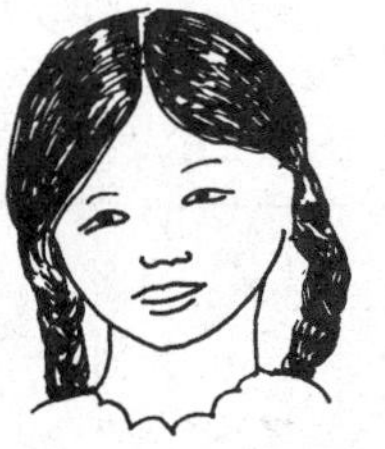

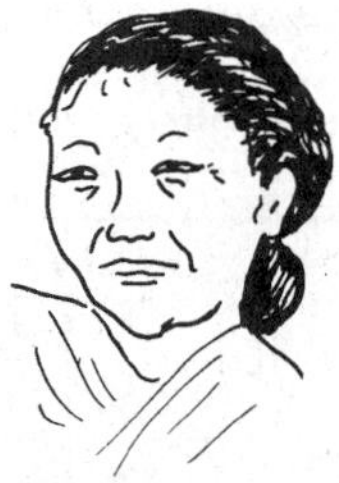

La mujer tiene menos de 18 años o más de 35.

Si la mujer es menor de 18 años, es posible que sus caderas todavía no estén bien desarrolladas. Esto puede dificultar el parto. Si la mujer es mayor de 35 años, puede que su cuerpo esté cansado y sea menos flexible. Puede que ella tenga que trabajar demasiado o que sufra de angustias o enfermedades. Si la mujer es mayor de 40 años de edad, es más probable que el bebé nazca con retraso mental.

En general, es mejor que las mujeres menores de 18 años o mayores de 35 años den a luz en o cerca de un hospital o centro de maternidad. Esto es de especial importancia para las mujeres mayores que se vean fatigadas o débiles. Entre mayor sea una mujer, más importante es que haya cerca ayuda médica. Tanto las mujeres ya mayores, como las muy jóvenes, pueden necesitar mucho apoyo, consejos y cuidados especiales. Dedíqueles el tiempo necesario para dárselos.

4. ¿Cuántos hijos ha tenido ella?

Las mujeres que sólo han tenido 1 ó 2 niños, que no han dado a luz en los últimos 2 años y que tienen niños sanos, tendrán menos problemas con el parto. Otras mujeres pueden tener más problemas. Los primeros partos pueden ser más difíciles que otros. Para una mujer que va a tener a su primer bebé, lo más seguro es dar a luz en o cerca de un hospital. Si ella no está en un hospital, esté pendiente de cualquier seña de riesgo, y tenga listo algún tipo de transporte en caso de una emergencia.

Una mujer que ha tenido 5 hijos o más corre un mayor riesgo de tener algunos de los siguientes problemas:

- un parto que se detiene antes de que nazca el bebé
- un parto largo
- un desgarre de la matriz, después de un parto largo y difícil
- una matriz caída (prolapso del útero)
- un bebé que viene en una posición difícil
- sangrado o hemorragia muy fuerte después de dar a luz

Por estas razones, para una mujer que ha tenido muchos hijos es más seguro dar a luz en o cerca de un hospital. Entre más niños haya tenido, más importante es que reciba asistencia médica.

Menos riesgo

Más riesgo

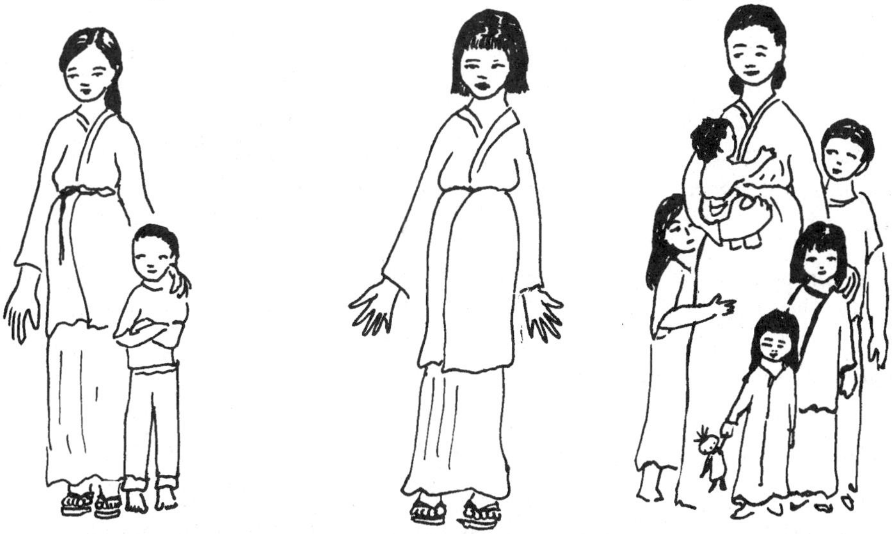

Yo tengo un niño.

Este es mi primer bebé.

Yo ya tengo 5 niños.

5. ¿Ha tenido ella pérdidas o abortos?

Pérdida

Una *pérdida* (también llamada *malparto* o aborto espontáneo) es lo que sucede cuando el bebé nace antes de los 6 meses de embarazo, cuando aún no puede vivir fuera de la matriz. Si la pérdida ocurre cuando el embarazo apenas está comenzando, puede que la mujer sólo note mucho dolor y sangrado parecido al de su regla, sólo que un poco más pesado. El bebé que ella pierda quizás sea tan pequeño que no pueda verse. Si la mujer pierde al bebé después de los primeros 3 meses del embarazo, puede que ella sienta dolores como los del parto. Puede que el bebé nazca vivo, pero muera dentro de unas pocas horas.

Muchas mujeres han tenido 1 ó 2 pérdidas en su vida. Pero una mujer que ha tenido 3 ó más pérdidas seguidas, corre un mayor riesgo de tener otra. Trate de obtener los consejos de un médico.

Si una mujer tuvo mucho sangrado o una infección de la matriz después de una pérdida, puede que ella tenga los mismos problemas después de dar a luz esta vez. Pídale a un médico que le aconseje a usted cómo prepararse para esta posibilidad. Quizás sea mejor que la mujer tenga a su bebé en un hospital.

Aborto

A la decisión de una mujer de terminar el embarazo antes de que el bebé pueda vivir afuera de la matriz se le llama *aborto provocado.* En este libro lo llamamos simplemente aborto.

Hay varias maneras de provocar un aborto. La más común consiste en "raspar" la matriz por dentro. A esto se le llama *D y C (Dilatación y Curetaje).* Si una mujer sólo ha tenido 1 ó 2 de estos abortos y fueron hechos en una clínica u hospital por personas entrenadas, no debe haber ningún problema. Pero si una mujer ha tenido 3 o más abortos, o incluso sólo 1 hecho por alguien sin experiencia, lo más seguro es que la mujer tenga a su bebé en un hospital. Esto es porque los abortos a veces pueden dejar pequeñas cicatrices en la matriz de la madre. De vez en cuando, la placenta se pega a estas cicatrices y no puede salir después de que nazca el bebé.

Si una mujer tuvo mucho sangrado o una infección de la matriz después de un aborto, puede que ella tenga los mismos problemas después de este parto. Podría ser mejor que diera a luz en un hospital.

¡Cuidado! Los abortos hechos por personas sin entrenamiento son muy peligrosos. Pueden dejar muchas cicatrices en la matriz y pueden causar infecciones. Peor aún, pueden causar hemorragias muy fuertes e incluso la muerte.

Recuerde también que una mujer que ha tenido una pérdida o un aborto necesitará más apoyo moral cuando se embarace otra vez.

6. ¿Ha tenido problemas con otros embarazos o partos?

Una mujer que haya tenido problemas con otros embarazos o partos puede tener problemas esta vez también. El riesgo es mayor cuando el embarazo o el parto más reciente fue el difícil.

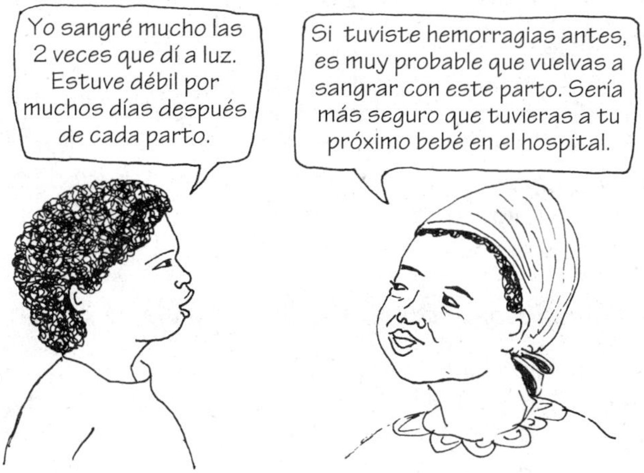

Pídale a la madre que le cuente cómo fue cada uno de sus embarazos y partos anteriores. Pídale que le cuente todo: lo bueno **y** lo malo. Luego hágale las preguntas que aparecen a continuación. (Muchos de los temas de las preguntas se explican más a fondo en otras partes del libro. Vaya a la página que se indica junto a cada pregunta.) Apunte toda la información que la madre le dé.

Preguntas sobre embarazos anteriores

¿*Tuvo ella anemia?* (Vea pág. 110.)

Si la mujer tuvo *anémia* en un embarazo anterior, investigue si está anémica ahora y si está comiendo bien (vea el capítulo 4). Si ella tiene anemia ahora o no está comiendo bien, es más probable que tenga muchos problemas con este embarazo y con el parto.

¿*Tuvo alta la presión de la sangre?* (Vea págs. 107 y 109.)

Es más probable que la mujer que tenga alta la *presión de la sangre* si la tuvo alta con algún embarazo anterior. Asegúrese de que a ella se le mida la presión regularmente, aunque tenga que ir a una clínica para que se lo hagan. En la pág. 108 se explica cómo medir la presión de la sangre.

¿*Tuvo ella hinchazón o pre-eclampsia?* (Vea pág. 112.)

Si una mujer tuvo *pre-eclampsia* en un embarazo anterior, durante este embarazo revise regularmente si tiene la presión alta u otras señas de pre-eclampsia.

¿*Tuvo una infección de la vejiga o de los riñones?* (Vea pág. 115.)

Si tuvo cualquiera de estas infecciones durante otro embarazo, es más probable que las vuelva a tener. Enséñele a ella a reconocer las primeras señas de estas infecciones y pídale que acuda a usted de inmediato si nota esas señas. Además aconséjele que tome muchos liquidos y que mantenga muy limpias sus partes ocultas. Si puede, obtenga los consejos de un médico o trabajador de salud desde ahora.

¿*Tuvo diabetes (azúcar en la sangre)?* (Vea la pág. 88.)

Si tuvo diabetes con un embarazo anterior, es más probable que esta vez también le dé. De ser posible un médico o trabajador de salud debe hacerle análisis y aconsejarle qué hacer.

¿Tuvo un parto muy largo (más de 24 horas con un bebé primerizo o más de 12 horas con otro bebé)? ¿Tuvo que pujar por mucho timepo para sacar al bebé (más de 2 horas)?

Pregúntele a la madre si, por ser tan largo, el parto le causó problemas a ella o a su bebé. Si el parto fue normal y el bebé nació sin ninguno problema, no hay nada de que preocuparse. Si el parto no fue normal, pregúntele por qué fue tan tardado. ¿Tenía ella anemia, alguna enfermedad, o los huesos muy estrechos? ¿Estaba el bebé muy grande? ¿Venía en mala posición? ¿Estaba muy asustada ella? Dependiendo de las respuestas, quizás necesite usted consultar a un médico o trabajador de salud con experiencia.

***¿Tuvo ella un parto muy rápido* (menos de 2 horas)?**

Si antes la mujer dio a luz muy rápido, puede que esta vez suceda lo mismo. Asegúrese de que la familia sepa qué hacer en caso de que usted no llegue a tiempo. Quizás convenga que usted pase un poco de tiempo con la familia para enseñarle cómo atender un parto y qué hacer en una emergencia (como una hemorragia fuerte). Vea los Capítulos 20 y 13.

***¿Alguna vez dio a luz antes de tiempo?* (Vea pág. 233.)**

Si tuvo un parto más de 5 semanas antes de lo debido, averigüe si tiene señas de una infección vaginal (vea págs. 362 a 365). Si es posible, consiga que un médico le examine el cérvix (cuello de la matriz) al sexto o séptimo mes del embarazo para ver si se está abriendo demasiado pronto. Esté lista por si este bebé también nace antes de tiempo.

¿Ha tenido un bebé de menos de 2½ kilos (5 libras)?

Si es así, averigüe si el bebé nació con más de 3 semanas de adelanto. Si el bebé nació a tiempo, averigüe si la madre tuvo la presión alta, anemia o pre-eclampsia. Pregunte también si comía bien o si fumaba o usaba alguna droga. Revise con cuidado si el nuevo bebé está creciendo bien. Consiga atención médica especial para la madre si parece que este bebé también es muy pequeño.

¿Tuvo un bebé que pesó más de 4 kilos (9 libras)?

Averigüe qué tan difícil fue el parto. Vea si la madre tiene señas de diabetes (vea pág. 88) Revise si este bebé también parece estar grande. Si puede, consulte a un médico o trabajador de salud con experiencia y pídale que investigue si la madre tiene diabetes.

¿Tuvo ataques (convulsiones)?

Si en un embarazo o parto anterior la madre tuvo ataques, consiga ayuda médica de inmediato. Ella debe recibir atención médica durante todo el embarazo y siempre debe dar a luz en un hospital.

***¿Tuvo mucho sangrado antes o después del parto?* (Vea págs. 100 y 101.)**

Si la mujer sangró demasiado en un embarazo o parto, es más probable que vuelva a pasar lo mismo. Revise si tiene señas de anemia. Si es posible, de ahora en adelante debe dar a luz en un hospital.

¿Tuvo algún problema con la placenta?

Si la placenta no salió fácilmente en un parto anterior, es probable que vuelva a suceder lo mismo. Pídale consejos a un experto.

¿Tuvo fiebre o una infección de la matriz durante o después del parto? (Vea pág. 298.)

Pregúntele a la mujer si la bolsa de aguas se le rompió al principio del parto o antes de que éste empezara. Pregúntele también si le hicieron muchos exámenes de la vagina. Quizás ella no tenga ningún problema con este parto, pero el riesgo de que le dé una infección será mayor que para otras mujeres. Asegúrese de revisar si tiene señas de una infección vaginal (vea págs. 362 a 365) y consulte a un experto.

¿Se puso muy triste (deprimida) después del parto?

Si la madre se deprimió después de un parto anterior, quizás esta vez le pase lo mismo. Esté preparada para ayudarle si esto sucede (vea pág. 301).

¿Se enfermó o murió el bebé antes, durante o después del parto?

Averigüe si el bebé estaba sano o tenía defectos. Si su primer bebé fue sano pero los siguientes murieron, quizás la madre necesita una prueba especial de la sangre. Asegúrese de revisar si la madre tiene la presión alta (vea págs. 107 a 109), diabetes (pág. 88), anemia (págs. 110 a 111), desnutrición (Capítulo 4) u otras enfermedades. Consulte a un experto.

¿Tuvo un bebé con defectos de nacimiento? (Vea págs. 294 y 295.)

Algunos defectos de nacimiento son de familia. Averigüe de qué tipo de defecto se trata y si otras personas en la familia de la madre o el padre lo tienen. De ser así, consulte a un experto.

7. ¿Ha tenido la madre una cesárea (operación para dar a luz)?

En una cesárea, a la mujer se le abre el vientre y la matriz para sacar al bebé. Después el médico cose las cortadas, dejando una cicatriz en la matriz y otra en el vientre. A veces se hace una cesárea porque el bebé no cabe entre los huesos pélvicos de la madre. La operación también se hace cuando, por alguna razón importante, hay que sacar al bebé rápidamente.

Cuando la madre tenga otro bebé, hay un pequeño riesgo de que la cicatriz de la matriz se abra durante el trabajo de parto. Si esto sucede, la madre puede desangrarse por dentro y morir. Por esta razón, es más seguro que una mujer que haya tenido una cesárea dé a luz en un hospital. Tal vez con este bebé no necesite una operación, pero es mejor que esté en el hospital en caso de que haya problemas. Si una mujer entiende los riesgos y aun así no quiere dar a luz en el hospital, por lo menos debe estar cerca de él. Antes del parto, haga arreglos con el hospital para que atiendan a la mujer si ella tiene problemas.

La madre definitivamente debe dar a luz en un hospital en cualquiera de los siguientes casos:

- La cicatriz de la cesárea en la matriz va de arriba a abajo (no de lado a lado). Por desgracia, no hay manera de ver esa cicatriz. La cicatriz del vientre puede estar de un modo y la de la matriz de otro. La única manera de saber cómo fue hecho el corte es revisando el expediente médico en el hospital o preguntándole al médico que haya hecho la cesárea (si es que él puede recordarlo).

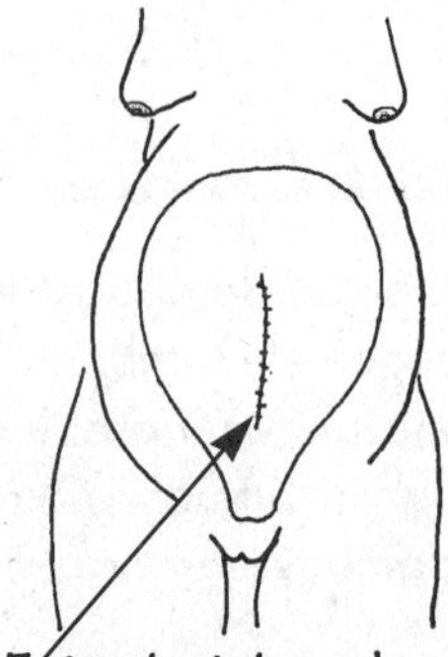

Esta cicatriz va de arriba a abajo y puede abrirse durante el parto.

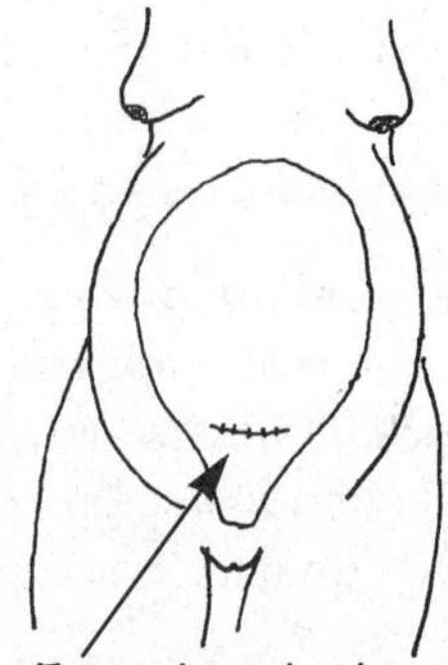

Esta cicatriz tiene menos riesgo de abrirse durante el parto.

- A la madre se le hizo la cesárea porque el bebé no cabía entre los huesos pélvicos.
- La cesárea se hizo hace menos de 2 años.
- Este bebé está muy grande o viene en una posición difícil.
- Ha habido cualquier otra seña de riesgo durante este embarazo.

8. ¿Está ella saludable?

El embarazo y el parto pueden ser más peligrosos si la madre está enferma. Si una mujer embarazada ya tiene cualquiera de los siguientes problemas, debe conseguir ayuda médica para recibir los cuidados que necesite, para hacer planes para lo que pueda necesitar durante el resto del embarazo y para decidir si debe dar a luz en un hospital.

- diabetes
- VIH/SIDA
- infección de la vejiga o los riñones
- fiebre de más de 40°C ó 104°F por más de 2 días
- enfermedad del hígado (*hepatitis*, sobre todo hepatitis B)
- convulsiones
- presión alta
- problemas del corazón
- *tuberculosis* que no ha sido tratada
- deformidad de las caderas o de la cintura

Una mujer que alguna vez haya tenido cualquiera de los siguientes problemas, sin importar hace cuánto los haya tenido, debe consultar a un trabajador de salud o doctor durante el embarazo para averiguar si aún tiene el problema:

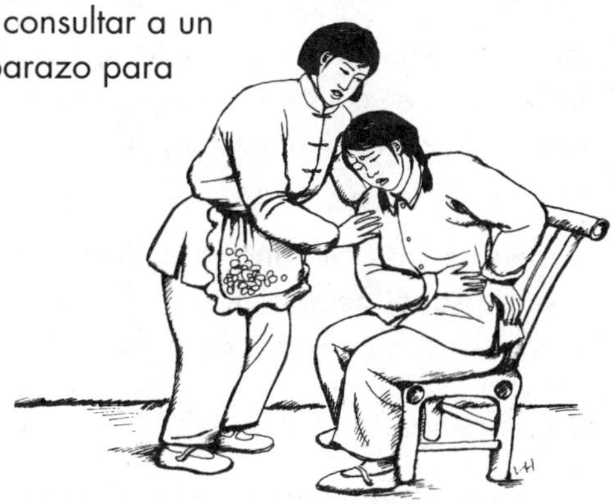

- hepatitis
- infección de la vejiga o de los riñones
- fiebres (calenturas) frecuentes
- tuberculosis

Paludismo (Malaria)

El *paludismo* o *malaria es* una infección de la sangre que causa fiebre alta y escalofríos. Se contagia a través de los zancudos. Las mujeres corren un mayor riesgo de que les dé paludismo cuando están embarazadas. El paludismo durante el embarazo puede causar que la madre pierda al bebé o dé a luz antes de tiempo, o que el bebé nazca muy pequeño o que nazca muerto.

En un área donde hay mucho paludismo, puede ser conveniente que todas las mujeres embarazadas tomen medicina para evitar el paludismo. La Organización Mundial de la Salud recomienda 2 pastillas de 250 mg. de fosfato de cloroquina, cada semana a lo largo de todo el embarazo. Pregunte con las autoridades locales de salud si eso es lo mismo que se recomienda en su región.

También recomiéndeles a las mujeres las siguientes medidas para ayudar a evitar el paludismo:

- dormir bajo mosquiteros
- evitar que el agua se estanque en cualquier lado porque allí se crían los zancudos
- matar a los zancudos y sus crías de todas las maneras posibles

Si una mujer ya tiene paludismo, debe tomar pastillas de 250 mg. de fosfato de cloroquina de la siguiente manera:

- primer día: 4 pastillas para empezar y 2 pastillas más a las 6 horas
- segundo día: 2 pastillas
- tercer día: 2 pastillas

Si la mujer no se mejora, debe consultar a un médico o trabajador de salud que tenga experiencia con este problema.

Si una mujer tiene más de 40°C ó 104°F de fiebre por 2 días o más, o si siente mucho sueño, tiene ataques (convulsiones), la orina oscura o pierde el conocimiento, debe conseguir ayuda médica lo más pronto posible.

9. ¿Tiene ella señas de diabetes?

Cuando una persona tiene diabetes, su cuerpo no puede usar el azúcar en su sangre. La diabetes no es contagiosa o pegadiza, pero puede ser de familia. A algunas mujeres sólo les da diabetes cuando están embarazadas. Antes de embarazarse no la tienen y se les quita después de dar a luz.

La diabetes puede enfermar gravemente a una mujer y puede hacer que el parto sea más peligroso. El bebé puede tener defectos de nacimiento, ser muy grande o enfermarse mucho y morir después de nacer.

Señas de riesgo

Si una mujer tiene algunas de las siguientes señas, es posible que ella tenga diabetes. No es necesario que ella tenga todas estas señas, pero entre más tenga, más probable es que padezca de diabetes.

- Está gorda.
- Tuvo diabetes en un embarazo anterior.
- Uno o más de sus niños nació muy grande (más de 4 kilos ó 9 libras), enfermo o murió al nacer, sin que nadie supiera por qué.
- Tiene la matriz más grande de lo normal para los meses de embarazo que lleva.
- Tiene sed todo el tiempo.
- Tiene más de 35 años de edad.
- Sus heridas tardan en sanar.
- Necesita orinar más seguido que otras mujeres embarazadas.

Qué hacer

A veces, la diabetes se puede controlar con una buena dieta, con descanso y con ejercicio. A veces es necesario tomar medicamentos para evitar problemas serios.

Si una mujer embarazada ya tuvo diabetes alguna vez, consiga una opinión médica de inmediato. Con la atención médica adecuada se pueden evitar muchos de los problemas causados por la diabetes durante el embarazo.

Si usted sospecha que una mujer tuvo diabetes en un embarazo anterior, ella debe ir a hacerse una prueba de laboratorio. El mejor tiempo para hacerse la prueba es alrededor de los 6 meses de embarazo.

Si ya se sabe que la mujer tiene diabetes, ella debe recibir atención médica **desde ahora**. Debe planear en tener a su bebé en un hospital. Si no hay ayuda médica disponible, debe llevar una buena dieta (vea el Capítulo 4), evitar los dulces y comer poco pero seguido. Usted debe conseguir toda la información que pueda para ayudarle a tener un bebé sano.

10. ¿Ya ha sido vacunada contra el tétano? ¿Cuándo recibió la última vacuna?

El *tétano* o *trismo* da cuando un microbio que vive en la caca de los animales o la gente entra en el cuerpo de una persona a través de una herida. A una madre le puede dar tétano si alguien le mete algo que no está estéril en la matriz o en la vagina durante o después del parto (cuando todavía esté sangrando). A un bebé le puede dar tétano si le cortan el cordón del ombligo con algo que no esté estéril.

Es importante vacunar contra el tétano a todos los bebés y las mujeres que estén en edad de tener hijos. La Organización Mundial de la Salud recomienda hacerlo de la siguiente manera:

- vacuna Nº 1: la primera vez que vea al bebé o a la mujer
- vacuna Nº 2: un mes después de la vacuna Nº 1
- vacuna Nº 3: 6 meses después de la vacuna Nº 2
- vacuna Nº 4: 1 año después de la vacuna Nº 3
- vacuna Nº 5: 1 año después de la vacuna Nº 4

Además, toda mujer embarazada debe ser vacunada contra el tétano durante su primer examen prenatal de cada embarazo (en caso de que ese examen sea el único al que vaya). Una vacuna puesta durante el embarazo también sirve para proteger al bebé contra el tétano durante sus primeras semanas de vida. Para que esa protección continúe, es necesario vacunar al bebé en unas cuantas semanas después de que nazca (vea pág. 229).

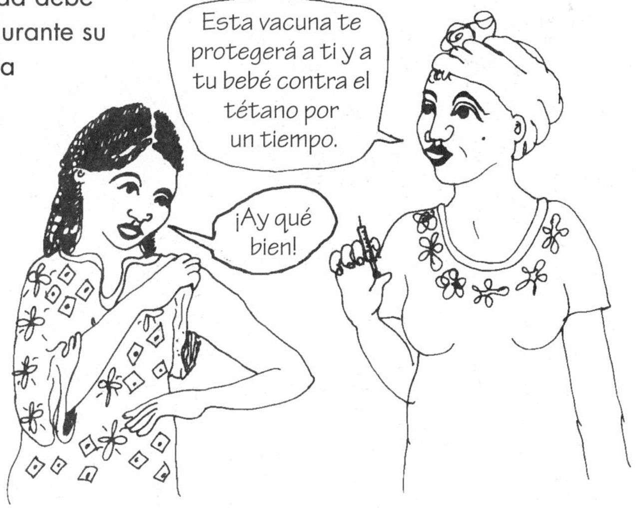

Investigue con sus autoridades de salud locales a dónde debe ir la madre para que la vacunen o si es posible que usted misma ponga las vacunas.

Si una mujer embarazada no ha recibido todas las vacunas como se muestra arriba o no ha recibido una vacuna contra el tétano en más de 10 años, debe recibir una vacuna durante el primer examen prenatal y además una segunda vacuna 1 ó 2 meses después.

11. ¿Ha tenido ella problemas con alguna medicina?

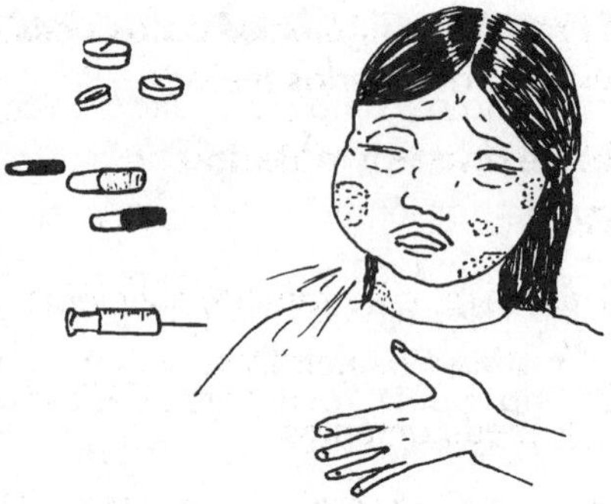

Si alguna medicina le ha causado problemas (como ronchas, comezón, hinchazón o dificultades para respirar) **no debe volver a tomarla** nunca, ya sea que esté embarazada o no. Quizás ella sea *alérgica* a esa medicina. Si volviera a tomar la medicina alguna vez en su vida, podría tener un problema muy grave o incluso podría morir.

Es buena idea que usted apunte el nombre de la medicina y que hable acerca de ella con un médico o trabajador de salud. Asegúrese de que toda persona que pudiera darle medicina a la mujer sepa del problema. También explíquele a la mujer que nunca debe volver a tomar esa medicina y que siempre debe avisarles a los doctores o trabajadores de salud de su alergia.

Por otro lado, eso no quiere decir que a esa mujer le vayan a hacer daño **todas** las medicinas. Si ella no está embarazada, las demás medicinas serán igual de seguras para ella que para cualquier otra persona. Si sí está embarazada, como toda otra mujer embarazada, deberá seguir las precauciones que aparecen a continuación.

Nota: Algunas medicinas vienen en "familias". Por ejemplo, la penicilina y la ampicilina son de la misma familia.

Por eso es que sus nombres se parecen. Si una mujer es alérgica a una medicina que pertenece a una familia, es muy probable que también sea alérgica a otras medicinas de la misma familia.

12. ¿Está tomando ella alguna medicina?

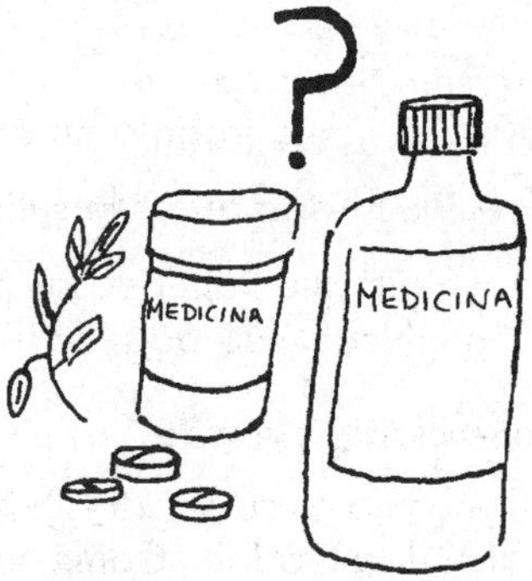

Para una mujer embarazada, lo mejor es evitar todas las medicinas—tanto las modernas como las tradicionales (remedios caseros). Muchas medicinas pueden dañar al bebé en el vientre. Si una mujer *necesita* tomar una medicina, revise en las Páginas Verdes de este libro si esa medicina es **segura** durante el embarazo. Si no encuentra la medicina allí, consulte a un médico u otro trabajador de salud.

13. ¿Le preocupa a ella algo en especial acerca de este embarazo?

Cuando le haga esta pregunta a la madre, dele tiempo para pensar. También es buena idea que le haga la pregunta en cada visita. Si usted la escucha con cuidado, es posible que incluso halle respuestas a esta pregunta cuando ustedes dos estén hablando de otras cosas.

14. ¿Tiene ella problemas o necesidades especiales?

El saber las siguientes cosas acerca de las mujeres que acudan a verla le ayudará a usted a atenderlas mejor.

Necesidades materiales

Dinero

Tiene ella (o su familia) suficiente dinero para pagar por estas cosas:

- alimentos nutritivos
- medicamentos
- sábanas limpias y desinfectante para el parto
- consultas médicas o cuidado en un hospital

Distancia de los servicios de salud

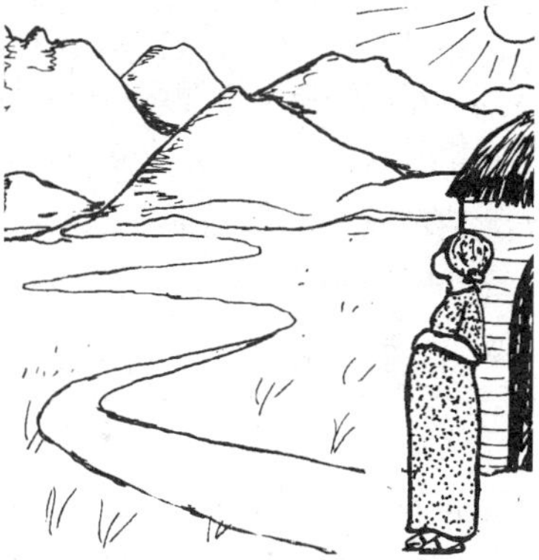

- ¿Podrá ella ir a sus exámenes prenatales? ¿Si no, puede usted ir a donde está ella?
- Si ella vive muy lejos, ¿puede usted enseñarle a hacerse a sí misma por lo menos parte de los exámenes?
- ¿Qué tan lejos le queda una clínica u hospital? ¿Necesita ella quedarse en un lugar que esté más cerca de la ayuda médica?
- ¿Hay un radio o teléfono que pueda usar en caso de una emergencia?

Transporte

- ¿Necesita que alguien la lleve a los exámenes prenatales—o al hospital en caso de una emergencia?
- ¿Hay alguien que tenga un carro, una camioneta, una carreta u otra manera de transportarla? Si no, su gente debe aprender cómo hacer una camilla.

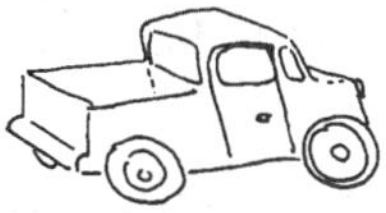

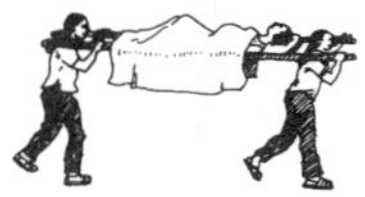

Su trabajo

- ¿Qué tanto trabaja en su casa o para otra gente?
- ¿Puede descansar lo suficiente ahora que está embarazada?
- ¿Tiene que hacer cosas peligrosas en su trabajo, como usar venenos o sustancias químicas (vea pág. 61)? ¿Hay manera de protegerla contra los peligros?

Condiciones de vida

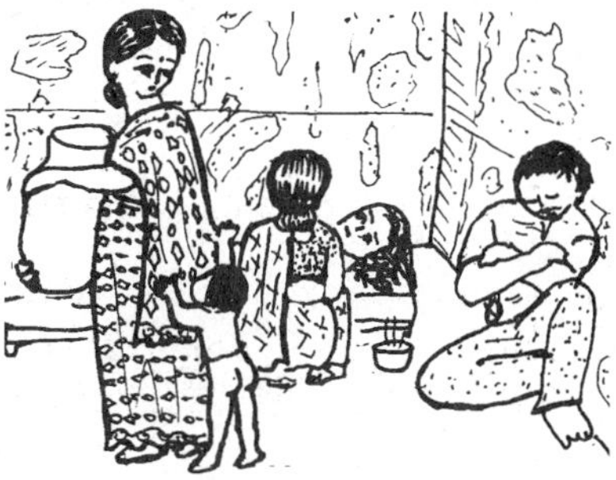

- ¿Cómo es su hogar? ¿Vive su familia muy apiñada? ¿Cómo son los alrededores (limpios? llenos de gente?)?
- ¿Hay agua potable?
- ¿Hay alguien en la casa que tenga una enfermedad seria que se le pueda pegar a la madre?

Familia y comunidad

Esposo o compañero

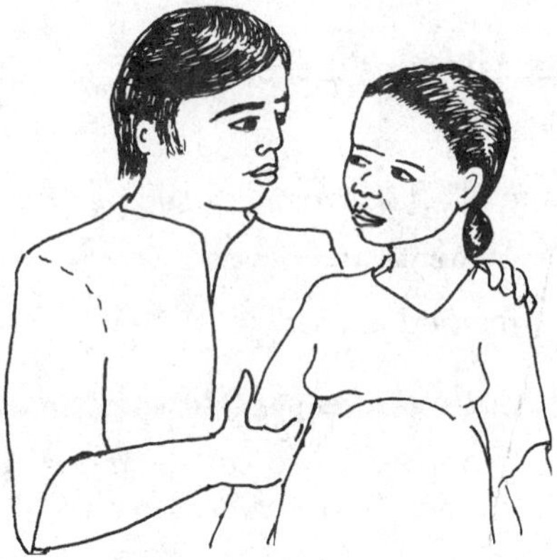

- ¿Está ella casada?
- ¿Pasa su esposo o compañero bastante tiempo con ella o sale mucho?
- ¿Es él borracho?
- ¿La trata bien?
- Si no la trata bien, ¿hay alguien que él respete en la comunidad que pueda hablar con él?
- ¿Tiene él relaciones sexuales con otras personas?
- ¿Deja él que ella haga lo que necesita hacer para cuidarse y estar sana durante el embarazo?

Otros miembros de la familia y la comunidad

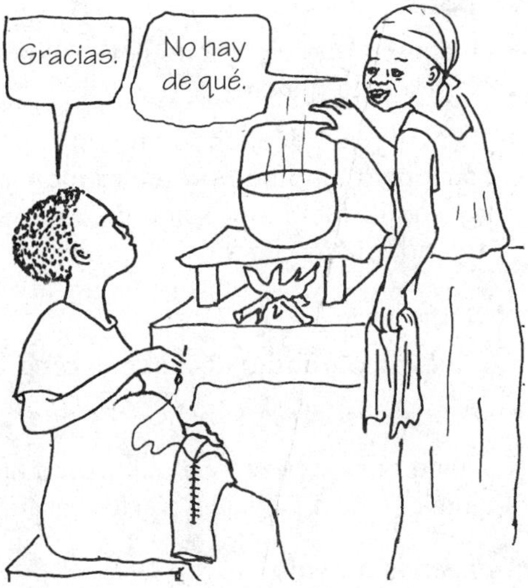

- ¿Entiende la familia las necesidades de la madre?
- ¿Hay personas en la familia o en la comunidad que puedan ayudarle con el embarazo y que se aseguren de que ella coma bien, descanse y tenga alguien con quien hablar?
- ¿Quién más puede ayudar (la clínica, una organización local, un programa de salud, la gente para quien trabaja)?
- ¿Hay alguien que esté dispuesto a ayudar en caso de una emergencia (para llevar recados, buscar ayuda o hacer otra cosa)?

Creencias y costumbres

- ¿Tiene creencias o costumbres que sean útiles o dañinas (vea págs. 23 a 28)?
- Si tiene creencias que sean dañinas, ¿puede usted encontrar maneras de ayudarle y hablar con ella sin ofenderla?

Situaciones especiales

Madres solteras

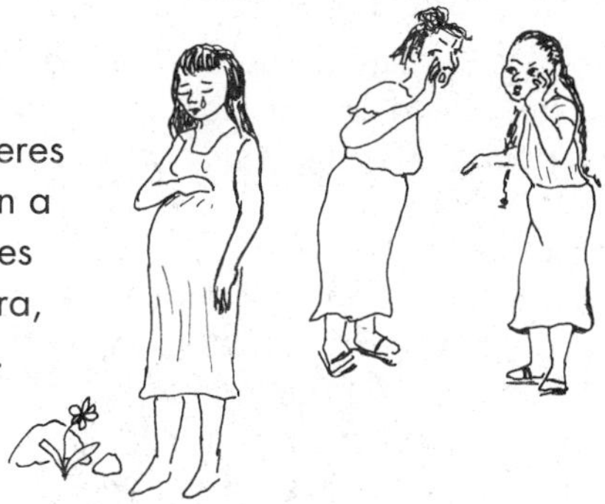

En muchos lugares, la gente no trata bien a las mujeres embarazadas que no están casadas o que no tienen a un compañero. Nosotros opinamos que estas mujeres se merecen tanto cariño y ayuda como cualquier otra, y a menudo necesitan aún más. Nunca las rechace. Haga todo lo que pueda para asegurarse de que ellas y sus bebés reciban la ayuda que necesiten.

Madres muy jóvenes y madres incapacitadas

Muchas veces las mujeres muy jóvenes o las mujeres con alguna incapacidad física o mental necesitan ayuda extra antes y después del parto. Si sus familias no les pueden ayudar, quizás usted podría organizar a otras mujeres de la comunidad para que ellas ayuden.

Las mujeres muy jóvenes y las mujeres incapacitadas necesitan aprender a cuidar a sus bebés y a sí mismas. Si quienes les ayuden hacen todo por ellas, ellas no aprenderán. Hay que observarlas bien y ayudarles sólo cuando sea necesario.

Mujeres que han sido violadas

Algunas mujeres y jóvenes se embarazan a causa de una violación sexual. Es importante que todos recuerden que la violación no es culpa de la mujer. Una mujer que ha sido violada no está "sucia". Nadie debe hacer que ella se sienta culpable o avergonzada. Al contrario, para recuperarse ella necesitará cuidado, apoyo y cariño. Tal vez también necesite que le hagan la prueba del SIDA y de otras enfermedades de transmisión sexual.

La mujer necesitará decidir si quiere tener el bebé o si prefiere un aborto. Si puede, ayúdele a decidir qué es lo que ella de verdad quiere. Usted no debe influir en su decisión. Sólo asegúrese de que, en cualquier caso, ella reciba buena atención médica.

A veces, una mujer que ha sido violada tiene miedo a que la toquen. Quizás no quiera que nadie le toque el cuerpo durante los exámenes prenatales o el parto. Trate de ayudarle a sentirse relajada y segura. Espere a que ella esté lista a que usted la toque. Examínela despacio y vaya explicándole todo lo que haga.

A veces, una mujer que fue violada no puede querer o cuidar bien a su bebé. Si esto sucede, ayúdele a entender que el bebé no tuvo nada que ver con la violación. Quizás le ayude a ella hablar con alguien de lo que le pasó y de lo que siente. Deje que ella decida con quién conversar.

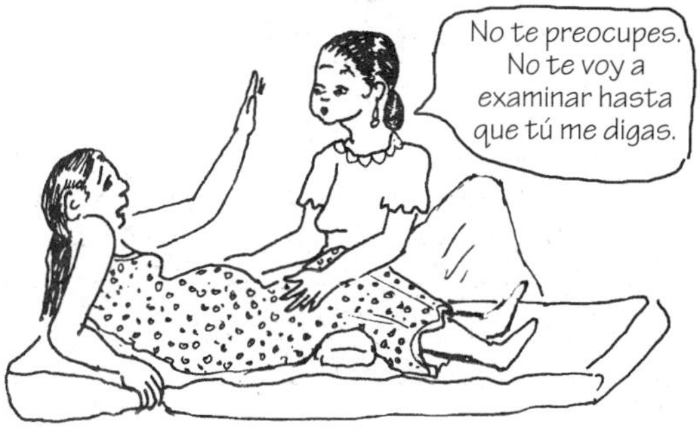

Mujeres que son golpeadas

En muchos lugares del mundo, la gente acepta que los hombres golpeen a las mujeres. Muchas veces, el hombre empieza a golpear o golpea más a la mujer cuando ella está embarazada. Algunos hombres no golpean a las mujeres, pero sí las dañan por dentro insultándolas constantemente.

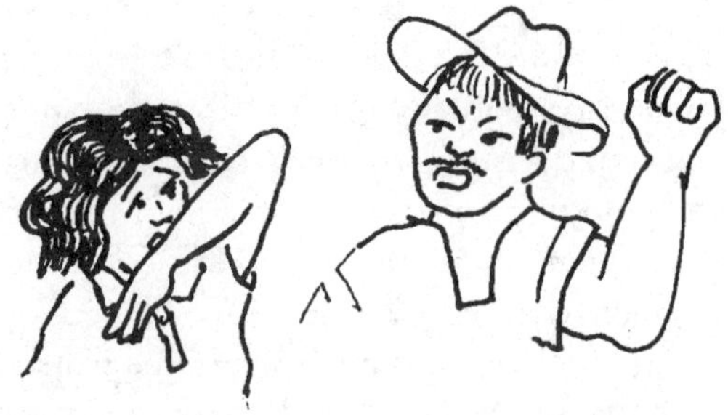

Puede que una mujer no admita que su esposo o su compañero la golpea. Tal vez le dé vergüenza o quizás ella tenga miedo de hablar del problema. Si usted nota que una mujer muchas veces tiene moretones, heridas, quemadas, o incluso huesos rotos, es probable que su pareja la golpee.

Nota: **Nunca es aceptable golpear a una mujer.** Los golpes pueden causar heridas graves o incluso la muerte. Los golpes también pueden dañar al bebé en el vientre. Nosotros les rogamos a todos los trabajadores de salud y líderes comunitarios que trabajen juntos para combatir y ponerle un fin a la violencia contra las mujeres.

Prostitutas

Las mujeres que por cualquier razón trabajan como prostitutas también se merecen buenas cuidados durante el embarazo. Atienda usted a una prostituta como atendería a cualquier otra mujer.

Una mujer que se dedica a vender sexo se arriesga a contagiarse de muchas enfermedades. Es buena idea que vaya a una clínica para que le hagan un examen completo y también para que le hagan pruebas para ver si tiene SIDA u otras enfermedades de transmisión sexual (vea Capítulo 23).

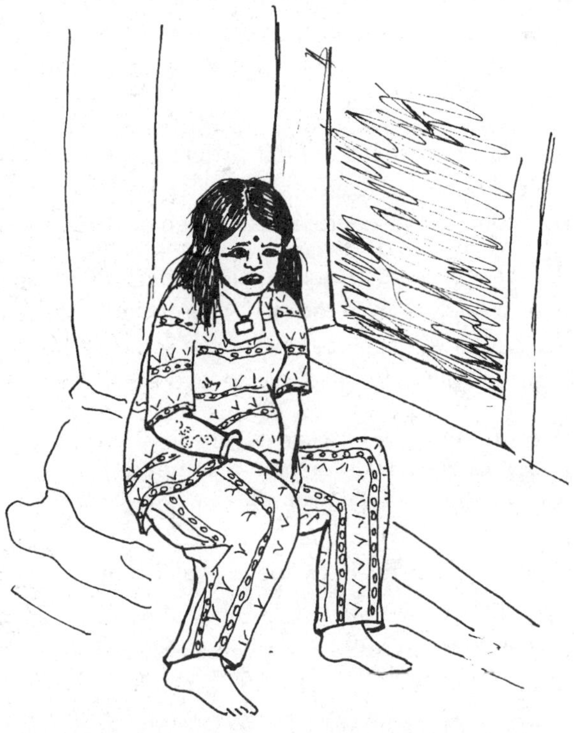

Cuando el vientre se le empiece a poner muy grande, es muy probable que ella ya no pueda trabajar como prostituta. Sin suficiente dinero, quizás pierda su hogar. Tal vez no puede comprar comida ni pagar por los cuidados que necesite. Puede que la gente no la trate bien. Busque usted la manera de ayudarle. No la juzgue; lo importante ahora es que ella y su bebé reciban los cuidados necesarios.

Después de hacerle a la mujer las 14 preguntas de este capítulo, será hora de hacerle su primer examen prenatal. Lo mejor es hacer las preguntas y el primer examen en la misma visita. El siguiente capítulo le explica en qué consiste el examen. (Como usted ya estuvo hablando con la futura madre, no tiene que hacer lo que dice en las páginas 97 a 102. Empiece en la página 103, donde dice **Revise el cuerpo de la madre.**)

Exámenes prenatales

Contenido del Capítulo 7

Exámenes prenatales

CAPÍTULO 7

Hay 3 cosas básicas que se deben hacer durante un examen prenatal normal: conversar con la madre, examinarle el cuerpo y revisar al bebé. Es buena idea que usted apunte todo lo que vaya aprendiendo acerca de la madre y el bebé durante cada visita prenatal (vea el cuadro al final de este capítulo).

En este capítulo, hablamos de las señas que usted observará al hacer un examen prenatal, e indicamos cuáles son señas normales y cuáles son de riesgo. Si encuentra una seña de riesgo, siga las instrucciones de la sección titulada "Qué hacer si nota señas de riesgo". A veces usted misma podrá ayudar a la mujer y otras veces tendrá que conseguir ayuda médica.

¡Cuidado! Durante cada visita, recuérdele a la mujer que las siguientes son señas de peligro del embarazo. Si le da cualquiera de ellas, la madre debe acudir a usted o conseguir ayuda médica en algún otro lado de inmediato. Para información sobre qué hacer en cada caso, diríjase a las páginas indicadas aquí:

1. Sangrado vaginal (pág. 100).
2. Hinchazón de la cara y de las manos (pág. 112).
3. Dolor de cabeza, mareos o visión borrosa (pág. 112)

Converse con la madre

Generalmente, lo mejor es empezar el examen prenatal con una conversación amistosa. Pregúntele a la madre cómo se ha sentido y cómo va el embarazo. Vea si ella tiene cualquier malestar o pregunta.

1. Observe su salud en general

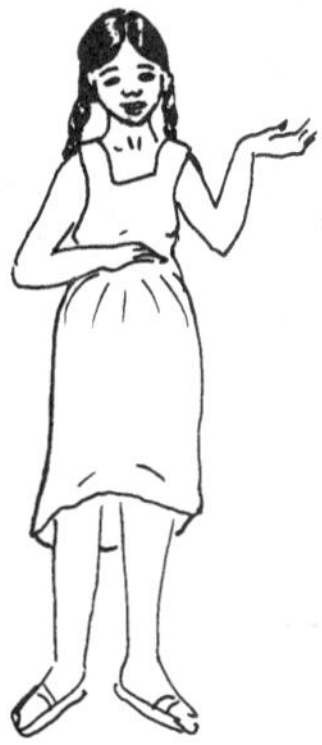

Señas normales: La madre se ve, suena y dice que se siente contenta y sana.

Señas de riesgo: La madre se ve, suena o dice que se siente triste o enferma.

- ¿Se ve ella feliz—o está triste e irritable?
- ¿Parece tener energía—o se ve cansada y débil?
- Se mueve ella con facilidad—o se ve tiesa y se mueve lentamente?
- ¿Parece ella pensar y hablar con claridad—o confusamente?
- ¿Tiene la piel en buena condición—o se le ven llagas o ronchas?

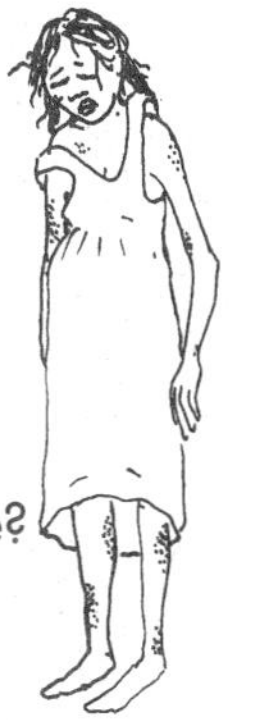

Mientras hable con la madre, trate de notar todo lo que pueda indicarle si ella está saludable o no. Por ejemplo:

Qué hacer si nota señas de riesgo

Si a usted le parece que, en general, la madre no se ve bien o no parece estar sana, trate de darle asistencia especial y ayúdele a conseguir ayuda médica.

2. Pregunte si ella tiene náusea o vómitos

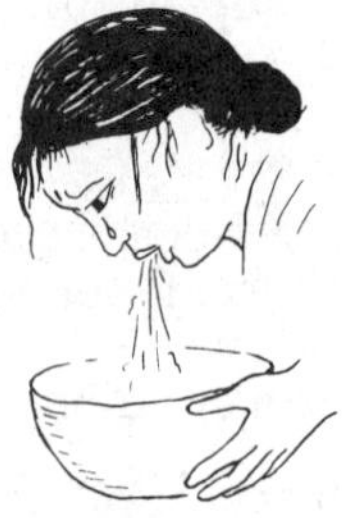

Señas normales: La madre no tiene náusea ni vómitos, sólo tiene un poco de náusea en los primeros 3 ó 4 meses del embarazo.

Señas de riesgo:

- La madre tiene muchos vómitos o tiene vómitos después del cuarto mes.
- La madre no puede retener agua en el estómago.
- La madre sólo puede orinar poco, deja de orinar o tiene orina muy oscura.
- La madre gana menos de 1 kilo (2 libras) de peso al mes.

A muchas mujeres les dan náuseas durante los primeros 3 ó 4 meses del embarazo. Generalmente, esto no es nada grave. Pero si la madre vomita mucho, tiene náuseas que le impiden comer, o no puede retener líquido en el estómago, eso sí es seña de riesgo. La madre y el bebé se pueden desnutrir. La náusea también podría ser seña de que hay otro problema.

Qué hacer si nota señas de riesgo

Si las náuseas dan en los primeros meses del embarazo y no son muy fuertes, recomiéndele a la madre los remedios que aparecen en la pág. 66. Si esos remedios no le ayudan o si los vómitos son muy fuertes o siguen después del cuarto mes, consulte a un médico o trabajador de salud. Hay medicinas que calman el estómago para poder comer.

Si además de vómitos, la madre tiene diarrea u otras señas de enfermedad, consulte a un médico. Será necesario revisar si la madre tiene alguna infección, úlceras (llagas en el estómago), parásitos (animales pequeñísimos que viven en los *intestinos* y causan enfermedades) o una *embarazo molar* (un tumor creciendo en la matriz, en vez de un bebé; vea la pág. 121).

Si la mujer tiene parásitos pero no están causando muchos problemas, quizás lo mejor sería que no tomara medicina sino hasta después del parto. Algunas de las medicinas contra los *parásitos* pueden dañar al bebé, sobre todo durante los primeros 3 meses del embarazo. Pregunte cuáles son la medicinas recomendadas en su región o consiga ayuda médica. Si los parásitos tienen muy enferma a la mujer y ella no está subiendo de peso como debe ser o si tiene otras señas de enfermedad, consulte a un médico.

Si la mujer no puede retener líquidos y deja de orinar, consiga ayuda médica de inmediato. Ella va a necesitar una *solución intravenosa* (o sea suero o líquidos que se dan por la vena; vea las págs. 414 y 415) y medicina. Si usted sabe cómo poner suero, póngaselo a la madre mientras que llegan a la clínica o al hospital.

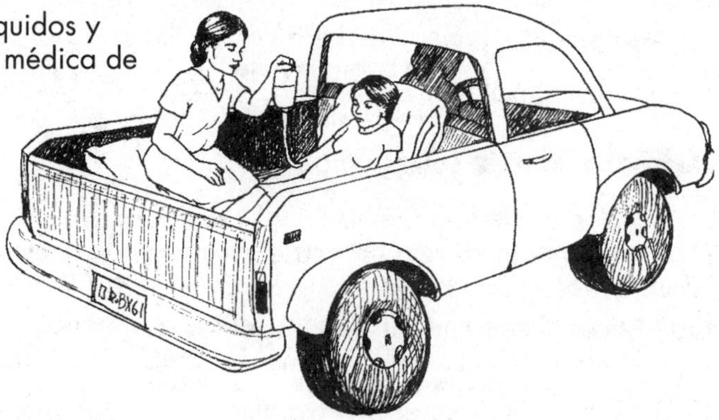

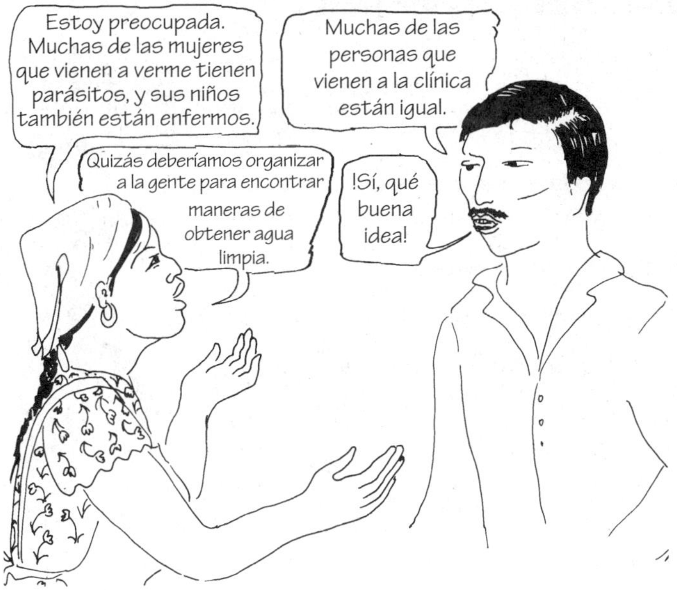

Nota: Si otras personas en la comunidad también tienen náuseas, vómito y diarrea, puede ser que el agua esté contaminada. En ese caso será inútil dar medicinas contra los parásitos porque al tomar el agua sucia volverán a entrar al cuerpo. Para no volver a enfermarse, la madre tendrá que hervir o filtrar el agua.

Sería bueno que la comunidad se uniera para crear un sistema de agua potable.

3. Pregunte si ella se siente débil.

Señas normales: La madre tiene suficiente energía.

Señas de riesgo: La madre se siente débil o cansada todo el tiempo, sobre todo después del cuarto mes.

Una mujer embarazada debe de tener energía—aunque es normal que durante los 3 primeros meses y en las últimas 4 ó 5 semanas del embarazo tenga mucho sueño a cualquier hora.

Si una mujer está débil por mucho tiempo, puede que tenga uno o varios de los siguientes problemas:

- desnutrición (vea el Capítulo 4)
- anemia (vea págs. 110 a 111)
- demasiado trabajo
- alguna enfermedad
- depresión
- problemas del corazón (vea págs. 102 y 107)

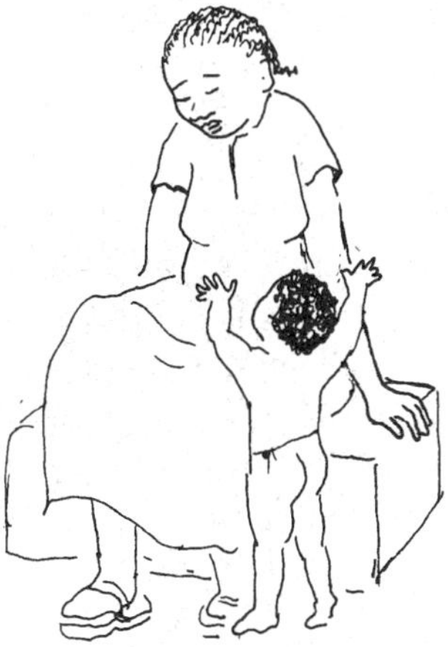

Qué hacer si nota señas de riesgo

Es importante que usted revise bien si la madre tiene cualquiera de estos problemas. Si ella sigue débil es más probable que tenga problemas a la hora de dar a luz. Puede que tenga un parto muy largo y difícil, que sangre mucho o que le dé una infección después del parto. También es más probable que su bebé esté enfermo. Si a usted le preocupa la salud de la madre, pídale que vaya a que la revise un trabajador de salud o un doctor.

4. Pregunte si ella tiene sangrado de la vagina

Señas normales:

- Nada de sangrado durante el embarazo, o muy poco, y sin calambres durante los primeros meses (cuando le hubiera bajado la regla a la mujer).
- Moco vaginal rosado o manchado de sangre 2 ó 3 días antes de que empiecen los dolores del parto.

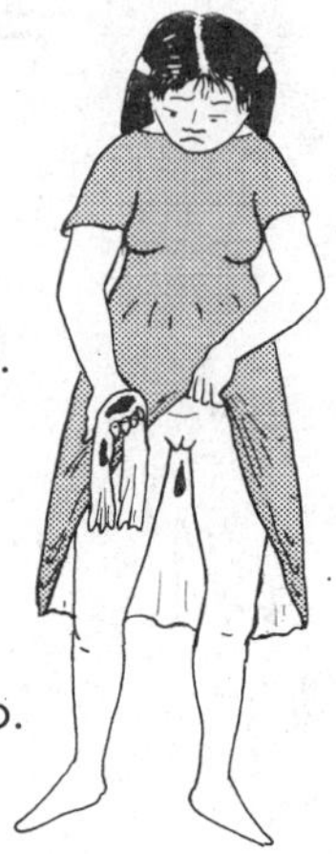

Señas de riesgo:

- Sangrado como el de la regla durante cualquier mes del embarazo.
- Sangrado con calambres durante los primeros 6 meses de embarazo. Hay peligro de aborto o pérdida.
- Sangrado con dolor constante en cualquier mes del embarazo.
- Sangrado sin dolor, especialmente en la segunda mitad del embarazo.

Qué hacer si nota señas de riesgo

Sangrado durante los primeros 6 meses

Si la madre tiene algo de sangrado que es como de una regla o más fuerte, si la mujer lleva más de 3 meses de embarazo, o si hay mucho dolor fuerte o mal olor en la vagina, es mejor consultar a un médico. Si ella tiene sangrado con calambres, puede estar perdiendo a su bebé (aborto o malparto). Si el sangrado es muy leve (unas manchas), sin dolores y ocurre en los primeros 3 meses, el riesgo no es muy alto. No meta nada en la vagina de una mujer que esté teniendo una pérdida.

Sangrado con dolor constante en cualquier mes del embarazo

Un sangrado con dolor que no se quita durante los 3 primeros meses del embarazo puede ser seña de que el bebé no está creciendo donde debe. Normalmente un bebé crece en la matriz. Pero de vez en cuando, un bebé puede empezar a crecer en uno de los tubos que van de los ovarios a la matriz (las trompas de falopio). A esto se le llama *embarazo ectópico.*

Al principio, el tubo se estira. Pero a medida que el bebé va creciendo más, puede que la madre sienta dolor o una bola adolorida de un lado. Luego, antes de cumplir 3 meses de embarazo, al no poder estirarse más el tubo se revienta y sangra. Esto es muy peligroso. La madre puede desangrarse por dentro hasta morir. **¡Llévela de inmediato a un hospital! Esté pendiente de las señas de choque** y dé el tratamiento necesario (vea pág. 243).

Embarazo ectópico

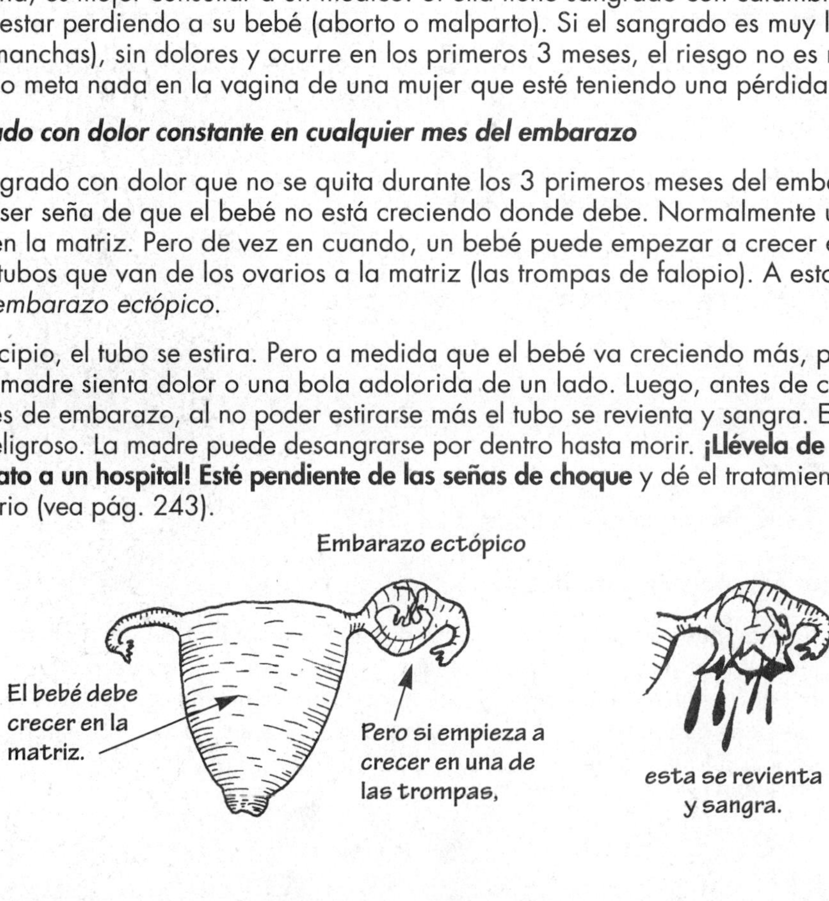

Un sangrado con dolor constante durante los *últimos* meses del embarazo puede indicar que la placenta se ha despegado de la pared de la matriz. A esto se le llama desprendimiento de la placenta. La madre puede estar sangrando mucho por dentro. Puede que algo de la sangre salga, pero puede que no. Una matriz llena de sangre se siente dura. Esto es muy peligroso. Tanto la madre como el bebé pueden morir. **Vayan a un hospital de inmediato**. Esté pendiente de las señas de choque y dé el tratamiento necesario (vea la pág. 243).

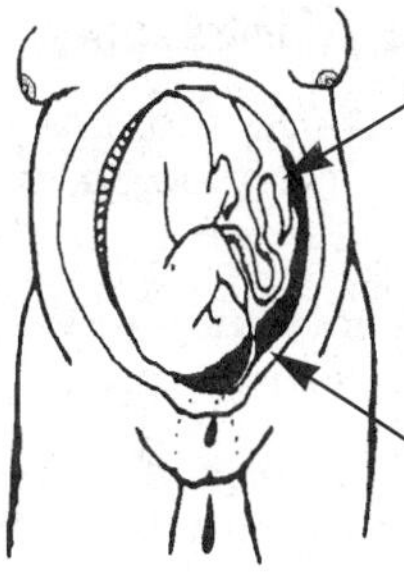

Sangrado sin dolor, sobre todo en la segunda mitad del embarazo

Un sangrado sin dolor se puede deber a que la placenta esté tapando el cérvix en vez de estar más arriba en la matriz— como es debido. A esto se le llama placenta previa. Cuando el cérvix se empiece a abrir al final del embarazo, la placenta no estará protegida. Será como una herida abierta. La sangre de la madre pasará por la placenta y saldrá por la vagina. Esto es muy peligroso. La madre y el bebé pueden morir. **Vayan a un hospital de inmediato.** Esté pendiente de las señas de choque y dé el tratamiento necesario (vea la pág. 243).

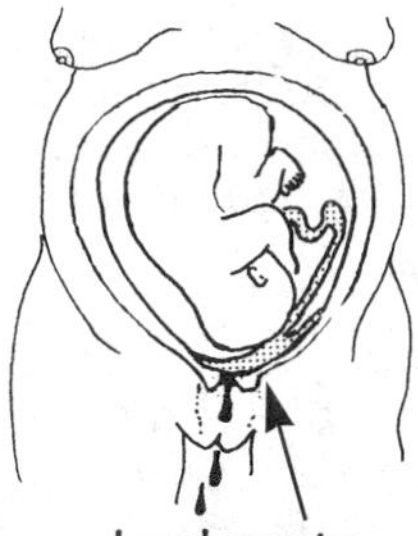

¡Cuidado! Nunca meta las manos en la vagina de una mujer que esté sangrando. Podría rasgar la placenta y empeorar la hemorragia. Podría matar a la madre.

5. Pregunte si ella tiene algún dolor fuera de lo usual en el vientre, la espalda o las piernas

Señas normales: No hay dolor en el vientre, la espalda o las piernas. A veces hay dolores como los siguientes que, por lo general, no son nada de qué preocuparse:

- Calambres leves e irregulares en lo alto del vientre o por todo el vientre (también llamados *contracciones de práctica*, pág. 137).
- El vientre se aprieta y luego se relaja.
- Dolores fuertes y repentinos en la parte baja de en frente, pero hacia un costado, que duran unos minutos y luego se van.
- Dolor de cintura que se mejora con descanso, masaje o ejercicio.
- Dolor fuerte en las nalgas, que baja por una pierna, y que se calma descansando.

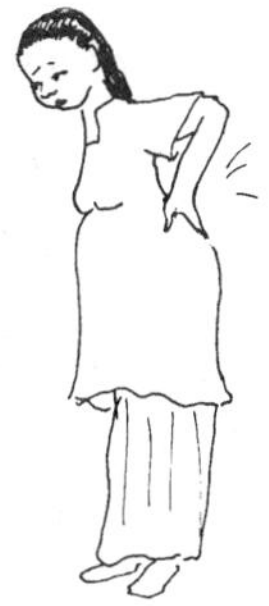

Señas de riesgo:

- Dolores o calambres que se van volviendo más fuertes y vienen más seguido.
- Dolor constante en el vientre.
- Dolor en la parte baja del vientre que atraviesa los costados y llega hasta la espalda; o dolor de espalda que no se mejora con descanso, masaje o ejercicio.

Qué hacer si nota señas de riesgo

Si la madre tiene cualquiera de los siguientes dolores, puede que haya un problema. Para mayor información, diríjase a la página que se indica para cada tipo de dolor.

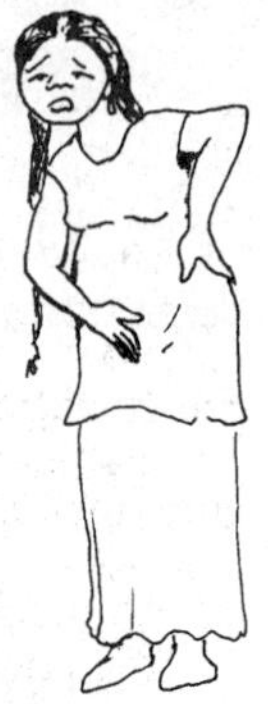

- En los primeros 3 meses del embarazo, los dolores o calambres que se ve van volviendo más fuertes o frecuentes pueden indicar que está empezando un aborto (vea las págs. 82 y 100).
- Un dolor fuerte y constante en el vientre o en un costado durante los primeros 3 meses puede deberse a un embarazo ectópico (pág. 100).
- Un dolor constante hacia el final del embarazo se puede deber a que la placenta se esté despegando (pág. 101).
- Un dolor constante que atraviesa los costados y llega hasta la espalda, o un dolor de espalda que no se mejora con descanso, masaje o ejercicio, pueden ser seña de una infección en la vejiga o en los riñones (pág. 115).

Nota: Como cualquier otra persona, una mujer embarazada puede enfermarse de algo que le dé dolor en el vientre. La enfermedad podría ser apendicitis (una infección en una parte del intestino que da con fiebre, dolor del lado derecho de la barriga y desgano para comer), parásitos (con náusea o diarrea), una úlcera (a veces con vómito y excremento negro como alquitrán). Consulte a un médico si cree que la madre tiene alguno de estos problemas.

6. Pregunte si a ella se le dificulta respirar

Señas normales: La madre no tiene dificultades para respirar o sólo tiene pocas al final del embarazo.

Señas de riesgo: Muchas dificultades para respirar, sobre todo si hay otras señas de enfermedad.

A muchas mujeres les cuesta algo de trabajo respirar cuando tienen 8 ó 9 meses de embarazo. Puede que no alcancen a respirar profundo porque el bebé les estorba. Poco antes del parto, el bebé baja en el vientre y esto vuelve a facilitar la respiración (vea pág. 137).

Si una mujer tiene dificultades constantes para respirar, puede que tenga:

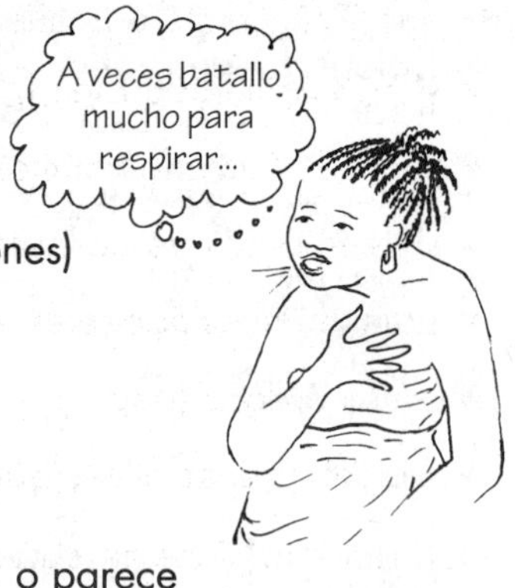

- alergias
- anemia (pág. 110)
- problemas del corazón
- tuberculosis (una enfermedad contagiosa de los pulmones)
- asma
- una infección de los pulmones

Qué hacer si nota señas de riesgo

Si la madre con frecuencia tiene dificultades para respirar, o parece tener alguno de los problemas mencionados arriba, consulte a un médico o trabajador de salud.

Examine el cuerpo de la madre

1. Pese a la madre

Señas normales: La madre va aumentando entre 9 y 18 kilos (de 20 a 40 libras) de peso poco a poco. Esto equivale a un aumento de entre ¼ y ½ kilo (de ½ a 1 libra) por semana o de 1 a 2 kilos (2 a 4 libras) por mes. La madre debe ganar la mayoría del peso en la segunda mitad del embarazo.

Señas de riesgo:

- La madre está muy delgada o no aumenta por lo menos 9 kilos (20 libras) durante el embarazo.
- La madre está muy gorda o aumenta más de 19 kilos (42 libras) durante el embarazo.
- La madre aumenta de peso repentinamente —más de 1½ kilos (3 libras) en una semana o más de 3½ kilos (8 libras) en un mes —sobre todo en los últimos 2 meses del embarazo.

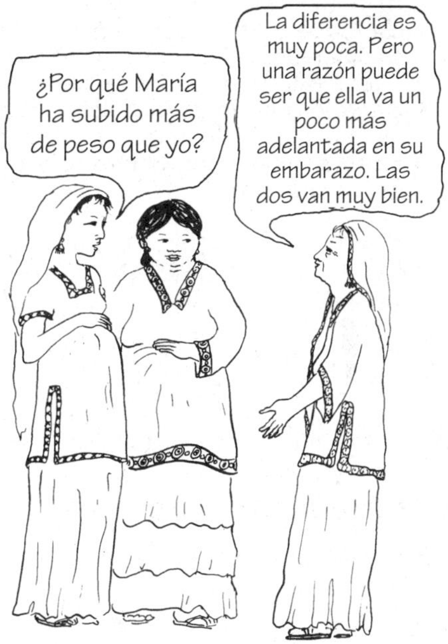

La mayoría del peso que la mujer gana durante el embarazo es del bebé, la placenta y la bolsa de aguas. La mujer en sí, también engorda un poco y esto, por lo general, es bueno.

Si usted tiene una báscula, pese a la mujer cada vez que la examine. Use siempre la misma báscula. Si no tiene báscula, trate de tantear el peso de la madre. Siempre apunte el peso de la madre para que lo compare de mes a mes.

Qué hacer si nota señas de riesgo

La madre está muy delgada o no sube de peso lo suficiente

Si la mujer está muy delgada, o no sube de peso como debería, trate de averiguar por qué. Pregúntale a la madre:

- si está comiendo bien (pág. 48)
- si tiene náusea o vómitos (pág. 98)
- si tiene señas de parásitos (pág. 98)
- si tiene necesidades especiales (pág. 91)
- si usa drogas (pág. 60)
- si podría tener SIDA (pág. 369)

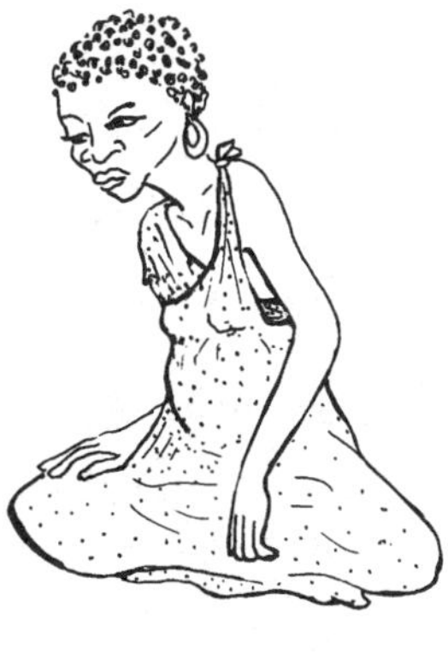

Si la madre no tiene ninguno de estos problemas, consulte a un médico para que le ayude a determinar por qué ella no está subiendo bien de peso.

La madre está muy gorda o engorda demasiado durante el embarazo

Es bueno y saludable que el cuerpo de una mujer tenga algo de gordo. Pero una mujer muy gorda puede tener más problemas durante el parto. Estos son algunos ejemplos:

- Quizás la mujer se sienta débil y cansada.
- Puede que ella tenga diabetes (vea pág. 88).
- Puede que la partera tenga dificultades en sentir el tamaño de la matriz y en encontrar la posición del bebé y oír su corazón.
- Puede que a la madre le cueste trabajo empujar al bebé para que salga.
- El bebé puede crecer mucho y ser más difícil de dar a luz.
- Puede que la partera no pueda sobar bien la matriz si la madre sangra mucho después del parto.

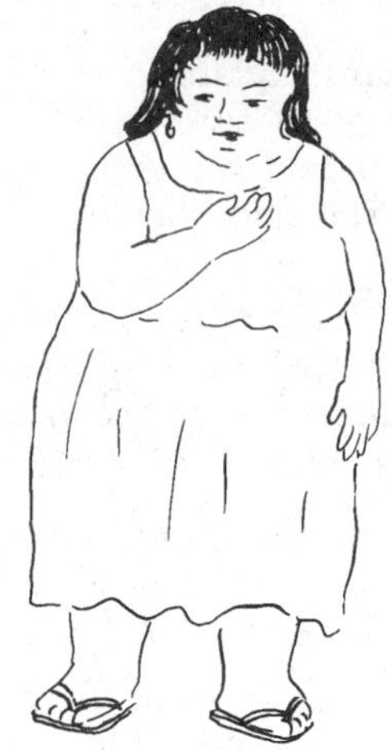

Hay mujeres que están algo gordas a pesar de llevar una dieta sana y baja en azúcares y grasas. Eso no importa. Pero si una mujer come demasiadas grasas y azúcares, o come más de lo necesario, anímela a que coma menos y a que coma alimentos más sanos (vea el capítulo 4). Una mujer **no debe** tratar de bajar de peso cuando esté embarazada.

Anime a todas las mujeres gordas a que hagan bastante ejercicio; pueden caminar, bailar o hacer otras actividades en que usen el cuerpo entero.

La madre sube de peso repentinamente

Si una mujer sube de peso de repente casi al final del embarazo, quizás sea porque va a tener *gemelos* (vea pág. 131), o porque tiene pre-eclampsia (pág. 112).

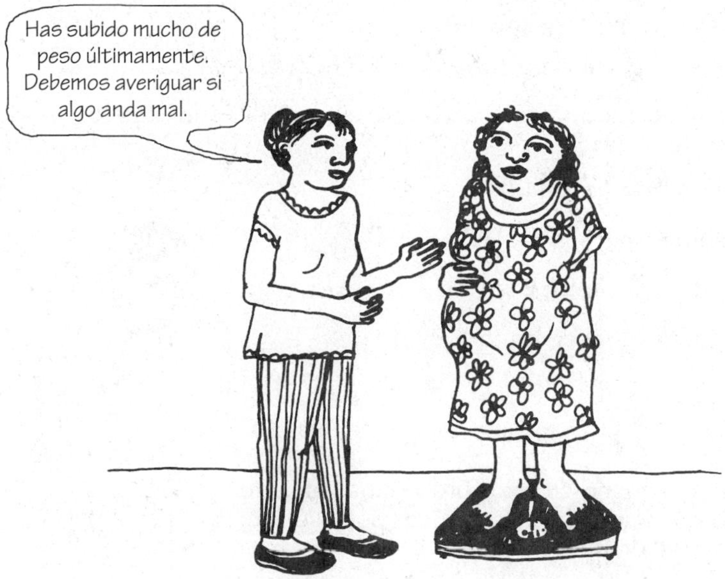

2. Revise si la piel se le siente caliente o tómele la temperatura

Señas normales: Su temperatura es de 37° centígrados (C) o de 98,6° Fahrenheit (F). La piel no se le siente caliente.

Señas de riesgo: Tiene una temperatura de más de 37,2°C ó 99°F. Esto es fiebre. La piel de la mujer se siente caliente al tocarla.

Cómo tomar la temperatura

Ponga el dorso de una de sus manos en la frente de la mujer y el dorso de la otra mano en su propia frente, o en la de otra persona sana. O sienta la frente de la mujer con sus labios, que son muy sensibles a la temperatura. Si la mujer tiene fiebre, usted podrá notarlo.

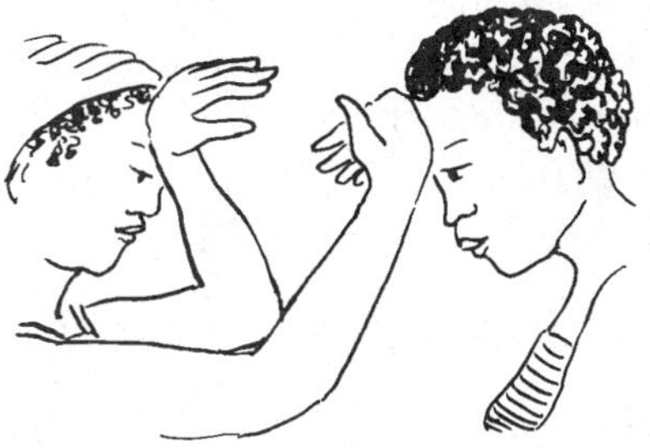

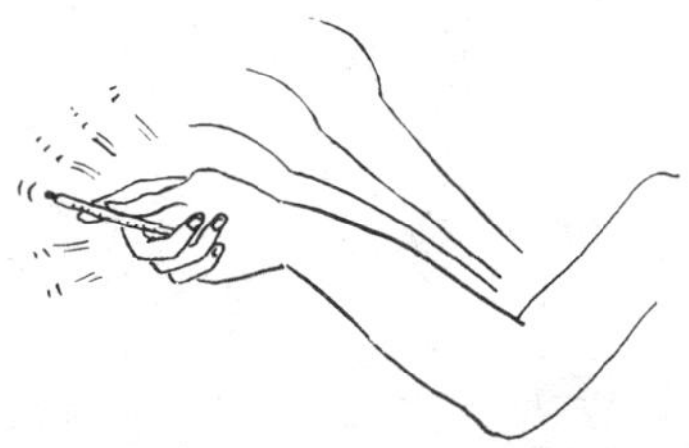

Si tiene un termómetro, límpielo bien con alcohol o agua limpia y jabón. Sacúdalo hasta que marque menos de 36°C ó 95°F.

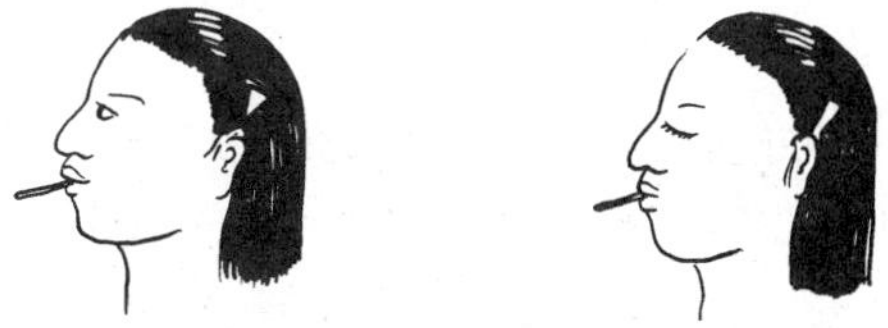

Ponga el termómetro bajo la lengua y déjelo allí por 3 ó 4 minutos.

Saque el termómetro y dele vuelta hasta que vea la raya plateada. El final de la raya marca la temperatura.

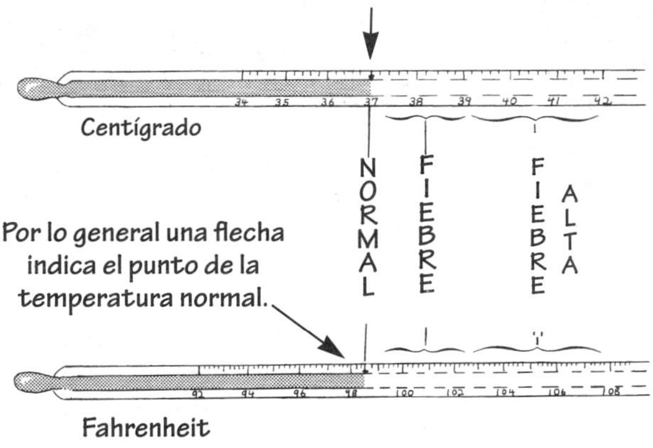

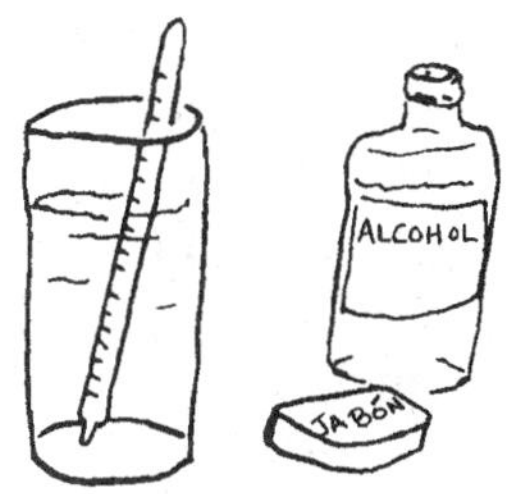

Siempre lave el termómetro con alcohol o agua limpia y jabón después de usarlo. No lo lave con agua caliente porque podrá reventarlo.

Qué hacer si nota señas de riesgo

La fiebre es seña de una infección. Algunas clases de infecciones, como el paludismo, son más peligrosas durante el embarazo que en otras ocasiones (vea pág. 87). Si la madre tiene fiebre, la infección podría estar en cualquier parte de su cuerpo. ¿Hay otras personas en la comunidad que tienen gripe u otra enfermedad? ¿Podría la madre tener paludismo? ¿Tiene ella otras señas de infección (Vea las págs. 115, 363)?

Si la madre tiene una fiebre alta—de 38°C (104°F) o más—hay que tratar de bajarla. Dele a tomar 500 mg de paracetamol (acetaminofén) por la boca cada 4 horas y asegúrese de que tome mucho líquido. Si la fiebre no baja en 8 horas, consiga ayuda médica.

3. Tome el pulso de la madre

Señas normales: Ella tiene un pulso de 60 a 80 latidos por minuto cuando está descansando.

Señas de riesgo: Ella tiene un pulso de 100 latidos o más por minuto cuando está descansando.

El pulso indica qué tan rápido está latiendo el corazón. Diferentes medidas del pulso son normales para diferentes personas.

Cómo tomar el pulso

1. Asegúrese de que la madre esté relajada y en descanso.

2. Encúentrele el pulso.

3. Cuente el número de latidos por minuto.

- Si tiene un reloj con segundero, cuente el número de latidos durante un minuto entero. Apunte ese número. Al prinipio, tal vez sea más fácil si otra persona le avisa cuando pase un minuto. A muchas personas les cuesta trabajo contar y ver un reloj al mismo tiempo. Muchas veces terminan contando un latido por segundo, aunque no sea lo correcto.

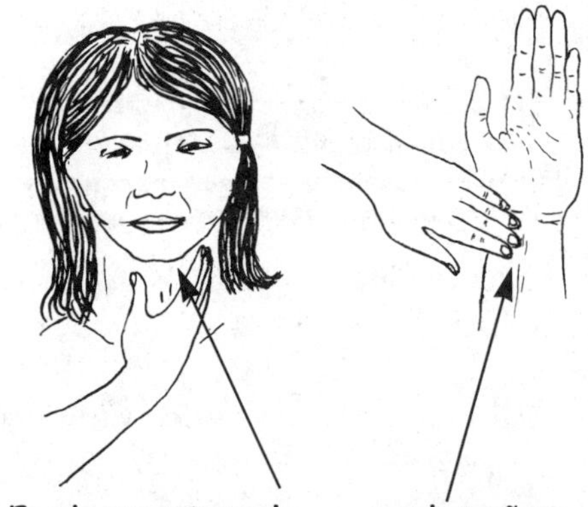

Puede encontrar el pulso de un lado de la garganta, abajo de la quijada, o en la muñeca, del lado del dedo gordo.

- Si no tiene un reloj, de todos modos siéntale el pulso a la mujer. Usted aprenderá a sentir si va bien, demasiado lento o demasiado rápido en comparación con el suyo y el de otras mujeres. O, si gusta, usted misma puede hacer un contador (vea la página 427).

Qué hacer si nota señas de riesgo

Si la madre tiene un pulso de 100 latidos por minuto o más, puede que tenga uno o varios de los siguientes problemas:

- tensión (nervios), miedo o preocupación por algún problema (vea págs. 91 a 92)
- sangrado fuerte (págs. 100 a 101)
- anemia (pág. 110)
- infección o fiebre (págs. 105, 115, 363)
- problemas de la *tiroides*
- problemas del corazón
- uso de alguna droga (por ejemplo: cocaína, pastillas de dieta, heroína)

Si usted sospecha que la madre tiene alguno de estos problemas, diríjase a la página indicada para obtener más información. Si no aparece indicada ninguna página (porque la información no está en este libro), o si usted no sabe a qué se deba la rapidez del pulso, consulte a un médico o trabajador de salud.

4. Mida la presión de la sangre de la madre

Señas normales: La presión de la sangre se mantiene entre 90/60 (90 sobre 60) y 140/90 (140 sobre 90) y no sube mucho durante el embarazo.

Señas de riesgo: Presión alta.

La madre tendrá la presión alta si cualquiera de estas cosas es cierta:

- El número más alto es de más de 140, o sube 30 puntos o más durante el embarazo.
- El número bajo es de más de 90, o sube 15 puntos o más durante el embarazo.

La presión de la sangre es una medida de la fuerza con que la sangre empuja por dentro las venas y l*as arterias. La presión alta* usualmente es seña de que la sangre necesita empujar con más fuerza para pasar por venas y arterias que están apretadas o se han encogido.

Durante el embarazo, la presión alta puede causar muchos problemas. Es más difícil que la sangre le lleve alimento al bebé y por eso el bebé no crece bien. A veces, la presión alta puede causarle a la madre problemas de los riñones, hemorragia en la matriz antes del parto, hemorragia en el cerebro o ataques (convulsiones). La presión alta de la sangre puede incluso matar a la madre.

Cómo medir la presión de la sangre

Cualquiera que sepa contar puede aprender a medir la presión de la sangre. Hay diferentes tipos de instrumentos para medirla. Algunos tienen una escala con mercurio que se ve como un termómetro. En otros, los números se ven en una rueda como reloj. Los instrumentos para medir la presión generalmente vienen con un *estetoscopio*. (En la pág. 429 mostramos cómo puede usted hacer su propio estetoscopio.)

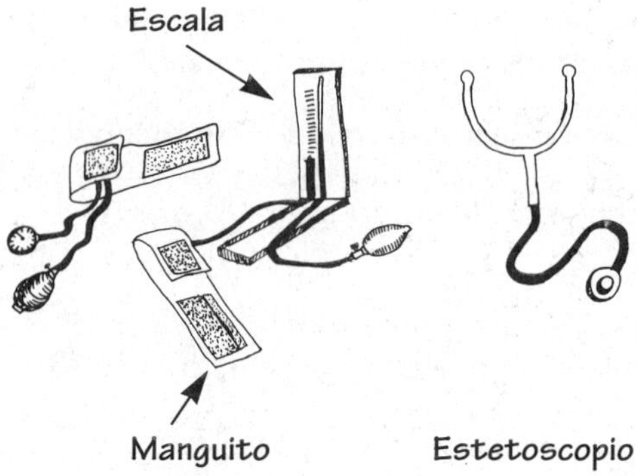

Antes de tomarle la presión a la mujer, explíquele lo que va a hacer. Así ella no tendrá miedo y podrá relajarse.

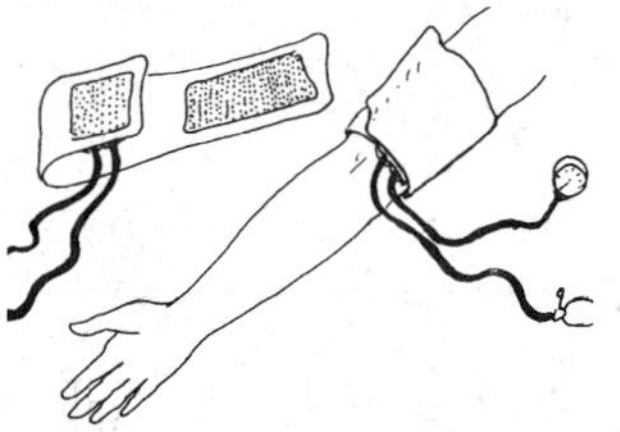

El brazo de la madre debe estar destapado. Enróllele el manguito alrededor del brazo, arriba del codo.

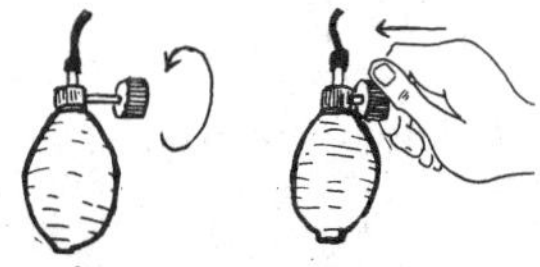

Cierre la válvula de la perilla de hule dándole vuelta hacia la derecha.

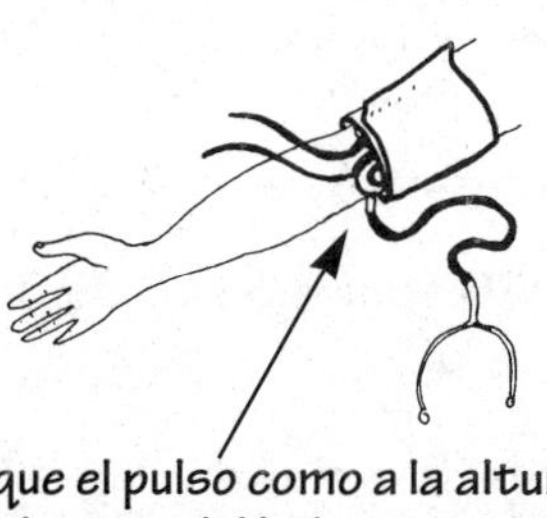

Busque el pulso como a la altura del codo, pero del lado opuesto del brazo. Ponga allí el estetoscopio.

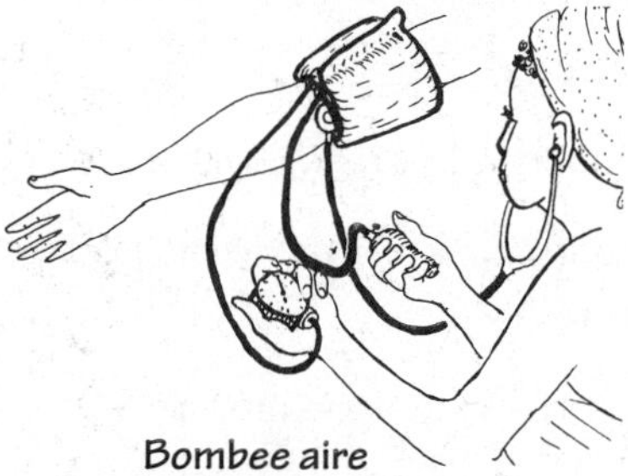

Bombee aire con la perilla.

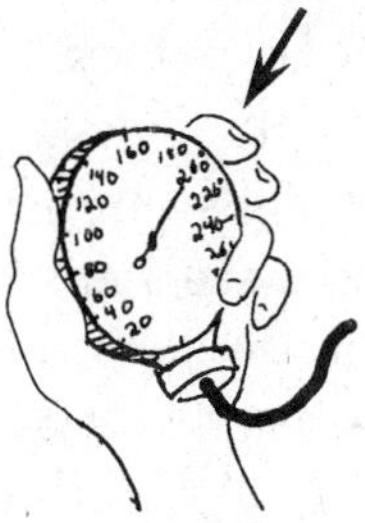

Al bombear aire, usted verá que la aguja se mueve. Deténgase cuando llegue a 200.

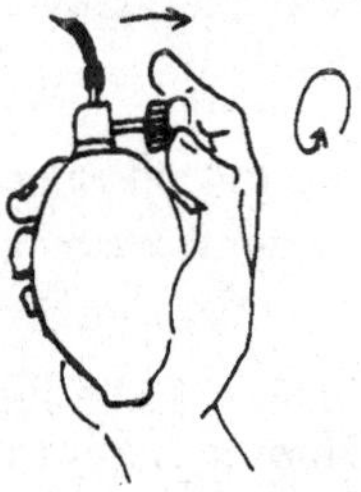

Luego, abra un poquito la válvula para que el aire salga despacito.

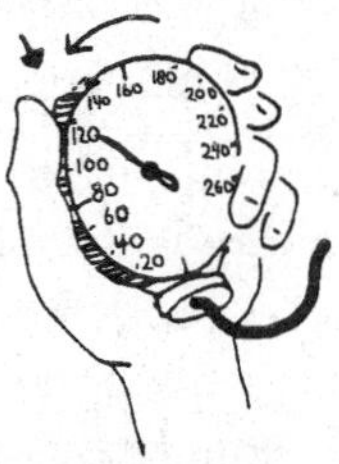

La aguja empezará a bajar. Si no baja abra la válvula un poquito más.

A medida que el aire se escapa, usted empezará a oír el pulso por el estetoscopio. Fíjese dónde está la aguja (o el mercurio, si usted tiene ese tipo de equipo) cuando empiece a oír el pulso. Este será el número de arriba. También fíjese dónde está la la aguja (o el mercurio) cuando el pulso deje de oírse o se haga muy débil. Ese será el número de abajo.

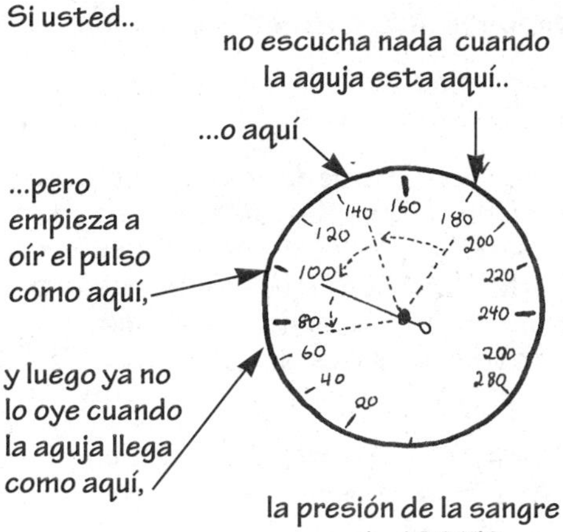

la presión de la sangre es de 100/70.

13 de sept.	100/60
12 de oct.	110/62
15 de nov.	90/58
10 de dic.	100/60
12 de enero	110/70

La presión de esta mujer sube y baja un poco de mes a mes. Esto es normal.

Mida la presión de la madre durante cada visita. Apúntela en su expediente o en un mismo papel cada vez, para que usted pueda notar si hay cambios. El número de arriba puede aumentar hasta 20 puntos y el de abajo hasta 14 puntos durante un mes, sin que haya problemas. Pero recuerde que sí puede haber problemas, si el número de arriba aumenta 30 puntos o más, o si el de abajo aumenta 15 puntos o más, aunque sea a lo largo de más de 1 mes (vea la pág. 107).

Qué hacer si nota señas de riesgo

Si la mujer tiene la presión alta la primera vez que se la tome, pídale que se acueste del lado izquierdo. Hable con ella amigablemente para ayudarle a relajarse (la tensión puede hacer que la presión suba). Después de 10 a 30 minutos, mídale la presión de nuevo.

- Si encuentra que la presión ya bajó a un nivel normal, probablemente no hay ningún problema. Pídale a la madre que, si puede, regrese en unos cuantos días para que le revise la presión otra vez. Asegúrase de medirle la presión en cada visita.

- Si la presión no ha bajado, podría haber un problema. Antes que nada, mídale la presión 3 días de la siguiente semana; pueden ser 3 días seguidos. Si la presión sigue alta, consulte a un médico. Explíquele a la madre cuáles son las señas de la pre-eclampsia y revise si ya tiene alguna de esas señas (vea pág. 112). Probablemente, lo más seguro sea que tenga a su bebé en un hospital.

- Si el número alto de la presión es de más de 160, o si el número bajo es de más de 100, consiga ayuda médica de inmediato. La mujer debe ir al hospital para que la atiendan. En algunos casos, será necesario que se quede en el hospital hasta que el bebé nazca.

Cuidado en casa para la presión alta (presión entre 140/90 y 158/98)

Si la madre no puede ir a un doctor, o si el doctor le recomienda que descanse en casa, ella debe...

- Descansar acostada lo más que pueda. Es mejor que se acuesta del lado izquierdo. Si no puede estar acostada todo el día, por lo menos debe tratar de descansar a ratos durante el día entero, aunque sea por unos cuantos minutos cada 1 ó 2 horas. La madre puede practicar a relajarse y a estar tranquila durante sus descansos. Entre más alta tenga la presión de la sangre, más importante es que descanse bien. El descanso es de especial importancia durante los últimos 3 meses del embarazo.
- Comer bien: alimentos con proteína, frutas, verduras y comidas con mucho hierro y calcio (vea la pág. 50).
- Tomar muchos líquidos—por lo menos 6 u 8 vasos al día.
- Evitar las comidas saladas.

5. Revise si ella tiene señas de anemia

Señas normales:

- el interior de los párpados es de color rosado
- las encías son rosadas
- buena salud en general y mucha energía
- pulso normal
- respiración normal

Señas de riesgo:

- el interior de los párpados está pálido
- encías pálidas
- uñas blancas (pálidas)
- debilidad y fatiga
- pulso rápido (más de 80 latidos por minuto)
- respiración rápida

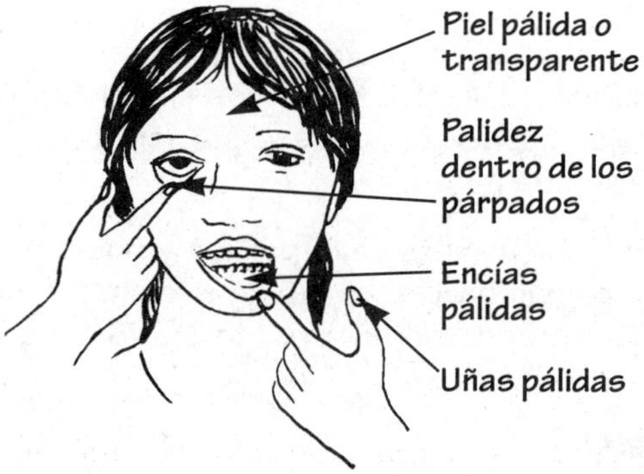

Cuando una mujer tiene anemia, significa que su sangre está débil o muy aguada—generalmente por no comer suficientes alimentos con hierro (págs. 51 a 52). El hierro hace roja a la sangre y le ayuda a esta a llevar oxígeno (del aire) a todas las partes del cuerpo. (Algunos tipos de anemia se deben a enfermedad, y no a la falta de hierro, pero esas anemias son menos comunes.)

Muchas mujeres embarazadas tienen anemia, sobre todo en las comunidades pobres. Las mujeres anémicas tienen menos fuerza para el parto y corren más peligro de sangrar mucho, de enfermarse después del parto e incluso de morir.

Qué hacer si nota señas de riesgo

La anemia común por lo general puede curarse en casa comiendo alimentos ricos en hierro (vea la pág. 51) y vitamina C (naranjas, limas, toronjas, tomates) y tomando jarabe o pastillas de hierro. En las páginas 51 y 52 se explica cómo prevenir y tratar la anemia. Hay que revisar a la madre como 4 semanas después de que haya empezado a tratarse. Si no está mejorando, consulte a un médico. Puede que la madre tenga alguna enfermedad o quizás necesite otro tratamiento.

Si para el noveno mes de su embarazo, la mujer está muy anémica, debe planear en tener a su bebé en el hospital.

> **¡Cuidado!** Las señas de riesgo que mencionamos antes casi siempre indican que la mujer tiene anemia, pero también pueden ser seña de que ella está perdiendo sangre. Si las señas aparecen de repente, es aún más probable que la mujer esté sangrando por dentro. Ella podría caer en choque. Vea qué hacer en la pág. 243.

6. Revise si ella tiene señas de desnutrición o de falta de yodo

Señas normales:

- buena salud en general y mucha energía
- piel en buena condición (sin llagas ni ronchas)

Señas de riesgo:

Para la desnutrición general:

- falta de apetito o no subir bien de peso
- debilidad y mala salud en general
- llagas, ronchas u otros problemas de la piel
- encías que duelen o sangran
- problemas del estómago o diarrea
- pies que se sienten entumidos o que arden

Para la falta de yodo:

- bocio (bola en el frente de la garganta)
- cretinismo (niños suyos o en la comunidad que son muy bajitos, sordos o mentalmente retrasados)

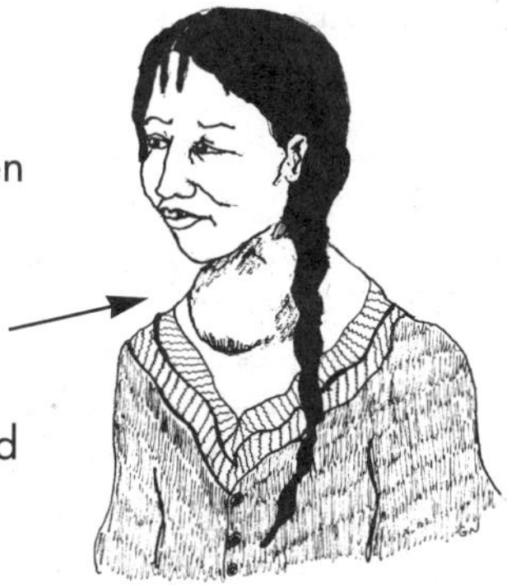

Qué hacer si nota señas de riesgo

La mejor manera de evitar o curar la desnutrición es ayudando a la gente a comer bien. Investigue qué es lo que la madre ha estado comiendo. Estudie el Capítulo 4 para ver de qué manera le puede ayudar a comer mejor. Recuerde, siempre es mejor comer bien que usar pastillas, tónicos o inyecciones.

Si usted sospecha que la mujer tendrá dificultades durante el parto porque está muy desnutrida, consulte a un médico o trabajador de salud. Esto es muy importante sobre todo si ya no hay suficiente tiempo o usted no tiene los recursos necesarios para ayudarle a mejorar antes del parto.

Si una mujer embarazada tiene bocio, o si ella u otras mujeres del pueblo tienen niños con cretinismo, es probable que ella no esté comiendo suficiente yodo. En la pág. 53 se explica cómo remediar este problema.

7. Revise si ella tiene señas de pre-eclampsia (toxemia del embarazo)

Señas normales:

- no hay hinchazón (un poco de hinchazón en los tobillos es normal)
- presión normal
- no hay dolor de cabeza, mareo ni visión borrosa o doble

Señas de riesgo:

Si la madre tiene cualquiera de estas señas le podría estar dando pre–eclampsia:

- presión alta
- hinchazón de las manos o la cara
- aumento de peso rápido

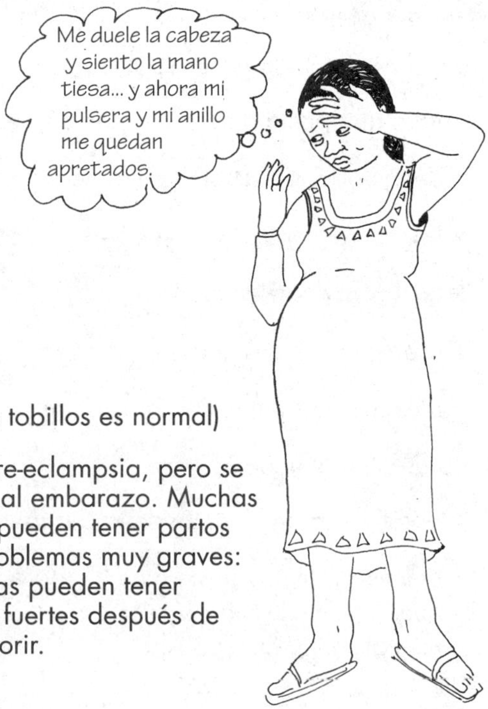

Si la madre tiene la presión alta y por lo menos una de las siguientes señas, es seguro que tiene pre-eclampsia:

- dolores de cabeza
- visión borrosa o doble
- mareos
- hinchazón (un poco de hinchazón en los tobillos es normal)

No se sabe exactamente a qué se debe la pre-eclampsia, pero se cree que puede ser una reacción del cuerpo al embarazo. Muchas mujeres con pre-eclampsia se sienten bien y pueden tener partos fáciles y rápidos. Pero otras pueden tener problemas muy graves: sus bebés puden nacer antes de tiempo y ellas pueden tener convulsiones durante el parto o hemorragias fuertes después de dar a luz. Algunas madres incluso pueden morir.

Cómo revisar si hay pre-eclampsia

1. Mídale la presión de la sangre a la madre, como se muestra en la página 108. La presión alta siempre es seña de peligro. Si la acompaña cualquiera de las otras señas que indicamos aquí, el riesgo es aún más grande.

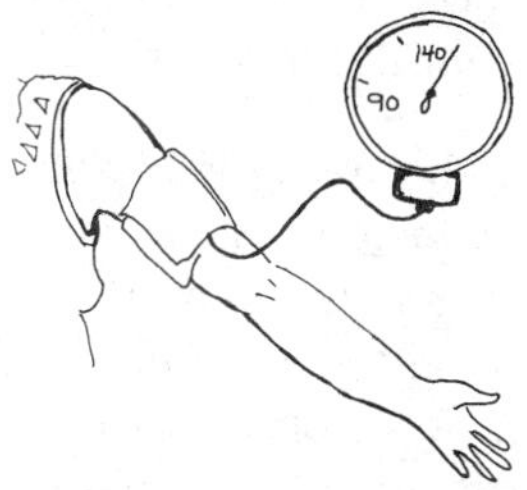

Presión alta de la sangre

2. Revise si hay hinchazón. A veces a la hinchazón también se le llaman retención de agua o edema.

Un poco de hinchazón durante el embarazo es normal. Si la mujer tiene los tobillos hinchados por las tardes o cuando hace calor, no hay de qué preocuparse. La seña de peligro es que los tobillos amanezcan hinchados, que estén muy hinchados o que se hinchen de repente, que tengan el tipo de edema que retiene hoyos (vea abajo), o si también hay otras señas de peligro.

He aquí algunos modos de revisar si hay hinchazón:

- Fíjese si a la madre se le ven los dedos y la cara "llenos" o hinchados. Pregúntele si se ha tenido que quitar los anillos o las pulseras porque le empezaron a apretar mucho.
- Pese a la madre para ver si de repente ha subido más de 3 kilos y medio (8 libras) en un mes. Esta es una seña de hinchazón general.
- Haga esta prueba:

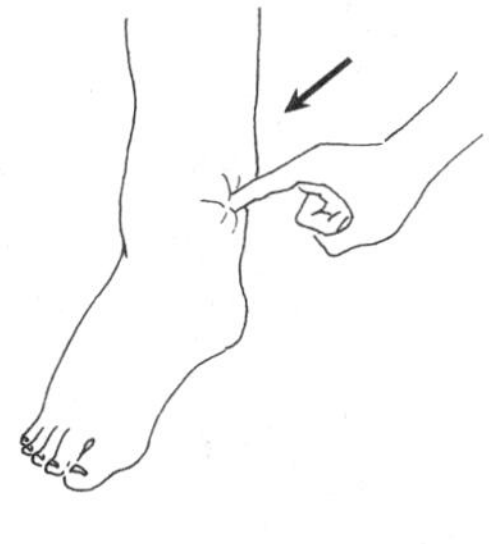
Empuje aquí el tobillo con un dedo, y luego, quite el dedo.

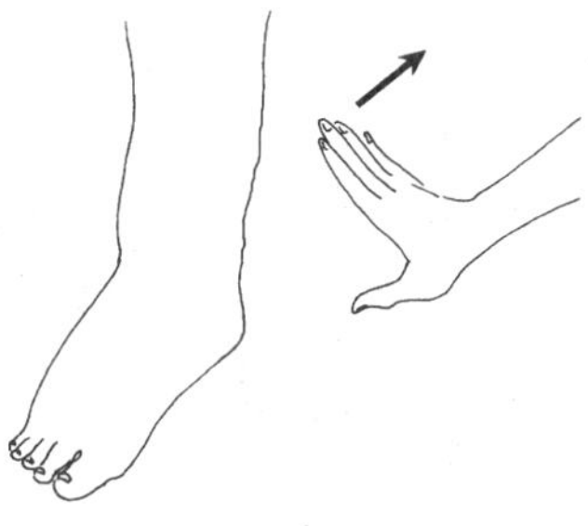
Si la piel vuelve a su lugar rápidamente, la hinchazón no es seria.

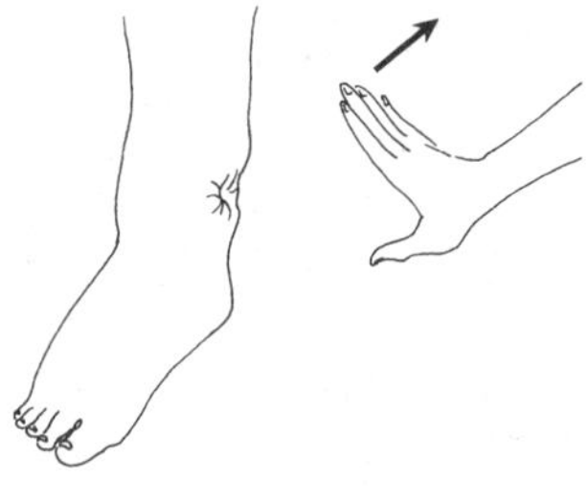
Si su dedo deja un hoyito por un rato, la hinchazón o edema es serio.

3. Pregúntele a la madre si ha tenido dolores de cabeza, mareos o problemas de la vista. No hay de qué preocuparse si ha tenido dolores de cabeza o mareos de vez en cuando. Pero si le dan a menudo, o son muy fuertes o si ella tiene más de uno de estos problemas, eso es una seña de riesgo. Si ha tenido uno de estos problemas junto con hinchazón o presión alta, el riesgo es aún mayor.

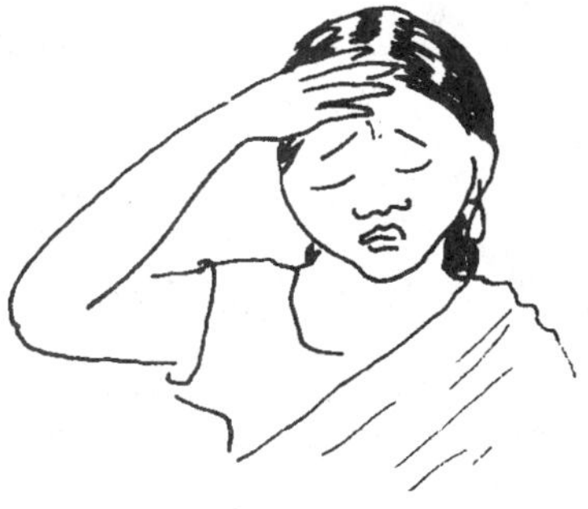

4. Si es posible, revise el nivel de proteína en la orina. Una cantidad muy grande de proteína en la orina es seña de pre-eclampsia. Hay dos maneras de medir la cantidad de proteína que hay en la orina.

La manera más fácil es usando unas tiritas de plástico especiales llamadas *Uristicks, Albusticks* o *Labsticks*. Estas tiritas vienen marcadas con cuadritos que cambian de color cuando se ponen en la orina. En el paquete vienen instrucciones para saber qué color indica que hay demasiada proteína en la orina.

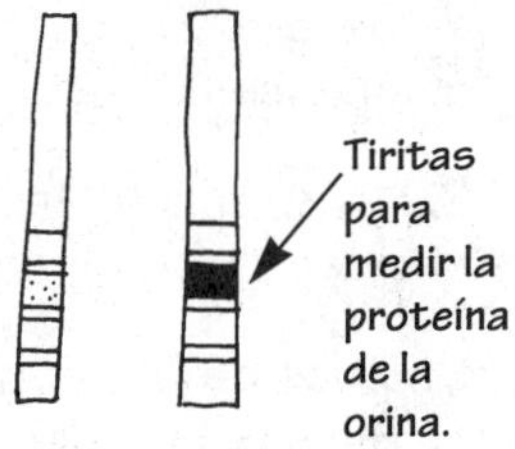

La otra manera es un poco más complicada. Hay que pedirle a la mujer que se lave muy bien las partes ocultas y que orine en un envase muy limpio. La orina se pasa a un tubo de ensayo. El tubo no debe quedar lleno: debe haber como 2½ centímetros (1 pulgada) de espacio arriba. Luego hay que calentar el tubo a fuego lento hasta que la orina hierva (se puede usar una vela). Hay que estar dándole vuelta al tubo para que no reviente. Si la orina queda clara, no hay proteína. Pero si se hace blancuzca o se enturbia, hay que agregarle unas gotas de solución de ácido acético al 2%. Si con esto se aclara la orina, no hay proteína. Pero si sigue turbia o se pone más blanca, quiere decir que sí hay proteína y la madre probablemente tiene pre-eclampsia. Si se pone muy turbia, muy blanca y espesa, la madre tiene pre-eclampsia grave.

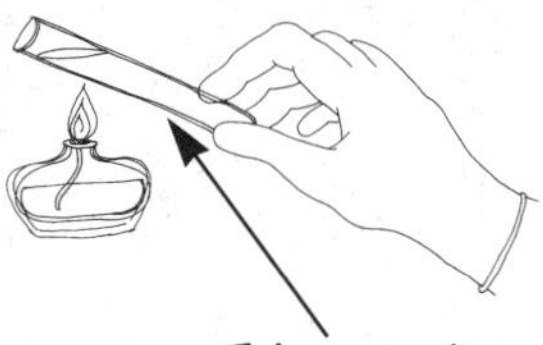

La orina se calienta para revisar si contiene la proteína

Qué hacer si nota señas de riesgo

Si la mujer tiene señas de pre-eclampsia, consiga ayuda médica. Será más seguro que la mujer tenga a su bebé en un hospital. Si esto no será posible y usted atenderá el parto en casa, esté preparada para los problemas que puedan presentarse. Lea la sección sobre el cuidado en casa de una mujer con pre-eclampsia (pág. 246), y las secciones sobre hemorragia (págs. 243 a 244), convulsiones (pág. 247) y bebés que nacen muy pequeños (págs. 269 y 292).

Si a la madre se le aconseja estar en reposo en casa:

- Pídale que descanse lo más que pueda, acostada del lado izquierdo.

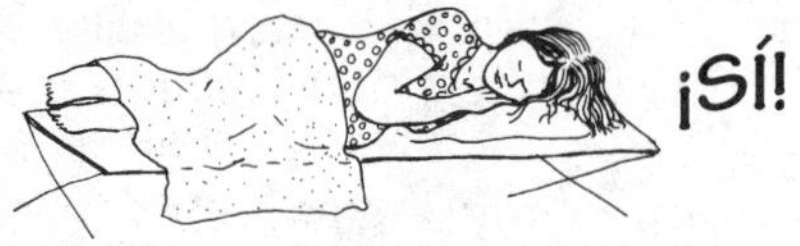

- Explíquele que no debe añadirle sal a la comida. La sal hace que el cuerpo retenga agua.

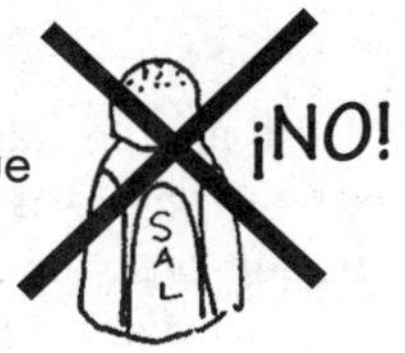

- Recuérdele que debe comer alimentos con mucha proteína (págs. 49 a 50, y 55 a 56).

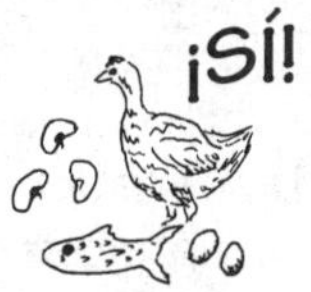

- Pídale que tome por lo menos 2 litros de agua al día. Si ella trabaja mucho, o si hace mucho calor, necesita tomar aún más agua. El agua limpia el cuerpo por dentro y ayuda a deshacerse de la hinchazón.

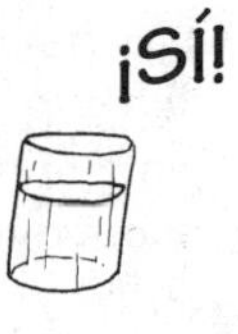

Esté pendiente de las señas que indican que la madre puede tener una convulsión

Las señas de que puede haber una convulsión (ataque) son:

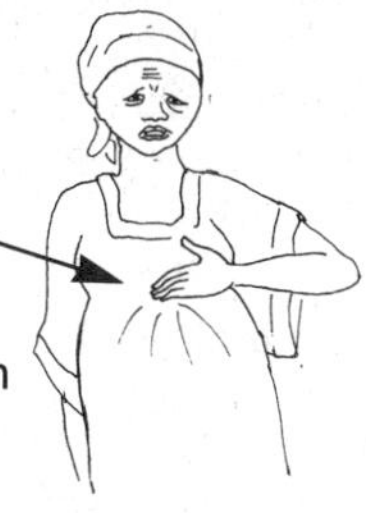

- Un nuevo dolor de cabeza muy fuerte, junto con visión borrosa.
- Dolor repentino, continuo y muy fuerte en la boca del estómago, justo debajo de donde se juntan las costillas. Puede sentirse como indigestión (acidez). A veces se siente como si el dolor atravesara el estómago y llegara a la espalda. Muchas veces, al mismo tiempo, dan problemas de la vista, dolor de cabeza y mareos—pero no siempre.

  Si usted cree que el dolor se debe a indigestión, puede darle a la mujer un antiácido (vea la pág. 464). Si ella no se mejora en 20 minutos, es seña de peligro.
- Reflejos demasiado activos. Hágale esta prueba a la madre para revisarle el reflejo del pie:

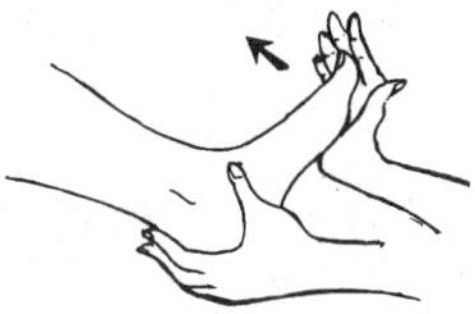

Pide a la madre que se acueste y sosténgale el pie así. Luego, empújelo con fuerza cómo se muestra aquí y suéltelo.

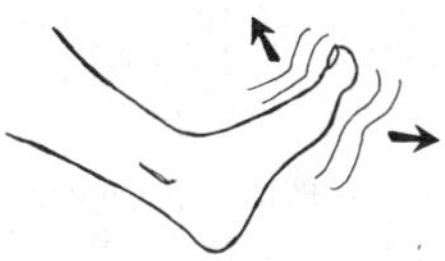

Si el pie rebota 2 veces o más, eso es seña de peligro.

Si la mujer tiene **cualquiera** de estas señas y tiene una presión de más de 140/90, o si el número de arriba ha subido 30 puntos o más o si el de abajo ha subido 15 puntos o más, **hay que llevarla al hospital de inmediato.** Ella debe ir acostada del lado izquierdo y alguien debe quedarse con ella todo el tiempo, por si le da una convulsión (vea pág. 247).

8. Revise si ella tiene señas de infección de las vías urinarias (tubos), vejiga y riñones

Señas normales:

- no tiene dolor, comezón ni ardor al orinar
- orina con frecuencia

Señas de infección:

- ganas constantes de orinar, aún justo después de hacerlo
- comezón o ardor al orinar
- dolor en la parte de abajo de la barriga
- dolor que va desde la parte baja de la barriga por los lados hasta la espalda
- dolor de la cintura
- piel caliente o temperatura de más de 37,2°C ó 99°F
- orina turbia o sangrienta

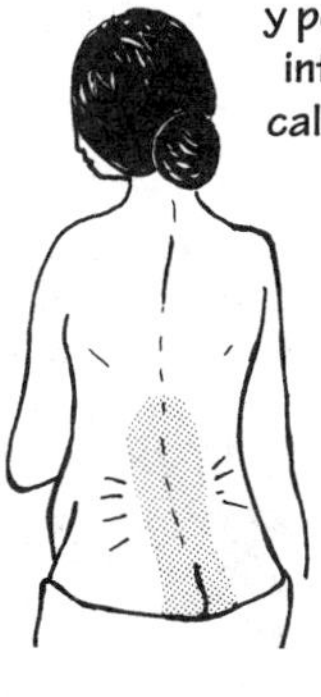

El dolor de espalda a lo largo de la columna es bastante común y por lo general no es seña de infección. Muchas veces se calma con masaje, ejercicio y compresas calientes.

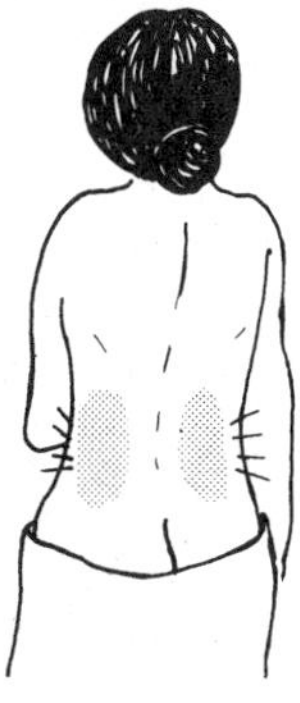

El dolor a los lados de la columna puede ser normal, pero también puede ser seña de infección de los riñones.

Las vías urinarias están formadas de los riñones, los uréteres (tubos que van de los riñones a la vejiga), la vejiga y la uretra o canal urinario (el tubo por donde sale la orina). Las vías urinarias ayudan a sacar desechos del cuerpo. Primero, los riñones limpian la sangre y ponen los desechos en la orina. Luego la orina baja por los uréteres hasta la vejiga y se queda allí hasta que la persona orina.

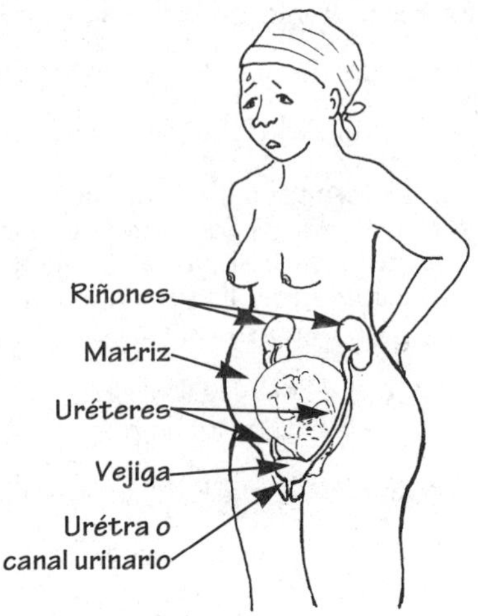

Las infecciones de las vías urinarias empiezan cuando entran al cuerpo microbios dañinos. Una mujer corre más riesgo de que le den infecciones urinarias cuando está embarazada.

Estas infecciones generalmente empiezan en la abertura por donde sale la orina del cuerpo. La mujer puede sentir comezón o ardor en esta abertura cada vez que orina. Luego, la infección sube por el canal urinario hasta la vejiga y causa dolor en la parte baja del vientre. Puede que la mujer también tenga fiebre y dolor de espalda. Quizás sienta ganas de orinar todo el tiempo, o tal vez note sangre en su orina. La infección puede subir hasta los riñones. La madre puede sentir dolor que va desde enfrente por los lados del cuerpo hasta la espalda, a la altura de la cintura.

Si usted trata la infección de inmediato, puede evitar que llegue hasta los riñones. Una infección de la vejiga que no se trata a tiempo puede causar que el parto comience antes de tiempo.

Nota: La comezón o el ardor al orinar también se pueden deber a una infección en la vagina. Esta clase de infección es menos peligrosa pero también debe atenderse. A veces la comezón o el ardor son seña de una enfermedad de transmisión sexual grave (vea el Capítulo 23).

Qué hacer si nota señas de una infección de las vías urinarias

- Dele a la madre *antibióticos* de inmediato. Dele 500 mg. de ampicilina o amoxicilina tomada 4 veces al día, durante 7 días. (Si es alérgica a las penicilinas, dele 500 mg. de sulfa tomada 4 ó 5 veces al día, durante 7 días.) No espere hasta que la infección empeore tanto que se convierta en una emergencia. Entre más tiempo pase, más difícil podría ser curar la infección. Si la madre no está mejor en 2 días, consiga ayuda médica.
- Pídale a la madre que tome un vaso de líquido cada hora que esté despierta. Los líquidos ayudan a sacar la infección del cuerpo. Ayuda en especial tomar jugos de fruta. Puede que en su comunidad también se usen remedios que ayudan a curar la infección o a orinar mucho. Sólo asegúrese de que no sean riesgosos durante el embarazo.
- Si la infección se cura antes del parto, y si todo lo demás está normal, la mujer puede tener a su bebé en casa. Si ella todavía tiene la infección, será más seguro que tenga al bebé en un hospital.
- Asegúrese de que la madre sepa cómo limpiarse las partes ocultas (de adelante hacia atrás) para evitar que le vuelva a dar una infección urinaria. El esposo también debe cuidar su aseo (sobre todo de los genitales y las manos) para no infectar a la mujer.

Revise al bebé

1. Mida la matriz de la madre

Señas normales:

- La primera vez que usted mide la matriz, su tamaño concuerda con la fecha esperada del parto.
- La matriz crece como dos dedos de ancho o 4 centímetros al mes.

Señas de riesgo:

- La primera vez que usted mide la matriz, su tamaño no concuerda con la fecha esperada del parto.
- La matriz crece menos o más de dos dedos o 4 centímetros al mes.

A medida que el bebé va creciendo, el borde de arriba de la matriz va subiendo en el vientre de la madre. Por lo general, el borde de arriba sube como el ancho de dos dedos por mes. A los 3 meses, el borde de arriba de la matriz está arribita del hueso púbico de la mujer (donde empieza el pelo). Alrededor de los 5 meses, el borde de arriba de la matriz está a la altura del ombligo de la madre. Como a los 8 ½ ó 9 meses, la matriz llega casi a las costillas. Los bebés primerizos pueden bajar como el ancho de 2 ó 3 dedos, unas pocas semanas antes del parto (pág. 137).

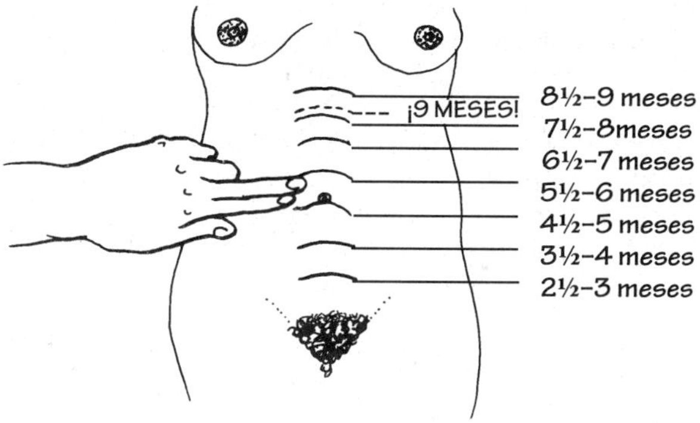

El tamaño de la matriz indica 3 cosas:

1. **Cuántos meses de embarazo lleva la mujer**

2. **La fecha probable del parto**. Si usted pudo calcular la fecha probable del parto en base a la última regla (vea la pág. 78) el medir el tamaño de la matriz es un modo de confirmar ese cálculo. Si no pudo usar la fecha de la última regla para calcular la fecha probable del parto, usted podrá hacer el cálculo midiendo la matriz. Hágalo durante el primer examen prenatal.

3. **Qué tan rápido está creciendo el bebé.** Mida la matriz en cada visita para ver si el bebé está creciendo normalmente. Si está creciendo demasiado rápido o muy lentamente, podría haber algún problema.

Cómo medir la matriz

Con los dedos

1. Pídale a la madre que se acueste boca arriba. Apóyele la cabeza y las rodillas con algo.

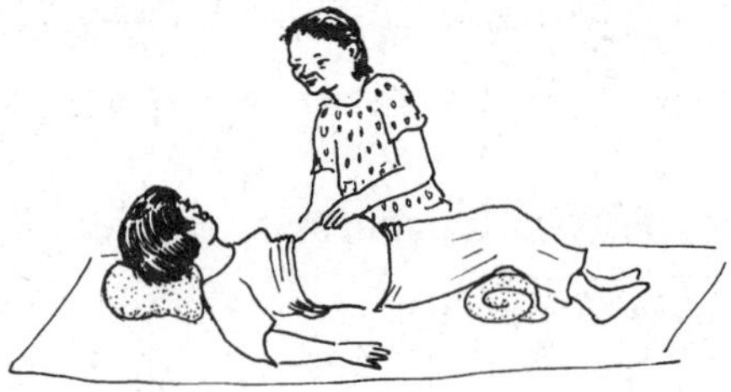

2. Tentando firme pero cuidadosamente, encuentre el borde de arriba de la matriz.

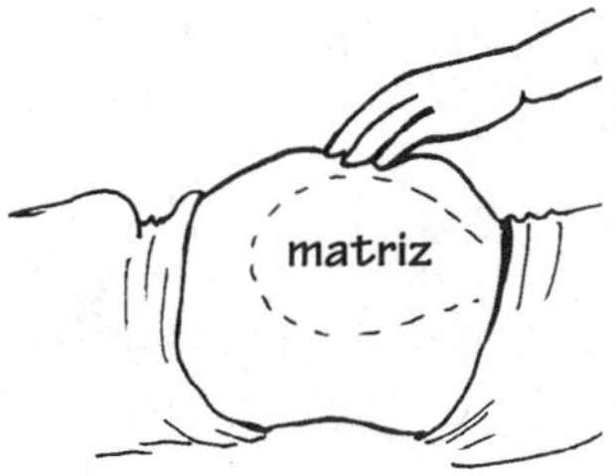

Vaya recorriendo el vientre hacia arriba con los dedos.

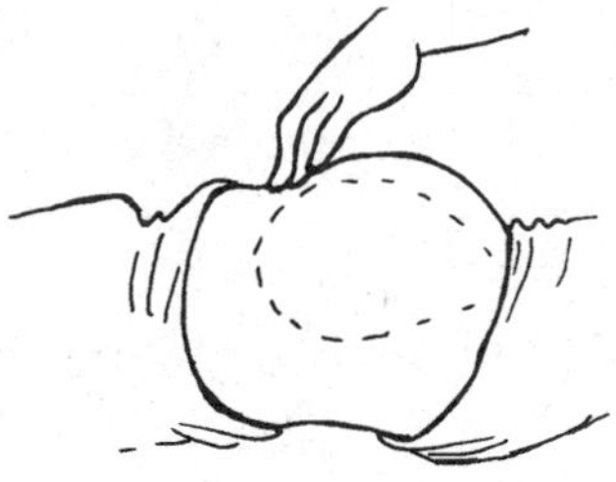

Encuentre el borde de arriba de la matriz. Se siente como una bola dura bajo la piel.

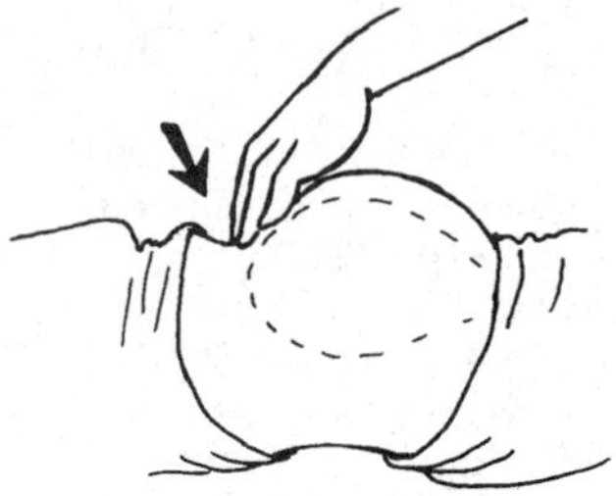

Usted sentirá cómo el borde va formando una curva hacia abajo.

3. Si el borde de arriba de la matriz está abajo del ombligo, mida cuántos dedos le faltan para llegar al ombligo. Si pasa del ombligo, mida por cuántos dedos se pasa. Para calcular cuántos meses de embarazo lleva la madre, compare lo que midió con este dibujo (cada raya representa más o menos el ancho de dos dedos).

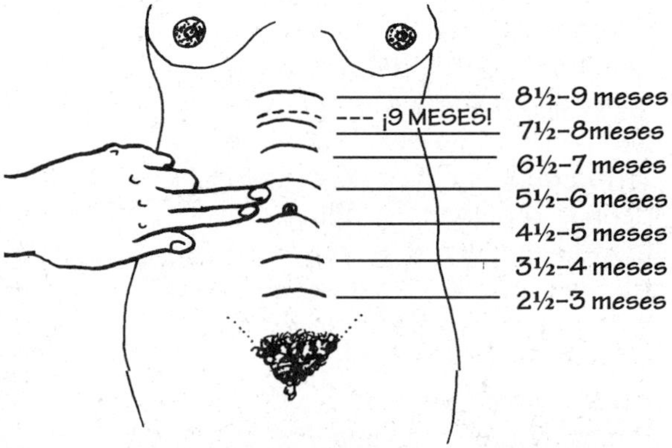

4. Lleva apuntes de todas las medidas que tome. Aquí tiene dos maneras de hacerlo:

- Dibuje un círculo que represente el vientre de la madre, con un punto en medio para el ombligo. Añada una raya curva para la matriz, ya sea arriba o abajo del ombligo, según donde la haya encontrado. Después indique a cuántos dedos de distancia del ombligo se encuentra el borde de arriba de la matriz. Dibuje el número de dedos en cuestión.

Por ejemplo:

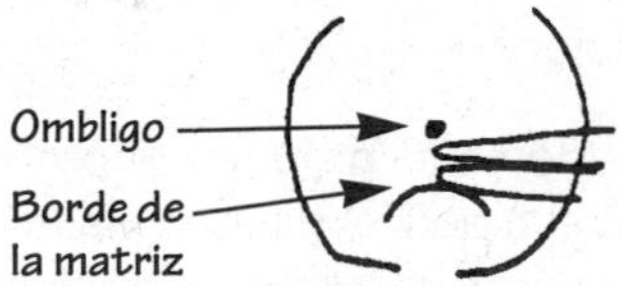

Este dibujo indica que el borde de arriba de la matriz está dos dedos ABAJO del ombligo.

- Apunte con números cuántos dedos hay entre el borde de arriba de la matriz y el ombligo. Use el símbolo de **menos** (–) para indicar que la matriz está abajo del ombligo, y el símbolo de **más** (+) para indicar que la matriz ya pasa del ombligo. Por ejemplo, "+3" significaría que la matriz está 3 dedos arriba del ombligo.

5. Calcule la fecha probable del parto. Por ejemplo, si el tamaño de la matriz le indica que la mujer lleva 7 meses de embarazo, entonces el bebé nacerá más o menos en 2 meses. Si usted ya calculó la fecha del parto usando la fecha de la última regla, compare si los 2 resultados concuerdan. Si las 2 fechas no son parecidas, vea las páginas 120 a 122.

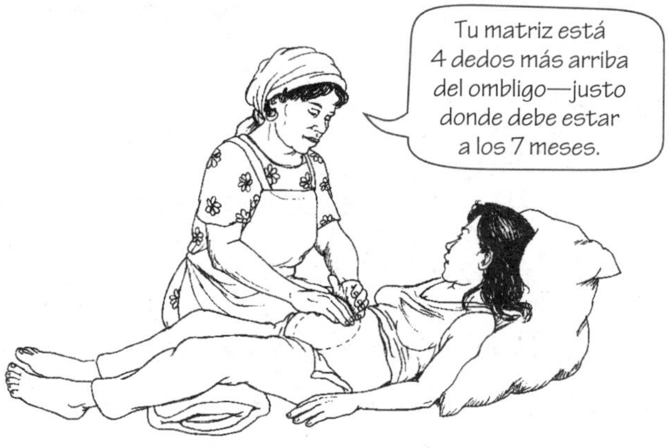

Con una cinta de medir

1. Acueste a la madre boca arriba y apóyele con algo la cabeza y las rodillas.

2. Encuentre el borde de arriba de la matriz como ya explicamos. Coloque la cinta de modo que el "0" quede donde está el hueso púbico. Luego mida desde allí, hasta el borde de arriba de la matriz, siguiendo la curva del vientre.

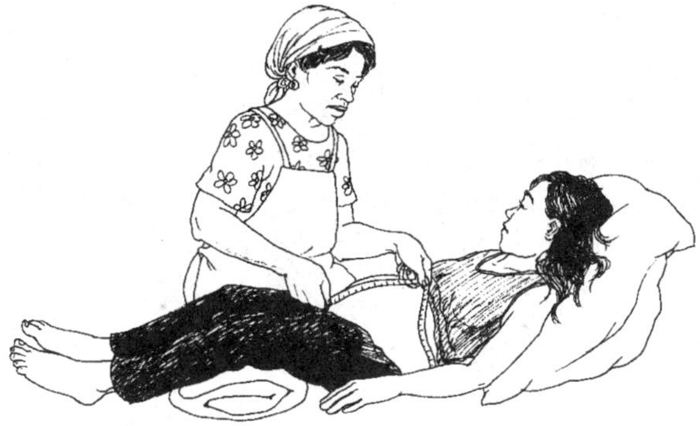

3. Anote la medida. El vientre debe crecer como 1 centímetro por semana o 4 centímetros por mes.

4. Calcule la fecha del parto como en el paso 5 arriba.

Nota: Muchas veces, las personas con entrenamiento médico miden el embarazo en semanas en vez de meses. Empiezan a contar desde el primer día de la última regla, aunque la mujer probablemente se embarazó 2 semanas después. Siguiendo este método se considera que el embarazo dura 40 semanas. En la segunda mitad del embarazo, el número de centímetros que mide la matriz es casi igual al número de semanas del embarazo. Por ejemplo, si han pasado 24 semanas desde el primer día de la última regla, la matriz medirá entre 22 y 26 centímetros.

Qué hacer si nota señas de peligro

Si usted midió bien la matriz, pero no encontró el borde de arriba donde lo esperaba, puede que:

1. La fecha probable del parto que calculó en base a la última regla está equivocada, o...

2. la matriz está creciendo demasiado rápido o...

3. la matriz está creciendo demasiado despacio.

La fecha probable del parto que calculó en base a la última regla está equivocada

Usted podría haber calculado una fecha equivocada por diferentes razones. A veces una mujer no se acuerda de la fecha correcta de su última regla. Otras veces a una mujer no le baja la regla aunque ella no esté embarazada, y luego ella se embaraza. Una mujer así llevará menos tiempo de embarazada y por eso su vientre será más pequeño de lo esperado. Y otras veces una mujer tiene reglas ligeras a pesar de estar embarazada. En ese caso, ella tendrá 1 ó 2 meses más de embarazo que los que usted haya calculado y su vientre habrá crecido más.

Si el tamaño de la matriz no concuerda con la fecha probable del parto, tome nota de ello. Espere de 2 a 4 semanas y luego vuelva a medir la matriz. Si la matriz ha crecido como 1 dedo en 2 semanas, o como 2 dedos en 4 semanas, la fecha que usted calculó al medir la matriz la primera vez es probablemente la correcta. Por lo tanto, la fecha que calculó usando la última regla probablemente estaba equivocada.

Recuerde que las fechas probables, como su nombre lo indica, no son exactas. Pueden tener 2 o hasta 3 semanas de adelanto o retraso.

La matriz está creciendo demasiado rápido

El que la matriz crezca más de 2 dedos de ancho al mes, puede deberse a diferentes cosas:

1. Puede que la madre vaya a tener gemelos. En la página 131 explicamos cómo averiguar si hay gemelos.

2. Puede que la madre tenga mucha agua en la matriz. Cualquier mujer embarazada puede llegar a tener demasiada agua en la matriz. Muchas veces esto no es problema, pero a veces puede hacer que la matriz se estire demasiado. En ese caso, la matriz no podrá contraerse lo suficiente para empujar al bebé hacia afuera a la hora del parto o para detener el sangrado después del parto. En muy pocos casos, el exceso de agua indica que el bebé tendrá defectos de nacimiento.

   Para averiguar si la matriz tiene demasiada agua, haga la "prueba de la ola".

Pídale a una ayudante que ponga una mano en medio del vientre de la madre (vea el dibujo). Ponga usted una mano de un lado del vientre. Con la otra mano abierta dé golpecitos del otro lado del vientre. Si hay demasiada agua, usted sentirá como una ola que atraviesa el vientre de un lado a otro. La mano de la ayudante evita que la ola viaje por el cuerpo de la madre, en vez de por el agua en el vientre.

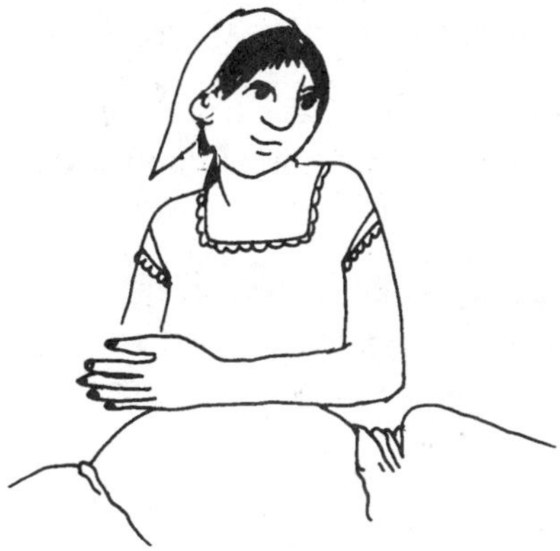

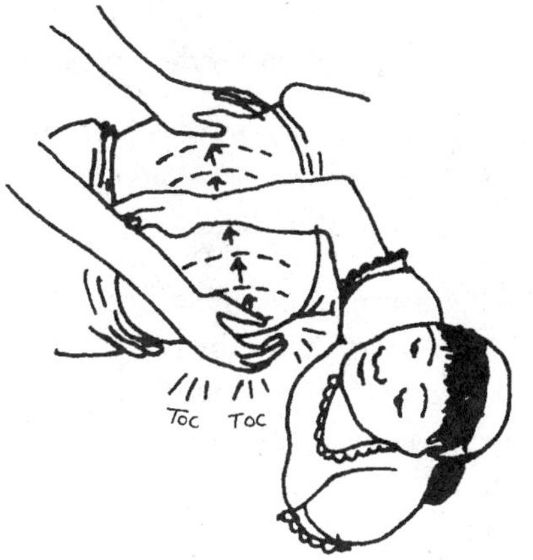

Si hay demasiada agua, consulte a un médico. Quizás sería mejor que la mujer diera a luz en un hospital.

3. Puede que la madre tenga un tumor en la matriz en vez de un bebé. A veces una mujer se embaraza, pero en vez de que crezca un bebé en su matriz, crece un tumor. **No hay un bebé adentro**. A esto se le llama embarazo molar.

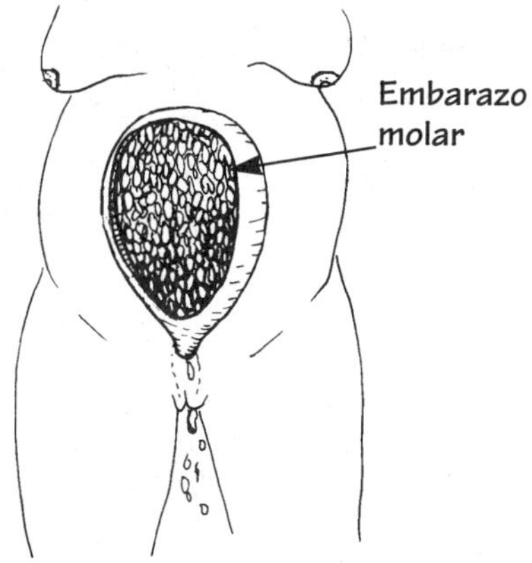

Estas son otras señas de un embarazo molar: no se oye el latido del corazón de un bebé, no se puede sentir bien el cuerpo de un bebé, la madre tiene náuseas durante todo el embarazo y puede que le salga de la vagina algo de sangre y tejido (que a veces tiene forma de uvas).

Si nota señas de un embarazo molar, consiga ayuda médica lo más pronto posible. El tumor puede convertirse en cáncer y matar a la mujer. A veces eso sucede muy rápidamente. Un doctor puede sacar el tumor y salvar a la mujer. Si es posible, el doctor deberá seguir atendiendo a la mujer por algún tiempo para vigilar que no se forme cáncer. Así no será necesario sacar también la matriz. Pero si se forma cáncer o el tumor ya estaba canceroso, antes de que lo sacaran, quizás sea necesario sacar la matriz para salvar la vida de la madre. Tal vez ella también necesite otros tratamientos para acabar con el cáncer.

La matriz crece demasiado despacio

Si la mujer es bajita pero ancha del frente hacia atrás, puede parecer que la matriz está creciendo demasiado despacio, aunque ella y su bebé estén sanos. (Aunque a veces, si la mujer es bajita, puede parecer que la matriz está creciendo demasiado rápido.) En una mujer muy alta, también puede parecer que la matriz no está creciendo bien, aunque quizás no haya ningún problema.

Por otro lado, si la matriz crece muy despacio, puede haber uno de estos problemas:

- La mujer tiene presión alta (vea pág 107). La presión alta puede hacer que el bebé sufra hambre en el vientre. Si usted no tiene manera de medir la presión, consiga ayuda médica.
- La madre no está comiendo bien. Pregúntele qué come. En la página 50 explicamos qué hay que comer durante el embarazo para estar sana. Quizás la madre no pueda comprar los alimentos que necesita porque es muy pobre. De ser así, trate de conseguir que la comunidad le ayude.
- La madre fuma, bebe alcohol o usa drogas. Esto puede causar que el bebé no se desarrolle bien y nazca enfermo. Vea la pág. 60.
- Hay muy poca agua en la matriz. A veces hay menos agua de lo normal sin que haya ningún problema. En otras ocasiones, la falta de agua en la matriz es seña de que el bebé no es normal o que habrá problemas con el parto. Es mejor que la mujer tenga a su bebé en el hospital.
- El bebé está muerto. Un bebé muerto no crece, así que la matriz sigue del mismo tamaño. Si la mujer ya tiene más de 5 meses de embarazo pregúntele si ha sentido al bebé moverse últimamente. De los 5 meses en adelante, cualquier bebé sano puede dejar de moverse o patear por horas (y hasta por un día entero). Pero si el bebé no se ha movido en más de 2 días, quizás algo ande mal.

Si la madre tiene más de 7 meses de embarazo, o si en una visita anterior usted pudo oír el latido del corazón del bebé, trate de oírlo ahora. Si no lo encuentra, consiga ayuda médica. Algunos centros médicos tienen equipo especial para ver si el bebé todavía está vivo.

Si el bebé murió, es importante que la madre dé a luz pronto. Si el parto no empieza en 2 semanas, la madre debe ir al hospital para que le ocasionen el parto con medicamentos.

Nota: Cuando una madre pierde a su bebé, necesita cariño, atención y comprensión. Asegúrese de que no esté sola durante el parto. Si las costumbres lo permiten, alguien que la aprecia la debe acompañar todo el tiempo que ella quiera.

2. Encuentre la posición del bebé

Señas normales

- Hay un solo bebé en la matriz.
- El bebé está de cabeza cuando ya va a nacer.
- El corazón del bebé se escucha mejor más abajo del ombligo de la madre.

Señas de riesgo

- El bebé viene de nalgas cuando ya va a nacer.
- El bebé está atravesado cuando ya va a nacer.
- La mujer va a tener gémelos (cuates).

En los primeros 7 a 8 meses de embarazo, es normal que el bebé esté en diferentes posiciones. Estas son algunas de las posiciones en que el bebé puede estar:

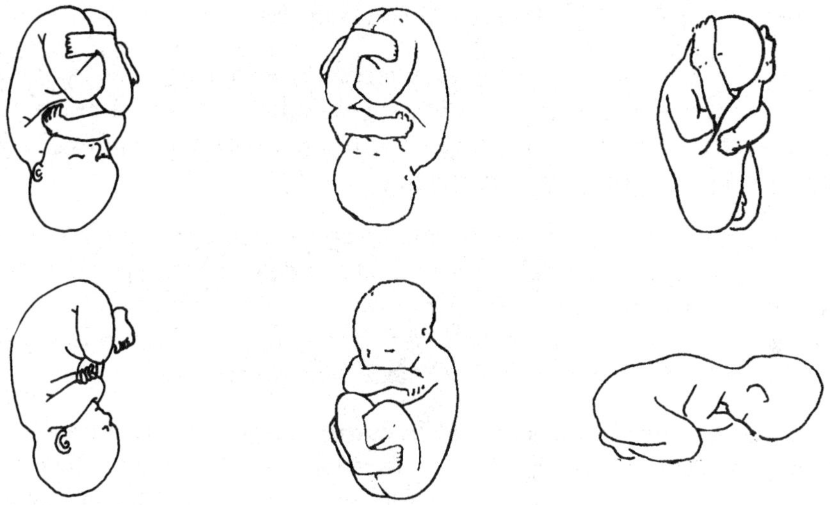

En el último mes antes de nacer, la mayoría de los bebés están de cabeza, es decir con la cabeza hacia el canal del parto. Hay bebés que vienen con las nalgas hacia el canal del parto y la cabeza hacia arriba. Y hay algunos que están atravesados. La posición más fácil para nacer es de cabeza.

Antes del 6º ó 7º mes, es más difícil encontrar la posición del bebé. Inténtelo de todos modos, para irse dando una idea de cómo se siente el cuerpo del bebé y el vientre de la madre. Durante los 2 últimos meses será más fácil encontrar la posición del bebé.

La posición del bebé se encuentra sintiendo el vientre de la madre y escuchando dónde se oye con más fuerza el corazón del bebé.

Sienta el vientre de la madre

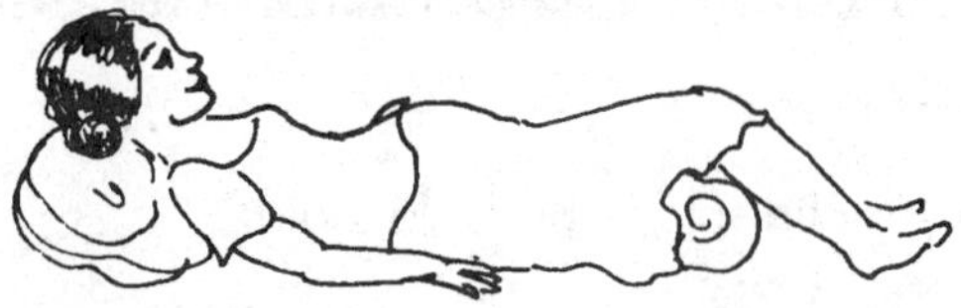

Ayude a la madre a acostarse boca arriba y apóyele con algo la cabeza y las rodillas. Asegúrese de que esté cómoda.

Luego siéntale el vientre. Al hacerlo fíjese en 3 cosas:

¿Está el bebé en posición vertical? ¿Está más recargado para un lado que para otro?

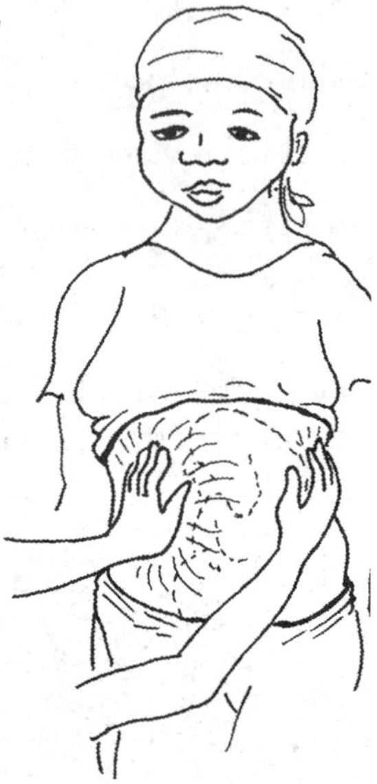

La mayoría de los bebés están verticales ("a lo largo") para el 7º mes. La mayoría están también más recargados hacia uno u otro lado de la madre.

Para averiguar si el bebé está vertical y hacia cuál lado está más recargado, abra usted las manos y ponga una a cada lado del vientre. Empuje firmemente pero con cuidado, primero con una mano y luego con la otra.

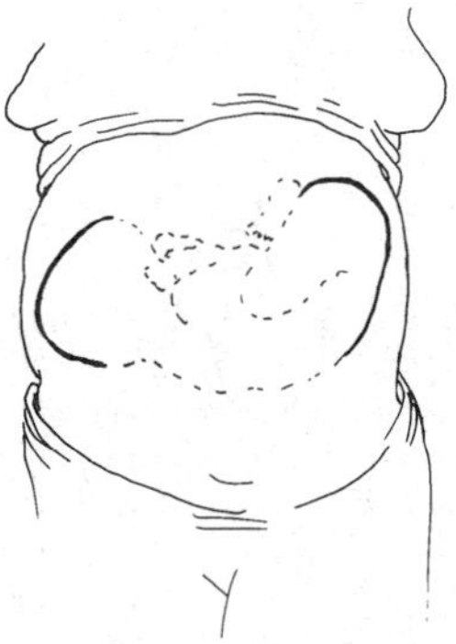

Si no se siente que el bebé esté vertical, revísele la forma con cuidado. ¿Se siente como si los extremos del cuerpo del bebé estuvieran contra los lados del vientre? En ese caso, es probable que el bebé esté atravesado. Muchos bebés están atravesados durante los primeros meses, pero para el 8º mes, la mayoría se han volteado hacia abajo. Si el bebé está atravesado después de los 8 meses, deberá nacer en un hospital (vea pág. 131).

¿Dónde está la cara del bebé: en frente o hacia la espalda de la madre?

Ahora busque la espalda del bebé. Se siente como un bulto grande y duro. Si no la encuentra, trate de encontrar varios bultos pequeños.

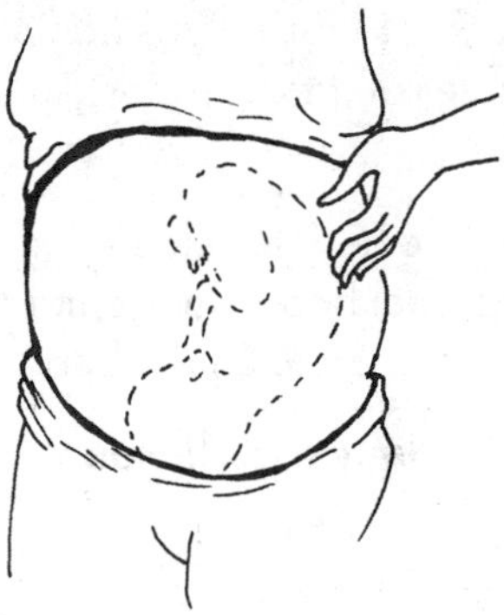

Si en frente siente un bulto grande, probablemente el bebé tiene la cara hacia atrás.

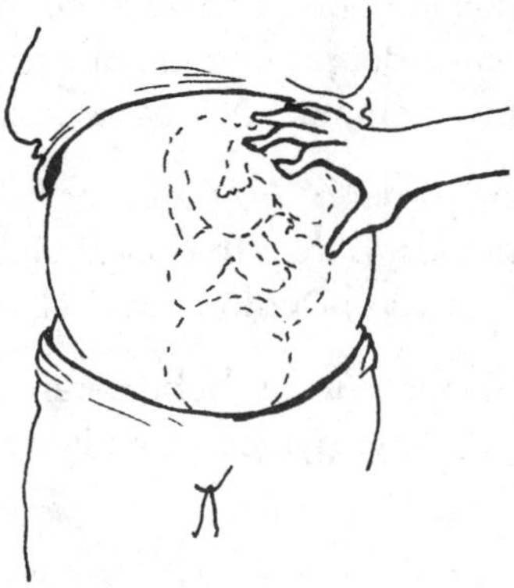

Si en frente siente varios bultos pequeños, puede que el bebé tenga la cara hacia adelante.

¿Tiene el bebé la cabeza hacia arriba o hacia abajo?

Generalmente para el 7º u 8º mes, el bebé se ha puesto cabeza abajo. Hay 4 maneras de sentir dónde está la cabeza del bebé:

1. Encuentre el hueso púbico de la madre con los dedos. Podrá sentirlo no muy hondo, debajo de donde hay el pelo.

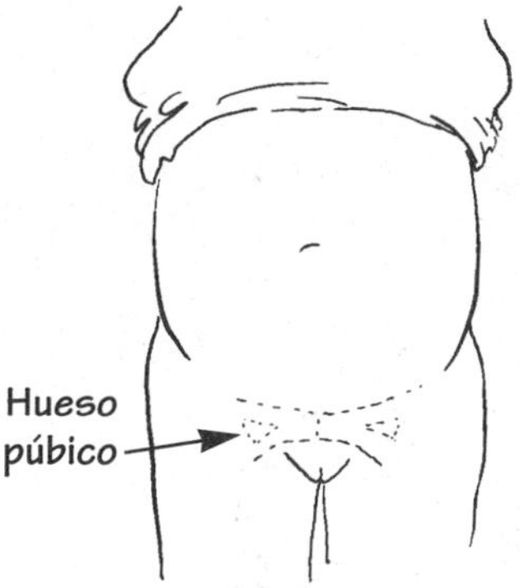

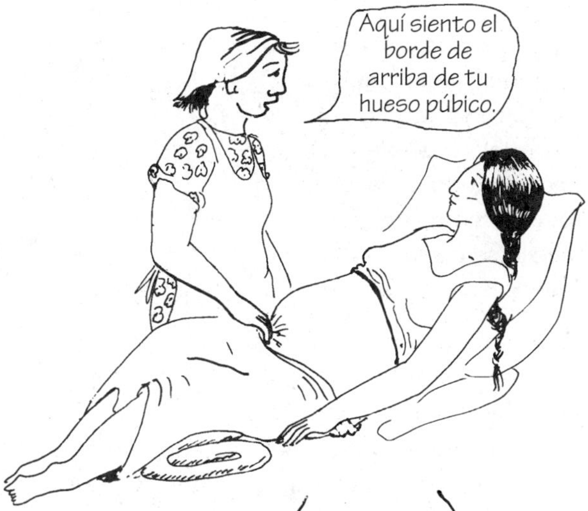

Pídale a la madre que respire profundo y que luego vaya soltando el aire despacio. Cuando ella suelte el aire, empuje hacia abajo el área arribita del hueso púbico. Tenga cuidado de no lastimar a la madre. Si siente una bola dura, que puede mover un poco de lado a lado, probablemente es la cabeza del bebé.

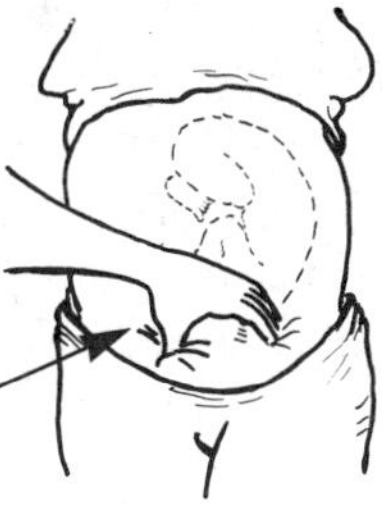

Si lo que toca no se sienta bien redondo, tal vez sean las nalgas o la cara del bebé. Si no llega a sentir nada, puede que el bebé esté atravesado. O quizás las nalgas sí estén hacia arriba, pero la cabeza está doblada hacia un lado o hacia atrás. Esto podría ser seña de que el bebé no va a caber entre los huesos pélvicos de la madre.

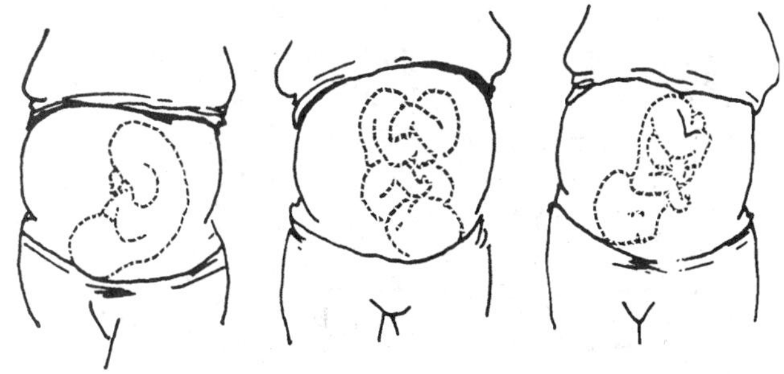

2. Ahora siéntale a la mujer la parte de arriba del vientre. ¿Siente usted algo pequeño y redondo? Podría ser la cabeza. ¿O se siente una forma diferente, como una espalda, unas nalgas o unas piernas? Si lo que siente arriba le parece algo más como una cabeza que lo siente abajo, el bebé podría estar de nalgas.

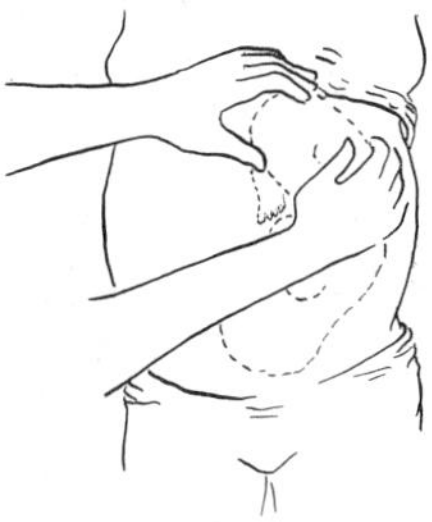

3. Ponga una mano en la espalda del bebé. Al mismo tiempo, con la otra mano, empuje con cuidado de lado a lado la parte del bebé que esté arriba. Si todo se mueve cuando usted mueve la parte de arriba, es probable que el bebé esté de cabeza.

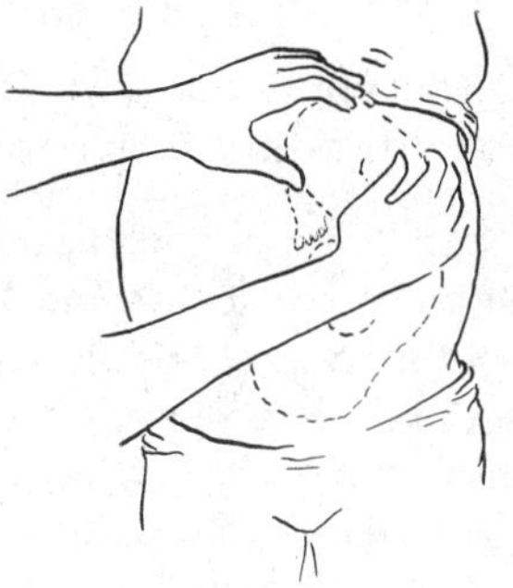

Si la espalda no se mueve cuando usted mueve la parte de arriba, es probable que usted esté moviendo la cabeza del bebé. Esto es porque el cuello se puede doblar sin que la espalda se mueva.

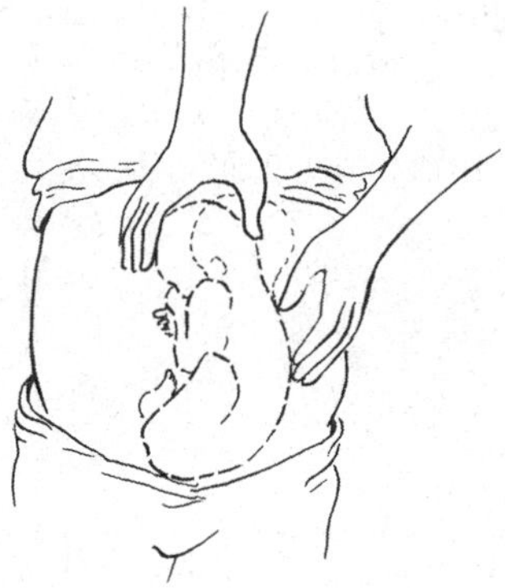

4. Si la parte de abajo del bebé no está muy metida en los huesos pélvicos de la madre, trate de moverla de lado a lado. Si al hacerlo la espalda también se mueve, es probable que el bebé esté de nalgas. Si la espalda no se mueve, puede que el bebé esté de cabeza. Si el bebé va a nacer de nalgas, vea la pág. 262.

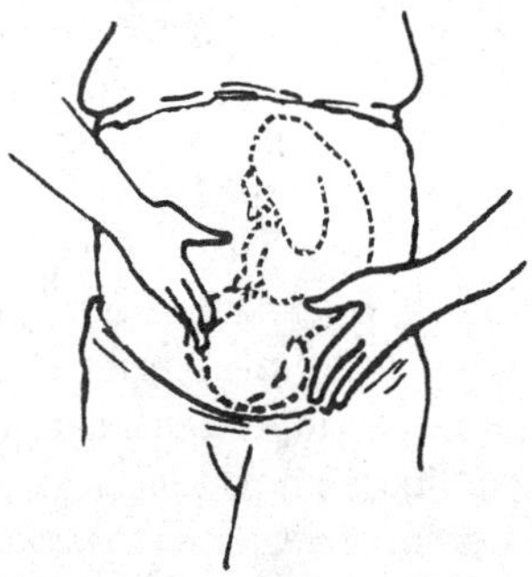

Nota: Al examinar el vientre de la madre, trate de imaginarse en qué posiciones podría estar el bebé. Imagínese dónde podrían estar las manos y las piernas. Imagínese cómo sentiría la madre cada posición del bebé.

Luego pregúntele a la madre dónde siente las 'patadas' más fuertes y dónde los movimientos más suaves. ¿Es allí donde usted piensa que podrían estar las piernas y las manos? Si no, tal vez usted no haya encontrado la posición correcta del bebé.

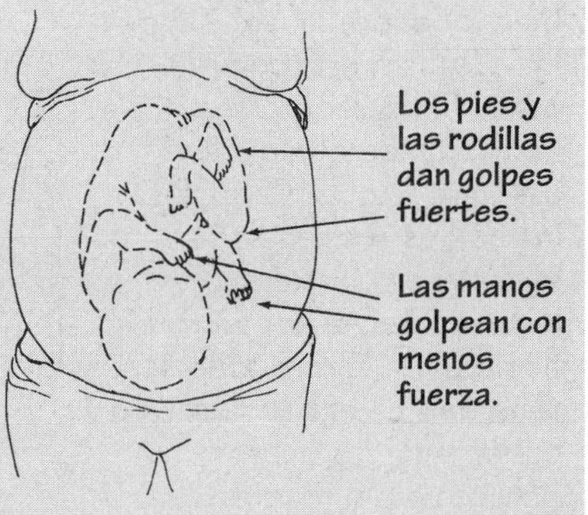

Puede que en culquiera de estas revisiones usted encuentre 3 o más bultos grandes, o lo que usted cree que son 2 cabezas. De ser así, es posible que la madre vaya a tener gemelos. Vea la pág. 131.

Encuentre dónde se oye más fuerte el corazón del bebé

El latido del corazón del bebé también se puede usar para hallar su posición en el vientre. Escuche el latido del corazón del bebé en cada visita, a partir de los 5 meses de embarazo.

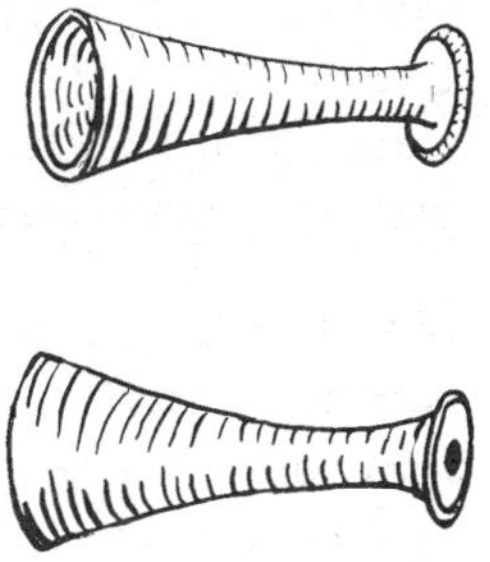

Fetoscopios

Cuando faltan 2 o menos meses para el parto, muchas veces, en un cuarto callado se puede oír el corazón del bebé tan sólo poniendo un oído contra el vientre de la madre. Pero será más fácil oírlo con un aparato llamado *fetoscopio* o con un estetoscopio. Usted puede comprar un fetoscopio sencillo o hacer uno de madera, de barro o de bambú. También puede hacer su propio estetoscopio (vea pág. 429).

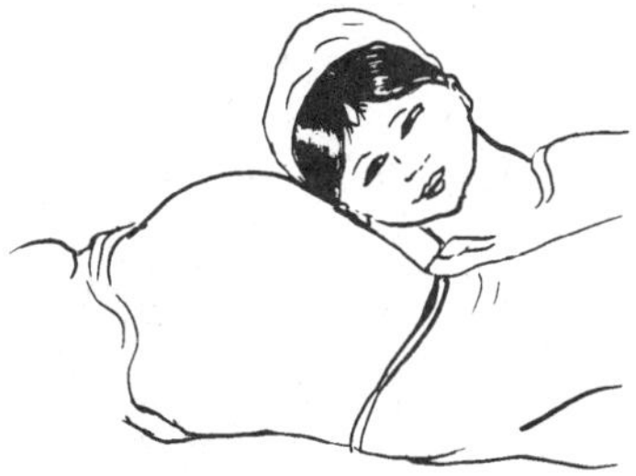

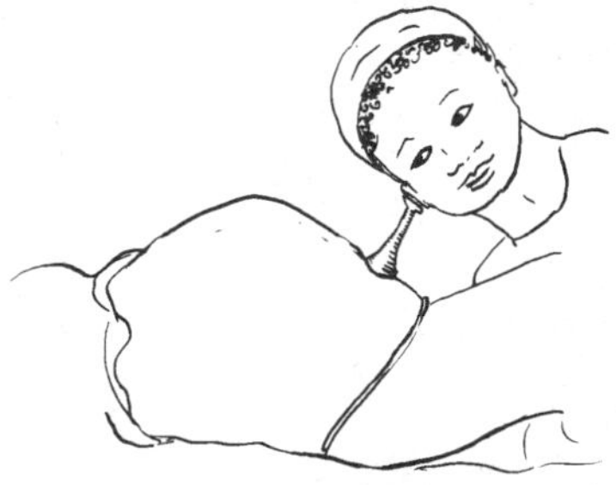

Fetoscopio para un oído

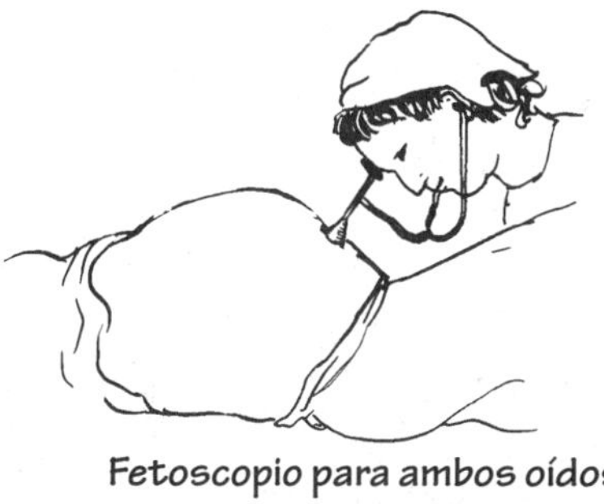

Fetoscopio para ambos oídos

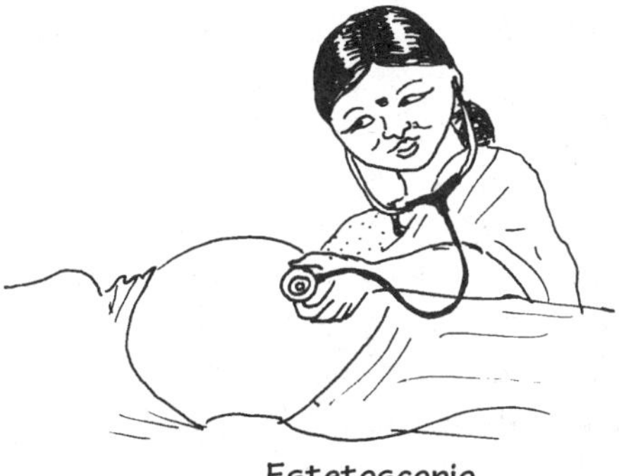

Estetoscopio

El latido del corazón de un bebé es suave y veloz. Puede oírse como un reloj bajo una almohada, sólo que más rápido. El corazón de un bebé late como el doble de rápido que el corazón de un adulto sano.

Nota: Si el latido del corazón del bebé hace un ruido como un susurro, lo más probable es que usted esté escuchando el pulso del bebé en el cordón del ombligo. De ser así, usted sabrá qué tan rápido está latiendo el corazón, pero no sabrá la posición del bebé, porque el cordón puede estar en cualquier parte del vientre.

Si el latido le parece lento, quizás sea porque está oyendo el pulso de la madre en el vientre en vez del corazón del bebé.

Localice el corazón del bebé

Piense en lo que averiguó acerca de la posición del bebé cuando examinó el vientre de la madre. En base a eso, empiece a buscar el latido del corazón donde crea que debe estar. Quizás tenga que escuchar varias áreas para encontrar en cuál se oye más fuerte y claramente.

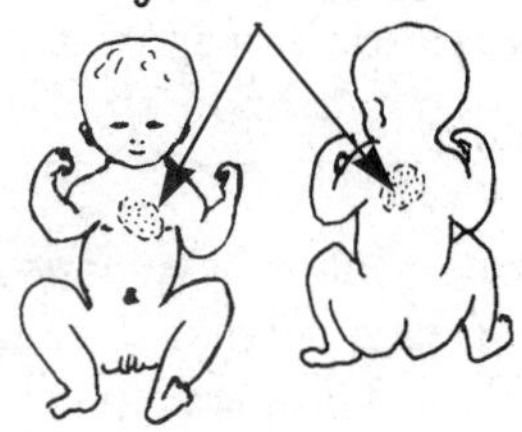

Compare cómo se oye el latido del bebé más arriba y más abajo del ombligo de la madre. Si se oye mejor abajo del ombligo, es probable que el bebé esté de cabeza. Si se oye mejor arriba del ombligo, quizás el bebé esté de nalgas.

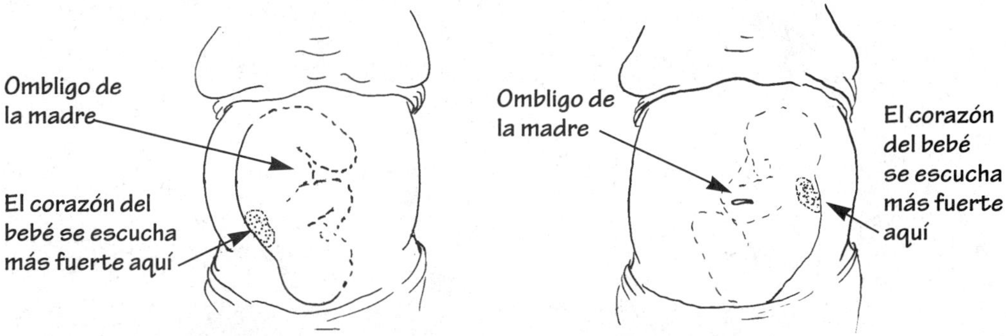

A veces, es más difícil oír el corazón del bebé cuando él está dando la cara hacia adelante. Esto es porque sus manos y piernas estorban. Quizás usted pueda encontrar el corazón mejor si lo busca de un lado del vientre, o justo en medio del mismo.

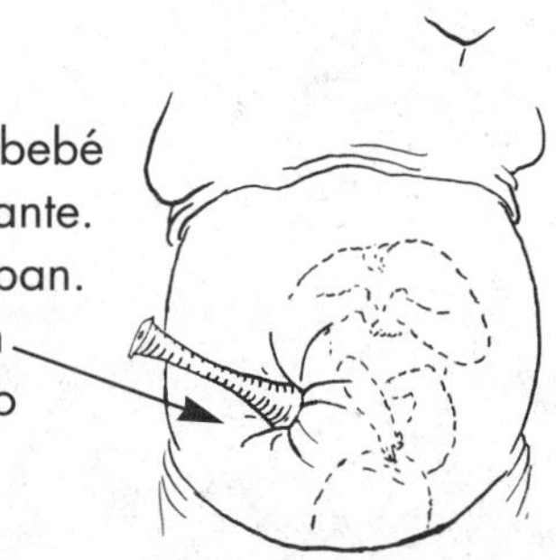

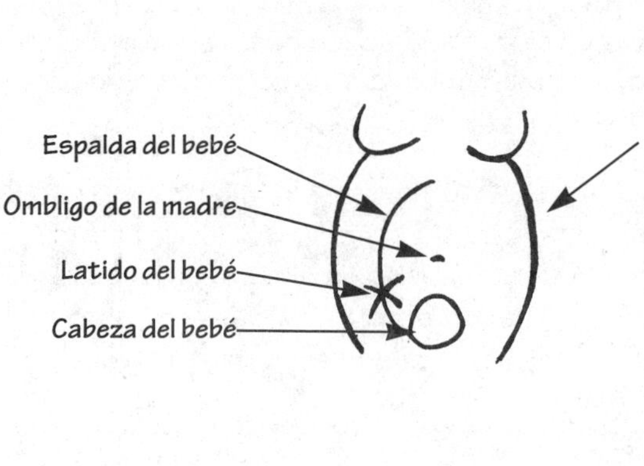

Para apuntar dónde escuchó el corazón, puede hacer un dibujo sencillo como el de la izquierda. El punto de en medio representa el ombligo de la madre, la curva grande es la espalda del bebé, el círculo es la cabeza y la cruz muestra dónde se oyó el corazón del bebé.

El cuadro de la derecha muestra dónde se escuchó el corazón de un bebé a medida que el embarazo fue progresando. En este ejemplo, el bebé no se puso de cabeza sino hasta los 7 meses. Aún después de hacerlo, el bebé se siguió moviendo de lado a lado. Por eso la "X" del dibujo a veces está de un lado del vientre de la madre y a veces del otro. Este tipo de movimiento es normal.

5 meses	13 de sept.	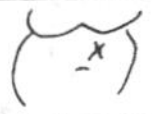
6 meses	12 de oct.	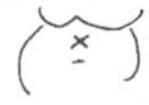
7 meses	15 de nov.	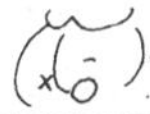 cabeza abajo
8 meses	10 de dic.	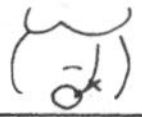 cabeza abajo
8½ meses	12 de enero	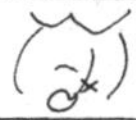 cabeza abajo
9 meses	28 de enero	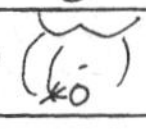 cabeza abajo

Revise qué tan rápido late el corazón del bebé

El latido del corazón del bebé no sólo ayuda a indicar la posición del bebé en la matriz. La velocidad del latido ayuda a indicar si todo va bien con el bebé. El corazón de un bebé sano normalmente late entre 120 y 160 veces por minuto. Si el corazón del bebé late menos de 120 veces o más de 160 veces en un minuto, puede que algo ande mal. Si cuenta más de 160 latidos por minuto, espere unos minutos y vuelva a contar. A veces el corazón late más rápido cuando el bebé se mueve. Si el pulso sigue a más de 160 (y sobre todo si pasa de 170) puede que la madre tenga una infección. Revise si ella tiene la piel caliente o, si puede, tómele la temperatura (vea págs. 105 a 106).

Siga estos pasos para revisar qué tan rápido late el corazón del bebé:

1. Use un reloj con segundero como lo hizo para revisar el pulso de la madre (vea pág. 106). Si no tiene un reloj, compare los latidos del bebé con los de usted cuando está calmada y en reposo. (O haga un contador en casa como se muestra en la pág. 427.) El latido del bebé debe ser aproximadamente lo doble del suyo.

2. Cuente el número de latidos por minuto. O cuente el número de latidos en 15 segundos y multiplíquelos por 4 (4 X 15 = 60 segundos = 1 minuto). Por ejemplo, si contó 40 latidos en 15 segundos y luego los multiplica por 4, le dan 160 latidos por minuto. Si se le dificulta contar los latidos y observar el reloj al mismo tiempo, pídale a alguien que le diga cuándo empezar y cuándo dejar de contar.

Si el latido del bebé le parece muy lento, siéntale al mismo tiempo el pulso a la madre en la muñeca. Si el pulso de ella y el latido que usted escucha son iguales, lo más probable es que esté escuchando el corazón de la madre y no el del bebé.

3. Anote dónde encontró el corazón del bebé y qué tan rápido estaba latiendo.

Nota: Si el corazón de un bebé **se oye fuerte**, eso no quiere decir que el bebé esté fuerte. Sólo indica que el pecho o la espalda del bebé están cerca de donde usted escucha, o que es fácil oír a través del vientre de la madre. Un latido que **no se oye fuerte** no quiere decir que el bebé esté débil. Sólo indica que su pecho o su espalda está más lejos de donde usted escucha, o que es difícil oír a través del vientre de la madre. Por ejemplo, si la madre es gorda, la pared del vientre podría ser más gruesa.

Qué hacer si nota señas de riesgo

El bebé viene de nalgas

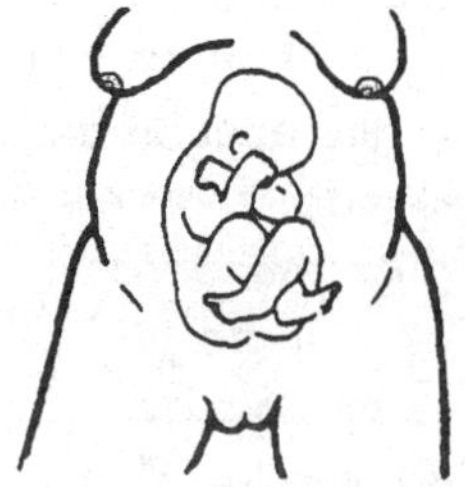

Muchos bebés que vienen de nalgas nacen sin problemas, sobre todo si la madre ya ha tenido niños y han nacido sin dificultades. Pero aún así existe riesgo para el bebé (vea págs. 262 a 263).

A veces el siguiente ejercicio sirve para hacer que el bebé se voltee cabeza abajo:

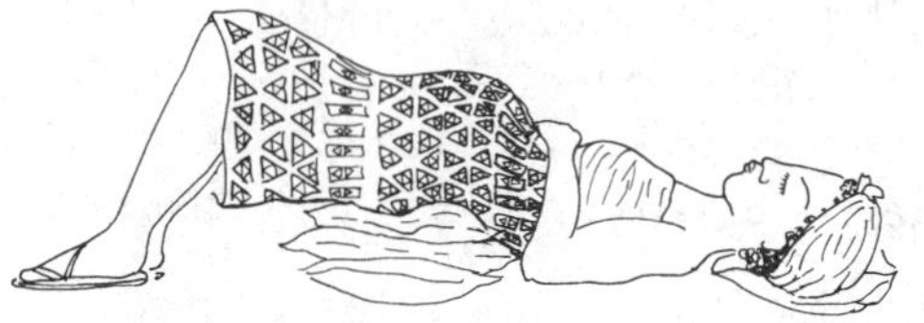

1. La madre se acuesta boca arriba y se pone algo suave bajo las caderas para levantarlas (puede usar almohadas, por ejemplo). Hacer esto 3 veces al día por 15 minutos. El mejor tiempo de hacerlo es cuando el bebé se está moviendo mucho.

2. Después de estar acostada así por 15 minutos, la madre debe pararse y caminar unos 5 minutos. Cuando sienta que el bebé ya está de cabeza, debe ir a que la examinen para poder dejar de hacer el ejercicio.

> **¡Cuidado!** Algunas parteras han aprendido que hay que voltear a un bebé sobando el vientre de la madre **¡Esto es muy peligroso!** No trate de voltear al bebé a menos que esté bien entrenada para hacerlo y pueda conseguir ayuda médica. Además, no trate de voltear al bebé si ya se ha roto la bolsa de aguas, o si la madre ha tenido sangrado vaginal, la presión alta o cualquier tipo de operación en el vientre, incluyendo una cesárea. En las págs. 407 y 408 mostramos la forma correcta de voltear a un bebé.

Si el bebé ya va a nacer y no se ha volteado de cabeza, será más seguro para la madre dar a luz en un hospital. Los médicos pueden usar instrumentos especiales *(fórceps)* para sacar al bebé si se atora. O, si es necesaria, pueden hacer una cesárea.

Un médico puede sacar al bebé con fórceps.

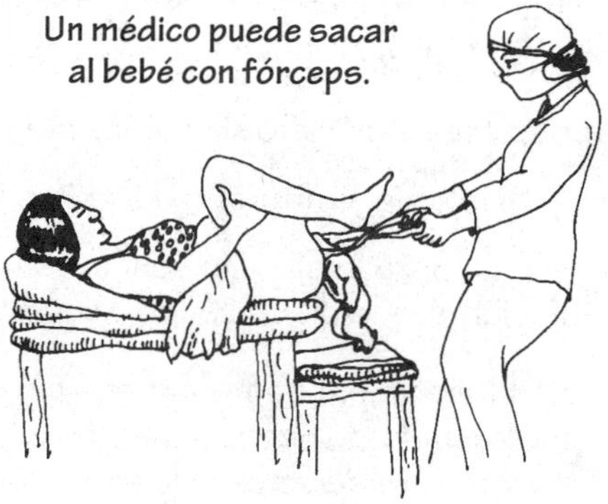

Si el bebé va a nacer en casa, es indispensable que una persona muy hábil y bien entrenada esté allí para ayudar (en las págs. 263 a 265 se explica cómo atender a un bebé que viene de nalgas). Tenga en mente también que cualquiera de las siguientes condiciones aumentarán el peligro del parto:

- La madre antes ha tenido partos difíciles o muy largos.
- Este es el primer bebé de la madre.
- El bebé está muy grande.
- La madre está débil o ha estado enferma y no puede empujar bien.
- La partera no tiene mucha experiencia atendiendo partos de nalgas.

El bebé está atravesado

Si para los 8 meses el bebé está atravesado en el vientre de la madre, ella puede probar el ejercicio de las caderas levantadas (vea la pág. anterior). Si el bebé no se voltea, le recomendamos que haga arreglos para que la mujer dé a luz por cesárea en un hospital. Un bebé atravesado no puede caber entre los huesos de la madre para nacer. Si uno trata de sacar al bebé sin una operación, la matriz podría reventar, y la madre y el bebé podrían morir.

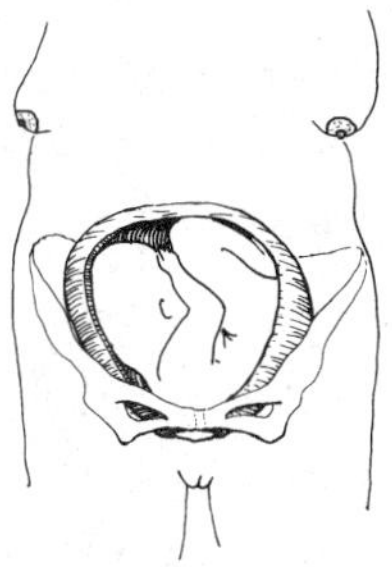

Este bebé debe nacer por medio de cesárea.

Si el bebé se voltea de cabeza, aunque sea poco antes de que empiece el parto, podrá nacer en casa. Sólo recuerde que tratar de voltear con las manos a un bebé atravesado (vea pág. 409) es tan peligroso como tratar de voltear a un bebé que viene de nalgas.

Gemelos

A veces es fácil saber cuando hay gemelos (cuates o mellizos), pero otras veces es muy difícil, incluso para personas con mucha experiencia. Si cree que una mujer va a tener gemelos:

- Fíjese cómo crece la matriz. Muchas veces, la primera seña de que hay gemelos es que la matriz crece más o más rápido de lo esperado.
- Tiéntele el vientre a la madre para ver si siente 3 ó 4 bultos grandes o 2 cabezas. Muchas veces los gemelos están en una de estas posiciones:

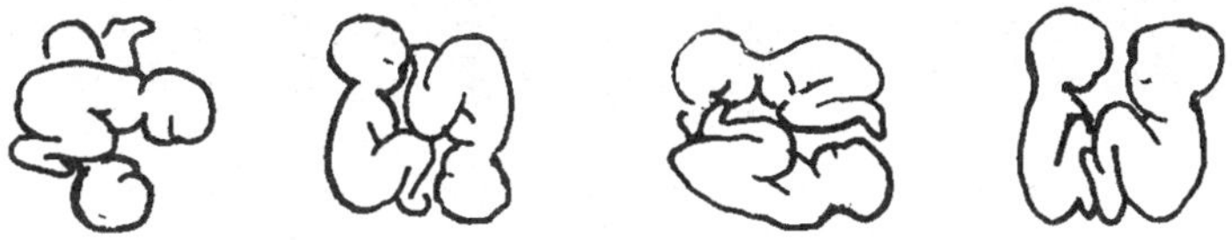

- Trate de oír los latidos de 2 corazones. Esto no es fácil, pero a veces se puede hacer, sobre todo en los 2 últimos meses del embarazo. Usted necesitará 2 buenos fetoscopios o estetoscopios, una ayudante y un cuarto callado. Estas son 2 maneras de hacerlo:

1. Encuentre el latido de lo que usted cree que es un solo bebé. Luego busque otros lugares donde se oiga bien el latido. Cuando encuentre un buen lugar, pídale a su ayudante que escuche allí y usted escuche donde encontró el primer latido. Luego empiecen usted y su ayudante a tocar con la mano el ritmo del latido que estén escuchando, si las dos llevan el mismo ritmo, es probable que estén escuchando al mismo bebé. Si los ritmos no son exactamente iguales, quizás estén escuchando a dos bebés distintos.

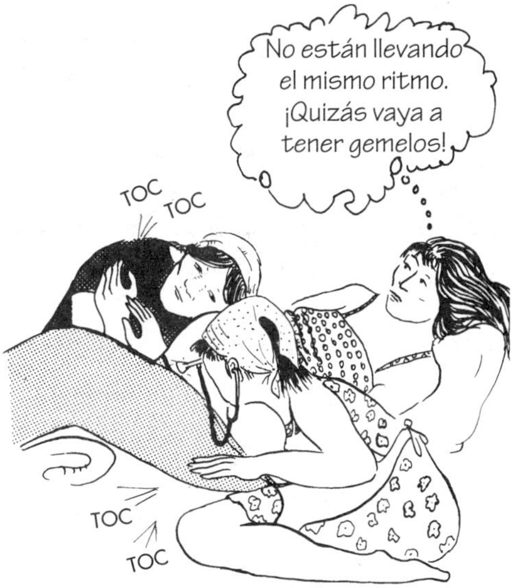

2. Si no tiene quien le ayude pero tiene un reloj con segundero o un contador casero (vea pág. 427), calcule por separado el ritmo de los 2 posibles corazones. Si los ritmos no son iguales, quizás esté escuchando 2 corazones distintos. Este método es útil, pero no tan confiable como el anterior.

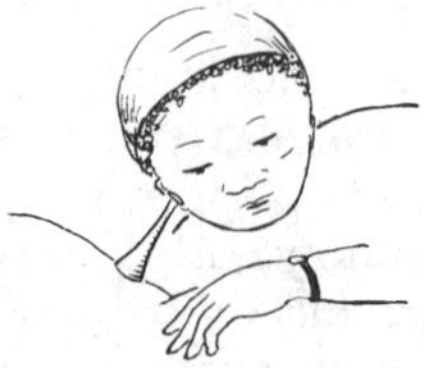

Si sospecha que hay gemelos aunque ho haya podido encontrar dos series de latidos diferentes, consiga ayuda médica. En un hospital se pueden hacer pruebas especiales para averiguar si la madre tiene gemelos.

Como un parto de gemelos muchas veces es más complicado y peligroso que el parto de un solo bebé (vea págs. 266 a 268), nosotros aconsejamos que los gemelos nazcan en un hospital siempre que sea posible. Además, como los gemelos muchas veces nacen antes de tiempo, a partir de los 6 meses, la madre debe tener listo a toda hora algún modo de transporte. Si el hospital queda muy lejos, quizás sería conveniente que ella pasara los últimos meses del embarazo en un lugar más cercano.

Si los bebés tienen que nacer en casa, lo mejor es que por lo menos 2 personas con mucha experiencia y habilidad atiendan el parto.

Nota: No es cierto que los gemelos tengan poderes especiales o que uno sea bueno y el otro malo. Un gemelo es un niño como cualquier otro.

Después del examen

Haga una cita para la próxima visita prenatal

Una vez que termine de examinar a la madre y al bebé, averigüe si la madre tiene más preguntas o si quiere hablar de alguna otra cosa. Si ella tiene alguna seña de riesgo, explíquele bien lo que la seña indica y lo que ella necesita hacer para cuidarse. Si usted cree que ella necesita atención médica, asegúrese de que sepa a dónde ir y cuándo ir. Antes de que se despidan, hagan una cita para el próximo examen (vea el programa de exámenes en la pág. 39). Apunte en un papelito el lugar, el día y la hora del examen, si a la madre le sirve como recordatorio.

HOJA DE DATOS SOBRE LOS CUIDADOS PRENATALES

Nombre: ______________________ Edad: ____ Número de hijos: _____ Edades: _________ Fecha del último parto: _________

Fecha de la última regla: __________ Fecha probable del parto: __________ Problemas con otros partos: ____________________

Fecha de la visita	Mes de embarazo	Salud general y problemas leves	Anemia	Señas de riesgo	Hinchazón (¿dónde? ¿cuánta?)	Pulso	Temp.	Peso (tantee si es necesario)	Presión de la sangre	Proteína en la orina	Latido del corazón del bebé	Posición del bebé en el vientre	Tamaño de la matriz (¿cuántos dedos arriba (+) o abajo (-) del ombligo?)

SECCIÓN C

Parto y posparto normales

Introducción

Para que un bebé nazca, el cuerpo de la madre tiene que trabajar mucho para sacarlo de la matriz y traerlo al mundo. Esto es a lo que se le llama "parto". Al período después del parto se le llama *posparto*.

Aquí dividimos el parto y posparto en 5 etapas, en base a lo que está haciendo el cuerpo de la madre:

- La primera etapa comienza cuando *las contracciones* (dolores del parto) empiezan a abrir el cérvix. La etapa termina cuando el cérvix está completamente abierto. La primera etapa por lo general es la más larga, pero su duración varía en cada nacimiento. Puede durar sólo una hora o hasta un día y una noche. Por lo general, los bebés primerizos son los que más se tardan, pero no siempre.
- La segunda etapa comienza cuando el cérvix está completamente abierto y termina cuando el bebé nace. Esta etapa puede durar unos cuantos minutos o hasta 2 horas.
- La tercera etapa empieza cuando el bebé nace y termina cuando la *placenta* sale. La tercera etapa generalmente dura menos de una hora.
- Las primeras 2 a 6 horas después del nacimiento del bebé. Esta etapa empieza justo después de la salida de la placenta. Durante esta etapa, la matriz se aprieta para calmar el sangrado.
- Las 2 semanas después del nacimiento. Durante esta etapa, la matriz se sigue apretando y encogiendo.

Los siguientes capítulos explican lo que sucede dentro del cuerpo de una mujer durante el parto y el posparto y lo que usted puede hacer para ayudar a la madre y al bebé.

- El cuerpo de la mujer poco antes, durante y después del parto (Capítulo 8)
- Cómo dar buenos cuidados durante el parto (Capítulo 9)
- Qué hacer durante la primera etapa del parto (Capítulo 10)
- Qué hacer durante la segunda etapa del parto (Capítulo 11)
- Qué hacer durante la tercera etapa del parto (Capítulo 12)
- Qué hacer las primeras 2 a 6 horas después del nacimiento (Capítulo 13)
- Qué hacer las primeras 2 semanas después del nacimiento (Capítulo14)

El cuerpo de la mujer poco antes, durante y después del parto

Contenido del Capítulo 8

El cuerpo de la mujer poco antes, durante y después del parto

CAPÍTULO 8

Señas de que el parto se acerca

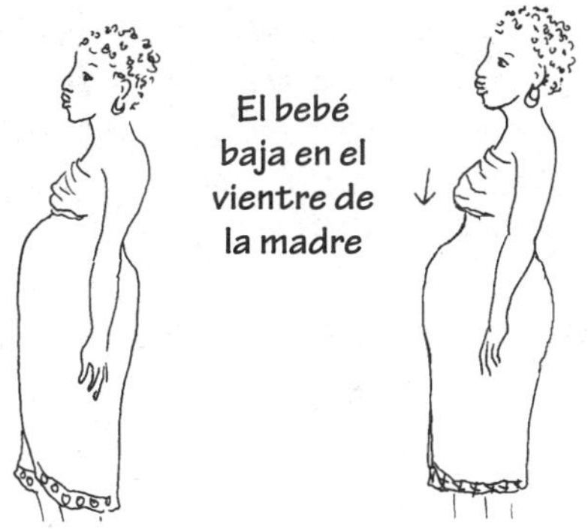

1. El bebé baja en el vientre

Los bebés primerizos muchas veces bajan en el vientre como 2 semanas antes del parto. Cuando esto pasa, a veces la madre siente que puede respirar mejor. Si la madre ya ha tenido otros bebés, puede que este bebé no baje en el vientre sino hasta que el parto empiece.

2. Las contracciones de práctica se vuelven más fuertes o más frecuentes

Durante el embarazo y el parto, a veces la matriz se encoge hacia arriba y se pone dura. A esto se le llama una contracción porque la matriz se contrae—es decir, se achica.

Hay dos tipos de contracciones. Las *contracciones de práctica* ocurren durante todo el embarazo. Se sienten en lo alto del vientre o por todo el vientre y son leves e irregulares. Muchas mujeres ni siquiera las notan. Las contracciones del parto empiezan cuando el bebé ya va a nacer (vea pág. 139). Generalmente, se sienten más abajo en el vientre o la espalda y se vuelven mucho más fuertes que las contracciones de práctica.

Nota: En muchas partes del mundo, la gente usa la palabra "dolores" para describir las contracciones del parto. Nosotros decidimos no usar esa palabra. Es cierto que muchas veces las contracciones son muy dolorosas, pero no siempre. Algunas mujeres tienen partos fuertes que no son dolorosos. Además, las palabras tienen mucho poder. Si usamos la palabra dolores, la madre esperará sentir dolor. Esto puede hacer que se ponga más nerviosa y que el parto le duela aún más. Eso es lo contrario de lo que deseamos lograr.

Para entender cómo funciona una contracción, piense en lo que pasa cuando usted dobla un brazo con fuerza.

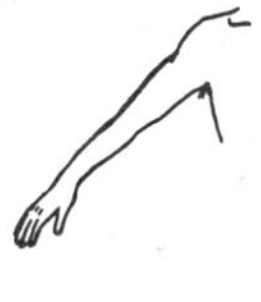

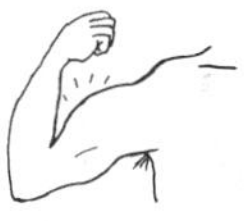

Lo mismo pasa cuando se contrae la matriz. Uno puede ver cómo se aprieta así:

Las contracciones de práctica pueden volverse más fuertes y más frecuentes pocos días antes de que empiecen las contracciones del parto. Puede que las contracciones de práctica vayan y vengan varias veces. Con frecuencia se detienen si la madre cambia lo que está haciendo. Por ejemplo, si deja de caminar y descansa, puede que las contracciones se detengan.

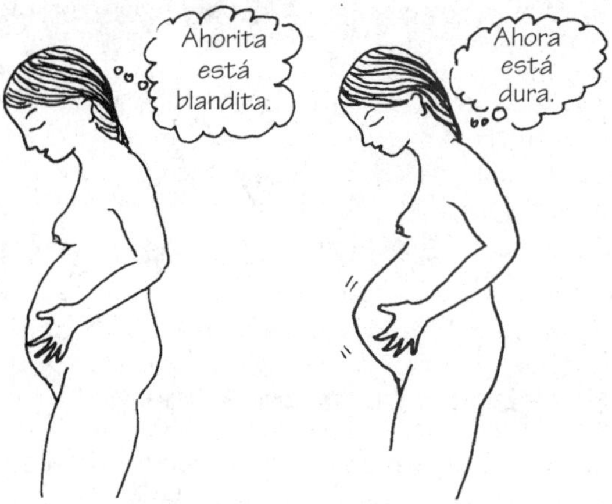

3. Aparece un poco de moco con sangre

Durante casi todo el embarazo, la pequeña abertura del cérvix está tapada con moco.

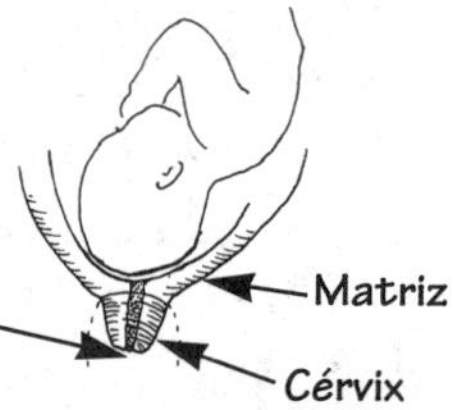

En los últimos días del embarazo, puede que el cérvix se empiece a abrir. A veces sale el moco con un poco de sangre.

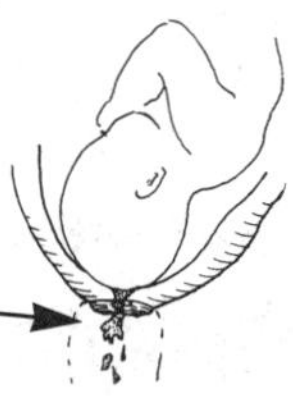

Puede que el moco con sangre salga todo de una vez, como un tapón, o puede que gotee varios días. Es una indicación de que el cérvix se está ablandando, acortando y empezando a abrirse. Es probable que el parto empiece en uno o dos días.

No confunda el moco manchado de sangre con el desecho vaginal que muchas mujeres tienen en las 2 semanas antes del parto. Ese desecho es un moco claro que no está manchado de sangre.

4. La bolsa de aguas se rompe

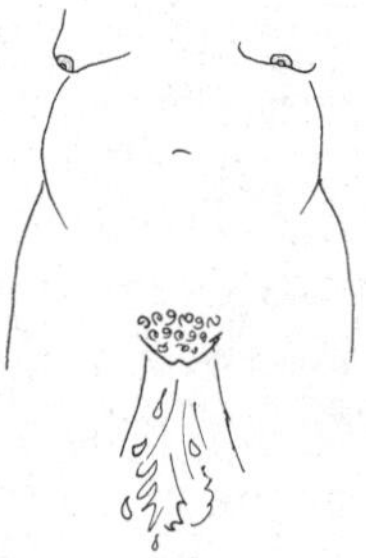

Por lo general, la bolsa de aguas que envuelve al bebé se rompe ya que empieza el parto. Si esta bolsa se rompe antes, es seña de que el parto empezará dentro de unas horas. Si el parto no empieza en 6 horas o menos, habrá riesgo de infección. Usted tal vez querrá hacer algo para provocar el parto (vea pág. 377).

5. Diarrea o estreñimiento

A muchas mujeres les da diarrea un poco antes del parto. Esto ayuda a limpiar el cuerpo para que la madre se sienta más cómoda durante el parto.

Pero a veces una mujer se estriñe. Si esto sucede, quizás ella quiera que le hagan una lavativa cuando empiece el parto para vaciar sus intestinos (vea pág. 174).

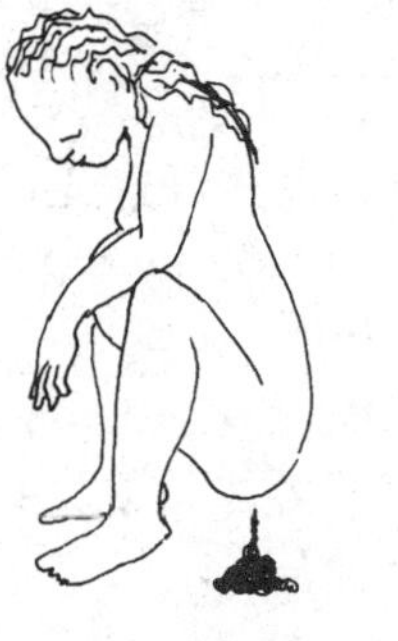

Es común tener diarrea antes del parto.

6. La madre se siente diferente

A veces, una mujer siente cuando le va a venir el parto. Puede que se sienta pensativa y que esté muy callada y consciente de su cuerpo. O quizás sienta una gran urgencia de quedarse en casa y esperar. Todos estos sentimientos son normales.

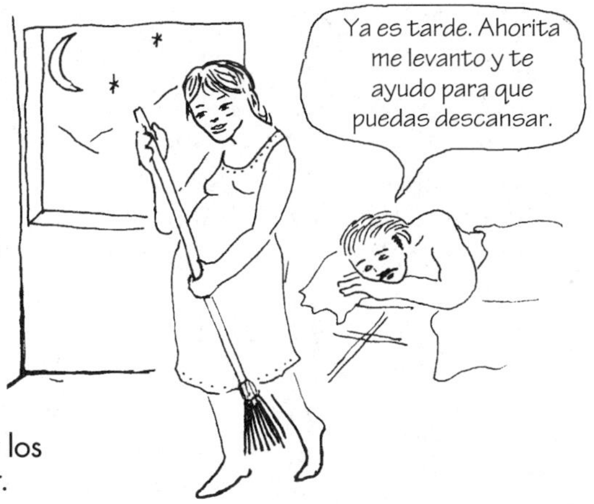

A veces una mujer siente muchas ganas de limpiar y acomodar la casa, aunque sea de noche. Esto no es peligroso, siempre y cuando ella no trabaje demasiado. Como el parto puede empezar en cualquier momento, la madre debe ahorrar sus energías. La familia debe ayudarle a hacer los quehaceres para que ella pueda descansar.

Lo que el cuerpo está haciendo durante y después del parto

1. Primera etapa: el cérvix se abre

Durante el embarazo, el cérvix está alargado, como un dedo gordo. También está duro como un músculo apretado. Usualmente nada puede entrar ni salir por el cérvix porque su pequeña abertura está tapada con moco.

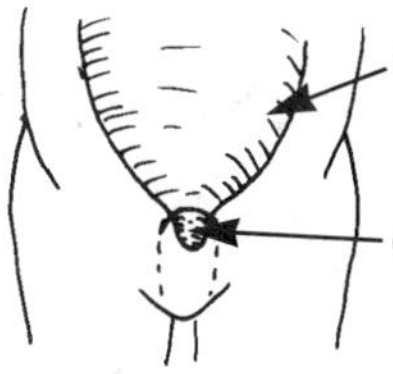

Como el cérvix separa al bebé de la vagina, el cérvix se tiene que abrir para que el bebé nazca. Hacial el final del embarazo, las contracciones de práctica empiezan a acortar y a ablandar el cérvix para que se pueda abrir más fácilmente. Puede que el cérvix incluso se abra un poco y que el tapón de moco salga.

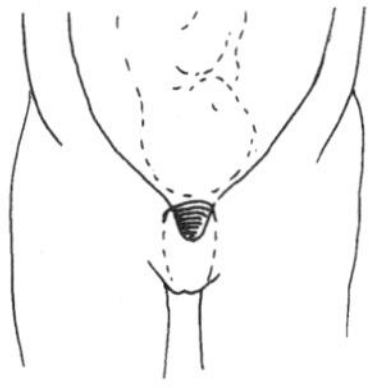
El cérvix está duro y alargado.

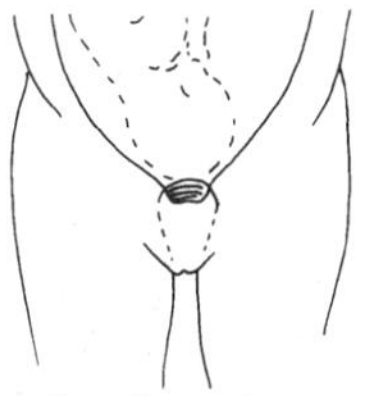
Aquí empieza a ablandarse y a acortarse.

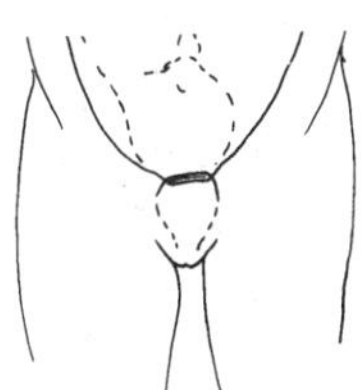
Aquí ya está más corto y blando para que el bebé pueda salir.

Las contracciones del parto hacen dos cosas:

1. Empujan la cabeza del bebé hacia abajo y con fuerza contra el cérvix. Esto ayuda a abrirlo.

2. También van jalando el cérvix poco a poco para abrirlo. Con cada contracción, el cérvix sube un poco más hacia la matriz y fuera de la vagina. Entre las contracciones, el cérvix se relaja y casi todo (pero no todo) regresa a la vagina. Esto continúa (por lo general muy lentamente) hasta que el cérvix se abre por completo.

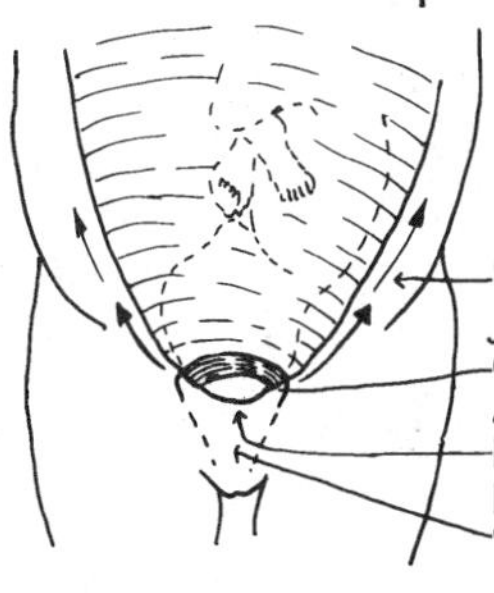

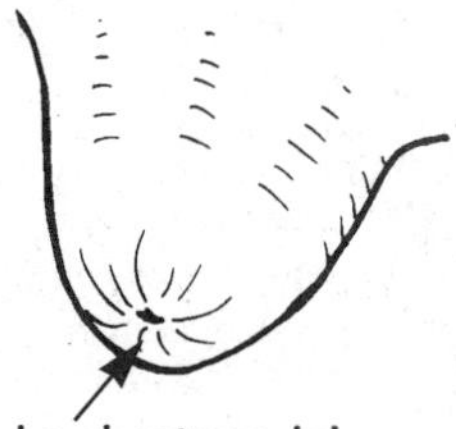

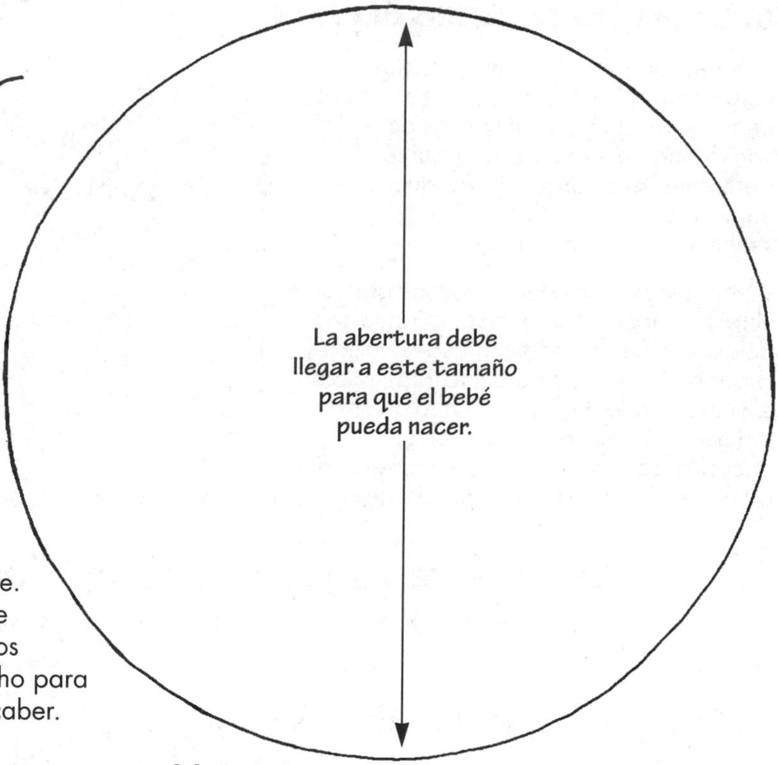

Las contracciones se tienen que volver muy fuertes para poder abrir el cérvix completamente. El hoyito se tiene que abrir a 10 centímetros (4 pulgadas) de ancho para que el bebé pueda caber.

Cómo progresa la primera etapa del parto

La primera etapa se divide en 3 partes: trabajo leve, trabajo activo y trabajo avanzado.

Durante el trabajo leve, las contracciones a menudo son cortas (como de 30 segundos) y vienen cada 15 ó 20 minutos. Las contracciones por lo general no son muy fuertes y se sienten en la parte baja del vientre o de la espalda. A veces duelen un poco como los calambres de la regla o de una diarrea. A veces no duelen; la madre sólo siente presión. Generalmente, ella puede caminar, hablar o incluso trabajar durante estas contracciones.

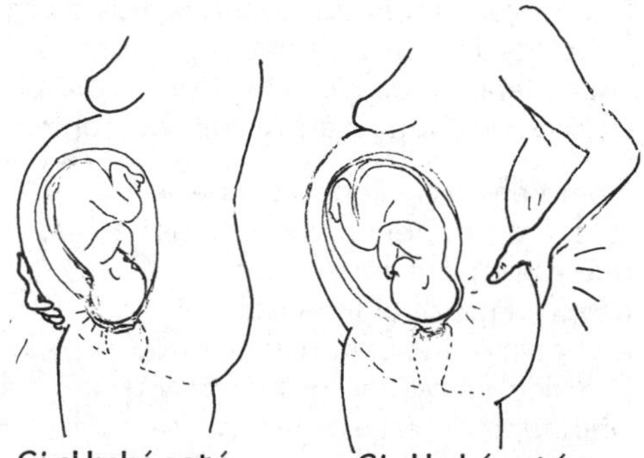

Si el bebé está dando la cara hacia atrás o a un lado, usualmente el dolor se siente en frente.

Si el bebé está dando la cara hacia adelante, el dolor se siente por atrás, en la cintura.

A medida que el parto va avanzando, las contracciones duran más y se vuelven más fuertes y frecuentes. A esto se le llama trabajo activo, y para la mayoría de las mujeres, es muy doloroso. Generalmente, la madre necesita olvidarse de todo y fijarse sólo en las contracciones. Entre contracciones, quizás ella se sienta cansada y quiera estar quieta, o tal vez sienta ganas de moverse y caminar un poco.

Durante el trabajo avanzado, las contracciones pueden durar hasta un minuto y medio y venir cada 2 ó 3 minutos. Quizás la madre sienta como que las contracciones nunca paran. Pero al poner la mano sobre el vientre, uno notará como se aprieta y se afloja con cada contracción.

'Ritmos' del parto

Un parto puede seguir muchos ritmos diferentes y aún ser normal...

- Algunos partos empiezan con contracciones leves que se van haciendo más fuertes a un ritmo constante por varias horas.
- Algunos partos empiezan despacio y de repente se vuelven muy activos.
- Algunos empiezan fuerte, se calman un poco y luego se vuelven fuertes otra vez.
- Algunos comienzan con contracciones leves que duran 2 ó 3 días, de repente se vuelven fuertes y el bebé nace poco tiempo después.

Todos estos tipos de parto son normales siempre y cuando se vuelvan suficientemente fuertes para abrir el cérvix por completo.

2. Segunda etapa: el bebé es empujado hacia afuera

Una vez que el cérvix está abierto, las contracciones pueden empujar al bebé para que salga de la matriz y cruce la vagina. La madre también puede empezar a dar empujones para sacar al bebé.

Con cada nueva contracción (y empujón de la madre), la cabeza del bebé baja un poco más en la vagina. Entre contracciones, la matriz se relaja y vuelve a jalar la cabeza del bebé un poco hacia arriba, pero la cabeza no sube tan arriba como estaba antes de la contracción.

Cómo se ve la segunda etapa por fuera

Al principio, cuando el bebé está aún muy arriba en la vagina, lo único que se ve son los genitales de la madre que se hinchan con cada contracción. Puede que el ano (el hoyito de la cola) también se le abra un poco. Entre contracciones se ve cómo los genitales se relajan.

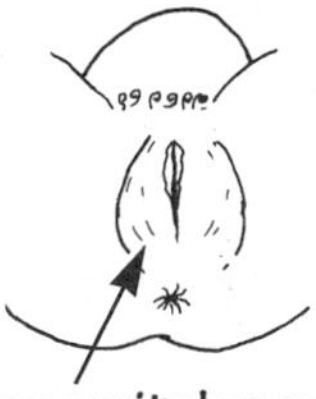

Los genitales se hinchan durante la contracción.

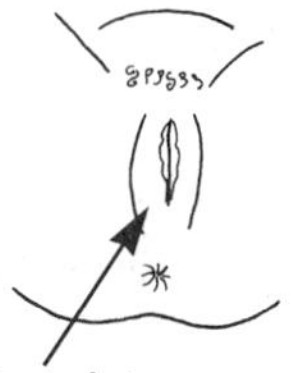

Se relajan cuando la contracción termina.

Después de un rato, se empieza a ver un poco de la cabecita del bebé cuando las contracciones la empujan. Entre contracciones, la cabeza se vuelve a meter a la vagina. Con cada contracción se va viendo un poco más de la cabeza.

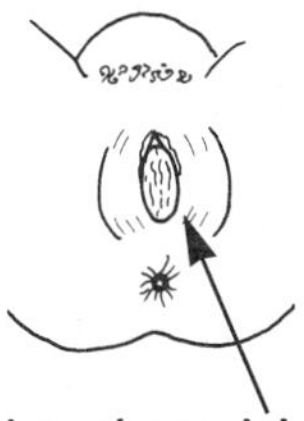

La cabeza del bebé se asoma.

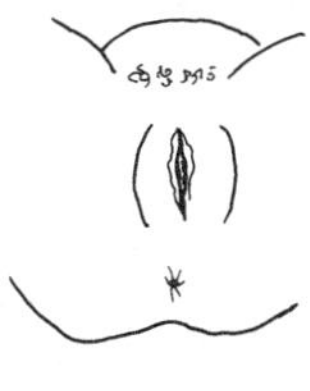

La cabeza se mete de nuevo.

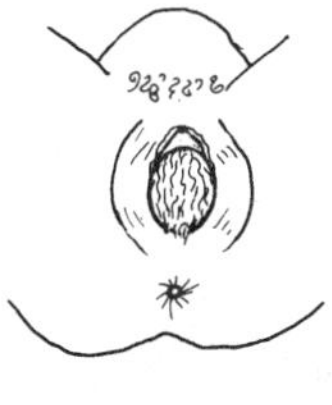

Con cada contracción, la cabeza se asoma más.

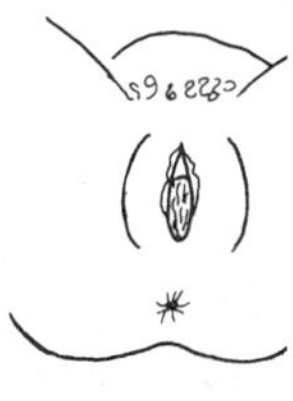

Ahora se ve así entre contracciones.

Cuando la cabeza del bebé haya estirado la abertura de la vagina como el tamaño de la palma de una mano, la cabeza se quedará allí aún entre contracciones. Se dice que el bebé se ha coronado. Ahora la madre debe dejar de empujar (o empujar suavemente), para que la cabeza pueda salir despacio. Esto ayudará a evitar desgarros en los genitales de la madre.

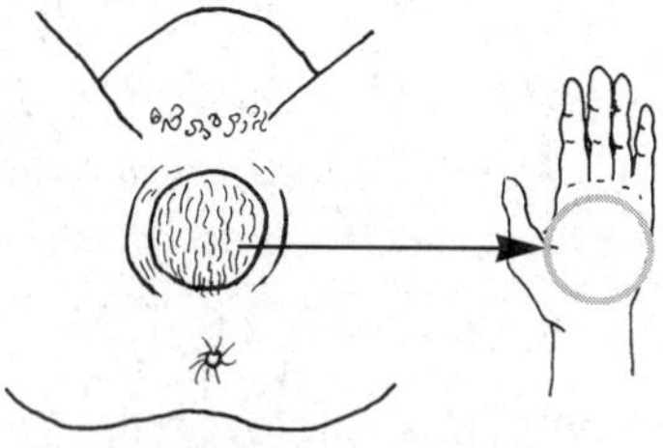

Cuando el bebé "se corona" la abertura de la vagina es como del tamaño de la palma de la mano de usted.

Una vez que la cabeza está afuera, el resto del cuerpo por lo general sale fácilmente con uno o dos empujones. De vez en cuando, los hombros se atoran, pero eso es raro (vea pág. 259).

Cómo baja el bebé por la vagina

Los bebés cambian de posición a medida que van cruzando la vagina. La mayoría de ellos hacen esto:

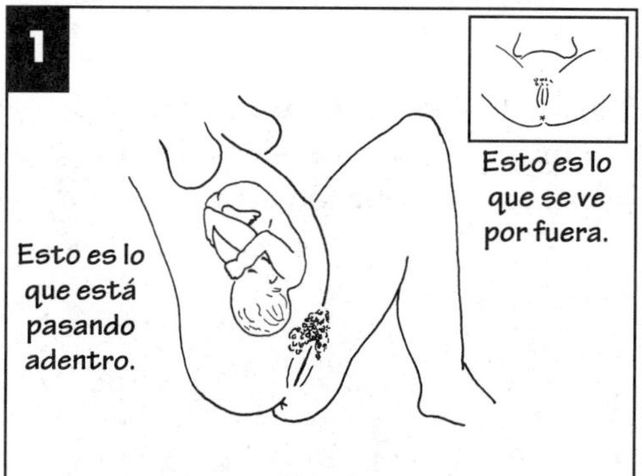

Primero, el bebé agacha la cabeza hacia el pecho. Esto le facilita pasar entre los huesos de la madre.

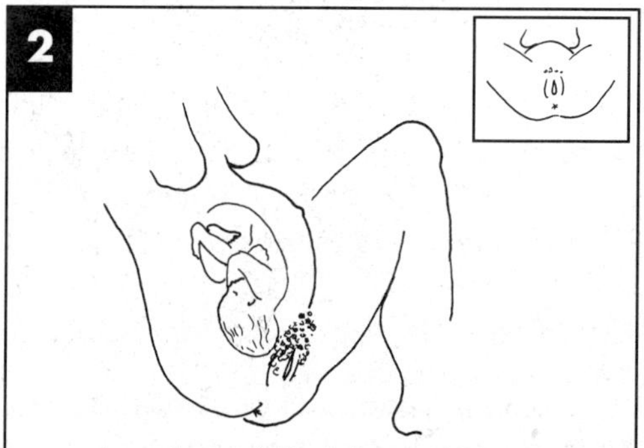

La cabeza del bebé se aplasta y cambia de forma al pasar entre los huesos de la madre. El bebé voltea la cara hacia la espalda de la madre.

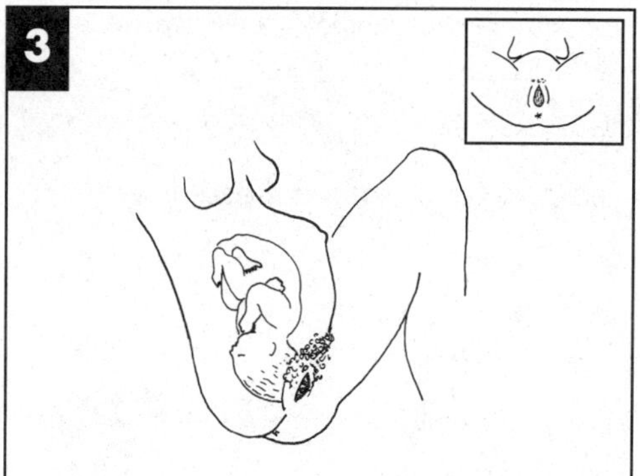

El bebé empieza a subir la barbilla cuando se acerca a la abertura de la vagina. A esto se le llama extenderse.

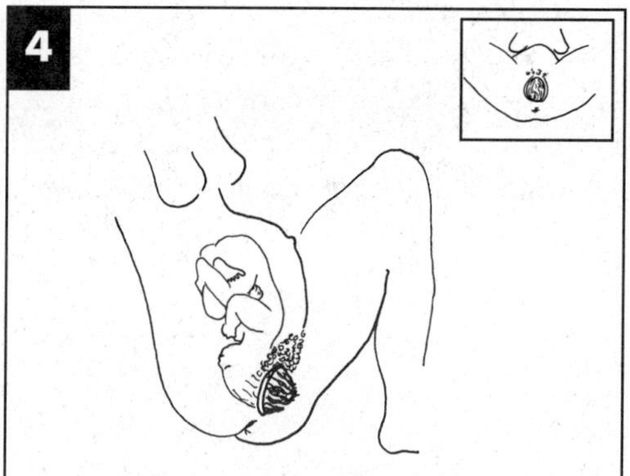

El bebé levanta aún más la barbilla, cuando él se corona.

5

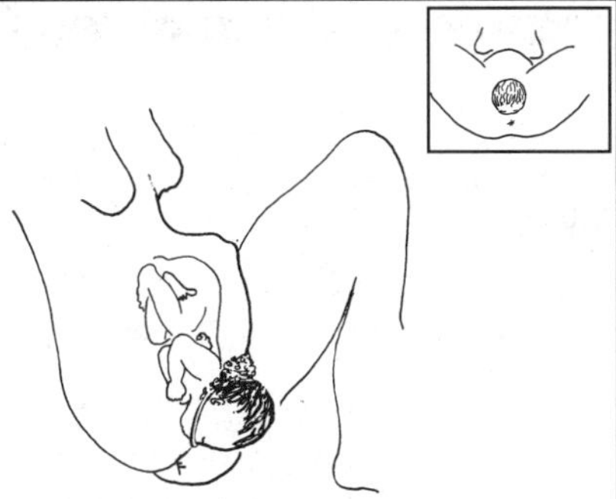

El bebé sigue levantando la barbilla a medida que la cabeza va saliendo. De esta manera sale con más facilidad.

6

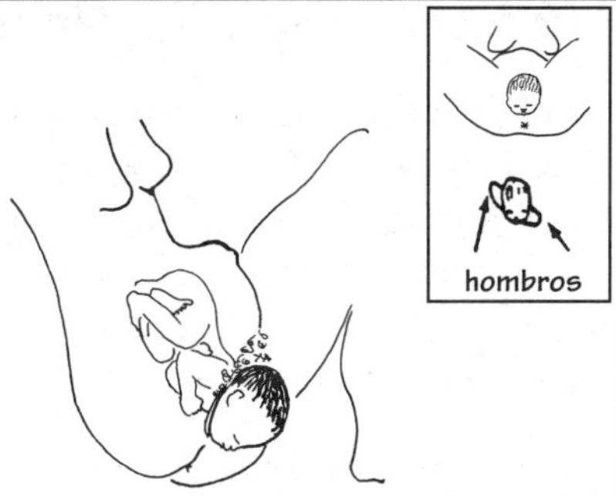

El bebé sigue subiendo la barbilla hasta que la cabeza sale por completo. Al principio, el bebé sigue dando la cara hacia la espalda de la madre.

7

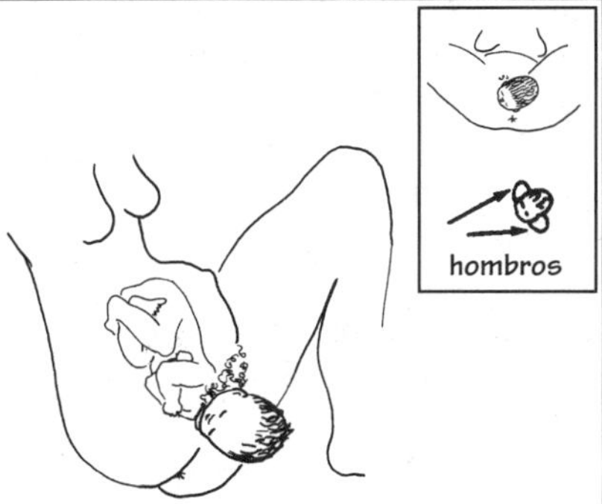

Poco después, el bebé voltea la cabeza hacia la pierna de la madre. Ahora la cabeza y los hombros del bebé están alineados.

8

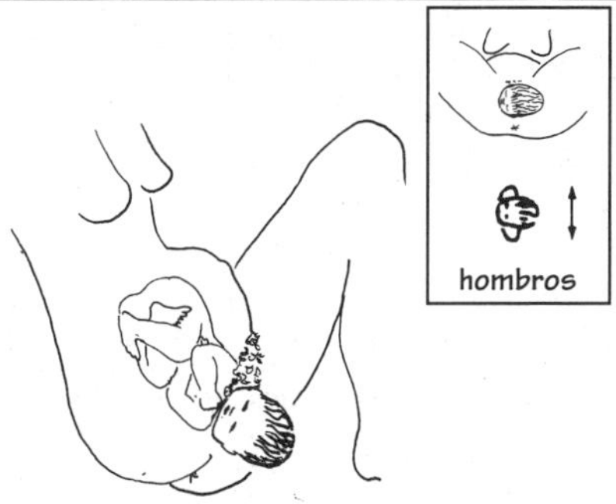

Luego el cuerpo entero del bebé da vuelta dentro de la madre. Ahora los hombros están verticales. El bebé sigue dando la cara hacia la pierna de la madre.

9

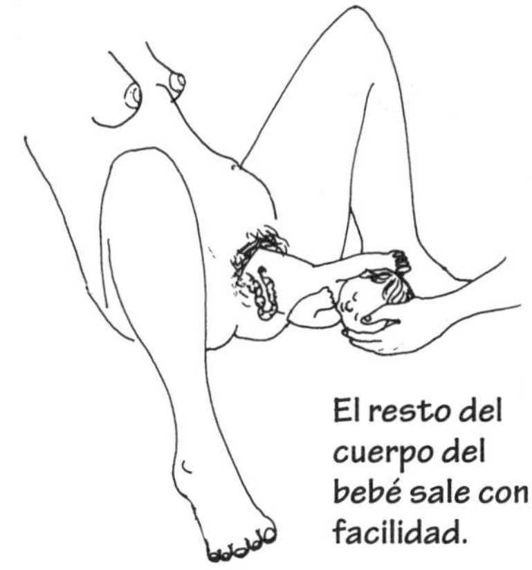

El resto del cuerpo del bebé sale con facilidad.

Nota: La mayoría de los bebés nacen de esta manera, pero no todos. Para información sobre los bebés que dan la cara hacia el frente de la madre o que asoman primero la frente, vea la pág. 240. Para los bebés que vienen de nalgas, vea la pág. 262.

3. Tercera etapa: la placenta es empujada hacia afuera

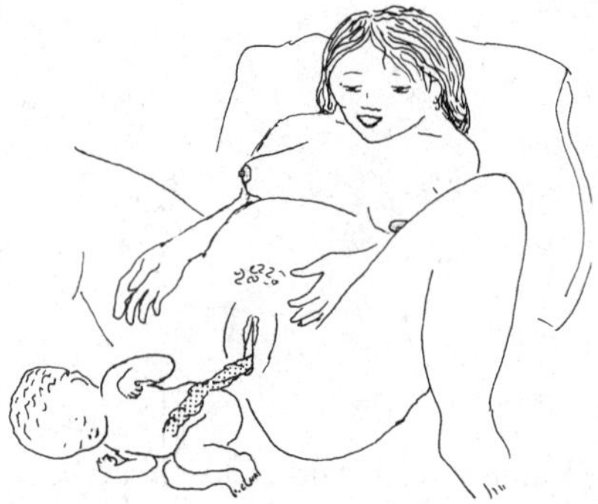

Cuando el bebé recién nace, su cordón umbilical sigue conectado con la placenta que aún está dentro de la madre. El cordón se ve grueso y azul y pulsa porque el bebé sigue recibiendo sangre de la placenta. Esto muchas veces le da al bebé unos minutos extras para aprender a respirar.

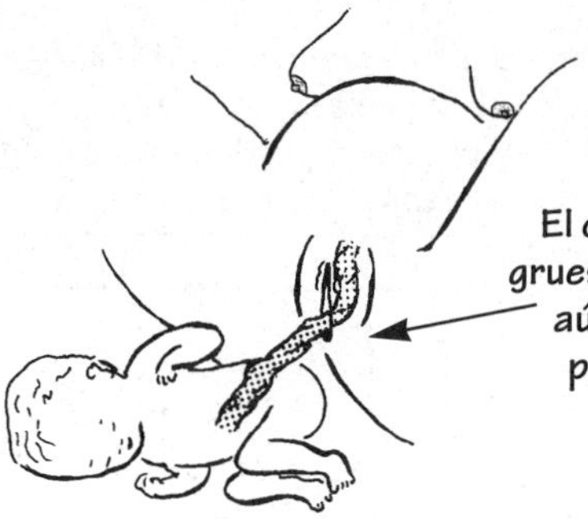

Pero pronto el bebé puede respirar solo y ya no necesita la placenta. Ahora la placenta tiene que hacer dos cosas: **separarse** de la pared de la matriz y **salir** por la apertura de la vagina.

1. Por lo general, la placenta se separa unos minutos después del nacimiento. Cuando esto sucede, muchas veces sale un chorrito de sangre de la vagina. El cordón se pone blanco y delgado, y deja de pulsar (lo cual indica que el bebé ya no está recibiendo oxígeno de su madre). Puede que el cordón también se estire un poco. Usted puede cortar el cordón ya que esté blanco y delgado.

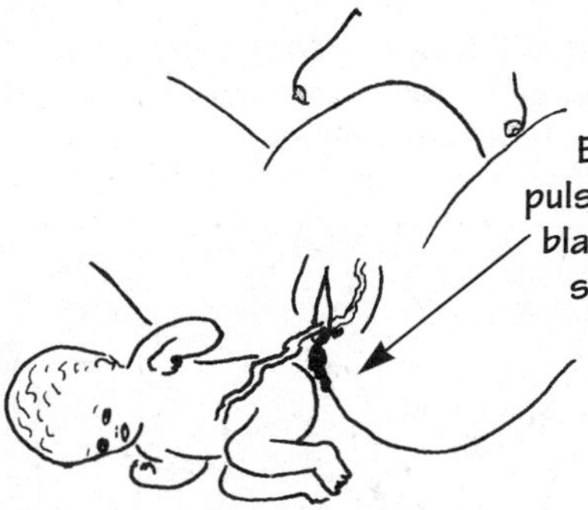

2. La placenta puede salir de inmediato o tardarse un rato. Las contracciones (que siguen por un rato después del nacimiento) ayudan a sacar la placenta. Si estas no bastan, la madre puede ponerse en cuclillas y dar un pequeño empujón. Muchas veces sale un poco de sangre con coágulos o cuajarones. La madre generalmente no siente mucho dolor cuando la placenta sale.

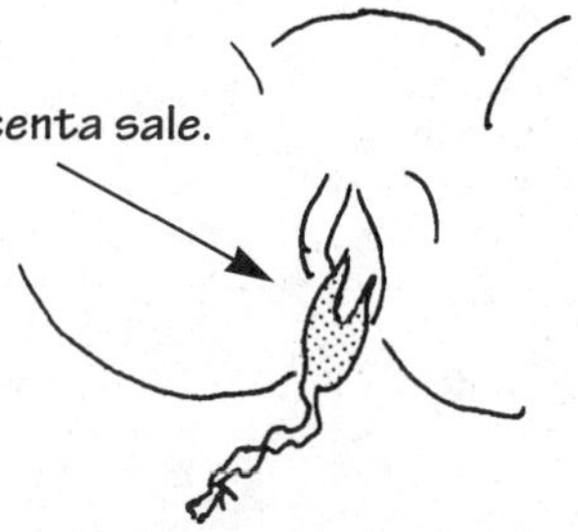

4. Las primeras 2 a 6 horas después del nacimiento: la matriz se aprieta

Cuando la placenta se desprende de la matriz, el lugar donde estaba pegada queda como una herida abierta. Esta "herida" debe cerrarse para que la madre no sangre demasiado.

Sitio donde está pegada la placenta.

El sitio donde estaba pegada la placenta es como una herida que sangra.

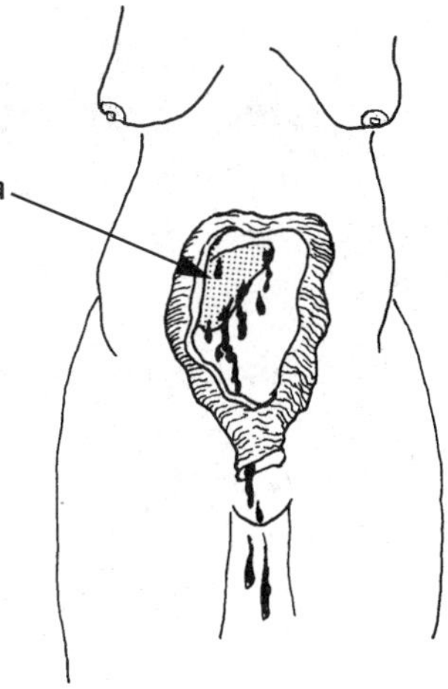

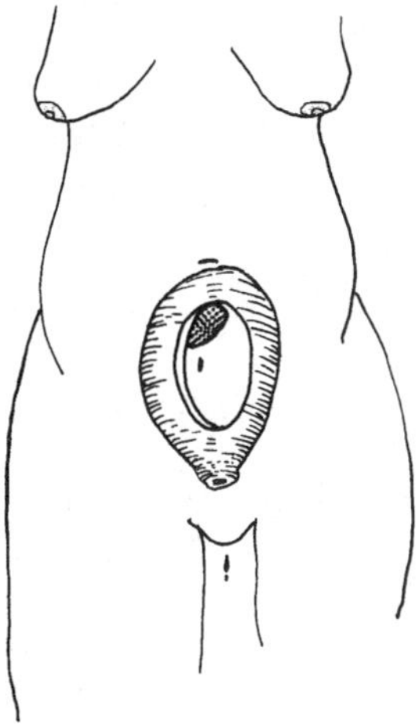

Las contracciones después del nacimiento ayudan a calmar el sangrado.

Las contracciones que dan después del nacimiento (a veces llamadas dolores de posparto) ayudan a cerrar la "herida" haciendo que la matriz se ponga más firme y apretada. Las mujeres que dan a luz por primera vez muchas veces no sienten estas contracciones; otras madres generalmente sí las sienten.

5. Las primeras 2 semanas después del nacimiento: la matriz se achica

Después del parto, puede que la madre sangre por 1 ó 2 días como lo haría con una regla pesada. En las siguientes 1 ó 2 semanas, ella debe ir sangrando menos, poco a poco—hasta dejar de sangrar por completo.

En esas 2 semanas, la matriz se irá achicando más y más hasta quedar casi del tamaño que tenía antes del embarazo.

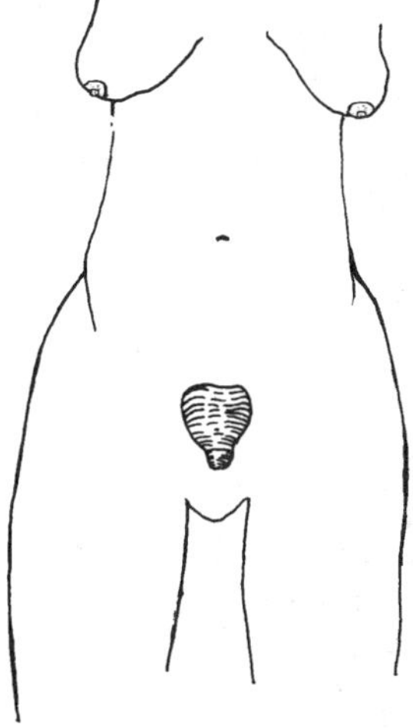

La matriz se achica de nuevo.

Cómo dar buenos cuidados durante el parto

Contenido del Capítulo 9

Cómo dar buenos cuidados durante el parto

CAPÍTULO 9

Cuándo acudir al parto

Pídale a la madre que la llame en cuanto note señas de que el parto se acerca (vea pág. 137). Así usted podrá prepararse y estar pendiente de ella.

Usted debe acudir a la madre en cuanto pase **una** de estas cosas:

- Empiezan las contracciones del parto.
- Se rompe la bolsa de aguas.
- La madre siente que la necesita.

Si usted va a ver a la madre y encuentra que el parto apenas está empezando (y usted vive cerca), por lo general, usted podrá irse a casa por un rato. Pero pídale a la madre que le avise cuando el parto se vuelva más fuerte.

Antes de irse, considere lo siguiente:

- ¿Es éste el primer bebé de la madre? Por lo general, el parto es más largo con el primer bebé.
- ¿Fueron los partos anteriores rápidos o lentos? Si el parto anterior fue rápido, éste puede ser aún más rápido.
- ¿Qué tan lejos está la ayuda médica?

Nota: Siempre que vaya a un parto, conviene que lleve a una compañera o ayudante. Si hay una emergencia, una de ustedes puede atender al bebé mientras que la otra ayuda a la madre. O, una persona puede ir por ayuda, mientras la otra trata de encargarse del problema.

Si usted no tiene una ayudante, quizás pueda enseñarle a alguien (por ejemplo, a la hermana, el esposo, la madre, o una amiga de la mujer embarazada) para que le ayude con el parto.

Qué llevar al parto

Con el equipo apropiado, un parto puede ser más fácil y más seguro. Quizás la madre tenga en casa parte del equipo. La partera tendrá que llevar lo que falte. Es buena idea que cada partera tenga un botiquín con el equipo necesario.

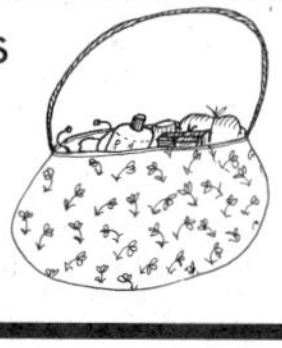

El botiquín de la partera

¡Cuidado! Todo el equipo que se use durante un parto debe estar bien limpio o *estéril*, dependiendo de lo que sea. En la pág. 154 explicamos cómo limpiar y esterilizar su equipo.

**Equipo que la madre quizás tenga en casa.
Si la madre no lo tiene,
la partera debe encargarse de proveerle.**

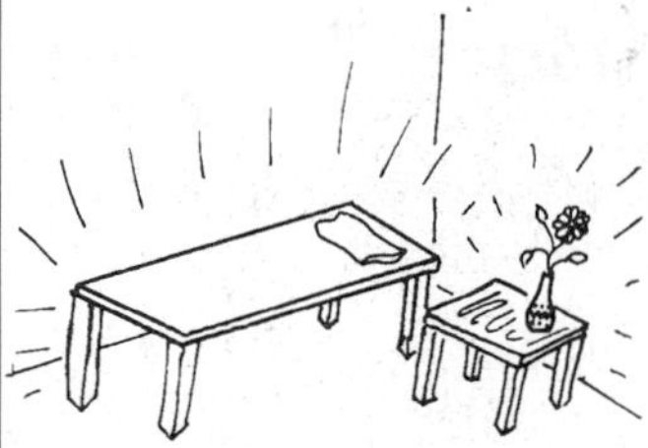

Un lugar muy limpio donde dar la luz

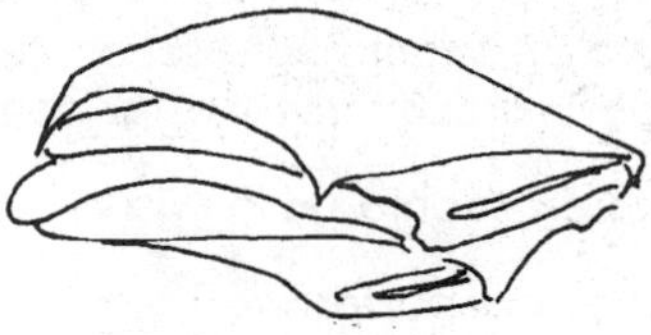

Muchas sábanas o trapos bien limpios para poner bajo la madre durante el parto

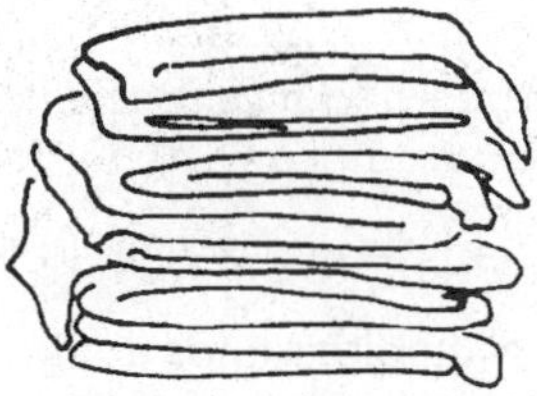

Muchas mantas de bebé muy limpias

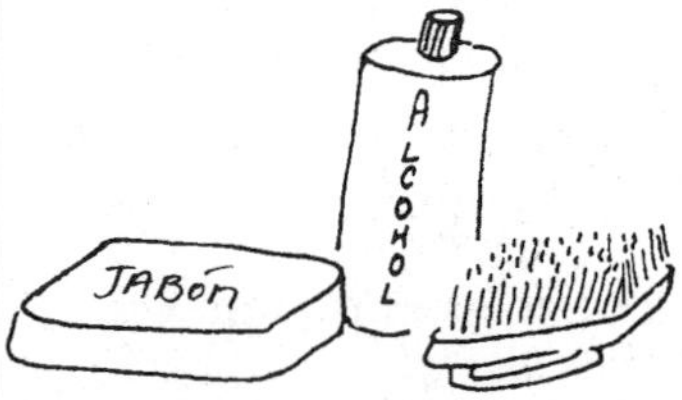

Jabón disinfectante o cualquier otro jabón, y (si es posible) alcohol y un cepillo para limpiarse las uñas

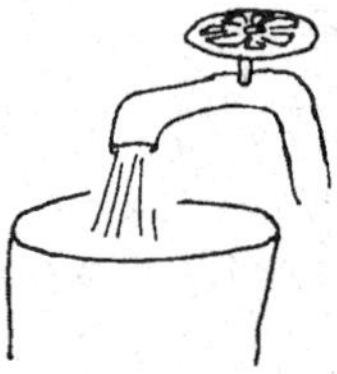

Mucha agua limpia para lavarse y para beber

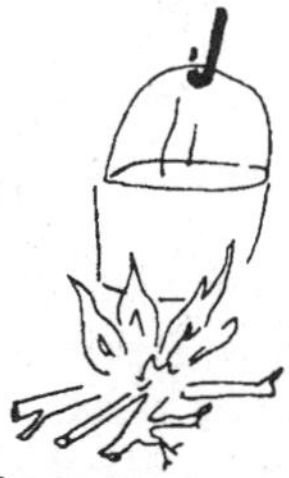

Alguna manera de hervir agua (tenga combustible extra)

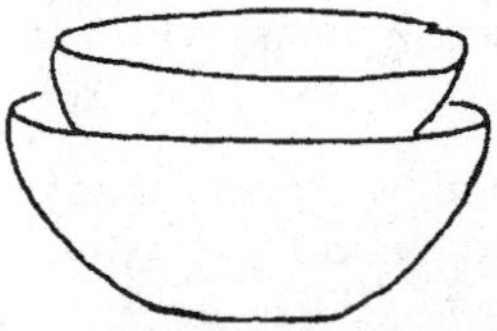

Bandejas para lavarse y para la placenta

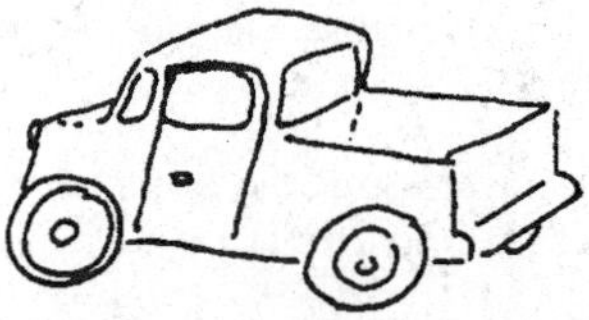

La manera de ir al hospital en caso de emergencia

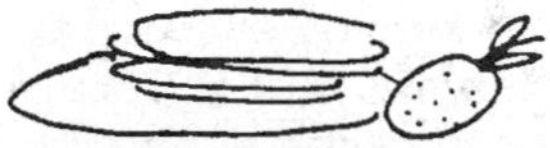

Comida para las parteras

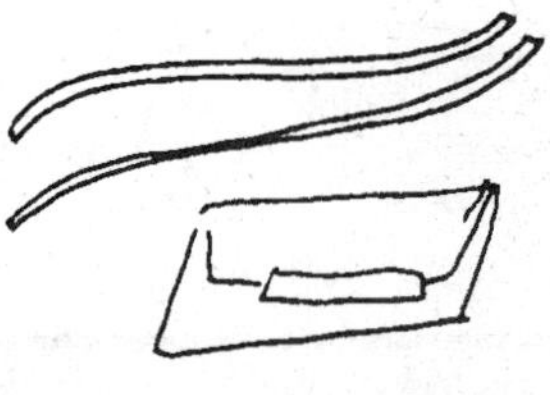

Un paquete de listón o hilo estéril para amarrar el cordón umbilical

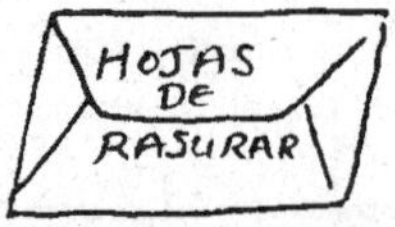

Un paquete de hojas de rasurar limpias—sin abrir—para cortar el cordón

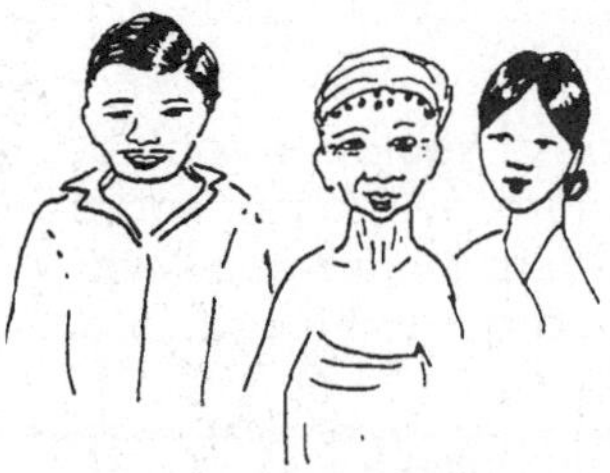

Gente buena y cariñosa que ayude con el parto

Equipo que es muy útil que toda partera tenga en su botiquín. (No todas las parteras podrán tener todo este equipo porque algunas cosas son muy caras o difíciles de conseguir.)

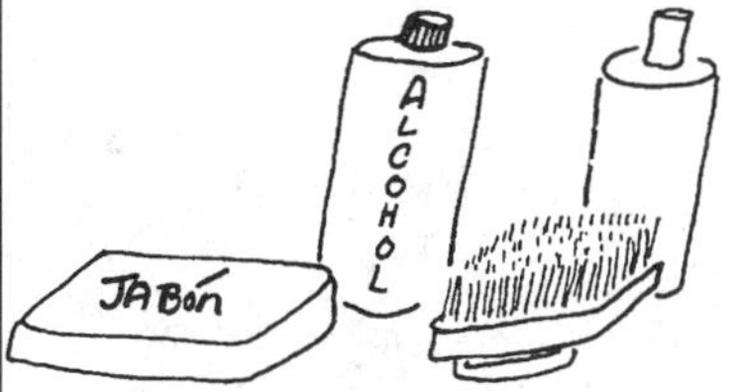

Jabón antiseptico con yodo o cualquier jabón, alcohol, betadine, yodo povidona (Isodine) y un cepillo para limpiarse las uñas

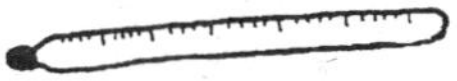

termómetro

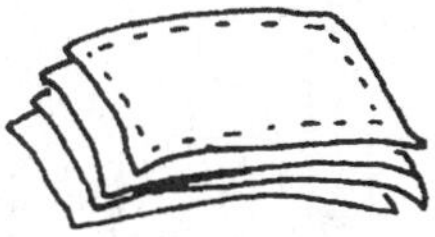

Paquetes de gasas estériles (las de 4 x 4 pulgadas son útiles)

Este manual, para tener información a la mano si sucede algo fuera de lo usual

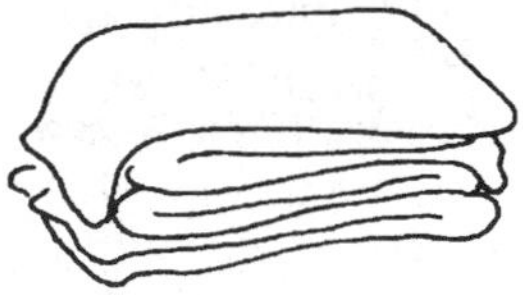

Algunas mantas limpias

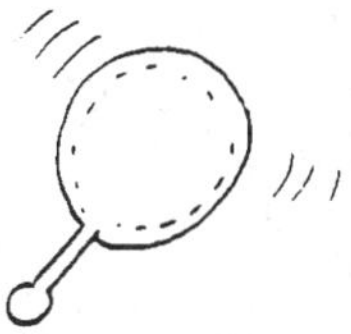

Abanico

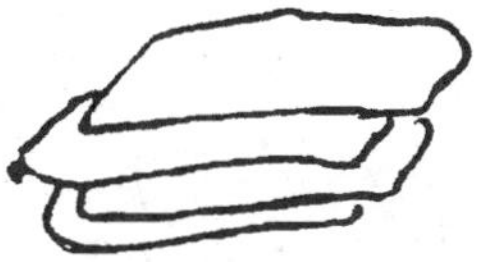

Trapos limpios o estériles para compresas

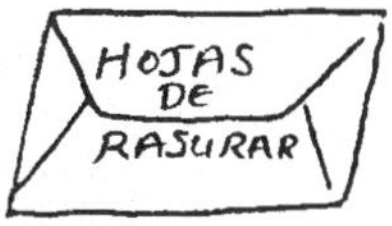

Un paquete de hojas de resurar limpias sin abrir para cortar el cordón

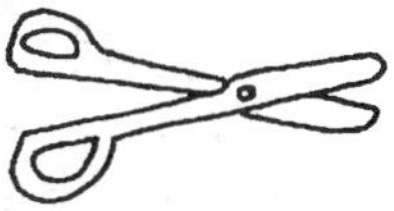

Tijeras con la punta redondeada para cortar el cordón antes de que el bebé salga por completo (sólo para emergencias)

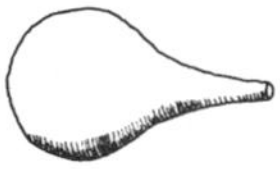

Perilla para sacar moco

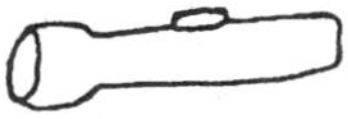

Lintera

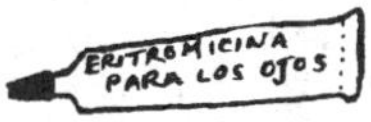

Pomada oftálmica de eritromicina o tetraciclina (o nitrato de plata) para poner en los ojos del bebé

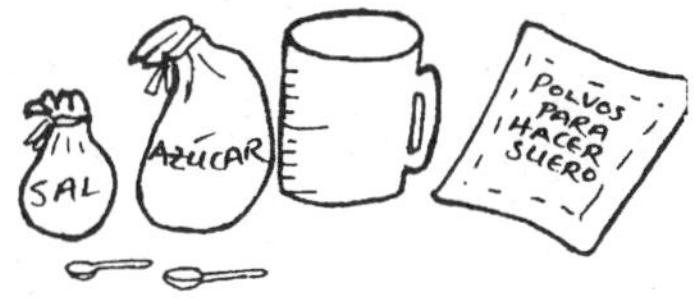

Sal, azúcar, taza y cucharas de medir para hacer suero de rehidratación (o la mezcla ya en paquetes, que usted haya preparado o comprado)

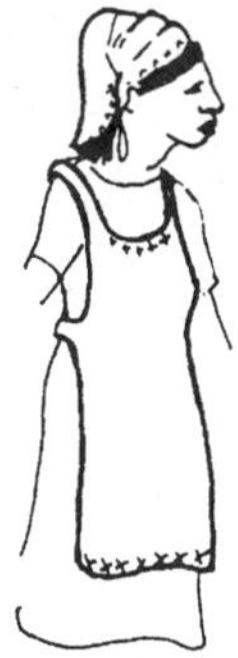

Un delantal y una pañoleta muy limpios para usar durante el parto

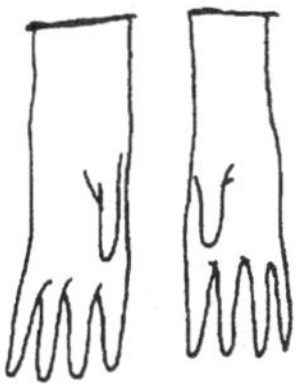

Guantes estériles

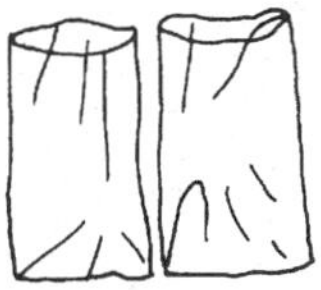

Bolsas de plástico muy limpias

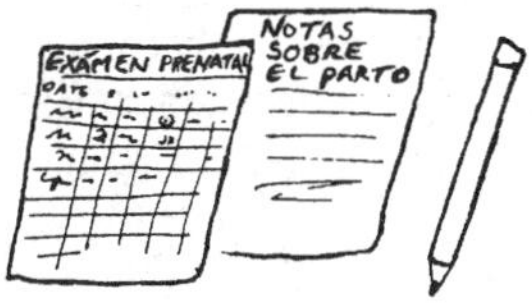

El expediente prenatal de la madre, una hoja para hacer apuntes sobre el parto y un lápiz

Equipo que es útil que la partera tenga en su botiquín

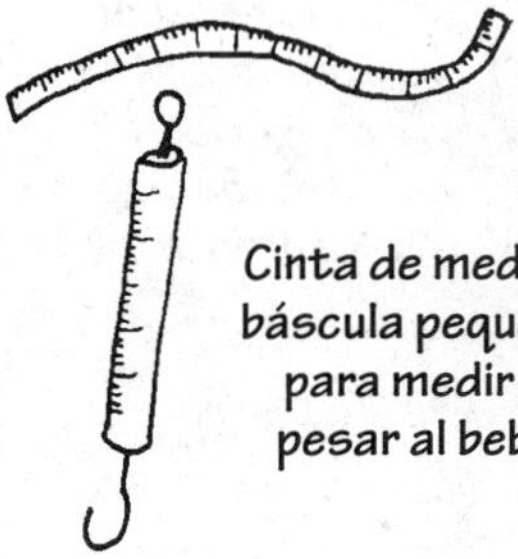

Cinta de medir y báscula pequeña para medir y pesar al bebé

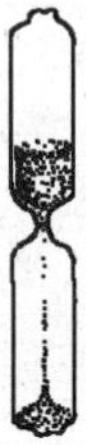

Reloj de arena

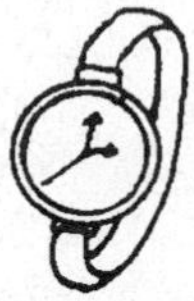

Reloj (mejor si tiene segundero) u otra manera de medir el tiempo

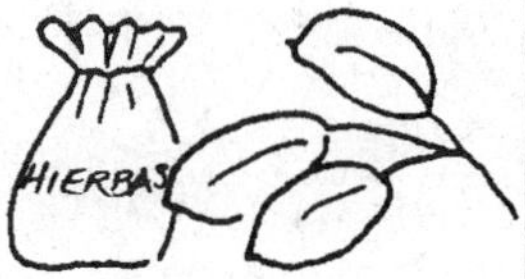

Hierbas y otros remedios caseros

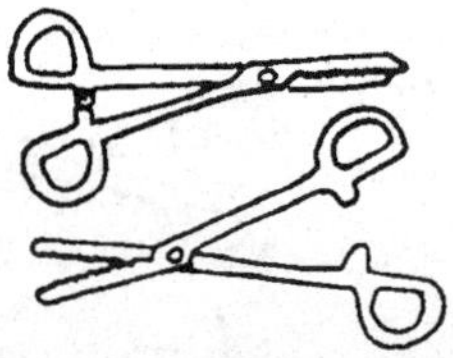

Dos pinzas (hemóstatos) para comprimir el cordón o venas que sangren cuando hay un desgarro

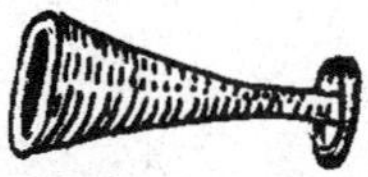

Fetoscopio

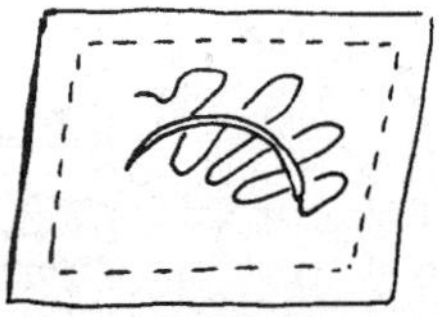

Aguja e hilo de sutura estériles para coser desgarros del parto

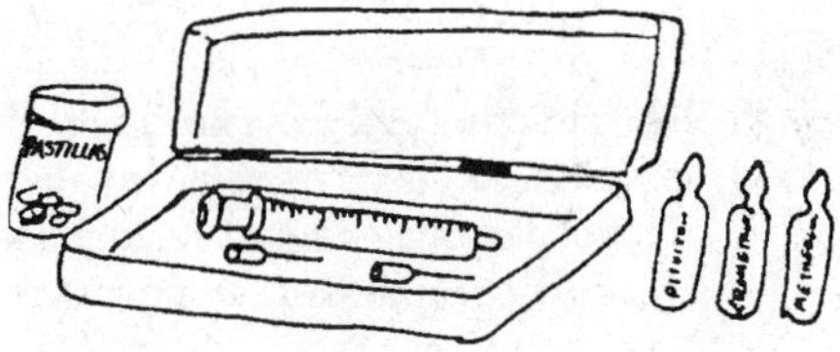

Jeringa y agujas estériles y medicinas de emergencia (en las Páginas Verdes indicamos cuales medicinas importantes incluir en su botiquín)

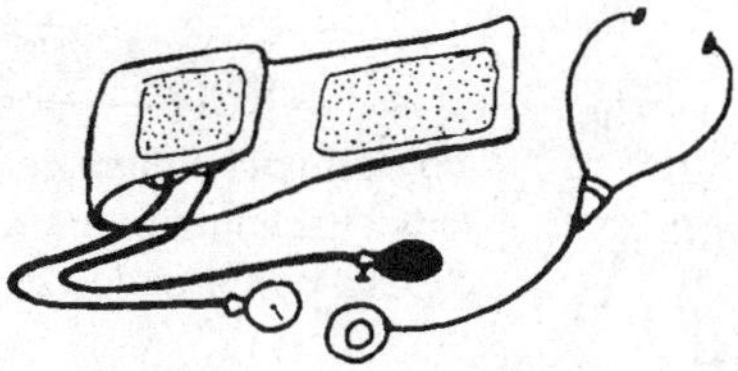

Estetoscopio y equipo para medir la presión de la sangre

Cómo evitar infecciones durante el parto

Durante el parto, es fácil que entren al cuerpo de la madre microbios que causan infecciones. Generalmente, los microbios entran a la madre mediante el contacto con otras personas o mediante el contacto con cualquier cosa sucia—polvo y tierra que haya en la casa, excrementos de animales o personas, o pizcas de sangre u otros líquidos del cuerpo ya secos. La mugre puede ser tan pequeña que no se pueda ver.

Para evitar el contacto dañino con otras personas, la partera debe evitar que acuda al parto cualquier persona con catarro, tos, gripa, fiebre (calentura), dolor de garganta u otras enfermedades.

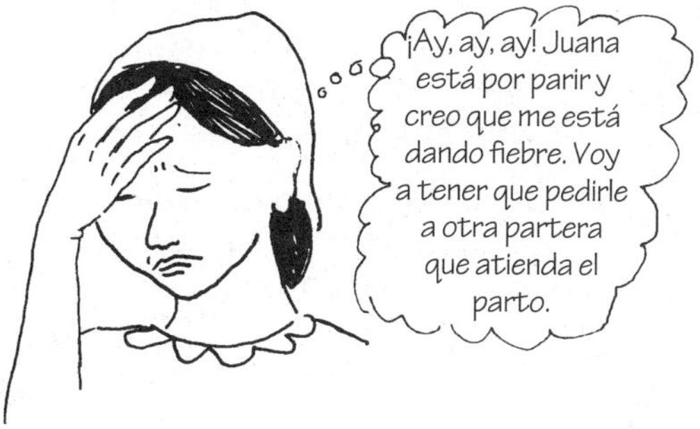

Quienes sí acudan al parto deberán seguir las medidas de aseo indicadas en la pág. 158.

Una persona que tenga una infección o llaga en las manos o en el cuerpo no debe tocar al recién nacido. Esto es de especial importancia si una llaga o ampolla está en los labios o en la nariz. Los microbios que en los adultos causan un simple *fuego*, pueden hacerle mucho daño a un bebé.

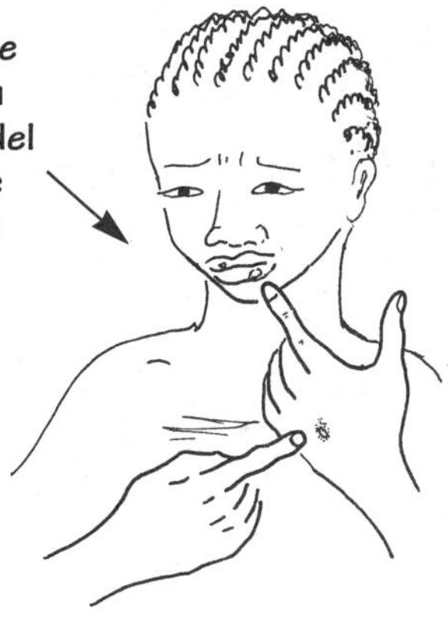

Una persona que tenga llagas en cualquier parte del cuerpo no debe tocar al recién nacido.

Además, nunca hay que meter los dedos (ni cualquier otra cosa) dentro de la madre, a menos que haya una razón médica importante. Cualquier cosa que entra en la madre aumenta el riesgo de infección.

Nota: Algunas enfermedades, como la diabetes y *la artritis*, no son contagiosas o pegadizas. Si usted no está segura si cierta enfermedad es contagiosa o no, pregúntele a un trabajador de salud que tenga experiencia. Si no hay manera de averiguarlo, es mejor que la persona enferma no acuda al parto.

Para evitar el contacto con cualquier cosa sucia, la partera debe asegurarse de que el área del parto y todo el equipo esté limpio o esterilizado. La partera necesitará usar tres métodos diferentes para limpiar y desinfectar todo: lavar con agua y jabón, *esterilizar* con calor o sustancias químicas para matar todos los microbios, y *restregarse* las manos y los brazos (un modo especial de lavarse para matar TODOS los microbios). Las siguientes secciones indican qué método usar para los diferentes materiales que se usan durante el parto.

1. El área del parto

Si la madre va a dar a luz en casa, habrá que limpiar bien el cuarto donde nacerá el niño, y el lugar donde la madre irá a orinar. Primero, barra y sacuda bien esos dos cuartos, y después lave todo con agua y jabón. Ponga su botiquín y todo lo que la madre vaya a necesitar en el cuarto donde el bebé va a nacer.

> Nota: Siempre que vaya a limpiar o esterilizar algo, acuérdese de antes lavarse las manos con agua y jabón.

Si el parto será en una clínica de maternidad, es importante tener aún más cuidado. Los microbios de un parto se pueden pasar a otro fácilmente. Después de cada parto, lave los pisos y todas las superficies con uno de estos *desinfectantes:*

- Cloro casero (hipoclorato de sodio): Haga una solución con 1 medida de cloro por cada 7 medidas de agua. Hay que usar la solución en menos de 2 horas después de prepararla.
- Cloramina al 2%
- Alcohol isopropílico al 70%
- alcohol para curaciones al 70%
- *Isodine* (yodo povidona) al 2,5%
- amoníaco
- agua oxigenada al 6%

2. Ropa de cama (mantas de bebé, forros y sábanas)

Si el parto va a ser en casa, lave la ropa de cama (tendidos) con agua y jabón, y luego séquela al sol o con una plancha.

Si el parto será en una clínica de maternidad, hay que esterilizar la ropa de cama después de cada uso. Lávela bien primero, y luego use uno de estos métodos para matar los microbios:

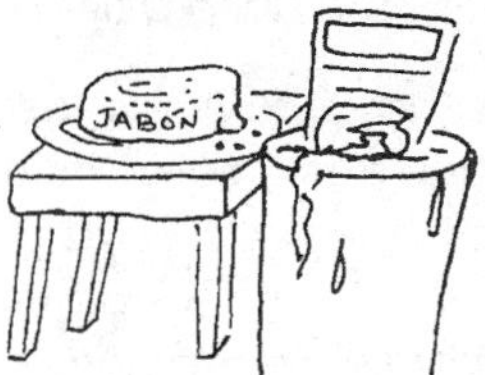

- Hierva los tendidos durante 30 minutos y luego séquelos bien en un lugar limpio.

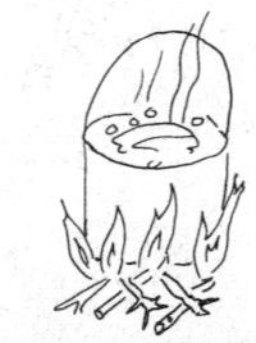

- Planche los tendidos húmedos hasta que estén secos.El calor y el vapor matan microbios.

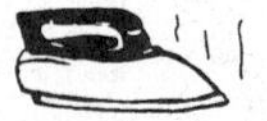

- Doble las piezas, amontónelas y envuélvalas en un trapo limpio. Ponga el bulto en el horno por 2 horas, a una temperatura de 93°C ó 200°F. Meta una olla con agua en el horno para que haya vapor y los tendidos no se quemen.

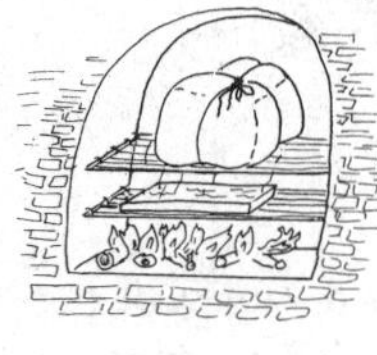

Si no puede hacer nada de lo anterior, cuelgue los tendidos al sol, donde no haya polvo. A los tendidos les debe dar el sol un día entero (voltéelos para que les dé el sol por los dos lados). Nunca los ponga a secar en el suelo. Además tenga cuidado de no arrastrarlos ni dejar que toquen el suelo en ningún momento.

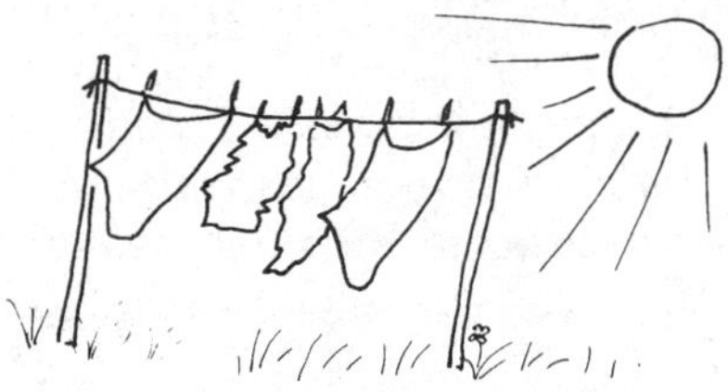

Ya que la ropa de cama esté bien seca, use una de las piezas grandes para envolver todo. Si es posible, guarde el bulto de tendidos en una bolsa limpia de plástico o de papel. Déjelo en un lugar seco y limpio hasta que lo necesite. No guarde ropa de cama que esté húmeda o mojada porque los microbios crecerán allí.

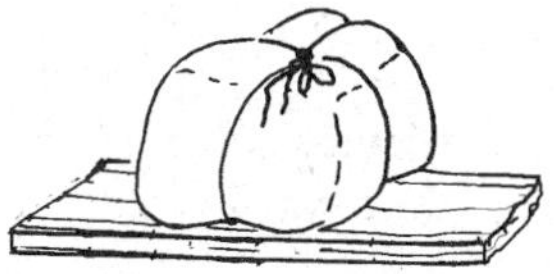

Otras clases de tendidos

Si le es fácil conseguir periódicos, puede usarlos en vez de sábanas bajo la madre. Lo mejor es hornear los periódicos lentamente (93°C o 200°F) por 2 horas para matar los microbios. Meta una olla con agua en el horno para que haya vapor y los periódicos no se quemen.

Si en su región se acostumbra usar otra clase de tendidos bajo la madre, encuentre la manera de esterilizarlos. Por ejemplo, las hojas de plátano se pueden lavar con una solución desinfectante y luego ahumarse por varias horas o asolearse durante 8 horas.

3. Instrumentos y equipo

Todos los instrumentos y equipo que use en el parto deben estar bien limpios. Asegúrese de lavar todo muy bien después de cada uso. Además, cualquier cosa que toque las heridas de la madre, que le rompa la piel o que entre en su cuerpo, debe estar esterilizado, incluyendo los siguientes instrumentos y equipo:

Instrumentos

- jeringas y agujas
- tijeras u hojas de rasurar para cortar el cordón
- materiales para coser heridas
- pinzas o hemóstatos

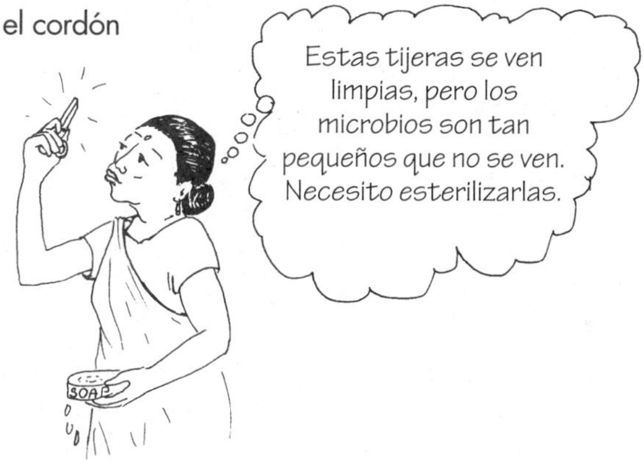

Equipo

- guantes
- gasas
- compresas
- hierbas curativas
- perilla para sacar moco y un trapito limpio donde echar el moco

En algunos partos, usted tendrá suficiente tiempo para esterilizar su equipo e instrumentos en casa de la madre. Pero en otros, quizás usted llegue cuando el bebé ya esté naciendo. Por eso, le recomendamos que esterilice sus instrumentos y equipo en casa y que los guarde en un envase esterilizado en su botiquín.

El mejor tipo de envase es una caja u olla de metal con una tapa ajustada. Si no puede conseguir un envase así, envuelva todo en muchas capas de tela esterilizada.

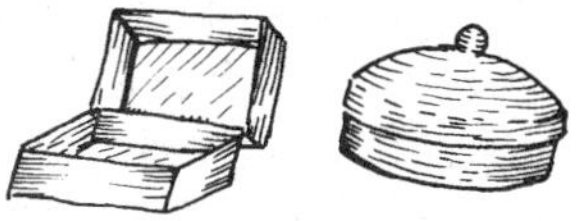

Hay 3 métodos principales de esterilizar su equipo, sus instrumentos y el envase donde los guarda:

- **Hirviéndolos**. Este es el mejor modo de esterilizar instrumentos y algunos tipos de guantes.
- **Horneándolos.** Este es el mejor modo de esterilizar el resto de su equipo. Si usted no tiene modo de hornear su equipo, lávelo, hiérvalo y luego deje que se seque en un lugar donde no haya polvo.
- **Limpiándolos con desinfectantes.** Si no puede hervir sus instrumentos, límpielos con un desinfectante.

A continuación describimos cada uno de estos métodos.

Cómo esterilizar instrumentos hirviéndolos

1. Lave su envase y llénelo de agua. Hierva el agua en el envase con la tapa puesta por lo menos durante 20 minutos. Empiece a contar los 20 minutos cuando el agua hierva, no cuando prenda la lumbre. (Si pone un par de granitos de arroz en el envase, sabrá que está esterilizado cuando el arroz esté cocido.) A los 20 minutos, tire el agua y deje secar el envase. No lo toque por dentro. Si lo toca, ya no estará estéril—a menos que usted tenga puestos guantes esterilizados.

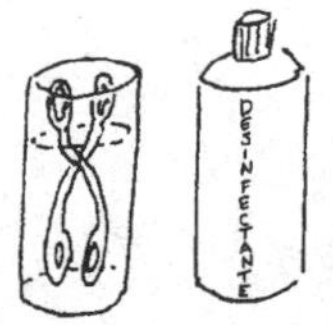

2. Lave unas pinzas, un par de tenedores o cucharas, o algo que le sirva para manejar sus instrumentos esterilizados. Luego hierva o remoje en desinfectante las pinzas (o lo que vaya a usar) por 20 minutos. Como desinfectante puede usar alcohol para curaciones, o una solución de una medida de cloro por 7 medidas de agua.

3. Lave sus instrumentos y luego hiérvalos por lo menos 20 minutos. Con las pinzas que esterilizó, sáquelos del agua y póngalos en el envase esterilizado. No toque la parte de las pinzas que toca los instrumentos. Todo lo que usted toca deja de estar estéril.

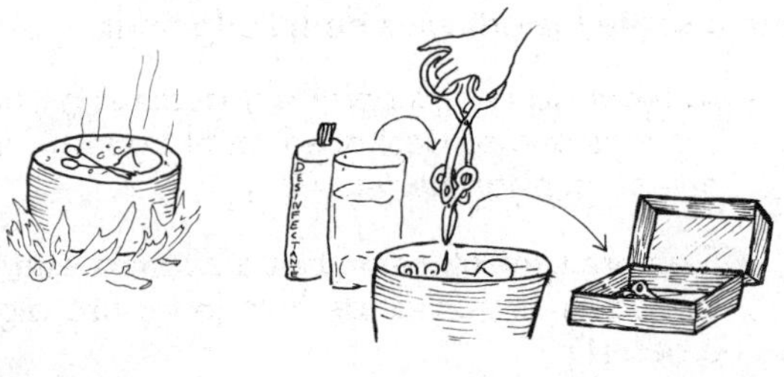

4. Cuando ya tenga todos los instrumentos en el envase esterilizado, tape este sólo con una tela esterilizada y póngalo en un lugar donde no haya polvo. Deje que los instrumentos se sequen bien. (Si está esterilizando sus instrumentos en el lugar del parto, puede ponerlos sobre una tela esterilizada y luego taparlos con otra tela esterilizada para que no les caiga polvo.)

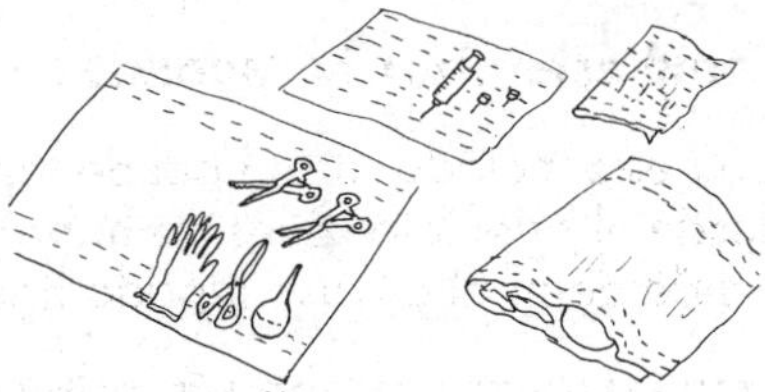

5. Cuando esté segura de que los instrumentos ya están secos, póngale la tapa al envase y séllela con cinta (u otra cosa) para que los microbios no entren. Recuerde que a los microbios les gusta la humedad, y volverán a crecer si los instrumentos no están bien secos. (Si usted va a usar los instrumentos inmediatamente después de esterilizarlos, los puede usar mojados. Los microbios no crecen tan rápido.)

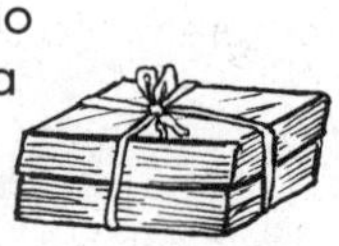

Un método usado en las Filipinas

En las islas Filipinas, un grupo de misioneras usa el siguiente método para esterilizar instrumentos:

1. Los instrumentos se ponen en una charola (bandeja). También se pone allí un pedazo de yuca envuelta en una hoja de plátano.

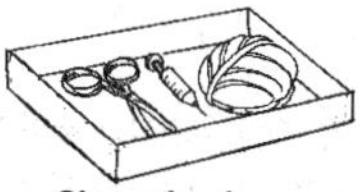
Charola de yuca

2. La charola se pone en una olla o en un sartén hondo.

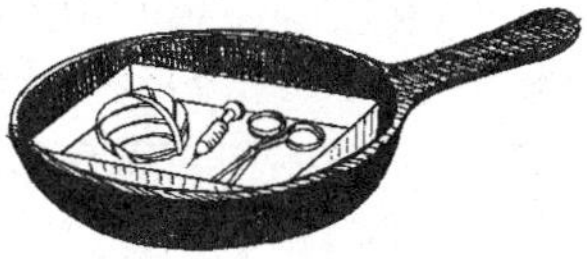

3. La olla se llena de agua, hasta que el agua alcanza a media charola.

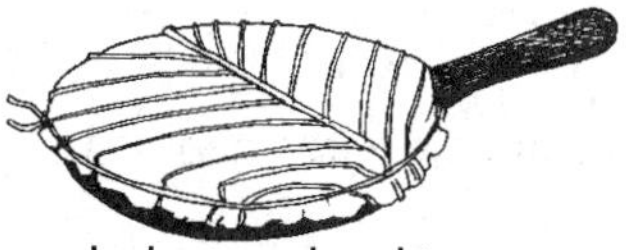

4. La olla se tapa con 8 capas de hojas de plátano verdes **limpias**. Luego se amarran las hojas muy bien a la olla para sellarla. Al hacerlo, hay que tener cuidado de que el agua no entre en la charola.

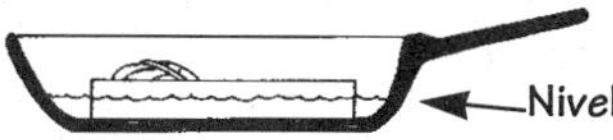

5. Se pone la olla a fuego lento y se deja hervir como 2 horas. Luego, con cuidado, se levanta una orilla de las hojas y se revisa si se coció la yuca. Si está cocida, los instrumentos ya están esterilizados.

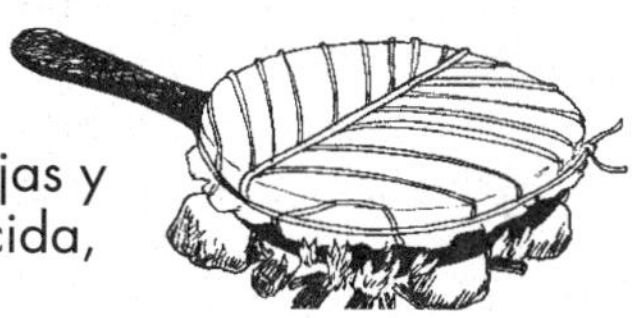

6. Hay que tirar la capa de afuera de las hojas. Una de las de abajo se puede usar para poner allí los instrumentos esterilizados.

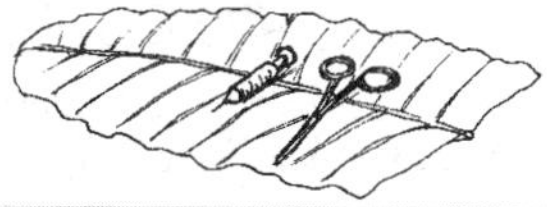

Nota sobre los artículos de hule (goma):

- La mayoría de las perillas y guantes de hule se pueden hervir. Pero hay algunos que se deshacen en el agua hirviente. Trate de conseguir artículos que se puedan hervir.
- Siempre use suficiente agua cuando esté hirviendo el equipo. Si toda el agua se acaba, las cosas de hule (e incluso algunas de metal) se pueden quemar o derretir.

Cómo esterilizar horneando

Con este método, usted puede tapar el envase que use desde el principio, pues no habrá que secar nada. Usted puede dejar el envase tapado hasta que lo necesite.

Para esterilizar, ponga sus instrumentos limpios en un envase limpio. Tape el envase y amárrelo bien. Hornéelo a 93°C ó 200°F durante una hora. Ponga en el horno un recipiente con agua para que las cosas no se quemen.

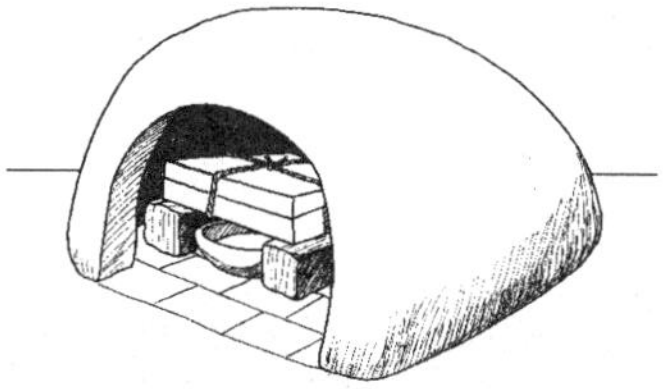

Nota: Este método no sirve para esterilizar cosas de hule o de plástico porque los derrite.

Cómo esterilizar con desinfectantes

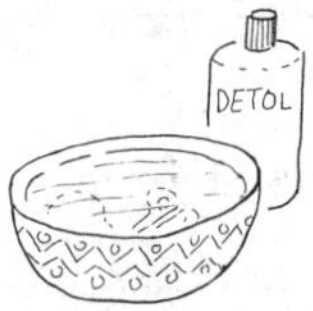

Remoje su envase, sus instrumentos y sus pinzas en alcohol para curaciones o en una solución de 1 medida de cloro por 7 medidas de agua hervida.

En lugares donde no se consigue cloro, alcohol para curaciones u otros desinfectantes, la gente usa alcohol para tomar. El mejor tipo es el que es fuerte y cristalino, pero cualquier tipo es mejor que nada. Por ejemplo, en partes de la India, esterilizan los instrumentos con vino.

Para esterilizar su envase e instrumentos con alcohol u otro desinfectante:

1. Llene su envase con el desinfectante.
2. Llene otros dos recipientes con desinfectante. En uno ponga los instrumentos y en el otro las pinzas.
3. Remoje todo por 20 minutos.
4. Vacíe el primer envase. Usando las pinzas que haya remojado, pase los instrumentos al envase.
5. Deje que el envase y los instrumentos se sequen por completo. Luego selle el envase.

Cierto equipo necesita cuidados especiales

Termómetro

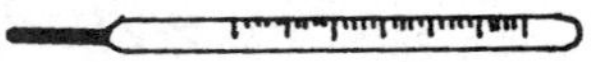

Lave el termómetro con agua fría y jabón antes y después de cada uso. No use agua caliente porque el termómetro podría reventar. Después de lavarlo, es bueno remojarlo en alcohol u otro desinfectante por 20 minutos.

Hojas de rasurar

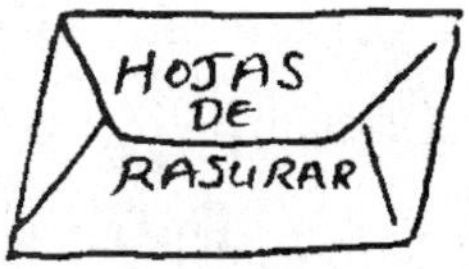

Deje las hojas de rasurar en el paquete en que vienen hasta que las use—y después de usarlas, tírelas. Envuelva los paquetes en un pedazo de papel o tela limpia o guárdelos en una caja limpia y seca. Si un paquete se moja o ensucia, ya no está limpio y no es seguro usar las hojas a menos que las esterilice. Para hacerlo, use cualquiera de los métodos ya mencionados.

Hilo para amarrar el cordón del ombligo

El hilo que use para amarrar el cordón también debe estar estéril—o por lo menos muy limpio.

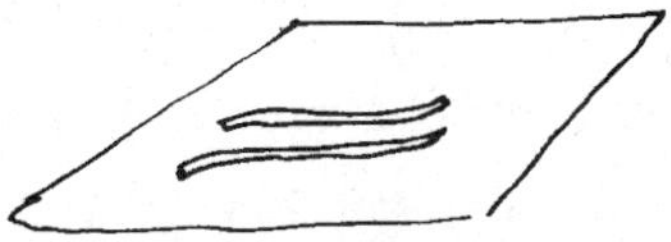

Usted puede esterilizar hilo y guardarlo en su botiquín. Envuelva el hilo en un pedazo de papel o de tela y amárrelo con otro hilo. Luego hornee el paquete de hilo del modo ya indicado en la página anterior.

Paquetes estériles, guantes y bolsas de plástico

Las gasas, los guantes y otros materiales a veces vienen en paquetes estériles. Por lo tanto, usted puede usar dichos materiales así como vienen. Sólo recuerde que si usted usa algo del paquete o por alguna razón el paquete se moja o se rasga, los materiales ya no estarán estériles.

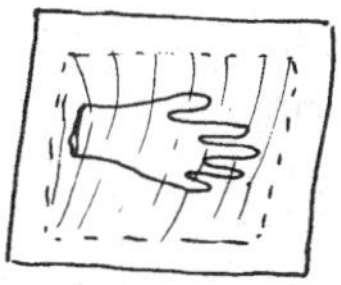
Este guante está estéril.

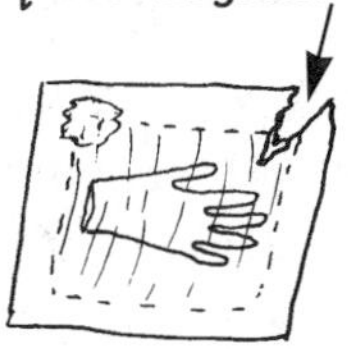

Este guante ya no está estéril.

Casi todas las cosas que vienen en paquetes estériles son desechables, es decir, para usarse una vez y luego tirarse. Pero usted podrá volver a usar muchas de ellas si las limpia bien y las esteriliza cada vez. Por ejemplo, las gasas se pueden lavar, hervir y luego hornear (vea pág. 155). Los guantes de hule y otros materiales de plástico que no se puedan hervir, se pueden lavar bien y remojar en desinfectante (vea la página anterior).

Agujas

Si va a usar jeringas y agujas, lea con cuidado la página 384. Hay jeringas y agujas que se pueden usar muchas veces porque se pueden lavar y esterilizar. Otras vienen en paquetes estériles y son desechables. Algunas de estas se pueden desarmar, hervir y volver a usar unas cuantas veces.

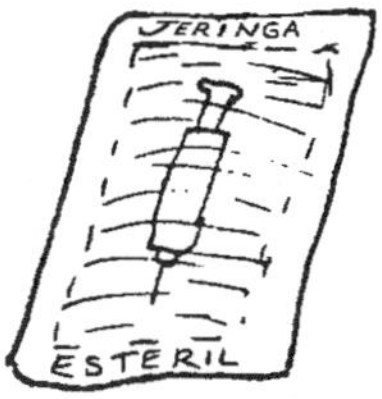

Siempre que vaya a usar de nuevo una jeringa o una aguja, esterilícelas hirviéndolas.

1. Primero, jale agua limpia (o mejor aún, una mezcla de 1 medida de cloro por 7 medidas de agua) por la aguja, hasta llenar la jeringa.

2. Suelte el agua por la aguja y vuelva a jalar agua limpia. Haga esto varias veces. Si usa cloro, al final enjuague todo con agua.

3. Desarme la jeringa y la aguja y hiérvalas como se explica en la página 154.

Recuerde:

Si usted...

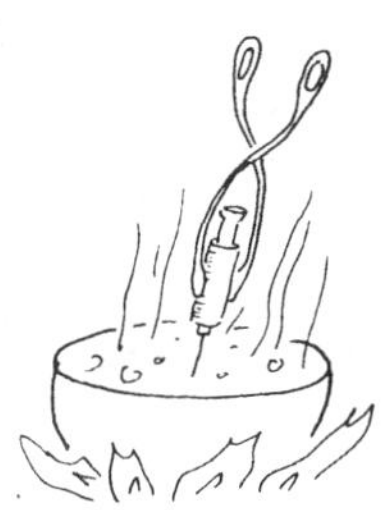
esteriliza una jeringa en agua hirviente;

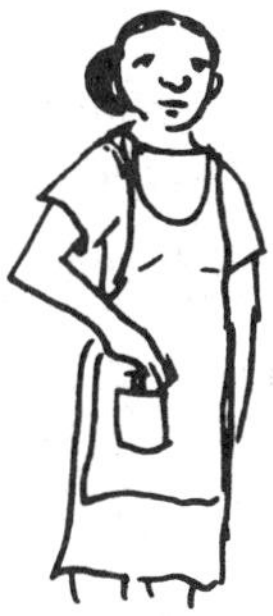
y luego se la mete en la bolsa,

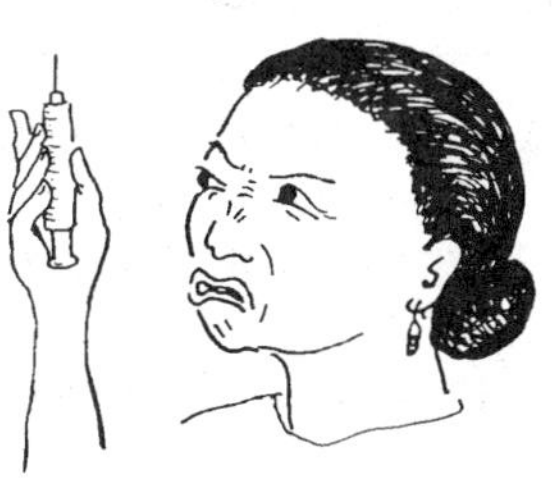
ya no estará estéril. !Será peligroso usarla!

Hierbas

Esterilice en un horno cualquier hierba que vaya a usar en el parto. **Nunca ponga hojas ni cualquier otra parte de una planta dentro de la vagina de la madre.**

4. Aseo personal

Toda persona que acuda al parto debe bañarse y lavarse el cabello con agua y jabón, y debe usar ropa limpia. Esto incluye a la madre, la partera, los familiares y los amigos. Todos deben lavarse las manos cada vez que se toquen el cabello o la ropa, o si tocan a la madre. Además, se deben lavar otra vez con mucho cuidado si llegan a tocar sangre, moco, excremento, las aguas de la madre o cualquier cosa que esté sucia.

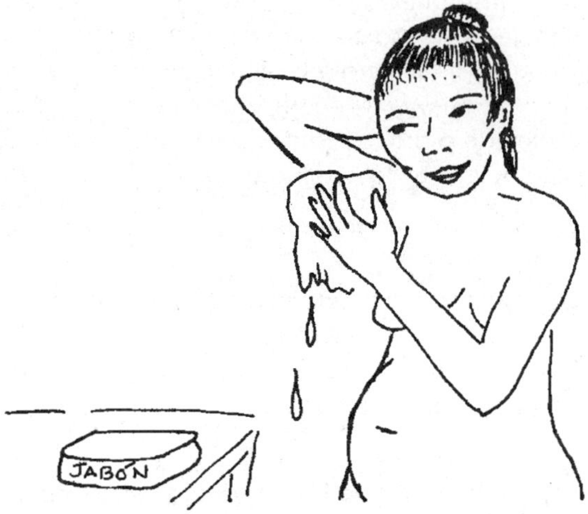

Además de lavarse las manos con agua y jabón, es importante restregárselas de un modo especial en ciertos momentos del parto. Hay que restregarse las manos y los brazos:

Antes de

- tocar los genitales (partes ocultas) de la madre por cualquier razón
- tocar al bebé
- tocar instrumentos esterilizados
- meter las manos en la vagina de la madre
- coser un desgarro
- tocar cualquier herida

Durante

- cualquier procedimiento, si por accidente tocó algo que no estaba limpio

Después de

- tocar sangre o líquidos del cuerpo
- recoger y limpiar después del parto

Cómo restregarse las manos y los brazos

Va a necesitar:

- Agua limpia o hervida
- Jabón—puede usar cualquiera jabón, pero el desinfectante es mejor
- Un cepillo para limpiarse las uñas

1

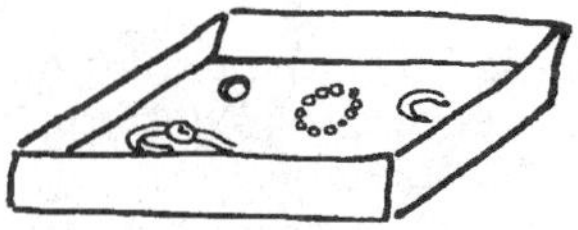

Quítase las joyas que tenga en las manos o los brazos y guárdelas.

2

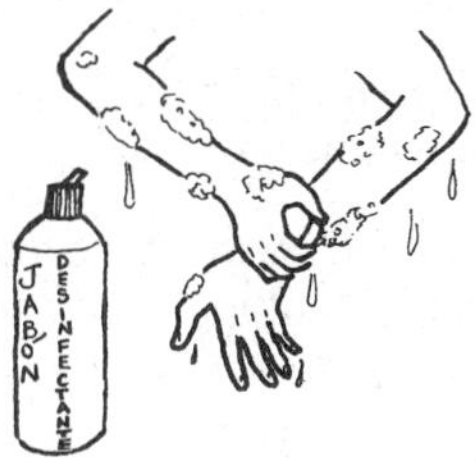

Enjabónese bien las manos y los brazos—hasta los codos.

3

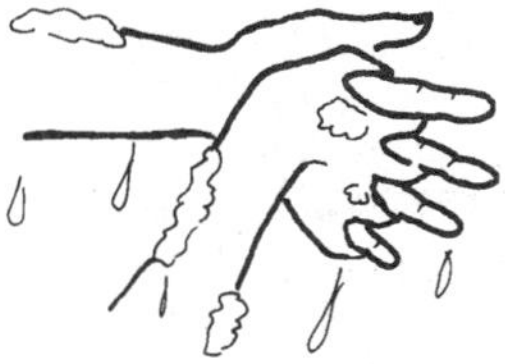

Tállese bien entre los dedos.

4

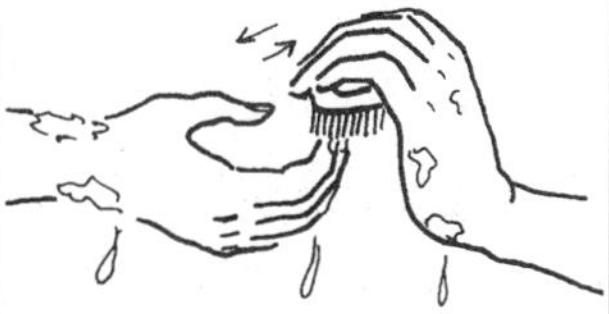

Cepíllese las uñas. El cepillo debe estar muy limpio—y es mejor si ha sido remojado en desinfectante.

5

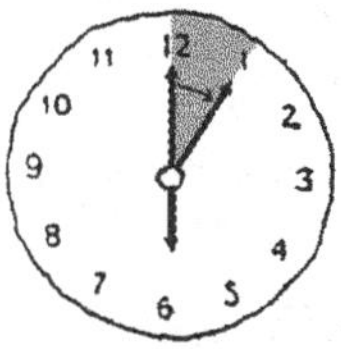

Lo ideal es seguir cepillándose, tallándose y lavándose las manos y los brazos por 5 minutos.

6

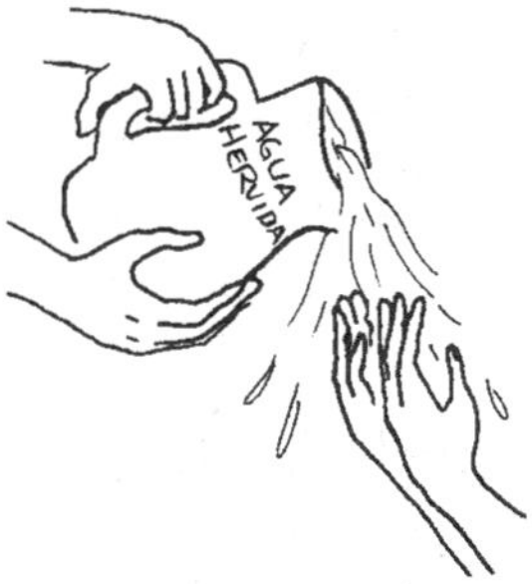

Enjuáguese con agua hervida ya enfriada.

7

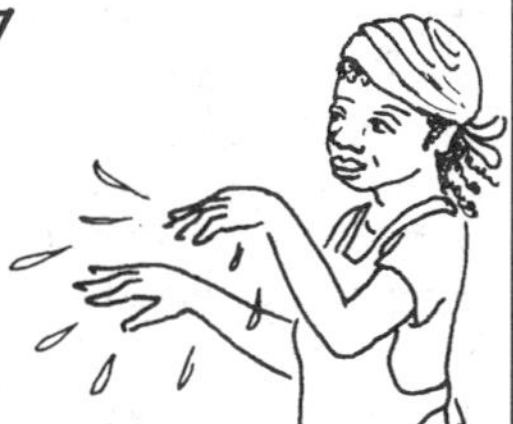

Deje que las manos se le sequen al aire en vez de usar una toalla. No toque nada hasta que sus manos estén bien secas.

8

En una emergencia, cuando no tenga tiempo de restregarse o no tenga agua limpia o hervida, puede 'lavarse' las manos y los brazos con alcohol u otro desinfectante. Esto es mejor que no hacer nada.

Guantes

Los guantes estériles protegen a la madre contra cualquier microbio que le haya quedado a usted debajo de las uñas o en la piel después de restregarse. También la protegen a usted. Si tiene guantes estériles, úselos cada vez que toque los genitales de la madre o cuando toque instrumentos estériles. Si por alguna razón tiene que meter las manos dentro de la madre, es muy importante que use guantes.

Esta es la manera correcta de ponerse guantes para que sigan estériles. Practique muchas veces con el mismo par hasta que se los pueda poner sin problemas.

Nota: **Si no tiene guantes estériles, use bolsas de plástico** que hayan sido lavadas con un desinfectante. En el resto de este libro sólo mencionamos los guantes. Si no tiene guantes, asegúrese de usar bolsas de plástico.

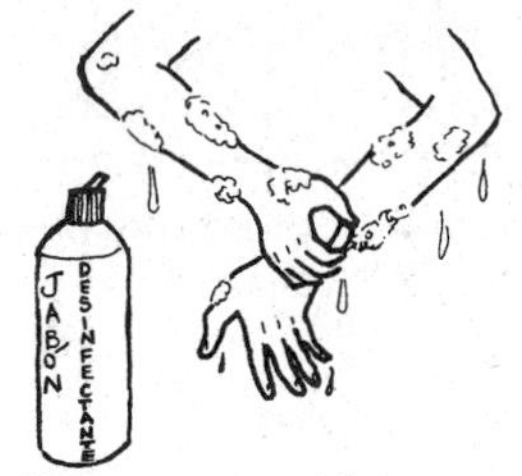

Primero restriéguese las manos y los brazos (vea pág. 159)

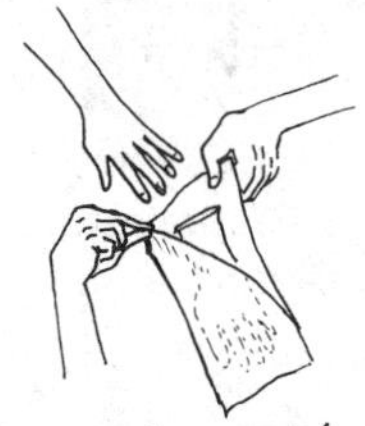

Si los guantes están en un paquete estéril, pídale a alguien que lo abra sin tocar los guantes.

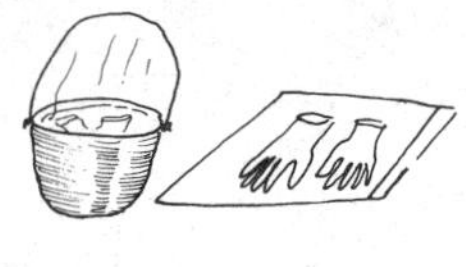

Si usted hirvió o volvió a esterilizar los guantes de alguna otra manera, los guantes pueden estar en el agua (sólo un rato) o sobre una tela estéril.

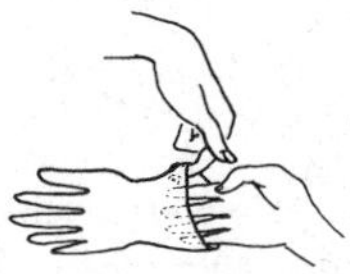

Con cuidado, abra el guante con un dedo. !No toque el guante por fuera! Meta la otra mano en el guante.

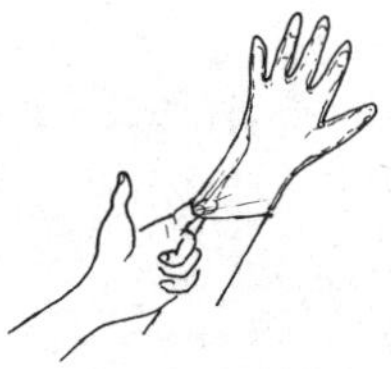

Jale el guante con el dedo mientras acomoda la mano. Póngase el segundo guante con ayuda de la mano que ya tenga enguantada. Asegúrese de que la mano enguantada sólo toque la parte de afuera del segundo guante (pues es la parte estéril)

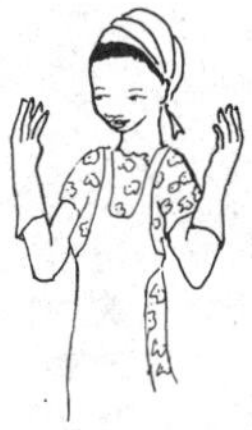

Una vez que tenga los dos guantes puestos, no toque nada que no esté estéril— o los guantes también dejarán de estar estériles.

Claro que sí tendrá que tocar a la madre, pero trate de no pasar microbios de una parte de su cuerpo a otra. Por ejemplo, si tiene que meter los dedos en la vagina, cuide de no tocarle también el ano, donde hay muchos microbios. Algunos de estos microbios son inofensivos cuando están en la piel o en los excrementos, pero si entran en la vagina o en la matriz de la madre, la pueden matar.

Recuerde:

Si usted...

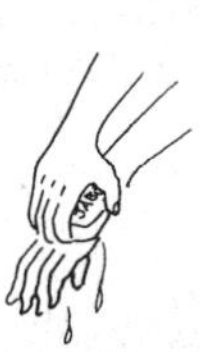

...se lava las manos con cuidado,

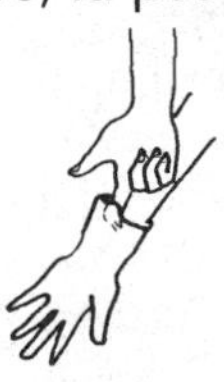

se pone guantes estériles

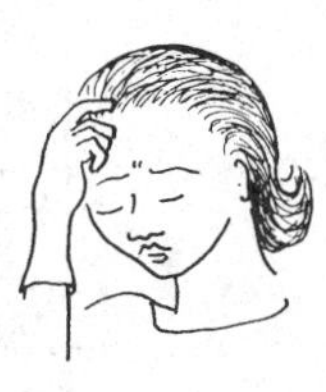

y luego se rasca la cabeza,

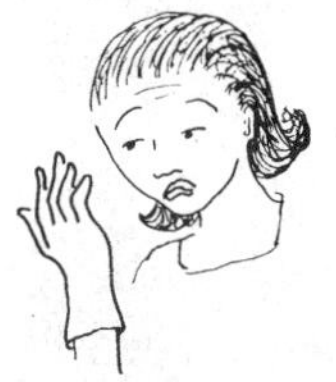

el guante ya no estará estéril.

5. Cómo puede una partera protegerse contra infecciones

Una partera puede contagiarse de una enfermedad infecciosa al atender a alguien. El peligro es mayor en las áreas donde hay mucho SIDA, hepatitis u otras enfermedades infecciosas graves. Si usted sabe que una mujer tiene una enfermedad infecciosa grave, quizás lo mejor sería que ella diera a luz en un hospital. Las personas que trabajan en el hospital tendrán mejores maneras de protegerse contra la infección. Además tendrán más maneras de darle a la madre y a su bebé los cuidados especiales que necesiten.

Por desgracia, una madre puede tener una enfermedad grave sin saberlo todavía, porque hay enfermedades que tardan en notarse. La madre puede contagiar a otras personas sin darse cuenta. Ya que usted como partera entra en contacto con orina, excrementos, sangre y otros líquidos del cuerpo (donde viven muchos microbios), necesita protegerse. Estas precauciones le ayudarán:

1. Lávese las manos con frecuencia. Siempre láveselas antes y después de tocar a la madre. Cualquier jabón es bueno, pero es mejor lavarse con uno de estos desinfectantes:

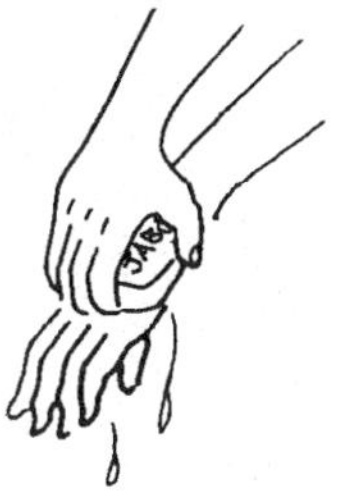

- yodo povidona (*Betadin*) o isodine al 2,5%
- agua oxigenada al 6%
- aguardiente

2. Siempre que toque algo sangrante (como la placenta) o algo que tenga aguas de la madre, orina o excremento, use guantes o bolsas de plástico. Es aún más importante usar guantes si usted tiene una cortada en la mano porque por allí podrían entrar microbios a su cuerpo. Aunque no recomendamos que meta las manos en la vagina de una madre, sabemos que a veces será necesario hacerlo para salvarle a ella la vida. En esas ocasiones, use guantes estériles y restriéguese bien las manos y los brazos (vea pág. 159) antes y después de usar los guantes.

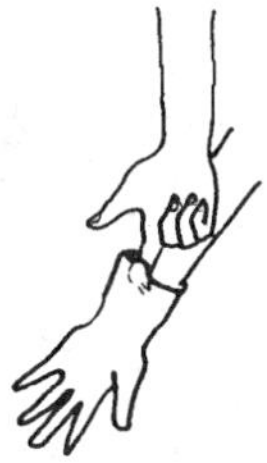

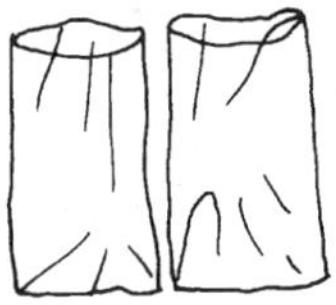

3. Trate de evitar que le entre sangre, aguas de la madre, orina o excremento en los ojos, la boca o en una cortada. No toque alimentos ni se lleve las manos a la boca hasta que se las haya lavado bien con desinfectante o por lo menos con mucho jabón.

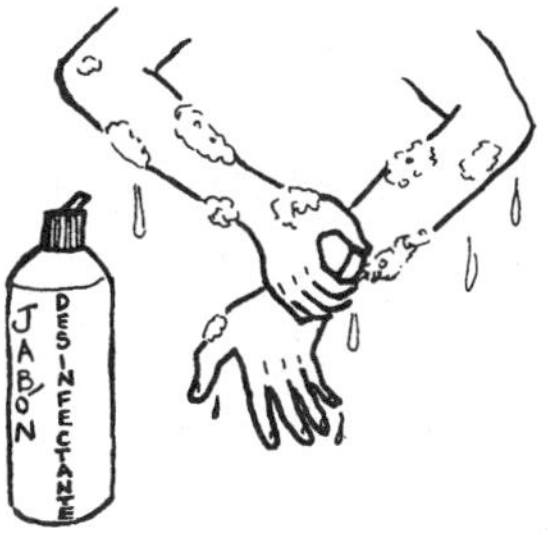

4. Tenga cuidado de no picarse con agujas no estériles. Manéjelas con cuidado y con la punta hacia el lado opuesto de su cuerpo. No deje las agujas usadas tiradas donde alguien pueda picarse por accidente. No le ponga la tapadera a una aguja usada sino hasta que haya sido esterilizada de nuevo.

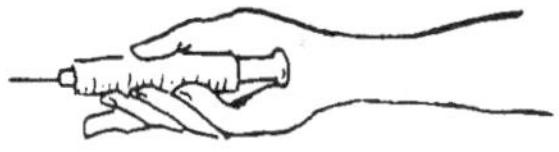

Qué hacer durante la primera etapa del parto

Contenido del Capítulo 10

Qué hacer durante la primera etapa del parto

CAPÍTULO 10

La primera etapa comienza cuando las contracciones empiezan a abrir el cérvix y termina cuando el cérvix está completamente abierto. Por lo general, la primera etapa es la más larga, pero su duración varía en cada parto. Esta etapa puede durar desde menos de una hora hasta un día y una noche.

Resumen de las señas normales y las señas de riesgo

Las siguientes listas son un resumen de las señas de las que hay que estar pendiente durante la primera etapa del parto. Las señas normales indican que las cosas van bien. Las señas de riesgo pueden indicar que hay algún problema. Si nota una seña de riesgo, diríjase a la página indicada junto a esa seña para averiguar qué hacer.

Señas normales

- Las contracciones se vuelven más fuertes, más largas y más frecuentes.
- El cérvix se abre en menos de 12 horas en una mujer que ha dado a luz antes, o en menos de 24 horas en una mujer que va a tener a su primer bebé.
- Puede salir moco manchado de sangre durante todo el parto.
- Si la bolsa de aguas se rompe, las aguas son cristalinas (como agua potable).
- La temperatura de la madre se mantiene a menos de los 37,8°C ó 100°F.
- La presión de la madre se mantiene a menos de 140/90. El número bajo de la presión no baja repentinamente más de 15 puntos.
- El pulso de la madre se mantiene entre 60 y 100 latidos por minuto.

Estas señas pueden ser molestas, pero son normales:

- Dolor o mucha presión en el vientre o en la espalda, a la altura de la cintura, con cada contracción
- Temblor de las piernas o del cuerpo (durante el trabajo activo o avanzado del parto)
- Eructos
- Sudores
- Cansancio (o ganas de dormir) entre cada contracción durante el trabajo activo
- Algo de vómito (pero no constante)
- Temores o dudas
- Un poco de diarrea

Señas de riesgo

- El parto empieza antes del octavo mes del embarazo (vea pág. 233).
- La madre dice que se siente caliente, está caliente o tiene una temperatura de más de 37,8°C ó 100°F (pág. 235).
- La bolsa de aguas se rompe pero el parto no empieza dentro de 8 a 12 horas (pág. 236).
- Las aguas se ven cafés (marrones), verdes o amarillas (pág. 237).
- Las contracciones fuertes duran más de 12 horas en una mujer que ha dado a luz antes y más de 24 horas en una mujer que va a tener a su primer bebé (pág. 237).
- La madre tiene un sangrado muy fuerte o extraño; por ejemplo, la sangre es muy fresca o tiene coágulos o cuajarones (pág. 243).

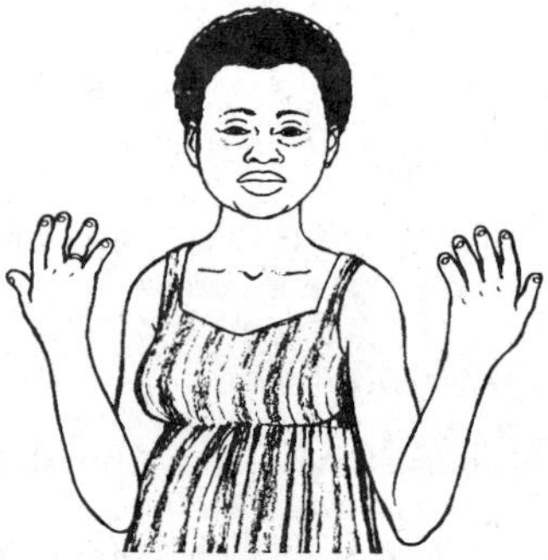

- La madre tiene pre-eclampsia: tiene una presión de más de 140/90, la cara y las manos hinchadas, cambios de vista, dolores de cabeza, dolor entre las costillas y reflejos acentuados (pág. 246).

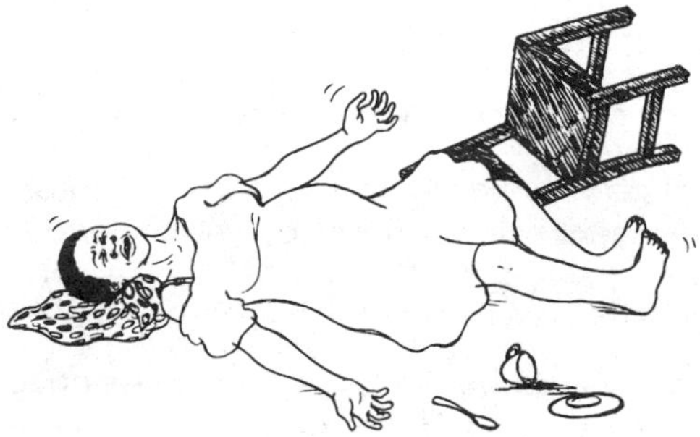

- A la madre le dan ataques o convulsiones (pág. 247).
- Entre una contracción y otra, la matriz no se ablanda y el dolor no se detiene, o la madre siente un dolor extraño durante las contracciones (pág. 244).
- El pulso de la madre es de más de 100 latidos por minuto (pág. 248).
- El corazón del bebé late más de 160 veces, o menos de 110 veces, por minuto (pág. 249).
- El cordón del ombligo baja enfrente del bebé. A esto se le llama prolapso del cordón (pág. 250).

Qué hacer al llegar al lugar del parto

1. Examine a la madre y al bebé

Es importante que usted revise a la madre y al bebé en cuanto llegue a donde están. Así usted podrá averiguar cómo van las cosas y qué problemas podrían presentarse. Usted tendrá que seguir revisando a la madre y al bebé regularmente durante la primera etapa.

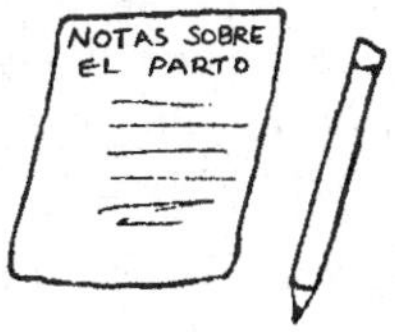

Cada vez que haga un examen, apunte lo que note.

El cuadro que sigue indica con qué frecuencia revisar cada cosa:

Exámenes de la madre y del bebé

Qué revisar al llegar	Con qué frecuencia revisar en la primera etapa 1
Posición del bebé	
Latido del corazón del bebé	cada ½ hora
Temperatura de la madre	cada 4 horas*
Presión de la madre	cada hora
Pulso de la madre	cada 4 horas**
Bolsa de aguas	cuando se rompa

*Si la bolsa de aguas se rompió hace más de 6 horas, revísele la temperatura cada hora

**Si hay riesgo de infección (por ejemplo, si la madre ha tenido relaciones sexuales con muchas personas o si ha tenido enfermedades de transmisión sexual—vea la pág. 361).Revise el pulso cada 15 minutos si la madre está sangrando o si está *deshidratada* (pág. 171).

La posición del bebé

En la página 125 explicamos cómo sentir dónde está la cabeza del bebé. El revisar la posición del bebé sirve para saber:

- si el bebé está de cabeza y hacia dónde está dando la cara.
- si está bajando bien entre los huesos pélvicos de la madre.

¿Está el bebé de cabeza? ¿Hacia dónde está dando la cara?

La mayoría de los bebés vienen de cabeza, con la cara hacia atrás o hacia un lado. Esta es la mejor posición para un bebé. Así la parte trasera de su cabeza empuja contra el cérvix y ayuda a que el parto se vuelva más fuerte. Esto puede ayudar a que el bebé nazca más pronto.

Si el bebé está de cabeza pero viendo hacia la barriga de la madre, quizás el parto dure más. Pero, por lo general, un bebé así nace sin problemas. Si el bebé no está de cabeza, vea las págs. 262 a 265.

¿Está bajando el bebé entre los huesos pélvicos de la madre?

Durante casi todo el embarazo,el bebé flota por encima de los huesos pélvicos de la madre. Al final del embarazo o al comienzo del parto, la cabeza del bebé generalmente se empieza a acomodar entre los huesos pélvicos de la madre. Cuando esto sucede, decimos que la cabeza del bebé está *encajada*. El encajamiento es una buena seña. Puede indicar que los huesos de la madre son lo suficientemente amplios para que salga el bebé.

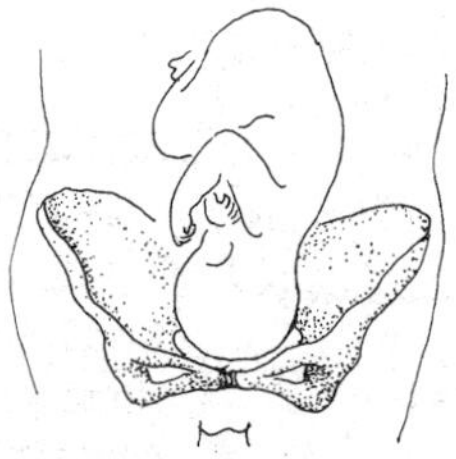

Este bebé aún está arriba y flotando.

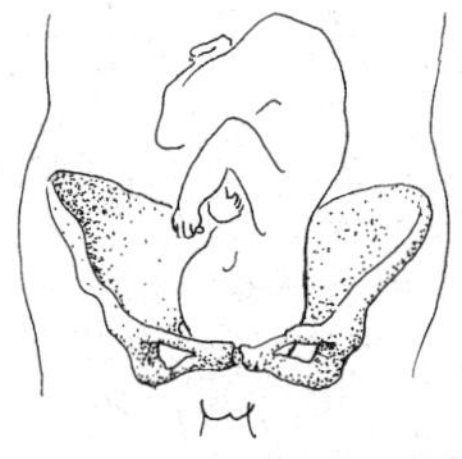

Este bebé ya bajó: su cabeza está encajada.

Para saber si el bebé ya está encajado o si aún está flotando arriba, usted puede tentar el vientre de la madre con cuidado, así:

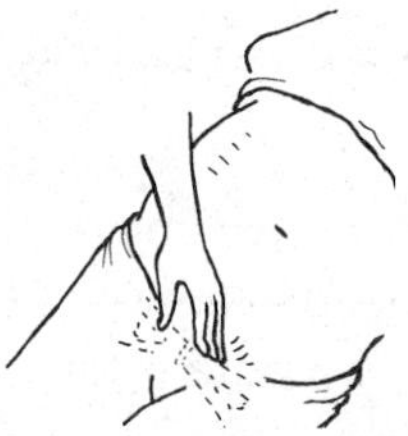

1. Encuentre el hueso púbico de la madre (abajito de donde empieza el pelo).

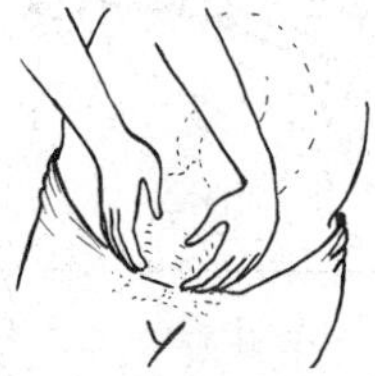

2. Encuentre la cabeza del bebé. Si siente la curva de la cabeza más arriba del hueso púbico, el bebé aún está flotando.

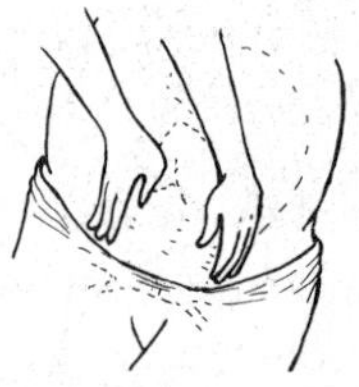

3. Si sólo siente la parte recta de los lados de la cabeza (y no la curva), es probable que la cabeza ya esté encajada.

Si la madre ya está en la parte activa del parto y la cabeza no ha bajado, puede que haya un problema (vea pág. 238). O si la bolsa de aguas se rompe cuando la cabeza aún está alta, las aguas podrían jalar el cordón y dejarlo frente a la cabeza del bebé (cordón prolapsado).Esto es muy peligroso para el bebé (pág. 250).

El latido del corazón del bebé

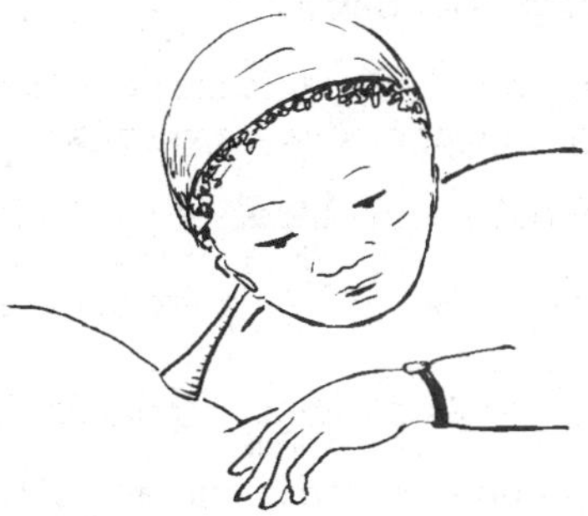

En la página 127 explicamos cómo revisar el latido del corazón del bebé. El mejor momento para escuchar el corazón es poco después de que termine una contracción. El escuchar el corazón del bebé le dará información sobre:

- la posición del bebé
- la salud del bebé

La posición del bebé

El encontrar el lugar donde el corazón se oye más fuerte le ayudará a saber si el bebé está de cabeza, de nalgas o atravesado. Vea la pág.128.

La salud del bebé

El corazón de un bebé sano late entre 110 y 160 veces por minuto durante el trabajo de parto. Puede cambiar y volverse más rápido o más lento, pero queda siempre entre 110 y 160.

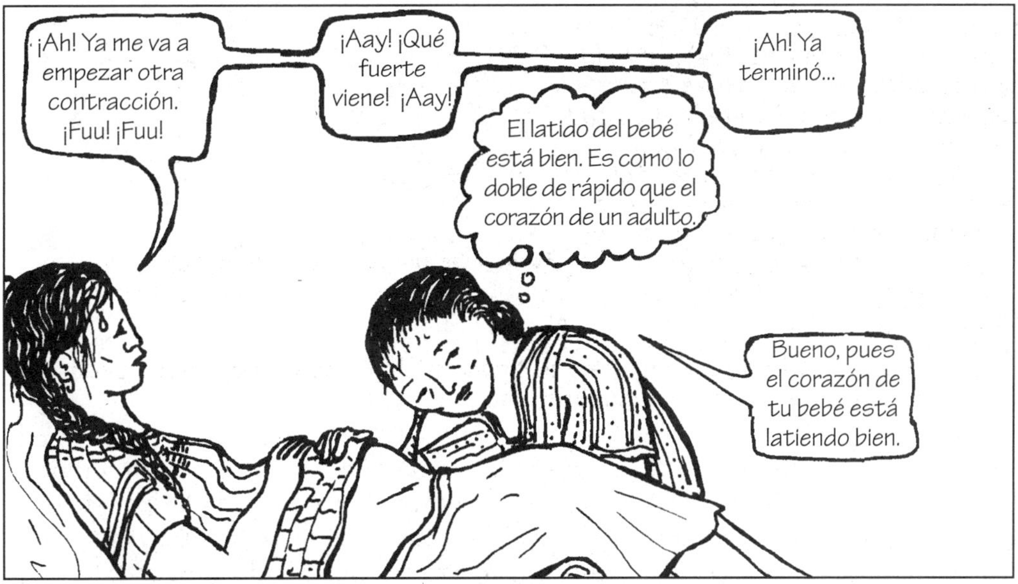

Nota: Si el latido del bebé es de menos de 110 por minuto, revise el pulso de la madre para asegurarse de que no esté escuchando el corazón de ella por error.

Si no puede escuchar el corazón del bebé durante la contracción, eso no quiere decir que el corazón se haya parado. Puede que la pared de la matriz esté muy gruesa en ese momento y no deje pasar el sonido. O puede que las contracciones alejen al bebé de donde usted lo está escuchando. Si después de la contracción, usted oye que el corazón del bebé está latiendo normalmente, lo más probable es que también haya estado latiendo bien durante la contracción.

La temperatura de la madre

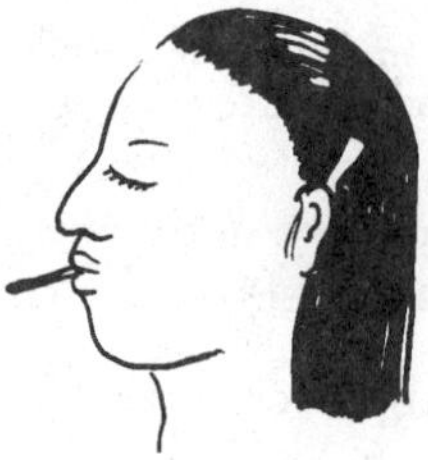

En la página 105, explicamos cómo tomar la temperatura. Si usted no tiene un termómetro, sienta la frente de la madre con sus labios o con el dorso de su mano para ver si está caliente. Si se siente calientita o tiene una temperatura de entre 37° y 37,8°C (o entre 98,6° y 100°F), puede que esté deshidratada. Vea cuáles son las otras señas de la deshidratación en la pág. 171. Además revísele la temperatura a la madre con frecuencia para ver si sube.

Si la siente caliente o ella tiene una temperatura de más de 37,8°C ó 100°F, vea la pág. 235. Quizás ella tenga una infección u otro problema.

La presión de la madre

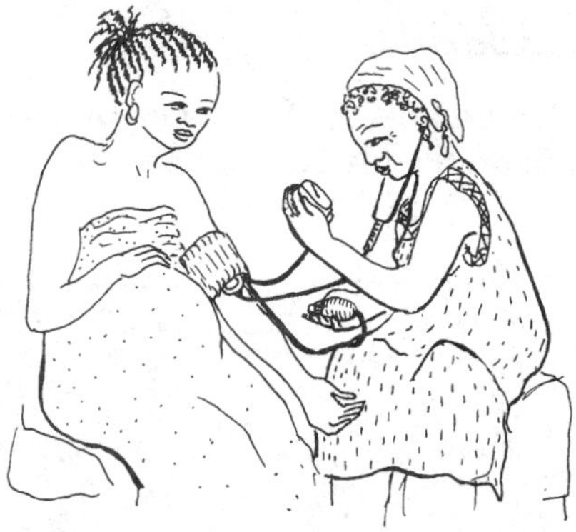

Si usted tiene un estetoscopio y un manguito para medir la presión, mídasela a la madre entre contracciones (vea pág. 108). Cada vez que mida la presión, apúntela. Así usted podrá notar si hay cambios. Si la presión se mantiene abajo de 140/90 y alrededor de la medida que la madre tuvo durante el embarazo, revísela cada hora. Si nota que la presión va aumentando (aunque sea poco a poco), revísela cada 15 ó 30 minutos.

Durante el parto, el número de arriba no debe subir más de 30 puntos por encima de la presión que la madre haya tenido durante el embarazo. El número de abajo no debe subir más de 15 puntos. Por ejemplo, si la presión fue de 100/60 durante el embarazo, no debe subir a más de 130/75 durante el parto. Si no sabe cuál fue la presión durante el embarazo, use como punto de comparación la primera medida que tome al comienzo del parto.

El que la presión suba a más de 140/90 durante el parto es una seña de riesgo para cualquier mujer, sin importar cuál haya sido su presión durante el embarazo (vea pág. 246). También es una seña de riesgo se el número de abajo disminuye por 15 puntos o más (vea pág. 243). Quizás la madre esté sangrando por dentro.

El pulso de la madre

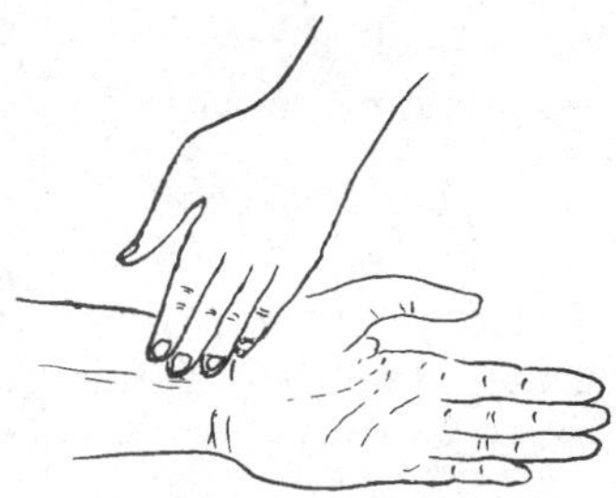

Al comienzo del parto, la madre debe tener un pulso de entre 60 y 100 latidos por minuto, entre contracciones.

Si el pulso sube a más de 100 cuando no hay una contracción, vea las págs. 235 (infección), 243 (choque) y 171 (deshidratación).

La bolsa de aguas

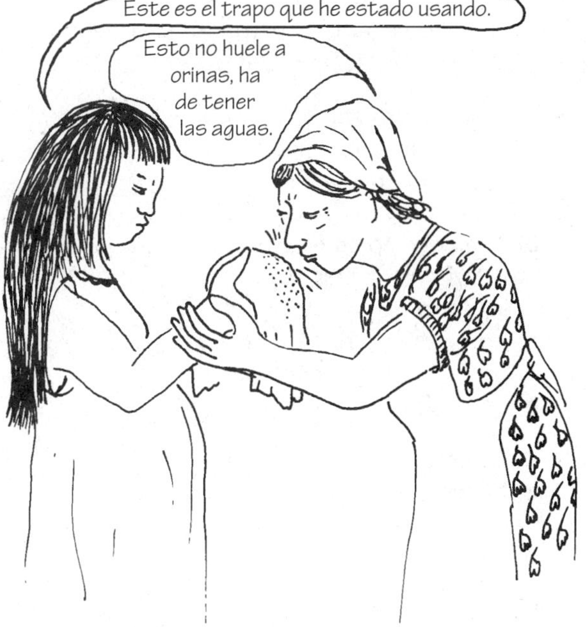

La bolsa de aguas por lo general se rompe hacia el final de la primera etapa, pero puede romperse en cualquier momento. A veces se rompe antes de que empieza el parto; otras veces no se rompe sino hasta que nace el bebé. A veces, cuando la bolsa se rompe, sale un chorro grande de agua. Otras veces sólo hay un poco de goteo.

Cuando usted llegue al lugar del parto, pregúntele a la madre si se le ha roto la bolsa de aguas. Si ella no está segura, revise si están mojados sus genitales o los trapos que esté usando. Huela los trapos para asegurarse de que la humedad se deba a las aguas y no a orina.

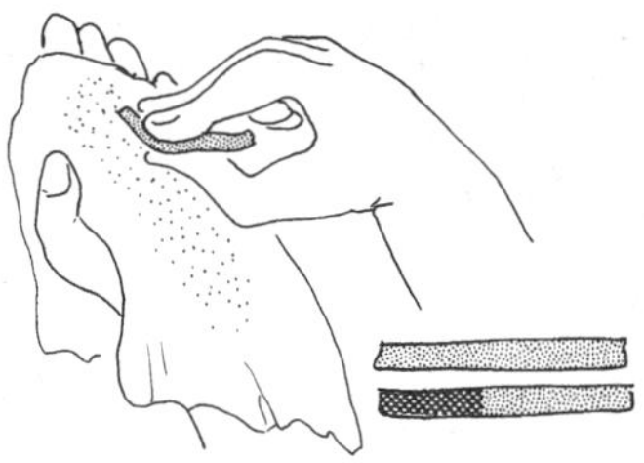

Si el papel se pone azul o morado, la humedad viene de las aguas.

Si tiene *papelitos de nitrazina*, ponga uno en el área mojada. Si el papel se queda anaranjado, la humedad es orina. Si se pone azul o morado, la humedad viene de las aguas. Tome en cuenta que las aguas y la orina pueden estar mezcladas. Si el papel no cambia de color o el líquido le huele a orina, pero usted cree que la bolsa de aguas ya se rompió,espere un rato y vuelva a hacer la prueba.

Si determina que la humedad se debe a las aguas, fíjese de qué color son. Las aguas deben ser transparentes o un poco rosadas, y es normal que tengan puntos blancos. Pero si las aguas son verdes, cafés (marrones) o amarillas, vea la pág. 237.

Una vez que se rompe la bolsa de aguas, los microbios pueden empezar a entrar lentamente en la matriz. Para reducir el riesgo de infección después de que la bolsa de aguas se rompa:

- no haga exámenes vaginales (excepto en una emergencia).
- no meta nada en la vagina de la madre.
- no deje que la madre se siente en agua.

Si usted está presente cuando la bolsa de aguas se rompa, revise los genitales de la madre para asegurarse de que el cordón del ombligo no esté *prolapsado*. Si lo está, vea las págs. 250 a 251. Escuche el corazón del bebé en cuanto la bolsa se rompa. Si el corazón empieza a latir menos de 110 veces por minuto, vea la pág. 249.

2. Prepárese para el resto del parto

Si no hay ningún problema con la madre ni con el bebé, este es un buen momento de hacer planes para el resto del parto.

- Asegúrese de que el área del parto esté limpia y que todas las personas presentes también lo estén (pág. 152). Si la madre no se ha bañado hoy, ayúdela a hacerlo ahora. Si la bolsa de aguas ya se rompió, ella no debe meterse al agua, sino sólo echarse agua encima.
- Asegúrese de que todos sus instrumentos y su equipo estén esterilizados y a la mano (vea págs. 153 a 156).

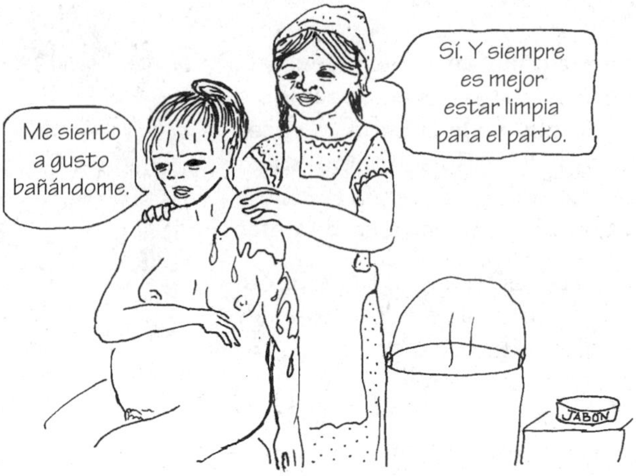

- Revise si hay suficiente agua, combustible (leña, gas) y comida para todo el parto.
- Tenga lista alguna manera de ir al hospital, en caso de que sea necesario.
- Pregúntele a la madre si necesita avisarle a alguien que ya va a dar a luz.

El cuidado de la madre para evitar problemas

1. Cambie los tendidos cada vez que se mojen o ensucien

A la mayoría de las mujeres les sale mucho líquido de la vagina durante todo el parto. El líquido puede ser una mezcla de moco con un poco de sangre. O el líquido puede ser de las aguas, si la bolsa ya se rompió. Las aguas y el moco también pueden salir juntos.

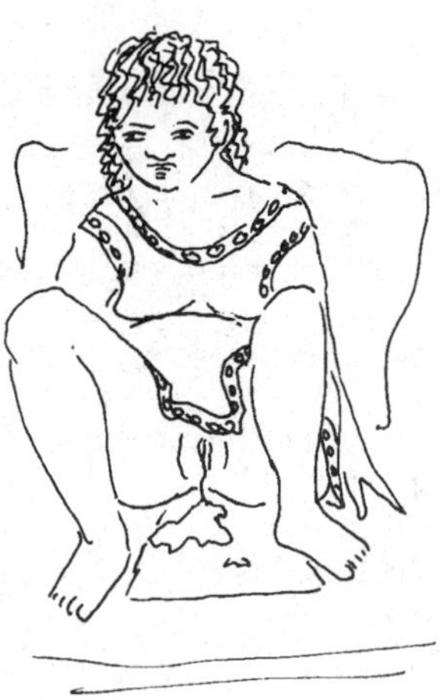

Cuando la madre esté sentada o acostada, usted puede poner telas o trapos limpios debajo de ella. Cuando ella esté caminando, puede ponerse un trapo limpio entre las piernas.

Cambie los trapos cada vez que se mojen o ensucien. Revíselos en busca de señas de riesgo: demasiada sangre fresca o coágulos (cuajarones) de sangre (vea págs. 243 a 246), o aguas cafés, verdes o amarillas (pág. 237).

2. Asegúrese de que la madre tome por lo menos un vaso de líquido cada hora

Una mujer trabaja mucho durante el parto y al hacerlo, va usando el líquido de su cuerpo. Si no toma lo suficiente, se puede deshidratar. Esto puede hacer que el parto sea más difícil y tardado. Estas son señas de la deshidratación:

- respiración rápida y profunda (más de 20 veces por minuto)
- pulso rápido y débil (más de 100 latidos por minuto)
- labios resecos
- ojos hundidos
- debilidad
- pérdida de elasticidad de la piel
- fiebre leve (menos de 37,8°C o 100°F)

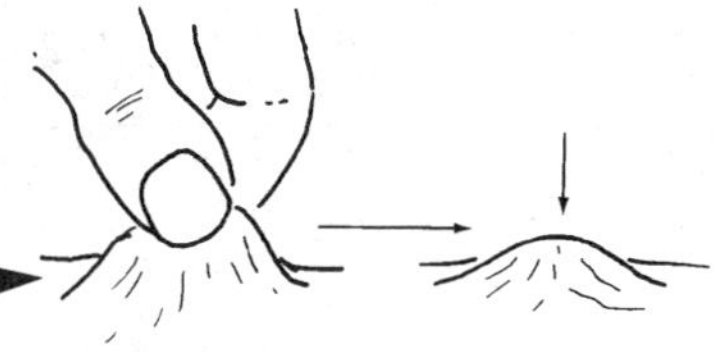

Levante la piel de la mano con dos dedos.

Si la piel no baja de inmediato a donde estaba, la madre está deshidratada.

Para no deshidratarse, la madre debe tomar por lo menos un vaso de líquido cada hora. Algunas parteras les gusta apuntar cuánto bebe la mujer y a qué hora.

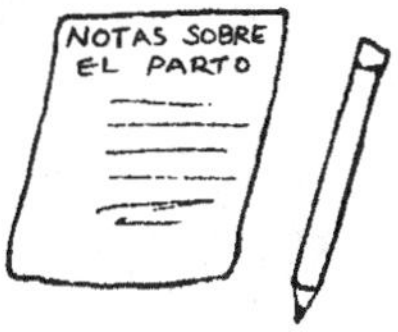

Si la madre está vomitando y no puede tomarse un vaso de líquido entero, pídale que tome un traguito después de **cada** contracción. Así tomará líquido sin que le moleste el estómago. Las siguientes bebidas pueden ayudarle a sentirse mejor: agua de coco, aguas de fruta, agua endulzada, té de yerbabuena o de manzanilla endulzado con miel o azúcar.

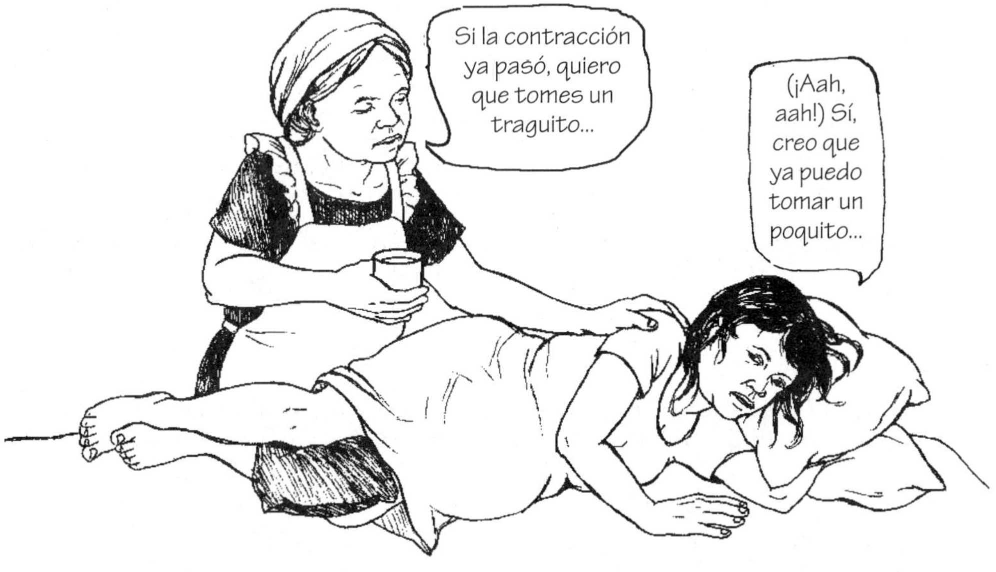

Bebida de rehidratación casera

Si el parto dura 12 horas o más, o si la madre tiene dificultades para tomar líquidos, trate de darle una bebida de rehidratación (suero para tomar).

Para hacer el suero, tal vez pueda conseguir los sobrecitos de sales y azúcares que ya vienen listos para revolverse con agua. O usted puede hacer sus propios sobrecitos y tenerlos en su botiquín. Siempre, asegúrese de mezclar la bebida correctamente. Pruébela antes de dársela a la madre. No debe estar más salada que las lágrimas.

Otra posibilidad es que usted prepare la bebida de rehidratación a la hora del parto.

2 MODOS DE PREPARAR UN SUERO DE REHIDRATACIÓN CASERO

1. Con azúcar y sal (puede usar piloncillo (panela) o melaza en vez de azúcar.)

En 1 litro de **agua** pura

ponga media cucharradita rasa de **sal**

y 8 cucharraditas rasas de azúcar

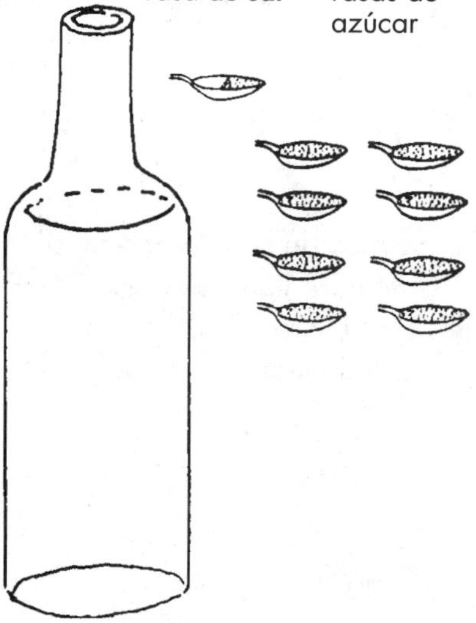

¡Cuidado!: Antes de agregar el azúcar, pruebe el líquido y asegúrese de que esté menos salado que las lágrimas.

1. Con cereal en polvo y sal (Lo mejor es el arroz en polvo. Pero puede usar maíz bien molido, harina de trigo, sorgo o papas cocidas y molidas.)

En 1 litro de **agua**

ponga media cucharradita rasa de **sal**

y 8 cucharraditas copeteadas (o 2 puñados) de **cereal** en polvo

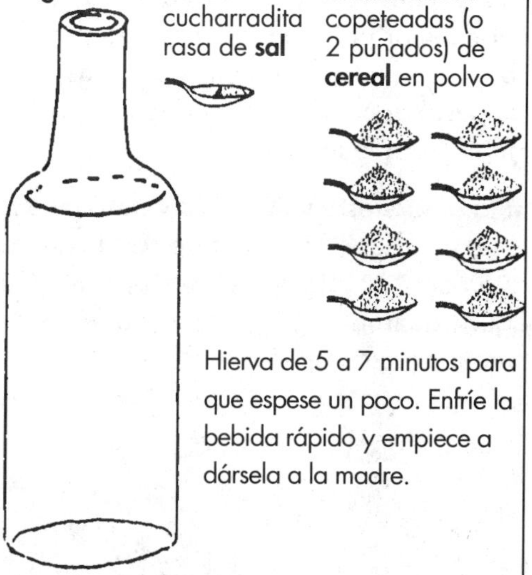

Hierva de 5 a 7 minutos para que espese un poco. Enfríe la bebida rápido y empiece a dársela a la madre.

¡Cuidado!: Pruebe la bebida cada vez que vaya a dársela a la madre para asegurarse de que no esté echada a perder. Las bebidas de cereal se echan a perder pronto cuando hace calor.

2. A cualquiera de estas 2 bebidas les puede agregar media taza de jugo de fruta, agua de coco o plátano maduro molido. Esto le añade potasio a la bebida y puede ayudar a la madre a beber más.

Adapte la bebida según lo que se consigue y se acostumbra en su región. Si mucha gente no tiene botes de un litro o cucharitas, use una pizca de sal y un puñado chico de azúcar. En lugares donde la gente acostumbra a tomar atoles de cereal, estos se pueden usar para la deshidratación. Sólo hay que hacerlos más aguados.

Nota: Si a la madre le da hambre durante el parto, está bien que coma. Dele comidas que sean fáciles de digerir, como pan, arroz o plátanos.

3. Asegúrese de que la madre orine por lo menos cada 2 horas

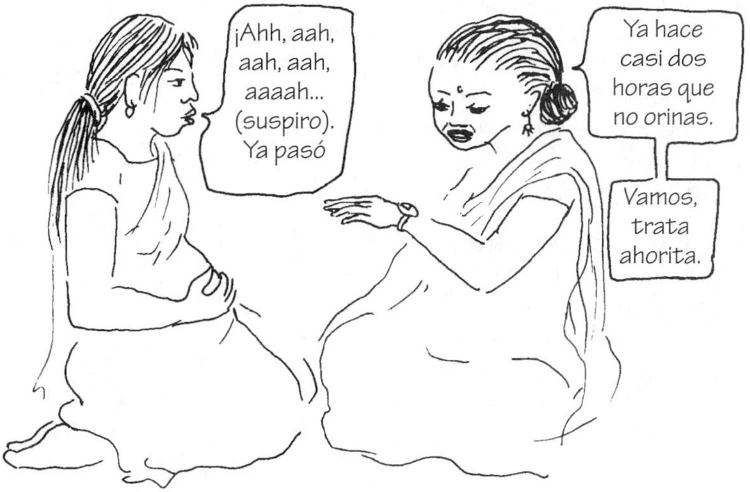

Si la vejiga de la madre está muy llena, esto puede debilitar las contracciones y alargar el parto. Una vejiga muy llena también puede causar dolor, dificultades para empujar la placenta para afuera y sangrado después del parto.

Si ve o siente un bulto así, puede que la vejiga esté muy llena. No espere hasta que se ponga así. Recuérdele a la madre que debe orinar; puede que a ella se le olvide. Si usted cree que la vejiga está muy llena, pero la madre no puede orinar, vea la pág. 242.

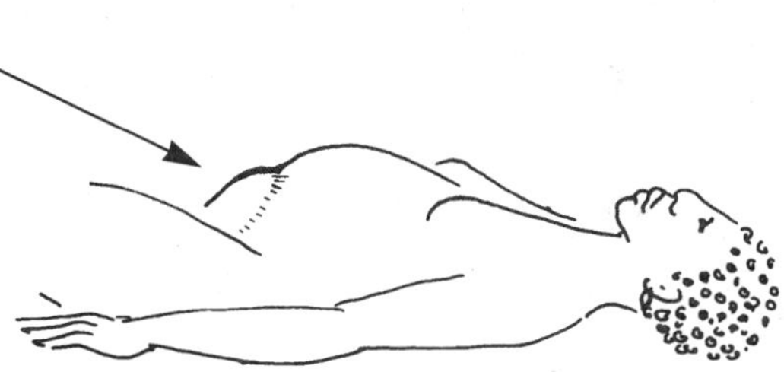

4. Asegúrese de que la madre descanse entre las contracciones

Es importante que la madre descanse entre cada contracción, desde el principio del parto para ahorrar su fuerza. No se tiene que acostar, pero no debe gastar su fuerza trabajando o batallando contra las contracciones.

Muchas mujeres se sienten muy cansadas cuando las contracciones se vuelven más fuertes. Quizás tengan miedo de no tener suficiente fuerza para sacar al bebé. Pero la sensación de cansancio es el modo en que el cuerpo le recuerda a la madre que necesita descansar y relajarse. Si todo está bien, la mujer tendrá suficiente fuerza para dar a luz cuando sea hora de hacerlo. En las págs. 313 a 321 mostramos maneras de ayudarle a la madre a relajarse.

5. Asegúrese de que la madre cambie de posición cada hora

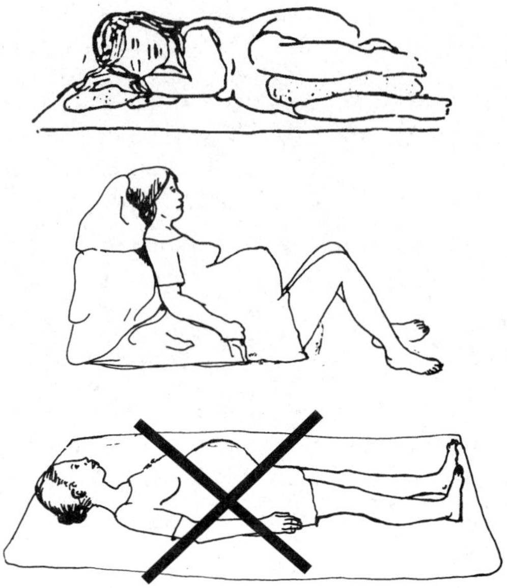

A muchas mujeres les gusta moverse y caminar durante el parto. La madre puede pararse, caminar, sentarse y ponerse en cuclillas o en otras posiciones. Todos los cambios de posición son buenos porque ayudan al cérvix a abrirse de un modo más parejo. A veces el parto se tarda menos cuando la madre se para o camina.

La madre no debe acostarse boca arriba y totalmente plana. Esto aplasta las venas que le llevan sangre al bebé y a ella misma. Si quiere, puede acostarse de lado con una toalla o unos trapos entre las piernas, o medio sentada con la espalda apoyada con varias almohadas o mantas. Pero, debe de cambiar de posición cada hora (vea pág. 317).

6. Si la madre quiere, hágale una lavativa

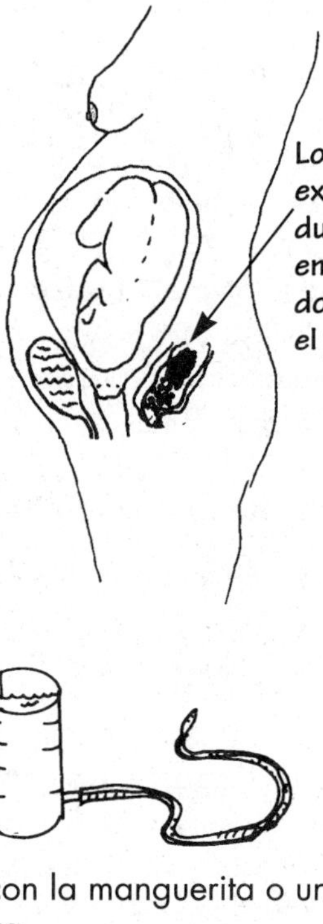

Una *lavativa* o enema sirve para sacar los excrementos (caca) del intestino. En algunos lugares se acostumbra hacer una lavativa durante el parto. Nosotros no recomendamos esto, porque la lavativa puede causar una infección si el agua llega a entrar a la vagina o si moja algo que necesite estar limpio. Además, a algunas mujeres les da diarrea poco antes del parto, de modo que no necesitan una lavativa.

Por otro lado, si la mujer ha estado estreñida antes del parto, quizás ella quiera una lavativa. Los excrementos duros en el intestino pueden empeorar el dolor durante el parto y no dejar que la cabeza del bebé baje bien.

Para hacer una lavativa se necesita:

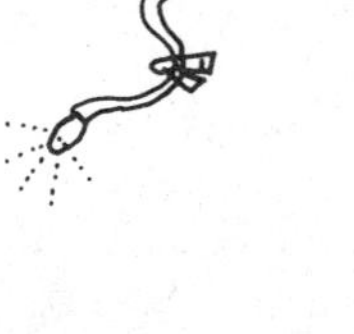

- un *tubo rectal*
- una manguerita de 60 cm (2 pies) de largo que irá pegada al tubo rectal

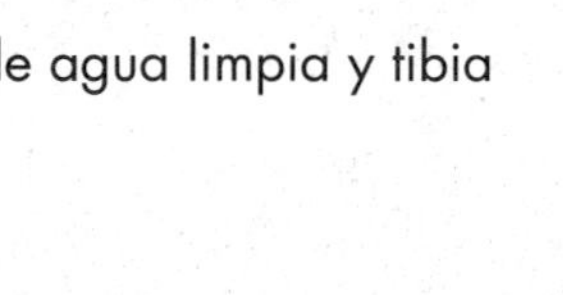

- un bote que se pueda conectar con la manguerita o un embudo para vaciar agua en la manguera
- como medio litro o 2 tazas de agua limpia y tibia

Cuando el equipo esté listo:

1. Pídale a la madre que se acueste de lado.

2. Póngale un poco de aceite al tubo rectal.

3. Con cuidado, meta la punta del tubo en el recto de la madre.

4. Sostenga el bote con el agua tan alto como sea necesario para que el agua corra hacia el recto.

5. Pídale a la madre que detenga el agua hasta que sienta que necesita ir al baño.

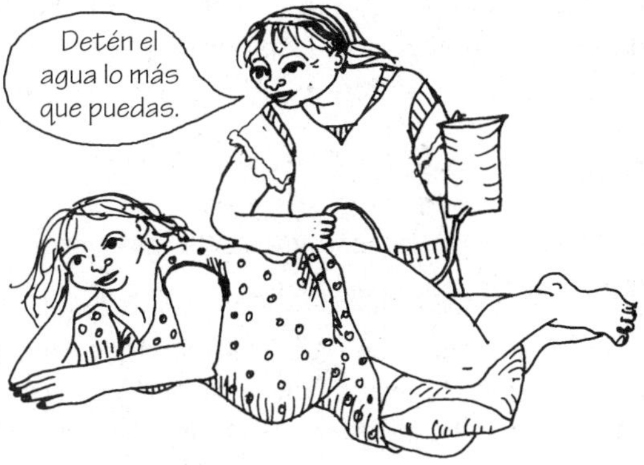

6. Quédese con ella por si la bolsa se rompe o el bebé empieza a salir cuando ella esté en el baño.

¡Cuidado! Nunca le haga una lavativa a una mujer si:

- la bolsa de aguas ya se ha roto.
- el parto va bastante avanzado (trabajo activo o avanzado).
- la cabeza del bebé aun está flotando (pág. 166).
- la madre no quiere que se la haga.

7. Apoye, guíe y proteja el parto

Apoye el parto

Para apoyar el parto, usted necesita ayudar a la madre a relajarse y a aceptar el parto en vez de batallar en contra de él. Aunque el apoyo no evita que el parto sea doloroso, sí puede hacer que sea más fácil, más corto y más seguro. El apoyo puede venir del esposo, de la madre, de su familia o de sus amigos. Usted y su ayudante también pueden dar su apoyo.

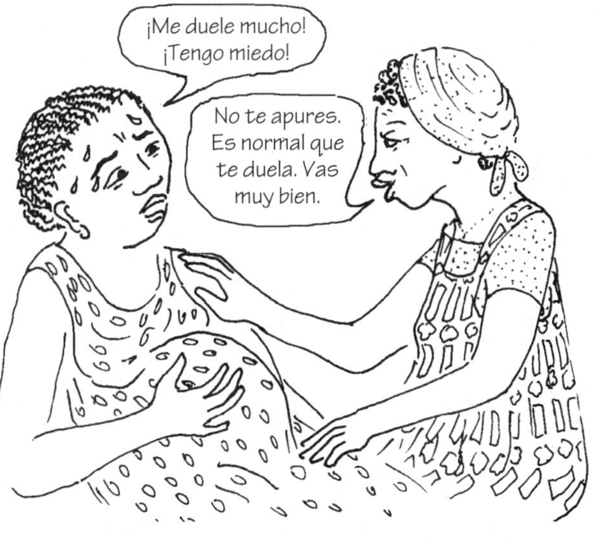

Lo que usted haga dependerá de las necesidades de la madre y de las costumbres y creencias locales. Pero, fuera de eso, toda madre necesita cariño, respeto y buena atención. Esté consciente de los sentimientos y las emociones que ella tenga. Dele ánimo para que ella se sienta fuerte y tenga confianza en sí misma. Ayúdele a relajarse y a cooperar con lo que su cuerpo esté haciendo, (vea las págs. 313 a 321.)

Guíe el parto

"Guiar el parto" quiere decir mantenerlo en buen camino. Por ejemplo, si el parto se está tardando porque la madre está cansada o asustada, usted puede ayudarle a descansar o a calmarse conversando con ella. Otra manera de guiar el parto es asegurándose de que la madre no empiece a *pujar* antes de tiempo (vea pág. 253).

Proteja el parto

"Proteger el parto" es evitar que interfieran con él cosas o personas que podrían ser dañinas. He aquí algunos ejemplos:

- A veces usted tendrá que proteger a la madre de personas que la hagan sentirse mal. No deje que nadie trate de apurar a la madre. Tampoco deje que nadie venga a hablarle de problemas de la familia ni otras preocupaciones. Asegúrese de que nadie la asuste ni la moleste.
- No use medicinas, instrumentos o procedimientos innecesarios. Si no nota señas de riesgo, es mejor considerar que el parto saldrá bien.

No deje que nadie le dé a la madre medicinas o remedios para apurar el parto; pueden ser inútiles o peligrosos. Las inyecciones, que supuestamente apuran el parto, pueden causar sangrado dentro de la matriz. También pueden empeorar el dolor e incluso matar a la madre y al bebé.

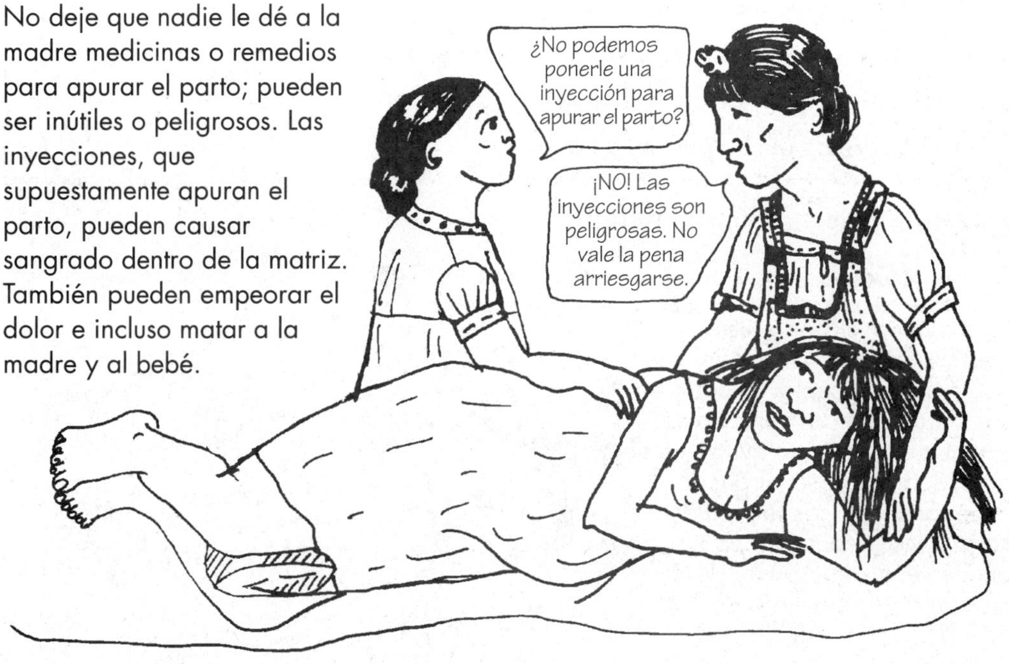

¡Cuidado! Hay una manera correcta de dar la medicina llamada *Pitocín* (oxitocina) cuando el parto se está tardando demasiado. Pero como debe darse lentamente por la vena, es mejor darla sólo en el hospital (vea pág. 420). Los doctores u otras personas que dan oxitocina inyectada o tomada, no están haciendo bien su trabajo. Al contrario, están poniendo en peligro a la madre.

8. Busque señas de que el parto va avanzando

Durante la primera etapa, el parto estará avanzando si el cérvix se está abriendo para que el bebé pueda nacer.

La única manera de estar segura de que el cérvix se está abriendo, es haciendo un examen vaginal. Pero recuerde que los exámenes vaginales aumentan el riesgo de infección (y hay que tener entrenamiento especial y guantes estériles para hacerlos). Por eso, nunca haga uno a menos que haya una muy buena razón y usted tenga el entrenamiento apropiado (vea págs. 389 a 391). Es razonable hacer un examen vaginal si:

- el parto ha sido fuerte y ha durado bastante, pero no hay señas de que esté avanzando. Mediante el examen podrá averiguar si el cérvix se está abriendo.
- el corazón del bebé no se escucha. El examen le indicará si aún hay tiempo para ir al hospital.
- el cordón del ombligo está prolapsado. Durante el examen, puede alejar la cabeza del bebé del cordón.
- hay una emergencia médica. El examen le indicará si hay tiempo de llegar al hospital antes de que nazca el bebé.

Nunca haga un examen vaginal si hay mucho sangrado de la vagina (vea pág. 101).

Por fortuna, los exámenes vaginales raras veces son necesarios. En la mayoría de los partos, hay otras señas de avance. A medida que el parto se vuelva más fuerte, usted notará más de estas señas:

- Las contracciones duran más, y son más fuertes y más frecuentes.
- La madre dice que siente que las contracciones son más fuertes.
- La matriz se siente más dura durante las contracciones. Al comienzo del parto puede que, durante las contracciones, la matriz se sienta tan dura como un músculo apretado. Despúes, las contracciones más fuertes hacen que la matriz se sienta casi tan dura como un hueso.
- Sale más moco con sangre.
- La bolsa de aguas se rompe.
- La madre eructa, suda, vomita; las piernas le tiemblan.
- La cabeza del bebé parece estar bajando entre los huesos pélvicos de la madre.
- La madre se siente cansada y soñolienta entre las contracciones, los ojos se le ven vidriosos. Esta es una seña del parto avanzado (pero asegúrese de que no haya señas de choque—pág. 243).
- La madre siente ganas de pujar. Esto puede indicar que la segunda etapa ya va a empezar o está empezando. No deje que la madre puje hasta que esté usted segura de que la segunda etapa ha empezado (vea pág. 180). Si la madre empieza a pujar antes de tiempo, el cérvix puede rasgarse, hincharse o sangrar. La madre desperdiciará su fuerza y además podría crearse problemas para partos futuros. (Generalmente, si no puede evitar pujar, es porque ya está en la segunda etapa.)

Nota: Las parteras que ya tienen experiencia muchas veces usan su intuición para saber si el parto va avanzando bien. Si a usted la está entrenando una partera con experiencia, pídale que le enseñe cómo usa su intuición. Esta muchas veces viene de la práctica.

Si el parto dura más de 12 horas en una mujer que ya ha tenido hijos, o más de 24 horas para un primer bebé, puede que haya algún problema (vea pág. 237).

Qué hacer durante la segunda etapa del parto

Contenido del Capítulo 11

Qué hacer durante la segunda etapa del parto

CAPÍTULO 11

La segunda etapa empieza cuando el cérvix está completamente abierto y termina cuando nace el bebé. La segunda etapa puede durar desde unos minutos hasta 2 horas.

Resumen de las señas normales y las señas de riesgo

Las siguientes listas son un resumen de las señas de las que hay que estar pendiente durante la segunda etapa. Las señas normales indican que la segunda etapa va bien. Las señas de riesgo indican que algo podría andar mal. Si encuentra una seña de riesgo, diríjase a la página indicada junto a esa seña para averiguar qué hacer.

Señas normales

- La madre puja bien.
- La bolsa de aguas se rompe (si no se ha roto ya)
- Durante las contracciones, la cabeza del bebé se va asomando más, hasta que se corona.
- La piel de la cabeza del bebé se ve arrugada.
- Nace la cabeza del bebé (usualmente cara abajo) y luego se voltea hacia el muslo de la madre.
- Los hombros y el resto del cuerpo del bebé salen como a las 2 contracciones después de que sale la cabeza.

Estas señas pueden ser molestas pero son normales:

- La madre puede sentir dolor en la rabadilla (hueso de la cola) a medida que el bebé vaya bajando por la vagina.
- Quizás la madre sienta ardor a medida que la piel se estire para dejar que la cabeza del bebé salga.

Señas de riesgo

- bebé no nace después de 1 ó 2 horas de que la madre tenga contracciones fuertes y puje bien (vea pág. 253).
- Sale sangre en un chorro antes de que el bebé nazca (pág. 257).
- Las aguas son cafés (marrones), verdes o amarillas (pág. 258).
- El bebé tiene el cordón enredado apretadamente alrededor del cuello (pág. 258).
- El corazón del bebé late más de 160 veces o menos de 90 veces por minuto (pág. 259).
- Los hombros del bebé se atoran (pág. 259).
- El bebé viene de nalgas (pág. 262).
- Resulta que hay gemelos (pág. 266).
- El bebé está muy pequeño o nace más de 5 semanas antes de tiempo (pág. 269).

Esté pendiente de las señas que anuncian la segunda etapa

Cuando usted note 2 o más de las siguientes señas, es probable que la segunda etapa ya vaya a empezar o esté empezando. La madre ahora puede empezar a pujar para sacar al bebé.

- Las contracciones que han sido fuertes y frecuentes empiezan a venir menos seguidas. Pero siguen siendo fuertes o se vuelven aún más fuertes.
- La madre siente **muchas** ganas de pujar. A veces hasta empieza a pujar sin darse cuenta. Si esto sucede, quizás note que la madre está aguantando la respiración o que está gruñendo durante las contracciones. (Aunque la madre no sienta ganas de pujar, ella se sentirá bien pujando si de verdad está en la segunda etapa.)

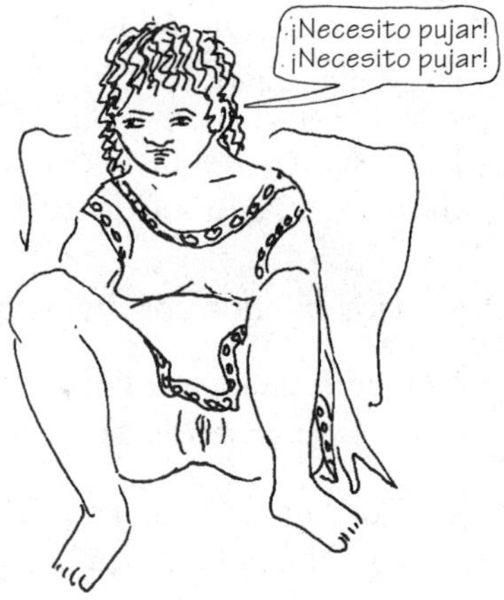

- De repente la madre se siente más alerta.
- Los genitales de la madre se empiezan a hinchar durante las contracciones.
- La madre siente que la cabeza del bebé empieza a bajar a la vagina.

La única manera de saber si el cérvix está completamente abierto es haciendo un examen vaginal. Pero recuerde que los exámenes vaginales pueden ser peligrosos (vea pág. 389). Con experiencia, usted generalmente sabrá cuando la madre esté lista para pujar sin tener que hacerle un examen.

Cómo facilitar el parto y hacerlo más seguro

1. Asegúrese de que todo esté limpio y listo para el parto

Si aún no ha lavado los *genitales* (partes ocultas) de la madre ni esterilizado su equipo (vea págs. 154 a 156), hágalo ahora.

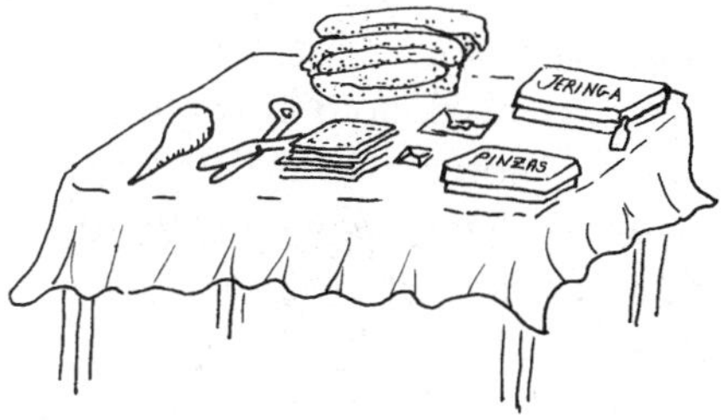

Cuando ya se acerque la hora del nacimiento, ponga todo su equipo en un lugar que esté limpio y a la mano. Si no tiene una ayudante, explíquele lo que es cada cosa a alguien que vaya a estar allí. Así cuando usted necesite algo, esa persona se lo podrá pasar.

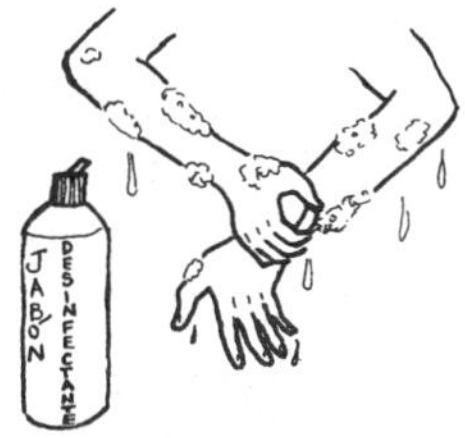

La partera y cualquier persona que vaya a tocar el equipo, los genitales de la madre, el cordón o el nuevo bebé, debe restergarse las manos y los brazos (vea pág. 159).

Limpie los genitales de la madre suave y cuidadosamente con agua muy limpia o hervida. Si puede, use un desinfectante de los que mencionamos en la pág. 161. Acuérdese de siempre limpiar desde la vagina hacia el ano y no al revés para que no entre suciedad en la vagina.

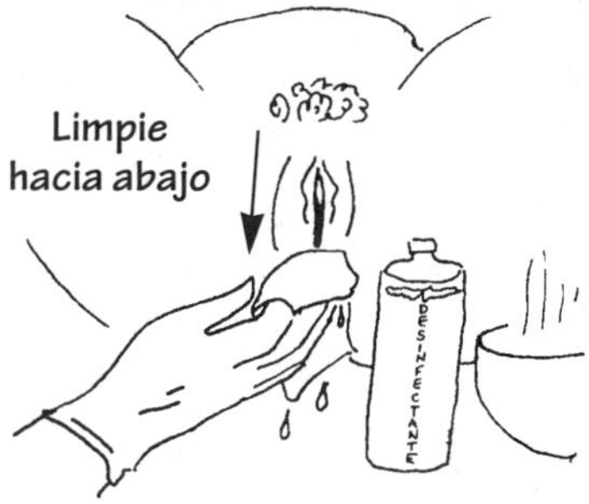

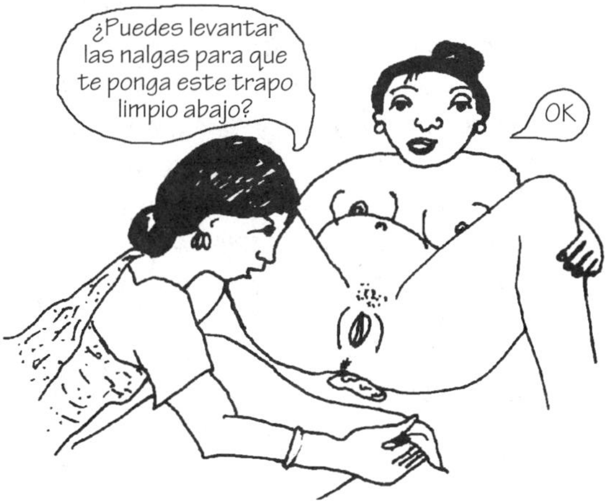

Siempre tenga un trapo limpio debajo de la madre y otros a la mano para cuando necesite cambiarlos. Si salen excrementos cuando la madre puje, quítelos con un trapo limpio, cámbiese de guantes (si es posible) y vuelva a limpiar los genitales y las nalgas de la madre. Si ya no hay tiempo de limpiar el excremento, cúbralo con un trapo limpio y asegúrese de que la vagina esté limpia.

Nota: Las manos no duran limpias mucho tiempo. Si usted o su ayudante tocan otras cosas aparte del equipo esterilizado y los genitales de la madre—aunque sea su propio pelo o su ropa—necesitarán restregarse las manos y los brazos otra vez.

2. Revise los signos vitales de la madre y del bebé

Los signos vitales de la madre

Conviene revisar la presión y el pulso de la madre más o menos cada media hora durante la segunda etapa. Si la segunda etapa dura más de 1 hora en una mujer que ha dado a luz antes, o más de 2 horas para un primer bebé, revise la presión y el pulso cada 15 minutos. Siempre apunte los resultados.

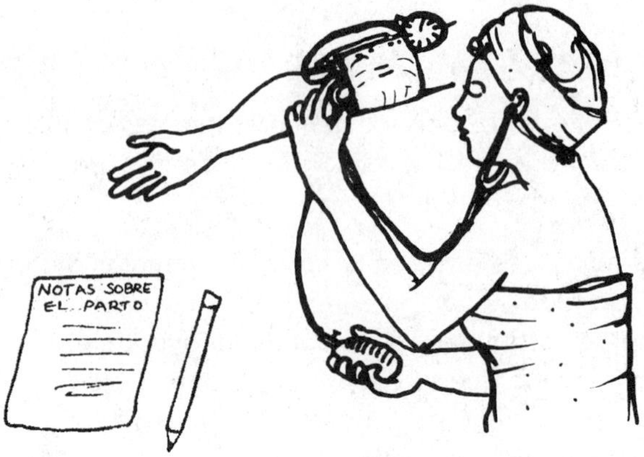

Si la presión de la madre es de 140/90 o más alta, o si de repente el número de abajo baja más de 15 puntos, vea las págs. 243 y 246. Si su pulso es de más de 100 por minuto cuando no está teniendo una contracción, vea la pág. 248.

Los signos vitales del bebé

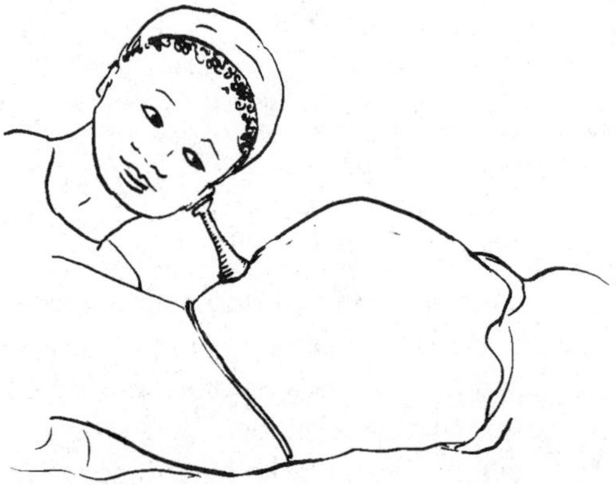

Durante la segunda etapa, es más difícil escuchar el corazón del bebé porque este está más abajo en el vientre, cerca del hueso púbico. No se preocupe si no lo puede oír.

Una partera con mucha experiencia y buen equipo a veces puede escuchar el corazón del bebé, sobre todo entre contracciones. Es normal que el latido del corazón baje a sólo 70 veces por minuto **durante** una contracción. Pero debe subir rápidamente—**a por lo menos** 90 veces por minuto—en cuanto pase la contracción.

Si en un minuto, el corazón del bebé no ha vuelto a latir más rápidamente, puede que el bebé esté en problemas. Pídale a la madre que cambie de posición (vea la página siguiente) y vuelva a revisar el corazón del bebé. Si aún está latiendo demasiado despacio, vea las págs. 249 y 259.

3. Ayude a la madre a pujar bien

Ayude a la madre a ponerse en una buena posición para pujar. He aquí algunos ejemplos:

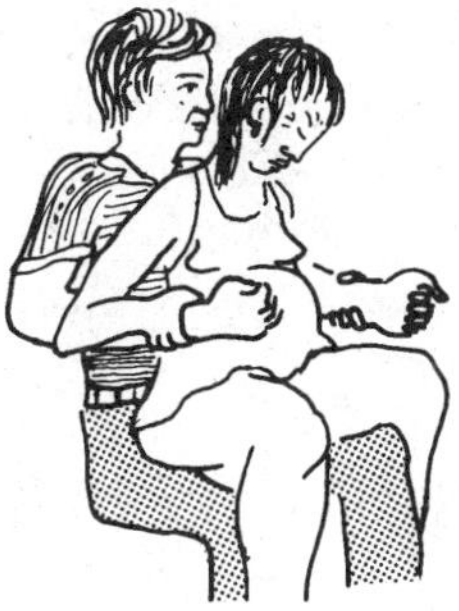

Sentada sobre alguien o en una silla para dar a luz

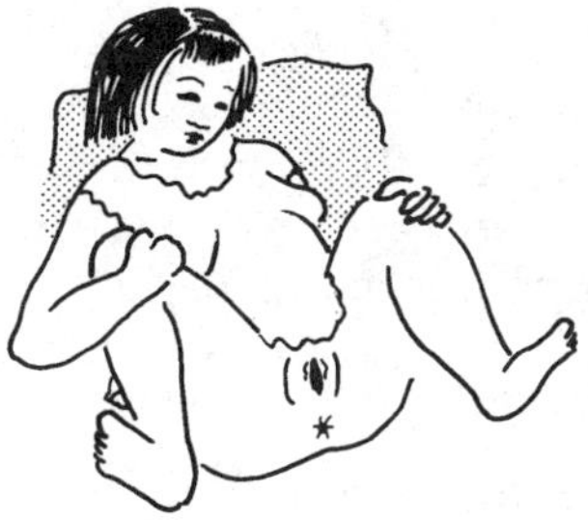

Medio sentada

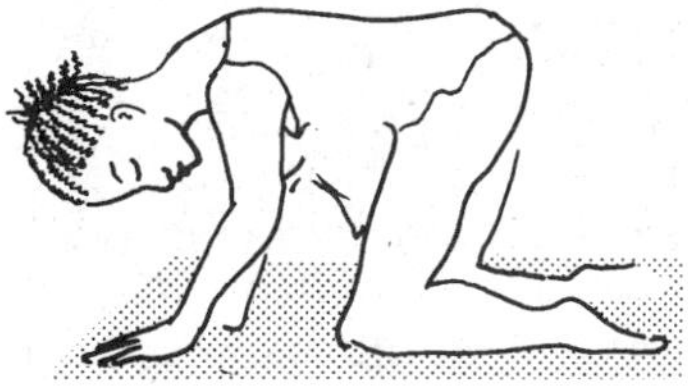

A gatas

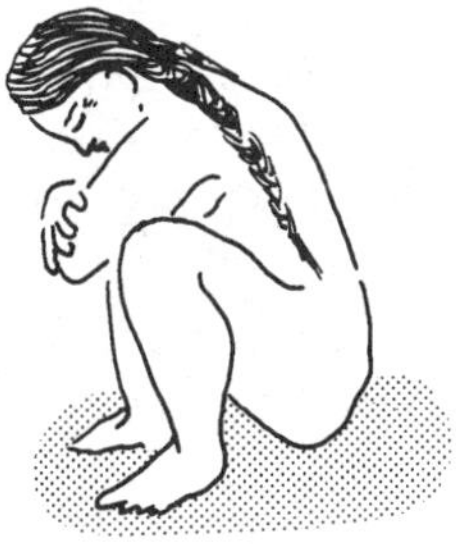

En cunclillas o sobre una almohada

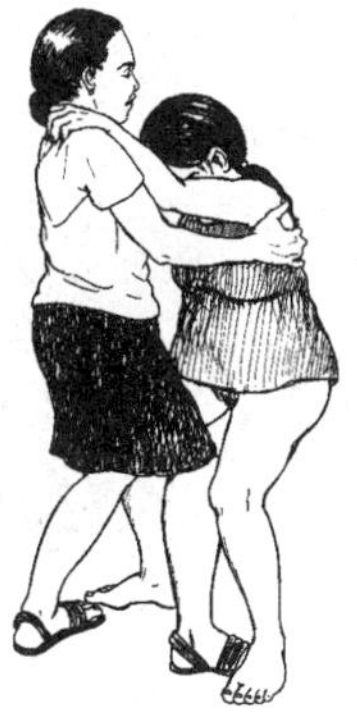

Parada

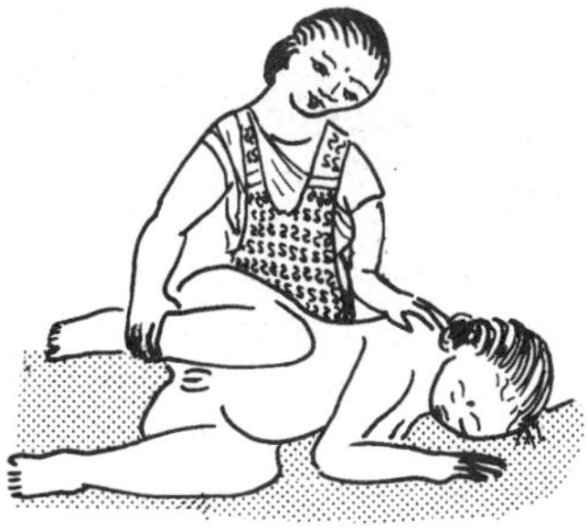

Acostada del lado izquierdo

Todas estas posiciones tienen ventajas especiales:

Sentada o medio sentada. Muchas veces, esta es la posición más cómoda. También le facilita a la partera guiar la salida de la cabeza del bebé.

A gatas. Está posición ayuda cuando la madre siente las contracciones en la espalda. También puede servir si se atoran los hombros del bebé (vea pág. 259).

En cunclillas o parada. Esta posición puede ayudar a bajar al bebé cuando el parto vaya despacio.

Acostada del lado izquierdo. Esta posición sirve para relajarse y ayuda a evitar que la piel de los genitales se desgarre.

Nota: Si las cosas van bien, deje que la madre se acomode como ella quiera.

Por lo general, no es bueno que la madre se acueste boca arriba y totalmente plana durante un parto normal. Esa posición puede exprimir los vasos que le llevan sangre al bebé y a la madre. Además puede ser más difícil pujar en esa posición. Sin embargo, si el bebé está viniendo muy rápido, está bien que la madre se acueste boca arriba.

Nota: En ciertas emergencias médicas es necesario que la mujer se acueste boca arriba para que el médico pueda hacer algún procedimiento. Pero muchos doctores tienen la mala costumbre de hacer que las mujeres se acuesten boca arriba para cualquier parto. Puede que esto le facilite las cosas al doctor, pero a la madre y al bebé les dificulta más el parto. **Nosotros opinamos que el acostarse boca arriba con el cuerpo plano durante un parto normal es una práctica moderna dañina.**

Ayude a la madre a pujar correctamente

En la página 321 describimos 3 modos de pujar correctamente. La madre puede:

- jadear (pujar con jadeo) y dar varios empujones fuertes pero cortos durante cada contracción.
- tomar mucho aire y luego dar un gemido y empujón largo y fuerte (pujar con un gemido).
- tomar mucho aire dos veces, detener el aire la segunda vez y pujar tan fuerte y por tanto tiempo como pueda (pujar deteniendo el aire). Este puede ser el mejor método si el bebé se está tardando en salir.

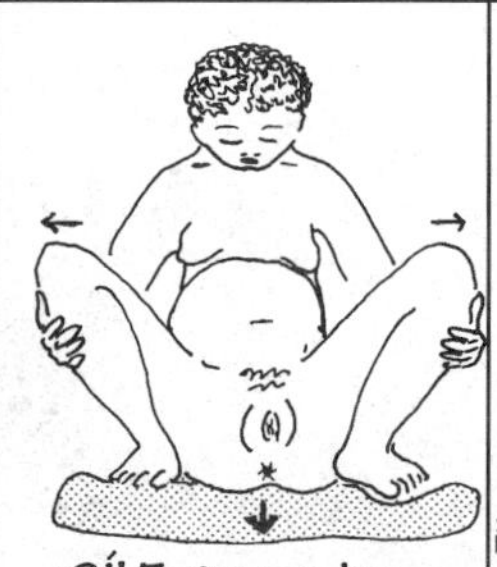

¡SÍ! Esta madre está empujando las nalgas hacia abajo.

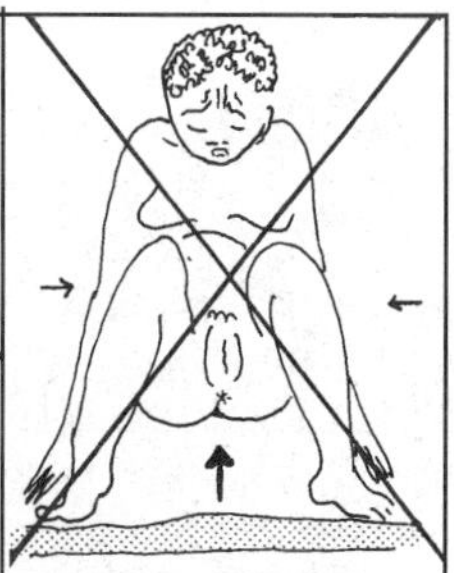

¡NO! Esta madre está levantando las nalgas.

Con todos estos métodos, la madre debe mantener la boca y las piernas relajadas y abiertas, la barbilla contra el pecho y las nalgas hacia abajo mientras puja.

Si la madre está apretando las nalgas o está teniendo problemas para pujar bien, estas cosas le podrían ayudar:

- Pídale que cambie de posición.
- Empújele suavemente los genitales con dos dedos de su mano enguantada y pídale que empuje hacia sus dedos.

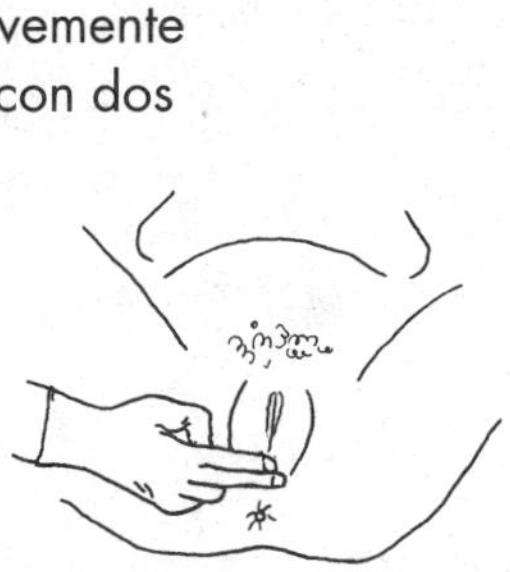

- Pídale que puje con la boca abierta y la quijada hacia adelante y relajada.

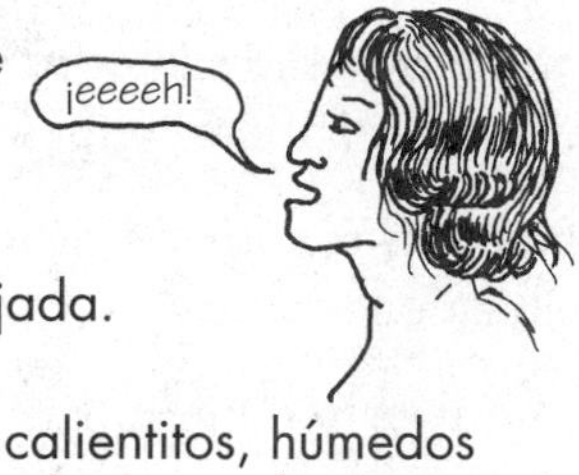

- Póngale trapos calientitos, húmedos y muy limpios en los genitales (vea pág. 187). **Tenga cuidado de no quemarla.**

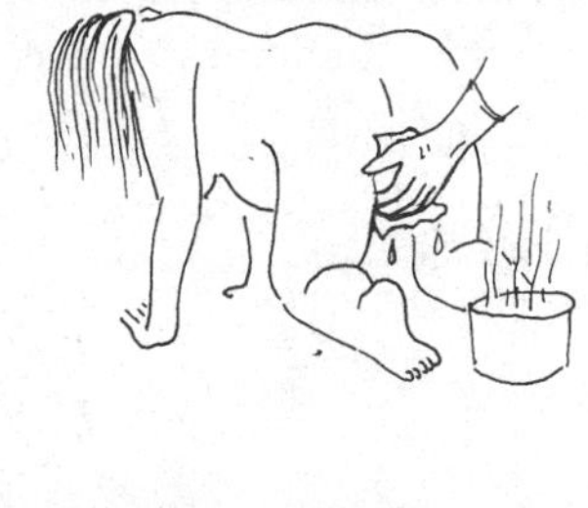

Apoye a la madre en sus esfuerzos

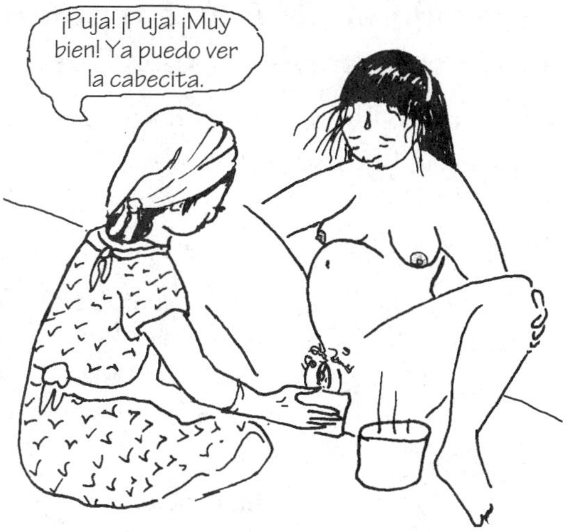

Si a una madre se le dificulta pujar fuerte o correctamente, no la regañe ni la asuste. Eso no ayudará a nadie y podría hacer que el parto se tarde más. Mejor enséñele a la madre a pujar de la manera correcta. De ser necesario, anímela una y otra vez a pujar con fuerza. Felicítela por sus esfuerzos.

Para animar más a la madre, avísele cuando se le hinchen los genitales de afuera. Explíquele que esto indica que el bebé está bajando. En cuanto se vea la cabeza, deje que la madre la toque. Quizás esto le ayude a pujar mejor.

4. Juzgue qué tan rápido está naciendo el bebé

Un bebé puede cruzar el canal del parto rápidamente, a una velocidad promedio o muy lentamente. Usted se dará cuenta de qué tan rápido está avanzando el bebé, observando cómo va el nacimiento.

Nacimiento rápido. Si la cabeza del bebé se empieza a asomar después de sólo uno o dos pujidos, el bebé está naciendo muy rápidamente. La madre debe dejar de pujar. Pídale que jadee o sople cuando sienta ganas de pujar (vea págs. 188 y 322).

Nacimiento promedio. Si los genitales de la madre empiezan a hincharse después de unos pujidos y poco a poco siguen hinchándose, el bebé está naciendo a una velocidad promedio. Como en media hora, se empezará a ver un poco de la cabeza del bebé cada vez que la madre puje. Pídale que deje de pujar en cuanto la cabeza del bebé se vaya a coronar.

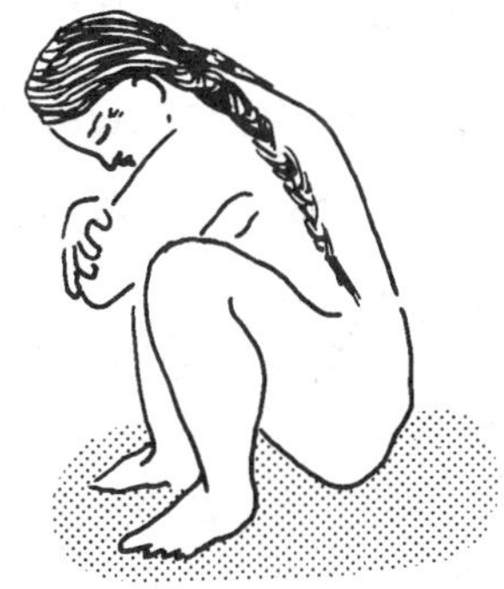

Nacimiento muy lento. Si después de media hora de pujidos fuertes no ve que los genitales se estén hinchando más y más, es porque el bebé está naciendo muy lentamente. Tal vez la madre tenga que pararse o ponerse en cunclillas para pujar. Quizás también necesite usar el método de pujar deteniendo el aire que explicamos en la pág. 321.

Siempre y cuando el bebé siga bajando (aunque lentamente), y la madre tenga fuerza, todo probablemente está bien. La madre debe seguir pujando hasta que la cabeza se corone. Asegúrese de que la madre siga tomando líquidos y orinando. Una vejiga llena puede retrasar el nacimiento.

Si después de media hora de pujar con fuerza los genitales no se están hinchando para nada, o si la poca hinchazón que había no aumenta, puede que el bebé no esté bajando. Si después de 1 hora de pujidos el bebé no está bajando para nada, eso podría ser una seña de riesgo (vea págs. 253 a 256).

¡Cuidado! Es muy peligroso empujar el vientre de la madre para apurar el nacimiento. Usted podría desgarrar la matriz o causar otros problemas graves (pág. 245).

5. Cuando el bebé esté a punto de coronarse, ayude a la madre a ponerse en una buena posición para dar a luz

Estas 4 posiciones son buenas para dar a luz:

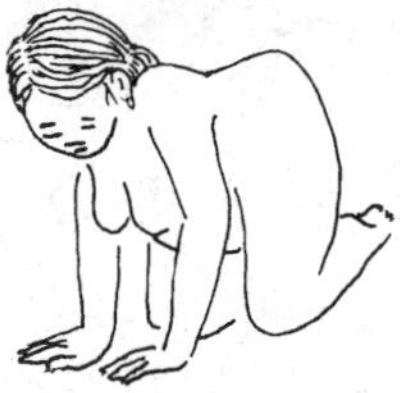

- a gatas

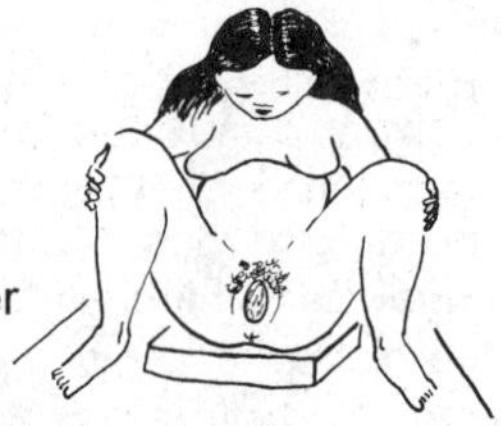

- medio sentada o sentada (asegúrese de que las nalgas de la madre estén sobre algo para que la partera pueda sostener al bebé en cuanto salga la cabeza)

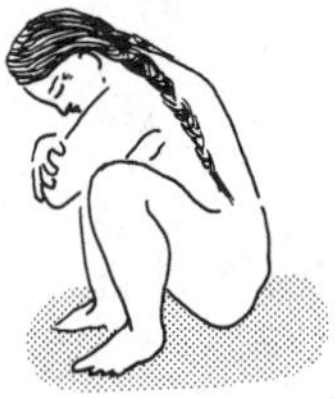

- en cunclillas

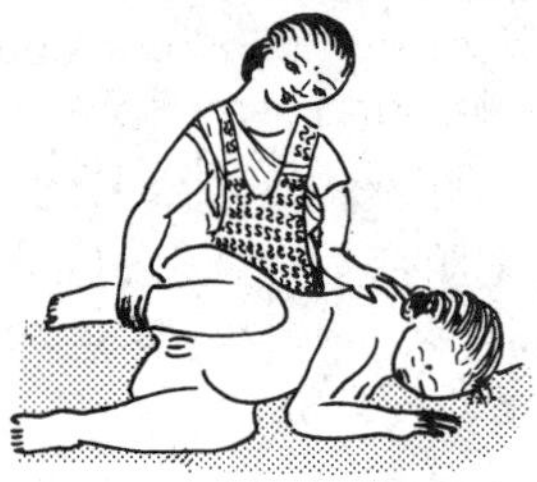

- acostada del lado izquierdo (siempre y cuando haya alguien que pueda mantener levantada la pierna derecha de la madre)

6. Cómo evitar que se desgarre la vagina

A veces, la salida de la cabeza puede desgarrar la vagina de la madre. Esto es más común con un primer bebé, cuando la madre está tensa o cuando a ella se le ha hecho una *circuncisión*. Para ayudar a evitar desgarros, ayuda sobar en la abertura de la vagina, ponerle trapos muy calientitos o hacer que la cabeza nazca más lentamente. A veces es necesario cortar la cicatriz de una circuncisión (vea pág. 406).

Sobe la abertura vaginal

1. Antes de tocar a la madre, restriéguese las manos y los brazos (vea pág. 159).

2. Póngase guantes estériles. Si no, póngase bolsas de plástico que haya desinfectado, y sólo toque la piel de la vagina por fuera.

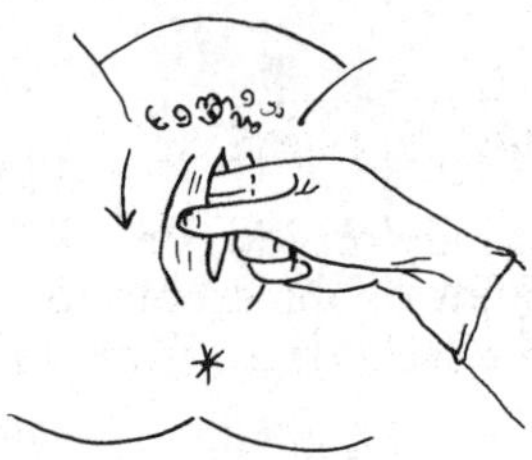

3. Póngase un poco de aceite vegetal limpio (no usado) en los dedos.

4. Meta las puntas de dos dedos en la vagina. El pulgar debe quedar afuera.

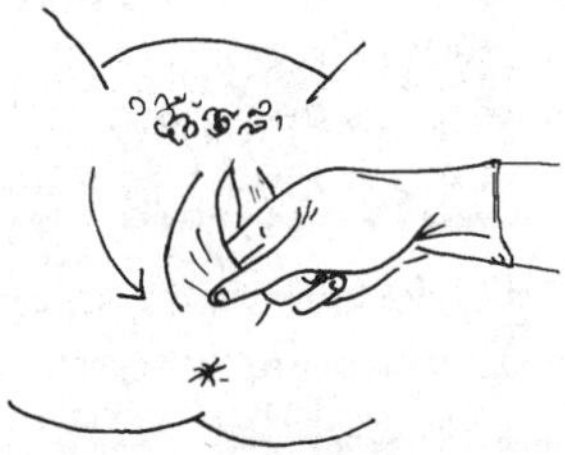

5. Empiece a sobar desde arriba. Mueva los dedos firmemente pero con cuidado para jalar la piel hacia abajo y hacia afuera. Trate de ayudar a que los músculos de la madre se relajen y se estiren.

6. Si la cabecita se empieza a coronar, usted puede sobar la abertura vaginal por fuera. Mueva los dedos hacia abajo y afuera. Si ve que aparece una línea blanca en la parte de abajo de la abertura vaginal, quiere decir que la piel está demasiado estirada. Trate de mover más piel hacia abajo, con cuidado.

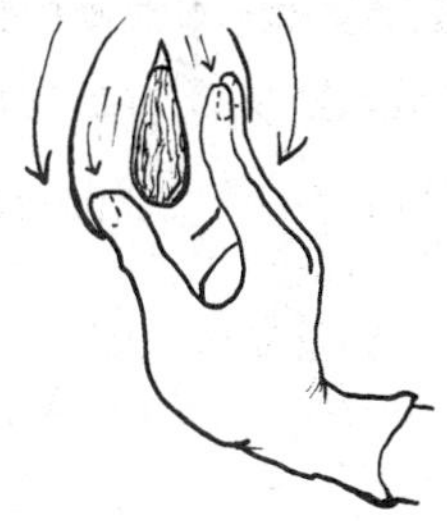
Sobe hacia abajo con los dedos aceitados.

Nota: Si la madre dice que el masaje le duele, usted está sobando muy fuerte. Un masaje demasiado fuerte pondrá más tensa a la madre y aumentará el riesgo de un desgarro.

Si la madre no quiere el masaje, no se lo haga.

Póngale trapos muy calientitos

Los trapos calientitos puestos en la abertura vaginal le llevan sangre a la piel y la hacen más blanda y flexible. Siga estos pasos:

1. Use sólo agua limpia o hervida. Si puede, agréguele un poco de desinfectante (como yodo o *Isodine*).

2. Remoje un trapo muy limpio o esterilizado en el agua y exprímalo. Sienta el trapo con la parte de adentro de la muñeca para asegurarse de que no esté muy caliente.

3. Sostenga el trapo contra los genitales de la madre suavemente. **Tenga cuidado de no quemarla**.

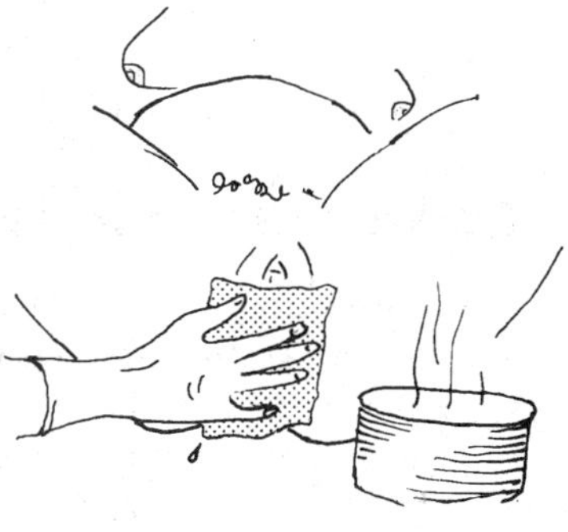

Usted también puede ayudar a evitar desgarros apoyando la piel de la vagina con un trapo tibio mientras la cabeza del bebé sale.

Ayude a la cabeza a salir más lentamente

Si la cabeza sale lentamente, la piel tiene más tiempo de estirarse y es menos probable que se desgarre. Para lograr esto, ayude a la madre a dejar de pujar en el momento apropiado.

Cuándo debe la madre dejar de pujar

- Si el bebé está saliendo muy rápido, la madre debe dejar de pujar de inmediato. Si no, la cabeza del bebé puede desgarrarle la piel en un pujido.
- Si el bebé está saliendo a una velocidad promedio, la madre debe dejar de pujar justo antes de que la cabecita se corone.
- Si el bebé está saliendo muy lentamente, la madre debe seguir pujando hasta que la cabecita se corone.

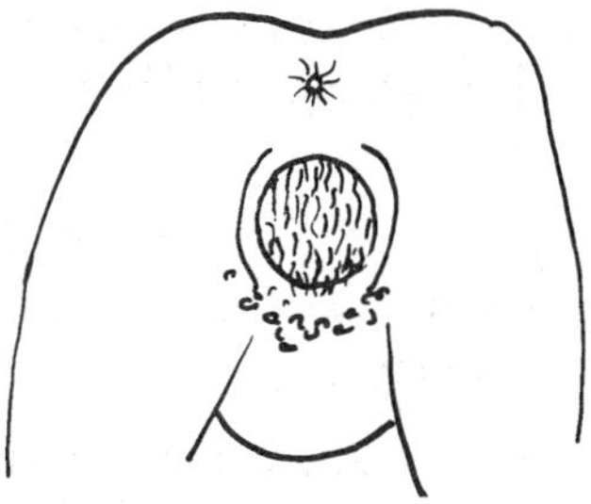
Cuando la cabeza del bebé está a punto de coronarse, la madre debe de DEJAR DE PUJAR. La cabeza se está asomando.

Cómo ayudar a la madre a dejar de pujar

La necesidad de pujar puede ser muy fuerte y a veces, para una madre es difícil vencerla. Lo mejor es que usted le enseñe a ella antes del parto cómo dejar de pujar (vea pág. 322).

Una manera de no pujar es soplando rápido y con fuerza. (Es difícil soplar y pujar al mismo tiempo.) O, si la cabeza del bebé no está por salir y la madre puede controlar cuánto puja, pídale que puje un poco y luego que deje de pujar y sople. Esto le da a la piel tiempo de estirarse. Cada empujoncito debe mover al bebé hacia afuera no más de un centímetro. Este es el largo de un centímetro: |⟷|

Una vez que salga la parte más ancha de la cabeza, puede que el resto salga sin necesidad de pujar más.

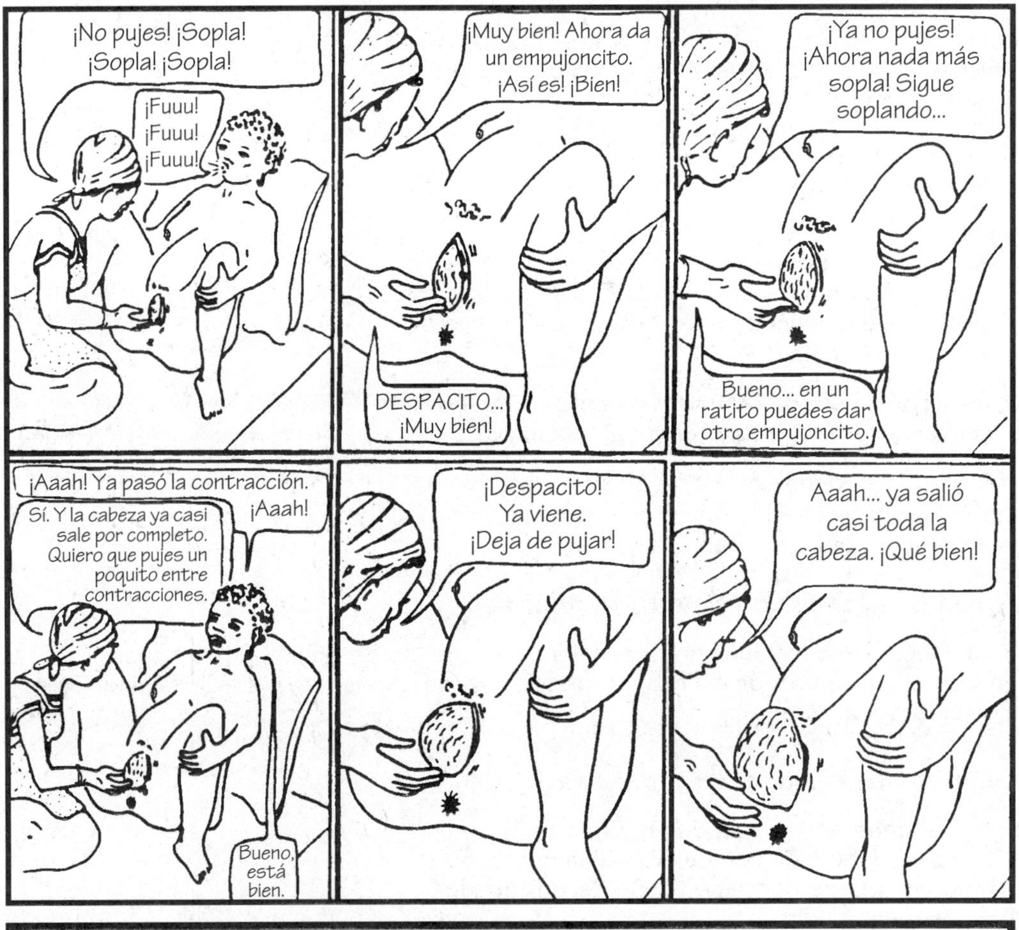

¡Cuidado! No trate de retardar la salida de la cabeza si:

- ya salió un chorro de sangre (vea pág. 257)
- por alguna razón usted cree que el bebé está en problemas.
- el cordón está prolapsado (vea páp. 250).

Qué hacer si hay una cicatriz de una circuncisión

En muchos lugares del mundo–sobre todo en el norte de África, sur de Asia, y algunas partes de Egipto y África Occidental—a las mujeres se les hace circuncisión. La circuncisión puede dejar cicatrices que no permitan que la piel se estire lo suficiente para que el bebé nazca.

Para evitarle a la madre desgarros y dolor, la mayoría de los doctores recomiendan cortar la cicatriz durante la segunda etapa del parto, antes de que la cabeza del bebé se empiece a coronar. Vea la pág. 406.

Si la circuncisión en las mujeres es una práctica tradicional en su área, aprenda cómo atender partos de alguien que tenga experiencia con circuncisiones.

7. Revise que el bebé no tenga el cordón enredado en el cuello

Muchas veces hay un breve descanso entre la salida de la cabeza y la salida de los hombros. Revise en ese momento si el bebé tiene el cordón alrededor del cuello. De ser así, páselo sobre la cabeza o los hombros del bebé (después de que salgan) para soltarlo.

Si el cordón está muy apretado o le da más de una vuelta al cuello, vea la pág. 258.

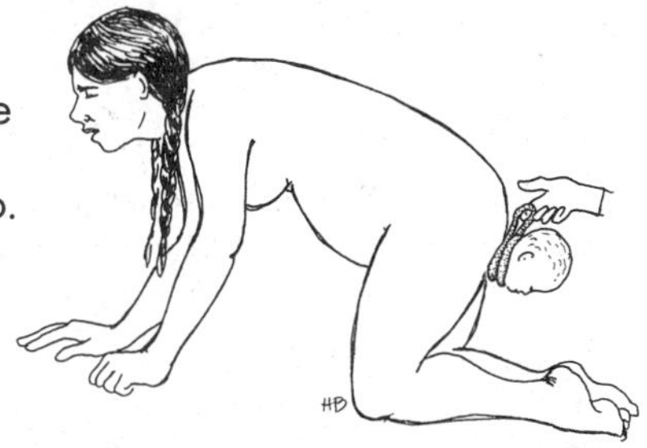

Generalmente, usted podrá aflojar el cordón y pasarlo sobre los hombros del bebé a medida que él vaya saliendo.

8. Destape la nariz y la boca del bebé si es necesario

Si el bebé tiene la nariz o la boca tapada con moco o líquido, usted puede destapársela con una perilla o un aparato de succión que usted misma puede hacer (vea la página siguiente). Esterilice el aparato o la perilla antes de usarlos.

Así es como se usa la perilla:

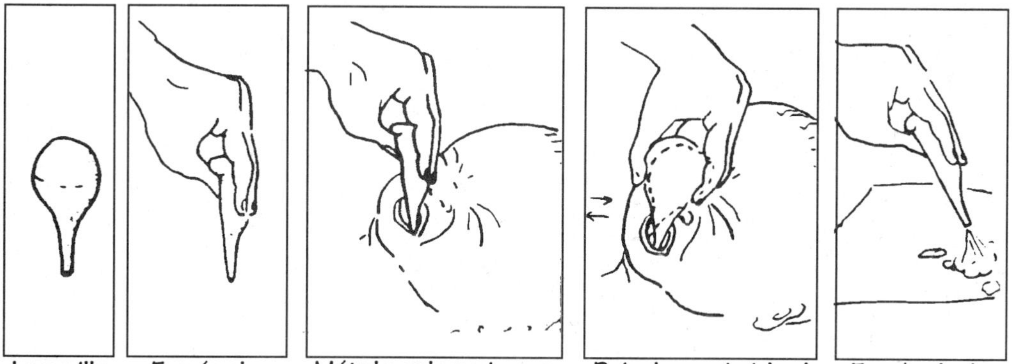

La perilla se ve así. — *Exprímala.* — *Métala en la nariz o en la garganta del bebé.* — *Deje de exprimirla al mismo tiempo que la mueve de un lado a otro. La perilla chupará el moco.* — *Exprímala de nuevo para sacarle el moco.*

Debe de seguir limpiando la boca y la nariz del bebé hasta que él respire libremente.

Un aparato de succión sirve aún mejor que una perilla. Para hacer uno, usted necesita un frasquito, un corcho que selle bien el frasquito y tubo blando que sea fácil de limpiar. Haga dos agujeros en el corcho y por uno de ellos meta un pedazo de tubo hasta que casi llegue al fondo del frasco. Por el segundo agujero meta un pedazo de tubo más corto hasta que quede un poco más abajo del corcho.

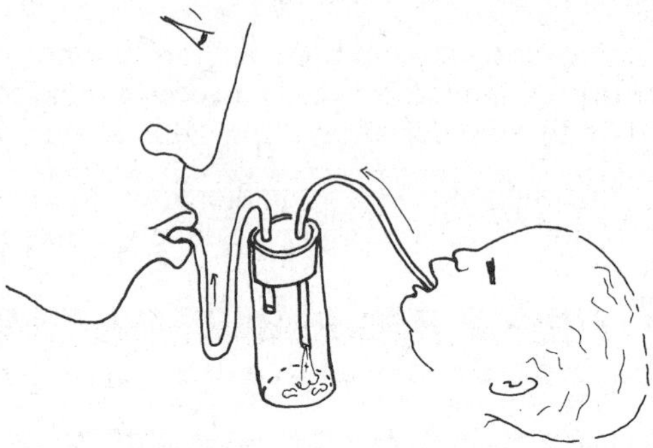

Para usar el aparatito, meta el tubo que llega más abajo en la boca o en la nariz del bebé (no más de 7 centímetros o 3 pulgadas). Póngase el otro tubo en su propia boca. Mueva el primer tubo por toda la boca o la nariz del bebé, y al mismo tiempo chupe con el otro tubo. El líquido que esté en la boca o la nariz del bebé caerá en el frasco, pero no llegará a la boca de usted.

Si no tiene una perilla ni un aparato de succión, usted puede limpiarle la boca y la nariz al bebé con cuidado usando uno de sus dedos envuelto en un trapito muy limpio.

9. Ayude a los hombros a salir

Ya que el bebé voltee la cabeza hacia el muslo de la madre, espere la siguiente contracción. Pídale a la madre que puje un poquito en cuando sienta la contracción.

Si la madre está a gatas

Si la madre está sentada

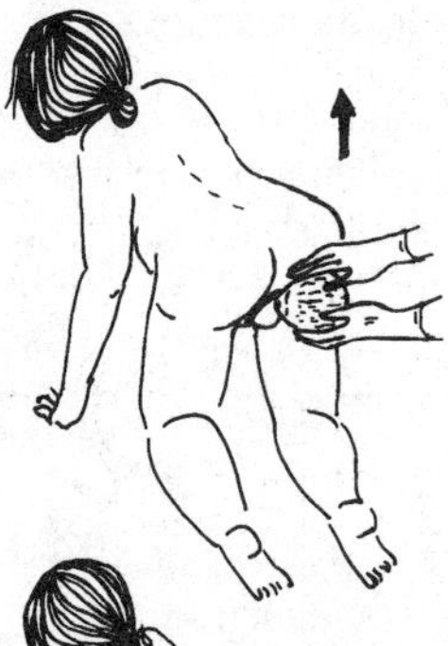

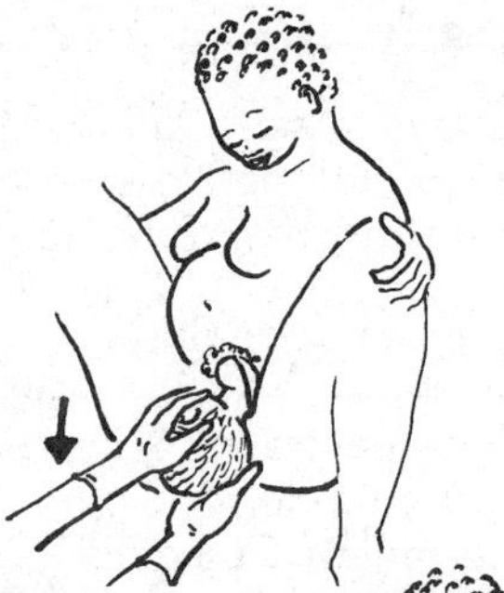

Para que salga el otro hombro, con cuidado mueva la cabecita hacia el vientre de la madre. Si los hombros se atoran, vea la pág. 259.

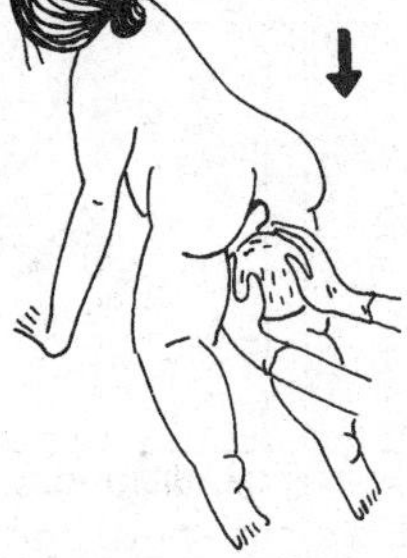

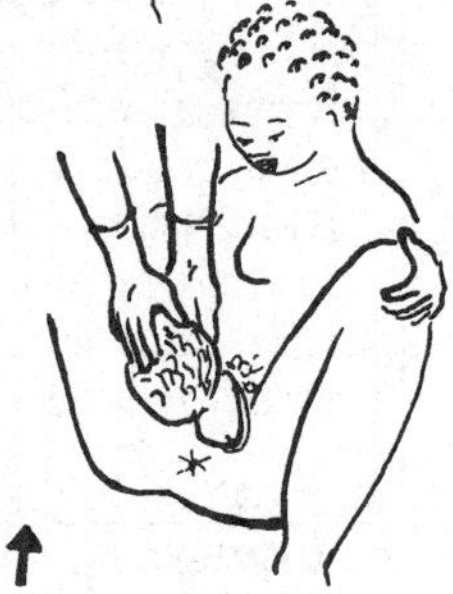

Para evitar desgarros, por lo general es mejor ayudar a que salga un hombro a la vez. Para que salga el primer hombro, con cuidado mueva la cabecita hacia la rabadilla de la madre.

> **¡Cuidado!** No doble el cuello del bebé ni muy fuerte ni demasiado. No jale la cabeza. Si hay algún problema y el bebé necesita salir rápidamente, pídale a la madre que puje con fuerza.

10. Cuando el bebé nazca por completo, páseselo a la madre

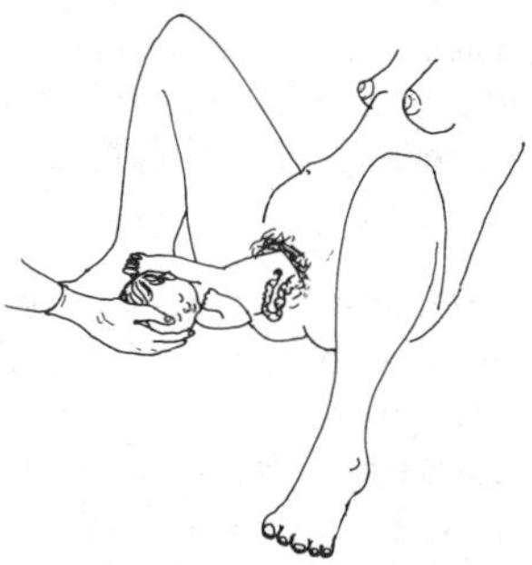

Por lo general, después de que salen los hombros, el resto del cuerpo sale con facilidad. Recuerde que un bebé recién nacido está mojado y resbaloso. Tenga cuidado de que no se le caiga.

Si todo parece estar bien, ponga el bebé al pecho de la madre de inmediato. No tiene que esperar hasta que usted corte el cordón del ombligo o hasta que la placenta salga. Si el cuarto está frío, cubra al bebé con una manta limpia para que esté calientito.

11. Corte el cordón cuando se ponga blanco y deje de pulsar

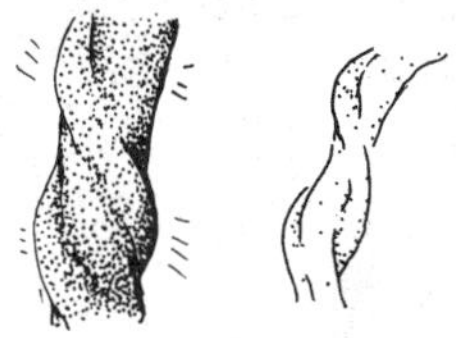

Cuando el bebé acaba de nacer, el cordón del ombligo se ve grueso y azul. Si usted lo toca, sentirá cómo pulsa. Eso indica que el bebé aún está recibiendo oxígeno de su madre.

Cuando la placenta se desprenda de la pared de la matriz, el cordón se pondrá blanco y delgado y dejará de pulsar. Ahora es cuando lo puede cortar. (En algunos lugares se acostumbra no cortar el cordón sino hasta que la placenta haya salido. Si no hay una emergencia médica, esta costumbre no es dañina.)

Cómo cortar el cordón

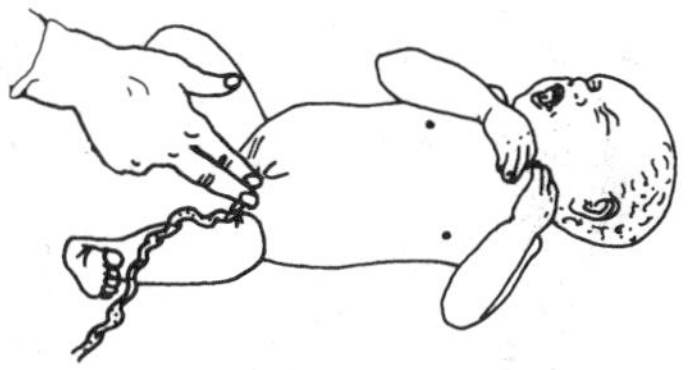

1. Use hilo o tiras de trapo o pinzas estériles para amarrar o comprimir el cordón como a 2 dedos del ombligo. Si deja el cordón demasiado largo, habrá más peligro de que al bebé le dé tétano. Haga un nudo llano (nudo derecho).

2. Haga otro nudo un poco más allá del primero.

3. Corte el cordón entre los 2 nudos con un cuchillo, una hoja de rasurar o unas tijeras estériles. Cualquier cosa que sea suficientemente filosa servirá, siempre y cuando haya sido hervida por lo menos durante 20 minutos. Si tiene una hoja de rasurar nueva de un paquete cerrado, no hay necesidad de hervirla.

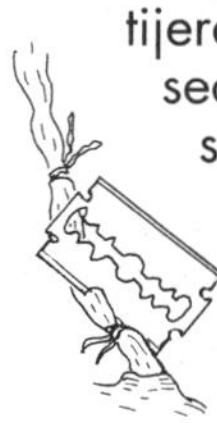

4. Deje el nudo en su lugar hasta que el cordón se caiga solo.

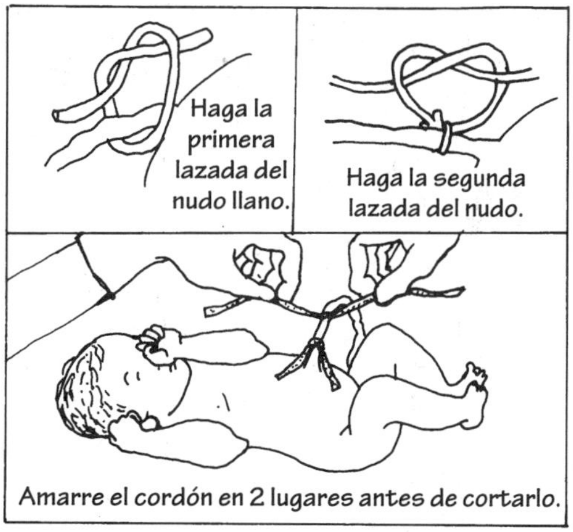

Amarre el cordón en 2 lugares antes de cortarlo.

¡Cuidado! Para evitar el tétano, ell VIH/SIDA, y otras infecciones, el cordón y cualquier cosa que lo toque debe estar completamente limpio. Nunca ponga tierra o caca de animal en el ombligo.

Qué hacer durante la tercera etapa del parto

Contenido de Capítulo 12

Qué hacer durante la tercera etapa del parto

CAPÍTULO 12

La tercera etapa empieza cuando el bebé nace y termina con la salida de la placenta. La tercera etapa generalmente dura menos de una hora.

Resumen de las señas normales y las señas de riesgo

Las siguientes listas son un resumen de las señas de las que hay que estar pendiente durante la tercera etapa del parto. Las señas normales indican que las cosas van bien. Las señas de riesgo pueden indicar que hay algún problema. Si nota una seña de riesgo, diríjase a la página indicada junto a esa seña para averiguar qué hacer.

Señas normales

En la madre

- Sale un pequeño chorro de sangre de la vagina.
- El cordón se hace más largo.
- Puede que el cordón esté azul y grueso al principio; luego se adelgaza y se pone blanco.
- La madre sigue despierta y alerta.
- La placenta sale toda en una sola pieza, y conectada al cordón.
- La matriz se queda dentro del vientre y sigue dura.

En el bebé

- El bebé puede estar azul al principio pero pronto "agarra color".
- El bebé empieza a respirar en unos pocos minutos.
- Los brazos y las piernas del bebé están activos–no aguados.
- El bebé tiene buenos reflejos.
- Su corazón late bien.
- El bebé mama el pecho de su madre.

Señas de riesgo

En la madre

- Sangrado fuerte o constante antes de que salga la placenta (vea pág. 271).
- La madre tiene señas de choque (pág. 275).
- Después de media hora de que el bebé haya nacido, no hay señas de que la placenta se haya desprendido; o después de una hora, la placenta aún no ha salido (pág. 275).
- Sangrado fuerte o constante después de que haya salido la placenta (pág. 276).
- La matriz sale junto con la placenta (pág. 279).

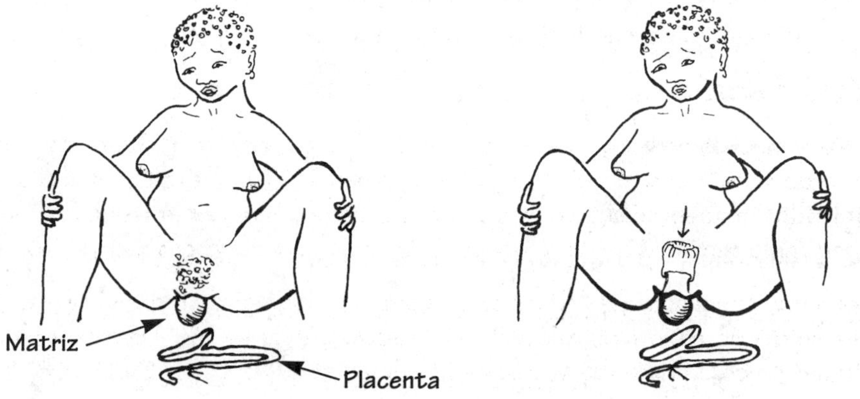

Cuando se ve esto, la matriz se ha volteado al revés.

En el bebé

- El bebé no respira para nada (pág. 280).
- El corazón del bebé no late o late menos de 80 veces por minuto (pág 281).
- El bebé tiene dificultades para respirar (pág. 282).
- El bebé está muy pálido o sigue azul después de los primeros minutos (pág. 283).

Cómo atender a la madre

Si usted está trabajando sola, tendrá que decidir a quién atender primero: a la madre o al bebé.

- Si nota señas de riesgo en la madre, lo mejor sería que la atendiera a ella primero.
- Si la madre está bien, usualmente es mejor atender primero al bebé. Si usted lo pone sobre el vientre de la madre, será más fácil vigilar a los dos al mismo tiempo. Además, es bueno que la madre y el bebé estén juntos lo más posible.
- En una emergencia en que tanto la madre como el bebé estén en peligro, nosotras opinamos que la vida de la madre es más importante y por eso hay que atenderla a ella primero.

Si tiene una ayudante, una de ustedes puede encargarse del bebé y la otra atender por completo a la madre.

1. Esté pendiente por si hay sangrado fuerte

Durante la tercera etapa es normal que haya algo de sangrado. Generalmente sale un chorrito de sangre cuando la placenta se desprende. Si la piel de la madre se ha desgarrado, también puede sangrar un poco. Pero el que la madre sangre más que con una regla **antes** de que la placenta salga, es seña de mucho peligro.

Cuando hay sangrado, a veces la sangre sale por la vagina. Pero otra veces, la sangre se queda en la matriz, donde usted no la puede ver. Si la matriz se agranda y se ablanda más de lo usual, quizás se esté llenando de sangre. (Cuando la placenta se desprende de la pared de la matriz, la matriz cambia de forma y sube en el vientre. No confunda esto con el que la matriz se esté llenando de sangre.) Si ve que está saliendo sangre de la vagina o sospecha que la madre está sangrando por dentro, vea la pág. 276.

Si la madre se marea o siente que se va a desmayar, ayúdele a acostarse y póngale los pies en alto. Durante un rato, revísele el pulso y la presión cada 15 minutos. Es normal que la madre se sienta así si se levanta rápidamente después del parto, pero también podría ser seña de choque y de que está sangrando por dentro (vea pág. 275). Si no hay otras señas de choque, puede que ella esté bien y pueda pararse lentamente después de un descanso. Si nota otras señas de choque, siga el tratamiento que explicamos en la pág. 243.

2. Esté pendiente por si la madre tiene convulsiones

Si la madre tuvo pre-eclampsia durante el embarazo o el parto, podría tener convulsiones durante las primeras 24 a 48 horas después de dar a luz. Vigílela con cuidado (vea pág. 247).

3. Esté pendiente de las señas que indican que la placenta se ha desprendido

Generalmente la placenta se desprende de la matriz unos minutos después de que nace el bebé, pero se puede tardar un rato en salir. Está bien que la madre se acueste boca arriba mientras ustedes esperan a que aparezcan las señas de que la placenta se ha desprendido.

Estas son señas de que la placenta se ha desprendido de la matriz:

Sale un chorrito de sangre de la vagina. Un chorro es un puñado de sangre que sale todo de una vez y se acaba. No es un goteo ni un flujo constante. Si después (o antes) del chorro sigue saliendo sangre, podría haber un problema (vea pág. 271).

El cordón se alarga. Al desprenderse de la matriz, la placenta baja hacia la abertura de la vagina. Esto puede hacer que el cordón se vea más largo, pues una mayor parte estará afuera.

Para saber si sale más del cordón, usted lo puede marcar después de que deje de pulsar y se ponga blanco. Amárrele un hilo (o póngale una pinza estéril) como a 5 dedos de la vagina. Cuando la placenta se separe, el hilo quedará más lejos de la vagina.

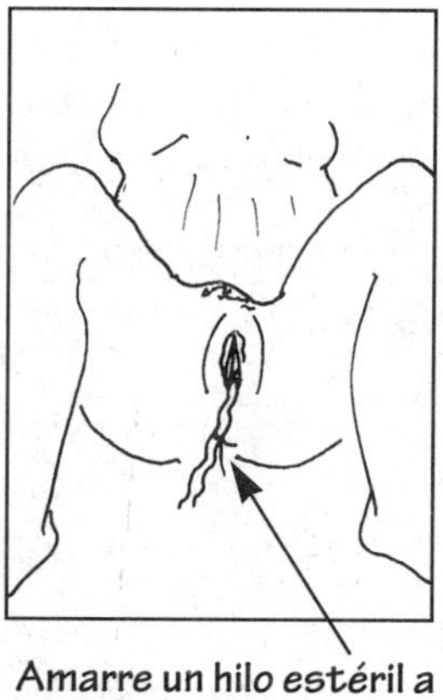

Amarre un hilo estéril a 5 dedos de la vagina.

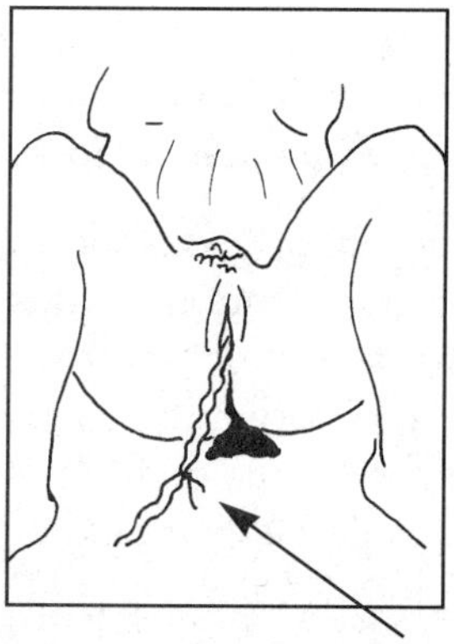

Si el amarre se aleja de la vagina y sale un chorrito de sangre, es probable que la placenta se haya desprendido.

La matriz cambia de forma y se siente diferente. Antes de que la placenta se desprenda, la matriz se siente redonda pero un poco plana de arriba. La matriz llega hasta abajito del ombligo.

Cuando la placenta se desprende, por lo general la matriz sube hasta el ombligo o un poco más arriba. Quizás se siente más redonda o parezca que se inclina hacia enfrente. Tal vez también se sienta más dura. Si usted la empuja con cuidado hacia un lado, usando dos dedos, sentirá cómo se mueve un poco.

Si pasa más de media hora después del nacimiento y todavía no hay señas de que la placenta se ha desprendido, vea la pág. 275.

4. Cómo ayudar a que la placenta salga

En un caso normal

Una vez que la placenta se haya desprendido, puede y debe salir. Para ayudar a que salga:

1. Pídale a la madre que deje que otra persona carque al bebé un ratito. Asegúrele que la salida de la placenta no le dolerá porque la placenta es mucho más blanda y pequeña que el bebé. Explíquele que quizás también se sentirá más cómoda una vez que la placenta salga.

2. Póngase guantes limpios (o bolsas de plástico).

3. Pídale a la madre que se siente o se acunclille sobre una bandeja. Pídale que puje cuando sienta una contracción. A veces también ayuda pujar aunque no haya una contracción. Por lo general, la placenta sale con facilidad.

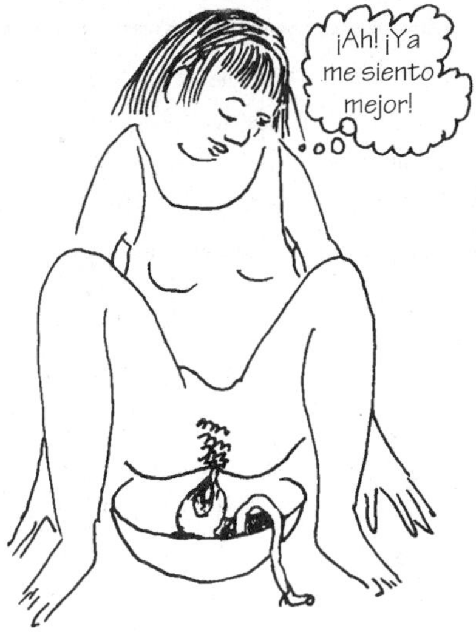

Si a la madre le está costando trabajo sacar la placenta, ponga al bebé a que le mame los pechos para que haya una contracción. La contracción ayudará a sacar la placenta. Si el bebé no quiere mamar, vea si sirve *estimular los pezones* de la madre (vea pág. 378).

Si la placenta no sale en 10 ó 15 minutos, tal vez ayude que la madre orine. Una vejiga llena puede retrasar la salida de la placenta.

4. Las *membranas* de la bolsa de aguas también deben salir con la placenta. Si después de que salga la placenta, todavía quedan membranas dentro de la madre, haga lo siguiente. Sostenga la placenta con las dos manos y dele vueltas lentamente y con cuidado hasta que las membranas estén trenzadas. (Así es menos probable que se desgarren adentro.) Luego, jale las membranas hacia afuera **lentamente y con mucho cuidado.**

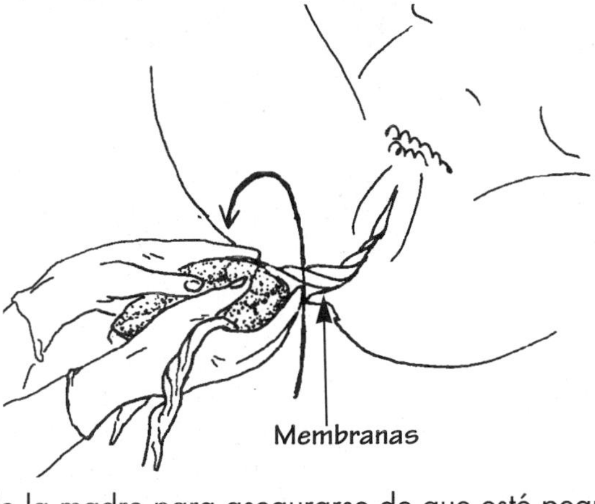

5. Sienta la matriz de la madre para asegurarse de que esté pequeña y dura. De no ser así, vea las págs. 209 a 210.

Un modo de guiar la placenta con el cordón

A veces, la partera necesitará guiar la placenta para afuera jalando el cordón **suavemente**. Esto sólo se debe hacer cuando la madre no pueda empujar la placenta para afuera, esté tan débil que no pueda sentarse o acuclillarse, o esté sangrando mucho con la placenta aún adentro. Este método sólo se usa cuando se sabe sin duda que la placenta ya se ha desprendido y está en la vagina, pero la madre no puede hacer que salga. Si la madre no está sangrando, generalmente es mejor dejar que ella misma haga fuerzas para echar fuera la placenta.

¡Cuidado! Muchas parteras aprenden que nunca deben jalar el cordón. Esto es porque el hacerlo puede causar sangrado, hacer que el cordón se reviente, o hasta volver la matriz al revés. Si las parteras en su región han aprendido a nunca jalar el cordón, no use este método.

Este es el modo correcto de guiar la placenta para afuera:

1. Marque el cordón con un hilo estéril cómo se explica en la página 196. Luego trate de revisar si la placenta ya se desprendió empujando la matriz de abajo hacia arriba. Si al hacerlo ve que el cordón y el hilo se mueven junto con la matriz, es probable que la placenta no se haya desprendido todavía. **Espere y vuelva a hacer la prueba en un rato.** Cuando el cordón ya no se mueva para arriba, es probable que la placenta se haya desprendido.

Encuentre la base de la matriz.

Empuje la matriz hacia arriba.

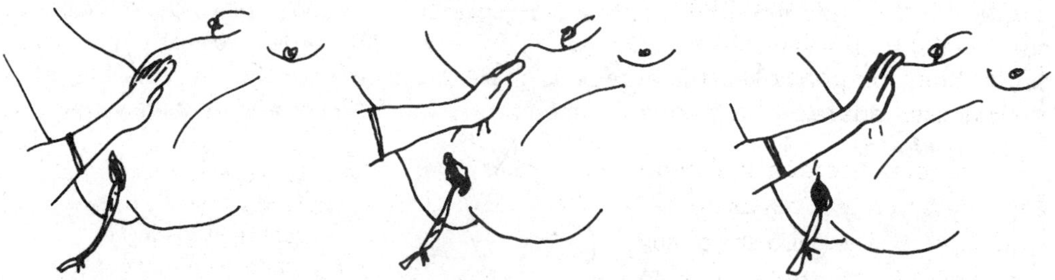

Fíjese dónde está el hilo que amarró.

Si el hilo y el cordón no se mueven hacia arriba, es probable que la placenta ya se haya desprendido y esté en la vagina.

Si el hilo cordón se mueve hacia arriba con la matriz, es probable que la placenta aún no se haya desprendido.

2. Si nota señas de que la placenta se ha desprendido, sostenga la matriz por abajo con una mano para mantenerla en su lugar y sentir si se mueve cuando usted empiece a jalar el cordón. Espere a que venga una buena contracción—la matriz se apretará y la madre también podrá avisarle cuando la sienta.

3. Cuando la contracción empiece, jale el cordón **suavemente** hacia abajo y hacia afuera para ayudar a la placenta a salir. No dé jalones fuertes ni repentinos porque el cordón se podría reventar. Pídale a la madre que puje mientras usted guía la placenta hacia afuera.

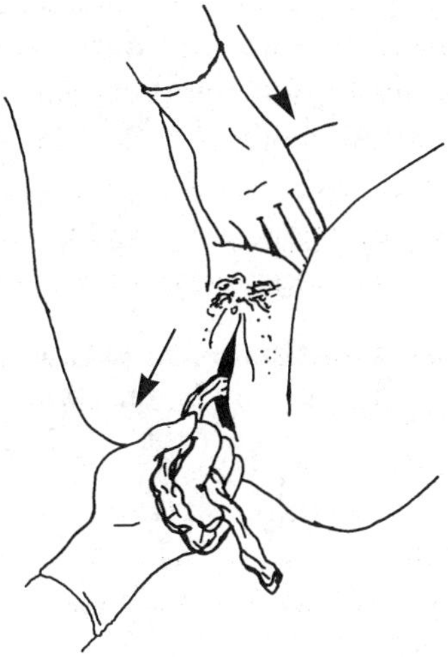

4. Deténgase si siente que la matriz se mueve hacia abajo cuando usted jala el cordón. **Deténgase** también si la madre dice que le duele o si usted siente que la placenta no viene. Puede que aún no se haya desprendido. Espere un ratito y vuelva a tratar. Si aún parece que la matriz se mueve al jalar el cordón, si la placenta no sale y si no hay sangrado, **espere**. Si hay sangrado, vea las págs. 271 a 274.

5. Si la matriz no se mueve y el cordón se va alargando porque va saliendo, siga jalándolo **con mucho cuidado** hasta que salga la placenta.

¡Cuidado! Jalar el cordón puede ser muy peligroso. Si usted lo jala demasiado cuando la placenta aún está pegada a la matriz, el cordón podría reventar y causar una hemorragia. O usted podría jalar la matriz para afuera y **matar a la madre**.

Nunca jale el cordón si el bebé nació con un mes o más de adelanto o si el bebé se ve muy pequeño. Es probable que el cordón se reviente al jalarlo.

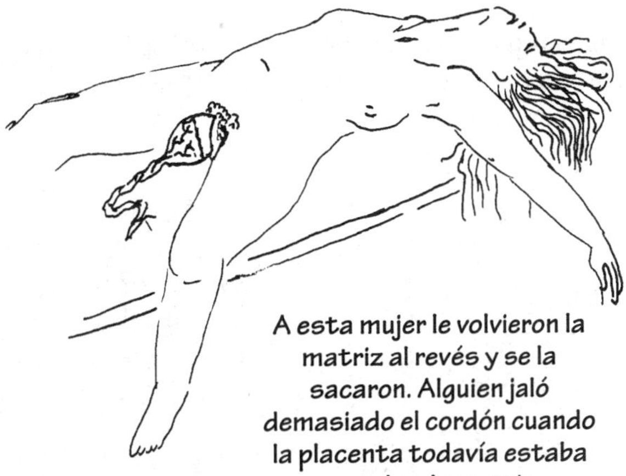

A esta mujer le volvieron la matriz al revés y se la sacaron. Alguien jaló demasiado el cordón cuando la placenta todavía estaba pegada a la matriz.

5. Revise bien la placenta y el cordón

Por lo general, la placenta sale entera, pero a veces, un pedazo se queda adentro. Esto puede causar que después haya infección o sangrado. Para asegurarse de que la placenta salió entera, revísela bien por arriba y por abajo. Revise las membranas de la bolsa de aguas. También revise si el cordón se ve normal.

Antes de tocar nada, póngase guantes o bolsas de plástico en las manos. Si no tiene con qué protegerse las manos, maneje la placenta y las membranas con cucharas o algo parecido.

El lado de arriba de la placenta (el que quedaba hacia el bebé) es liso y brilloso. El cordón entra por este lado y luego se dispersa en forma de muchos vasos azules que parecen raíces.

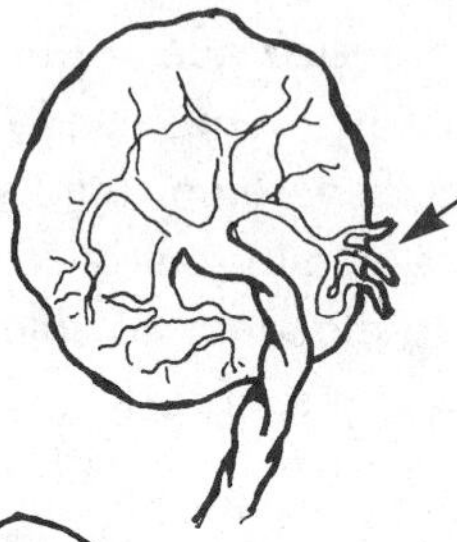

En unos cuantos casos hay una parte extra pegada a la placenta. Revise si hay vasitos que salen de la placenta pero no llegan a ningún otro lado. Esto podría indicar que iban a una parte extra que quedó dentro de la madre.

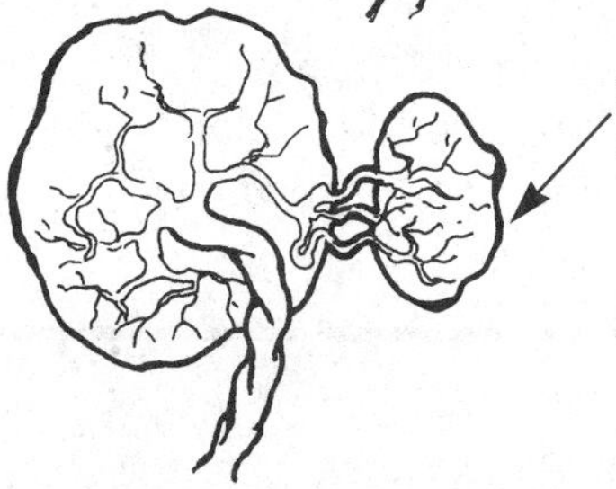

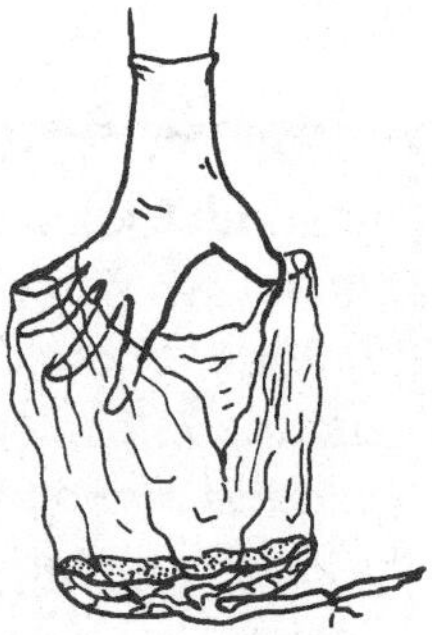

Membranas. Las membranas se ven mejor del lado de arriba de la placenta. Es probable que estén desgarradas pero trate de revisar si están completas.

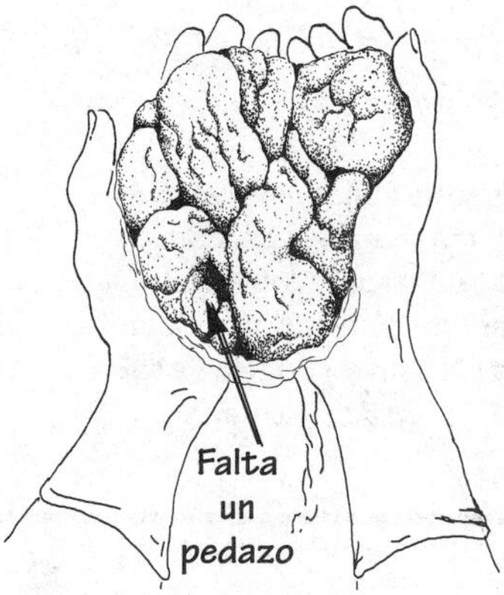

El lado de abajo de la placenta (el que estaba pegado a la pared de la matriz) tiene muchos bultos. Para revisar este lado, ahueque ambas manos y sostenga la placenta de modo que todos los pedazos encajen. Vea si hay un espacio donde parece faltar una parte. De ser así, quizás un pedazo haya quedado dentro de la madre.

Si cree que aún hay partes de la placenta o membranas adentro, pídale a la madre que se siente o se acuclille y que luego puje o tosa. Si así no sale lo que falta, vea la pág. 278.

Nota: Muchas veces, la placenta de un bebé que nace antes de tiempo es muy lisa. Pero la de un bebé que nace tarde puede tener muchas manchitas blancas (como piedras pequeñísimas) del lado de abajo. Las manchitas son depósitos de calcio y son normales.

El cordón. Si mira con cuidado la punta del cordón, verá 3 hoyos: uno grande y dos más pequeños. Estas son las arterias y la vena que acarrearon la sangre de la placenta al bebé y al revés.

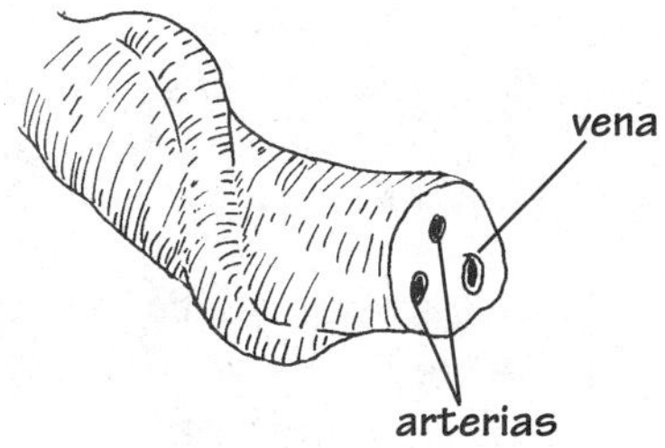

Si sólo hay 2 hoyos en el cordón, existe un pequeño riesgo de que el bebé tenga problemas. Si es posible, un doctor debe revisar al bebé pronto.

Qué hacer con la placenta

En diferentes lugares la gente acostumbra hacer diferentes cosas con la placenta. Algunas personas la queman. Otras la cocinan y se la comen. En algunos lugares la gente entierra la placenta en una esquina de la casa, o en el jardín para abonar la tierra. Hay gente que la seca y la usa para remedios. También hay quienes la usan en curaciones espirituales o como amuleto. Y hay quienes sólo la tiran a la basura.

Como los desechos del cuerpo pueden contener el virus del SIDA, lo mejor es enterrar la placenta en un hoyo muy hondo o quemarla. Así se evita el riesgo de infección. Si alguien insiste en sólo tirar la placenta, por lo menos hay que envolverla en bolsas de plástico bien amarradas.

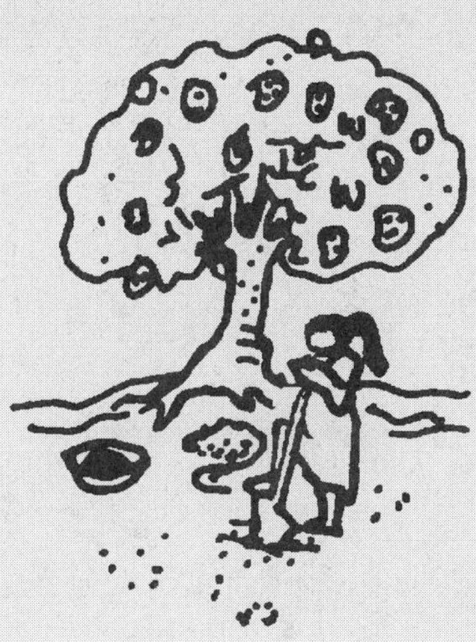

Cómo atender al bebé

La mayoría de las veces, usted podrá poner al bebé en brazos de la madre en cuanto nazca—aun antes de cortar el cordón. Usted también podrá examinar al bebé mientras la madre lo sostiene.

La mayoría de los bebés no tienen problemas, pero algunos necesitan un poco de ayuda para empezar a vivir fuera de la madre. Trate al bebé con cuidado. El parto también es trabajoso para él.

1. Revise el estado de salud del bebé

Algunos bebés están alertas al nacer. Otros se tardan más en reaccionar, pero después de unos minutos empiezan a respirar y a moverse mejor. También empiezan a verse más fuertes y de mejor color.

Los médicos generalmente revisan las siguientes señas cuando un bebé tiene un minuto de nacido, y después otra vez a los 5 minutos. Pero hay que estar pendiente de las señas todo el tiempo. Fíjese si no cambian, si van mejorando o empeorando.

Respiración

Un bebé debe tratar de respirar durante el primer o segundo minuto después de nacer. Algunos bebés sanos lloran al salir. Un llanto fuerte indica que el bebé está respirando bien. Por otro lado, muchos bebés sanos no lloran, sobre todo si no están molestos. Nunca le pegue ni lastime a un bebé para que llore.

Observe la mariz y el pecho del bebé mientras él trata de respirar. Las siguientes señas indican que el bebé está teniendo dificultades para respirar:

- Las ventanas de la nariz del bebé se ensanchan cuando él trata de tomar aire.
- La piel entre o bajo las costillas se hunde cuando trata de respirar.
- El bebé respira más de 60 veces por minuto cuando no está llorando. Cuente las respiraciones fijándose cómo sube y baja el estómago del bebé.
- El bebé gruñe o hace otro tipo de ruido cuando suelta el aire.

El *bebé gruñe*:

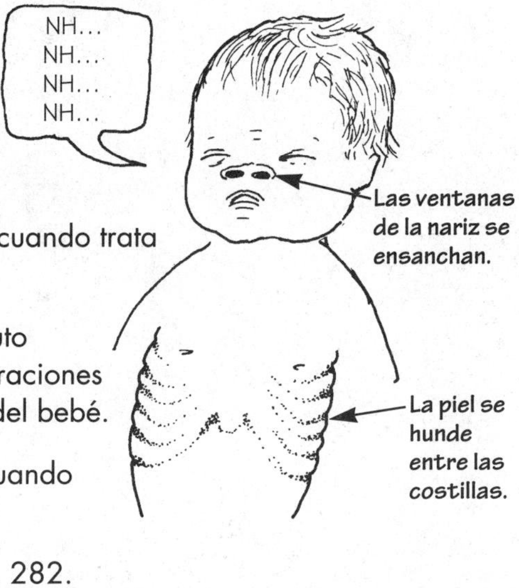

Si nota cualquiera de estas señas, vea la pág. 282.

Latido del corazón

El corazón de un recién nacido debe latir entre 120 y 160 veces por minuto. Escuche el corazón del bebé con un estetoscopio. Si no tiene estetoscopio, puede poner dos de sus dedos sobre el pecho del bebé, a la altura del corazón. Cuente los latidos durante un minuto.

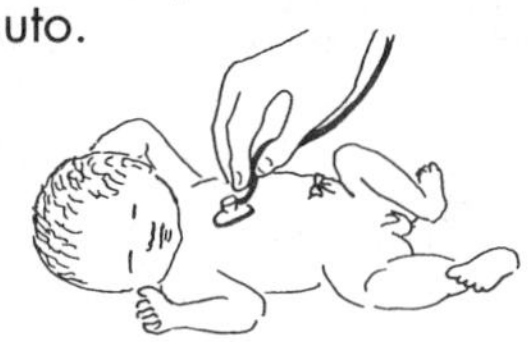

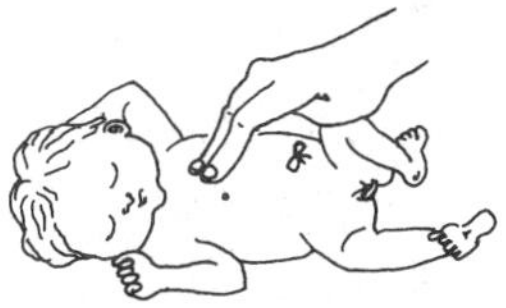

Si el corazón está latiendo entre 80 y 100 veces por minuto, consiga ayuda médica para ver si el bebé está bien. Si el corazón estálatiendo menos de 80 veces por minuto, hay que conseguir ayuda médica **de inmediato**. Incluso si el corazón **no** se oye para nada, a veces es posible salvar al bebé (vea pág. 281).

Tono muscular

Se dice que un bebé tiene buen *tono muscular* cuando sostiene las piernas y los brazos apretados y cerca del cuerpo, con las rodillas y los codos doblados. Un bebé flácido o aguado no hace lo mismo. Al contrario, tiene las piernas y los brazos flojos y abiertos. Pero aunque un bebé nazca flácido, puede ganar fuerza en los brazos y las piernas en unos cuantos minutos.

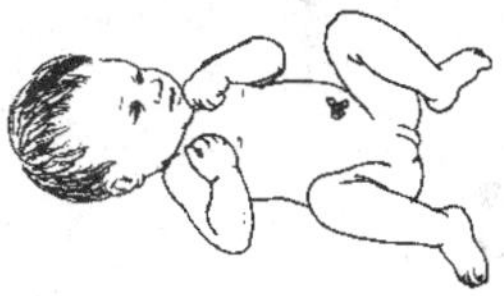

Este bebé tiene buen tono muscular.

Entre más tiempo tenga el bebé las piernas y los brazos aguados, más probable es que haya algún problema. Si el bebé sólo está un poquito aguado, sóbele la espalda y háblele. Quizás esto le ayude a despertar y a tratar de respirar con más ganas. Si el bebé está muy aguado, sobre todo después del primer minuto de nacido, destápele la nariz y la boca con una perilla, un aparato de succión o un dedo envuelto en un trapito muy limpio.

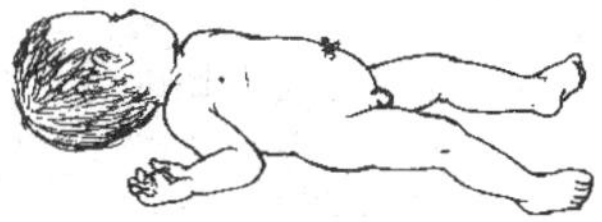

Este bebé está aguado.

Reflejos

Los **reflejos** son reacciones naturales y automáticas del cuerpo. Por ejemplo, si usted se tropieza y se va a caer, saca las manos para detenerse—sin ni siquiera pensarlo. O cuando un insecto le vuela a los ojos, usted parpadea. Los buenos reflejos son seña de que el cerebro y los nervios están funcionando bien.

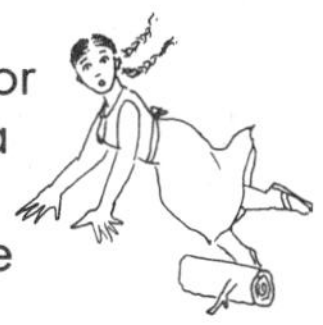

Al nacer, un bebé debe tener estos reflejos:

Gesto. El bebé debe hacer un gesto cuando usted le pone un dedo en la boca o cuando le limpia la nariz y la boca con la perilla.

Gesto

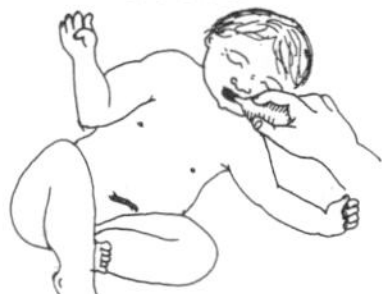

Reflejo de Moro. Si usted deja al bebé caer hacia atrás con cuidado, si lo mueve de repente o si hace que oiga un ruido fuerte, el bebé entiesa y abre bien los brazos y las manos.

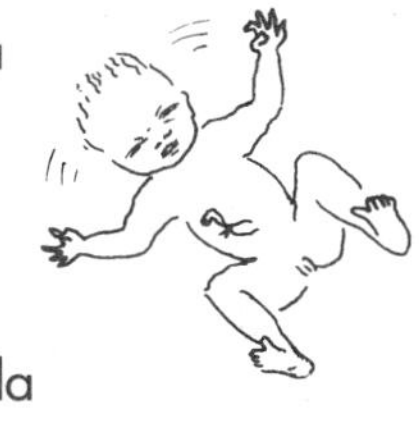

Reflejo de Moro: Los brazos se abren mucho.

Estornudos. Un estornudo indica que el bebé está reaccionando a las aguas y al moco que tiene en la nariz. Claro que si un bebé no tiene líquido ni moco en la nariz, no estornudará aunque esté sano.

Si un bebé no tiene estos reflejos o si sus reflejos no son normales, consiga ayuda médica.

Color de la piel

La mayoría de los bebés nacen azules (o morados), pero en 1 ó 2 minutos se ponen de un color más normal. A veces las manos y los pies se tardan un poco más en cambiar de color que el resto del cuerpo. Si el bebé se queda azul, vea la pág. 283. Si el bebé nace muy colorado (rojo) o muy pálido, vea la pág. 291.

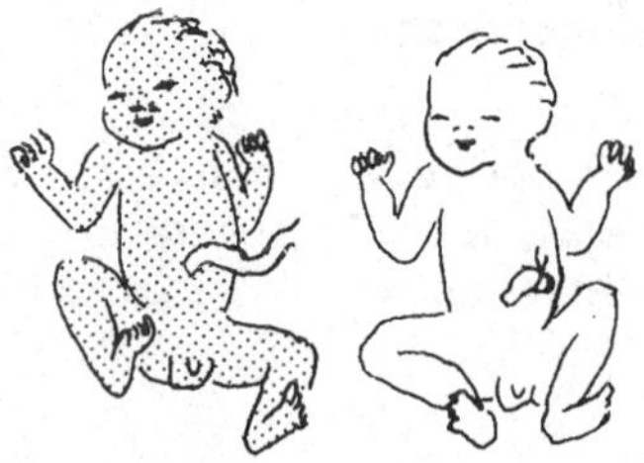

Puede que el bebé nazca azul... pero lo más probable es que en unos minutos se ponga de un color normal.

2. Mantenga al bebé seco y calientito

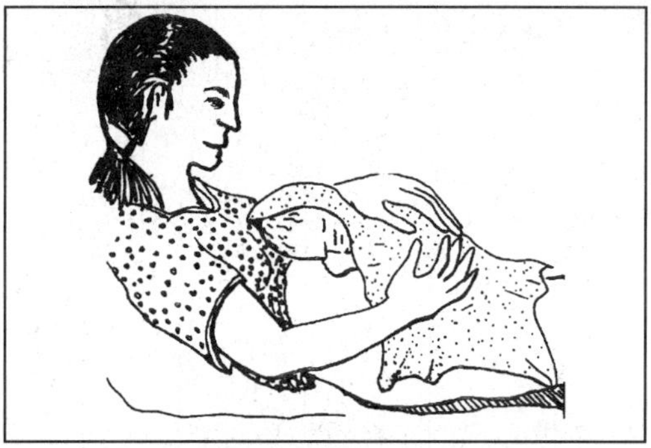

Seque al bebé con una toalla o un trapo limpio y manténgalo tapado. Si el bebé está sobre el cuerpo de la madre, estará a la temperatura ideal.

Si hace calor, no envuelva al bebé en mantas calientes. No caliente el cuarto demasiado. Si el bebé está demasiado caliente, se puede deshidratar.

3. Ayude al bebé a empezar a mamar

Lo ideal es que el bebé empiece a mamar justo después de nacer- aún antes de que salga la placenta. Esto es provechoso para la madre y para el bebé porque el dar pecho:

- Hace que la matriz se empiece a encoger. Esto ayuda a que la placenta salga y ayuda a evitar hemorragias.
- Es una buena manera de que la madre y el bebé empiecen a conocerse.
- Calma al bebé y lo hace sentirse seguro.
- Puede ayudar a la madre a relajarse y a disfrutar a su nuevo bebé.

Cuando el bebé mama de inmediato, aprovecha un líquido llamado *calostro*. Esta "primera leche" ayuda a proteger al bebé contra infecciones. Además, contiene toda la proteína que el bebé necesita.

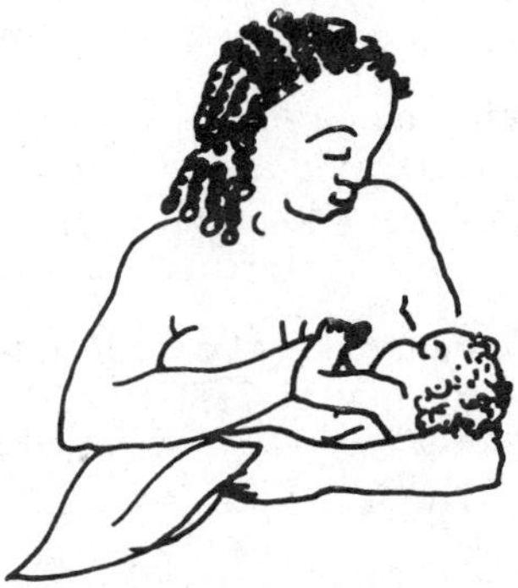

Es importante que la madre sostenga al bebé correctamente para que él no le lastime los pezones al mamar. La madre debe sostener al bebé atravesado, con algo suave de apoyo bajo el brazo o bajo el bebé. Al mamar, el bebé debe estar viendo hacia la axila de su madre, no hacia su cara.

El bebé debe tomar con la boca tanto de la parte oscura del pecho como pueda— no sólo el pezón.

Buena posición porque el bebé tiene el pezón y parte del pecho en la boca.

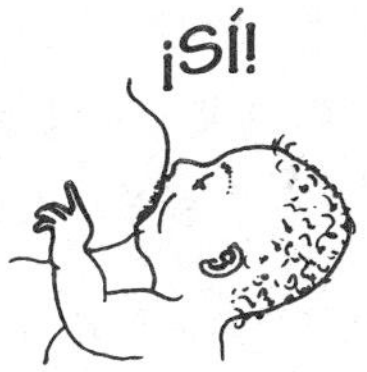

Mala posición porque el bebé sólo tiene el pezón en la boca.

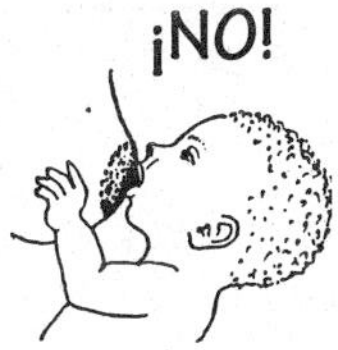

Si parece que el bebé no puede mamar bien, revise si tiene mucho moco en la boca y la nariz. Para que el moco salga, pídale a la madre que sostenga al bebé atravesado sobre su pecho, más baja que el cuerpo. Cuando salga el moco, el bebé puede tratar de mamar otra vez.

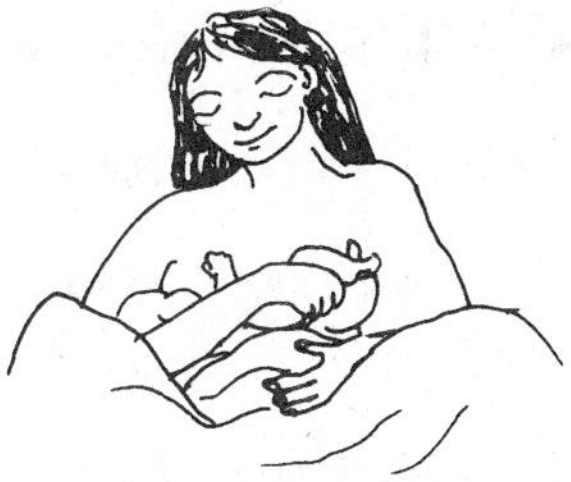

4. Proteja los ojos del bebé contra infecciones que causan ceguera

La madre puede tener una infección en la vagina sin saberlo. Cuando el bebé nace, la infección le puede entrar en los ojos y dejarlo ciego.

Pero esto se puede evitar. Póngale a todo recién nacido un poquito de pomada oftálmica de eritromicina al 0,5% o de pomada oftálmica de tetraciclina al 1% en ambos ojos. **Haga esto durante las primeras 4 horas de vida aunque la madre parezca estar muy sana.**

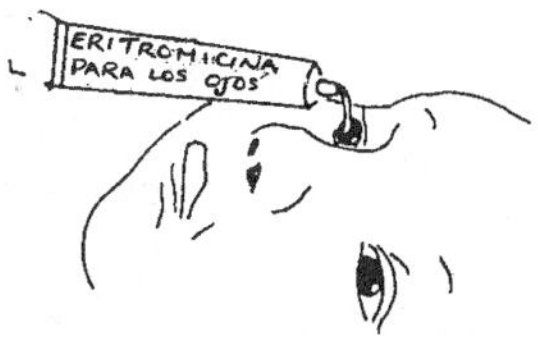

En algunos lugares la gente usa gotas de nitrato de plata en vez de una de las pomadas mencionadas. Esa y otras medicinas oftálmicas "de plata" sólo protegen los ojos del bebé contra las infecciones de gonorrea. No evitan otras infecciones, como las de clamidia por ejemplo. Además, el nitrato de plata hace que los ojos estén irritados por unos días. Use pomada oftálmica de eritromicina o de tetraciclina si la puede conseguir. Si sólo puede conseguir el nitrato de plata, use eso. O use lo que recomienden las autoridades de salud de su región.

¡Cuidado! Si en los primeros diás de nacido, un bebé tiene pus en los ojos, o tiene los ojos hinchados o colorados, consiga ayuda médica de inmediato.

5. Dele al bebé una inyección de vitamina K

Durante los primeros 10 días de vida, más o menos, la sangre de un bebé no coagula (cuaja) bien. Para remediar esto, en muchos lugares se acostumbra a darle a todos los recién nacidos una inyección de vitamina K. Esto es muy importante para todos los bebés, pero en especial para aquellos que tuvieron partos muy largos o que nacieron muy pequeños o con la cabeza muy hinchada. También es muy importante para los bebés a quienes se les va a hacer una circuncisión. Si puede, dele una inyección de vitamina K a todos los recién nacidos, pero en especial a aquellos que la necesiten más. (En la pág. 386, explicamos cómo inyectar a un bebé.)

Qué hacer las primeras 2 a 6 horas después del nacimiento

Contenido del Capítulo 13

CAPÍTULO 13

Qué hacer las primeras 2 a 6 horas después del nacimiento

Esta etapa empieza justo después de que sale la placenta y dura de 2 a 6 horas.

Lo ideal es que la partera u otra persona entrenada se quede con la madre durante las 6 primeras horas después del nacimiento. Pero esto no siempre es posible. Antes de que la partera se vaya, debe asegurarse de que la matriz de la madre esté dura y firme, y que sólo haya un poco de sangrado. También debe asegurarse de que la madre haya orinado y de que el bebé haya empezado a mamar.

Resumen de las señas normales y las señas de riesgo

Las siguientes listas son un resumen de las señas de las que hay que estar pendiente durante las primeras 6 horas después del nacimiento. Las señas normales indican que las cosas van bien. Las señas de riesgo pueden indicar que hay algún problema. Si nota una seña de riesgo, diríjase a la página indicada junto a esa seña para averiguar qué hacer.

Señas normales

En la madre

- La madre está alerta e interesada en su bebé.
- Los genitales no están desgarrados.
- El sangrado no es más que el de una regla (sangrado mensual).
- La matriz se queda firme, dura y no se agranda.
- La madre puede orinar.
- La madre come y bebe algo.

En el bebé

- El bebé empieza a mamar.
- El bebé tiene buen color, buenos reflejos y buen tono muscular; está respirando bien y el corazón le late normalmente.
- El bebé orina y obra (caga).

Señas de riesgo

En la madre

- La madre está sangrado más que con una regla pesada (vea pág 285).
- El sangrado se ha detenido, pero la madre perdió mucha sangre durante el parto (pág. 286).
- El cérvix se ve en la abertura vaginal (pág. 286).
- La madre siente dolor inusual en el área de la matriz, el canal del parto o la vagina, o a ella le está creciendo una ampolla de sangre (hematoma) en la vagina (pág. 287).
- La madre se siente enferma, se siente caliente (temperatura de más de 38°C ó 100,4°F), tiene el pulso rápido y la matriz adolorida (pág. 287).
- Después de 4 horas ella aún no puede orinar (pág. 287).
- Después de 2 ó 3 horas, ella aún no puede (o no quiere) comer o beber algo (pág. 288).
- La madre no está interesada en su bebé (pág. 288).
- Ella no puede (o no quiere) amamantar al bebé (pág. 289).
- Ella tiene convulsiones o tuvo señas de pre-eclampsia antes del nacimiento (pág. 289).

En el bebé

- El bebé tiene dificultades para respirar o respira más de 60 veces por minuto (pág. 290).
- El bebé está aguado, débil o parece no poder despertar (pág. 290).
- Una hora después del nacimiento, el bebé aún está azul, amarillo, pálido o colorado (rojo) (pág. 291).
- El bebé está aguado o al tocarlo se siente muy frío (temperatura en la axila de menos de 36°C ó 97°F media hora después del nacimiento) (pág. 291).
- El llanto del bebé es extraño y agudo (pág. 292).
- El bebé tiene señas de infección: está respirando más de 60 veces por minuto media hora después del nacimiento, se siente frío al tocarlo (temperatura en la axila de menos de 36°C ó 97°F), se ve enfermo, no mama bien y el corazón le late débil y rápidamente (pág. 292).

Cómo atender a la madre

1. Evite que la madre sangre demasiado

Después del nacimiento, es normal que la madre sangre como lo haría con una regla pesada. La sangre sale en chorritos cuando la matriz se contrae o cuando la madre tose, se mueve o se pone de pie. La sangre debe ser como la sangre de la menstruación: vieja y oscura, o rosada.

El que la madre sangre más de lo mencionado puede ser peligroso. Para revisar si la madre está sangrado demasiado en las primeras 2 a 3 horas después del nacimiento, haga lo siguiente:

- Revise la matriz en cuanto salga la placenta, y luego cada 15 minutos durante la primera hora, y cada media hora durante las próximas 1 ó 2 horas. Si la matriz está dura, probablemente se está apretando como es debido. No la toque más sino hasta la siguiente vez que la revise. Si está blanda, vea abajo lo que hay que hacer.
- Revise los trapos bajo la madre (para ver cuánta sangre tienen).
- Revise el pulso y la presión de la madre cada 15 minutos durante la primera hora y cada hora durante las próximas 4 horas. Esté pendiente de las señas de choque (vea pág. 243).

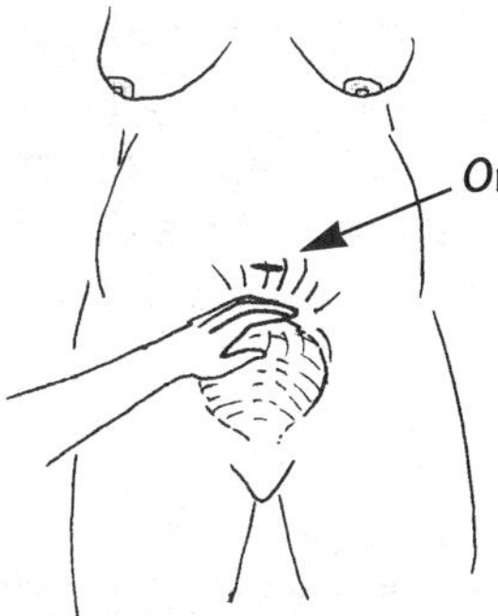

Revise que la matriz se está endureciendo

Cómo ayudar a una matriz blanda a contraerse

Si la matriz está blanda, hay maneras naturales de ayudar a que se apriete:

- Revise la vejiga de la madre. Si está demasiado llena, ayúdele a ella a orinar. Una vejiga muy llena puede impedir que la matriz se contraiga bien. Si después del nacimiento la madre aún no puede orinar, tal vez necesite usted ponerle una sonda (vea pág. 391).
- Sobe la matriz: Ponga una mano sobre la matriz y mueva la mano en círculos al mismo tiempo que apachurra la matriz. Revise la matriz cada 1 ó 2 minutos por un rato. Si se vuelve a ablandar, sóbela hasta que se apriete otra vez. Enséñele a la madre y a su familia cómo revisar la matriz y cómo sobarla para que se ponga dura (vea pág. 326).

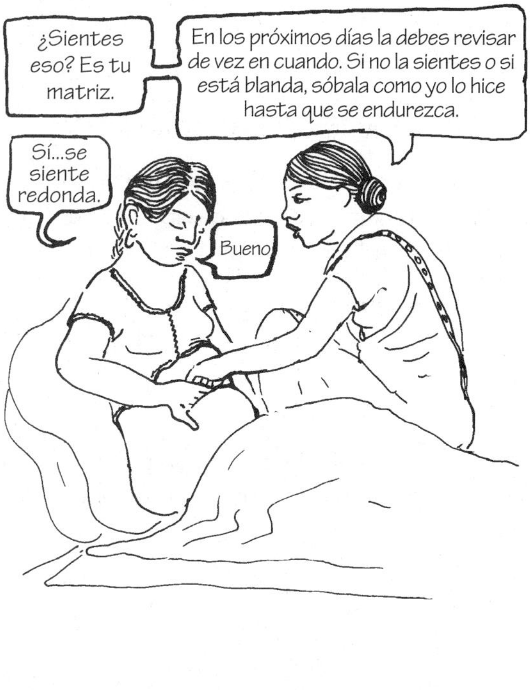

- La matriz no podrá contraerse bien si adentro tiene coágulos (cuajarones). Para sacarlos, empuje la matriz así:

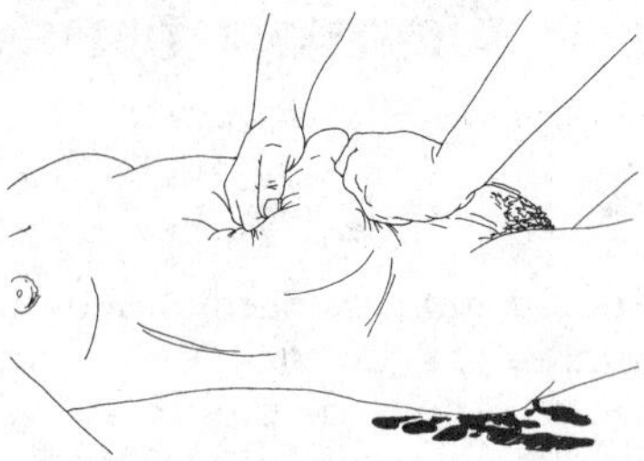

- Anime a la madre a que le dé pecho al bebé. Cuando el bebé mama, ayuda al cuerpo de la madre a producir oxitocina. La oxitocina hace que la matriz se contraiga o se apriete (igual que como en el parto) y esto ayuda a detener el sangrado.

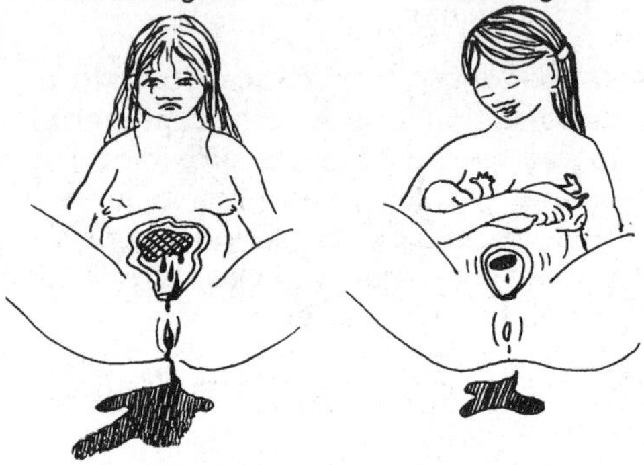

¡Cuidado! Si la matriz se siente firme pero se está agrandando, quizás se esté llenando de sangre. ¡Esto es peligroso! Entre más sangre haya en la matriz, más difícil será que esta se contraiga y deje de sangrar. Si la matriz no se aprieta ni endurece, empújela como se muestra arriba para que salga la sangre.

Si la matriz no se aprieta, si el sangrado es peor que el de una regla pesada, o si la sangre que sale no es como la de una regla, sino que se ve fresca y muy roja, vea la pág. 285.

Juzque si la madre ha perdido demasiada sangre

Aunque la madre haya dejado de sangrar, quizás haya perdido tanta sangre que tendrá problemas. Quizás a ella le tome más tiempo de lo usual recuperarse del parto. Además será más probable que se le infecte la matriz.

La salud general de la madre determina cuánta sangre puede ella perder sin tener problemas. Una mujer sana puede perder más sangre que una mujer enferma o desnutrida y no estar en peligro. Revise cómo se siente la mujer, no sólo cuánta sangre ha perdido.

Si una mujer se siente muy débil o mareada, aún estando acostada, quizás sea por haber perdido demasiada sangre (sobre todo si se siente así por más de 1 ó 2 horas). Vea la pág. 243.

2. Limpie el vientre, los muslos y los genitales de la madre

Puede que la madre quiera bañarse después del parto. Si ella todavía no está lista para levantarse, usted puede ayudarle a sentirse más cómoda cambiándole los tendidos y lavándole el cuerpo.

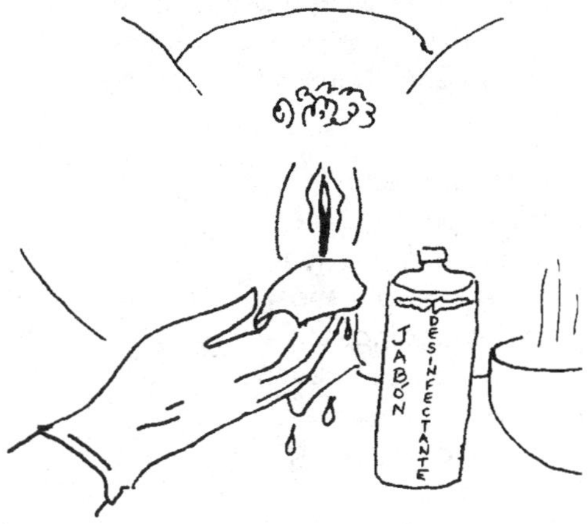

Antes de tocar los genitales de la madre, usted debe restregarse las manos y los brazos y ponerse guantes del mismo modo que lo hizo para el parto (vea pág. 159). Lave los genitales de la madre con cuidado. Use agua muy limpia o hervida y trapos estériles. Si tiene un desinfectante, como *Isodine*, agréguele un poco al agua. (No use alcohol ni ningún otro desinfectante que le cause ardor a la madre.) Si no tiene desinfectante, use jabón.

Limpie de arriba hacia abajo. Tenga cuidado de no pasar nada del ano (hoyo de la cola) a la vagina. Cualquier suciedad, aunque no se vea, puede causar una infección.

3. Revise si hay desgarros u otros problemas

Revise los genitales de la madre con cuidado para ver si tiene desgarros, un coágulo (cuajarón) o una ampolla de sangre (*hematoma*) bajo la piel, o para ver si el cérvix ha bajado hasta la abertura de la vagina (*prolapso del cérvix*). Si encuentra el cérvix prolapsado vea la pág. 286; un hematoma, la pág. 287; un desgarro, la pág. 395.

4. Asegúrese de que la madre orine

Es probable que después del parto, la vejiga de la madre esté llena, pero que ella no se dé cuenta. Anímela a que orine en las primeras 2 ó 3 horas después del nacimiento.

Si la madre puede pararse y caminar para ir a orinar, asegúrese de que alguien la acompañe por si se desmaya. Si ella está demasiado cansada, puede acundillarse y orinar en una bacinica puesta en la cama o en el piso. Si quiere, también puede orinar en un trapo o una toalla limpia sin levantarse.

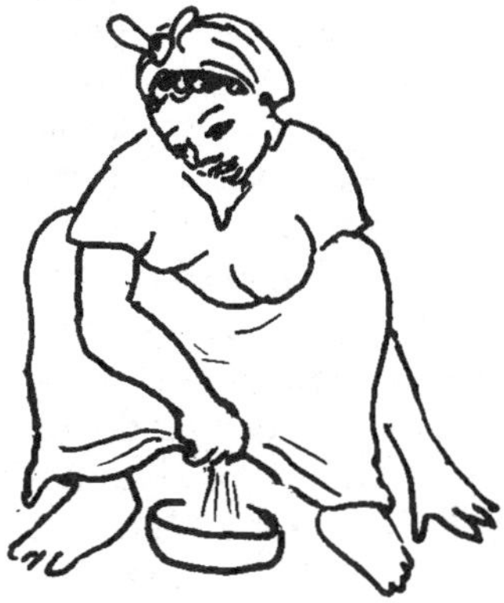

Quizás a ella le cueste trabajo relajarse para poder orinar. De ser así, quizás ayude ponerle agua tibia en los genitales mientras ella trata de orinar.

Si 4 horas después de dar a luz aún no puede orinar, o si usted cree que tiene la vejiga demasiado llena pero ella no puede orinar, vea la pág. 391.

5. Dele líquidos a la madre y ofrézcale comida

Después del parto, la madre puede comer todo tipo de alimentos nutritivos. Son muy dañinas las costumbres que limitan lo que la madre puede comer después de dar a luz. Si la madre evita ciertos alimentos, a ella le costará más trabajo producir leche para su bebé. Además es probable que le den infecciones o anemia; ella incluso podría morir.

Si la madre tiene hambre, puede comer lo que quiera. Si no tiene hambre, por lo menos debe tomar algo. Los jugos de fruta son buenos porque dan energía. Algunos jugos también tienen vitamina C, la cual reduce el riesgo de que haya sangrado fuerte. Anime a la madre a que coma pronto y a que beba líquidos con frecuencia.

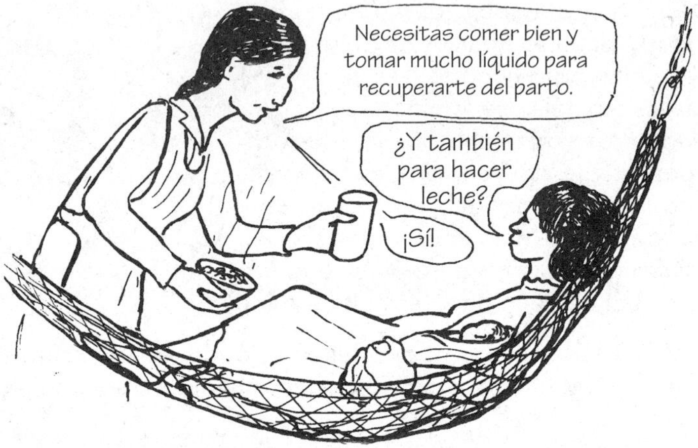

Nota: Si la madre se estriñe con facilidad, debe comer alimentos de granos integrales y muchas frutas y verduras. Debe evitar por 1 ó 2 días los alimentos que le causen estreñimiento.

6. Dele tiempo a la familia de estar a solas

Mientras usted se encarga de hacer cosas prácticas, trate de recordar también las necesidades emocionales de la familia. La madre puede sentirse de muchas maneras diferentes después de dar a luz. Quizás se sienta débil y cansada, o tal vez esté muy emocionada. Quizás quiera estar un buen rato con su bebé. Muchas mujeres no pueden dormir por varias horas después del parto.

Los nuevos padres muchas veces necesitan estar los dos solos un ratito y también estar a solas con su bebé. Un buen momento de dejarlos solos es mientras usted examina la placenta. Puede que los padres también necesiten hablar, reír, llorar o celebrar de algún modo la llegada de su niño. Los ritos tradicionales pueden ayudar a la nueva familia a lidiar con las emociones del nacimiento.

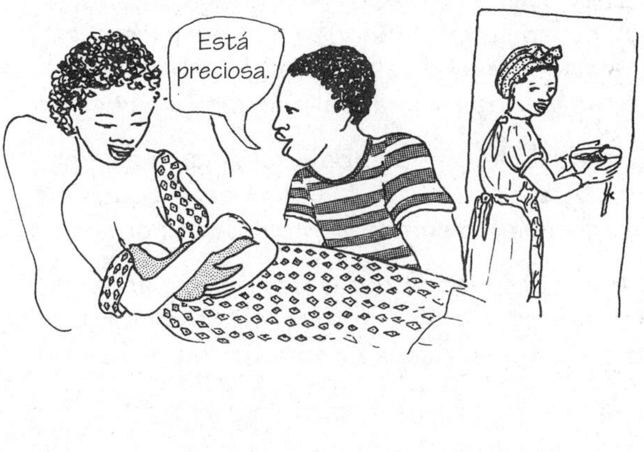

Cómo atender al bebé

Si el bebé no muestra señas de riesgo y su madre parece estar bien, usted ahora puede hacerle un examen más completo al bebé. Muchos problemas se pueden evitar o eliminar si se encuentran y se tratan a tiempo.

Ponga al bebé en un lugar muy limpio para examinarlo. Lávese y restriéguese las manos y los brazos como lo hizo para el parto y póngase guantes. Los recién nacidos contraen infecciones fácilmente. Por eso, todo lo que toque al bebé debe estar lo más limpio que sea posible. El usar guantes para tocar al bebé hasta que haya sido bañado, también le ayudará a usted a no contraer una infección.

Al examinar al bebé, apunte todo lo que vaya observando en un cuadro como el que se muestra abajo. Dicho cuadro le ayudará a recordar todas las partes del examen y a notar cambios que se den a medida que vaya pasando el tiempo.

Las 16 partes del examen de un recién nacido

1. Aspecto general

2. Signos vitales	Hora 1	Hora 2	Hora 3	Hora 4	Hora 5	Hora 6
respiración						
latido de corazón						
temperatura						

3. Peso y largo kilos/libras centímetros/pulgadas
4. Cráneo centímetros/pulgadas
5. Orejas
6. Ojos
7. Nariz y boca
8. Cuello
9. Pecho
10. Hombros, brazos, y manos
11. Vientre
12. Genitales
13. Caderas (cuadriles)
14. Piernas y pies
15. Espalda
16. Piel

1. Aspecto general

Fíjese bien cómo se ve y cómo se oye el bebé. Esto le puede dar mucha información acerca de su salud. Note todo. ¿Es el bebé pequeño o grande? ¿Delgado o gordo? ¿Le parece que las partes de su cuerpo (brazos, manos, pies, piernas, tronco, cabeza) se ven de buen tamaño? ¿Está el bebé tenso o relajado? ¿Activo o tranquilo?

Fíjese cómo llora el bebé. Cada bebé llora de un modo diferente, pero un llanto raro y agudo puede ser seña de una enfermedad (vea pág. 292).

2. Signos vitales: respiración, latido del corazón y temperatura

Es muy importante revisar los signos vitales del bebé. Hágalo cada hora durante las primeras 2 a 6 horas después del nacimiento.

Ritmo de la respiración

Un recién nacido debe respirar entre 30 y 50 veces por minuto cuando está en descanso. **Cuente cuántas veces respira el bebé durante un minuto entero mirando su vientre subir y bajar.** Es normal que la respiración se vuelva más lenta o más rápida de un momento a otro.

Un bebé puede estar respirando demasiado rápido o demasiado despacio, o puede tener dificultades generales para respirar por diferentes razones. Vea la pág. 290.

Latido del corazón

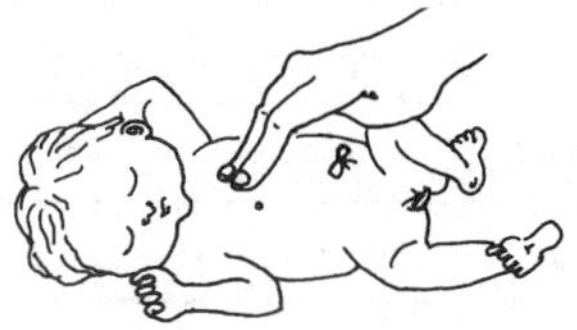

El corazón de un recién nacido debe latir de 120 a 160 veces por minuto. Usted puede escuchar el corazón del bebé con un estetoscopio (en la pág. 429 mostramos cómo hacer uno en casa). Si no tiene estetoscopio, ponga dos dedos sobre el área del corazón del bebé. Cuente los latidos durante un minuto.

Si el corazón está latiendo más de 160 veces por minuto, puede que el bebé tenga una infección (vea pág. 292). Si está latiendo entre 80 y 100 veces por minuto, consiga ayuda médica. Si está latiendo menos de 80 veces por minuto, puede que el bebé no esté recibiendo suficiente aire y **¡necesita ayuda de inmediato!** Vea la pág. 281.

Temperatura

La temperatura en la axila de un recién nacido generalmente es de 36° a 37,2° C o de 97° a 99° F. Es más probable que un bebé enfermo tenga la temperatura baja en vez de alta.

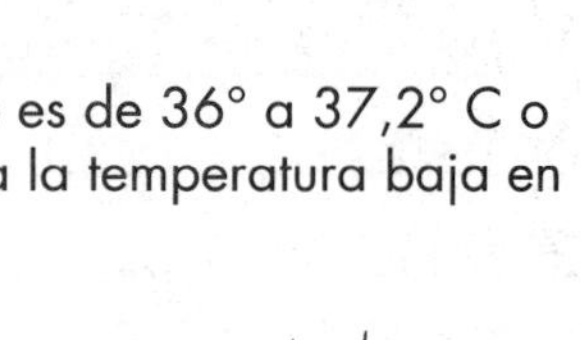

Para tomar la temperatura del bebé, con cuidado póngale el termómetro en la axila. Sujételo manteniéndole al bebé el brazo contra el cuerpo. Revise la temperatura después de 5 minutos. Si no tiene termómetro, con una mano sienta la nuca del bebé y con la otra la nuca de una persona sana. Si el bebé está más frío que la otra persona, puede que su temperatura esté demasiado baja.

Puede que al principio, el cuerpo del bebé no pueda calentarse bien por sí mismo porque está acostumbrado a que la madre lo mantenga calientito. Si la temperatura del bebé es entre de 35,5° C y 36°C (entre 96° F y 97° F) hay que calentarlo rápidamente y de inmediato. Vea la pág. 291. Si la temperatura del bebé es de menos de 35,5°C (96°F) o se queda entre 35,5°C y 36°C (entre 96°F y 97°F) por más de una hora, puede que el bebé tenga una infección u otros problemas. Vea la pág. 292.

Si justo después de nacer, el bebé tiene la temperatura alta, quizás se deba a qué él y la madre se calentaron mucho por el esfuerzo del parto. Pero si después de 4 horas, el bebé todavía tiene fiebre, lo más probable es que tenga una infección grave. Trátele de inmediato. (vea pág. 307).

3. Peso y largo

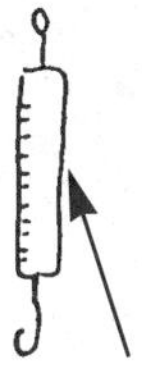

Peso

Idealmente un recién nacido debe pesar entre 2½ kilos y 4 kilos (entre 5½ y 9 libras). En la pág. 430 mostramos cómo hacer una báscula en casa.

Si tiene este tipo de balanza, siga estos pasos:

1. Ajuste la balanza de modo que marque 0 cuando no tenga nada puesto. Si no hay modo de ajustarla, apunte qué número marca cuando no tiene nada puesto.
2. Pese la manta del bebé.
3. Pese al bebé envuelto en la manta.
4. Saque la cuenta de lo que pesa el bebé.

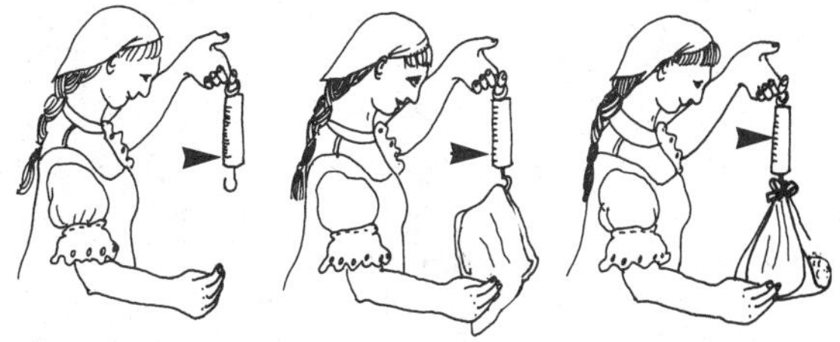

Como esta balanza no tiene nada puesto, marca 0. — *La manta pesa 250 gramos.* — *El bebé y la manta pesan 3 kilos con 250 gramos*

El bebé y la manta pesan:	3 kilos con 250 gramos
Si quitamos el peso de la manta:	–250 gramos
El bebé pesa:	3 kilos

Si tiene una de las básculas donde uno se sube, siga estos pasos:

1. Pésese usted y apunte su peso.
2. Bájese de la báscula.
3. Vuélvase a subir con el bebé desnudo y sin mantas. Apunte el peso.
4. Al peso de los dos réstele el peso de usted sola. Por ejemplo: si usted y el bebé pesaron 62 kilos, y usted sola pesó 59 kilos, el bebé pesa 3 kilos.

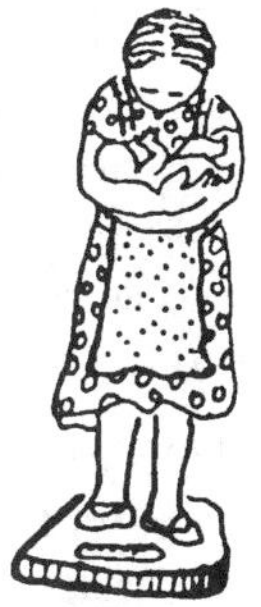

Si el bebé pesa menos de 2½ kilos (5½ libras) vea la pág. 292. Si pesa más de 4 kilos (9 libras), vea la pág. 294.

Nota: Antes de pesar al bebé, mírelo bien y tiéntelo y trate de adivinar su peso. Cuando lo pese, fíjese qué tan bien adivinó. Así aprenderá a calcular el tamaño de un bebé que todavía esté en el vientre.

Largo

Estire al bebé con cuidado. Con una cinta de medir, mídalo desde la punta de la cabeza hasta la planta de un talón. La mayoría de los bebés miden entre 45 y 53 centímetros (entre 18 y 21 pulgadas).

4. El cráneo

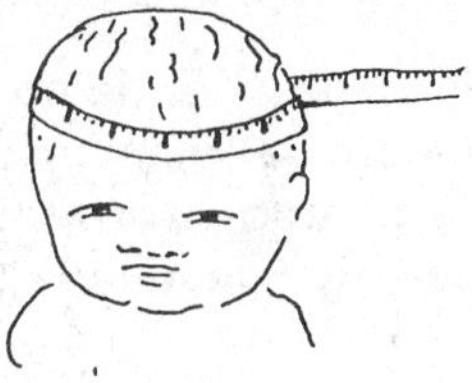

También use la cinta para medir la cabeza del bebé. El tamaño normal es de 35 centímetros (de 13 a 14 pulgados). Apunte la medida. Así cuando vuelva a medir la cabeza del bebé, unos días después, podrá determinar cuánto ha crecido.

Forma de la cabeza, líneas de sutura y partes blandas

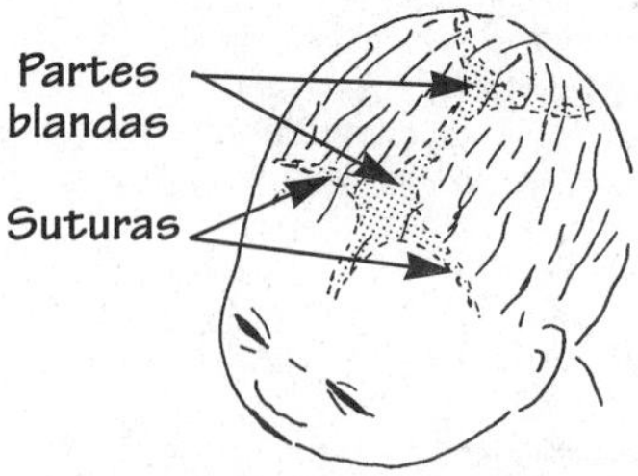

El cráneo de un niño o de un adulto es sólido, pero el de un bebé recién nacido está formado de 5 piezas. Las partes blandas que hay entre estas piezas se llaman *suturas* o *líneas de sutura*. Además, el cráneo del bebé tiene 2 áreas blandas más grandes llamadas *fontanelas*.

Las fontanelas y las líneas de sutura permiten que el cráneo del bebé cambie de forma para que pueda salir por la vagina de la madre. A veces, incluso es necesario que los huesos del cráneo se encimen para que la cabeza pueda salir. A esto se le llama *moldeamiento*. Muchas veces, la cabeza del recién nacido se tarda de 1 a 3 días en regresar a su forma normal. Estas son algunas de las formas que la cabeza del bebé puede tener justo después del nacimiento:

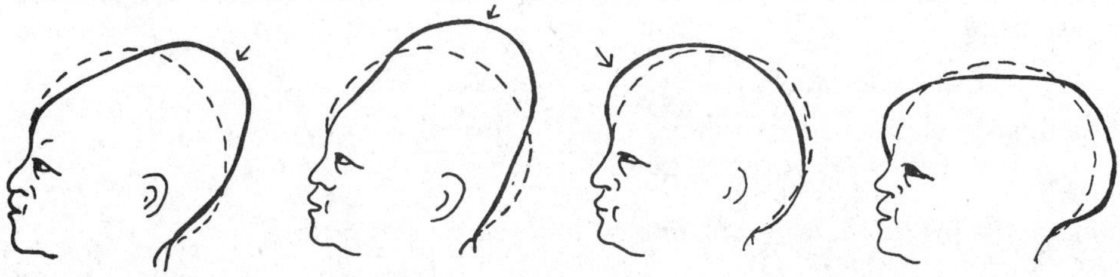

El moldeamiento no es nada de qué preocuparse. Lo que sí hay que revisar son las líneas de sutura y las fontanelas para asegurarse de que estén normales. Sienta con sus dedos las líneas de sutura. La de en frente debe terminar donde comienza la frente o cerca de allí. Revise el ancho de las líneas. También tiente las fontanelas: ¿están blandas o tiesas e hinchadas?

Si las suturas están demasiado anchas, si la sutura de adelante llega a media frente, o si las fontanelas se sienten tiesas o hinchadas, el bebé podría tener agua en el cerebro (*hidrocefalia*). La hidrocefalía puede retrasar el desarrollo mental del niño o causar otros problemas graves. Consulte a un médico. A veces una operación ayuda.

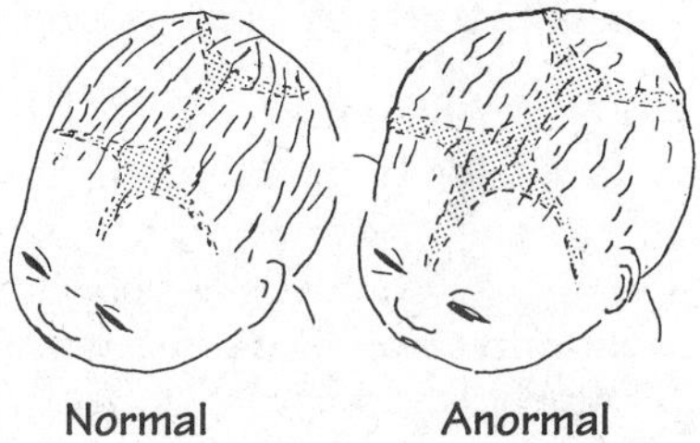

Diferentes tipos de hinchazón en la cabeza

A algunos bebés se les hincha el área de la cabeza que estaba empujando contra el cérvix durante el parto. La parte hinchada generalmente atraviesa una línea de sutura. La hinchazón baja en 1 ó 2 días.

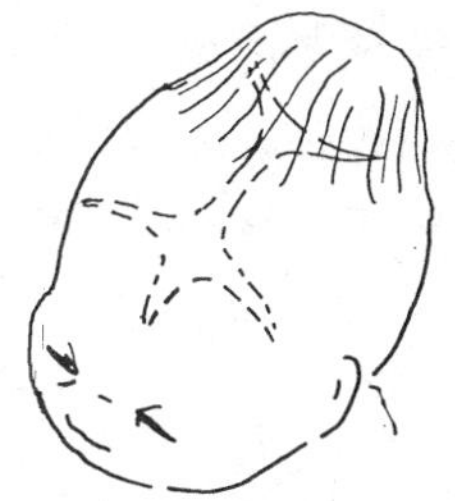

No hay problema: el área hinchada cruza una línea de sutura.

Si usted nota que el área hinchada no atraviesa una línea de sutura, podría tratarse de un hematoma. Un hematoma es seña de que el parto fue difícil para el bebé. A medida que vaya sanando, podría causar que al bebé le dé *ictericia* (ojos y piel amarillos). La ictericia puede ser peligrosa para el bebé.

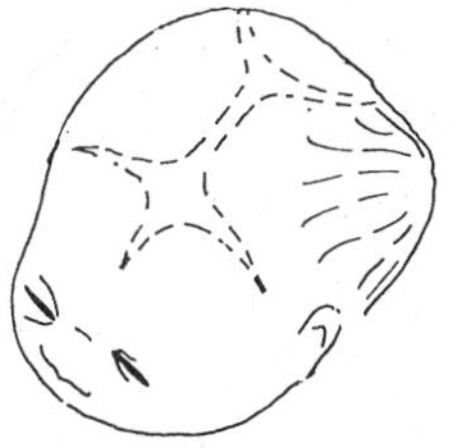

Aquí la hinchazón es un hematoma que podría ser peligroso.

Si encuentra un hematoma, revise al bebé a diario en busca de señas de ictericia (vea pág. 303), hasta que el hematoma desaparezca.

5. Las orejas

Las orejas pueden ayudar a identificar problemas. Mire al bebé de frente. Imagínese una línea que cruza ambos ojos. Parte de cada oreja debe quedar por arriba de la línea.

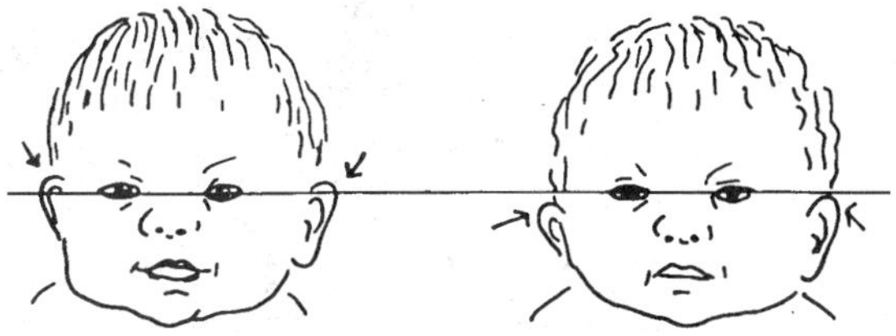

Normal Anormal

Si las orejas están disparejas o muy bajas, el bebé podría tener un problema por dentro. Será necesario observarlo con cuidado. Si las dos orejas quedan por abajo de la línea, el bebé podría tener problemas de los riñones u otros males. Es importante que un doctor lo examine.

6. Los ojos

Revise los ojos del bebé. Fíjese si se ven normales y si se mueven juntos. Un poquito de sangre en la parte blanca del ojo no es problema; probablemente desaparecerá en unas cuantas semanas.

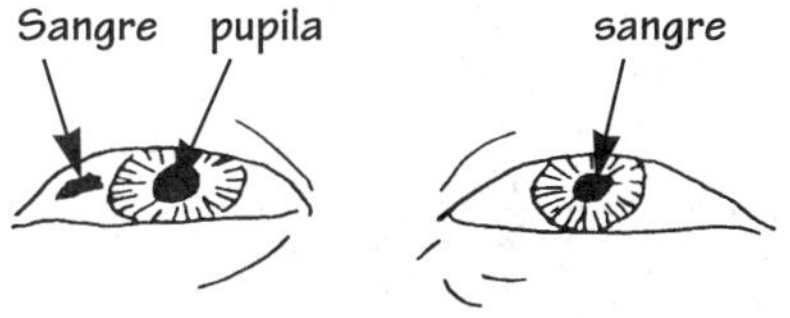

Esto no es problema. Esto es problema.

7. La nariz y la boca

Primero revise si el bebé puede respirar con facilidad por la nariz. Si no, trate de sacarle el moco de la nariz y de la boca otra vez (vea pág. 189).

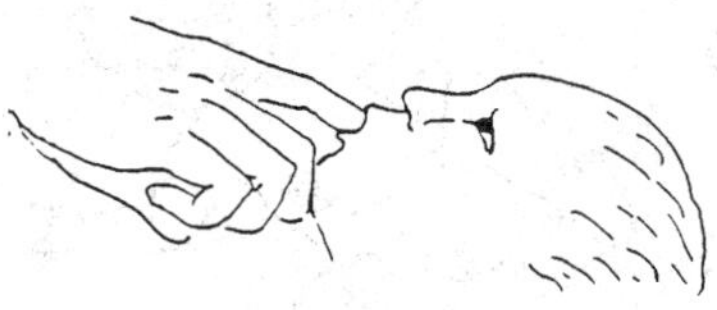

El bebé chupa bien.

Luego acaríciele la mejilla al bebé con un dedo. El bebé, por reflejo, debe la cara hacia su dedo. Ahora meta el dedo (que debe estar limpio) en la boca del bebé. El bebé lo debe chupar. Si el bebé no busca su dedo y no lo chupa, puede que esté muy enfermo (vea pág. 306).

8. El cuello

Revise si el cuello está hinchado o tiene bultos. Asegúrese de revisar si la tiroides (la bola en el frente de la garganta) está hinchada. Si encuentra cualquier problema, consulte a un médico.

9. El pecho

Forma del pecho

Primero revise si la forma y el tamaño del pecho son normales. Observe al bebé respirar. Si la piel entre y bajo las costillas se hunde cuando el bebé toma aire, es porque él está teniendo dificultades para respirar (vea págs. 189 y 282).

Sonidos de la respiración

Escuche la respiración del bebé. Es más fácil con un estetoscopio o un fetoscopio, pero de ser necesario, simplemente puede usar su oído. Los sonidos de la respiración se deben oír de ambos lados del pecho y de la espalda. Si la respiración no se oye de ambos lados, quizás un pulmón no esté funcionando. Consiga ayuda médica de inmediato.

Sonidos del corazón

Para escuchar el corazón se necesita un estetoscopio o un fetoscopio. Es difícil describir en un libro los sonidos del corazón. De ser posible, lo mejor es que usted aprenda de alguien que tenga experiencia. Escuche el corazón del bebé aunque usted todavía no tenga práctica. Con el tiempo aprenderá a reconocer los sonidos normales y notará si algo se oye mal. Si cree que el corazón de un bebé está haciendo sonidos raros, consulte a un médico.

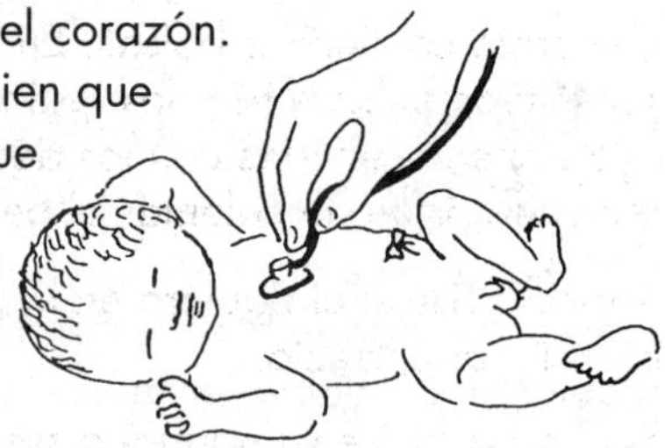

10. Los hombros, los brazos y las manos

¿Cómo se ven los hombros, los brazos y las manos del bebé? ¿Se ven normales? ¿Los mueve el bebé de un modo normal?

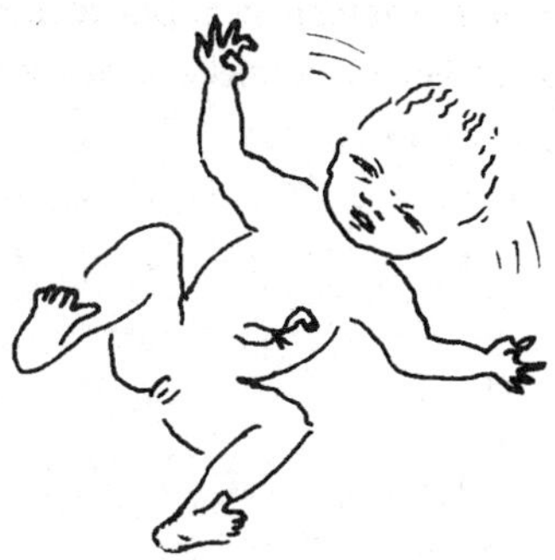
El bebé abre bien los brazos

A veces, los hombros, la clavícula o los brazos del bebé se rompen durante el parto. Tiéntelos para ver si tienen bultos raros o quebraduras. Si el bebé tiene un hueso roto, quizás llore del dolor, pero quizás no.

Vuelva a revisar el reflejo de Moro (pág. 203) para ver si los brazos de bebé se abren bien y si ambos se mueven del mismo modo. Si encuentra cualquier problema, consulte a un médico.

11. La barriga

Mire la barriga del bebé. ¿Se ve normal? ¿Ha dejado de sangrar el cordón? Si aún está sangrando, trate de amarrarlo un poco más apretado. Si esto no da resultado, consiga ayuda médica.

¿Cómo se ve el área alrededor del ombligo cuando el bebé llora? Si parece que algo dentro del vientre empuja la piel hacia a fuera, puede que la pared del vientre no se haya formado completamente. A esto se le llama *hernia umbilical*. Será necesario que un doctor atienda al bebé.

Ahora tiente la barriga. Cuando el bebé no esté llorando, la barriga se debe sentir blanda. Vea si hay bultos, sacos redondos de líquido (*quistes*) u otras cosas anormales. Si encuentra algo extraño, asegúrese de que un médico examine al bebé.

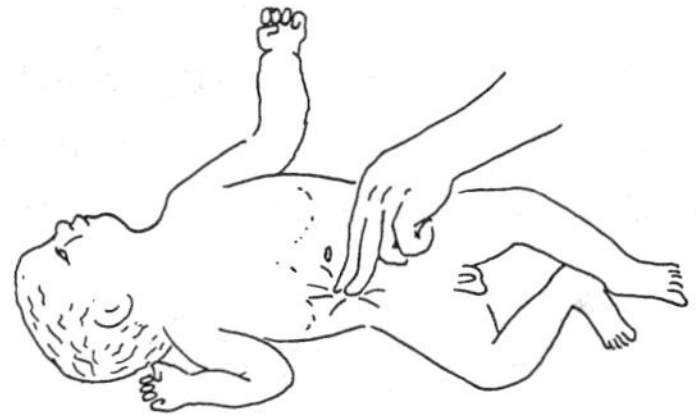

12. Los genitales

Ábrale las piernas al bebé para revisarle los genitales. Es normal que los bebés tengan genitales hinchados, sobre todo si nacieron de nalgas.

En un varón

Primero revise el *escroto* (la bolsa de piel que contiene las "bolas"). Es probable que el escroto se vea grande para el cuerpo del bebé. Esto es normal.

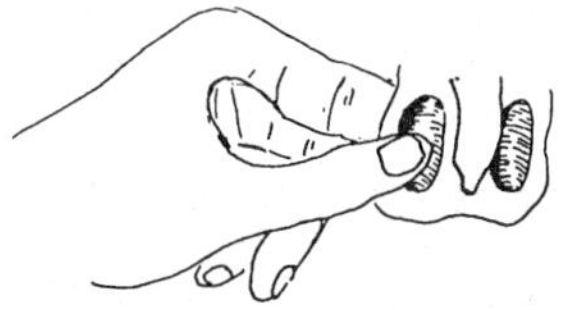

El escroto contiene 2 bolsas. En cada bolsa hay un *testículo* liso y redondo. A veces, sobre todo si hace frío, los testículos no estarán en las bolsas sino más arriba. Aún así, usted pueda sentirlos con los dedos y bajarlos. Si no encuentra uno o ambos testículos, trate de calentar al bebé un poco.

Ahora revise si el agujero en la punta del *pene* parece estar en el lugar correcto.

Si el pene no se ve normal o si no puede encontrar uno o ambos testículos, consulte a un médico.

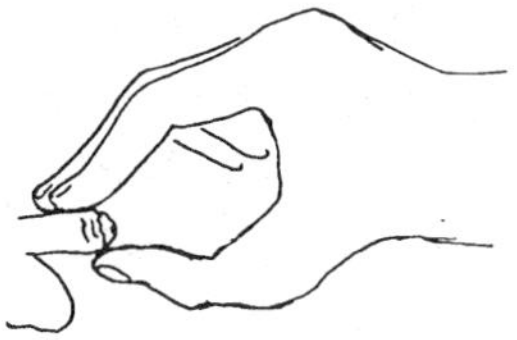

Circuncisión del varón

La *circuncisión* es una operación que se hace para quitar la piel que cubre la punta del pene (el *prepucio*). La circuncisión casi nunca es necesaria por razones médicas, pero en algunas culturas y religiones es muy importante. A veces la circuncisión se hace poco después de que el bebé nace o varios meses después. Otras veces no se hace sino hasta que el niño cumple 13 años de edad.

Sólo una persona bien entrenada debe hacer la circuncisión. Cualquier cosa que se use para cortar el prepucio debe estar estéril.

Los riesgos de la circuncisión son sangrado, infección, daño al pene y dolor y trauma para el bebé. El sangrado grave se vuelve menos probable después de que el bebé cumple 8 días de nacido. Algunas personas opinan que los bebés más pequeños (de una semana) sufren menos que los más grandecitos (de más de un mes). Para la gente que acostumbra esperar hasta que el niño cumple 13 años, quizás la creencia sea que el dolor es parte del proceso de convertirse en hombre.

Un niño que no sea circuncidado debe aprender a lavarse bien el pene para evitar infecciones. Enseñe a los padres a limpiar la piel alrededor de la punta del pene y a quitar el desecho blanco y cremoso que se junta bajo la piel. Puede ser que al principio la piel no se corra bien hacia atrás. No hay que forzarla. Poco a poco se ira corriendo más; aunque puede tardar desde 3 hasta 5 años en hacerlo por completo. Anime a los padres a que le enseñen al niño a limpiarse bien el pene, incluyendo el área bajo la piel, por lo menos 2 veces a la semana.

En una niña

Asegúrese de que los genitales de la niña tengan "labios" exteriores e interiores. También revise que la vagina tenga una pequeña abertura. Si no la tiene, tal vez sea necesario operar a la niña. Un doctor debe verla de inmediato. Es normal que las niñas sangren un poco de la vagina durante 1 ó 2 días después de nacer.

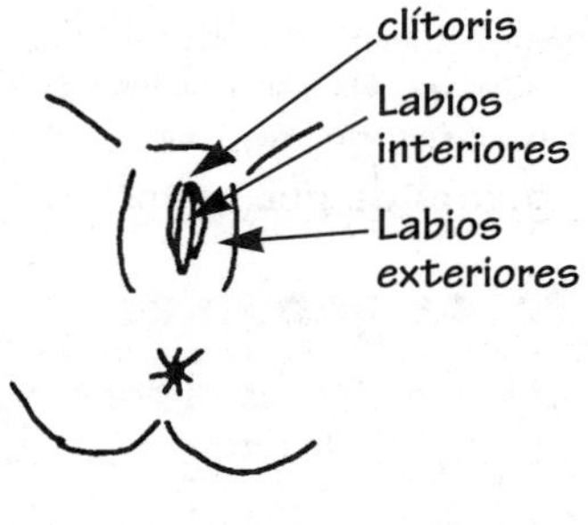

En varones y niñas

Asegúrese de que el ano esté abierto (no cubierto de piel). Si el bebé ya obró, usted sabrá que esta parte del cuerpo le está funcionando bien. **Si el bebé no tiene ano o lo tiene tapado, necesitará atención médica de inmediato; de lo contrario morirá.**

Si el bebé no tiene un agujero para orinar, también necesita atención médica de inmediato.

13. Las caderas (cuadriles)

Para revisarle las caderas, sostenga las piernas del bebé así:

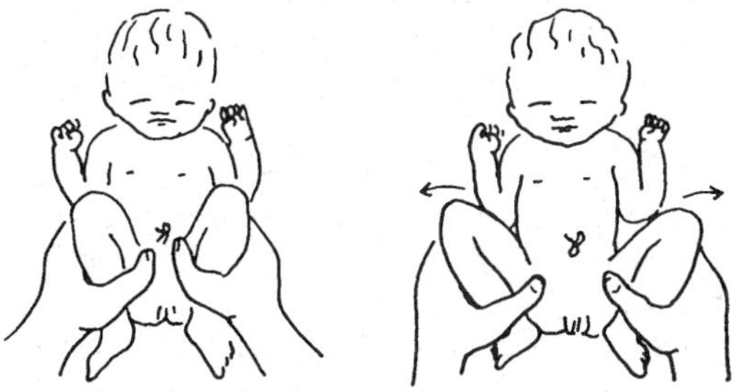

Abra las piernas del bebé con cuidado y sin moverlas hacia arriba ni hacia abajo. Preste atención para ver si oye o siente un pequeño tronido.

Luego, mueva cada pierna hacia arriba y hacia abajo. Vuelva a fijarse si oye o siente un tronido.

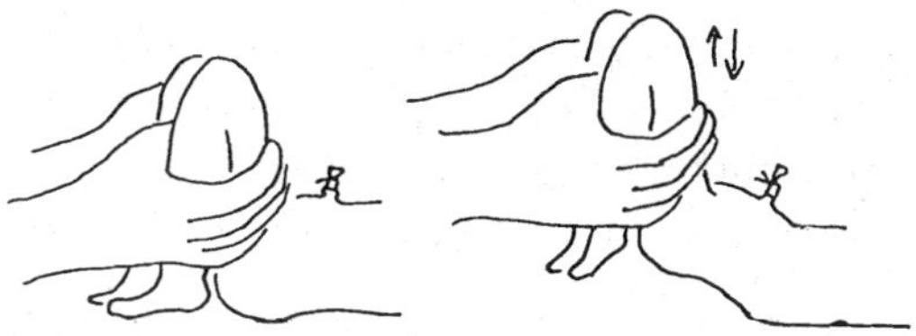

Si nota un tronido al hacer cualquiera de estas pruebas, será necesario tomarle una radiografía antes de que cumpla un mes. Quizás sea necesario enyesarle las caderas al bebé o ponerle muchas capas de pañales para que las coyunturas se le desarrollen.

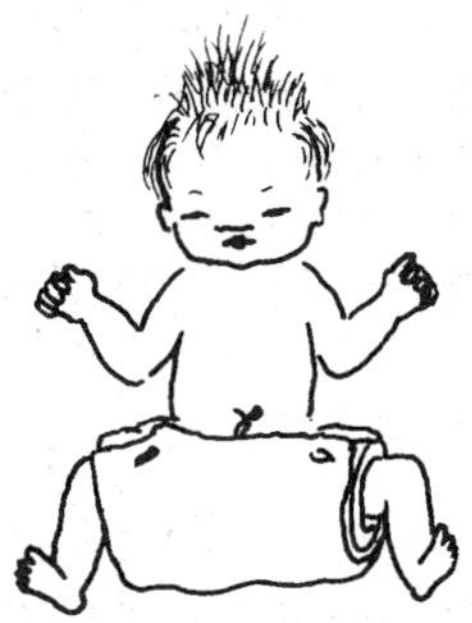

También trate de encontrar el pulso del bebé en el punto donde se unen los genitales y una pierna. Pídale a una persona con experiencia que le enseñe cómo hacerlo. Si ni usted ni la otra persona pueden encontrar el pulso allí, quizás la sangre no esté circulando bien a las piernas. Consulte a un médico.

14. Las piernas y los pies

Fíjese si las dos piernas se ven normales. ¿Son del mismo largo? Si uno o los dos pies están volteados hacia adentro y no se pueden enderezar, el bebé podría tener *pies zambos*. Esto tiene remedio, pero requiere de atención médica.

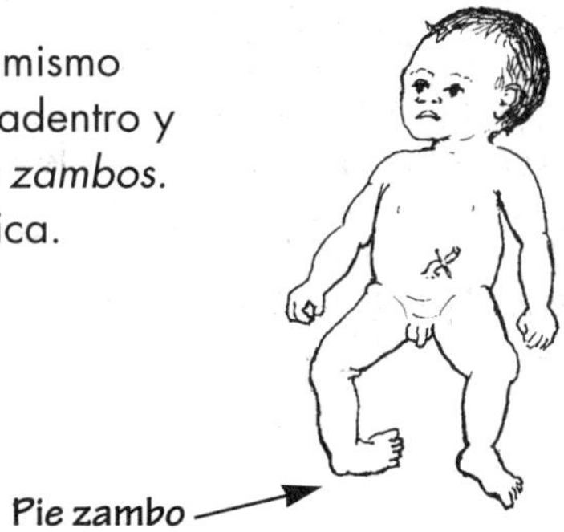

15. La espalda

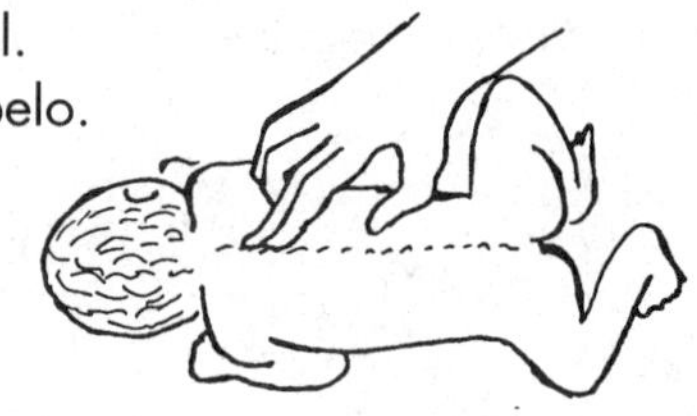

Voltee al bebé cara abajo y examínele la espina dorsal. Busque huecos, llagas, quistes, bultos o mechones de pelo.

Recorra la espina con sus dedos para sentir cada vértebra. ¿Siente algún lugar plano? ¿Hay algún hoyo en la piel en el área arribita de las nalgas?

Consulte a un médico si nota cualquiera de estas cosas. En caso de que haya un hoyo, tápelo con una gasa estéril y consiga ayuda médica lo más pronto posible.

16. La piel

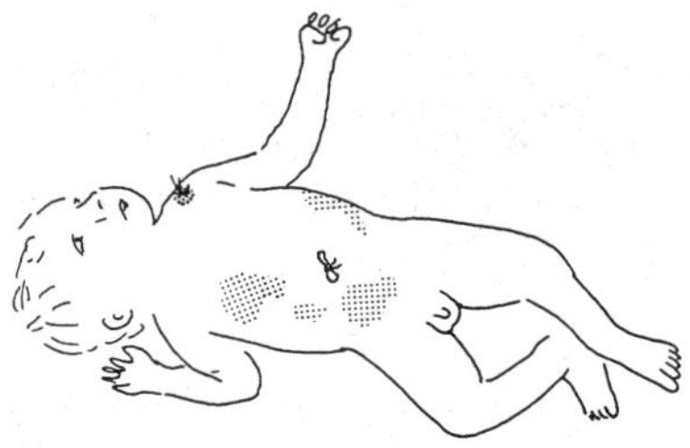

Revise la piel del bebé con cuidado. Algunas bebés tienen manchas que son más oscuras que el resto de la piel. Algunas de éstas son normales, pero otras son seña de que hay algún problema. Si no está segura acerca de alguna mancha, consulte a un médico.

Revise también el color de la piel. Si después de una hora la piel del bebé aún está azul, amarilla, pálida o muy roja, vea la pág. 291.

Nota: Antes de que se vaya, asegúrese de que la madre y su familia entiendan lo que es normal que suceda durante los próximos días, qué cosas son señas de riesgo y qué hacer si esas señas se presentan.

Vacuna contra la tuberculosis (BCG)

En algunos lugares, donde la tuberculosis (TB) es muy común, todos los bebés reciben una vacuna al nacer. En otros lugares, sólo se vacuna de inmediato a los bebés cuyas madres tienen tuberculosis. La dosis de la vacuna BCG para los bebés es de 0,05 ml. La inyección se debe dar entre las capas de la piel. Si usted misma no le pone la vacuna BCG al bebé, recuérdele a la madre que lo lleve a una clínica para que lo vacunen antes de que cumpla un mes.

Qué hacer las primeras 2 semanas después del nacimiento

Contenido del Capítulo 14

Qué hacer las primeras 2 semanas después del nacimiento

CAPÍTULO 14

Este período empieza 6 horas después del nacimiento y dura 2 semanas.

Resumen de las señas normales y las señas de riesgo

Las siguientes listas son un resumen de las señas de las que hay que estar pendiente durante las 2 primeras semanas después del nacimiento. Las señas normales indican que las cosas van bien. Las señas de riesgo pueden indicar que hay algún problema. Si nota una seña de riesgo, diríjase a la página indicada junto a esa seña para averiguar qué hacer.

Señas normales

En la madre

- La matriz sigue pequeña y dura.
- El sangrado va disminuyendo (aunque puede aumentar un poco cuando la madre se levanta o está más activa).
- La madre puede tener contracciones leves de vez en cuando, durante los primeros días, sobre todo cuando amamanta al bebé.
- La madre empieza a producir leche entre el segundo y el cuarto día si amamanta al bebé con frecuencia.

En el bebé

- El bébe baja de peso en los primeros 2 días, pero para el décimo día, ya pesa otra vez lo que pesó al nacer.
- El bebé duerme mucho.
- El bebé orina de 7 a 10 veces al día.
- El bebé obra por lo menos una vez al día.
- El bebé no puede levantar la cabeza solo.

Señas de riesgo

En la madre

- La matriz no se queda redonda y dura, y no se sigue achicando poco a poco (vea pág. 297).
- La madre sangra mucho (pág. 297).
- La madre tiene señas de choque (pág. 243).
- La madre tiene señas de una infección en la matriz: empieza a sangrar otra vez o el sangrado empeora; la sangre o el desecho (si lo hay) huele mal o es de un color extraño; la madre se siente enferma, tiene calentura (temperatura de más de 38°C ó 100,4°F) o tiene escalofríos o dolor en el vientre (pág. 298).
- La madre tiene señas de una infección en la vagina: dolor, pus, una bolita hinchada, dura y roja en la vagina (pág. 299).
- Los pechos de la madre están adoloridos, rojos o hinchados (pág. 332).
- La madre está muy deprimida (muy triste), enojada, asustada o "alocada" (pág. 301).
- Las piernas de la madre están hinchadas, rojas y duras (pág. 301).
- La orina o el excremento de la madre parecen gotear de la vagina (pág. 302).

En el bebé

- El bebé no obra (caga) durante las primeras 24 horas de vida (pág. 302).
- El bebé no orina durante las primeras 24 horas de vida (pág. 303).
- El bebé se pone amarillo (ictericia) (pág. 303).
- Al bebé le "dispara" vómito de la boca cuando él repite (pág. 303).
- El bebé no sube de peso de un modo normal o se ve muy delgado y no crece (pág. 304).
- El bebé tiene señas de deshidratación (pág. 305).
- El bebé tiene señas de infección (pág. 306).
- El bebé tiene señas de tétano (mozusuelo) (pág. 308).

Cómo atender a la madre

Le aconsejamos que visite a la madre y al bebé el día después del parto y luego por lo menos una vez más durante la próxima semana. Durante sus visitas, revise si todas las señas son normales, o si hay alguna seña de riesgo.

Usted, como partera, también puede prestar su ayuda de las siguientes maneras:

- Anime a la madre a que coma todo tipo de alimento nutritivo que pueda conseguir (vea págs. 46 a 56).
- Recomiéndele a la madre que descanse. Ella podrá hacer trabajo y quehaceres ligeros cuando sienta que puede. Por otro lado, no debe permanecer acostada todo el tiempo, a menos que esté muy enferma.
- Explíquele a la madre la importancia de mantenerse limpia. Es bueno que se bañe y mantenga sus pechos y genitales muy limpios. Si va a poner plantas en los genitales para ayudarlos a sanar, las plantas deben estar muy limpias (hervidas es lo mejor). **No debe meterse plantas medicinales en la vagina.**
- Permita que la matriz de la madre regrese a su tamaño normal. Durante los primeros 2 ó 3 días después del nacimiento, no le dé a la madre hierbas, medicamentos ni ninguna otra cosa para detener las contracciones que le queden. Estas ayudan a la matriz a encogerse. La madre puede tomar acetaminofén o paracetamol para el dolor, si todo va bien. El dibujo a la derecha muestra a dónde debe llegar el borde de arriba de la matriz durante los primeros 10 días después del nacimiento.

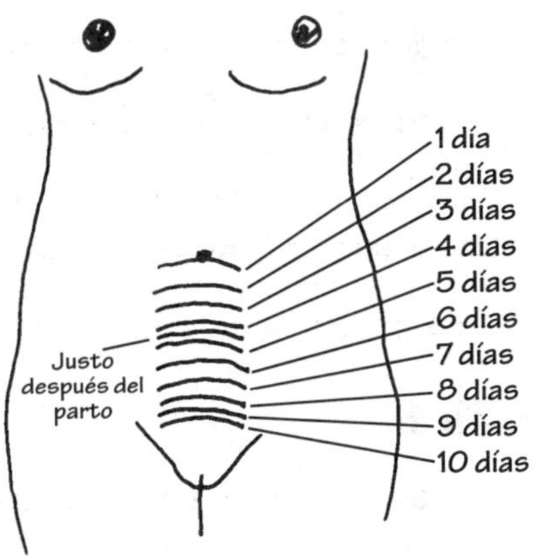

- Dele a la madre apoyo emocional. Las costumbres y los ritos tradicionales que sirven para honrar a la madre, festejar el nacimiento del bebé o agradecerle a la partera por su labor muchas veces son de gran ayuda para todos.

Las familiares de la nueva mamá también pueden ayudarle a ella a evitar problemas. Ellos pueden:

- sobar la matriz de la madre si se ablanda. La partera debe enseñarle a la madre y a su familia cómo sentir la matriz para revisarla y cómo darle masaje para que se achique.
- revisar la temperatura de la madre 2 veces al día durante la primera semana. Si la temperatura sube a más de 38°C ó 100,4°F, le deben avisar a usted de inmediato.

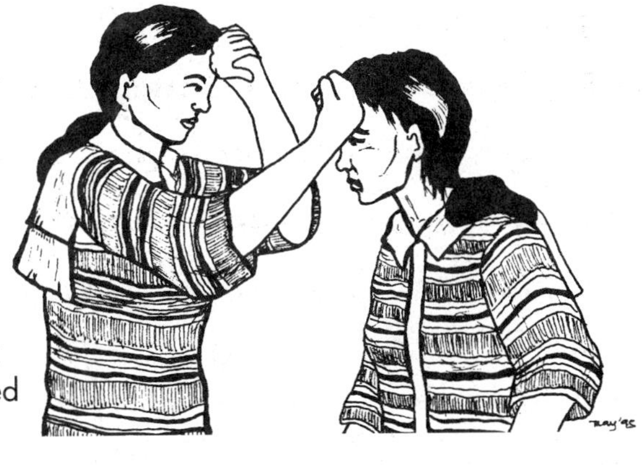

Cómo atender al bebé

No es complicado cuidar a un bebé sano. Las siguientes son algunas reglas básicas que la familia debe seguir.

- Mantener al bebé limpio. Cualquier cosa que vaya entrar a la boca del bebé debe estar muy limpia.

- Mantener limpio y seco el pedacito de cordón que queda. Siempre hay que lavarse bien las manos antes de tocar el cordón. Además hay que limpiar el cordón cuidadosamente con alcohol o violeta de genciana 3 ó 4 veces al día. Esto mata a los microbios y ayuda al pedacito de cordón que queda a secarse y caerse. No hay que ponerle nada más al ombligo y mucho menos caca de animal. Eso puede causar tétano y matar al bebé. Si el bebé usa pañales, éstos no deben cubrir el cordón.

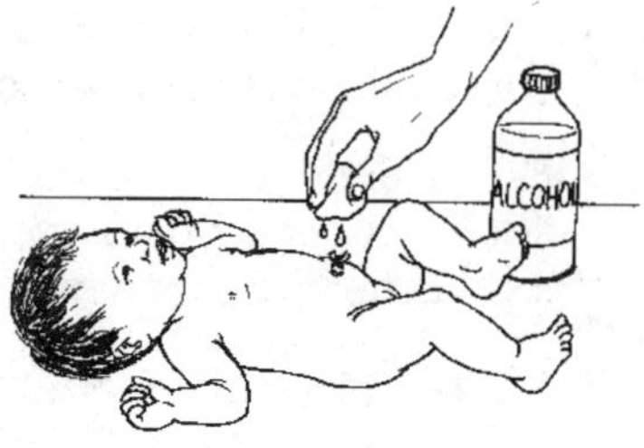

¡Sí!

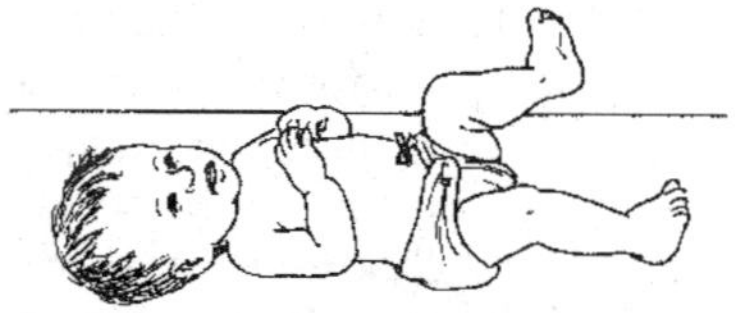

¡Sí! El pañal no tapa el cordón.

  Si el cordón o el área a su alrededor se pone roja, suelta pus o huele mal, vea la pág. 306. El cordón puede oler un poco raro (como carne seca) pero no debe oler mal.

  El cordón se debe caer entre 5 y 7 días después del nacimiento. Después de que se cae, muchas veces queda abajo un moco plateado y liso. Este debe desaparecer en 1 ó 2 días. Si el moco está blanco, amarillo o granoso o si huele mal, vea la pág. 306.

  Puede que también salgan unas gotas de sangre cuando el cordón se caiga. Si el bebé sigue sangrando, ponga un poco de presión en el área del ombligo—sólo lo suficiente para que deje de sangrar. No presione con mucha fuerza. Si el sangrado no se detiene, siga presionando el área y consiga ayuda médica.

- Dejar que el bebé mame con frecuencia, desde el primer día (vea el Capítulo 21).

- Tomarle la temperatura al bebé (pág. 214) si no parece sentirse mal o si no está mamando bien.

- Diez días después del nacimiento, revisar que el bebé pese otra vez lo que pesó al nacer o más.

- Mantener al bebé calientito, pero no demasiado caliente para que no se deshidrate (pág. 305).

- Sacar al bebé al sol (la luz del sol es provechosa), pero no dejar que se queme.

- Le recomendamos a usted, la partera, que anime a la madre a que lleve a su bebé a un centro de salud regularmente para que le hagan exámenes y le den sus vacunas. La primera visita debe ser durante el primer mes. El bebé debe recibir una vacuna antitetánica (TT) o la vacuna DPT (conocido como "la triple", una combinación de *vacunas* que se ponen juntas). Si en la región hay mucha tuberculosis o si la madre tiene tuberculosis, al bebé se le debe poner la vacuna BCG (si es que no se la pusieron al nacer).

El siguiente cuadro muestra un programa de vacunación para niños. Como el programa puede variar de un lugar a otro, pregunte a sus autoridades locales de salud qué programa recomiendan en su área.

Vacuna	Edad mínimo para la primera dosis	Número de dosis	Período mínimo entre dosis
BCG *	Al nacer o a cualquier otra edad	1	
Tétano o DPT* *	6 semanas	3	4 semanas
Hepatitís B	6 semanas	3	4 semanas
Polio	6 semanas	3	4 semanas
Sarampión	9 semanas	1	

* Se da en áreas donde hay mucha tuberculosis

* * Se da una cuarta dosis de TT o DPT 6 a 12 meses después de la tercera dosis

SECCIÓN D

Complicaciones del parto

Introducción

Aunque la mayoría de los bebés nacen sin problemas, de vez en cuando algo puede ir mal. A los problemas del parto los llamamos *complicaciones*. Por lo general, las señas de riesgo nos advierten de posibles complicaciones.

Algunas señas de riesgo son más serias que otras. Una seña de riesgo puede indicar que por el momento todo va bien, pero que **existe el peligro** de que pronto se presente un problema (por ejemplo, la bolsa de aguas se rompe pero el parto no comienza en menos de 8 a 12 horas). Otra seña podría indicar que **quizás** algo ande mal (por ejemplo, un parto muy largo). Y otras más podrían indicar que ya hay un problema, y que la madre o el bebé necesitan atención médica de inmediato (por ejemplo, si hay demasiado sangrado).

Cuando note una seña de riesgo:

- Mantenga la calma.
- Averigüe a qué se debe la seña de riesgo (diferentes problemas pueden producir las mismas señas de riesgo).
- Decida si debe hacer algo. A veces es peor tratar de remediar un problema que no hacer nada.
- Consiga ayuda cuando la necesite. Si para algún problema las instrucciones en este libro le indican que debe ir al hospital, hágalo en cuanto note la seña de riesgo. No espere a ver si la situación empeora. (En ciertos casos indicamos qué hacer si no hay tiempo o manera de llegar al hospital.)

Los siguientes 5 capítulos están organizados de acuerdo a las señas de riesgo que pueden presentarse durante las diferentes etapas del parto.

- Capítulo 15: Complicaciones durante la primera etapa del parto
- Capítulo 16: Complicaciones durante la segunda etapa del parto
- Capítulo 17: Complicaciones durante la tercera etapa del parto
- Capítulo 18: Complicaciones durante las primeras 2 a 6 horas después del nacimiento
- Capítulo 19: Complicaciones durante las primeras 2 semanas después del nacimiento

Complicaciones durante la primera etapa del parto

Contenido del Capítulo 15

CAPÍTULO 15

Complicaciones durante la primera etapa del parto

1. El parto comienza antes del octavo mes del embarazo

Un bebé que está en la matriz de su madre sigue creciendo hasta el día en que nace. Durante las últimas semanas del embarazo, el cuerpo del bebé se prepara para la vida fuera de la matriz. Sus pulmones se desarrollan para que pueda respirar. El bebé crece y se vuelve más fuerte para poder mamar, digerir su comida y resistir enfermedades.

Un bebé que nace a los 8 meses—o aún a los 7—puede vivir y volverse sano si recibe buenos cuidados. Pero entre más temprano nazca el bebé, más difícil será que sobreviva. Además, correrá un mayor riesgo de tener daño cerebral y de enfermarse. Un bebé que nazca antes de los 7 meses por lo general no podrá sobrevivir a menos que reciba la atención médica más avanzada que le pueda ofrecer un buen hospital.

Cómo determinar la edad del bebé

Si usted sospecha que el parto está comenzando antes de tiempo:

- Vuelva a calcular la fecha probable del nacimiento contando los meses desde la última regla o menstruación (vea pág. 78).
- Tiente al bebé dentro del vientre de la madre. A veces, la fecha que se calcula a partir de la última regla está equivocada. Por eso, también es importante revisar el tamaño del bebé. Para que un bebé pueda nacer sin peligro, debe ocupar por lo menos la mitad de la distancia que hay entre las costillas de abajo y el *esternón* (el hueso entre los pechos de la madre). Si usted no ha tenido mucha experiencia juzgando el tamaño de un bebé que aún está en el vientre, pídale ayuda a alguien que sí tenga experiencia.

Si según la fecha probable del parto la mujer tiene menos de 7 meses de embarazo, pero el bebé se siente más grande (como de 7 meses o más), quizás valga la pena tratar de salvarle la vida. Puede que en realidad la madre lleve ya 7 u 8 meses de embarazo.

Nota: Para aprender a calcular el tamaño de un bebé en el vientre, no se olvide de practicar lo siguiente:

- Trate de calcular el tamaño de cada bebé cuando empiece el parto.
- Después de que cada bebé nazca, mídalo y péselo para ver qué tan bien calculó. Si no tiene una báscula, mire bien al bebé y trate de recordar cómo lo sentía cuando estaba en el vientre.

Cuándo conseguir ayuda médica

Si usted determina que un bebé va a nacer antes de los 8 meses y hay un hospital cercano, lleve a la madre allí de inmediato. Quizás en el hospital le puedan dar a la madre medicamentos para detener o retrasar el parto. Además, si aún así el bebé nace, en el hospital podrán darle los cuidados adecuados.

También lleve a la madre al hospital si hay cualquiera de estas señas:

- El bebé parece pesar menos de 2 kilos (4½ libras).
- La madre tiene señas de infección (pág. 235).
- La madre tiene dolor o sangrado fuera de lo común (págs. 243 y 244).
- Se ha roto la bolsa de aguas.

Cuándo quedarse en casa

Puede que la madre prefiera quedarse en casa si el hospital está muy lejos, o si por cualquier otra razón, será muy difícil salvarle la vida al bebé. Por ejemplo, si el bebé nace antes de los 7 meses, es muy probable que muera, aún si nace en un hospital. Quizás la madre también decida quedarse en casa si no se ha escuchado el latido del corazón del bebé o si el bebé no se ha movido por más de un día. El bebé podría estar muerto. Para muchas familias, el costo de ir a un hospital no tendrá sentido si las probabilidades de salvar al bebé son muy pequeñas.

De cualquier manera, hay cosas que se pueden hacer en casa. Para retrasar o detener el parto, a veces ayuda que la madre se acueste con las caderas levantadas, y que se quede en cama muy tranquila.

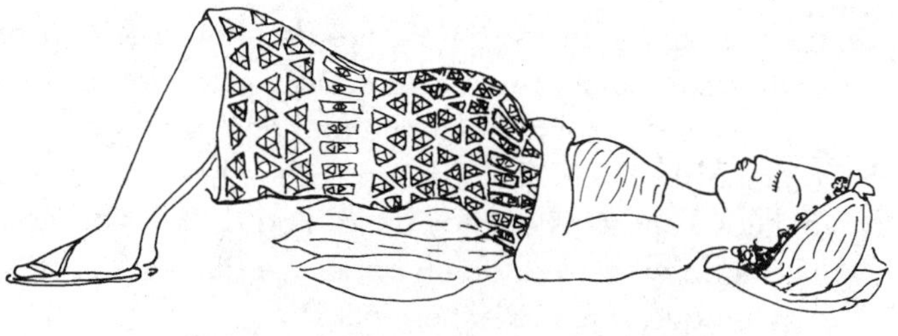

Para detener el parto, la madre debe acostarse con las caderas levantadas.

Además, usted le puede dar por lo menos un litro de agua, té o jugo de inmediato, y después darle de tomar cada hora lo más que acepte. En algunos lugares la gente conoce remedios (por ejemplo, tés) que ayudan a detener el parto; tal vez valga la pena probar algo así. Otra opción es darle una taza de cerveza—u otra bebida alcohólica—cada hora hasta que se detengan las contracciones. Tenga en cuenta que la madre podría emborracharse. Si se pone muy agitada o empieza a vomitar, no le dé más alcohol. No le dé más de 3 tazas de cualquier bebida alcohólica en total.

Si el parto se detiene, la madre no deberá hacer trabajo físico (con el cuerpo) durante el resto del embarazo. Necesitará descansar y evitar esfuerzos y preocupaciones lo más posible.

2. La madre se siente caliente o tiene fiebre (temperatura de más de 37,8°C ó 100°F)

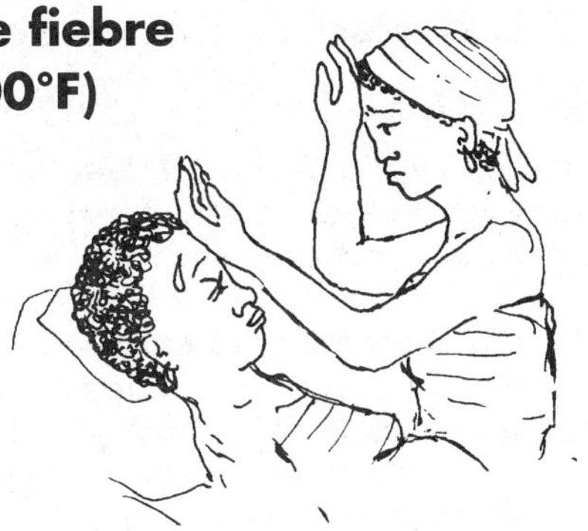

La fiebre muchas veces es seña de infección. El que la madre tenga una infección quiere decir que microbios dañinos han entrado a su matriz, vejiga o riñones y la están perjudicando. La fiebre también puede deberse a paludismo (malaria) o a otra enfermedad.

Estas son otras señas de infección:

- La vagina de la madre huele mal.
- La madre tiene dolor de cintura—ya sea en frente, atrás o en los lados.
- La madre siente el vientre adolorido o le duele cuando se lo tocan.
- El pulso de la madre late más de 100 veces por minuto.
- El corazón del bebé late más de 160 veces por minuto.

Qué hacer

Si la madre tiene fiebre y una de las señas anteriores, necesitará ayuda de inmediato. Empiece por darle muchos líquidos: agua, suero para tomar (vea pág. 172), o bebidas que usted sepa que ayudan a bajar la fiebre. El darle a la madre un baño de esponja con agua fresca (no fría) la hará sentirse mejor y también ayudará a bajar la fiebre. Además, puede darle a la madre 500 mg de acetaminofén (paracetamol) tomado cada 3 ó 4 horas. Esta medicina no curará la infección, pero servirá para bajar la fiebre.

Si es posible, lleve a la madre a una clínica u hospital para que le pongan suero por la vena, o sea *solución intravenosa* (pág. 414), y le den *antibióticos*. Si la ayuda médica está a más de una hora de distancia, en el camino dele a la madre uno de los siguientes antibióticos. (Antes de poner una inyección intramuscular (IM), lea las instrucciones en las págs. 383 a 387.)

- ampicilina: tomada o por inyección IM, 2 gramos cada 6 horas
- penicilina VK: tomada, 1 gramo cada 6 horas
- penicilina G: por inyección IM, 2 millones de unidades cada 6 horas
- penicilina procaína: por inyección IM, 1 millón doscientas mil unidades cada 6 horas

¡No combine estas medicinas! Pregúntele a la madre si alguna vez ha tenido una reacción alérgica a un antibiótico (vea pág. 388). De ser así, no le dé antibióticos, pero trate de llegar al hospital lo más pronto posible.

Si no hay manera de ir al hospital y la madre no es alérgica a los antibióticos, dele uno de ellos por lo menos durante 5 días, aunque baje la temperatura. Después de 5 días, usted podrá dejar de dar el antibiótico cuando la madre haya pasado 2 días seguidos sin fiebre.

Nota: Algunas infecciones sólo se curan con antibióticos especiales. Hable con sus autoridades locales de salud para averiguar si hay ciertas medicinas especiales que usted deba incluir en su botiquín.

3. La bolsa de aguas se rompe pero el parto no comienza en menos de 8 a 12 horas

Una vez que la bolsa se rompe, los microbios pueden empezar a entrar en la matriz. Para evitar infecciones, el bebé debe nacer en menos de 24 horas después de que la bolsa se rompe. Tomando en cuenta lo que el parto se tarda, es necesario que este empiece entre 8 y 12 horas después de que la bolsa se rompe para que el bebé tenga suficiente tiempo de nacer sin problemas.

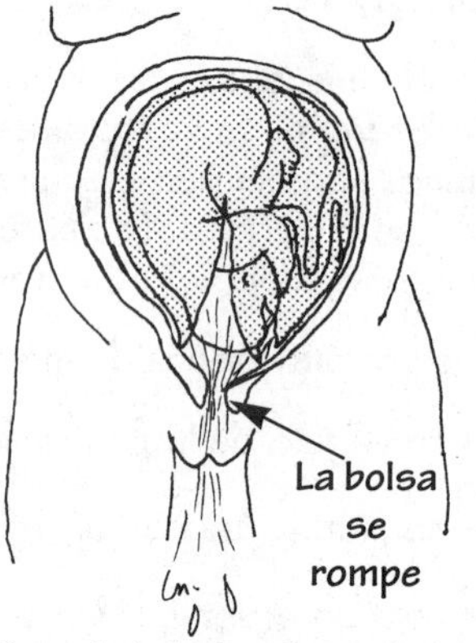

Cuando la bolsa de aguas se rompe, ya no hay protección para la matriz. Los microbios pueden ir entrando lentamente y causar una infección.

Qué hacer

> Nota: Es buena idea preguntarle a un trabajador de la salud o médico local cuánto tiempo acostumbran ellos a esperar el comienzo del parto después de que se haya roto la bolsa de aguas. Esta práctica puede variar de un área a otra.

Si después de 8 a 12 horas el parto no ha empezado, o si empieza débilmente pero no se vuelve más fuerte, haga lo siguiente:

- Lleve a la madre al hospital de inmediato si ella tiene menos de 8 meses de embarazo o si hay señas de infección u otras señas de riesgo, si ella ha tenido relaciones sexuales con muchas personas (o si dichas personas han tenido relaciones sexuales con muchas otras), si ella ha tenido infecciones urinarias o vaginales recientemente o si ella se puso algo en la vagina después de que se rompió la bolsa de aguas.

  Tenga en cuenta el tiempo que toma llegar al hospital. Por ejemplo, si el hospital está a 4 horas, deben ponerse en camino entre 4 y 8 horas después de que se haya roto la bolsa de aguas. Si el hospital está a más de 12 horas de camino, dele antibióticos a la madre para evitar una infección (vea págs. 298 y 299).

  Quizás ustedes decidan ir al hospital aunque no haya señas de riesgo. Si es necesario, en el hospital le podrán dar medicina a la madre para hacer que el parto empiece.

Si deciden quedarse en casa:

- Esté muy pendiente de cualquier seña de infección en la madre. Si tiene un termómetro, tómele la temperatura cada 4 horas. Si aparecen señas de infección, vea qué hacer en la página anterior.
- Mientras esperan a que el parto empiece, explíquele a la madre que no debe tener relaciones sexuales, no debe ponerse nada en la vagina y no debe meterse ni sentarse en el agua. Si obra (caga), debe limpiarse de adelante hacia atrás para no meter suciedad en la vagina. **Usted no debe hacerle un examen vaginal porque podría causarle una infección**.
- Si no hay señas de infección, tal vez usted querrá usar un "método casero" para hacer que el parto comience o se haga más fuerte (vea págs. 377 a 382). No le dé a la madre medicamentos como la oxitocina para comenzar el parto. Estos medicamentos sólo deben usarse en un hospital.
- Dele antibióticos a la madre para evitar infecciones (vea págs. 298 y 299).

4. Las aguas son cafés, verdes o amarillas

El excremento se empieza a formar en los intestinos del bebé durante el embarazo, pero por lo general el bebé no obra (caga) sino hasta después de nacer. El excremento de un bebé es muy oscuro y pegajoso, como chapopote o alquitrán, y recibe el nombre de *meconio*.

Si las aguas están verdes o cafés (marrones), lo más probable es que el bebé ya haya obrado. Esto es común en bebés que vienen de nalgas; en otros bebés puede ser seña de un problema.

También existe el riesgo de que el excremento entre en la boca y la nariz del bebé. Si el bebé aspira el excremento, este podría llegar a sus pulmones y dificultarle la respiración. El bebé podría terminar con una infección en los pulmones o daño cerebral, y en un caso grave, podría morir.

Qué hacer

Tiente el vientre de la madre para averiguar si el bebé viene de nalgas (vea págs. 123 a 128). Si el bebé está de nalgas, el excremento será verde oscuro o negro y estará algo formado. Siga las recomendaciones de las págs. 262 a 265.

Si usted sabe que el bebé viene de cabeza, revise el color de las aguas. Si son de un color verde claro y no hay otras señas de riesgo, puede que no haya ningún problema. Siga escuchando el corazón del bebé durante todo el parto y esté pendiente por si aparecen señas de riesgo.

Si las aguas son de un color más oscuro que el verde claro y todavía hay tiempo de llegar al hospital, quizás lo más seguro sería que la madre diera a luz allí. Si el bebé tiene problemas para nacer y hay que sacarlo con *fórceps* o por cesárea, en el hospital podrán hacerlo. Además, es probable que allí tengan equipo especial para limpiarle al bebé la nariz, la boca y los pulmones cuando nazca, y también podrán atenderlo si tiene un problema de los pulmones.

Si no hay manera de llegar al hospital, usted tendrá que tomar precauciones especiales para este parto (vea pág. 258).

5. Las contracciones fuertes duran más de 12 horas en mujeres que han dado a luz antes, o más de 24 horas para un primer bebé

A veces es normal que un parto dure mucho tiempo. No hay peligro siempre y cuando la madre descanse entre contracciones, beba líquidos y orine. Otras veces, un parto muy largo puede ser seña de peligro. Observe a la madre con cuidado. ¿Se están tardando más en venir las contracciones? ¿Le están dando señas de infección a la madre? ¿Se está ella cansando demasiado? ¿Sigue latiendo bien el corazón del bebé?

Examine a la madre para ver si alguno de los siguientes problemas está causando que el parto se tarde tanto. Si usted tiene experiencia y entrenamiento para hacer exámenes vaginales, haga uno ahora para tratar de encontrar el problema.

El bebé es demasiado grande para caber por la pelvis

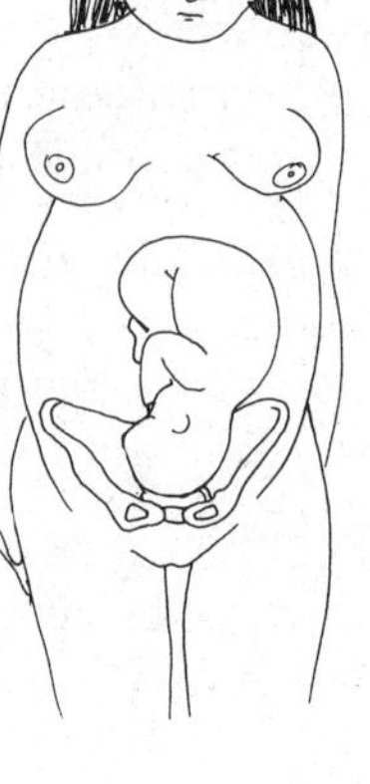

Si el bebé es demasiado grande para poder pasar entre los huesos pélvicos de su madre, no podrá salir por la vagina. La madre podría seguir tratando de dar a luz hasta que se le desgarrara la matriz y ella muriera de sangrada, o hasta que ella y el bebé murieran de cansancio.

A veces uno puede averiguar si el bebé es demasiado grande tentando el vientre de la madre, pero muchas otras veces uno tiene que valerse de otra información. Es más probable que una mujer tenga un bebé demasiado grande para nacer por la vagina si:

- El padre del bebé es muy grande (sobre todo comparado con la madre, o si el padre es de una raza de gente más grande).
- La madre es muy bajita en comparación a otra mujeres de su área.
- La madre es muy joven y sus caderas no se han desarrollado completamente.
- La madre tiene una deformidad de los huesos de las caderas.
- La madre tiene diabetes.
- El bebé se siente muy grande o creció más rápido de lo usual durante el embarazo.
- El bebé tiene la cabeza muy grande.
- Cuando el parto comenzó, la cabeza del bebé aún no había bajado en el vientre—se sentía más arriba del hueso púbico (vea pág. 166).
- La madre tuvo dificultades empujando para afuera a su último bebé y el de ahora es aún más grande.
- El parto ha durado mucho sin que haya habido progreso.

Como usted no puede saber con seguridad si el bebé va a caber por la pelvis, deje que la madre esté de parto unas cuantas horas para ver qué pasa. A veces un bebé parece estar muy grande pero nace sin problemas. Si la madre ha tenido contracciones fuertes por más de 12 horas y no hay señas de que el bebé vaya a nacer pronto, llévela a un hospital. Quizás necesiten operarla para sacar al bebé.

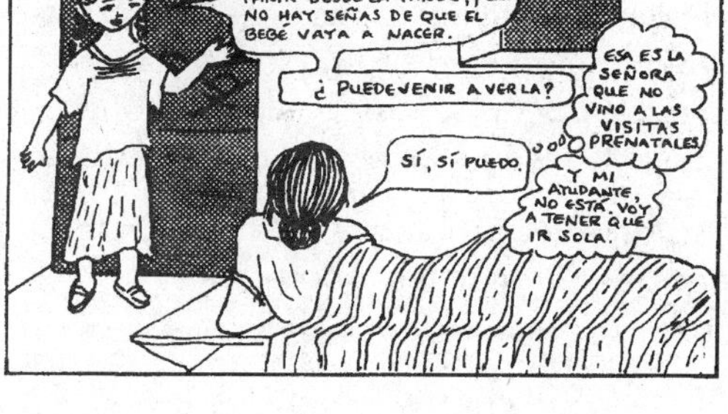

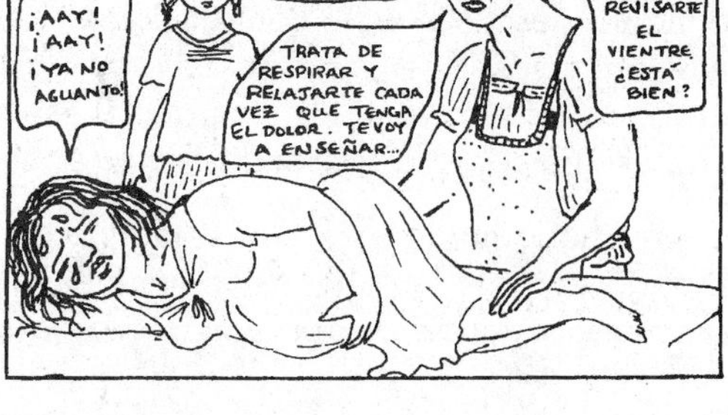

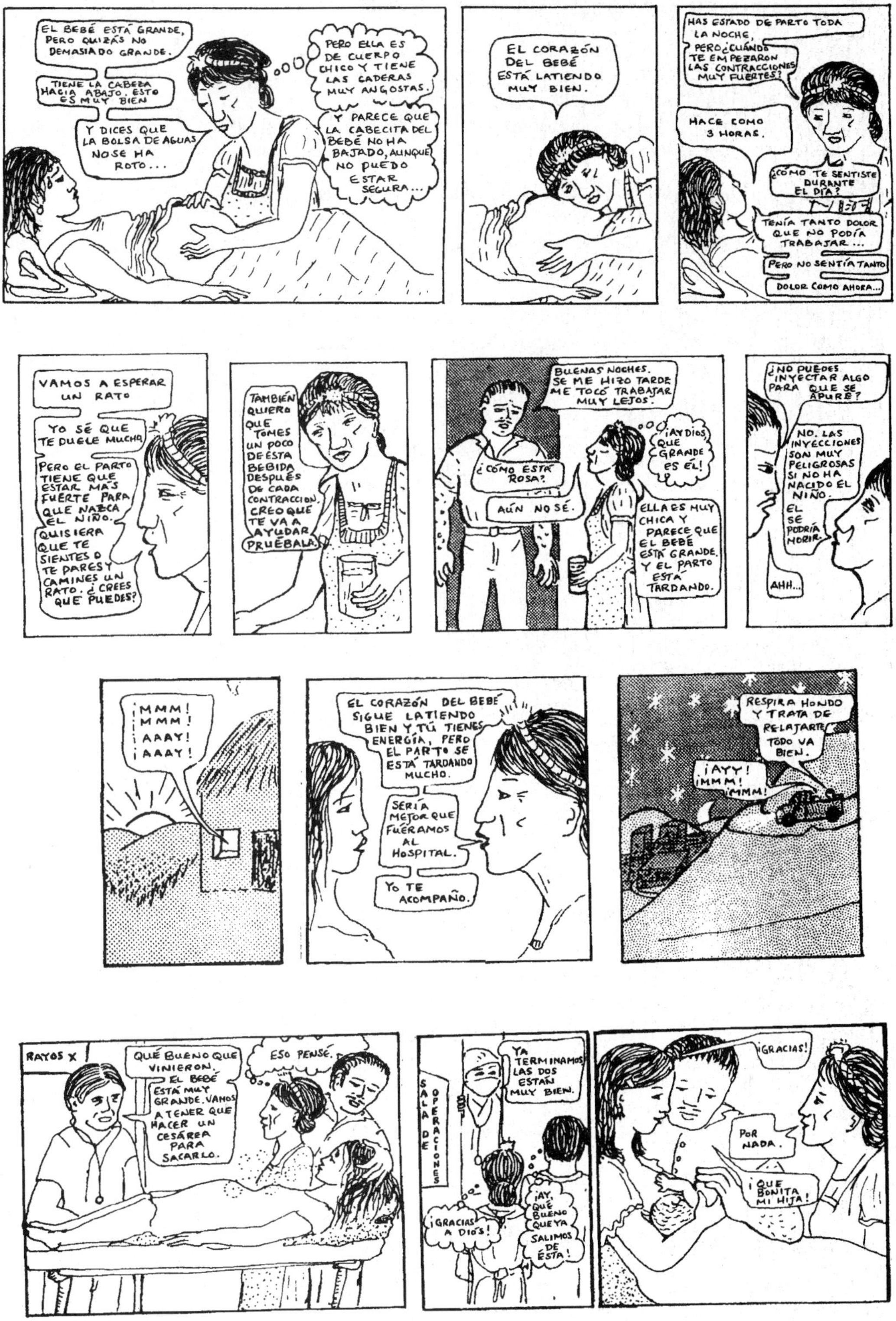
EL BEBÉ ESTÁ GRANDE, PERO QUIZÁS NO DEMASIADO GRANDE.
TIENE LA CABEZA HACIA ABAJO. ESTO ES MUY BIEN
Y DICES QUE LA BOLSA DE AGUAS NO SE HA ROTO...
PERO ELLA ES DE CUERPO CHICO Y TIENE LAS CADERAS MUY ANGOSTAS.
Y PARECE QUE LA CABECITA DEL BEBÉ NO HA BAJADO, AUNQUE NO PUEDO ESTAR SEGURA...
EL CORAZÓN DEL BEBÉ ESTÁ LATIENDO MUY BIEN.
HAS ESTADO DE PARTO TODA LA NOCHE, PERO ¿CUÁNDO TE EMPEZARON LAS CONTRACCIONES MUY FUERTES?
HACE COMO 3 HORAS.
¿CÓMO TE SENTISTE DURANTE EL DÍA?
TENÍA TANTO DOLOR QUE NO PODÍA TRABAJAR...
PERO NO SENTÍA TANTO
DOLOR COMO AHORA...
VAMOS A ESPERAR UN RATO
YO SÉ QUE TE DUELE MUCHO
PERO EL PARTO TIENE QUE ESTAR MÁS FUERTE PARA QUE NAZCA EL NIÑO.
QUISIERA QUE TE SIENTES O TE PARES Y CAMINES UN RATO. ¿CREES QUE PUEDES?
TAMBIÉN QUIERO QUE TOMES UN POCO DE ESTA BEBIDA DESPUÉS DE CADA CONTRACCIÓN. CREO QUE TE VA A AYUDAR. PRUÉBALA.
BUENAS NOCHES. SE ME HIZO TARDE. ME TOCÓ TRABAJAR MUY LEJOS.
¡AY DIOS, QUE GRANDE ES ÉL!
¿CÓMO ESTÁ ROSA?
AÚN NO SÉ.
ELLA ES MUY CHICA Y PARECE QUE EL BEBÉ ESTÁ GRANDE. Y EL PARTO ESTÁ TARDANDO.
¿NO PUEDES INYECTAR ALGO PARA QUE SE APURE?
NO. LAS INYECCIONES SON MUY PELIGROSAS SI NO HA NACIDO EL NIÑO. ÉL SE PODRÍA MORIR.
AHH...
¡MMM! ¡MMM! ¡AAAY! ¡AAAY!
EL CORAZÓN DEL BEBÉ SIGUE LATIENDO BIEN Y TÚ TIENES ENERGÍA, PERO EL PARTO SE ESTÁ TARDANDO MUCHO.
SERÍA MEJOR QUE FUÉRAMOS AL HOSPITAL.
YO TE ACOMPAÑO.
RESPIRA HONDO Y TRATA DE RELAJARTE. TODO VA BIEN.
¡AYY! ¡MMM! ¡MMM!
RAYOS X
QUÉ BUENO QUE VINIERON. EL BEBÉ ESTÁ MUY GRANDE. VAMOS A TENER QUE HACER UN CESÁREA PARA SACARLO.
ESO PENSÉ.
SALA DE OPERACIONES
YA TERMINAMOS. LAS DOS ESTÁN MUY BIEN.
¡GRACIAS A DIOS!
¡AY, QUÉ BUENO QUE YA SALIMOS DE ÉSTA!
¡GRACIAS!
POR NADA.
¡QUE BONITA MI HIJA!

El bebé viene en una posición difícil

Por lo general, el parto es más rápido cuando el bebé viene con la cabeza hacia abajo y la cara hacia atrás. Si el bebé viene en otra posición, por ejemplo, con la cara hacia adelante, con el cuello doblado hacia atrás como si la cara o la frente fuera a nacer primero o con el cuerpo atravesado—puede ser muy difícil o imposible que nazca por la vagina.

El bebé que viene dando la cara hacia la barriga de la madre

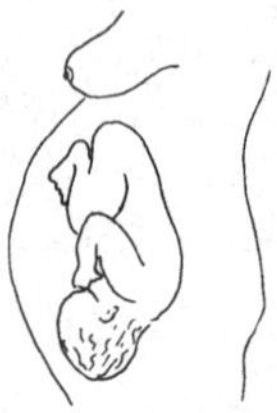

Un bebé con la cara hacia adelante muchas veces nace sin problemas aunque el parto generalmente es más tardado. Quizás usted quiera hacer que el parto se vuelva más fuerte. A veces ayuda *estimular los pezones* o usar otros métodos naturales no peligrosos, como el caminar (vea pág. 377). También puede ayudar lo siguiente:

- Ponga a la madre a gatas por una hora o más. (Si ella quiere, se puede parar y estirar entre contracciones.)

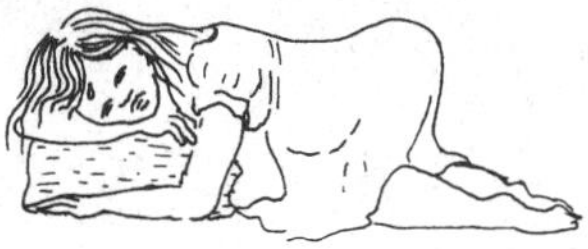

- Pida a la madre que haga el ejercicio del gato enojado entre contracciones (vea pág. 69).

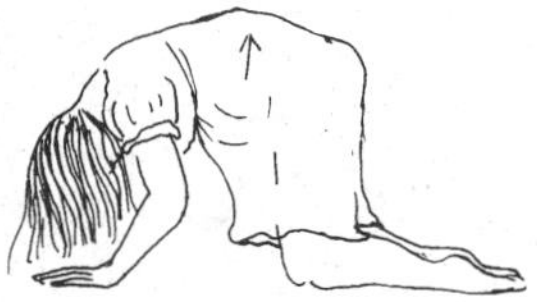

Doblar la espalda hacia arriba

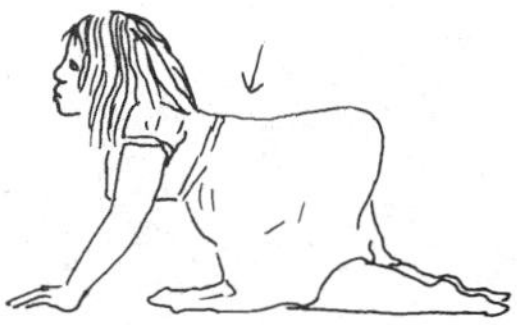

y luego enderezarla

Si después de 12 horas de parto activo no hay señas de progreso, o si el parto deja de progresar por varias horas, lleve a la mujer a un hospital—sobre todo si el hospital está a más de una hora de distancia.

El bebé que quiere sacar la cara o la frente primero

A veces, la posición de la cabeza del bebé puede retrasar o imposibilitar el nacimiento.

La mayoría de los bebés agachan la cabeza hacia el pecho. Esto ayuda a que la cabeza quepa entre los huesos de la madre.

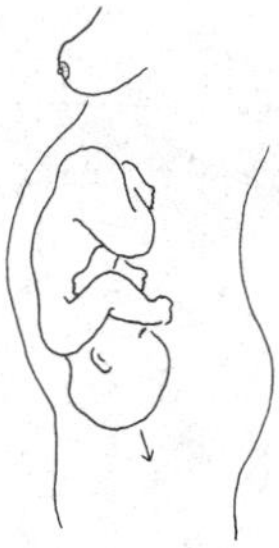

Pero hay bebés que doblan la cabeza hacia atrás y "sacan" la cara. En esa posición es más difícil pasar entre los huesos de la madre.

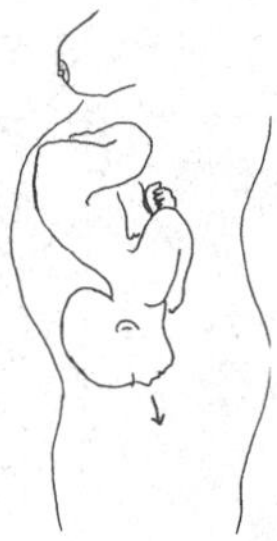

Este bebé está por salir con la frente primero. Por lo general, un bebé no puede nacer así porque no cabe entre los huesos de la madre.

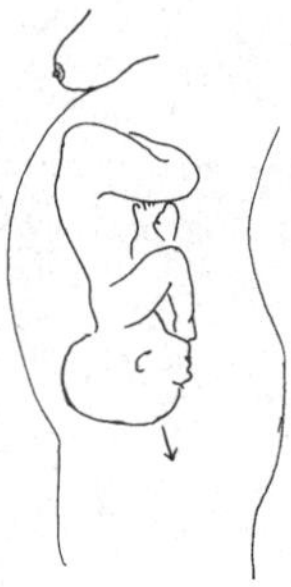

Si sospecha que el bebé viene dando la cara o la frente primero, lleve a la madre al hospital. No trate de cambiar la posición del bebé.

El bebé que viene atravesado

Un bebé que está atravesado en el vientre de su madre no puede nacer en esa posición.

Si la madre ha dado a luz antes, si el período entre contracciones es de 15 a 20 minutos **y** la bolsa de aguas no se ha roto **y** si usted u otra persona que le pueda ayudar es hábil para voltear bebés, quizás puedan hacer que el bebé se dé vuelta fácilmente (vea pág. 409). De no ser así, vayan al hospital de inmediato.

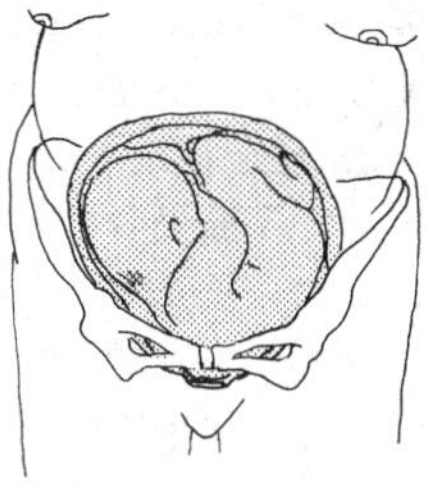

Un bebé que está atravesado no puede pasar así entre los huesos de la madre.

> **¡Cuidado!** No trate de voltear al bebé a menos que una persona muy hábil le haya enseñado cómo hacerlo. Tampoco lo voltee si es la primera vez que la mujer va a dar a luz o si las contracciones vienen cada 10 minutos o con más frecuencia.

La madre está deshidratada o demasiado cansada

Es normal que una madre se canse y sude mucho durante el trabajo fuerte del parto. Pero si la madre se cansa demasiado o se deshidrata (pierde demasiada agua), el parto se puede volver más largo y peligroso. La deshidratación en sí también puede hacer que la mujer se sienta muy cansada.

Si al llegar a un parto, usted encuentra que la madre está muy cansada y tiene señas de deshidratación (vea pág. 171), dele de inmediato té aguado con mucha azúcar o miel, jugo de fruta, o suero para tomar (vea pág. 172).

Si la madre está muy cansada, averigüe si está en la fase leve, activa o avanzada del parto (vea pág. 140).

- Si el trabajo leve del parto dura muchas horas o días, la madre podría cansarse demasiado (aún antes de que empezara el trabajo activo) para poder dar a luz. Si todavía falta mucho tiempo para el nacimiento, quizás lo mejor sería que la madre descansara o durmiera entre las contracciones. Ayúdela a ponerse cómoda y a relajarse.

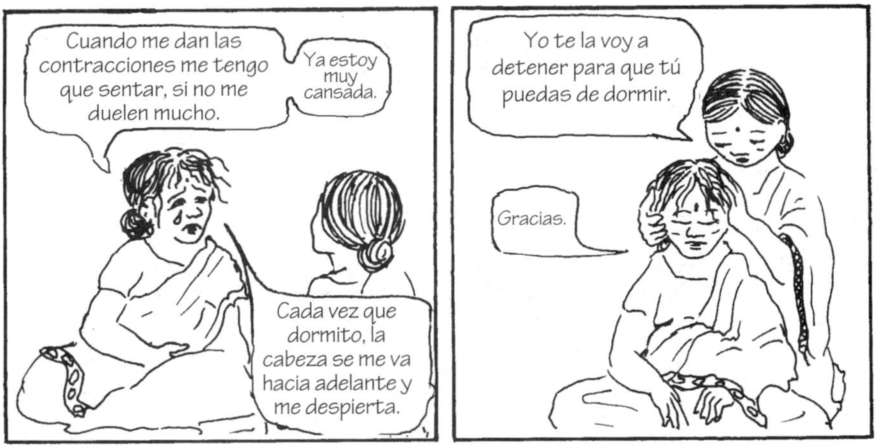

Tal vez en su área se usen bebidas o remedios de hierbas (como la valeriana) que ayudan a las mujeres a descansar durante el trabajo leve del parto. Si sabe con seguridad que dichos remedios no son dañinos para el bebé, usted puede darle uno a la madre.

A veces, las emociones (el miedo, el no querer otro niño, la soledad) retrasan el parto. El cariño y el apoyo pueden ayudar a la madre a sentirse mejor.

- Si el parto ya está en la etapa activa, pero no hay señas de que esté progresando y parece que todavía faltan muchas horas para el nacimiento, anime a la madre y dele mucho líquido. Quizás también dele un masaje y un baño (si la bolsa de aguas no se ha roto). Si el parto ha estado en la etapa activa más de 12 horas y no hay señas de que el bebé vaya a nacer pronto, lleve a la madre al hospital.

La vejiga de la madre está llena pero ella no puede orinar

Para revisar si la vejiga está llena, sienta la parte baja del vientre. Una vejiga llena se siente como una bolsa de plástico llena de agua. Muchas veces se nota la redondez de la vejiga bajo la piel.

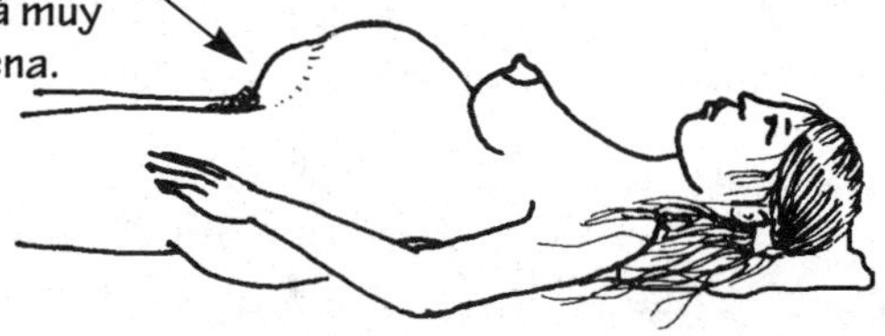

Si la madre tiene llena la vejiga, ella **debe** orinar. Si no puede salir de la cama, ayúdela a acuclillarse y a orinar allí en una bacinica o un traste. Si tiene que estar acostada, póngale trapos entre las piernas y pídale que orine allí. A algunas mujeres les sirve oír agua corriendo, meter una mano en agua tibia, o echarse agua tibia y limpia en los genitales.

Si, a pesar de todo, la mujer no puede orinar, necesitará ayuda. Un trabajador de la salud bien entrenado podrá ponerle una sonda estéril en la vejiga para ayudar a la orina a salir. La madre podrá quedarse en casa si hay quien pueda ponerle la sonda allí. Si no, usted tendrá que llevarla a un hospital.

La madre está nerviosa o asustada

A veces, mientras más miedo le tiene una mujer al parto, más lucha ella en su contra. Esto puede hacer que el parto sea más largo y doloroso. Muchas veces, con el apoyo y la compañía de algunos parientes y amigos, el problema se resuelve (vea págs. 313 a 321). Los parientes o los vecinos que no aprecien a la madre no deben asistir al parto.

Es normal que una mujer que va a tener a su primer bebé se asuste o se ponga nerviosa cuando el parto se vuelva muy activo. Esto puede hacer que un parto que iba bien se vuelva más lento o se detenga. Ayude a la madre a entender que la etapa activa es normal y ayuda a que el bebé nazca. Recuérdele cariñosamente que entre más se resista, más tiempo durará el parto.

6. La madre tiene sangrado fuerte o inusual: coágulos de sangre, sangre fresca o más de ¾ de taza de sangre durante el parto

Cualquier sangrado inusual

Si la madre sangra demasiado, puede caer en estado de choque:

Estado de choque

Señas

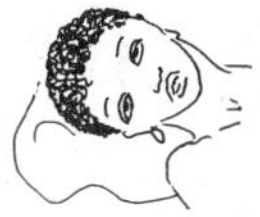

- La madre se siente mareada, muy débil y como si se fuera a desmayar.

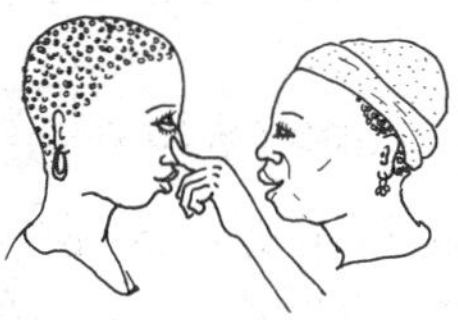

- La madre está muy pálida y suda frío. Las mujeres que tienen la piel oscura también se ponen pálidas cuando sangran demasiado. Es más facil notar la palidez en los ojos y las uñas que en la piel. Jale el párpado de abajo y revise si la piel alrededor del ojo se ve rosa en vez de roja. También puede empujar una uña. Si la uña no se pone blanca, puede que la madre ya haya perdido mucha sangre.

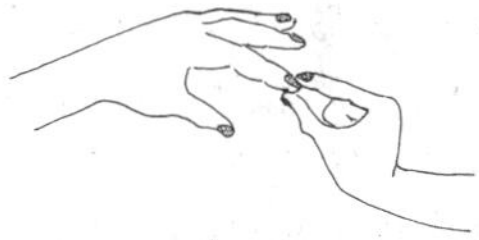

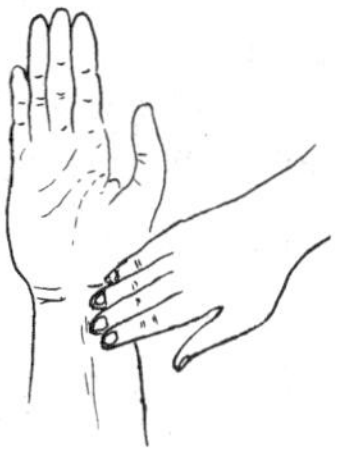

- El pulso de la madre es de más de 100 latidos por minuto y se siente ligero y distante.

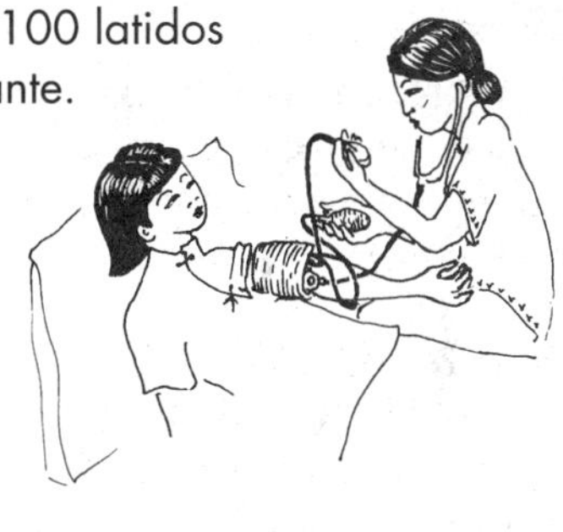

- Su presión baja a menos de 80/40; o cualquiera de los dos números de su presión normal durante el embarazo baja más de 15 puntos.

Qué hacer en caso de choque

1. Acueste a la madre con la cabeza más baja que las piernas y las caderas. Esto manda más sangre al cerebro y a los órganos internos.

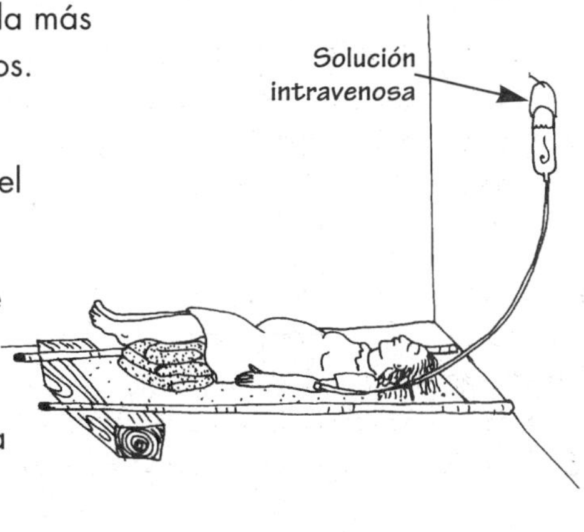

2. Si sabe cómo hacerlo, póngale una solución intravenosa o dele líquidos por el recto (vea pág. 409).

3. Vayan a un hospital. Quizás la madre necesite una transfusión de sangre. Si puede, consiga que las acompañe un familiar que pueda donar la sangre para la cuenta de la madre.

Sangrado fuera de lo común, sin dolor

El que la madre sangre sin sentir ningún dolor inusual, podría ser seña de placenta previa (vea pág. 101). Las señas de placenta previa por lo general aparecen a fines del embarazo, pero a veces la primera seña se da durante el trabajo ligero del parto: suficiente sangrado, color rojo vivo, para empapar una toalla sanitaria. Si hay señas de placenta previa, vayan al hospital de inmediato. No hay que esperar a ver si el sangrado empeora porque una vez que el cervix se abra, la madre podría sangrar hasta morir. En camino al hospital, dé el tratamiento para choque (vea la pág. anterior).

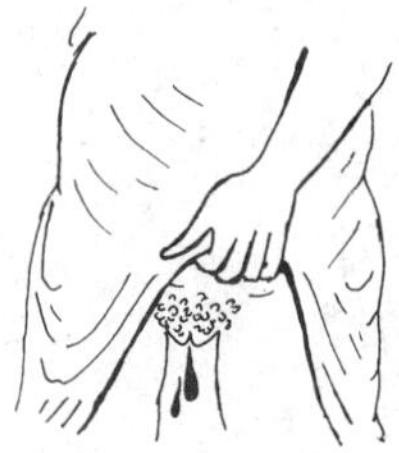

La sangre fresca y color rojo vivo durante el parto puede ser seña de placenta previa.

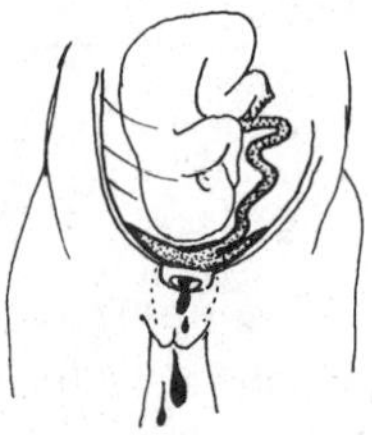

Si la placenta cubre el cérvix así, sangrará cuando el cérvix se abra.

> **¡Cuidado!** Nunca haga un examen vaginal si hay cualquier sangrado inusual. Podría hacer un agujero en la placenta con un dedo y empeorar mucho el sangrado.

7. La madre siente dolor entre contracciones y la matriz no se ablanda, o ella siente dolor raro durante las contracciones.

El dolor entre las contracciones o un dolor raro **durante** las contracciones puede ser seña de un problema muy grave. Puede indicar que la placenta se está despegando de la pared de la matriz (placenta desprendida), o que la matriz está desgarrada o infectada.

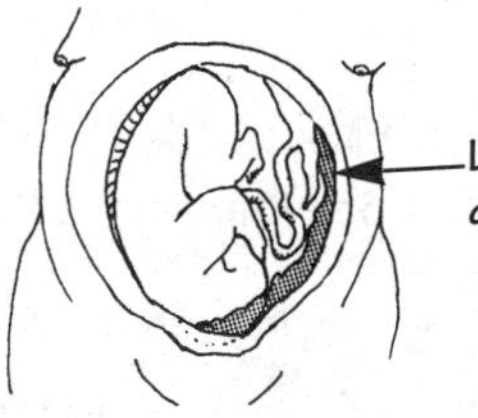

Placenta desprendida *(abrupción)*

Si la placenta se empieza a desprender antes de tiempo, tanto el bebé como la madre estarán en peligro. La madre podría morir de hemorragia porque el sitio donde la placenta haya estado pegada empezará a sangrar. La matriz no podrá encogerse para cerrar ese sitio mientras el bebé aún esté adentro. El bebé podría morir o tener problemas muy graves porque ya no recibirá suficiente aire de su madre.

Señas de que hay sangrado en la matriz:

- La madre siente dolor entre las contracciones (al principio el dolor puede ser muy leve, por eso hay que prestarle mucha atención a cualquier dolor inusual). El peligro es mayor si el dolor va empeorando.
- Puede haber sangrado de la vagina de la madre (pero a veces no).
- La matriz está dura entre contracciones o todo el tiempo.
- La madre siente el vientre adolorido o le duele cuando se lo tocan.
- La madre tiene señas de choque (vea la pág. anterior).
- El corazón del bebé late muy rápidamente (más de 180 veces por minuto) o muy lentamente (menos de 100 veces por minuto), o tal vez no late porque el bebé ha muerto.

A menos que el parto esté progresando muy rápidamente, lleve a la madre a un hospital de inmediato. En el camino al hospital, dé el tratamiento para choque (vea pág. anterior).

Matriz desgarrada

El que la matriz se haya desgarrado quiere decir que se ha abierto, por ejemplo así

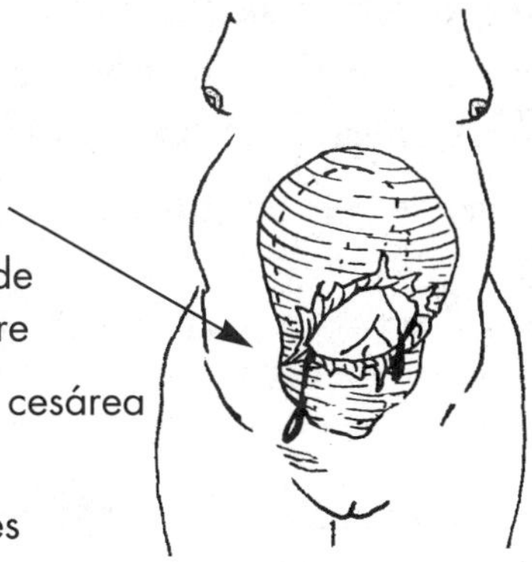

Como la matriz está por dentro, usted no podrá ver si está desgarrada. Pero la madre y el bebé pueden morir si no reciben atención inmediata.

Cualquiera de estas cosas puede causar que la matriz se desgarre

- A la madre le hicieron una cesárea para un parto anterior.
- La madre ha tenido 5 bebés o más.
- El parto es muy intenso y dura mucho.
- Alguien le dio a la madre medicina (inyectada o tomada) para apurar el parto o hacerlo más fuerte.
- Alguien ha estado empujando el vientre de la madre, o este ha sido golpeado o lastimado.
- El bebé está muy grande o viene en una posición difícil.

Usted no podrá ver por fuera si la matriz está desgarrada, pero las siguientes señas le ayudarán a reconocer ese problema:

- La madre siente un dolor muy fuerte entre contracciones, luego siente que algo se desgarra por dentro y luego siente menos dolor.
- Las contracciones se detienen.
- Puede que la madre sangre (aunque a veces la sangre no llega a salir).
- La madre tiene señas de choque (vea pág. 243).
- El bebé se siente suelto (y a veces alto) en el vientre y su corazón no se escucha.

Si nota señas de que la matriz se ha desgarrado, lleve a la madre de inmediato a un hospital, sin importar qué tan lejos esté. Ella puede morir desangrada rápidamente, y el bebé también morirá. En camino al hospital, dele el tratamiento para choque. La madre va a necesitar una operación para detener la hemorragia, una transfusión de sangre para reponer la que ella haya perdido y antibióticos para evitar una infección. Si es posible, asegúrese de que vaya con ella alguien que le pueda donar sangre para su cuenta.

Infección de la matriz

A veces, una infección de la matriz también causa dolor entre contracciones en o arriba de la matriz. Una infección se da cuando microbios dañinos entran en la matriz y perjudican a la madre. Las señas de una infección de la matriz son parecidas a las señas de otras infecciones. Vea qué hacer en la pág. 235. Una infección de la matriz también puede producir choque (vea pág. 243).

8. La madre tiene pre-eclampsia: presión de más de 140/90, manos y cara hinchadas, dolor de cabeza, cambios de la visión, dolor entre las costillas, reflejos acentuados

Si la madre tiene **cualquier** seña de pre-eclampsia (vea pág. 112) durante el parto, podría llegar a tener convulsiones (ataques), desprendimiento de la placenta, sangrado en el cerebro, o una hemorragia fuerte. El bebé podría morir.

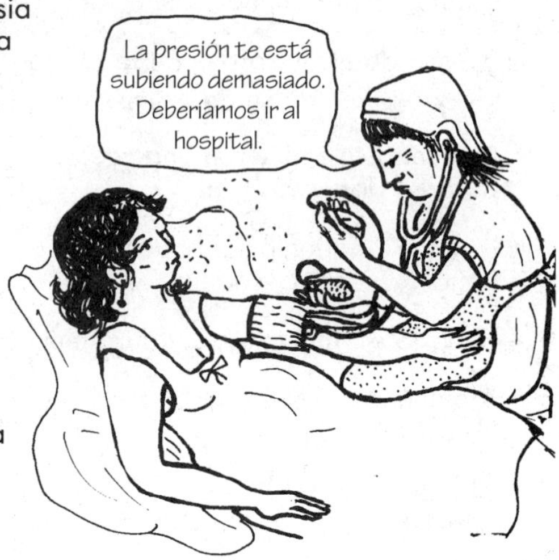

En camino al hospital

Es mejor que una mujer con pre-eclampsia vaya al hospital de inmediato. En el camino, pídale que, de ser posible, se acueste del lado izquierdo y ayúdele a estar tranquila. Evite que le dé luz fuerte a la madre en la cara. De ser necesario, tápele los ojos con algo. Por lo general los partos de madres con pre-eclampsia son muy rápidos. Quédese con la madre por si el bebé nace rápidamente o a la madre le dan convulsiones o ataques (vea pág. siguiente).

Si se queda en casa

Si no hay manera de ir al hospital, pídale a la madre que se quede acostada sobre su lado izquierdo. Ayúdele a estar tan tranquila y callada como sea posible. Mantenga oscuro su cuarto y dele bastante líquido. Esté lista por si le dan convulsiones (vea pág. siguiente).

Hay varias medicinas que se pueden usar para la pre-eclampsia y para prevenir las convulsiones. Pero existen muchas opiniones sobre cuáles usar, cuándo usarlas y en qué cantidades usarlas. Cada país o ministerio de salud puede tener diferentes reglas para el uso de dichas medicinas. Averigüe cuáles medicamentos se usan en su área y aprenda cómo darlos.

Lo mejor es usar estas medicinas sólo en el hospital, ya que tienen muchos efectos secundarios peligrosos. Pero como reconocemos que a veces no es posible llegar a un hospital y estas medicinas pueden salvar vidas, hemos incluido recomendaciones de cuándo usarlas. Use estas medicinas sólo si sabe cómo usarlas correctamente. El sulfato de magnesio es la mejor medicina para prevenir las convulsiones fuertes, pero su uso es complicado y puede hacer que la madre deje de respirar. Pregunte a las autoridades de salud de su área si puede dar sulfato de magnesio y aprenda cómo usarlo.

Si no tiene equipo para medir la presión de la sangre

Para prevenir convulsiones, puede darle a la madre una inyección intramuscular de uno de estos medicamentos (vea págs 383 a 388):

Diazepam (*Valium*): 10 mg. cada 8 horas (lo puede poner por el ano también);

Amobarbital: 250 mg. cada 6 horas;

Fenobarbital: 130 mg. en la primera inyección; luego de 30 a 60 mg. cada 6 horas.

¡Cuidado! No dé una cantidad mayor de diazepam que la indicada. Demasiado diazepam puede hacer que la madre deje de respirar. El diazepam a veces también adormita al bebé de tal modo que él no podrá respirar por sí solo al nacer. Esté lista para dar respiración boca a boca (vea pág. 280) si se necesita.

Si tiene equipo para medir la presión de la sangre

- Si la madre tiene la presión entre 140/90 y 160/110, dele ya sea diazepam, amobarbital o fenobarbital como explicamos en la pág. anterior.
- Si la presión es de 160/110 o más alta, dele diazepam o fenobarbital en las dosis mencionadas y uno de de los siguientes medicamentos para evitar sangrado en el cerebro. Dé una de las siguientes medicinas una sola vez.

  Metildopa (*Aldomet*): 250 mg. tomados

  Hidralacina (*Apresolina*): 25 mg. tomados

  Hidralacina: 10 a 25 mg. por inyección intramuscular

Puede darle a la madre una medicina contra las convulsiones y una para evitar sangrado en el cerebro, pero no las mezcle. Use una jeringa separada para cada medicina.

9. La madre tiene convulsiones (ataques)

Durante una convulsión, la madre puede perder el conocimiento. Puede que los ojos se le volteen y que la cara y las manos se le sacudan. Puede que ella se ponga tiesa o que el cuerpo se le sacuda, incluso con mucha fuerza. Tal vez ella se ponga azul o haga un ruido fuerte y burbujeante al respirar. Puede que se muerda la lengua, o que orine u obre. Luego quizás se duerma un rato. Cuando despierte, tal vez esté confundida y no recuerde qué pasó.

Una convulsión puede durar desde unos segundos hasta varios minutos. Algunas son más fuertes que otras, pero todas pueden ser peligrosas. Más de la mitad de las mujeres que tienen convulsiones durante el parto mueren, pierden a su bebé, o las dos cosas. Lleve a la madre a un hospital en cuanto se le pase la primera convulsión.

Qué hacer durante una convulsión

1. Mantenga la calma.

2. Póngale a la madre un palito plano forrado de gasa o tela entre los dientes para que no se muerda la lengua. Asegúrese de que tenga la garganta destapada para que pueda respirar bien.

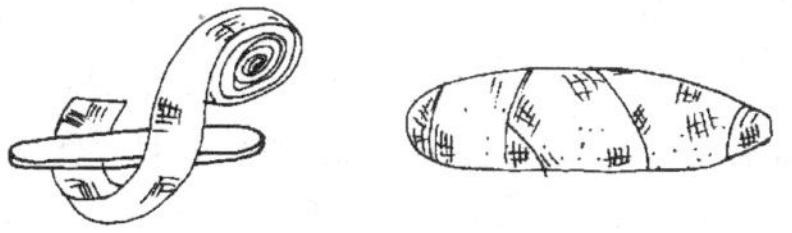

Envuelva un palito en gasa para ponerlo entre los dientes de la madre.

3. Acueste a la madre de lado para que no aspire su vómito o saliva.

4. Si tiene, dele oxígeno.

5. Dele diazepam como se indica en la pág. siguiente.

6. Quite cualquier cosa que ella tenga puesta (como pasadores en el pelo) o cualquier cosa a su alrededor con la que pueda lastimarse.

Medicina para convulsiones

Cuando la madre esté teniendo convulsiones, usted puede darle diazepam de una de estas formas:

- Diazepam Inyectable. La madre no podrá tomar pastillas cuando esté teniendo convulsiones y puede que el diazepam inyectado en un músculo durante las convulsiones no funcione muy bien. Por eso, lo más recomendable es poner el diazepam inyectable por el recto. Ponga 20 mg. de diazepam después de la primera convulsión. Si a la madre le dan más convulsiones, póngale 10 mg. de diazepam después de cada una. No repita esto más de 3 veces.

  Para dar el diazepam inyectable, primero prepare la jeringa (con 20 mg. de diazepam y con 10 mg. después) y luego quítele la aguja. Meta toda la punta de la jeringa en el recto de la persona e inyecte todo el líquido. Deje la jeringa allí por unos 5 minutos para que la medicina no se salga. (Si parte del líquido se escapa, puede poner otros 5 mg. de diazepam—pero no más.)

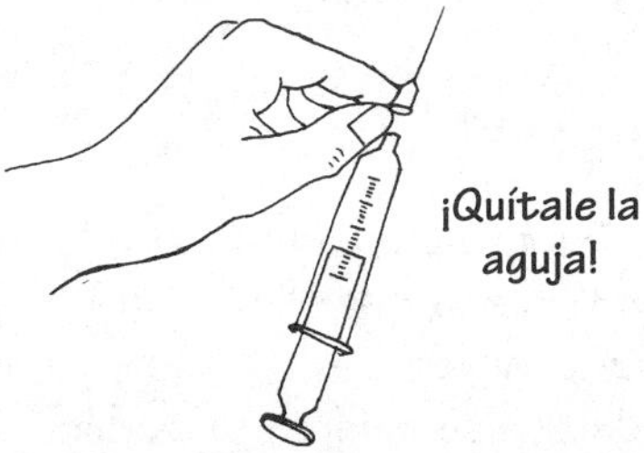

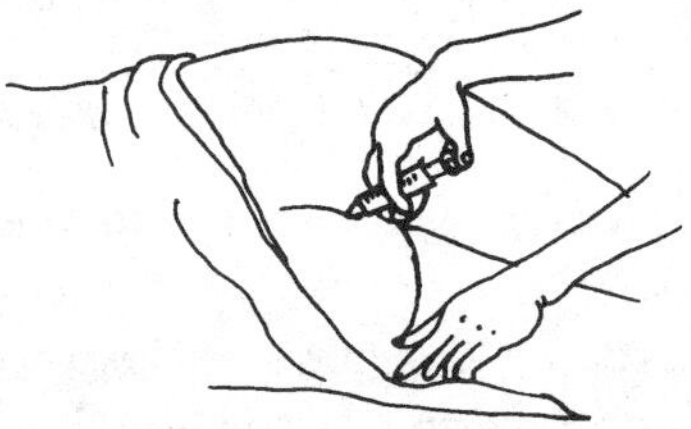

- Pastillas de diazepam. Si sólo tiene diazepam en pastillas, puede molerlas y mezclarlas con agua. (Las pastillas no se disolverán, pero de todos modos muélalas bien y mézclelas con agua.) Dé la misma dosis que con el diazepam inyectable.

- Jale la mezcla con la jeringa y póngala en el ano—como se explica arriba. Si no tiene jeringa, meta las pastillas en el recto de la madre. Tenga en cuenta que tomarán bastante tiempo en disolverse. No se olvide de ponerse guantes antes de tocar el recto de la madre.

10. El pulso de la madre es de más de 100 latidos por minuto

Cuando la madre está descansando entre contracciones, su pulso debe ser más o menos igual al que ella tenía durante el embarazo.

Un pulso rápido se puede deber a diferentes problemas:

- fiebre o calentura (vea pág. 235)
- pérdida de sangre (pág. 243)
- deshidratación (pág 171)
- miedo (pág. 242)

Para averiguar cuál es la causa del pulso rápido, lea las páginas donde explicamos cada uno de estos problemas.

11. El corazón del bebé late más de 160 veces o menos de 110 veces por minuto

El mejor momento para escuchar el corazón del bebé es justo después de que pase una contracción. Asegúrese de que esté escuchando el corazón del bebé y no el de la madre (vea págs. 127 y 128).

El corazón del bebé late demasido despacio

Las siguientes condiciones pueden causar que el corazón del bebé lata menos de 110 veces por minuto:

- La placenta no funciona bien. Esto es más probable si la madre tiene la presión alta o si el bebé viene tarde.
- La placenta se está empezando a desprender de la matriz.
- El cordón está siendo aplastado o estirado demasiado.

Si usted nota que el corazón del bebé late muy lentamente por unos segundos justo después de una contracción, pero luego late normalmente, puede que el bebé esté teniendo problemas. Escúchelo durante varias contracciones seguidas. Si la mayoría de las veces se oye normal después de las contracciones, es probable que las cosas estén bien. Pídale a la madre que pruebe diferentes posiciones para ver si alguna ayuda a quitar la presión del cordón (vea pág. 317). Escuche al bebé para determinar qué posición le ayuda más. Siga revisando el latido del corazón del bebé durante el resto del parto para que note si vuelve a ponserse lento.

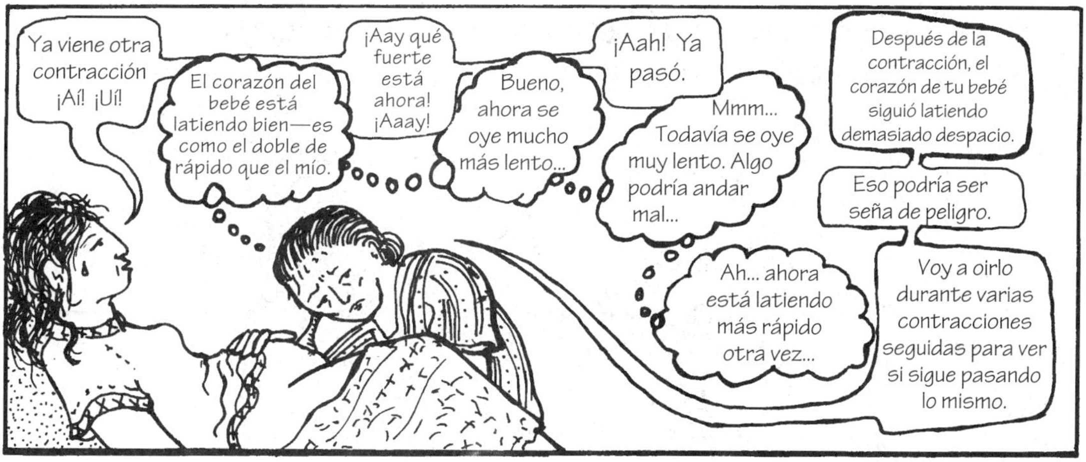

Si parece que el corazón del bebé sigue latiendo demasiado despacio después de una contracción, el bebé podría estar en peligro. Si el latido baja a menos de 90 veces por minuto y sigue lento hasta la próxima contracción—o casi hasta la próxima contracción—el bebé está en peligro. Y es aún más seguro que esté en peligro si hay otras señas de riesgo, como aguas verdes o un parto largo. El bebé podría tener daño cerebral o estar muy débil al nacer.

Usted tendrá que calcular cuánto tiempo le falta a la madre para dar a luz y si hay tiempo de llegar al hospital. Si usted cree que el bebé va a nacer pronto y la madre siente ganas de pujar, quizás lo mejor sería quedarse en casa y ayudar al bebé a nacer lo más pronto posible. Si decide llevar a la madre al hospital, pídale que se ponga de rodillas con el pecho contra el piso o en otra posición con las caderas en alto. Tal vez esto ayude a llevarle más sangre y oxígeno al bebé.

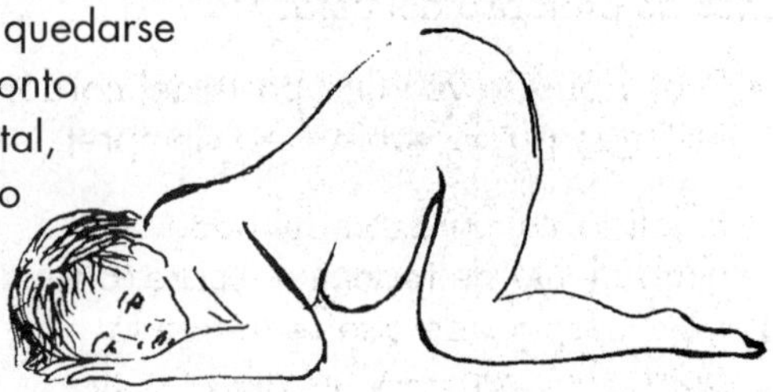

El corazón del bebé late demasiado rápido

Las siguientes cosas pueden causar que el corazón del bebé lata más de 160 veces por minuto:

- La madre está deshidratada (vea pág. 171).
- La matriz de la madre está a punto de desgarrarse (vea pág. 245).
- La madre tiene fiebre o calentura (vea pág. 235).
- La madre está sangrando (vea pág. 243).

Lleve a la madre al hospital si el corazón del bebé sigue latiendo muy rápidamente durante 20 minutos (o durante 5 contracciones) y ella tiene una o más de las condiciones que acabamos de mencionar.

12. El cordón baja y queda enfrente del bebé (prolapso del cordón)

A veces cuando la bolsa de aguas se rompe, el cordón baja por la vagina y queda enfrente de la cabeza del bebé. Esto es más común cuando hay mucho líquido en la bolsa, cuando el bebé es muy pequeño o cuando está en una posición difícil. Si el cordón se atora entre la cabeza del bebé y los huesos de la madre, puede quedar aplastado. De ser así, el bebé no podrá recibir suficiente sangre ni oxígeno y morirá sofocado.

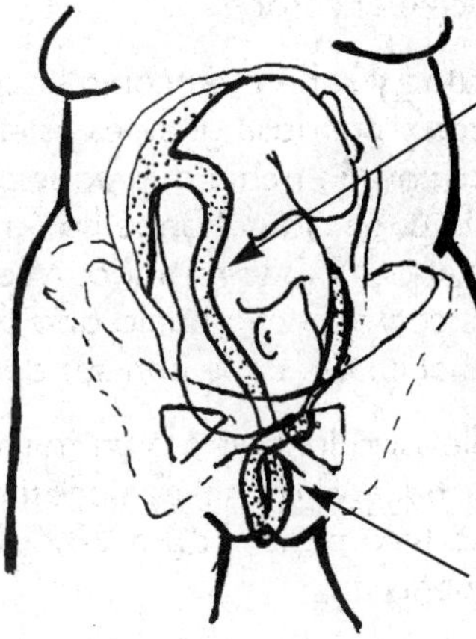

Señas de prolapso del cordón:

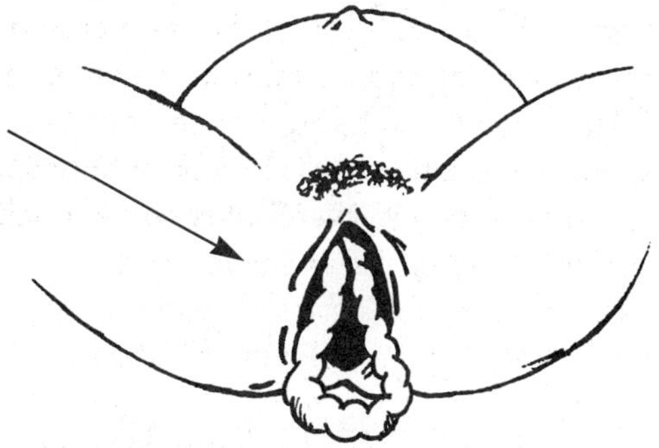

- Puede que se vea una parte del cordón saliendo por la vagina (no siempre).
- El latido del corazón del bebé se vuelve lento de repente—sobre todo justo después de que se rompe la bolsa de aguas—y no vuelve a su velocidad normal.
- El corazón del bebé late menos de 90 veces por minuto durante cada contracción.

Qué hacer

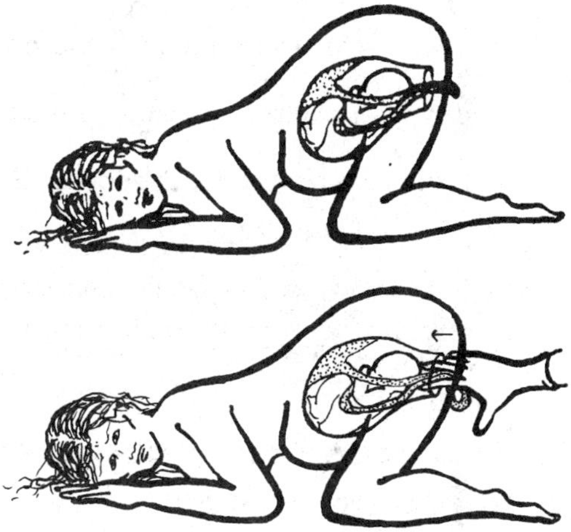

1. Si puede ver el cordón, sienta con cuidado si pulsa. Si está pulsando, lleve a la madre al hospital de inmediato. Será necesario operarla para salvar al bebé. Para el viaje, envuelva el cordón en un trapo estéril y ponga a la madre de rodillas con el pecho contra el piso y con las caderas más arriba que el cuerpo. Esto ayudará a quitarle presión al cordón. No vuelva a tocar el cordón. Si tiene guantes estériles, haga un examen vaginal y trate de empujar la cabeza del bebé hacia arriba, de modo que no aplaste el cordón.

2. Si no ve el cordón y sabe bien cómo hacer un examen vaginal, restriéguese las manos y los brazos y póngase guantes estériles. Sienta la vagina por dentro para ver si encuentra el cordón frente a la cabeza del bebé. Si lo encuentra, con cuidado empuje la cabecita del bebé hacia arriba para que no aplaste el cordón. Trate de no tocar el cordón demasiado. Mientras llegan al hospital, tenga a la madre de rodillas con el pecho hacia abajo y las caderas levantadas. Usted siga empujando la cabecita del bebé con sus dedos.

Si no es posible llevar a la madre a un hospital, ayude al bebé a nacer lo más pronto posible. Si nace vivo, tal vez necesite oxígeno, respiración de boca a boca y atención médica (vea págs. 280 a 282). Por desgracia, lo más probable es que el bebé nazca muerto.

3. Si no siente que el cordón tiene pulso, ayude a la madre a dar a luz en casa. Lo más probable es que el bebé ya esté muerto, así que prepare a la madre para eso.

Complicaciones durante la segunda etapa del parto

Contenido del Capítulo 16

Complicaciones durante la segunda etapa del parto

CAPÍTULO 16

1. El bebé no nace a pesar de que la madre tiene contracciones fuertes y está pujando bien durante 1 ó 2 horas

Aunque el bebé esté bajando hacia la salida, para nacer, puede que la madre necesite pujar bien y tener contracciones fuertes durante varias horas. Para un primer bebé, es común que la madre tenga que pujar 2 horas enteras (y a veces hasta más). Para otros bebés, la madre por lo general no necesita pujar más de 1 hora.

Si usted no ve señas de que la cabeza del bebé esté bajando por el canal del parto, o si le parece que el bebé se atora o que el parto deja de progresar, usted deberá averiguar a qué se debe el retraso. Hágase las siguientes preguntas:

¿Es hora de que la madre puje?

Si la madre empieza a pujar antes de que el cérvix esté bien abierto, el bebé no tendrá suficiente espacio para salir.

Si la madre ha estado pujando sin ningún resultado por más de media hora y usted tiene el entrenamiento necesario para hacer exámenes vaginales, quizás deba hacer uno ahora (vea págs. 389 a 391). Si encuentra que el cérvix no se ha abierto bien todavía, ponga a la madre a gatas con el pecho en el suelo. En esa posición, el peso del bebé no estará sobre el cérvix. Si el cérvix se ha hinchado, la hinchazón bajará y el cérvix podrá empezar a abrirse de nuevo.

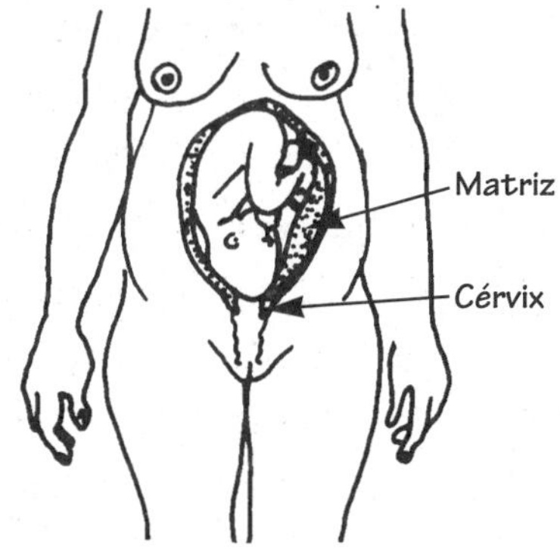

Si el cérvix no se ha abierto bien, el bebé no puede salir—por más que la madre puje. De hecho, los pujidos sólo harán que el cérvix se hinche y tape más la salida.

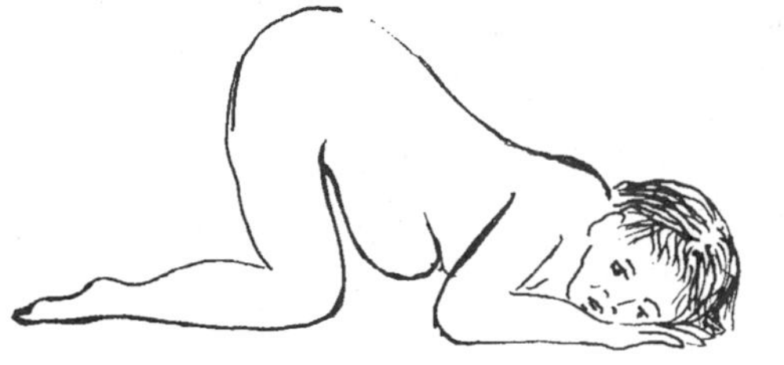

Ayude a la madre a seguir en la posición a gatas sin pujar más o menos por una hora. Cuando usted note señas de que el cérvix se ha adelgazado y se ha abierto completamente (vea págs. 140 y 390), la madre puede tratar de pujar de nuevo.

¿Está pujando correctamente la madre?

A veces, una mujer jala al bebé hacia arriba al mismo tiempo que lo empuja para abajo. Si eso sucede, el bebé no progresará hacia la salida porque la madre lo estará deteniendo. El parto se tardará más y será más doloroso. Ayude a la madre a pujar correctamente deteniendo las nalgas hacia abajo y manteniendo las piernas abiertas y relajadas (vea pág. 184). También puede tratar con el método de empujar en el que detiene la respiración (pág. 321).

¿Está la madre nerviosa, asustada o molesta?

Una mujer que tiene miedo o que está sufriendo emocionalmente puede estar impidiendo que salga su bebé—aun sin darse cuenta. Muchas veces, la madre siente miedo o tensión por una o varias de estas causas:

- Va a tener a su primer bebé.
- Su último bebé nació muerto o deforme, o murió de muy pequeño.
- La madre es muy pobre o tiene muchos niños y no los puede mantener bien.
- La madre no tiene esposo, compañero o familia que le ayude.
- La madre tiene problemas de familia.
- Alguien ha abusado de ella sexualmente.

Como la mayoría de las mujeres no admitirán que están asustadas, usted tendrá que usar su intuición para decidir si el miedo o la tensión están causando problemas. Si usted sospecha que uno o ambos son la causa de que el parto se esté tardando, puede hacer lo siguiente:

- Converse con la madre para ayudarle a calmarse. Trátela con cariño y respeto.
- Dele un masaje.
- Báñela con agua tibia o póngale trapos tibios en el cuerpo.

¿Necesita la madre cambiar de posición?

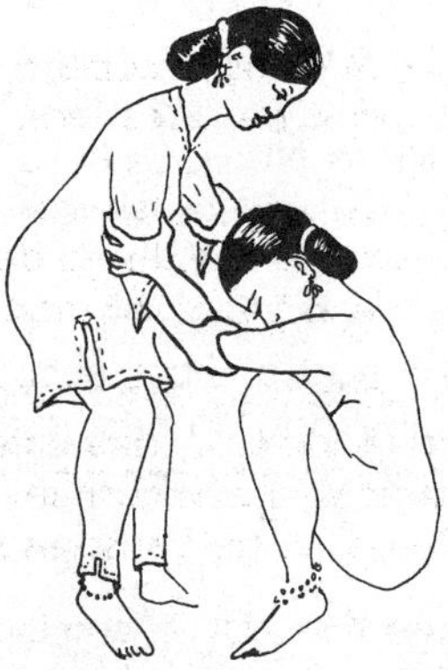

Muchas veces, la mejor posición en que la madre se puede poner para ayudar al bebé a bajar hacia la salida es en cuclillas. Esa posición abre más los huesos de las caderas y pone al bebé "de bajada". A veces sirve que la madre tenga algo con que apoyarse. (Por ejemplo, ella puede sostenerse del respaldo de una silla o de las manos de alguien. Recuerde que la persona o el objeto de apoyo debe ser fuerte y estable.)

Si la madre no se puede acuclillar, pídale que pruebe una de estas posiciones:

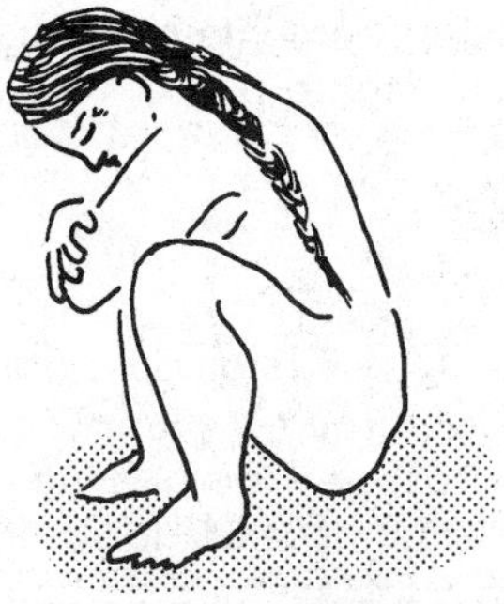

Sentada como si estuviera acuclillada

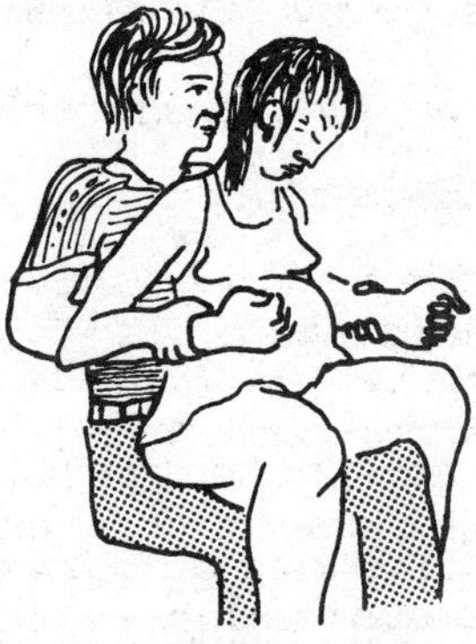

Sentada con la espalda recta

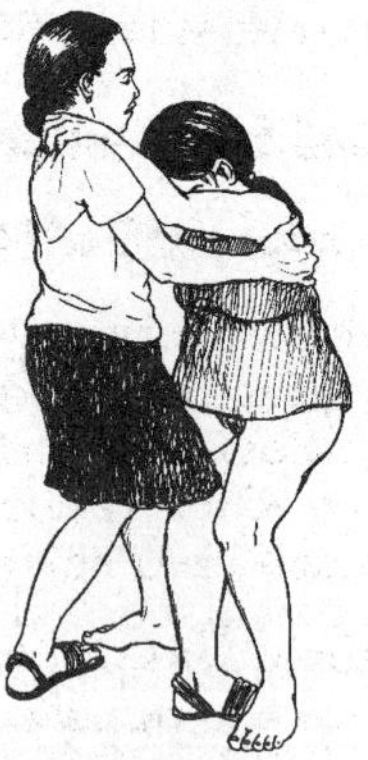

Parada

¿Está la madre demasiado cansada o deshidratada?

Para mayor información sobre el cansancio extremo y la deshidratación, vea las páginas 171 y 241. Si la madre tiene señas de deshidratación, dele suero para tomar (pág. 172) o una de las bebidas mencionamos en la pág. 171.

Si la madre está realmente exhausta y las contracciones siguen fuertes pero el parto no progresa, llévela a un hospital.

Si las contracciones se vuelven más débiles y menos frecuentes, deje que la madre descanse un rato. Si en una hora las contracciones vuelven a hacerse fuertes y el parto va avanzando, quédense en casa. Si las contracciones fuertes no regresan, o si regresan pero el parto no avanza, vayan a un hospital.

¿Tiene la madre la vejiga llena?

Una vejiga llena puede retrasar el parto, o incluso detenerlo por completo. Ayude a la madre a orinar o, si es necesario, póngale una sonda (vea pág. 391).

¿No cabe el bebé entre los huesos pélvicos de la madre?

Hay tres problemas diferentes que pueden dificultar el paso del bebé entre los huesos pélvicos de la madre:

- A veces, aunque la cabeza del bebé es de tamaño normal, los huesos pélvicos de la madre son muy angostos y la cabeza no cabe.
- A veces, los huesos pélvicos son anchos por arriba pero muy angostos por abajo. El bebé puede empezar a bajar pero después se atora.
- A veces la cabeza del bebé es muy grande y no cabe entre los huesos pélvicos aunque estos sean de buen tamaño.

Si hay alguno de estos problemas, es probable que la primera etapa del parto también haya sido más larga de lo usual. Estos problemas pueden causar que la matriz se desgarre o que el bebé y la madre mueran de cansancio.

Si ustedes ya han probado los diferentes métodos que ayudan a bajar al bebé—pujar correctamente, diferentes posiciones, vaciar la vejiga, suero para tomar, masajes, y demás—y aún después de una hora de pujar no notan ningún progreso, vayan al hospital. Puede ser peligroso esperar a que aparezcan otras señas de riesgo.

Mientras van en camino, ayude a la madre a dejar de pujar (vea págs. 188 y 322). De ser posible, pídale que se ponga de rodillas con el pecho hacia abajo o en otra posición con las caderas levantadas para que la cabeza del bebé no esté bajo tanta presión.

¿Viene el bebé en una posición que dificulta o imposibilita el parto?

Vea las págs. 240 a 241 para una descripción de las posiciones en cuestión.

Si el bebé está dando la cara hacia el estómago de la madre, quizás ella pueda pujar mejor si se pone a gatas o en cuclillas. Estas posiciones también podrían ayudar al bebé a voltearse hacia la espalda de la madre a medida que vaya bajando.

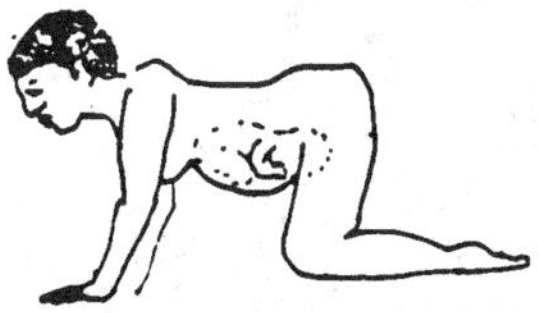

Si el bebé viene como si fuera a sacar la cara o la frente primero, el nacimiento puede ser muy difícil o imposible. Si usted sospecha que ese es el problema, lleve a la madre a un hospital de inmediato. En el camino, ayude a la madre a dejar de pujar (vea pág. 188).

Si ya ha considerado todas las posibilidades anteriores y todavía no está segura de qué es lo que está deteniendo el parto, quizás sea conveniente que lleve a la madre a un hospital. Tome en cuenta lo siguiente al tomar su decisión:

- ¿Ha notado otras señas de riesgo, ya sea en la madre o en el bebé (págs. 164 y 180)?
- ¿Todavía tiene la madre fuerza para pujar?
- ¿Sigue bajando el bebé—o está atorado?
- ¿Qué tan lejos está el hospital?
- ¿Está latiendo bien el corazón del bebé?
- ¿Fue la primera etapa más larga de lo usual?

Si el bebé está bajando, aunque sea despacio, y todas las demás señas le parecen normales, quizás decida usted esperar en casa un poco más. Si hay cualquier seña de riesgo, si la madre está demasiado cansada o si el hospital queda cerca, vayan allá. Quizás sea necesario sacar al bebé con fórceps o por medio de una operación.

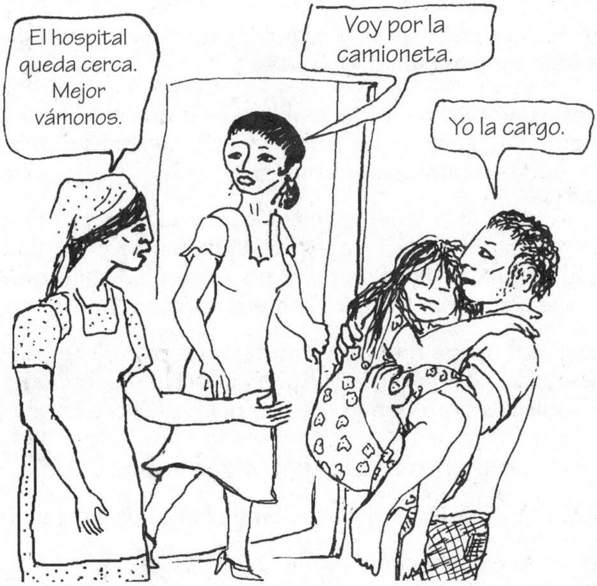

¡Cuidado! Nunca aplaste o empuje el vientre de la madre para apurar el parto. Podría hacer que la placenta se despegue o que la matriz se desgarre. Cualquiera de estas dos cosas pueden matar a la madre y al bebé.

2. Sale un chorro de sangre *antes* de que nazca el bebé

Cuando la madre puja, es común que tenga un poquito de sangrado. Este generalmente viene de pequeñas rasgaduras en la piel o el cérvix de la madre. Pero un buen chorro de sangre se puede deber a que la placenta se ha desprendido o a que la matriz o el cérvix se han desgarrado.

Desprendimiento de la placenta (abrupción)

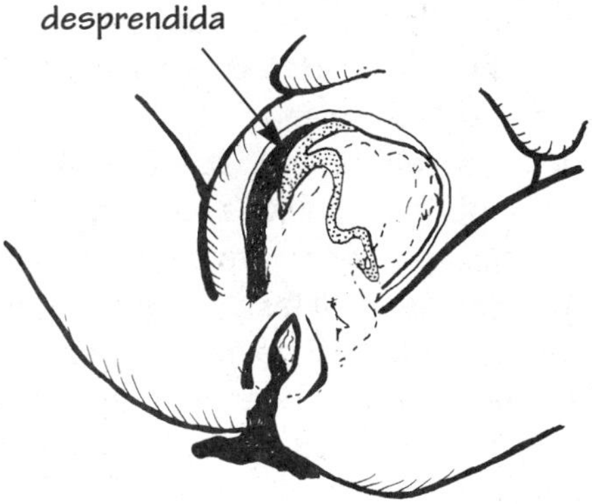

Si de repente sale un chorro de sangre de la vagina y el corazón del bebé empieza a latir muy rápidamente o muy despacio, es posible que la placenta se esté desprendiendo de la pared de la matriz (vea pág. 244).

Si cree que pueden llegar al hospital antes de que nazca el bebé, vayan de inmediato. Vigile a la madre por si le dan señas de choque y trátela de inmediato si aparecen (vea pág. 243).

Si el bebé ya va a nacer y no hay tiempo de llegar al hospital, pídale a la madre que puje tan fuerte y por tanto tiempo como pueda. Lo importante es tratar de sacar al bebé lo más rápidamente posible para que él pueda empezar a respirar y para que la matriz se empiece a encoger para que sangre menos. No se preocupe por hacer que la cabeza del bebé nazca lentamente. De ser necesario, corte la abertura vaginal para agrandarla de modo que el bebé nazca más rápidamente (vea págs. 393 a 397).

¡Esté lista! El bebé podría necesitar ayuda extra para empezar a respirar (pág. 280), y puede que la madre sangre mucho después de dar a luz. Consiga ayuda para que alguien se pueda hacer cargo del bebé mientras usted atiende a la madre.

Desgarro de la matriz

Si la matriz se desgarra, dejará de contraerse. Puede que la madre sienta un dolor fuerte y constante (vea pág. 245), pero puede que no. El corazón del bebé empezará a latir más lento y luego se detendrá. Si usted sospecha que la matriz se ha desgarrado, dele a la madre el tratamiento para choque (vea pág. 243) y **llévela de inmediato al hospital, aunque esté lejos.**

Desgarro del cérvix

Si la madre empezó a pujar antes de que el cérvix se hubiera abierto completamente, puede que este se haya desgarrado. Si durante la segunda etapa hay un sangrado que usted no puede explicarse, pero todo lo demás parece estar bien, puede continuar con el parto en casa. Siga las instrucciones que se dan en la pág. 278 para tratar la hemorragia después del parto. No pierda nada de tiempo, ya que si no hay quien pueda atender el desgarro, será necesario llevar a la madre al hospital.

3. Las aguas son cafés, amarillas o verdes

En la pág. 237 explicamos por qué las aguas pueden estar cafés (marrones), amarillas o verdes, y por qué esto es peligroso para el bebé.

Si ve que las aguas están verdes, amarillas o cafés y hay tiempo de llevar a la madre al hospital antes de que el bebé nazca, hágalo. Puede que el hospital tenga el equipo necesario para sacar el excremento (caca) de los pulmones del bebé.

Si no pueden ir al hospital, limpie muy bien la nariz, la boca y la garganta del bebé tan pronto como la cabeza salga. Asegúrese de usar bien la perilla o el aparato de succión (pág 189). De lo contrario, podría empujar el excremento dentro de los pulmones. Trate de sacar todo el excremento antes de que el bebé empiece a respirar. Si no tiene equipo de succión, envuélvase un dedo en un trapito limpio y limpie la boca del bebé lo mejor que pueda.

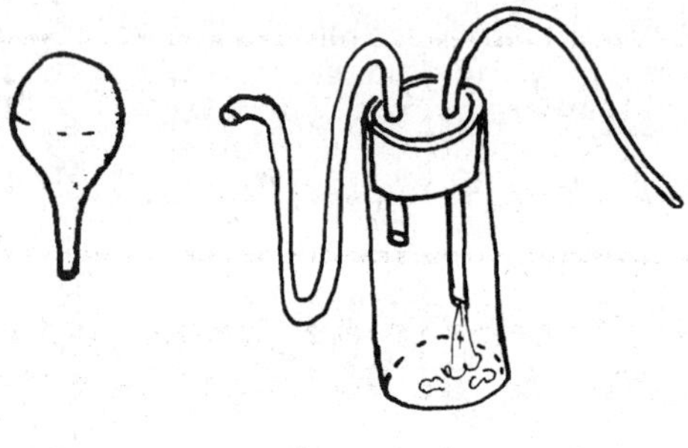

Aparato de succión

En cuanto el bebé nazca, sosténgalo con la cabeza hacia abajo para que el líquido y el excremento puedan salir. Siga succionando o limpiando la boca hasta que haya sacado todo el excremento que pueda. Esté lista para darle cuidados especiales al bebé; puede que esté débil y que tenga dificultades para empezar a vivir fuera de la madre.

> **¡Cuidado!** Si el bebé nace aguado o inconsciente, sáquele el excremento de la nariz, la boca y la garganta **antes** de tratar de ayudarle a respirar. No le dé respiración de boca a boca (pág. 280) hasta que haya sacado todo el excremento que sea posible.

4. El bebé tiene el cordón enredado en el cuello

A veces el cordón le da una o dos vueltas al cuello del bebé. Usualmente usted podrá soltar un poco el cordón y pasarlo por encima de la cabeza o del hombro del bebé a medida que él nazca. Si el cordón da dos vueltas alrededor del cuello del bebé, tal vez pueda pasar una vuelta por encima de la cabeza y la otra por encima del hombro.

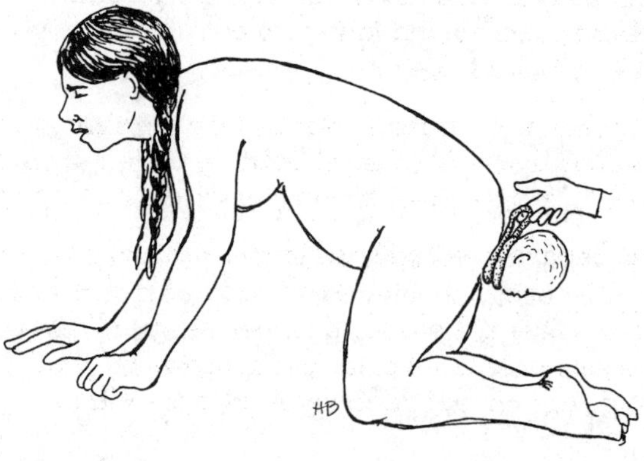

Si el cordón le da dos o más vueltas al cuello o está muy apretado y parece que no deja salir al bebé, tal vez haya que prensarlo y cortarlo. En una situación como esta, sirve tener *hemóstatos* y tijeras con la punta redondeada para prensar y cortar el cordón. Si usted no tiene esos instrumentos, puede usar hilo estéril y una hoja de rasurar nueva o esterilizada. Tenga mucho cuidado de no cortar el cuello del bebé—ni de cortar a la madre.

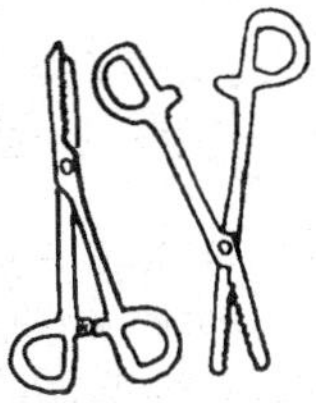

Hemóstatos

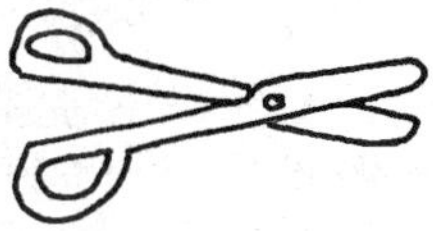

Tijeras con la punta redondeada

¡Cuidado! Nunca corte el cordón antes de que salga el bebé a menos que el cordón sea lo que le esté impidiendo salir. Una vez que uno corta el cordón, el bebé necesita respirar para poder vivir. Para hacerlo, necesita nacer rápidamente.

5. El corazón del bebé late más de 160 veces o menos de 90 veces por minuto

Vea la pág. 249 para entender qué es lo que le puede estar pasando al bebé y qué es lo que usted puede hacer para ayudarle. Además, pídale a la madre que deje de pujar durante unas cuantas contracciones para que el bebé pueda descansar. Esté lista para recibir a un bebé con el cordón enredado en el cuello. Trate de ayudar al bebé a nacer lo más pronto posible.

6. Los hombros del bebé se atoran

Es más común que los hombros de un bebé se atoren cuando el bebé es muy grande o la pelvis de la madre es muy chica. A veces usted puede saber de antemano si los hombros se van a atorar por la manera en que nace la cabeza. Por ejemplo, puede que la madre necesite pujar mucho para sacar la cabeza del bebé en vez de que esta salga con facilidad una vez que se haya coronado. O quizás la barbilla del bebé no salga bien o que parezca que la cabeza del bebé está siendo jalada hacia adentro, como una tortuga metiendo la cabeza en su concha.

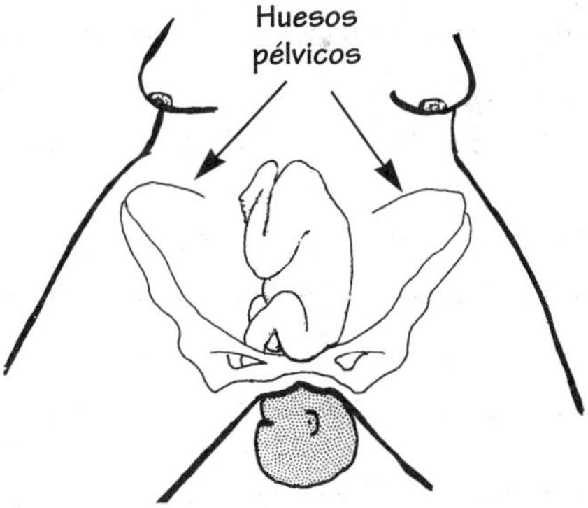

En cuanto la cabeza sale, parece estar pegada a la piel de la madre. El cuello no está suelto y muchas veces el bebé no voltea la cara hacia el muslo de su madre. Por más que la madre puje, los hombros del bebé no podrán salir.

¡El bebé está en peligro! La presión de la vagina de la madre sobre el cuerpo del bebé hace que entre demasiada sangre a la cabeza del bebé. La cabeza se pone azul y luego morada. Después de unos cuantos minutos, la presión puede hacer que se empiecen a reventar y a sangrar los vasos sanguíneos en el cerebro del bebé. Esto le puede causar daño cerebral o la muerte.

Qué hacer

Puede que usted tenga que hacer cosas que le causarán dolor a la madre, pero son necesarias para salvarle la vida al bebé y evitar que se le dañe el cerebro. ¡Actúe rápidamente y no se alarme!

A continuación describimos 4 métodos para ayudar a los hombros a salir. Pruebe primero el método Nº 1. Si no funciona, pruebe el método Nº 2 y así sucesivamente.

Método Nº 1

1. Arrime a la madre a la orilla de la cama. Si está en el piso, póngale algo bajo las caderas para levantarlas. Usted necesitará espacio para jalar la cabeza del bebé hacia abajo.

2. Pídale a la madre que jale las piernas hacia atrás y esté lo más abierta que pueda.

3. Pídale a su ayudante u a otra persona que empuje con fuerza arribita del hueso púbico— **no sobre el vientre de la madre.** La persona debe empujar hacia la espalda de la madre.

4. Pídale a la madre que puje tan fuerte como pueda.

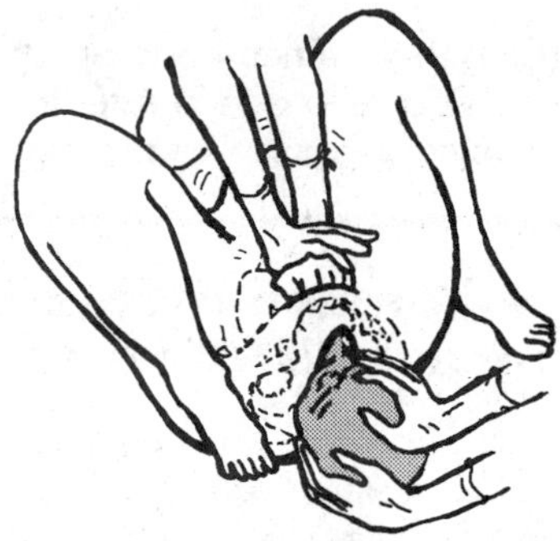

5. Sostenga la cabeza del bebé con sus dos manos (no le sostenga el cuellllo) y jálela con cuidado hacia el recto (cola) de la madre mientras cuenta hasta 30. Cuando vea que aparece el hombro, jale hacia arriba y ayude al bebé a salir como lo haría normalmente.

Método Nº 2

1. Ponga a la madre a gatas y asegúrese de que tenga la cabeza más alta que las caderas.

2. Sostenga la cabeza del bebé con las dos manos (como con el método Nº 1) y jálela hacia abajo (hacia el vientre de la madre) mientras cuenta hasta 30. Cuando aparezca el hombro, jale hacia arriba y ayude al bebé a salir como lo haría normalmente.

Método Nº 3

1. Con la madre todavía a gatas, meta una mano en la vagina y deslícela por la espalda del bebé.

2. Ponga los dedos en la parte trasera del hombro más cercano a la espalda de la madre. Trate de empujar el hombro hacia adelante hasta que se mueva hacia enfrente de su cuerpecito.

3. Luego trate de sacar al bebé de la manera usual: jalando hacia abajo mientras cuenta hasta 30.

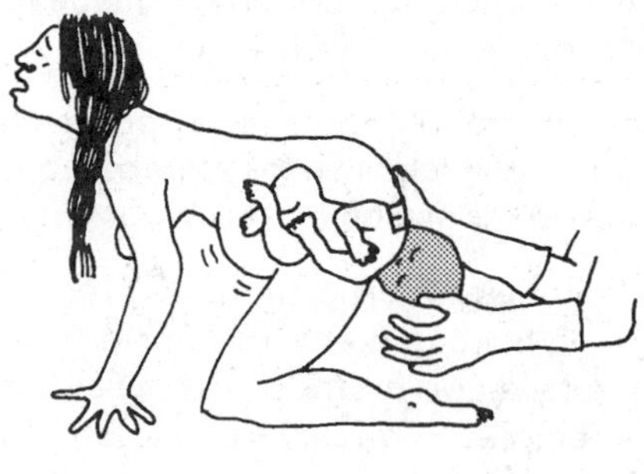

Método Nº 4

1. Con la madre a gatas, meta la mano en la vagina y deslícela por la espalda del bebé.

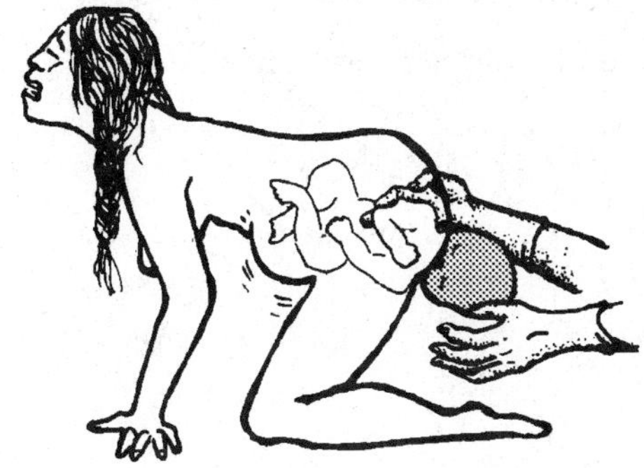

2. Luego pase su mano hacia la parte delantera del cuerpo del bebé, dóblele un brazo, agárrele la mano y póngasela frente al pecho para poder jalarla y sacarla por la abertura vaginal. Esto es difícil de hacer.

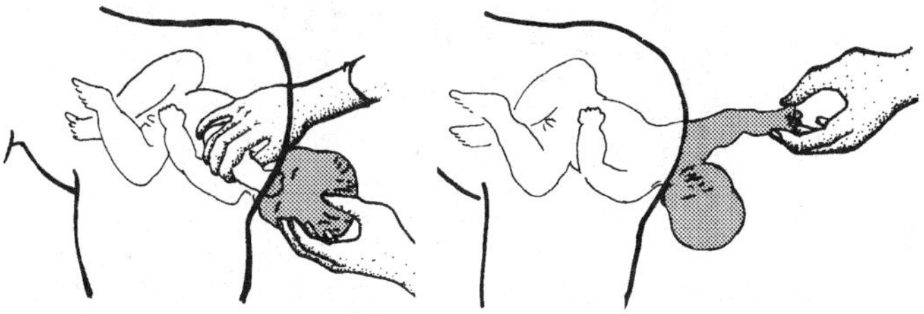

3. Si logra sacar un brazo, el bebé podrá nacer más o menos fácilmente. Sostenga al bebé del cuerpo para sacarlo, no del brazo.

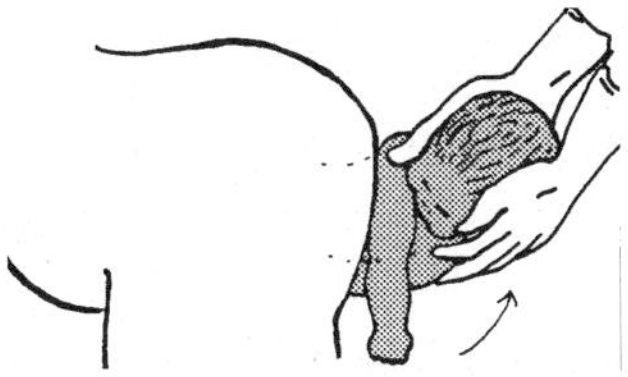

Si ninguno de estos 4 métodos funciona, es mejor quebrarle al bebé la clavícula para ayudarle a salir que dejarlo morir. Con un dedo, alcance la clavícula del bebé y jálela hacia la cabeza del bebé hasta quebrarla. Esto requiere de bastante fuerza.

¡Cuidado! Cuando use cualquiera de estos métodos, tenga mucho cuidado de no jalarle o doblarle demasiado el cuello al bebé. Podría desgarrarle los nervios y dañarlo de por vida. Sin embargo, tenga en cuenta que, si después de probar varios de estos métodos el bebé aún no sale, quizás usted tenga que jalarlo con más fuerza. Tal vez necesite llevarlo a un hospital si sigue aguado o muy débil por más de 15 ó 20 minutos después de nacer.

7. El bebé viene de nalgas

Un bebé que viene de nalgas puede estar en una de estas 3 posiciones:

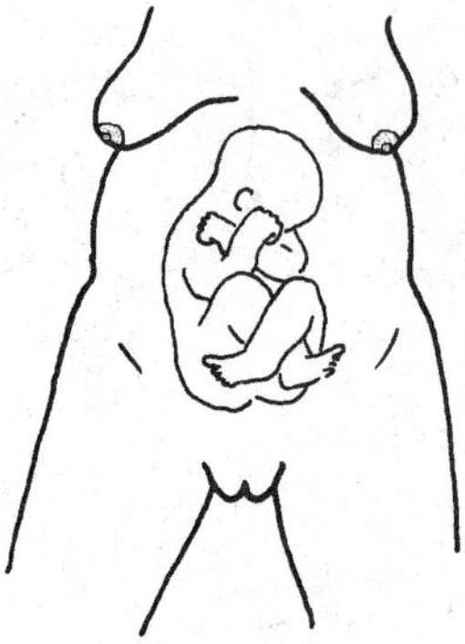

Piernas dobladas

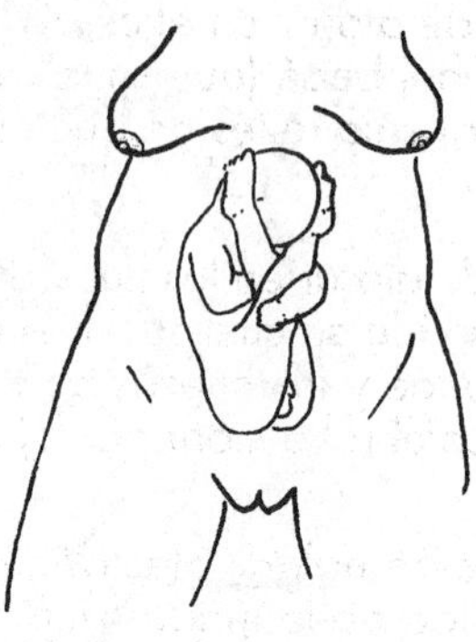

Piernas extendidas hacia arriba

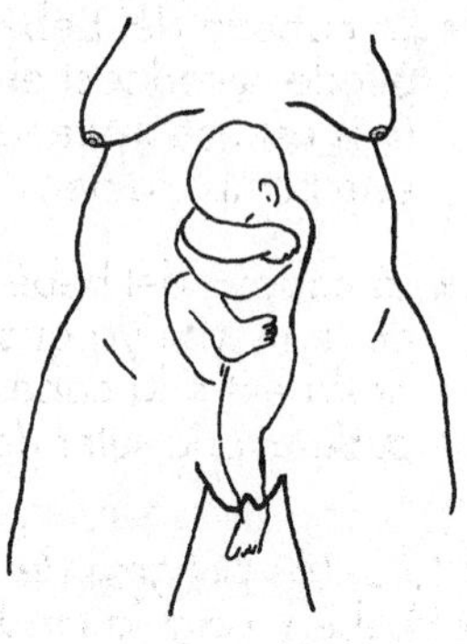

Pies listos para salir primero

Es más probable que un bebé venga de nalgas si:

- Los huesos pélvicos de la madre no están bien formados.
- La madre ha tenido otros bebés que vinieron de nalgas.
- La madre tiene tumores en la matriz.
- La bolsa de aguas tiene mucho líquido.
- La madre tiene placenta previa (vea pág. 101).
- El bebé está muy pequeño o va a nacer antes de tiempo.
- El cuerpo o la cabeza del bebé están muy grandes.
- La madre va a tener cuates o gemelos.

Peligros de los partos de nalgas

Aunque a veces todo sale bien, en general un parto de nalgas es peligroso para el bebé. Esto es cierto en especial para un primer bebé porque no se sabe si las caderas de la madre son suficientemente amplias para dar a luz. Se considera que, cuando un bebé viene de nalgas, es más fácil que nazca si tiene las piernas extendidas hacia arriba.

Nosotras sugerimos que, de ser posible, todos los bebés que vienen de nalgas nazcan en un hospital. Esto es importante sobre todo si el bebé viene con los pies listos para salir primero. Si no es posible ir a un hospital, es importante que una persona con mucha habilidad y experiencia atienda el parto. Si eso tampoco es posible, o si es una sorpresa para usted que el bebé venga de nalgas y sólo se da cuenta cuando él ya vaya a nacer, puede tratar de atender el parto en casa (suponiendo que el hospital esté muy lejos).

Tenga en mente los siguientes peligros cada vez que atienda un parto en el que el bebé venga de nalgas:

- El cordón se puede prolapsar cuando la bolsa de aguas se rompa (vea pág. 250).
- La cabeza del bebé se puede atorar en el cérvix. Esto puede suceder si el cuerpo del bebé (que usualmente es más estrecho que la cabeza) sale antes de que el cérvix esté completamente abierto.
- La cabeza del bebé se puede atorar en los huesos pélvicos de la madre ya que haya salido su cuerpo. Si el cordón se atora entre la cabeza del bebé y los huesos de la madre, el bebé podría sufrir de daño cerebral o morir por falta de oxígeno.

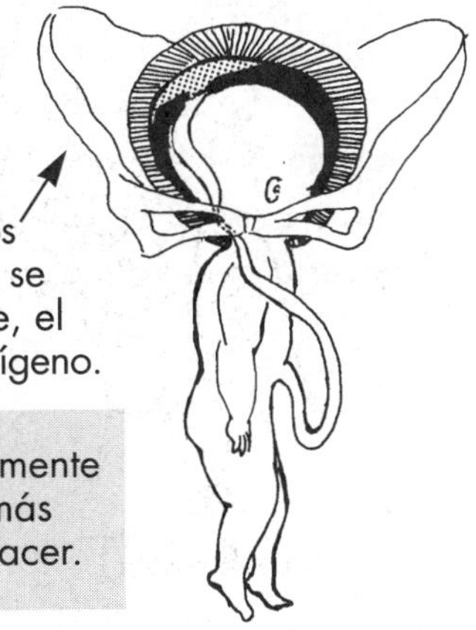

Nota: Los peligros de un parto de nalgas afectan principalmente al bebé y no a la madre. La vida de la madre siempre es más importante. Recuerde eso cuando esté considerando qué hacer.

Cómo ayudar a un bebé que viene de nalgas con las piernas dobladas o extendidas hacia arriba

1. Pídale a la madre que puje con fuerza hasta que nazcan las nalgas del bebé. Generalmente, la barriga sale con la misma contracción.

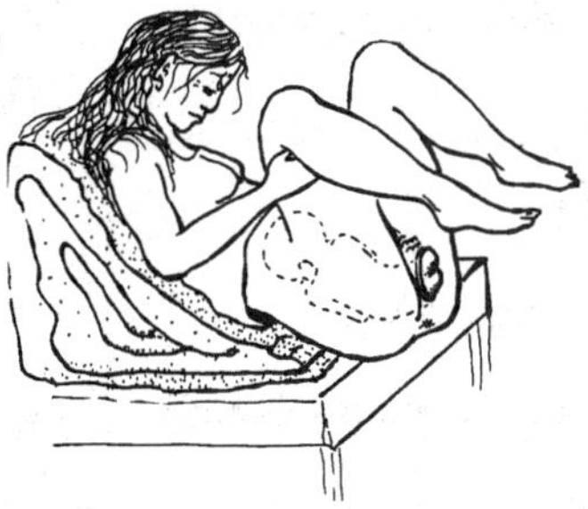

2. Muchas veces, las piernas salen por sí mismas; si no, usted tendrá que meter los dedos dentro de la madre para sacarlas.

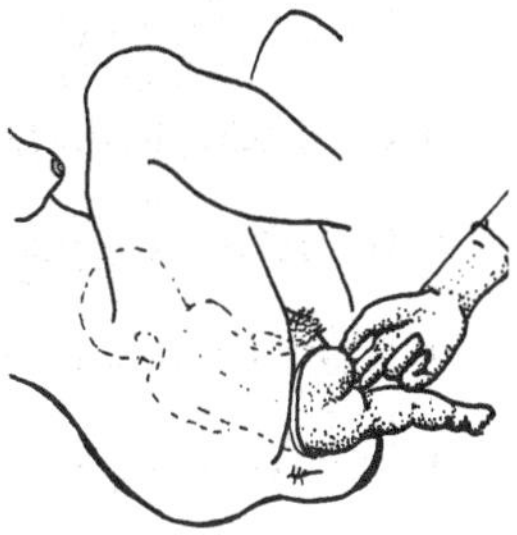

3. Con ciudado, afloje el cordón un poco para que no se jale demasiado después. Si el cordón aún está bajo el hueso púbico de la madre, muévalo hacia un lado—donde la carne es más blanda.

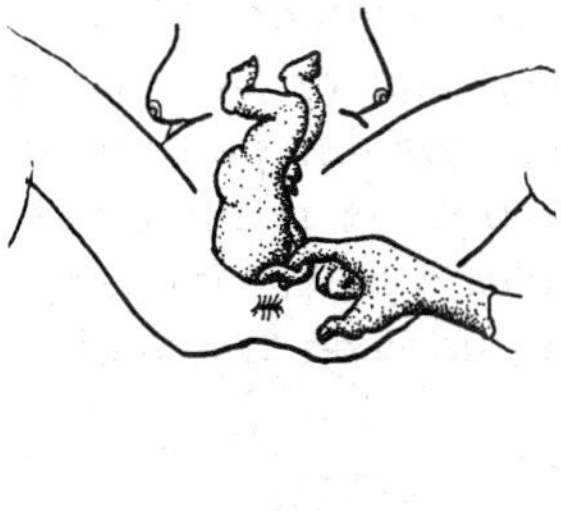

4. Envuelva al bebé en una toalla o manta limpia para que lo pueda agarrar mejor y para que a él no le dé el aire frío. Este último podría hacer que el bebé tratara de respirar dentro de la madre, lo que causaría que los pulmones se le llenaran de líquido. (En el resto de los dibujos no aparece la toalla. Esto es para que el bebé se puedan ver mejor. Pero en la vida real, mantenga al bebé envuelto y calientito mientras lo ayuda a nacer.)

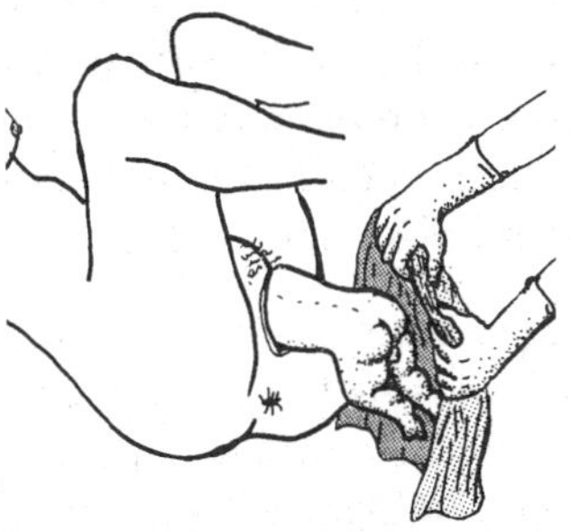

5. Pídale a un ayudante que empuje sobre el hueso púbico (no el vientre). Esto es para mantener la cabecita del bebé agachada y no para tratar de empujar al bebé hacia afuera. Con cuidado, guíe el cuerpecito del bebé hacia abajo. **Sostenga al bebé de las caderas o más abajo. ¡Tenga cuidado! Si pone demasiada presión en la espalda o el vientre del bebé, podría lastimarlo por dentro.**

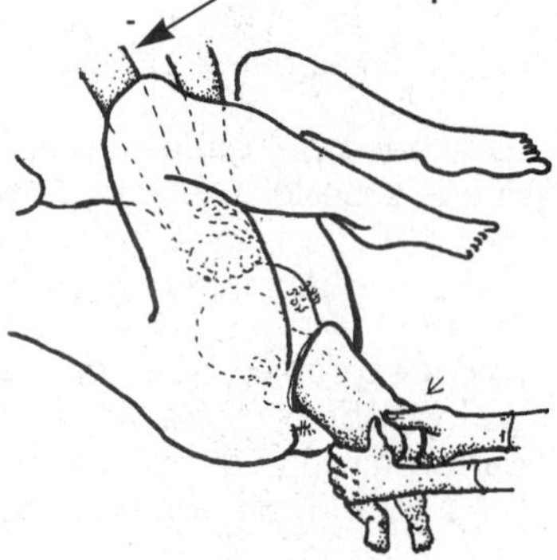

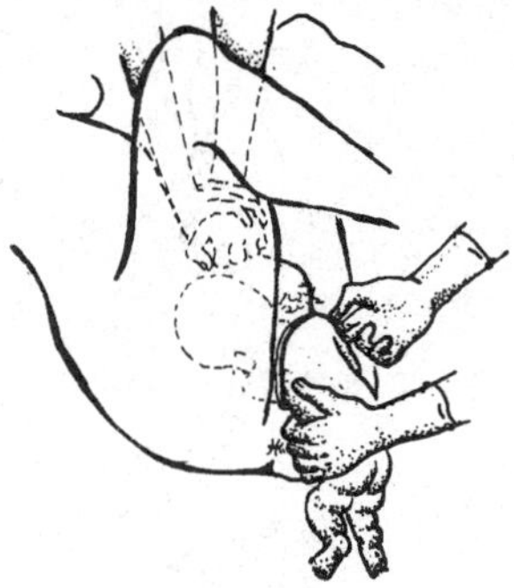

6. Tal vez usted tenga que meter los dedos dentro de la madre para sacar los brazos del bebé. Encuentre el primer brazo con sus dedos, empezando por el hombro. Jale el codo con cuidado para acomodarlo frente al pecho. Ayude al hombro de arriba a salir.

7. Luego, levante al bebé con cuidado para que salga el otro hombro.

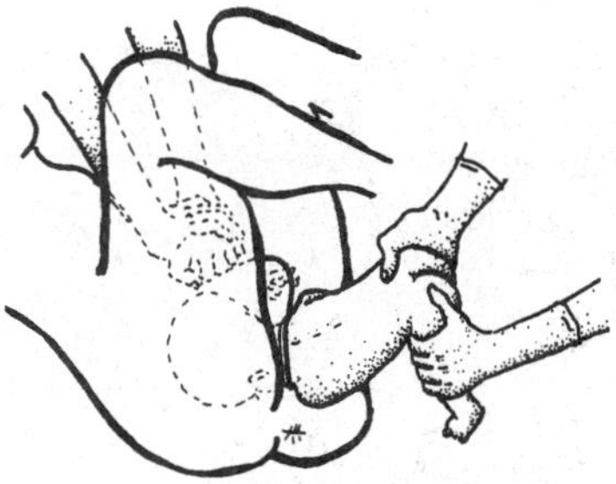

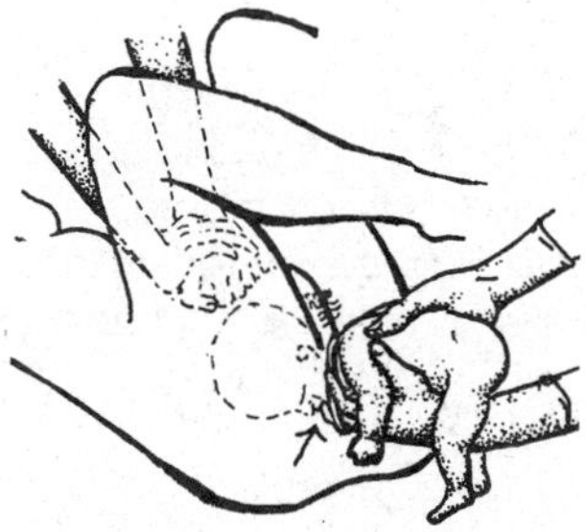

8. Ahora el bebé necesita voltearse de modo que dé la cara hacia las nalgas de la madre. Sosténgale el cuerpecito con uno de sus brazos y métale un dedo en la boca para ayudar a mantenerle la cabeza agachada. Así será más fácil que él pase entre los huesos de la madre.

9. Vaya bajando al bebé hasta que se asome el pelo de su nuca. **¡No lo jale con mucha fuerza! ¡Y no le doble el cuello porque podría quebrárselo!**

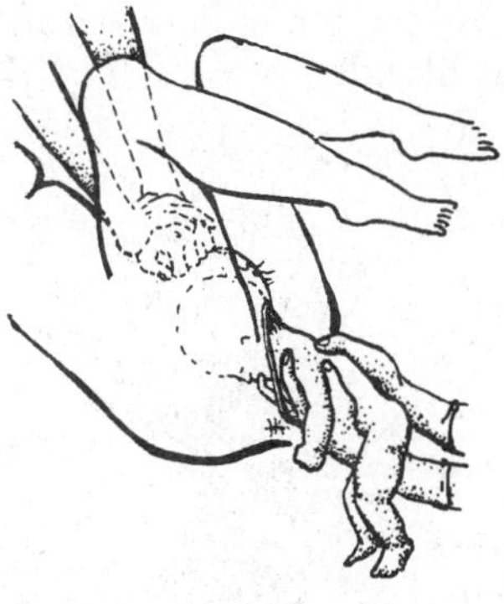

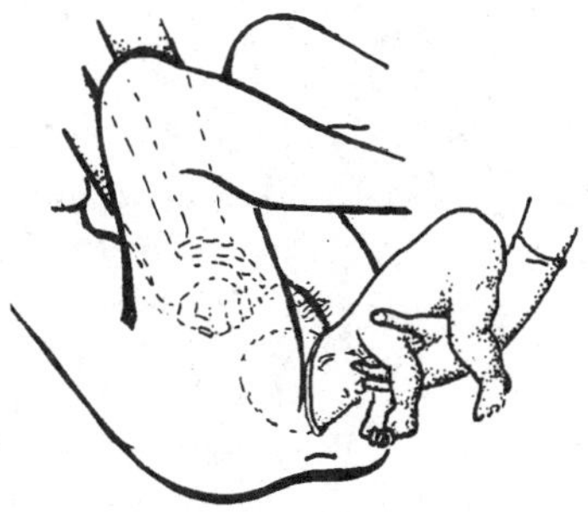

10. Para ayudar a la carita del bebé a salir, manténgale la cabeza agachada mientras le levanta el cuerpo. Deje que la parte trasera de la cabeza quede dentro de la madre por ahora.

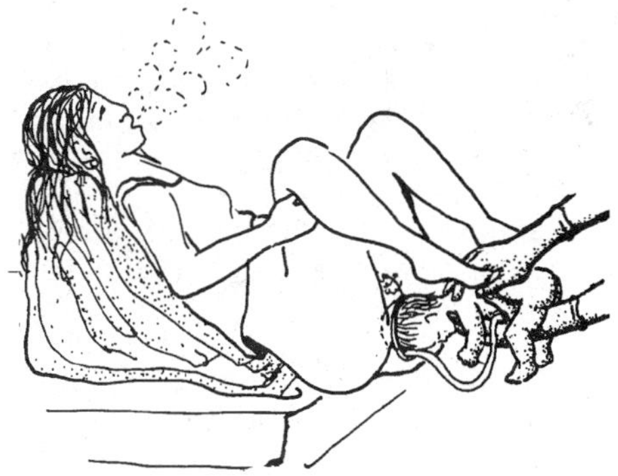

11. La madre se debe relajar, dejar de pujar y ayudar al bebé a salir sólo por medio de "suspiros". **La parte trasera de la cabeza debe salir muy lentamente. Si sale demasiado rápido, el bebé podría tener una hemorragia en el cerebro y morir o quedar incapacitado.**

Cómo ayudar a un bebé que viene con los pies listos para salir primero.

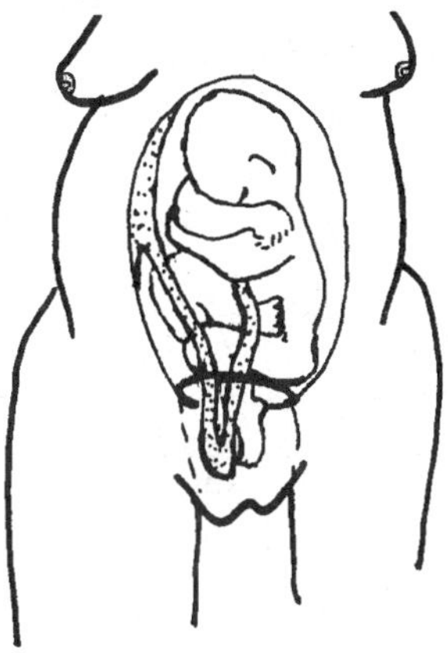

Es más peligroso que un bebé venga con los pies listos para salir primero porque hay un mayor riesgo de que el cordón se prolapse o de que la cabeza se atore ya que hayan salido las piernas.

Siempre es mejor que los bebés que vienen así nazcan en un hospital—a menos que el parto esté avanzando muy rápidamente. Si piensa que hay tiempo de llegar al hospital, trate de retrasar el parto (vea págs. 188 y 322) y ponga a la madre "a gatas" con el pecho hacia abajo y las caderas levantadas.

Si no hay tiempo o manera de llegar al hospital, trate de evitar que la madre puje hasta que esté segura de que el cérvix está completamente abierto (vea pág. 389). Quizás sea menos probable que el cordón se prolapse si la madre se queda acostada. Si es necesario que el bebé nazca en casa, siga las instrucciones anteriores para ayudar a un bebé que viene de nalgas con la piernas dobladas o extendidas hacia arriba.

8. Aparecen gemelos inesperadamente

Peligros de los partos de gemelos

Un parto de gemelos puede ocurrir sin problemas, pero en general es más difícil y peligroso que un parto de un solo bebé. La madre puede tener más complicaciones y el riesgo de morir es 3 veces mayor para los gemelos que para otros bebés. He aquí las razones:

- Es más probable que los gemelos nazcan antes de tiempo, y que estén pequeños y débiles.
- Es más probable que el cordón se prolapse (sobre todo el del segundo bebé).
- La placenta del segundo bebé puede empezar a desprenderse de la matriz después de que nazca el primer bebé. Eso puede causar hemorragia.
- Es más probable que la madre tenga una hemorragia fuerte después del parto por 2 razones: 1) la matriz se tuvo que estirar demasiado durante el embarazo; 2) el área de la matriz donde estaban "pegadas" las placentas es muy grande. Por lo tanto, después de que las placentas se desprendan quedará allí una herida abierta muy grande.
- Si el segundo bebé no nace pronto, la matriz se puede infectar y el segundo bebé también.
- Uno o los dos bebés pueden estar en una posición que les dificulte o imposibilite nacer. O se pueden estorbar el camino mútuamente.

Por todas estas razones, sugerimos que todos los gemelos nazcan en el hospital, siempre que sea posible. Si es muy difícil llegar al hospital, tiente el vientre de la madre para determinar la posición de los bebés. Así usted sabrá cuántos problemas esperar y qué es lo que más conviene hacer.

Si es necesario a tener el parto en casa porque no hay modo de llegar al hospital, es muy importante que por lo menos 2 personas muy hábiles atiendan el parto.

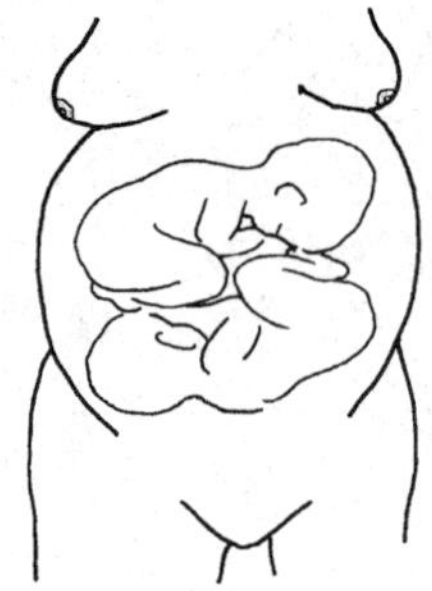

Cuando ambos bebés están atravesados, no pueden nacer por la vagina. Es muy peligroso tratar de ayudarles a nacer en casa.

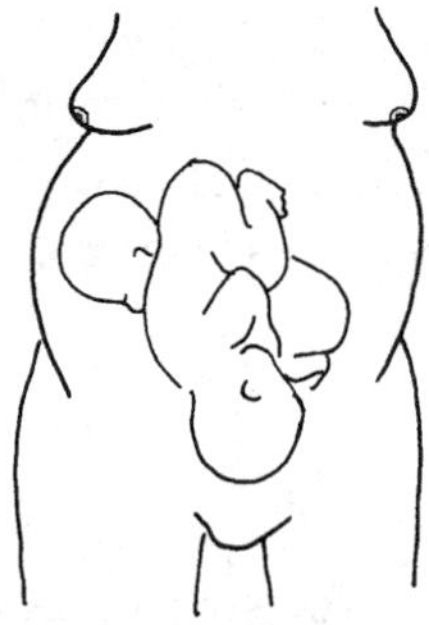

Es aún mejor si un bebé tiene la cabeza hacia abajo y el otro hacia arriba. Pero el bebé que venga de nalgas correrá los mismos peligros que cualquier otro bebé que nazca de nalgas.

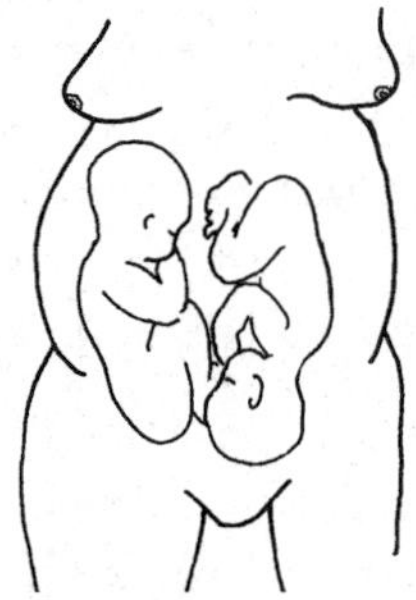

Cuando un bebé tiene la cabeza hacia abajo, es un poco menos peligroso que la madre dé a luz en casa. Si el bebé que tiene la cabeza hacia abajo nace primero, tal vez el otro se voltee.

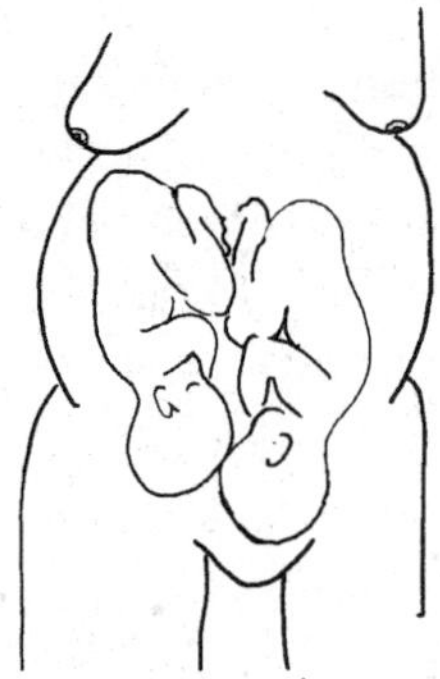

Lo mejor es que los dos bebés tengan la cabeza hacia abajo. Pero aún así, ese parto será más peligroso que el parto de un solo bebé.

Cómo atender un parto de gemelos en casa

1. Ayude al primer bebé a nacer como ayudaría a cualquier otro bebé.

2. Cuando corte el cordón del primer bebé, no sólo amarre el pedacito del cordón que le queda al bebé; amarre bien también la punta que da a la placenta. A veces, los gemelos comparten una placenta y el segundo bebé se podría desangrar por el cordón del primero.

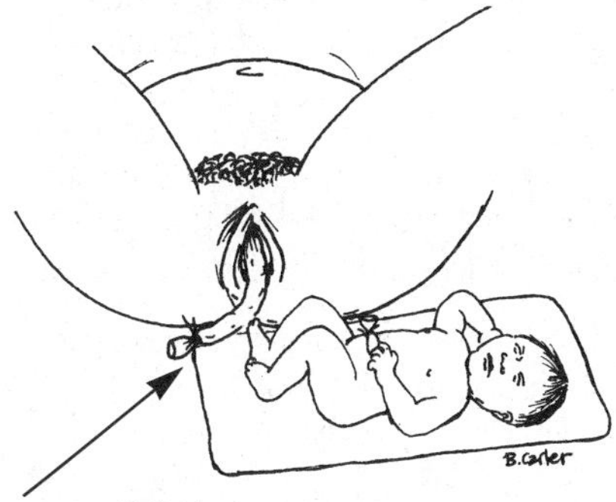

Amarre también esta punta del cordón.

3. Ya que nazca el primer bebé, determine la posición del segundo. Si está atravesado, vea la página siguiente.

4. El segundo bebé debe nacer menos de 15 ó 20 minutos después. Ayúdele a nacer como ayudaría a cualquier otro bebé.

Posibles problemas

Estos son algunos de los problemas que pueden ocurrir con el nacimiento de gemelos:

La madre no empieza a tener contracciones dentro de 15 minutos después de que haya nacido el primer bebé

Pídale a la madre que amamante al primer bebé para que le empiecen las contracciones otra vez. También puede tratar de estimularle los pezones a la madre (pág. 378). Si el bebé viene de cabeza o de nalgas, trate de romper la bolsa de aguas con un hemóstato esterilizado (vea la pág. 420). Pero no rompa la bolsa si el segundo bebé está atravesado (vea la siguiente página).

Si espera más de 15 minutos, la placenta podría empezar a desprenderse y el cérvix podría comenzar a cerrarse. Si espera aún más tiempo, la matriz y el bebé podrían infectarse.

Si estos métodos no funcionan, consiga ayuda médica lo más pronto que pueda. No use inyecciones para hacer que el parto empiece de nuevo.

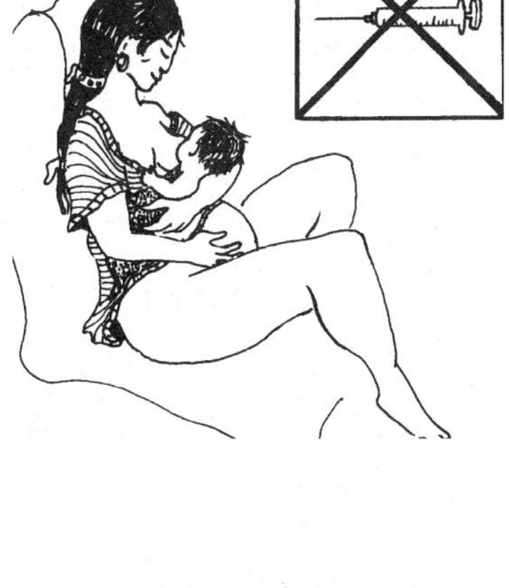

No use inyecciones para hacer que el parto empiece de nuevo. Trate de amamantar.

El segundo bebé está atravesado

Si es posible, vayan al hospital. Si el hospital queda muy lejos, será necesario tratar de voltear al bebé. Lo ideal es que lo haga una persona con mucha habilidad y experiencia. He aquí cómo hacerlo.

1. Trate de voltear al bebé de cabeza sobando el vientre de la madre (vea pág. 409).

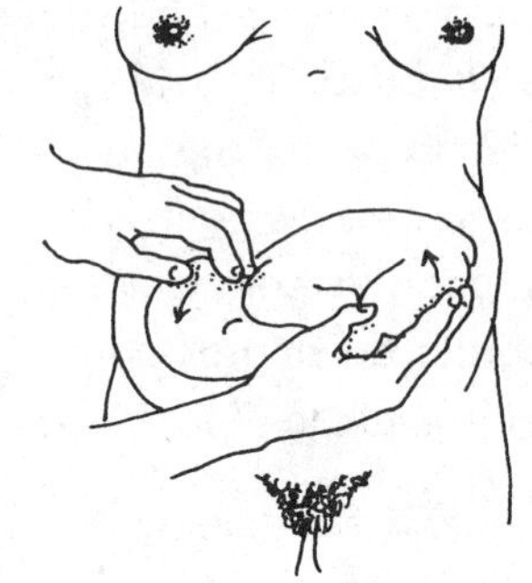

Trate de voltear al bebé de cabeza.

2. Si no puede voltear al bebé de cabeza, sobe el vientre de la madre para tratar de voltearlo de nalgas (vea pág. 409).

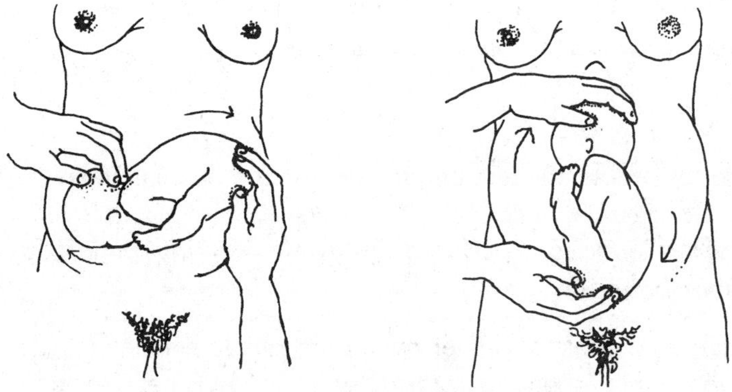

Ahora el bebé está de nalgas.

3. Si no puede voltear al bebé ni de cabeza ni de nalgas, vayan al hospital. Será necesario hacer una operación para sacar al bebé.

La madre sangra antes de que nazca el segundo bebé (o la primera placenta sale antes que el segundo bebé)

El que haya un sangrado después de que nazca el primer bebé pero antes de que nazca el segundo, puede indicar que la placenta se está desprendiendo antes de tiempo (vea pág. 257). La madre y el segundo bebé podrían sangrar mucho. Ayude al segundo bebé a nacer tan rápido como sea posible.

¡Cuidado! Si la madre sangra mucho o si usted mete la mano dentro de su cuerpo para ayudarle durante el parto, hay un gran riesgo de que a ella le dé una infección. Si no es posible conseguir ayuda médica, dele a la madre los mismos antibióticos que le daría en caso de una infección después del parto (vea pág. 299).

9. El bebé está muy pequeño o nace más de 5 semanas antes de tiempo

Los bebés que nacen muy pequeños o antes de tiempo pueden tener problemas especiales:

- Un bebé muy pequeño o *prematuro* a menudo tiene el cráneo más blando y delicado. Por eso es más fácil que se le dañe al salir por la vagina.
- Es más probable que un bebé pequeño o prematuro esté en una posición que le dificulte o imposibilite nacer (por ejemplo, puede estar atravesado).
- Un bebé muy pequeño o prematuro puede tener más dificultades para mantenerse calientito después de nacer, para respirar y para mamar.

Por estas razones, usualmente es mejor que los bebés muy pequeños o prematuros nazcan en el hospital. Si nacen en casa, es importante que reciban atención médica lo más pronto posible (vea págs. 424 a 425).

Si se ve forzada a atender en casa el parto de un bebé muy pequeño o prematuro, tome estas precauciones adicionales:

- De ser necesario, corte la abertura vaginal de la madre para agrandarla (*episiotomía*). Pero hágalo sólo si tiene el entrenamiento y el equipo necesario (vea págs. 393 a 395). Una abertura más grande pondrá menos presión sobre la cabeza del bebé cuando él nazca. Esto puede ayudar a evitar que el cerebro y la cabeza del bebé se dañen.

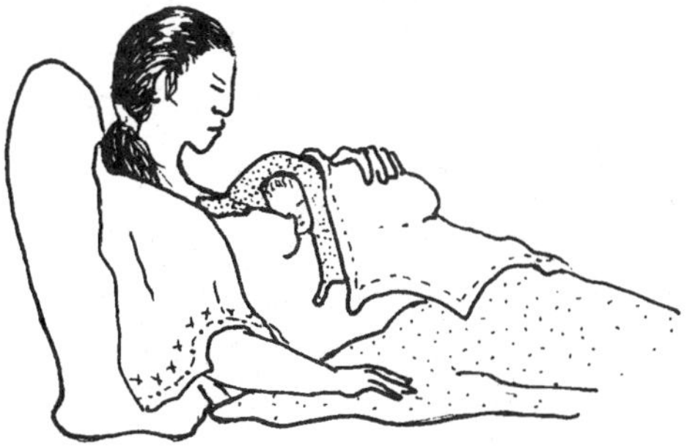

- Tenga listas muchas mantas calientitas. Envuelva al bebé en cuanto nazca y déselo a la madre para que ella lo abrace (el cuerpo de ella tiene el calor perfecto para el bebé). Si usa una botella de hule con agua caliente, envuélvala en trapos; nunca la ponga directamente contra la piel del bebé.

- En las págs. 292 a 293 explicamos cómo cuidar a los bebés que nacen muy pequeños o antes de tiempo.

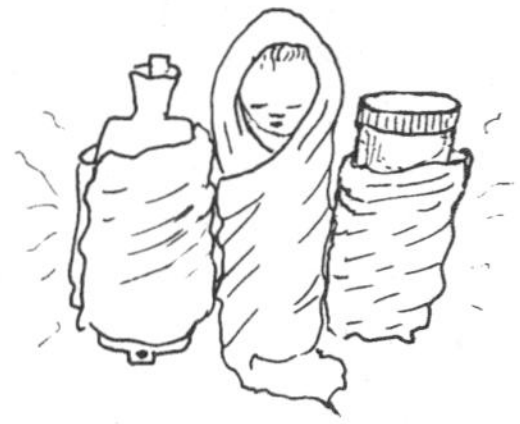

Envuelva en trapos las botellas de hule con agua caliente.

Complicaciones durante la tercera etapa del parto

Contenido del Capítulo 17

CAPÍTULO 17

Complicaciones durante la tercera etapa del parto

Señas de riesgo en la madre

1. Sangrado fuerte o constante antes de que salga la placenta

Cuando la placenta se desprende de la matriz, usualmente sale un pequeño chorro de sangre. Esto es normal. Lo que no es normal es que haya un sangrado fuerte o constante mientras la placenta aún esté adentro. Hay 3 maneras en que una mujer puede perder demasiada sangre después del parto:

- **Una hemorragia rápida y grande**. La madre puede perder mucha sangre rápidamente o puede sangrar bastante por un rato. Muchas veces, en poco tiempo la madre se siente débil y mareada. **Esta es una emergencia.**
- **Un sangrado lento**. Es más común no darse cuenta de este tipo de sangrado. Pero recuerde que cualquier sangrado constante, aunque muy leve, indica que la madre está en peligro.
- **Un sangrado oculto.** Este tipo de sangrado no se puede ver porque la sangre se va juntando en la matriz o en la vagina (que aún está grande porque acaba de salir el bebé). Esto también es muy peligroso y fácil de pasar por alto.

El sangrado puede deberse a diferentes causas:

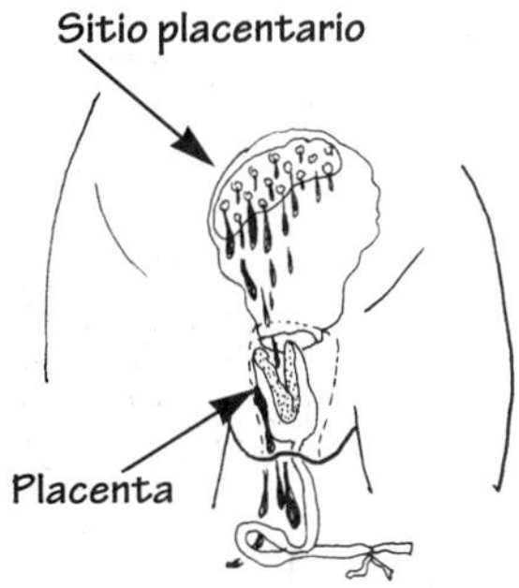

A veces, la placenta se desprende y llega hasta la vagina. Pero la matriz no se contrae porque está cansada o por otras razones.

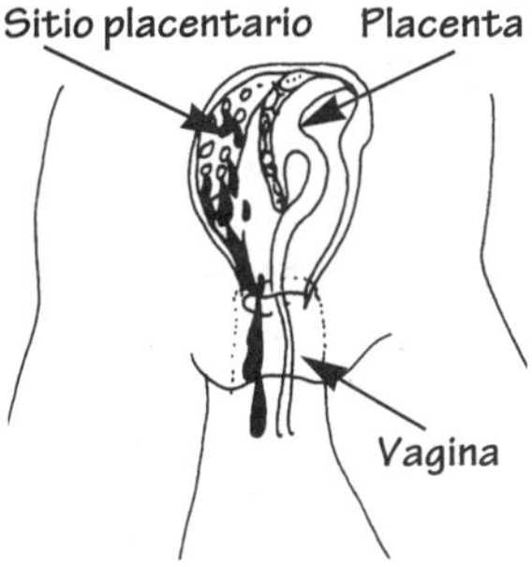

Si la placenta se desprende de la pared de la matriz pero no sale, puede mantener abierta la matriz. Así la matriz no puede contraerse para detener el sangrado del sitio placentario.

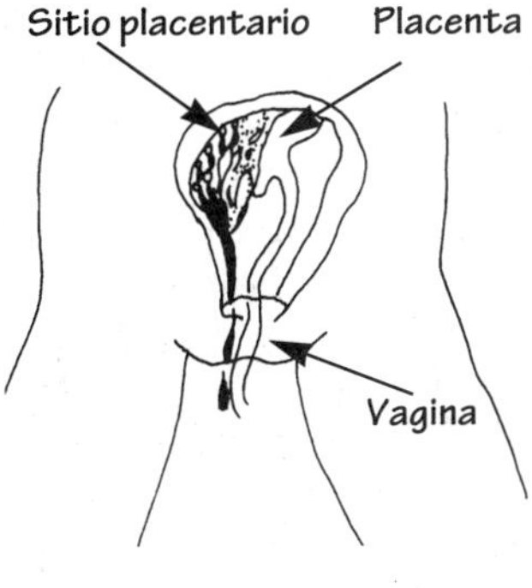

Si la placenta no se desprende por completo, la matriz no se puede contraer para detener el sangrado del sitio placentario.

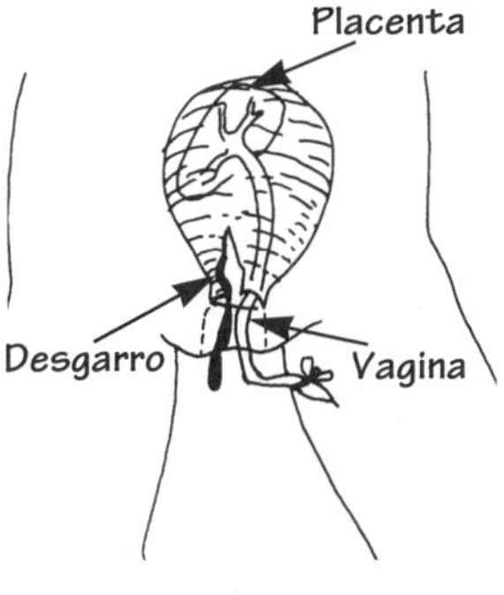

A veces el sangrado proviene de un desgarro del cérvix, la vagina o la matriz.

A veces uno puede saber de dónde viene el sangrado por la manera en que se presenta:

- Es más probable que un sangrado que viene en chorros y "a rachas" provenga de la matriz. La sangre se junta en la matriz y, cuando hay una contracción, parte de la sangre sale en un chorro. Por lo general esta sangre es espesa y de color rojo oscuro.

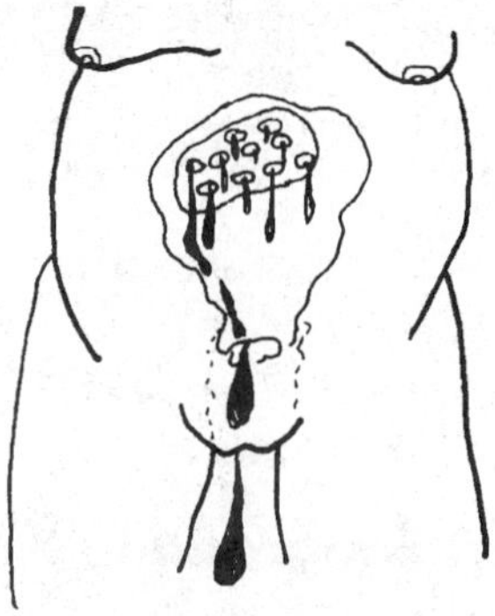

La sangre oscura y espesa proviene de la matriz.

- La sangre que fluye o gotea constantemente puede provenir de un desgarro en el cérvix o en la vagina. Pero si la madre está acostada boca arriba, puede que la sangre se vaya juntando por dentro y que sólo salga cuando ella se siente o se mueva. Esta sangre por lo general es fresca, rojo brillante y fluida.

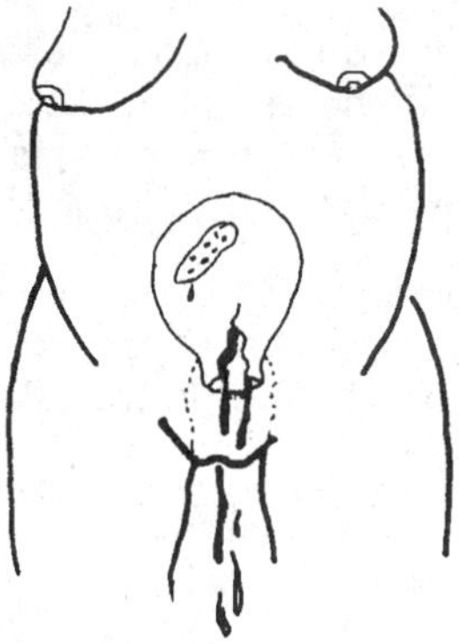

La sangre fluida y rojo brillante proviene de un desgarro.

Recuerde que hay más riesgo de hemorragia si:

- la madre está anémica o ha estado enferma durante el embarazo.
- el parto ha sido muy largo o muy difícil.
- el bebé es muy grande.
- la madre acaba de parir cuates (gemelos).
- la madre ha tenido hemorragias en otros partos.
- la madre tiene la vejiga demasiado llena.

Qué hacer

Trate de sacar la placenta por medios normales (vea págs. 197 a 199). Si esos métodos no le dan resultado, dele a la madre una inyección intramuscular de 10 a 20 unidades de oxitocina.

Si aún así, la placenta no sale, vuelva a revisar qué tanto está sangrando la madre. Si ya ha dejado de sangrar y se ve fuerte, quizás puedan esperar un poco y luego tratar de sacar la placenta otra vez. Mantenga una de sus manos sobre el vientre de la madre y siéntale la matriz suavemente pero con firmeza. Si siente que la matriz se agranda o se ablanda, es probable que se esté llenando de sangre.

Si no puede sacar la placenta y la madre sigue sangrando, o si ella se siente mareada o débil o tiene otras señas de choque (vea pág. 243), ella está en mucho peligro. Si hay un hospital cerca, lleve a la madre allí de inmediato. Antes de partir, póngale una inyección de 10 a 20 unidades de oxitocina. En camino al hospital, dele a la madre el tratamiento para choque (vea pág. 243).

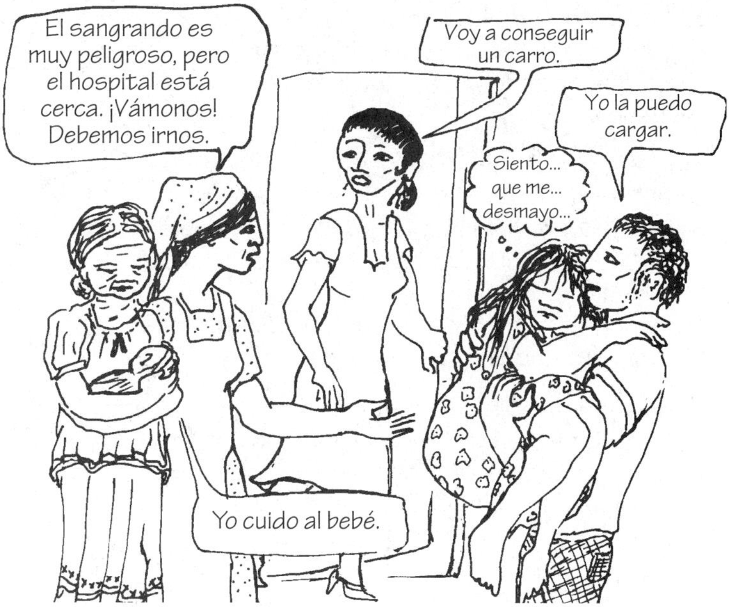

Cómo sacar la placenta con la mano

Si cree que la madre va a morir desangrada antes de que puedan llegar al hospital, tal vez la única manera de salvarla sea sacando la placenta con la mano.

¡Cuidado! El sacar la placenta con la mano es un procedimiento muy peligroso. Al meter la mano dentro de la matriz de la madre usted se arriesga a causarle una infección mortal, o a desgarrarle el cérvix o la matriz, o la placenta, si una parte de ésta no se ha desprendido de la matriz por completo. No haga este procedimiento a menos que crea que es la **única** manera de salvarle la vida a la madre. Es mejor intentar este procedimiento sólo si alguien ya le ha enseñado cómo hacerlo.

1. Restriéguese rápidamente las manos y los brazos hasta la altura del codo. Use jabón desinfectante y agua hervida—o use alcohol, si lo tiene (vea pág. 159). Póngase guantes largos esterilizados. Ya que tenga puestos los guantes, no toque nada más que el interior de la madre.

2. Con cuidado, vaya metiendo la mano, guiándose con el cordón. Puede que la placenta esté en la vagina o en la entrada de la matriz, esperando a que la saque. De ser así, sáquela y luego sobe la matriz por fuera hasta que se ponga dura. Ponga también una inyección de 10 a 20 unidades de oxitocina, o 0,2 mg. de *Metergina,* o 0,5 mg. de ergometrina. Esta medicina puede hacer que el cérvix se cierre; por eso, no hay que darla sino hasta que tenga la mano dentro de la matriz. No dé *Metergina* o ergometrina si la madre tiene la presión alta. Si tiene el equipo y el conocimiento necesario, empiece a darle a la madre solución intravenosa con 20 unidades de oxitocina.

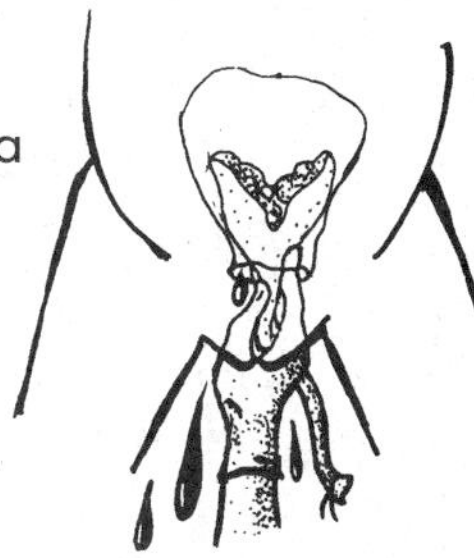

Encuentre la placenta, guiándose por el cordón, y sáquela con cuidado.

3. Si una parte de la placenta todavía está pegada a la pared de la matriz, quizás usted tenga que meter la mano y desprenderla con los dedos.

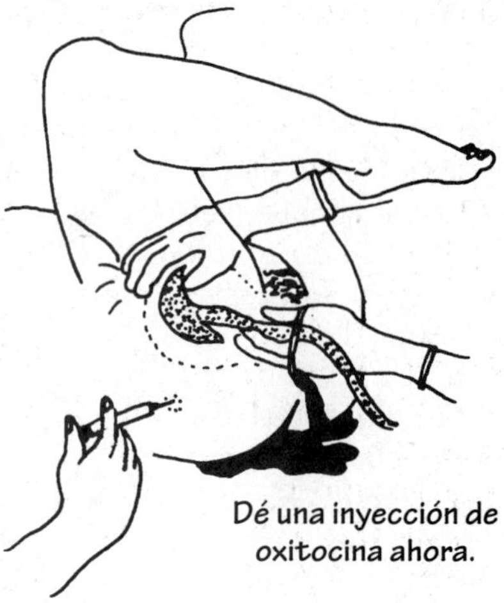

Dé una inyección de oxitocina ahora.

Manteniendo su mano en forma de cono, guíese con el cordón hasta llegar a la matriz. Ya que tenga la mano en la matriz, un ayudante puede ponerle a la madre una inyección de oxitocina. Esta medicina puede hacer que el cérvix se cierre; por eso, no hay que darla sino hasta que tenga la mano dentro de la matriz.

Busque la orilla de la placenta con sus dedos cuidadosamente. Esto puede ser muy doloroso para la madre. Pídale a alguien que la sostenga y que respire con ella para que se relaje mientras usted trabaja.

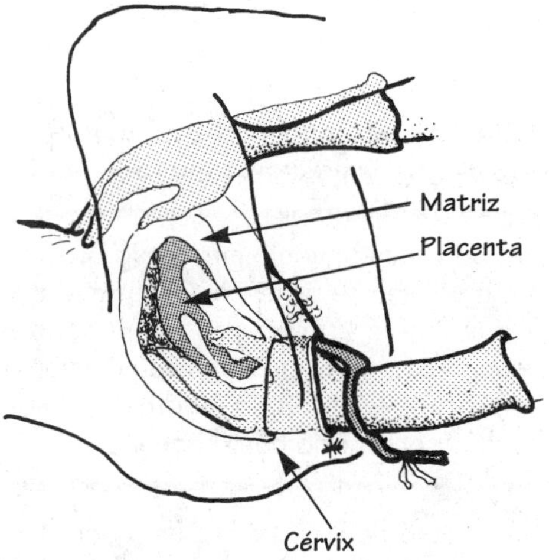

Desprenda la placenta de la matriz con la mano.

Con el lado de su dedo chiquito, despegue la orilla de la placenta de la pared de la matriz. Luego vaya despegando el resto de la placenta metiendo sus dedos entre la placenta y la pared de la matriz. (Será un poco como pelar una naranja u otra fruta de cáscara gruesa.) Saque la placenta en la palma de su mano. Asegúrese de no dejar adentro ningún coágulo ni ningún pedazo de la placenta.

4. Una vez que haya sacado la placenta, empiece a darle a la madre solución intravenosa (si es que puede y no ha hecho ya). Ponga en la solución 20 unidades de *Pitocina* o dele a la madre una inyección intramuscular de 10 unidades de oxitocina, o de 0,2 a 0,5 mg. de Ergometrina o *Metergina*. Esté lista para sobar el vientre o ponerle presión con dos manos (vea pág. 277), si fuese necesario para detener la hemorragia.

5. Vayan al hospital lo más pronto posible. Si la madre tiene señas de choque, manténgale la cabeza baja y las caderas y las piernas en alto. Si la madre ha perdido mucha sangre, tal vez necesitará que le den una transfusión para salvarle la vida. Además corre un gran peligro de que le dé una infección. Si se tardaran más de una hora en llegar al hospital, dele una dosis del mismo antibiótico que le daría para una infección después del parto (vea pág. 299).

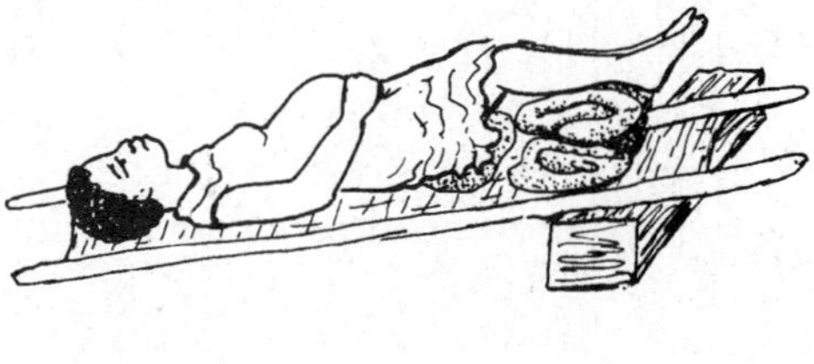

2. La madre tiene señas de choque

Si usted no nota un sangrado fuerte o constante, pero la madre tiene señas de choque (vea pág. 243), es posible que ella esté sangrando por dentro. Súbale las caderas y las piernas más arriba de la cabeza, si puede póngale suero por la vena, y luego siga las instrucciones anteriores para sacar la placenta (vea págs. 271 a 274).

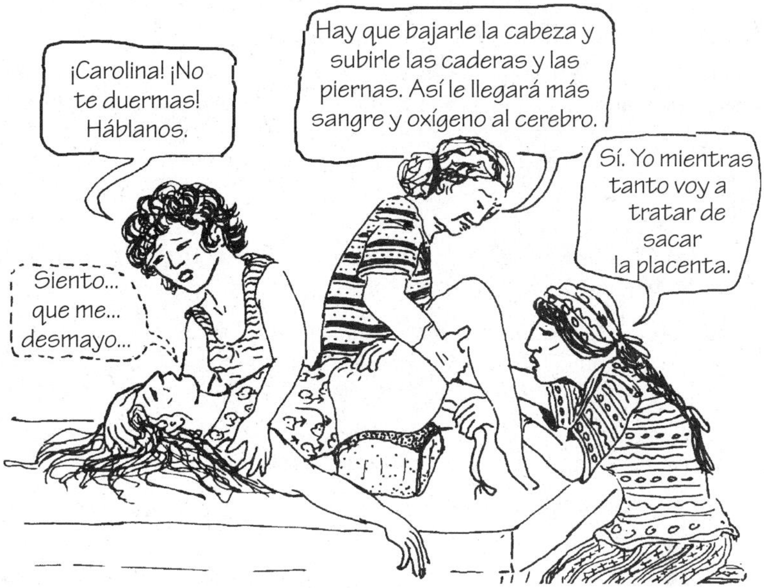

3. No hay seña de que la placenta se haya desprendido media hora después del nacimiento, o la placenta no sale después de una hora

Si no hay señas de que la placenta se esté desprendiendo de la matriz (vea pág. 196) **y no hay sangrado fuerte**, pídale a la madre que amamante al bebé. Si el bebé no mama bien, o el dar de mamar no ayuda a la placenta a desprenderse, vea si sirve estimularle los pezones a la madre (vea pág. 378). Pídale a la madre que orine, y luego anímela a que empuje la placenta hacia afuera. Pídale que se acuclille para poder pujar mejor. Si tiene miedo, recuérdele que la placenta es blanda y mucho más pequeña que el bebé. Explíquele que se sentirá más cómoda ya que la placenta haya salido.

A veces, la placenta se desprende sin ninguna seña. Puede que la placenta esté en el fondo de la matriz o en la vagina, o que el cérvix la esté atrapando en la matriz. Para revisar si la placenta ya se desprendió, trate de sacarla jalando el cordón muy cuidadosamente (vea pág. 198).

Si esto último no da resultado y no hay señas de desprendimiento ni de sangrado, es mejor esperar. No hay ninguna emergencia y usted debe tener cuidado de no causar una.

Si no hay forma de llevar a la madre al hospital y ella no está sangrado mucho, usted puede probar lo siguiente (si tiene el equipo necesario). Empiece a darle a la madre líquido intravenoso con 50 unidades de oxitocina. Dé el líquido por la vena lentamente (debe tardarse como 4 horas en dar las 50 unidades de oxitocina). Quizás esto ayude a la matriz a contraerse y a la placenta a salir.

Nota: Para saber cuánto tiempo esperar antes de ir al hospital si la placenta no sale y no hay sangrado, hable con otras parteras y trabajadores de salud de su región. El tiempo de espera variará de un área a otra.

4. Sangrado fuerte o constante después de que sale la placenta

La matriz no se endurece

La causa más común de que haya sangrado grave después de que salga la placenta, es una matriz que no se endurece (contrae) como es debido. Muchas veces la matriz no se contrae si el parto fue largo y difícil, si el bebé estaba muy grande, si la vejiga de la madre está muy llena o si quedó un pedazo de la placenta o de las membranas dentro de la matriz.

Qué hacer

Si ya trató de detener el sangrado con un buen masaje (vea pág. 209) pero eso no ha dado resultado, pruebe lo siguiente:

1. Pídale a la madre que amamante a su bebé. Si ella no puede, pídale a alguien que mame o estimule los pezones de la madre (vea pág. 378)—si eso es algo que la cultura local permite. Además, segúrese de que la madre orine, si tiene la vejiga llena.

2. Vuelva a revisar si le falta un pedazo a la placenta. Si quedó un pedazo en la matriz, puede que tenga que sacarlo para detener el sangrado (vea pág. 278).

3. Si la placenta está completa y el masaje no detiene el sangrado, o si este es muy fuerte, dele a la madre una de estas medicinas:

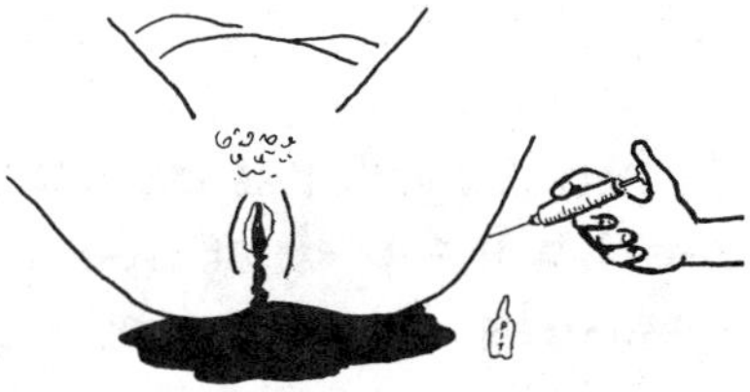

- oxitocina: 10 a 20 unidades intramusculares (o en suero intravenoso)
- ergometrina: 0,25 mg a 0,5 mg. intramusculares
- ergonovina (*Metergina*): 0,2 mg. intramusculares

No le ponga ergometrina o ergonovina (*Metergina*) a una mujer que tenga la presión alta en ese instante. Si tuvo la presión alta antes pero ahora la tiene baja por la hemorragia, sí puede darle una de esas medicinas.

Si no tiene las medicinas en forma inyectable, la madre las puede tomar en forma de pastillas por la boca. Así se tardarán más en hacer efecto, pero pueden ayudar.

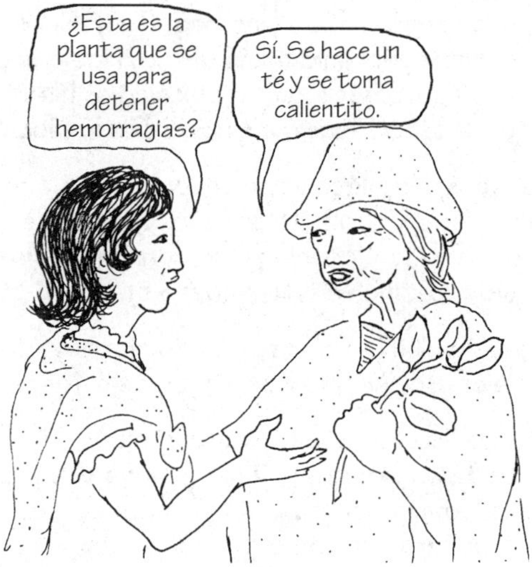

Si no tiene ninguna de las medicinas (o prefiere no usarlas), tal vez haya remedios caseros que pueda usar para detener la hemorragia. Cualquier remedio que use debe ser tomado. No ponga plantas ni otras cosas en la vagina de la madre.

Además averigüe si las parteras tradicionales en su área usan otros métodos para detener hemorragias. Averigüe cuáles son esos métodos y decida si son verdaderamente útiles y seguros (vea el Capítulo 2).

4. En una emergencia—si el sangrado es muy fuerte, si usted está esperando a que una medicina haga efecto o si no tiene medicina—puede poner presión en el vientre con dos manos para detener la hemorragia y salvarle la vida a la madre. A continuación explicamos dos maneras de poner presión con las dos manos. Pruebe primero el método que se hace por fuera.

Cómo poner presión con dos manos por fuera

- Sobe el vientre hasta que sienta que la matriz se endurece.
- Levante la matriz con una mano y con la otra mano sobe la parte de abajo de la matriz.
- Deje de sobar tan pronto como la matriz se endurezca y el sangrado se detenga. Revise la matriz cada 2 ó 3 minutos. Quizás necesite repetir el proceso varias veces.
- Si la matriz se vuelve a ablandar después de que la haya sobado 4 ó 5 veces, quizás necesite usted probar la siguiente técnica.

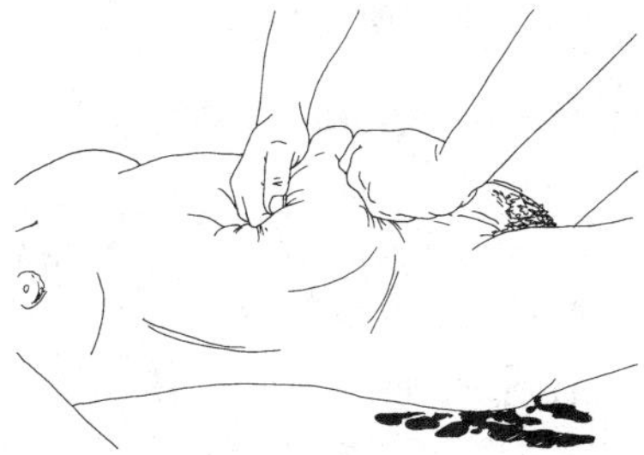

Levante la matriz, dóblela hacia adelante y apriétela tan fuerte como pueda. O: empuje la barriga hacia abajo y exprima a la matriz contra los huesos de la espalda de la madre.

Si la presión por fuera no da resultado y la mujer corre el riesgo de morir antes de poder recibir atención médica, usted probablemente tendrá que poner presión por dentro.

Cómo poner presión con dos manos por dentro

¡Cuidado! El meter su mano en la matriz de la madre puede causarle una infección. No lo haga a menos que la vida de la madre esté en peligro y otros métodos no hayan funcionado.

- Restriéguese las manos y los brazos y póngase guantes estériles.
- Explíquele a la madre lo que va a hacer y por qué tiene que hacerlo.
- Meta la mano por la vagina hasta que la tenga abajo de la matriz. La vagina todavía estará bien abierta, de modo que su mano entrará fácilmente (pero quizás sea doloroso para la madre). Trabaje lentamente.
- Haga un puño con la mano que tenga adentro y empuje la matriz hacia arriba. Con la otra mano, agarre la matriz por fuera. Sobe la matriz entre ambas de sus manos, haciendo un poco de presión hacia abajo. Usted debe empezar a sentir cómo se va endureciendo la matriz.
- Ya que la matriz se sienta dura, saque su mano de la vagina lentamente. Trate de llevarse cuajarones de sangre con la mano.
- Si tiene el equipo y el entrenamiento necesarios, empiece a darle suero intravenoso a la madre.

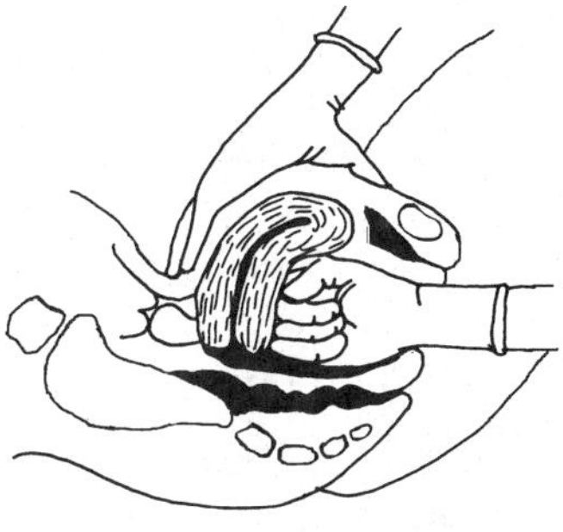

Meta una mano en la vagina de la madre y haga un puño. Empuje la matriz por dentro con el puño, al mismo tiempo que la empuja por fuera con su otra mano, como se muestra en este dibujo.

Tenga en cuenta que hay que seguir presionando la matriz hasta que deje de sangrar. Si la matriz se endurece y se queda así, tal vez decidan quedarse en casa. Pero si la madre tiene cualquier seña de choque, empiece a darle tratamiento y llévela al hospital de inmediato (vea pág. 243). Si metió la mano en la vagina para empujar la matriz por dentro y no tienen forma de llegar al hospital, dele a la madre los mismos antibióticos que le daría si tuviera una infección después del parto (vea pág. 299).

Matriz desgarrada

Si la matriz de la madre se ha desgarrado (vea pág. 245), usted debe darle tratamiento para choque (vea pág. 243) y llevarla a un hospital de inmediato.

Cérvix o vagina desgarrados

Si la madre está sangrando mucho pero la matriz está dura, puede que el sangrado esté viniendo de un desgarro en la piel. Vea la pág. 395, donde explicamos cómo revisar si la madre tiene desgarros.

Si usted ha sido entrenada para coser desgarros, vea las págs. 395 a 405. Si no sabe cómo coser un desgarro, ponga trapos estériles sobre el área del desgarro y pídale a la madre que cruce las piernas. Empiece a darle suero intravenoso, si puede, y llévela al hospital de inmediato.

Parece faltar un pedazo de la placenta

Si parece que a la placenta o a las membranas les falta un pedazo, este podría estar aún dentro de la matriz. De ser así, podría causar sangrado o una infección.

Si la madre no está sangrando ni tiene señas de choque, pídale que amamante al bebé, y que después se acunclille y puje. Si la madre está sangrando, pero no mucho, dele una inyección intramuscular de 10 unidades de oxitocina. Luego consiga ayuda médica.

Si la madre está sangrando tanto que podría morir antes de que consigan ayuda, trate usted misma de sacar lo que haya quedado en la matriz:

1. Restriéguese las manos y los brazos y póngase guantes estériles (vea pág. 159).

2. Póngase en los dedos un pedazo de gasa resistente y estéril. La gasa le servirá para raspar y sacar los pedacitos de placenta o membrana que hayan en la matriz. Use gasa resistente que no se vaya a deshilar adentro. O tenga listo en su botiquín un paquete estéril de gasa resistente con un cordoncito que usted pueda jalar en caso de que la gasa se le caiga de los dedos.

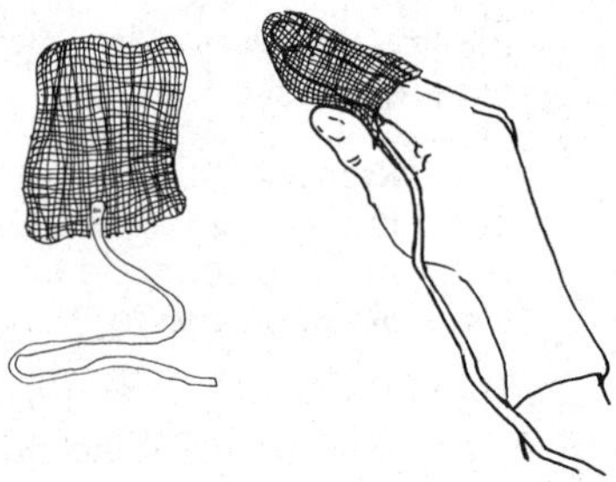

3. Moje la gasa en solución salina estéril o agua estéril, si tiene.

4. Meta los dedos en la matriz y trate de sacar los pedacitos que falten. Esto será muy doloroso para la madre. Alguien debe abrazarla y ayudarle a relajarse mientras usted trabaja. Si no puede sacar lo que falta, dele a la madre una inyección intramuscular de 10 unidades de oxitocina y llévela al hospital. Si se tardaran más de una hora en llegar, dele a la madre una dosis del antibiótico que le daría en caso de una infección después del parto (vea pág. 299).

¡Cuidado! Aún después de sacar el pedazo de la placenta que haya faltado, la madre necesitará atención médica. Si perdió mucha sangre, puede que necesite una transfusión. Además, corre peligro de que le dé una infección y necesita tomar antibióticos. Asegúrese de explicarle al doctor lo que usted haya hecho, y de decirle qué medicinas le dio a la madre y cuándo.

5. La matriz se sale con la placenta

A veces, la matriz se voltea al revés y se sale con la placenta. Esto puede ocurrir si alguien jala demasiado el cordón antes de que la placenta se haya desprendido de la matriz, o si alguien empuja la matriz para sacar la placenta. A veces esto también sucede por sí mismo—sin que nadie haya hecho nada mal. A veces, sólo sale una parte de la matriz.

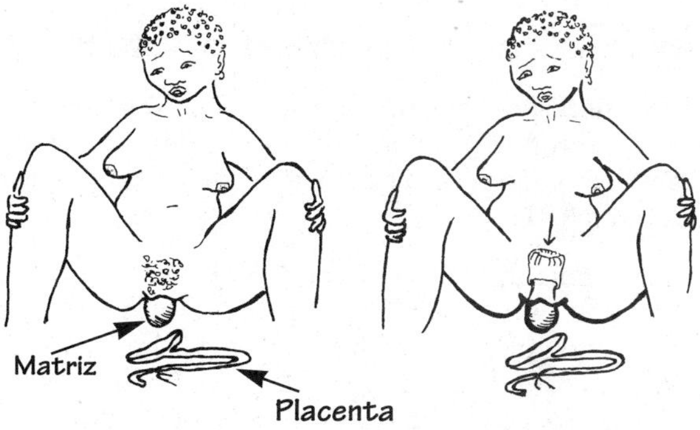

Cuando se ve esto, *la matriz se ha volteado al revés.*

Qué hacer

1. Restriéguese las manos y los brazos hasta la altura de los codos (vea pág. 159) y póngase guantes estériles. Con cuidado pero con firmeza, ponga la matriz en su lugar. A veces sólo hay que empujarla otra vez para arriba, pero otras veces hay que acomodarla con los dedos.

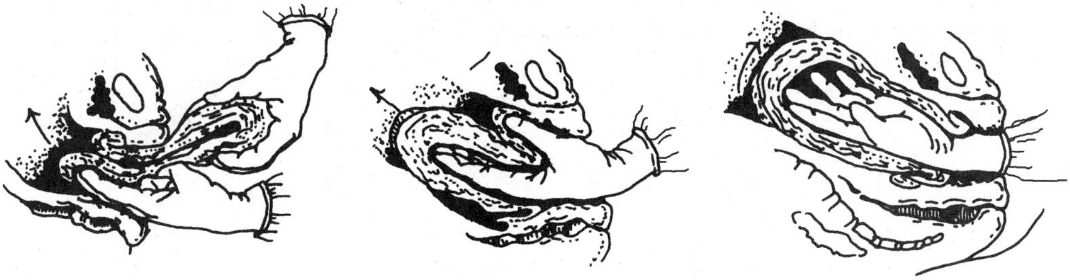

2. Ya que la matriz esté en su lugar, sóbela para que se endurezca. Tal vez tenga que ponerle presión con dos manos para detener el sangrado (vea pág. 277). Aun si la madre no está sangrando, dele una inyección intramuscular de 10 a 20 unidades de oxitocina o de 0,5 mg. de ergometrina o de 0,2 mg de *Metergina* (no dé ergometrina o *Metergina* si la madre tiene la presión alta). Si no tiene la medicina en forma inyectable, désela a la madre en pastillas.

3. La madre debe quedarse acostada boca arriba con las caderas en alto. Si es posible, llévela al hospital. En el camino, dele antibióticos del mismo tipo y en la misma dosis que le daría si tuviese una infección después del parto (vea pág. 299).

Señas de riesgo en el bebé

1. El bebé no respira para nada

Un bebé **necesita** empezar a respirar por sí mismo en menos de 2 a 3 minutos después de que el cordón se haya puesto blanco o de que la placenta se haya desprendido. Si el bebé no empieza a respirar, se sofocará. Esto puede causarle daño cerebral grave o incluso la muerte.

Primero, limpie la boca y la nariz del bebé. Luego sóbele la espina dorsal firmemente pero con cuidado para animarlo a respirar. Si eso no da resultado, escuche el corazón del bebé. Si está latiendo más de 80 veces por minuto, dé respiración de boca a boca. Si el corazón no está latiendo, o si está latiendo lata menos de 80 veces por minuto, dé *respiración de boca a boca* y haga *masaje cardíaco* (vea la pág. siguiente).

Cómo dar respiración de boca a boca (sin masaje cardíaco)

1. Acueste al bebé boca arriba, con la cabeza más baja que los pies. Debe estar sobre una superficie firme (como una mesa, el piso, o una tabla que se puede inclinar) o en sus brazos. Mantenga al bebé calientito.

2. Ábrale la garganta al bebé empujándole la cabeza un poco hacia atrás, y manteniéndole la barbilla hacia arriba. Muévale la lengua de modo que no tape la garganta. No le incline la cabeza demasiado porque la garganta se cerrará de nuevo.

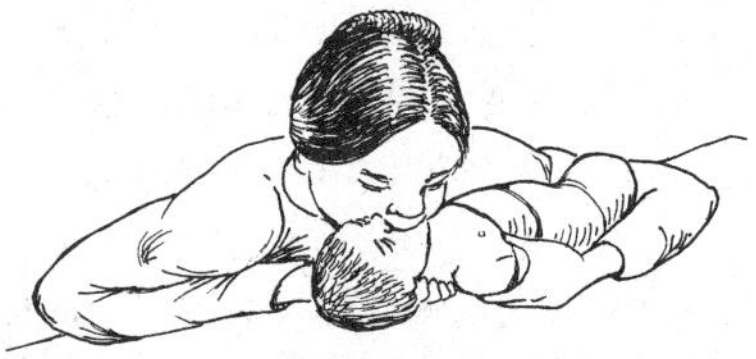
El pecho y la barriga suben.

3. Ponga una de sus manos (o una toalla enrollada) bajo uno de los hombros del bebé. Así la cabeza le quedará un poco inclinada hacia un lado. Cualquier líquido que salga se juntara en la mejilla del bebé, y no en su garganta.

4. Ponga su boca sobre la boca y la nariz del bebé, y dé soplos pequeños y suaves. Sople unas 30 veces por minuto (que es un poco más rápido de lo que usted respira normalmente). Deje que el bebé eche afuera el aire entre soplos.

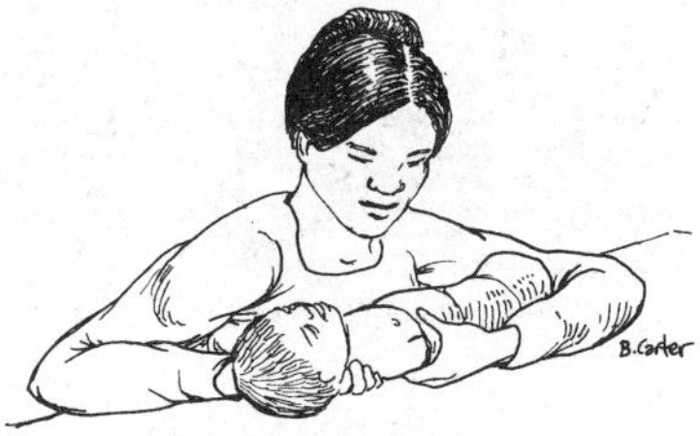

El pecho y la barriga bajan entre soplos.

El pecho y la barriga del bebé subirán y bajarán con cada soplo. Si la barriga no baja, eso indica que el aire está entrando al estómago del bebé y no a sus pulmones. Vea si ayuda cambiar la posición de la cabeza. También vuelva a asegurarse de que nada esté tapando la garganta.

¡Cuidado! Los pulmones de un recién nacido son muy delicados. No sople fuerte porque podría reventarlos. Dé soplos leves **que vengan de sus mejillas**, no de sus pulmones. No le dé al bebé más aire del que él pueda tomar.

5. Siga dando respiración de boca a boca hasta que el bebé empiece a respirar por sí mismo o hasta que usted ya no pueda seguir haciéndolo. A veces, basta con dar uno o dos soplos. Otras veces, se necesita dar respiración de boca a boca por mucho tiempo. Si el corazón del bebé está latiendo, es probable que el bebé estará bien una vez que empiece a respirar por sí mismo. Si el corazón le deja de latir, vea la página siguiente.

Si un bebé no está respirando, en vez de darle respiración de boca a boca, usted puede usar un tanque y una máscara de oxígeno. Si usted tiene este equipo y sabe usarlo, se lo recomendamos. La máscara de oxígeno ayudará a protegerla contra diferentes enfermedades. Por ejemplo, si la madre tiene una enfermedad contagiosa como sífilis, hepatitis o herpes activo, habrá la posibilidad de que el bebé le pase a usted la enfermedad. Esto podría suceder si a usted le entra sangre, líquido o moco en la boca al resucitar al bebé. El peligro será mayor si usted tiene una cortada o una llaga en la boca.

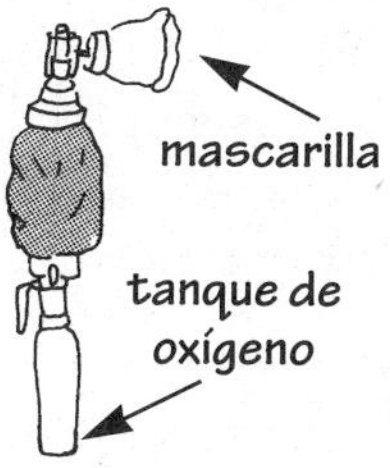

Nota: No es difícil dar respiración de boca a boca, pero sí es más fácil aprender a hacerlo si alguien se lo enseña. Practique con una muñeca para que esté lista en caso de una emergencia.

2. El corazón del bebé no está latiendo o está latiendo menos de 80 veces por minuto

Un bebé puede estar vivo aunque no le esté latiendo el corazón. Si usted sabe que el bebé estaba vivo durante el parto, puede ser que ahora sólo esté demasiado débil para que el corazón le lata. También es posible que el cerebro se le haya dañado cuando él aún estaba dentro de su madre. Pero por ahora, esto no se puede saber con seguridad.

Si el corazón no está latiendo, o si está latiendo menos de 80 veces por minuto (como la mitad de rápido de lo normal), tal vez usted pueda ayudar al bebé dándole masaje cardíaco y respiración de boca a boca.

Cómo dar masaje cardíaco con respiración de boca a boca

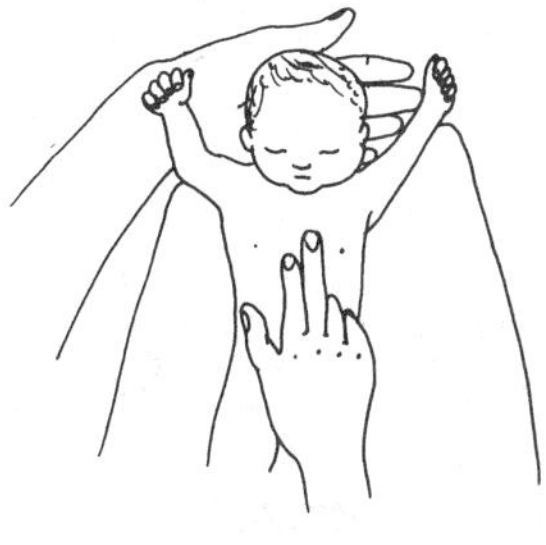

1. Ponga al bebé sobre una superficie firme o sosténgalo en sus brazos. **Manténgalo calientito**.

2. Ponga dos de sus dedos sobre el esternón del bebé (el hueso entre las dos tetillas).

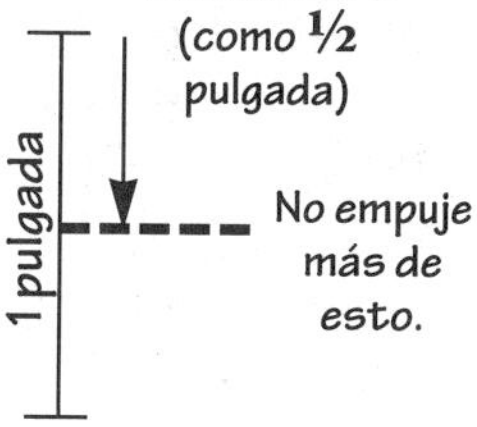

3. Empuje hacia abajo 1 centímetro (como ½ pulgada) con los dedos. **No use demasiado fuerza**. Empuje como 2 veces por segundo. (Ese es el latido normal de un bebé cuando está dentro de la matriz y como lo doble del latido de un adulto en descanso.) Si no puede empujar así de rápido, haga lo que pueda. De todas formas ayudará.

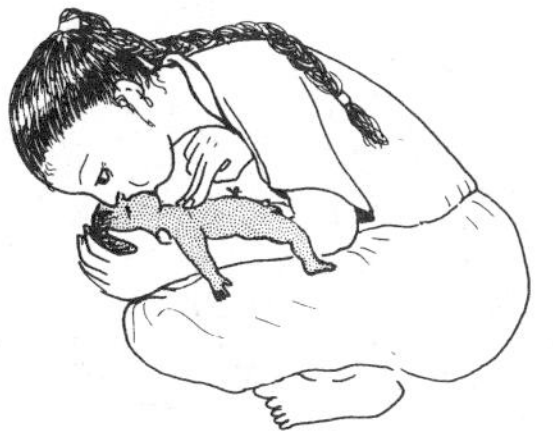

4. Después de cada 3 veces que empuje con los dedos, dele un soplo del aire al bebé (vea la pág. anterior). Sople justo después de que deje de empujar con los dedos.

Una sola persona puede dar el masaje cardíaco y la respiración de boca a boca, pero es más fácil si dos personas lo hacen juntas. Así, una de ellas puede dar la respiración y la otra el masaje.

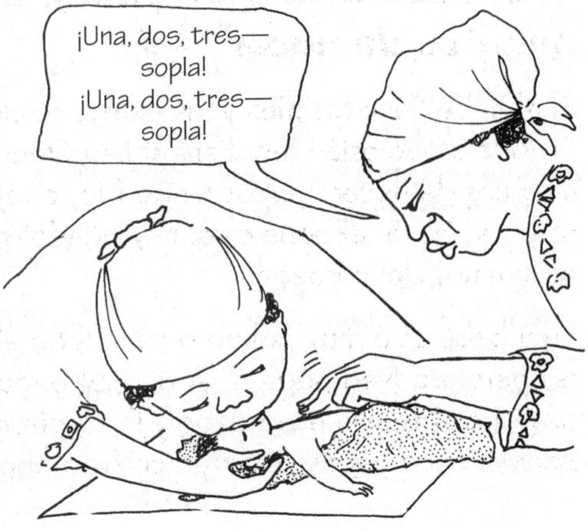

¡Cuidado! Nunca le sople aire al bebé al mismo tiempo que le esté haciendo presión sobre el pecho. Sople en cuanto deje de presionar. Si hace las dos cosas al mismo tiempo, puede lastimar al bebé.

5. Si el bebé va a sobrevivir, el corazón probablemente le empezará a latir y él empezará a respirar por sí mismo después de 5 a 10 minutos de tratar de resucitarlo. Si esto no sucede, usted tendrá que decidir cuánto tiempo seguir tratando de salvarlo. Piense en las siguientes cosas: ¿Hubo cualquier seña de riesgo durante el embarazo y el parto? ¿Escuchó usted el latido del corazón del bebé poco antes del nacimiento? ¿Cuánto tiempo pasó desde que el bebé nació hasta que usted le empezó a dar respiración de boca a boca y masaje cardíaco? Use su juicio, su experiencia y su intuición para decidir si usted puede ayudar al bebé.

¡Cuidado! No dé masaje cardíaco si el corazón del bebé está latiendo más de 80 veces por minuto. Cuente con cuidado porque podría empeorar las cosas si da masaje cuando no se necesita.

3. El bebé tiene dificultades para respirar

Si el bebé está teniendo dificultades para respirar, trate de sacarle cualquier cosa (moco, líquido, excremento) que tenga en la garganta y en la nariz (vea pág. 189). Además, mantenga al bebé calientito. Si tiene una temperatura de menos de 36°C ó 97°F, o si su piel se siente más fría de lo normal, trate de calentarlo (vea págs. 291 a 293).

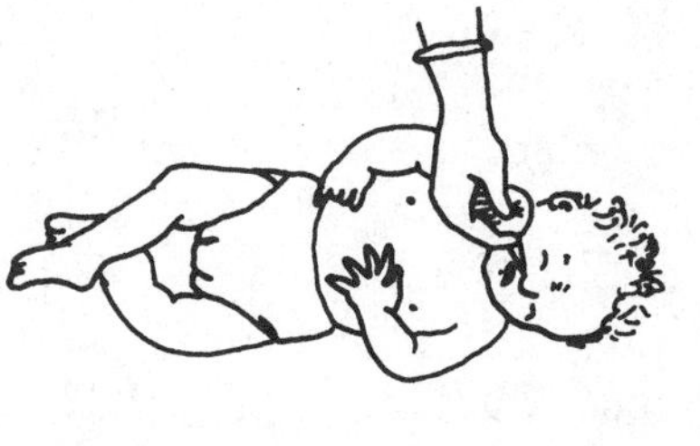

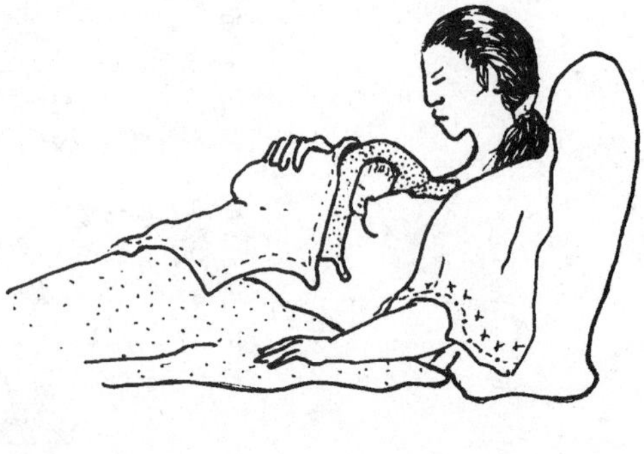

4. El bebé está muy pálido o sigue azul después de varios minutos de nacer

Si el bebé tiene **los pies y las manos** azules 5 minutos después de haber nacido, es probable que esté bien. Pero si tiene *todo el cuerpo* azul o morado 5 minutos o más después de nacer, quizás tenga frío, o tal vez tenga problemas del corazón o de la respiración. Si el bebé está muy pálido, puede tener frío, estar anémico o tener problemas del corazón.

Si el bebé está muy pálido o tiene todo el cuerpo azul o morado, revísele la temperatura (vea págs. 214 a 215) o tóquelo para ver si está frío. Si tiene, dele oxígeno. Revísele el corazón y la respiración, y si es necesario, dele respiración de boca a boca y masaje cardíaco (vea pág. 281). Consiga ayuda médica.

Complicaciones durante las primeras 2 a 6 horas después del nacimiento

Contenido del Capítulo 18

Complicaciones durante las primeras 2 ó 6 horas después del nacimiento

CAPÍTULO 18

Señas de riesgo en la madre

1. La madre sangra más que con una regla pesada

La razón más común por la cual una madre sangra mucho durante las primeras horas después del parto es porque su matriz no se contrae (encoge). Al contrario, la matriz se agranda y se siente suave después de que ha salido la placenta.

Si la matriz sigue blanda después de que la placenta ha salido, es porque no se está encogiendo. Pídale a la madre que amamante al bebé. Si el bebé aún no mama bien, vea si ayuda a estimular los pezones de la madre (vea pág. 378). También anime a la madre a orinar.

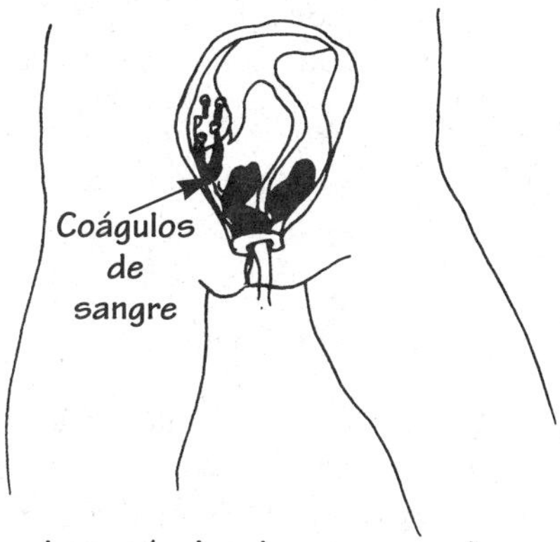

Los coágulos de sangre pueden evitar que la matriz se contraiga

A veces la matriz no se contrae porque adentro todavía tiene sangre o coágulos (cuajarones) de sangre. Si la matriz no se empieza a encoger después de que la madre haya orinado y amamantado al bebé (o de que a ella le hayan estimulado los pezones), hay que sobar la matriz para sacar la sangre y los coágulos que tenga adentro. Si la madre sigue sangrando, use el método de presionar la matriz con dos manos por fuera (vea pág. 277).

El masaje debe achicar y endurecer la matriz. Si no da resultado, póngale a la madre una inyección intramuscular (vea págs. 383 a 387) de una de las siguientes medicinas. (No le ponga *Metergina* o ergometrina a una mujer que tenga la presión alta.)

- 10 unidades de oxitocina
- 0,2 mg. de *Metergina* (ergonovina)
- 0,5 mg. de ergometrina

Si no tiene estas medicinas en forma inyectable, puede darlas en forma de pastillas. Dé 0,2 mg. de *Metergina* o ergometrina, cada 4 a 6 horas. Las pastillas no hacen efecto tan rápidamente como las inyecciones, pero de cualquier modo ayudan.

Si la matriz sigue blanda o se agranda más, la madre podría estar sangrando por dentro. Usted necesita llevarla a un hospital. Si le dan señas de choque trate este problema como se explica en la página 243.

2. La madre ha dejado de sangrar, pero perdió mucha sangre durante el parto

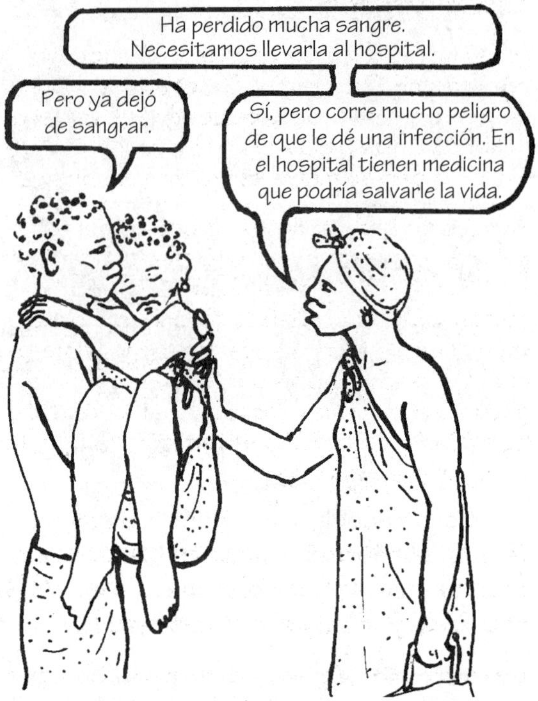

Si la madre ha estado sangrando, considere lo siguiente:

- Si perdió mucha sangre, si está muy débil o si tiene señas de choque (vea pág. 243), necesita ir al hospital. Dele el tratamiento para choque en el camino.
- Si sólo perdió un poco más sangre de lo usual o sólo está un poco débil, decida usted si conviene más llevarla a un hospital o dejar que se quede en casa. Trate de conseguir una opinión médica.

Si deciden no ir al hospital, o no pueden conseguir ayuda médica, la madre en casa necesitará:

- mucha tranquilidad y descanso completo
- mucho líquido durante las primeras horas, el suero para tomar es lo mejor (vea pág. 172). La madre también necesitará beber mucho líquido en las primeras semanas después del parto.
- bastantes alimentos nutritivos y sobre todo alimentos ricos en hierro (carne, verduras de hojas verde oscuro) o pastillas de hierro.

La madre necesitará todas estas cosas para producir nueva sangre buena para protegerse contra infecciones y para alimentar y cuidar a su bebé. Esté pendiente de cualquier seña de infección en la madre durante varias semanas después del parto (vea págs. 298 a 300).

3. El cérvix puede verse en la abertura vaginal

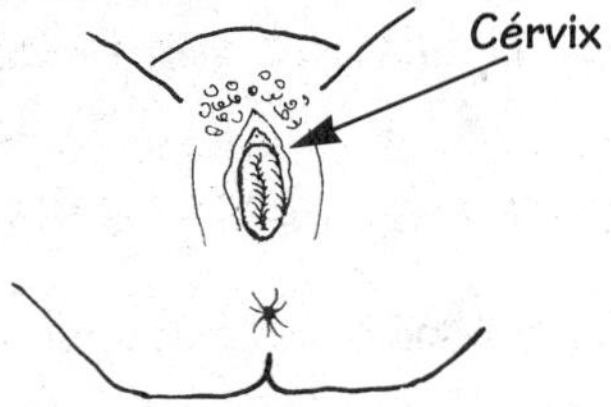

A veces, después de un parto el cérvix se puede ver en la abertura vaginal. Esto no es realmente peligroso y generalmente el cérvix vuelve a su lugar en unos cuantos días. Mientras tanto, quizás ayude que la madre se acueste con las caderas más altas que la cabeza.

Lo que sí hay que tener en cuenta es que será más fácil que a la madre le den infecciones. Por lo mismo es muy importante que ella se mantenga los genitales muy limpios y que todos estén pendientes de cualquier seña de infección durante las próximas 2 semanas (vea págs. 298 a 300). Si el cérvix se queda en la abertura vaginal 2 semanas o más, consiga una opinión médica.

4. La madre tiene dolor o una bola de sangre (hematoma) en la vagina

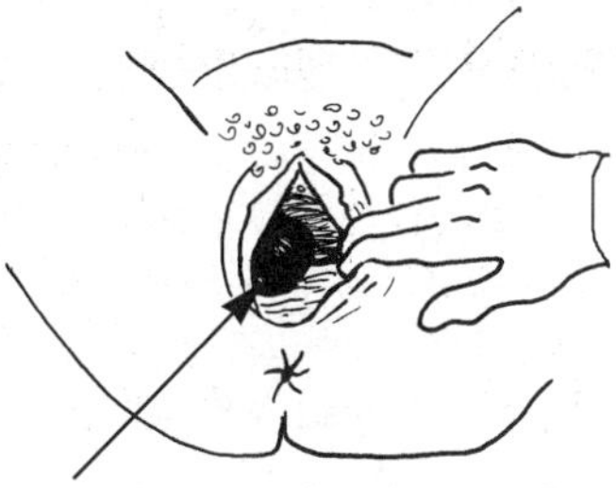
Hematoma en la vagina

A veces, la matriz se encoge y se endurece, y no parece haber mucho sangrado. Sin embargo, la madre se siente mareada y débil. Si esto sucede, tal vez ella tenga un hematoma (sangrado bajo la piel) en la vagina. La piel en esa área generalmente estará oscura, blanda y adolorida.

Aunque un hematoma es doloroso, por lo general no es peligroso; a menos que esté creciendo mucho. Esto significaría que la mujer está sangrando mucho. Si un hematoma está creciendo mucho, ponga presión en esa área si puede. (Para hacer presión, primero usted necesitará restregarse por lo menos una de sus manos hasta el codo, ponerse un guante estéril y meter la mano en la vagina.) Si la madre tiene señas de choque, dele tratamiento para choque (vea pág. 243) y llévela al hospital para que puedan abrirle y drenarle el hematoma.

5. La madre se siente enferma, se siente caliente o su temperatura es de más de 38°C ó 100,4°F; tiene el pulso rápido y la matriz adolorida

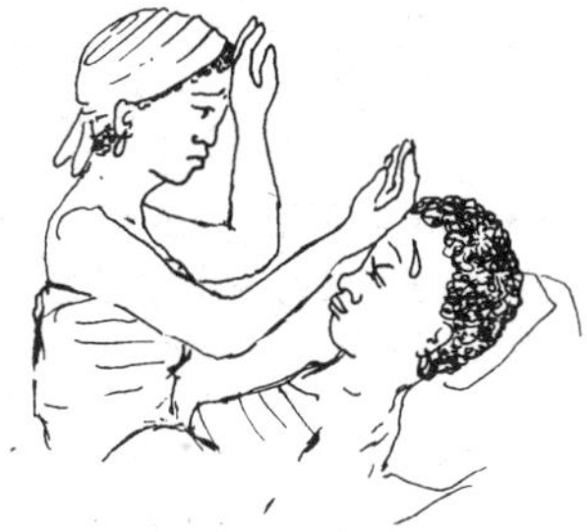

La temperatura de una mujer que acaba de dar a luz muchas veces es un poco más alta de lo normal, sobre todo si hace calor. Pero si al tocar a la madre la siente muy caliente, es porque ella tiene fiebre. La fiebre puede ser seña de una infección.

Qué hacer

1. Revise si la madre está deshidratada (vea pág. 171).

2. Dele líquidos y siéntale la piel (revísele la temperatura) de nuevo.

3. Si sigue caliente o tiene fiebre, quizás tenga una infección en la matriz, en la vagina o en la vejiga. (Es más probable que tenga una infección si la bolsa de aguas se rompió a principios del parto, si el parto duró mucho tiempo o si la madre estaba muy cansada durante el parto.) Vea qué hacer en las págs. 298 a 301.

6. Después de 4 horas la madre aún no puede orinar

Si después de 4 horas de haber dado a luz la madre no ha podido orinar, hay peligro de sangrado y otros problemas.

Qué hacer

1. Revísele la vejiga. Si no está llena, tal vez ella necesite beber algo.

2. Si la vejiga está bastante o demasiado llena, pruebe diferentes cosas para ayudarle a la madre a orinar (vea pág. 391).

3. Si aún así no puede orinar, tal vez sea necesario ponerle una sonda (vea págs. 391 a 392). Si usted no sabe cómo hacerlo, consiga ayuda médica.

7. La madre no puede (o no quiere) comer o beber nada después de 2 ó 3 horas

Hay diferentes razones por las cuales quizás una madre no beba o coma. Cada una de estas razones requiere de un tratamiento diferente.

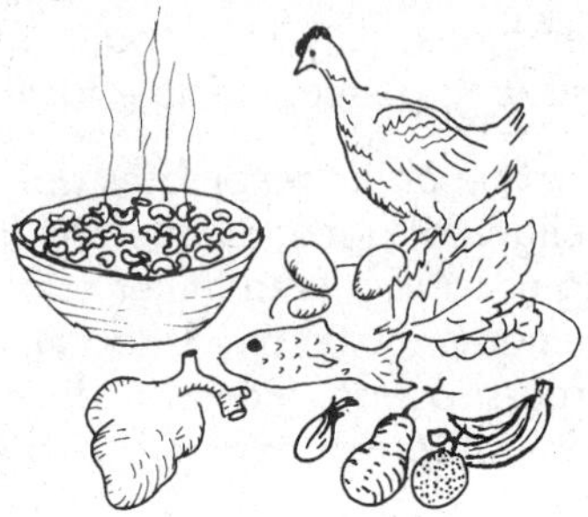

- Puede que la madre tenga creencias que le evitan comer y tomar alimentos nutritivos. Usted puede explicarle la importancia de alimentarse bien para recuperarse, defenderse contra infecciones y producir leche para su bebé.
- Puede que la madre esté enferma. Revise cuánta sangre ha perdido (vea pág. 210), o si tiene fiebre u otras señas de enfermedad (vea págs. 298 a 301).
- Puede que la madre esté muy triste (o enojada o asustada). Usted puede ofrecerle su apoyo y animarla a que hable sobre sus sentimientos y sus necesidades.

8. La madre no está interesada en su bebé

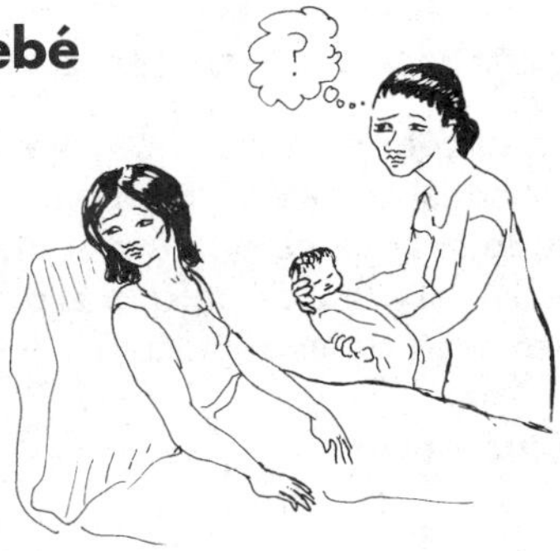

Puede pasar un rato antes de que la madre se interese mucho en su bebé y se sienta contenta—sobre todo si está muy cansada, si ya tiene muchos hijos o si ella no quería tener a este bebé. Pero una falta completa de interés también podría deberse a que la madre esté enferma, a que esté sangrando o haya sangrado mucho, o a que esté muy triste o asustada.

Qué hacer

1. Revise si la madre tiene señas de infección o de pérdida de sangre (vea págs. 210, 298).
2. Si no encuentra nada anormal, quizás quiera usted conversar con la madre sobre sus sentimientos. O quizás decida usted que sería mejor dejarla sola un rato y observar qué sucede.
3. Si la madre está deprimida, o si usted sabe que ella estuvo muy deprimida después de un parto anterior, explíquele a la familia la importancia de prestarle más atención y darle mucho apoyo durante varias semanas. Muchas veces la depresión desaparece por sí misma en poco tiempo, pero a veces puede durar semanas o hasta meses.
4. Si el bebé tiene hambre pero su madre no lo quiere amamantar, trate de encontrar a otra mujer que lo pueda amamantar y cuidar hasta que la madre se sienta mejor.
5. Si a usted le preocupa mucho la falta de interés de la madre, consulte a un médico u otro trabajador de la salud.

9. La madre no puede (o no quiere) amamantar al bebé

Si la madre no puede o no quiere amamantar al bebé:

- a la matriz de la madre le tomará más tiempo regresar a su tamaño normal.
- el bebé correrá un mayor riesgo de tener diarrea y otras enfermedades.
- la madre tendrá menos dinero para comprar buenos alimentos para la familia (ya que es más caro alimentar a un bebé con biberón que con pecho).
- la madre se perderá el placer de amamantar a su bebé.

A la madre y al bebé "el pecho les hace más provecho" (vea el Capítulo 21). Si la madre no está dispuesta a dar pecho por mucho tiempo, quizás pueda hacerlo por lo menos durante algunas semanas o los primeros meses. Si la madre no va a amamantar al bebé, sería conveniente que la familia encontrara a alguien que pudiera hacerlo.

10. La madre tiene convulsiones (ataques) o tuvo señas de pre-eclampsia antes de que el bebé naciera

Vea las secciones sobre pre-eclampsia durante el embarazo (pág. 112) y durante el parto (pág. 246). Si la madre tuvo cualquier seña de pre-eclampsia durante el embarazo o el parto, corre el riesgo de que le den convulsiones durante las primeras 24 horas después de dar a luz.

Si hay un hospital cerca, quizás deben ir allí. Si están pensando quedarse en casa, consulten primero a un trabajador de la salud. Si se quedan en casa:

- La madre debe estar en un cuarto oscuro.
- Asegúrese de que ella esté tranquila y relajada.
- Dele mucho líquido.
- Piense en darle las medicinas para la presión alta y para las convulsiones (vea págs. 246 y 247).

Señas de riesgo en el bebé

1. El bebé tiene problemas para respirar o toma aire más de 60 veces por minuto

Normalmente, los bebés respiran más rápidamente que los adultos. Pero si un bebé toma aire más de 60 veces por minuto o tiene dificultades para respirar, podría estar en peligro. Podría tener una infección, excremento en los pulmones, drogas en la sangre (provenientes de la madre) u otro problema.

Qué hacer

1. Mantenga al bebé calientito
2. Revise si tiene señas de infección (vea págs. 292 y 306).
3. Acueste al bebé con la cabeza más baja que las nalgas para que la boca y la nariz le drenen. También límpiele la boca y la nariz con una perilla o un aparato de succión (vea págs. 189 y 190)—sobre todo si cree que le entró excremento a la nariz y la garganta.

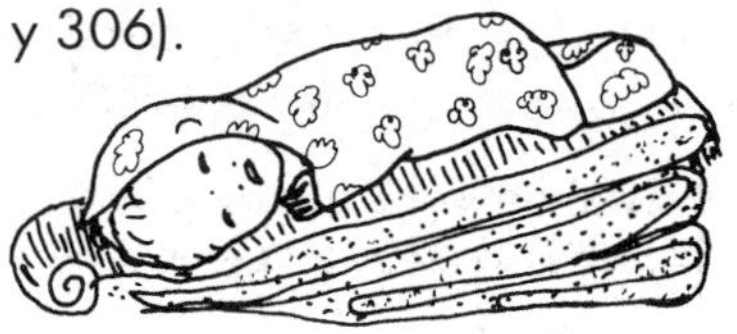

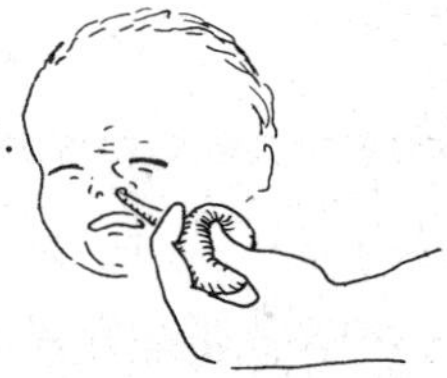

4. Anime al bebé a mamar.
5. Consiga ayuda médica, si puede.

2. El bebé está aguado, débil o parece no poder despertar

Muchos bebés tienen mucho sueño los primeros días después de nacer. Pero hay que despertarlos de vez en cuando para darles de comer. Muchos bebés maman en cuanto nacen; otros se tardan varias horas en empezar.

Cuando está despierto, el bebé debe reaccionar si hay algún ruido o si alguien lo toca. Si durante las primeras horas no reacciona, o parece muy débil, lento o se ve aguado, puede que tenga uno de los siguientes problemas:

- Dificultades para respirar (vea pág. 282).
- Una infección (vea págs. 292, 306).
- Sueño debido a medicinas o hierbas que le hayan dado a la madre durante el parto.
- Otros problemas. Si no sabe qué tiene, consiga ayuda médica

Nota: Cualquier medicina que entorpezca o adormite a la madre durante el parto, puede dificultarle la respiración al bebé después de nacer. Los *narcóticos* (como heroína, el opio y la morfina) y las medicinas como el diacepam (*Valium*) le llegan al bebé a través de la placenta y lo pueden entorpecer y debilitar. Las bebidas alcohólicas y algunas plantas medicinales también pueden afectar al bebé.

3. El bebé sigue pálido, amarillo, azul o colorado una hora después de nacer

Si un bebé no se pone de un color normal poco después de nacer, podría tener diferentes problemas. Fíjese qué partes del cuerpo han sido afectadas y de qué color están.

- Si el bebé está respirando, pero media hora después de nacer todavía tiene las manos o los pies azules, quizás tenga frío. Abajo explicamos cómo calentar a un bebé (vea el Nº 4).

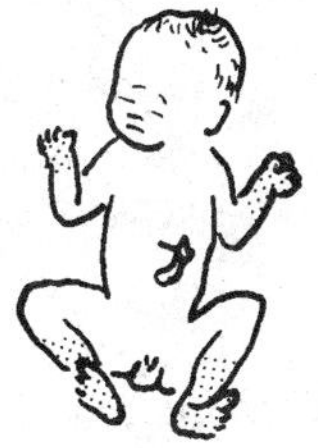

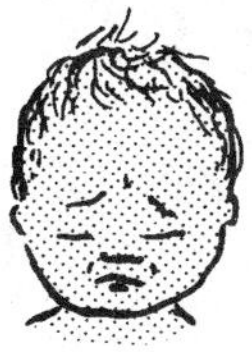

- Si después de una hora de nacer, el bebé todavía tiene los labios o la cara azules, quizás tenga un problema del corazón o de los pulmones. Tal vez también necesite oxígeno. Llévelo al hospital de inmediato.
- Si el bebé se ve amarillo, tal vez tenga un problema de la sangre o una infección. Vea las págs. 303 y 306, y consiga ayuda médica de inmediato.
- Si el bebé está muy pálido y aguado, tal vez tenga anemia u otro problema. Consiga ayuda médica de inmediato.
- Si el bebé está muy colorado (rojo), tal vez no tenga ningún problema. Obsérvelo con cuidado la primera semana por si le dan señas de *ictericia* (vea pág. 303). Consiga ayuda tan pronto como pueda si el bebé se pone amarillo, empieza a respirar muy rápido o tiene dificultades para mamar.

4. El bebé está aguado y se siente frío (o tiene una temperatura en la axila de menos de 36°C ó 97°F) media hora después de nacer

Si la temperatura del bebé sigue baja media hora después de que haya nacido, caliéntelo para que su temperatura suba a lo normal. He aquí algunas maneras de calentarlo:

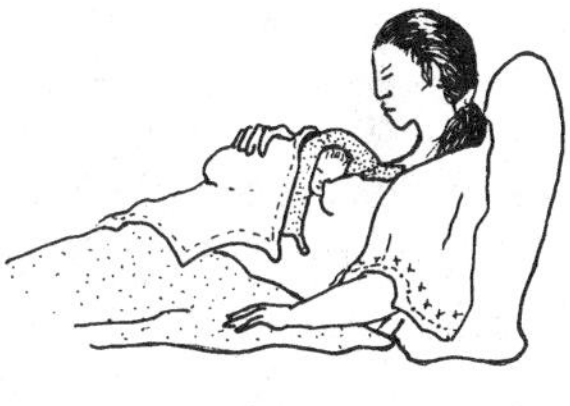

- Ponga al bebé contra la piel de la madre y tápelo bien. La temperatura de la madre es justo la indicada para el bebé (a menos que ella esté enferma).

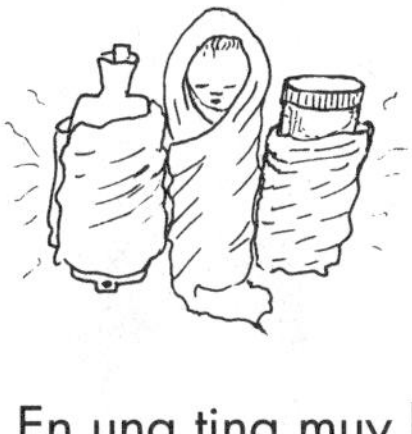

- Llene envases con agua caliente (si tiene envases especiales, mejor), envuélvalos en trapos o toallas (para no quemar al bebé) y póngalos alrededor del cuerpo del bebé.

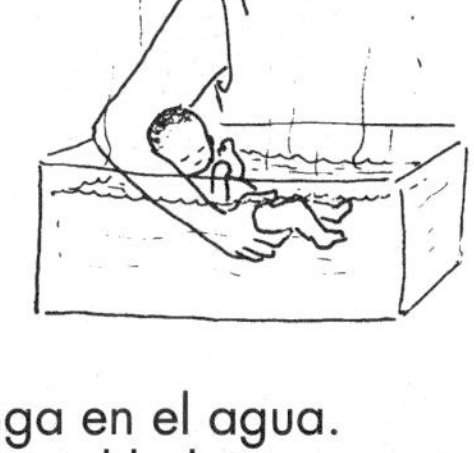

- En una tina muy limpia, meta al bebé en agua tibia (que haya hervido para que no tenga microbios). El agua debe de estar un poco menos caliente de la que usted usa para bañarse. Tenga cuidado de no calentar el agua demasiado.

El bebé deberá ponerse más activo poco después de que lo ponga en el agua. Cuando lo saque, séquelo bien y revísele la temperatura. Envuelva al bebé en mantas para que no se vuelva a enfriar.

Si el bebé todavía se siente frío al tocarlo, o su temperatura sigue baja y él se ve débil, consiga ayuda médica.

5. El bebé tiene un llorido raro y agudo

Muchos bebés están tensos y molestos después de nacer. Pero un bebé muy nervioso, o uno que llora de un modo muy extraño y agudo, puede necesitar más azúcar en la sangre. Esto es más probable si el bebé es muy grande o muy pequeño, si el parto fue más largo o difícil de lo usual, o si la madre tiene diabetes (vea pág. 88).

Qué hacer

1. Amamante al bebé (la leche de pecho contiene azúcar).

2. Además de la leche de pecho, dele al bebé agua con azúcar. Ponga una cucharadita (o 1 cubito) de azúcar en media taza de agua hervida y enfriada. Dele el agua azucarada al bebé con una cucharita o un gotero que estén muy limpios, o aún mejor, que estén hervidos (vea pág. 154).

Si en unas cuantas horas el bebé no está menos nervioso o no ha dejado de dar lloridos agudos, consiga ayuda médica.

6. El bebé tiene señas de infección

Señas de infección en el bebé:

- a la media hora después de nacer, toma aire más de 60 veces por minuto
- se siente frío o tiene una temperatura en la axila de menos de 36°C ó 97°F
- se ve enfermo, no mama bien y el corazón le late rápida y débilmente

Qué hacer

Si el bebé tiene cualquiera de estas señas de infección, consiga ayuda médica. Si la ayuda está a más de 2 horas de distancia, dele antibióticos al bebé en el camino. Para saber qué tipo y cantidad de medicina darle, vea la página 307.

7. El bebé pesa menos de 2½ kilos (5½ libras)

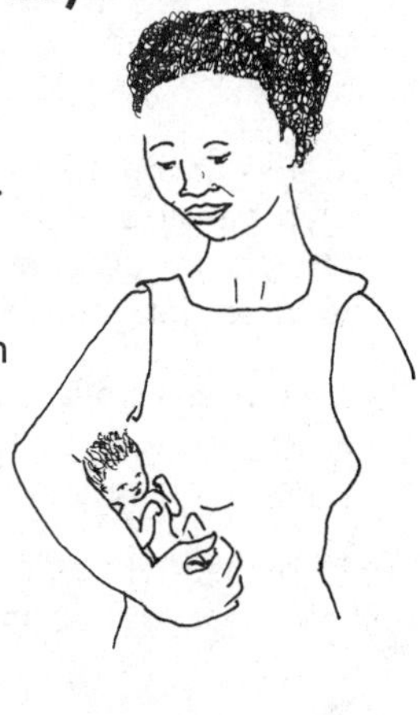

Los bebés muy pequeños corren un mayor riesgo de tener infecciones, problemas de la respiración e ictericia (vea pág. 303). Entre más pequeño sea el bebé, mayor es el riesgo. Los bebés muy pequeños también pueden tener dificultades para mamar si el pezón de la madre les queda muy grande y la leche sale demasiado rápido para ellos. Estos bebés también pueden tener dificultades para digerir los alimentos.

Es mejor que un bebé muy pequeño reciba atención en un hospital. Pero si es necesario cuidarlo en casa, hay cosas que se pueden hacer para mantenerlo sano.

Qué hacer

1. Mantenga al bebé calientito. Un bebé muy pequeño necesita mucha energía para mantenerse calientito. Usted le puede ayudar poniéndolo junto al cuerpo de su madre. Si ella no está enferma, la temperatura de su cuerpo será la ideal para el bebé.

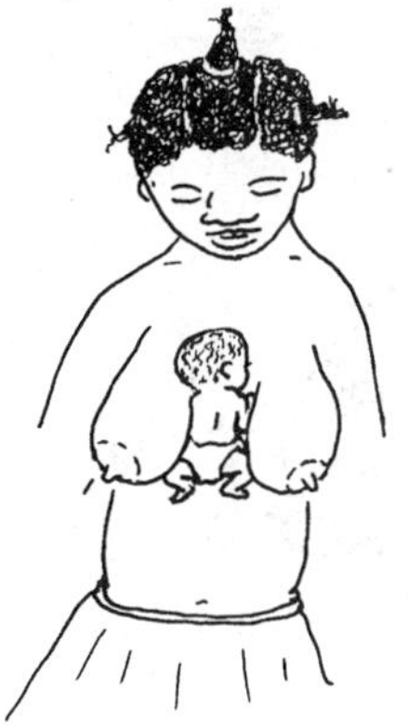

Ponga al bebé desnudo entre los pechos de la madre.

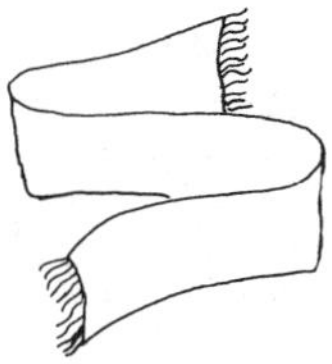

Envuélvalo junto al cuerpo de la madre con un rebozo o un pedazo de tela.

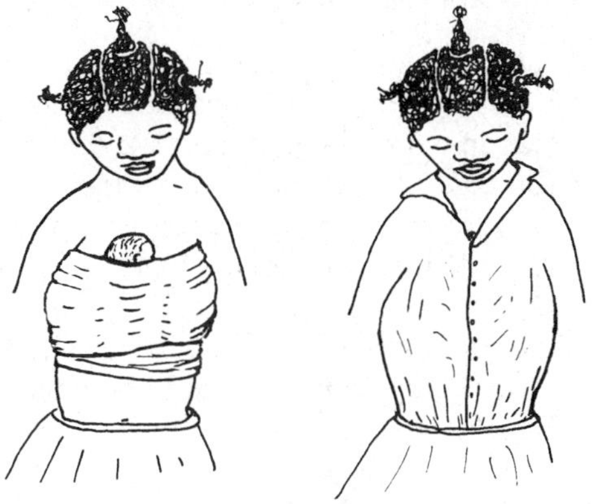

El bebé debe quedar bien acurrucado y cómodo. Deje al bebé junto a su madre todo el tiempo, de día y de noche. La madre puede usar una blusa o un vestido sueltos encima del bebé.

Si es necesario, la madre puede cambiar de posición al bebé para amamantarlo. Si la madre necesita bañarse, otra persona puede ponerse al bebé contra el cuerpo mientras la madre termina.

2. Amamante al bebé. La leche de pecho es el mejor alimento para todos los bebés, pero es aún más importante para un bebé muy pequeño. Para el bebé, la leche de pecho es más fácil de dirigir, es el alimento más nutritivo y además, los protege contra enfermedades.

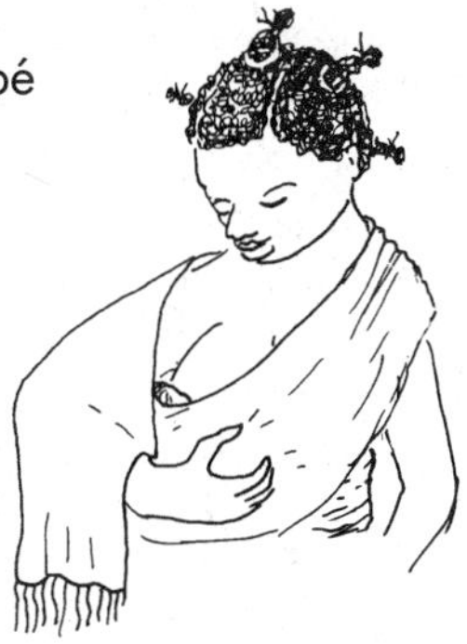

Si el bebé es tan pequeño que no puede mamar, la madre se debe sacar la leche de los pechos (vea las págs. 336 a 337). Ella puede darle leche con una cuchara o gotero hasta que él pueda mamar solo. Dele al bebé tanta leche como él quiera. Antes de usar el envase en donde guarde la leche y la cuchara o el gotero con que alimente al bebé, no se olvide de hervirlos (vea pág. 154).

Nota: Si, por cualquier razón, la madre no puede dar pecho, lo mejor es que otra mujer amamante al bebé.

3. Esté pendiente por si le da alguna seña de riesgo al bebé—sobre todo una o más señas de ictericia, problemas de la respiración e infecciones. Trate de ir a ver a bebé todos los días durante las primeras semanas para descubrir a tiempo cualquier problema que tenga. Enséñele a la madre cuáles son las señas de la ictericia (vea pág. 303), de los problemas de la respiración (vea pág. 290), y de una infección (vea pág. 306). Si al bebé le da cualquiera de estas señas, consiga ayuda médica.

8. El bebé pesa más de 4 kilos (o 9 libras)

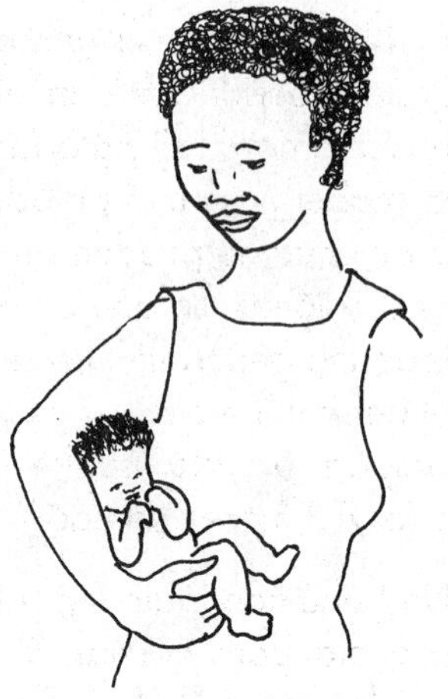

Un bebé muy grande corre un mayor riesgo de tener problemas respiratorios que otros bebés. Si la madre tuvo diabetes (vea pág. 88), también es más probable que el bebé tenga problemas con la cantidad de azúcar en su sangre.

Esté muy pendiente de cualquier seña de riesgo en un bebé muy grande. Es más probable que los problemas aparezcan durante los primeros 2 días de vida. Examine al bebé cuidadosamente varias veces al día esos 2 días. Si no aparecen señas de riesgo, lo más probable es que el bebé esté tan sano como cualquier otro. Si el bebé parece tener frío o estar un poco débil, puede darle agua hervida, azucarada y enfriada después de darle pecho (vea pág. 292). Mantenga al bebé calientito (vea la página anterior).

9. El bebé tiene defectos de nacimiento

Un bebé puede nacer con uno o varios defectos de nacimiento. Algunos defectos son más graves que otros. Sin embargo, la mayoría de los niños que tienen defectos pueden llevar vidas felices y productivas, si reciben la ayuda y los cuidados necesarios desde pequeños.

Si un bebé nace con algún defecto, nosotras recomendamos lo siguiente:

1. Consulte a un médico u otro trabajador de la salud para averiguar si hay algo que se pueda hacer para curar o disminuir el problema.

2. Averigüe qué necesidades especiales tendrá el niño.

3. Averigüe qué cosas sí podrá hacer el niño. Por ejemplo, un niño que no pueda caminar, quizás tenga los brazos y las manos muy fuertes y pueda hacer muchas cosas útiles con ellas. Tal vez ese mismo niño sea muy inteligente y pueda usar su mente para ganarse la vida.

4. Ayude a la madre a aceptar a su bebé, mostrándole el afecto que usted siente tanto por ella como por el bebé.

Un buen recurso para la familia de un niño incapacitado es el libro ***El niño campesino deshabilitado***. El libro se consigue a través de la Fundación Hesperian (vea pág. 507).

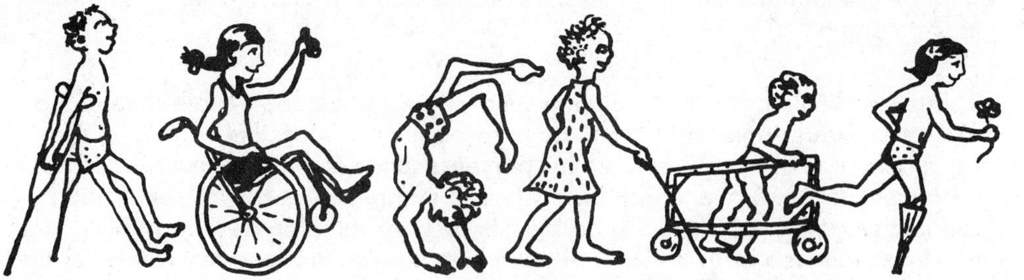

Bebés con labio leporino y paladar partido

El *labio leporino* es una abertura en el labio superior que a menudo llega hasta la nariz. El *paladar partido* es una abertura en el paladar. Estos problemas se pueden remediar con operaciones. La operación para el labio leporino generalmente se hace cuando el bebé tiene entre 4 y 6 meses. El paladar partido usualmente se repara a los 18 meses de edad.

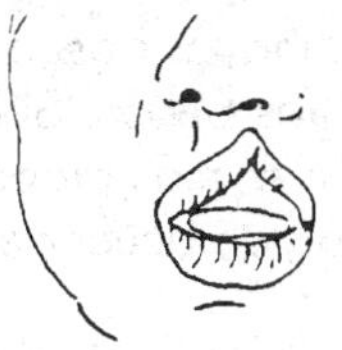

Labio leporino

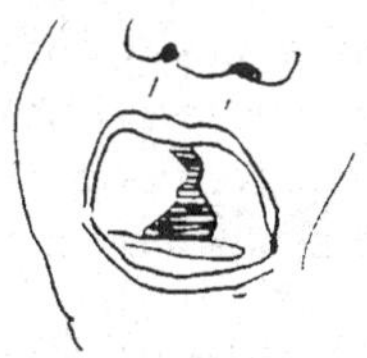

Paladar partido

Un bebé con labio leporino o paladar partido puede necesitar un poco de ayuda especial para mamar. Si el bebé tiene labio leporino, la madre debe meter bien su pezón dentro de la boca del bebé para tapar la abertura. Si todavía queda una parte abierta, la madre puede taparla con un dedo. Si el bebé tiene el paladar partido, la madre debe meter su pezón tan adentro de la boca del bebé como pueda. Además debe apuntar el pezón hacia un lado de la abertura. El bebé debe tener la cabeza paradita para que la leche no se le vaya por la nariz. Si el bebé no puede mamar, la madre se debe "ordeñar" los pechos y darle la leche al bebé con cuchara o gotero.

Al ir creciendo, los bebés con labio leporino o paladar partido pueden tener más problemas de salud (incluyendo infecciones del oído) que otros niños. Asegúrese de que la madre sepa esto. Además, un bebé con labio leporino se puede ver raro. Puede que por eso su familia y otras personas se sientan incómodas con él. Es importante recordar que este bebé necesita y se merece el mismo cariño y la misma atención que cualquier otro niño.

Complicaciones durante las primeras 2 semanas después del nacimiento

Contenido del Capítulo 19

Complicaciones durante las primeras 2 semanas después del nacimiento

CAPÍTULO 19

Señas de riesgo en la madre

1. La matriz no se queda redonda ni dura y no se va encogiendo poco a poco

Si la matriz se sigue ablandando después de las primeras cuantas horas:

- Pídale a la madre que amamante más al bebé. Si eso no ayuda, estimule los pezones de la madre (vea pág. 378).
- Sobe la matriz (vea pág. 209). Si sale mucha sangre cuando la matriz se contrae, eso indica que la madre está sangrando por dentro cuando la matriz está blanda. Si la madre no tiene la presión alta puede darle 0,2 mg. de ergometrina o de ergonovina en pastillas, cada 6 horas, durante 4 a 7 días. O, si usted u otra partera en su área sabe de un buen remedio para detener la hemorragia, usted puede probar eso.

  Si sólo sale un poco de sangre cuando usted soba la matriz, es probable que no haya necesidad de dar medicina. Sólo siga sobando a ratos y enséñele a la madre cómo hacerlo ella misma.
- Esté pendiente de cualquier seña de infección (vea pág. 287).
- Esté pendiente por si hay sangrado fuerte.

2. La madre sangra mucho

Si la madre empapa más de 2 toallas sanitarias por hora durante el primer día después del nacimiento, o más de 1 toalla sanitaria después del primer día, tal vez esté sangrando demasiado.

Haga lo que explicamos arriba para ayudar a la matriz a contraerse. Si la madre ha estado muy activa, pídale que descanse más. Si nada de eso da resultado, vea si ayuda una inyección de *Metergina* u oxitocina (vea pág. 276). Si la hemorragia continúa, consiga ayuda médica. Esté pendiente de las señas de choque y dé el tratamiento necesario (vea pág. 243).

3. La madre tiene señas de choque

Si la madre tiene señas de choque, dele el tratamiento necesario (vea pág. 243). El choque podría deberse a que ella esté sangrando por dentro (arriba explicamos qué hacer) o a que ella tenga una infección (vea la pág. siguiente).

4. La madre tiene señas de infección en la matriz

Señas de infección:

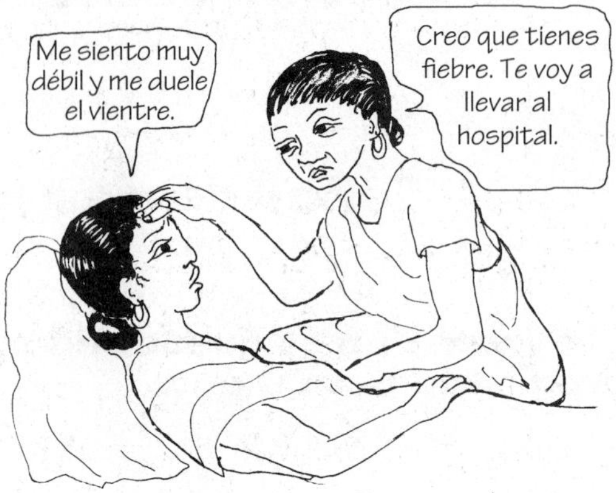

- el sangrado vuelve a empezar o empeora
- la sangre o el desecho vaginal (si hay) huelen mal o son de un color raro
- la madre se siente enferma, está caliente (temperatura de más de 38°C ó 100,4°F), o tiene escalofríos
- dolor en el vientre

Si la madre tiene cualquiera de las señas mencionadas, quizás tenga una infección en la matriz. Esto es **muy peligroso**. La madre puede morir a menos que reciba antibióticos.

Hay muchos tipos de infecciones y no cualquier antibiótico cura cualquier infección. Lo mejor es que se le hagan análisis a la madre en un hospital para saber qué tipo de infección tiene y qué antibiótico conviene darle. En el hospital pueden dar el antibiótico por suero intravenoso. Así, el efecto del medicamento será más rápido y eficaz.

El uso de antibióticos en casa

Si el hospital está muy lejos, usted puede dar los antibióticos en casa, ya sea en forma de pastillas o inyecciones. Como usted no sabrá exactamente qué clase de infección tiene la madre, necesitará darle un antibiótico que actúe contra varios tipos de infecciones. Y de todas maneras, usted deberá tratar de llevar a la madre al hospital lo antes posible.

Para una infección de la matriz, si usted puede escoger entre la forma inyectada o tomada de un antibiótico, es mejor usar la forma inyectada. Dé las inyecciones de antibiótico cada día, hasta que la fiebre haya desaparecido por 2 días. Después, si tiene el mismo antibiótico en pastillas, dele las pastillas a la madre durante los siguientes 7 días (las dosis para diferentes antibióticos aparecen en la página siguiente).

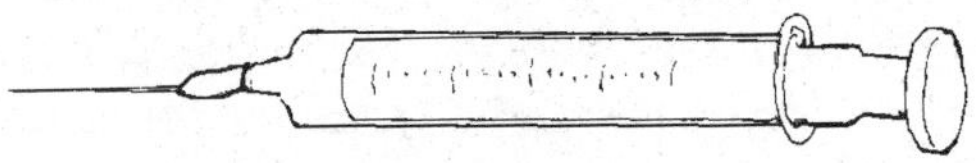

Si sólo tiene antibióticos en pastillas, dele las pastillas a la madre hasta que deje de tener fiebre por 10 días.

Si después de 2 días de darle a la madre antibióticos en casa, su temperatura no ha bajado a lo normal o ella no se siente mejor, llévela al hospital. Tal vez necesite medicamentos diferentes (vea págs. 455 a 460).

Antibióticos para una infección en la matriz después del parto

Si la infección empieza la primera semana después del parto, dé una de las medicinas de esta lista. Use amoxicilina, pues es el mejor antibiótico en este caso.

Antibiótico	Cómo darla	Dosis	Frecuencia
amoxicilina	sólo tomada	1 gr.	3 veces al día
ampicilina	inyectada o tomada	1 a 2 gr.	4 veces al día
cefazolina	sólo inyectada	1 gr.	4 veces al día
cefoxitin	sólo inyectada	2 gr.	4 veces al día
penicilina VK	sólo tomada	1 gr.	6 veces al día
penicilina G	sólo inyectada	2 millones de U.	4 veces al día

Si la infección empezó una semana o más después del parto, además de uno de los antibióticos de la lista de arriba, dé:

metronidazol *(Flagyl)*	sólo tomado	500 mg.	3 veces al día

5. La madre tiene señas de una infección en la vagina: dolor, pus, un bulto hinchado, duro y rojo en la vagina

A veces, una cortada o un desgarro en la vagina se infecta. Esto es peligroso, pero no tanto como una infección de la matriz.

Por lo general, usted verá un área roja e hinchada en la vagina o sentirá una bola o bulto duro bajo la piel. Eso indica que probablemente hay pus (un líquido blanco o amarillo lleno de microbios) adentro (o sea, que hay un *absceso*).

Si ve pus, revise con cuidado de dónde está saliendo. Si el pus está saliendo de **más arriba** de donde está el área hinchada y roja en la vagina, es probable que en realidad esté saliendo de la matriz. Esto podría indicar que la madre tiene una infección en la vagina y otra en la matriz. (Para "infección en la matriz", vea la pág. anterior.)

Si el pus entra en la sangre de la madre, puede causarle *una infección de la sangre* que podría llegar a todas las partes de su cuerpo y matarla. Consiga ayuda médica de inmediato. Si no puede, trate de drenar el pus usted misma (vea la página siguiente).

Qué hacer

1. Si la herida está abierta, usted puede ayudar al pus a salir.

- Ponga trapos estériles remojados en agua muy calientita sobre el área infectada. (Hierva el agua y luego deje que se enfríe sólo lo suficiente para que no queme la piel de la madre.)

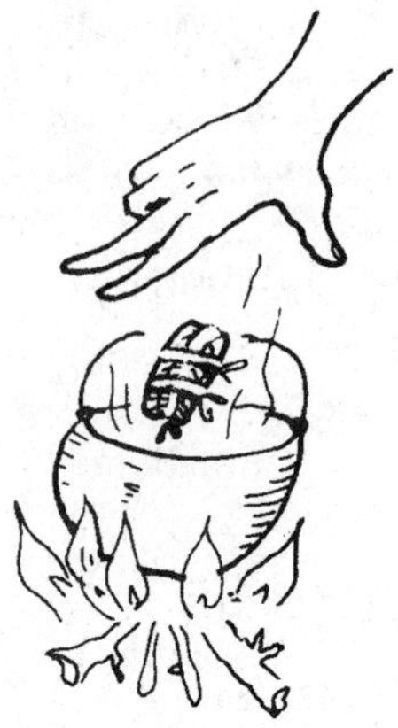

- Use plantas medicinales de su región que sirvan para sacar pus y veneno de una herida. Haga una compresa envolviendo las plantas en un trapo o gasa estériles. Amarre el trapo para que las plantas no se salgan. Hierva la compresa, deje que se enfríe un poco y luego póngala sobre el área infectada.

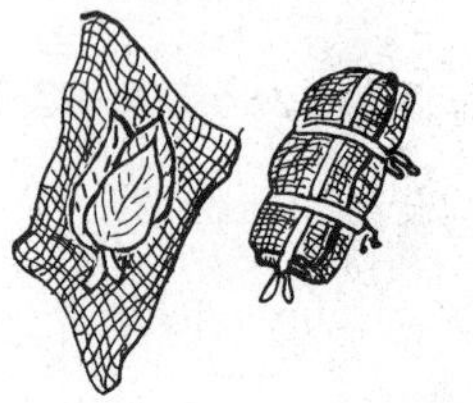

2. Si el pus está bajo la piel, hay que abrir la herida para que el pus pueda salir. Quizás lo más conveniente sea llevar a la madre al hospital o conseguir la ayuda de un buen trabajador de la salud en su área. O, si usted tiene el entrenamiento necesario, puede hacerlo de esta manera:

- Si hay puntadas cerca del absceso, córtelas para abrir la herida.
- Si no hay puntadas, abra el absceso con una hoja de rasurar o un cuchillo muy filoso. Asegúrese de que la hoja de rasurar o el cuchillo estén estériles (vea págs. 154 a 156).

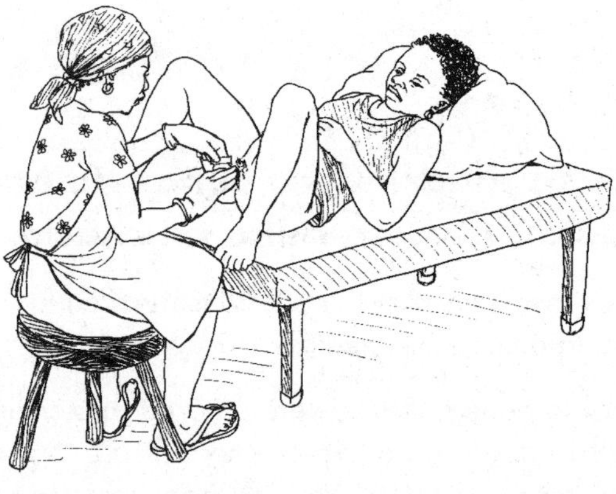

Luego, siga las instrucciones de arriba para ayudar al pus a salir.

3. Si la madre tiene un hematoma o ampolla de sangre (vea pág. 287), use trapos o compresas calientes como se explica arriba. Lleve a la madre a un hospital si le dan señas de choque (pág. 243).

6. La madre tiene los pechos adoloridos, enrojecidos o hinchados

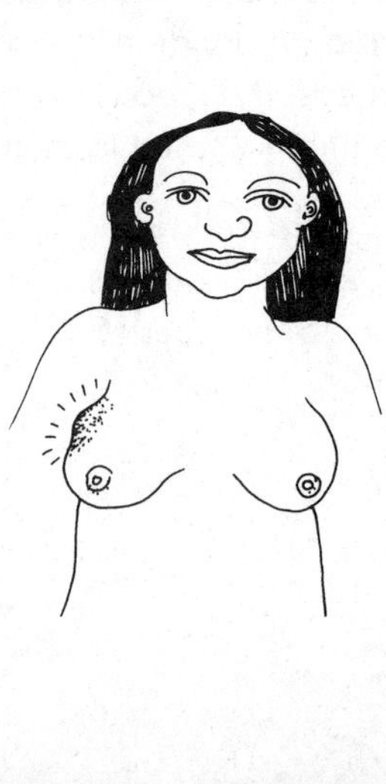

En las págs. 332 y 333 explicamos cómo reconocer y tratar una *infección de los pechos.*

7. La madre está deprimida (muy triste), asustada, enojada o alocada

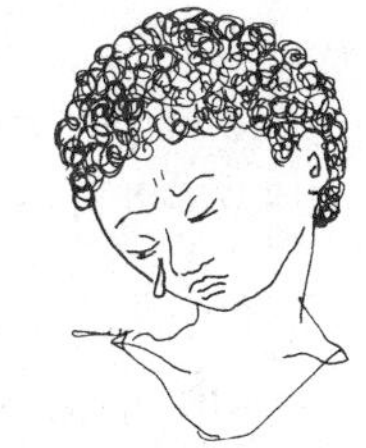

Muchas mujeres se sienten muy emotivas después de dar a luz. Algunas se ponen tristes, preocupadas o irritables por unos cuantos días, semanas, o incluso meses. Si esto sucede, usted puede ayudar explicándole a la madre que estos sentimientos son normales y que se le quitarán después de un tiempo.

En pocos casos, una mujer se deprime muchísimo o enloquece en algún momento durante los primeros meses después de dar a luz. Si a una mujer ya le sucedió esto con un bebé anterior, será más probable que le suceda de nuevo. Aunque estas emociones por lo general desaparecen después de un tiempo, la madre puede sufrir mucho.

Qué hacer

Si las emociones no son muy intensas, tal vez le ayude a la madre conversar con alguien. También le servirá que alguien le ayude con su nuevo bebé, con sus otros niños (si tiene) y con cualquier otro trabajo que ella necesite hacer. Si parece estar muy trastornada, quizás lo mejor sea que alguien se quede con ella y el bebé hasta que la situación mejore. En algunos casos será necesario cuidar y proteger a la madre para que no se haga daño a sí misma ni lastime a su bebé.

Las ceremonias y los remedios tradicionales pueden ser de mucha ayuda sobre todo si la madre los quiere y cree en ellos. También hay medicinas modernas que pueden ayudar a la madre a sentirse mejor, pero pueden causar otros problemas. Son medicinas que sólo deben usarse en casos muy graves.

8. La madre tiene las piernas enrojecidas, duras e hinchadas

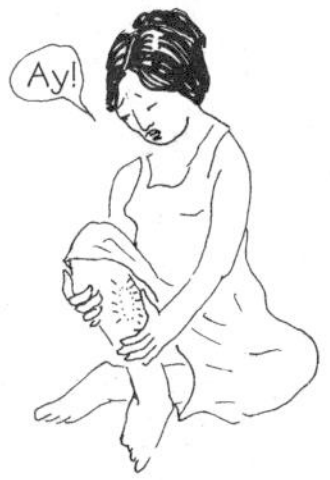

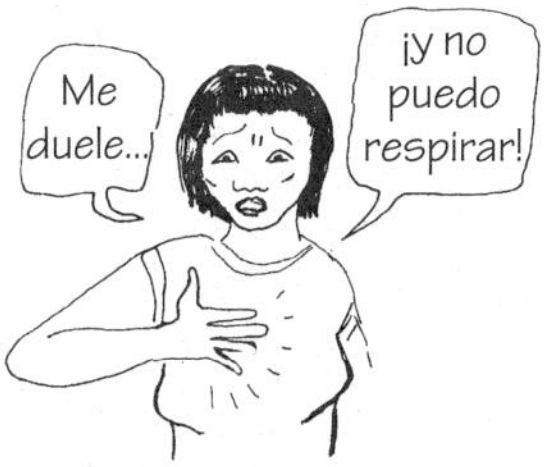

Después de dar a luz, un *coágulo de sangre* se puede formar en uno de los vasos sanguíneos profundos, de la pierna de la madre. Si usted le revisa las piernas, tal vez encuentre una bola dura o tal vez no. Pero generalmente el área estará enrojecida y adolorida. Muchas veces la madre sentirá dolor si alguien le aprieta la pierna o al caminar. A veces el pie y la pierna de un solo lado estarán hinchados. Además, muchas veces una pierna se sentirá más caliente que la otra. Un coágulo es muy peligroso. Si un pedazo se despega y entra a la sangre de la madre, puede llegar hasta los pulmones y atorarse allí. Eso le causaría a ella problemas para respirar.

Si usted encuentra cualquiera de las señas mencionadas, lleve a la madre al hospital de inmediato. Tal vez ella necesite medicinas que le hagan menos espesa la sangre. Estas medicinas sólo se deben de dar en un hospital y en *solución intravenosa*.

En camino al hospital (o mientras encuentran el modo de llegar al hospital):

- mantenga a la madre acostada
- súbale las piernas más arriba de las caderas
- póngale trapos muy calientitos en la parte hinchada.
- dele remedios que usted sepa que sirvan para hacer la sangre menos espesa

9. La orina o el excremento de la madre parecen salirle por la vagina

A veces, la presión de la cabeza del bebé contra la vagina de la madre, puede hacer que se forme un hoyo entre la vagina y uno de los tubos que llevan la orina o el excremento hacia afuera. Es más probable que esto suceda si la madre tuvo que pujar mucho y con mucha fuerza (sobre todo después de que se haya coronado la cabecita del bebé), o si las cicatrices de operaciones o heridas pasadas no dejaban que la cabeza del bebé saliera cuando ya estaba a punto de hacerlo.

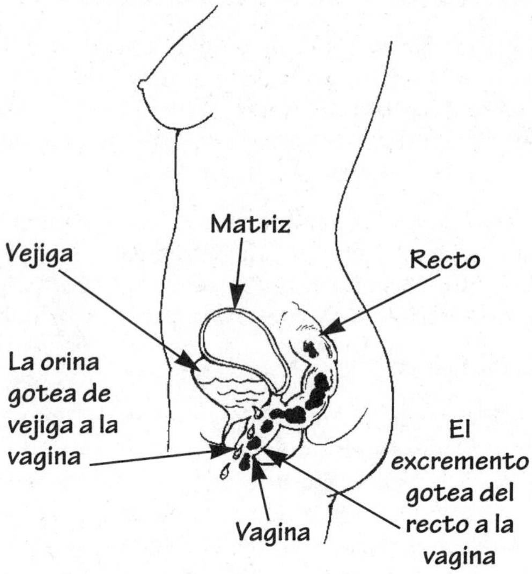

La orina o el excremento entrarán a la vagina por el hoyo y luego saldrán por la abertura vaginal. Esto es muy desagradable para la madre, pero por lo general no representa una emergencia. La madre puede esperar 1 ó 2 semanas para recuperarse del parto y luego acudir al doctor. A veces, el problema se puede arreglar con una operación, pero no siempre.

Si la madre tiene señas de infección (vea pág. 298), o si sangra mucho cuando obra, necesita atención médica lo más pronto posible.

Señas de riesgo en el bebé

1. El bebé no obra en las primeras 24 horas de vida

La mayoría de los bebés obran durante o poco después del parto, pero algunos se tardan varias horas en hacerlo. La primera leche de pecho que tome le ayudará al bebé a limpiar sus intestinos. Por eso hay que animar a la madre a que lo amamante poco después de que nazca. Si el bebé no obra en las primeras 24 horas de vida, eso podría ser seña de que tiene una obstrucción del intestino (tripa). Si esto no se atiende, el bebé puede morir. Llévelo al hospital de inmediato.

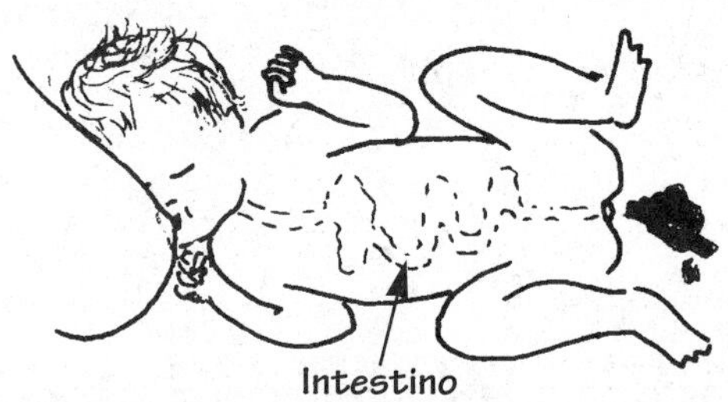

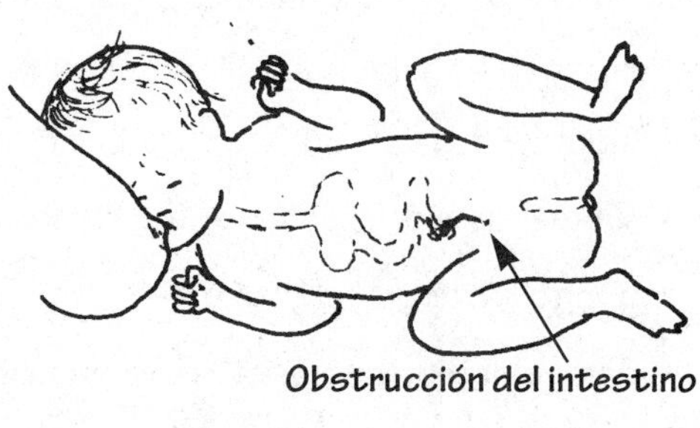

2. El bebé no orina en las primeras 24 horas de vida

Si el bebé no orina en las primeras 24 horas de vida, puede que tenga una obstrucción del tubo por donde sale la orina. Consiga ayuda médica de inmediato.

3. El bebé se pone amarillo (*ictericia*)

Muchos bebés se ponen un poco amarillos después de nacer. A esta condición se le llama ictericia y se debe a una sustancia química en la sangra llamada *bilirrubina*. La ictericia es muy peligrosa si aparece el primer día de la vida del bebé o después del quinto día. Si el bebé nació más de un mes antes de tiempo, la ictericia puede amenazarle la vida. Lleve al bebé al hospital de inmediato para evitar que se le dañe el cerebro.

Si la ictericia aparece entre los primeros 2 y 5 días de la vida del bebé, es probable que no haya ningún problema. Para que la ictericia no empeore, pruebe lo siguiente:

- Deje que el bebé mame mucho. También puede darle agua hervida o suero para tomar (vea pág. 172) con una cuchara limpia. No le dé agua en vez de leche de pecho; dele agua **después** de amamantarlo. El líquido ayuda a sacar la bilirrubina del cuerpo.
- Ponga al bebé donde le dé la luz del sol. La luz del sol ayuda al bebé a eliminar la bilirrubina. Pero tenga cuidado de que el sol no queme la piel del bebé. Protéjalo con ropa ligera. Si el bebé está adentro, y el sol está entrando por una ventana, puede dejar al bebé desnudo donde le dé el sol. Asegúrese de que el cuarto esté calientito, pero no muy caliente. Asegúrese también de sólo dejar que el sol le dé al bebé 5 minutos de cada lado (10 minutos en total) cada 1 ó 2 horas.

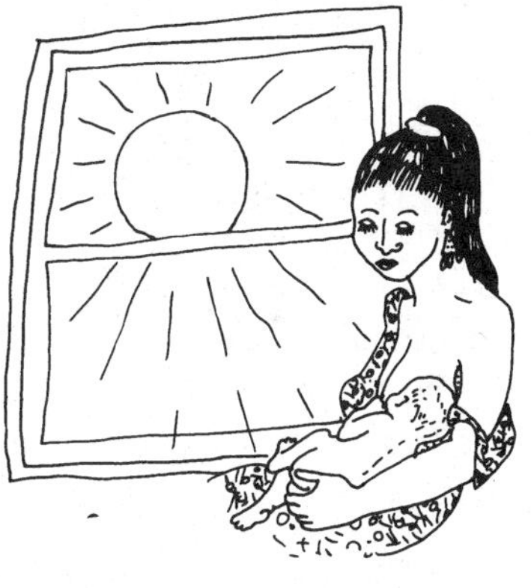

- Consiga ayuda médica de inmediato si el bebé parece estar soñoliento, si no mama bien o si se siente frío al tocarlo (temperatura de menos de 36°C ó 97°F).

4. El bebé vomita con mucha fuerza

La mayoría de los bebés vomitan un poquito con frecuencia. A menudo, el vómito les escurre de la boca, sobre todo después de comer.

Pero si el vómito sale con bastante fuerza de la boca del bebé cada vez que el bebé coma—y el bebé no está orinando u obrando—podría haber un problema. Consiga ayuda médica.

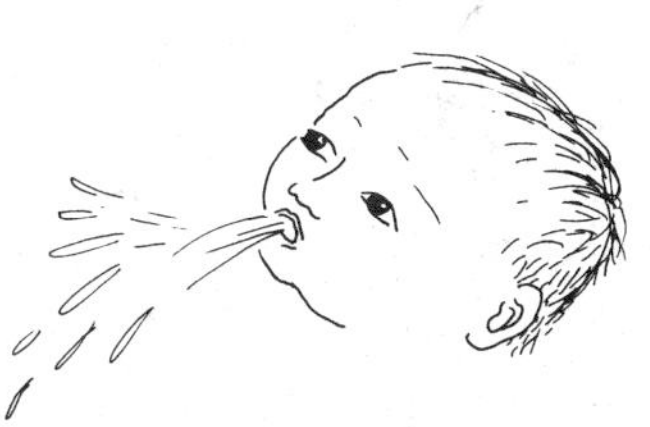

5. El bebé no sube de peso como debería o se ve muy delgado y no crece bien

Si esto sucede, el bebé podría tener uno de los siguientes problemas:

- una infección (vea pág. 306)
- obstrucción del intestino o tripa (vea pág. 302)
- falta de leche
- diarrea
- otro problema médico grave

Si sospecha que el bebé tiene una infección o que tiene una obstrucción del intestino, vea las páginas que se indican. Si cree que el bebé no está tomando suficiente leche, averigüe lo siguiente:

- Con qué frecuencia y por cuánto tiempo amamanta la madre al bebé. Ella debe amamantar cada 2 a 3 horas, durante un mínimo de 20 minutos o hasta que sienta los pechos vacíos.
- El estado de salud y la alimentación de la madre. Si la madre está enferma o desnutrida, quizás su cuerpo no pueda producir suficiente leche. Si no hay manera de ayudar a la madre pronto, quizás la familia deba encontrar a otra mujer que pueda alimentar al bebé.
- La manera en que la madre prepara el biberón del bebé (si ella no le está dando pecho). Asegúrese de que ella esté mezclando la cantidad correcta de leche en polvo con la cantidad correcta de agua. Si ella usa demasiada agua o muy poco polvo, el bebé no se estará alimentando bien y se pondrá débil o enfermo. Además, recuerde que un bebé alimentado con biberón corre un mayor riesgo de tener diarrea o parásitos.

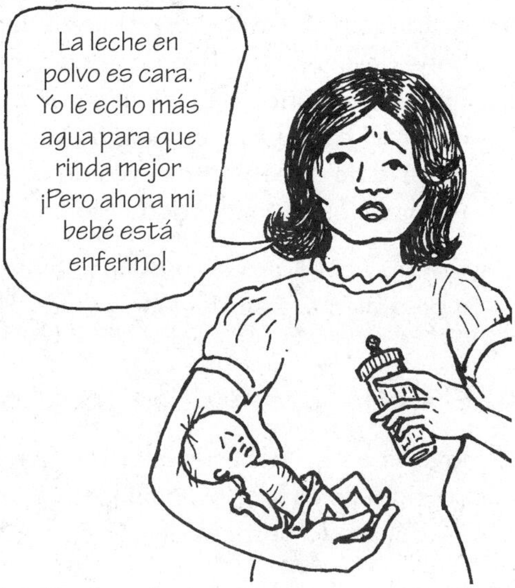

Si usted no puede encontrar la causa del problema y resolverlo, consiga ayuda médica.

6. El bebé tiene señas de deshidratación

Un bebé se puede deshidratar si está mamando poco, si tiene diarrea o vómitos, si tiene fiebre o hace mucho calor. La deshidratación es muy peligrosa y puede incluso matar al bebé.

Estas son las señas de la deshidratación:

- menos orina (el bebé orina menos de 4 veces al día)
- orina oscura
- boca seca y labios rajados
- pulso rápido y débil
- pérdida repentina de peso
- falta de lágrimas
- mollera y ojos hundidos
- respiración rápida
- pérdida de elasticidad en la piel (la piel no se estira igual de bien que antes)

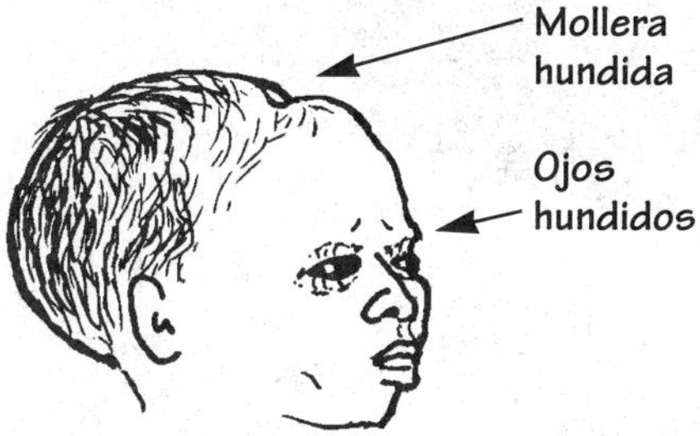

Para revisar la elasticidad de la piel, pellizque la piel de su propio brazo, suéltela y vea cuánto se tarda en aplanarse. Luego haga lo mismo con la piel en la barriga del bebé. Si la piel se tarda en aplanarse quizás se esté secando demasiado.

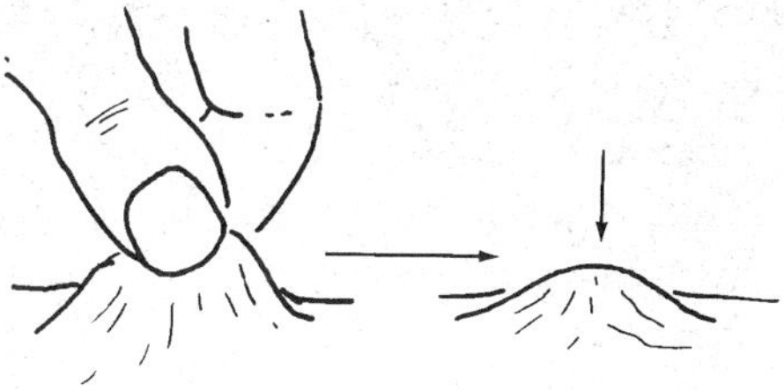

Qué hacer

- Pídale a la madre que amamante al bebé por lo menos cada hora. El resto del tiempo le puede dar bastante suero para tomar (vea pág. 172). Es mejor hacer el suero con agua hervida. La madre le puede dar el suero al bebé con una cucharita o un gotero. Debe darle varias gotas por minuto durante varias horas, hasta que esté mejor.

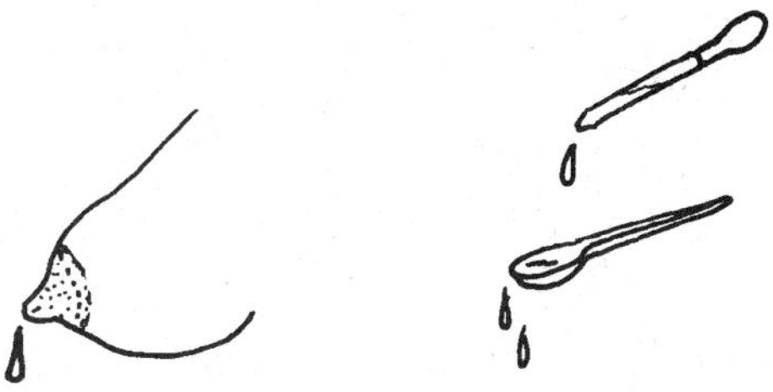

- Si la madre no tiene modo de hacer el suero, puede darle al bebé agua sola (hervida y enfriada).
- Si el bebé no se mejora en 4 horas, consiga ayuda médica.
- Si el bebé se ve enfermo o deja de mamar bien, revise si tiene señas de infección (vea la pág. siguiente).

7. El bebé tiene señas de infección

A un bebé le puede dar una infección si le entran microbios al cuerpo a través del cordón del ombligo, la boca, la piel o los ojos durante o después del parto. Una infección de este tipo es muy peligrosa e incluso puede matar al bebé.

Estas son señas de una infección:

- El bebé deja de mamar.
- El bebé no mama con fuerza, y tiene el llanto y los reflejos débiles, (vea pág. 203).
- El bebé parece tener mucho sueño o no está activo.
- Su piel se siente demasiado caliente o fría (temperatura de más de 38°C ó 100,4°F ó de menos de 36° C ó 97°F).
- El bebé tiene diarrea
- El bebé tiene convulsiones.

¡Cuidado! Un bebé corre un mayor riesgo de tener una infección si cualquiera de estas cosas pasó durante el parto: la bolsa de aguas se rompió más de 24 horas antes del nacimiento, las aguas olían mal o estaban oscuras o turbias; la madre tuvo fiebre (temperatura de más de 38°C ó 100, 4°F). Aunque el bebé no se vea enfermo ahora, la infección podría darle en uno de los próximos días. Revise al bebé a diario durante 2 semanas. Es mejor que el bebé esté en un hospital, o cerca de allí.

El bebé también puede tener otras señas de enfermedad, dependiendo de la clase de infección que tenga.

- **Infección de los pulmones (*pulmonía*).** El bebé tomará aire más de 50 veces por minuto o parecerá respirar muy rápidamente. Usted oirá como ronquidos cuando el bebé respira, notará que tiene la piel azul y que la piel entre las costillas se le hunde al respirar. No servirá limpiarle la nariz, boca y garganta con una perilla o aparato de succión.
- **Infección cerebral (*meningitis*).** El bebé tendrá el cuello tieso y doblado hacia atrás y la mollera hinchada. Puede que el bebé vomite y que pierda el conocimiento. Estas señas pueden aparecer rápidamente (en unas cuantas horas o días) o lentamente a lo largo de varias semanas. Si no son atendidos, la mayoría de los bebés mueren, sufren de daño cerebral, o quedan incapacitados.

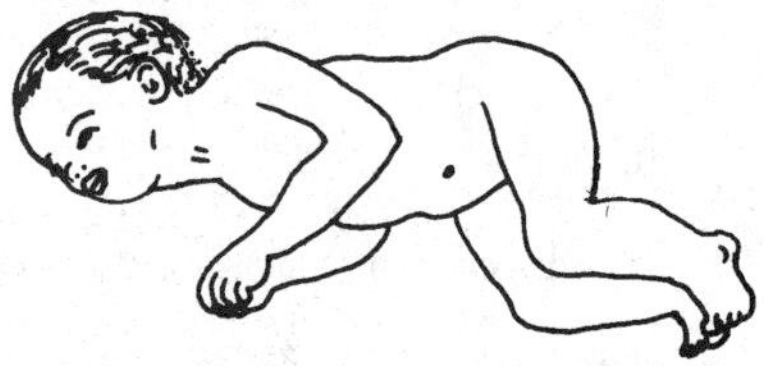

- **Infección del cordón**. El pedacito de cordón que le queda al bebé estará caliente y rojo, olerá mal y soltará pus. Cuando se caiga, el moco que quede abajo estará blanco o amarillo y olerá mal.
- **Infección de la sangre**. El bebé parecerá tener mucho sueño, tendrá la piel o los ojos amarillos y vomitará o tendrá diarrea.

Qué hacer

Si hay señas de infección:

1. Lleve al bebé a una clínica u hospital de inmediato. No trate de curarlo en casa.
2. Si tiene antibióticos y sabe cómo usarlos, inyéctele uno al bebé en camino al hospital, si el viaje va a durar más de 2 horas. Si el viaje va a durar más de 12 horas, póngale una segunda inyección del mismo antibiótico, 12 horas después de la primera. Asegúrese de explicarles en el hospital qué antibiótico le dio al bebé, en qué dosis, y cuándo.

Usted puede usar cualquiera de los antibióticos de la siguiente lista para tratar la infección. Ya que el bebé esté en el hospital, necesitará seguir recibiendo antibióticos durante 7 ó 10 días. Para mayor información sobre los antibióticos, vea las Páginas Verdes hacia el final de este libro.

Antibióticos para tratar infecciones

Inyecte uno de los siguientes:

Antibiótico	**Si el bebé pesa 2 kilos (4½ libras) o menos**	**Si el bebé pesa entre 2 y 4 kilos (4½ a 9 libros)**	**Si el bebé pesa 4 kilos (9 libras) o más**
ampicilina	200 mg.	300 mg.	400 mg.
gentamicina	5 mg.	7,5 mg.	10 mg.
kanamicina	15 mg.	24 mg.	32 mg.
penicilina G	200.000 U.	300.000 U.	400.000 U.

Déle la inyección intramuscular al bebé en la parte alta del muslo (vea pág. 386).

8. El bebé tiene señas de tétano (mozusuelo)

A un bebé le puede dar tétano si los microbios que viven en la tierra y los excrementos de la gente y los animales entran en su cuerpo a través del cordón del ombligo. Aun si son atendidos en un buen hospital, la mayoría de los recién nacidos con tétano mueren. Una madre le puede pasar la protección contra esta enfermedad al bebé en su vientre. **Por eso es muy importante vacunar contra el tétano a todas las mujeres durante el embarazo.**

El peligro de que a un bebé le dé tétano es mayor si:

- La madre no ha sido vacunada contra el tétano en los últimos 5 años.
- El cordón fue cortado con algo que no estaba estéril.
- El cordón no fue cortado cerca del cuerpo del bebé (o sea, quedó demasiado largo) (vea pág.191).
- Alguien le puso al cordón polvo, tierra, caca de animal o un remedio tradicional que no estaba limpio.
- Nadie se encargó de mantener limpio y seco el pedacito de cordón que le quedó al bebé.

Señas de tétano:

- El bebé llora sin descanso y no puede mamar.
- El ombligo del bebé probablemente se ve sucio o infectado.
- La quijada del bebé se pone tiesa. Después los músculos del cuello y de otras partes del cuerpo también se entiesan.
- El bebé tiene convulsiones dolorosas—primero de la quijada y después de todo el cuerpo.

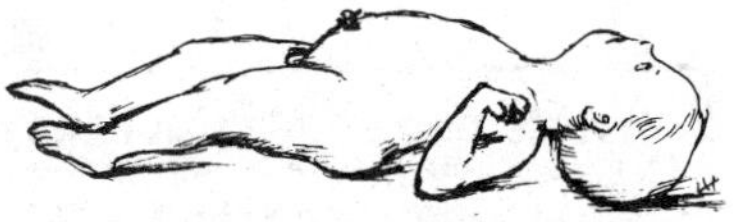

Un bebé con tétano dobla el cuello hacia atrás.

Es muy importante comenzar el tratamiento a la primera seña. Si un recién nacido llora sin parar y deja de mamar, haga esta prueba:

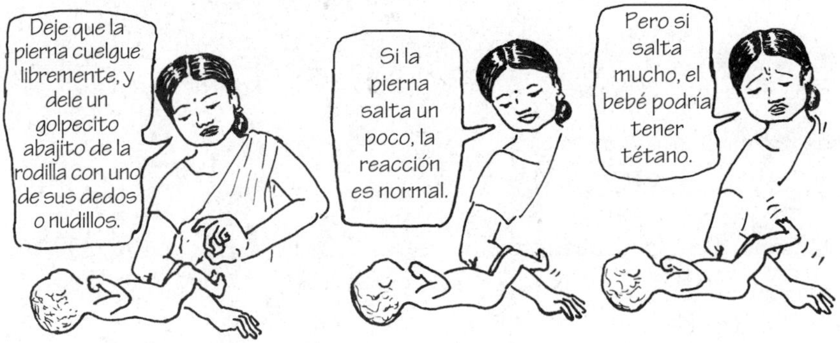

Qué hacer

Lleve al bebé al hospital de inmediato. Si se van a tardar más de 2 horas en llegar, inyéctele 100.000 unidades de penicilina G.

SECCIÓN E

Familias saludables

Introducción

Aunque como partera usted pasará la mayor parte de su tiempo atendiendo sólo a mujeres, su trabajo afectará la salud de familias enteras. A veces usted trabajará con una familia directamente (por ejemplo, enseñándole cómo ayudar a la madre durante el parto). Otras veces, su labor afectará a la familia de forma menos directa (por ejemplo, cuando hable con una madre sobre la planificación familiar después del parto).

En los siguientes capítulos explicamos algunas de las maneras en que una partera puede ayudar a las familias a cuidar de su salud.

- Capítulo 20: Cómo enseñarle a la gente lo que necesita saber sobre el parto
- Capítulo 21: El pecho hace más provecho
- Capítulo 22: Planificación familiar
- Capítulo 23: Enfermedades de transmisión sexual

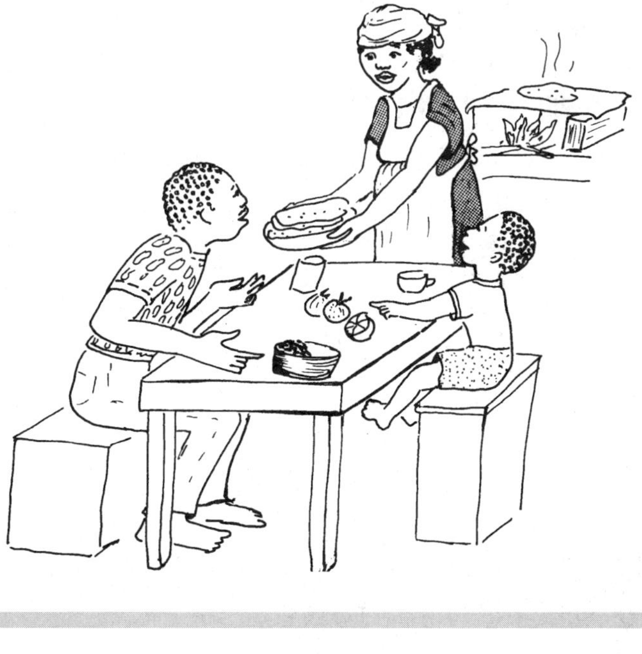

Cómo enseñarle a la gente lo que necesita saber

Contenido del Capítulo 20

Cómo enseñar a la gente lo que necesita saber sobre el parto

CAPÍTULO

20

En nuestra opinión, es importante que la madre, su familia y sus amigos entiendan lo que sucede durante el parto. Si la madre sabe qué esperar, podrá sentirse más segura y tranquila. Si sus familiares y amigos entienden lo que está pasando, podrán ayudar a la madre durante el parto, y de ser necesario, también a la partera. En la mayoría de los casos, el resultado será un parto más fácil y seguro.

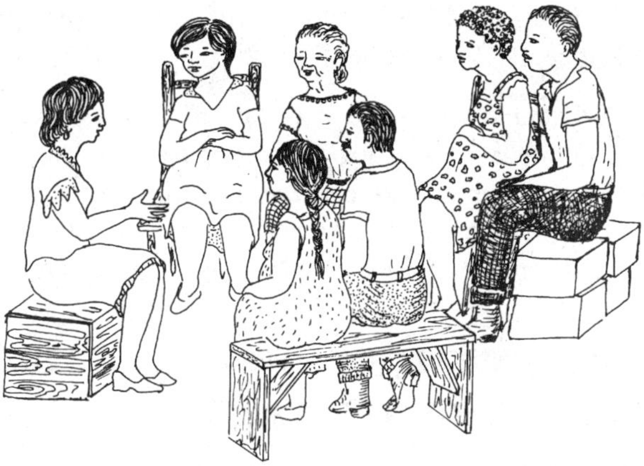

Usted puede compartir sus conocimientos acerca del parto de muchas maneras. Por ejemplo:

- puede dar clases semanales
- puede dar un taller de 1 día entero o de medio día
- puede ir dando un poco de información durante cada visita prenatal
- puede dar una clase a todas las mujeres que acudan a su visita prenatal el mismo día
- puede acudir al hogar de una madre antes del parto
- puede entrenar a alguien para que visite a las madres en sus hogares antes del parto

Nosotras aconsejamos que le enseñe a la gente todo lo que aparece en este capítulo, en el orden en que aparece. Como explicamos mucha de la información más detalladamente en otras partes del libro, a veces discutiremos un tema brevemente y luego le pediremos que se dirija a otros capítulos. Además, le recomendamos que repase pág. 12, donde mencionamos algunas reglas de la buena enseñanza.

Dos de los temas no aparecen en ninguna otra parte del libro, por eso los tratamos más detalladamente en este capítulo. Nos referimos a: "Cómo tener un parto más fácil, breve y seguro" y "Qué hacer si el bebé nace antes de que llegue la partera.

Cómo funciona el cuerpo

Repase los Capítulos 3 y 8 para que recuerde cómo es el cuerpo de la mujer por dentro y qué es lo que sucede durante el embarazo y el parto. Marque las partes que en su opinión sean las más importantes que la gente aprenda. Usted probablemente querrá incluir una descripción de las señas que indican que el parto está cerca, de lo que sucede durante las diferentes etapas del parto y de lo que pasa en el cuerpo justo después del nacimiento.

Es más fácil enseñar cómo funciona el cuerpo usando dibujos y modelos. Nosotras explicamos cómo hacer diferentes materiales educativos en la sección con ese nombre al final de este libro. También explicamos cómo usar los materiales para mostrar en clase lo que el cuerpo hace.

También es útil que usted cuente relatos de buenos partos que haya visto. Use dibujos, fotografías, películas o cualquier material visual que pueda conseguir. También muéstrele a la gente el equipo que usted tenga en su botiquín y explíquele para qué es cada cosa. Además explíquele todos los *procedimientos* que usted hace durante un parto—como cortar el cordón o poner gotas en los ojos del recién nacido.

Cómo preparar el lugar y el equipo para el parto

Repase el Capítulo 9 donde explicamos cómo preparar el lugar y el equipo para el parto. Haga hincapié en la información de pág. 148: la lista de las cosas que la madre puede tener preparadas para el parto.

Lo que usted decida enseñar dependerá en parte de las costumbres locales y de lo que sea posible en su área. Pero siempre hay que recalcar 2 cosas que son muy importantes en todas partes: 1) mantener muy limpio el lugar donde la madre vaya a dar a luz y 2) tener lista una manera de viajar en caso de una emergencia.

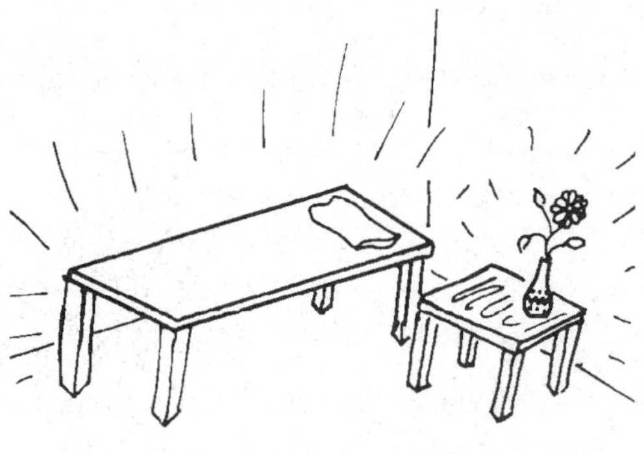

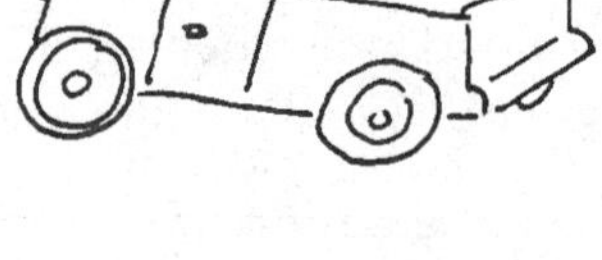

Cómo tener un parto más fácil, breve y seguro

La mayoría de las mujeres sienten algo de dolor durante un parto normal; pero ninguna debe estar en agonía. En un parto normal, por lo general una madre verdaderamente sufre sólo si está asustada, si lucha contra lo que su cuerpo está tratando de hacer, o si las personas a su alrededor no la apoyan con respeto y cariño.

En esta sección hablamos sobre la importancia de tener un compañero o compañera de parto que apoye y anime a la madre durante el parto. Luego explicamos algunos métodos que la madre puede usar para relajarse y ayudar a su cuerpo a dar a luz. La mayoría de estos métodos se pueden aprender durante el embarazo. Las personas pueden probar los métodos durante el parto y usar los que mejor les sirvan.

1. El compañero o la compañera de parto

Lo ideal es que la madre tenga por lo menos a una persona que la acompañe durante todo el parto. Esa persona debe estimar mucho a la madre y estar dispuesta a ayudarle. Aún más importante es que sea alguien que la madre quiera tener presente durante el parto.

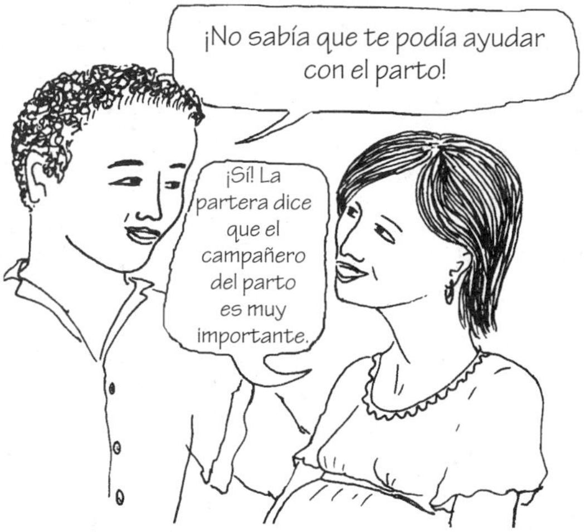

En algunos lugares, sólo se permite que otras mujeres estén con la madre durante el parto. En otros, la costumbre es que el padre del bebé acompañe a la madre durante el parto. A veces, al padre del bebé le toca atender el parto porque no hay nadie más que lo haga. En las secciones que siguen hablaremos de la "compañera de parto", pero tome en cuenta que nos estamos refiriendo a cualquier persona—ya sea hombre o mujer—que esté ayudando a la madre durante el parto.

En algunos lugares no se considera apropiado que los familiares o amigos de la madre estén presentes durante el parto. En esos casos la partera o su ayudante necesitan jugar el papel de la compañera de parto.

2. Ejercicios de relajación

Un parto puede parecer más fácil o más difícil dependiendo de la forma en que la madre reaccione a sus contracciones. Si una mujer lucha contra el parto y se pone tensa, el dolor puede parecer más intenso y el parto más largo. Una mujer a veces puede apresurar su parto relajando el cuerpo y la mente, sabiendo que las contracciones fuertes son buenas porque abren el cérvix.

Hay 2 tipos de relajación: relajación del cuerpo y relajación emocional. Si una mujer logra relajar su cuerpo durante el parto, muchas veces (aunque no siempre) eso le ayudará también a relajarse emocionalmente.

Relajación del cuerpo

A continuación hay un ejercicio que le enseña a una mujer a controlar la tensión en su cuerpo. Usted puede hacerlo junto con la madre, pero es mejor que le enseñe a su compañera de parto a dirigirlo. La madre debe practicar este ejercicio a diario.

1. Pídale a la madre que se siente o acueste en una posición cómoda.
Su compañera de parto debe sentarse frente a ella, dándole la cara.

2. Explique que usted va a pedirle a la madre que apriete cada parte de su cuerpo, una por una, hasta que tenga todo el cuerpo tieso. Luego le pedirá que vaya relajando cada parte, una por una, hasta que tenga todo el cuerpo relajado.

Explíquele a la compañera de parto que cuando usted le pida a la madre que relaje una parte, ella deberá tocar a la madre allí para asegurarse de que se haya relajado bien.

3. Ya que terminen con el ejercicio, enséñele a la compañera de parto a dirigirlo por sí misma. El ejercicio se hace así:

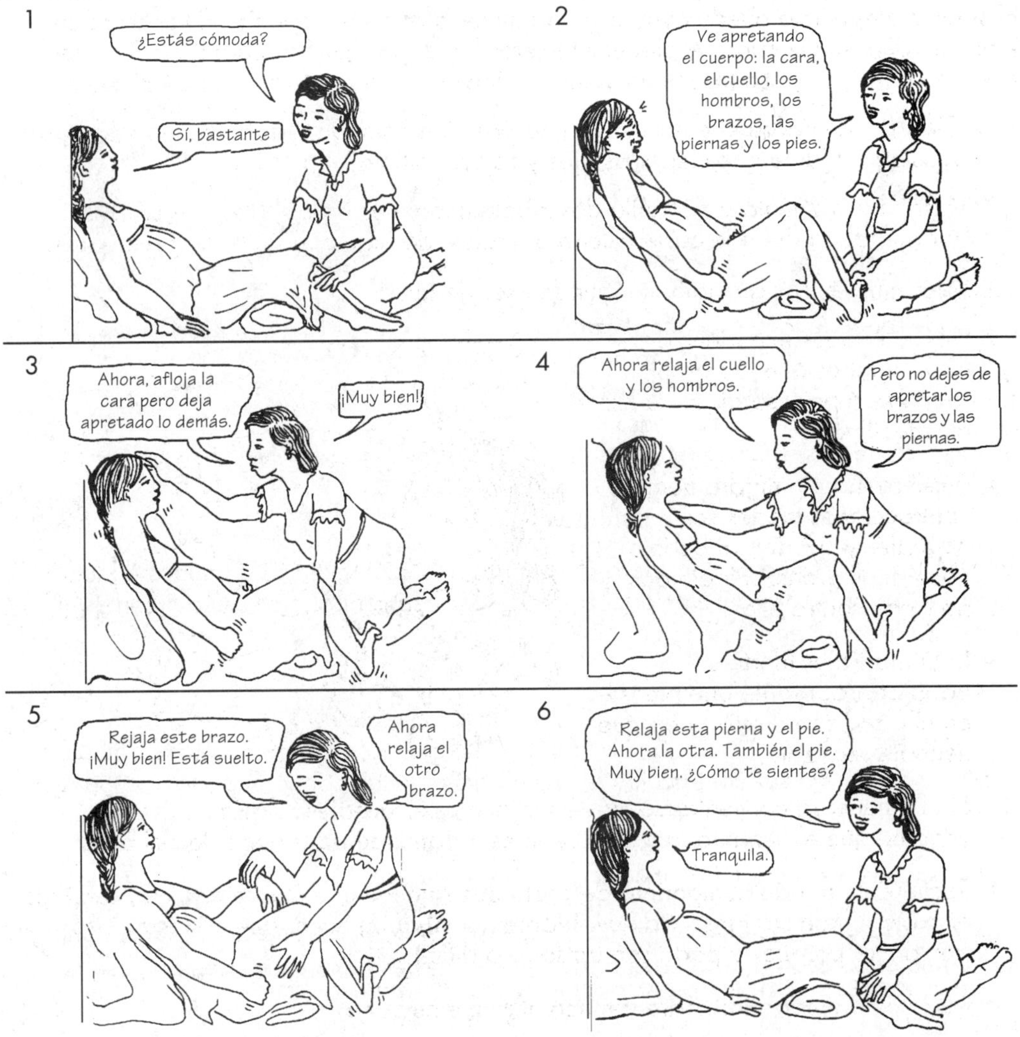

Este ejercicio es útil a fines del embarazo y durante el parto. Si una mujer embarazada no puede dormir bien porque está tensa o incómoda, este ejercicio le puede servir para relajarse y descansar. Durante el parto, su compañera puede fijarse si ella se pone tensa. Entonces puede pedirle que se relaje, tocándole la parte tensa y diciéndole: —Relaja los hombros (o lo que sea necesario).

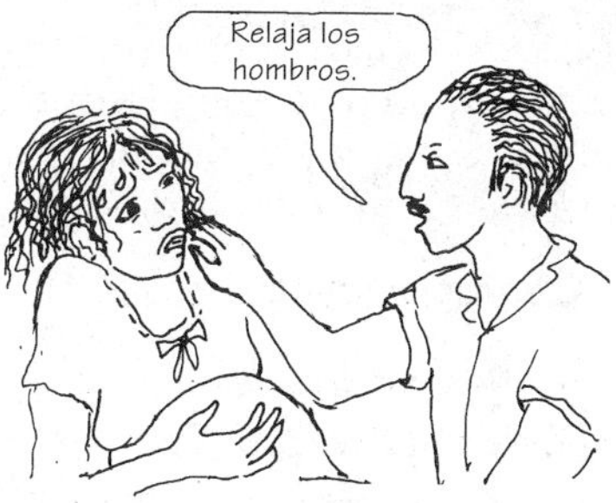

Relajación emocional

El tipo más importante de relajación es la relajación emocional. Una mujer puede estar callada y tener el cuerpo relajado, pero estar asustada y nerviosa por dentro. Su compañera de parto puede ayudarle hablando con ella sobre sus temores, abrazándola mientras llora un rato o ayudándole a que se levante y se mueva un poco. La madre necesitará que la animen. Quizás también le servirá que le recuerden que muchas otras mujeres han dado a luz antes y que ella también puede hacerlo.

El siguiente ejercicio puede ayudar a una mujer a relajarse emocionalmente. Es un ejercicio de visualización. A algunas mujeres les ayuda mucho, pero a otras no (en general, no es útil para las mujeres que se sienten tensas si tienen que estar quietas).

1. Pídale a la madre que encuentre una posición cómoda, ya sea parada, sentada o acostada. Pídale que cierre los ojos y se esté quieta.

2. Con una voz lenta y tranquila descríbale imágenes agradables. Describa un lugar que a la madre le guste mucho o háblele de algo que a ella le guste hacer.

Estas son otras cosas que también pueden ser de ayuda:

- Háblele de las experiencias de otras mujeres que lograron relajarse y por eso dieron a luz más fácilmente.
- Recuérdele a la madre que las contracciones fuertes son normales y ayudan al bebé a nacer más pronto. Pídale que no luche contra ellas.
- Si la madre es fuerte y trabajadora, pídale que piense en el parto como otra tarea que necesita realizar.

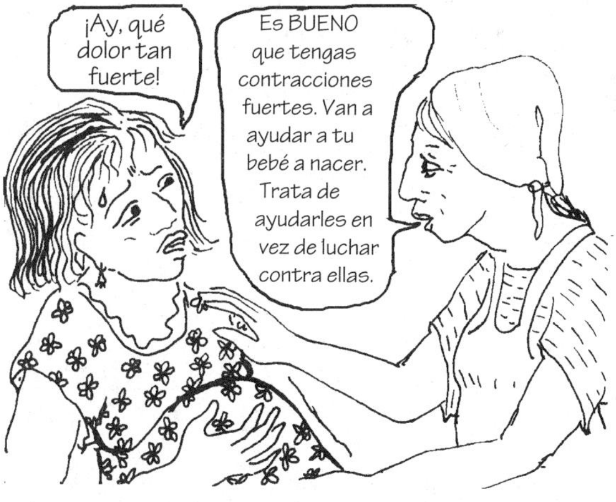

- Si ella necesita concentrarse más en lo que está sucediendo, pídale que se imagine que el cérvix o la matriz se le está abriendo para que salga el bebé.
- Recuérdele a toda compañera de parto que aunque una madre esté muy relajada, el parto puede ser largo y difícil. Nadie nunca debe hacer que una madre se sienta mal porque su parto sea tardado o difícil.
- Hay que animar a la madre. Nunca hay que culparla.

Nota: Una madre creyente tal vez quiera rezar para pedir ayuda con su parto. Anímela a hacerlo si eso es lo que ella desea. El rezo puede ayudar a la madre a sentirse calmada y segura.

3. Contacto físico

A muchas madres les ayuda que alguien las toque durante el parto. Pero es muy importante averiguar cómo le agrada a cada madre que la toquen. La madre y su compañera de parto pueden practicar para encontrar qué es lo que más le sirve a la madre.

He aquí algunas de las cosas que más les ayudan a muchas mujeres:

- Tocarles una parte del cuerpo con calma y firmeza o ponerles presión en la parte baja de la espalda durante una contracción. A algunas mujeres también les gusta que les soben el vientre con cuidado.

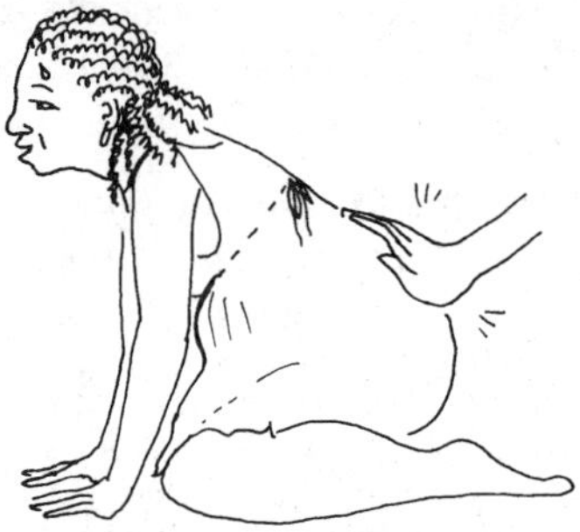

- Darles masaje entre contracciones: El masaje de los pies puede ser especialmente agradable. También ayuda poner un poco de aceite y darle masaje.

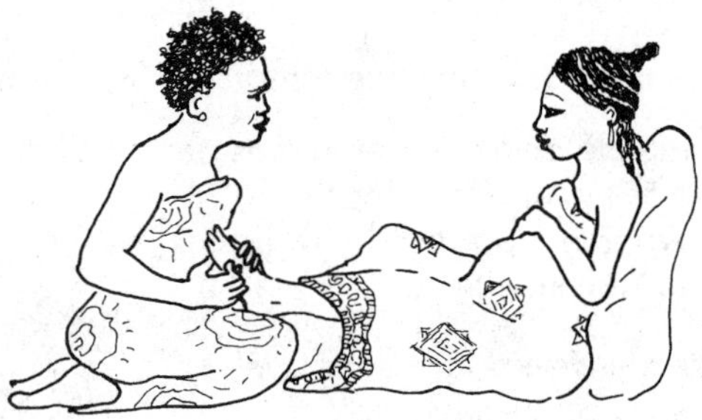

- Poner compresas frías o calientes en la parte baja de la espalda o sobre el vientre. Si la madre tiene calor y está sudando, un trapo mojado y frío en la frente puede ayudarle.

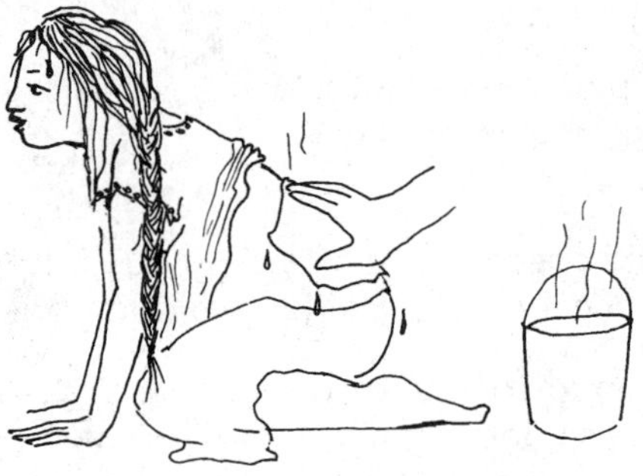

4. Diferentes posiciones y movimientos

Hay muchas posiciones buenas para el parto. Algunas mujeres necesitan estar muy quietas y tratar de relajarse durante las contracciones. Otras necesitan sentarse, pararse, caminar, mover las caderas, mecerse o hasta bailar durante el parto. Una mujer debe hacer lo que le ayude a relajarse. Lo único que no es recomendable, es que se acueste totalmente boca arriba.

Enséñeles diferentes posiciones útiles a las madres y sus compañeras de parto. Pídales a las compañeras que traten de encontrar modos de apoyar a las madres físicamente en las diferentes posiciones. Por ejemplo, si una mujer quiere caminar, su compañera la puede acompañar y sostenerla cuando tenga una contracción.

Diferentes posiciones para dar a luz

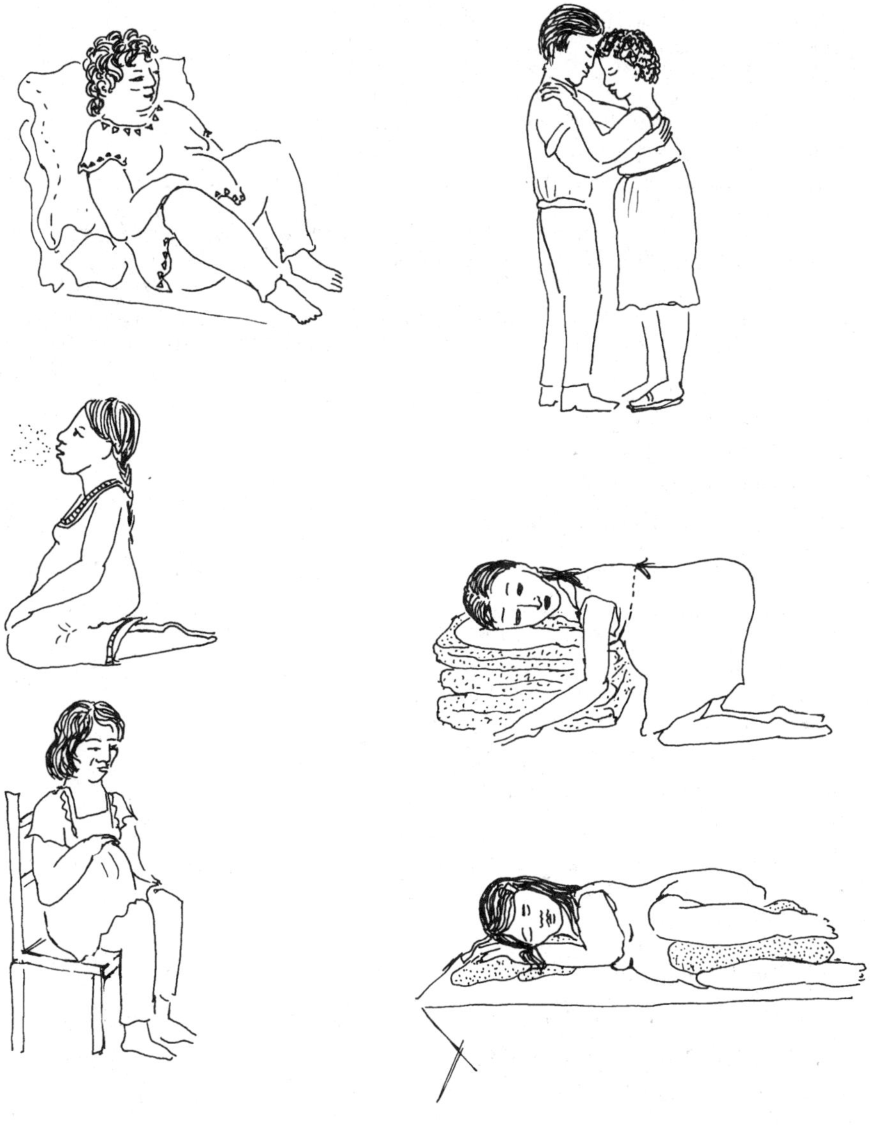

5. Ejercicios de respiración

El propósito de los ejercicios de respiración es ayudar a la madre a relajarse y a aceptar el parto. Si la madre se concentra en los ejercicios, se olvidará un poco de su miedo y sus preocupaciones. Así ella podrá cooperar con su cuerpo, en vez de luchar contra él.

Hay muchos diferentes ejercicios de respiración. Conviene enseñarle a la madre para que ella escoja los que más le sirvan. Algunas mujeres hasta inventan su propio ejercicio durante el parto.

Respiración lenta

La respiración lenta es uno de los métodos más útiles porque le ayuda a la mujer a mantenerse tranquila. Además este tipo de respiración puede hacer que llegue más oxígeno al bebé.

He aquí 2 tipos de respiración lenta:

- **Soplidos para doblar** una llama. La madre toma aire por la nariz y luego suelta el aire por la boca suave y lentamente. Ella suelta sólo suficiente aire para doblar la llama de una vela sin apagarla.

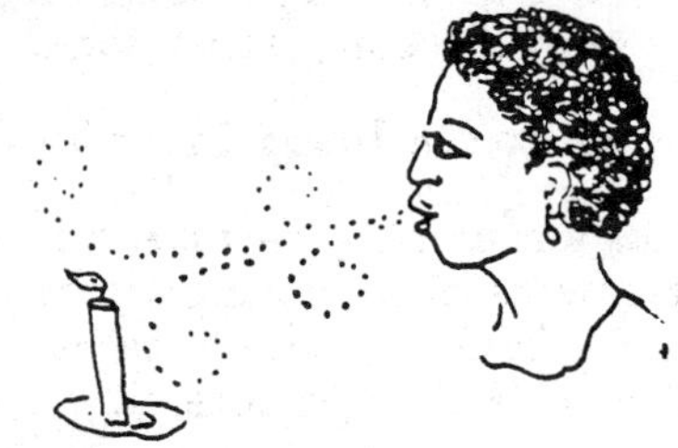

- **Respiración lenta y profunda**. La madre toma aire lenta y profundamente, de tal modo que el pecho y el vientre se le agrandan.

Para enseñarles estos ejercicios a las madres y a sus compañeras, primero hágalos usted misma mientras ellas la observan. Luego pídales que los practiquen así:

1. La madre y su compañera se sientan o se acuestan en una posición cómoda.

2. Pídales que se imaginen que la madre está teniendo una contracción. Deben imaginarse que la contracción dura tanto como una verdadera. Dígales algo así:

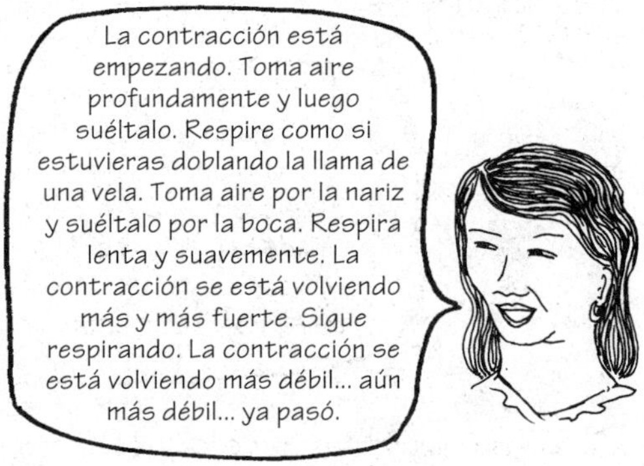

3. Mientras la madre respira, su compañera debe sostenerle la mano o tocarla de alguna manera, mirarla a los ojos si eso es aceptable en su cultura y respirar con ella. Si la madre no tiene una compañera de parto, puede mirar algo bonito o interesante mientras practica el ejercicio.

Anime a las madres a que practiquen el ejercicio en su casa varias veces al día. A fines del embarazo, la madre puede usar sus contracciones de práctica (vea pág. 137) para practicar la respiración lenta aunque estas contracciones no duelen.

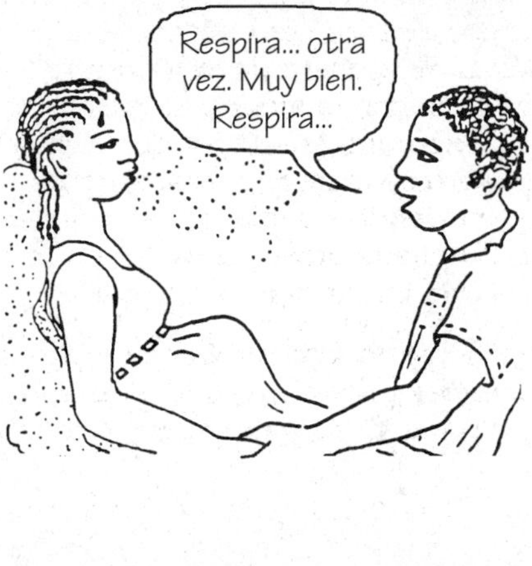

Más ejercicios de respiración

Una mujer puede usar la respiración lenta durante todo el parto. Si le está dando resultado, no debe cambiar a otra cosa. Pero, puede que cuando el parto se vuelva muy intenso, la respiración lenta ya no le ayude. Quizás la madre se sienta perdida y empiece a sentir mucho miedo. Si esto sucede, es hora de probar otro método:

- ***Respirar diciendo —jii, jii.*** Al soltar el aire, la madre dice —jii, jii, jii, jii...— con fuerza, pero en voz baja.

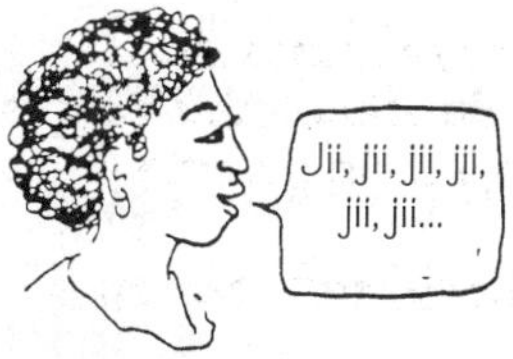

- ***Jadear ligeramente***. La madre respira rápidamente— pero no profundamente, respira con el pecho, pero no con la barriga.
- ***Jadear y soplar.*** La madre toma aire de un modo rápido y poco profundo y luego lo suelta siguiendo este patrón: respirar respirar, soplar soplar, respirar respirar, soplar soplar.
- ***Soplar con fuerza***. La madre sopla rápidamente y con fuerza.

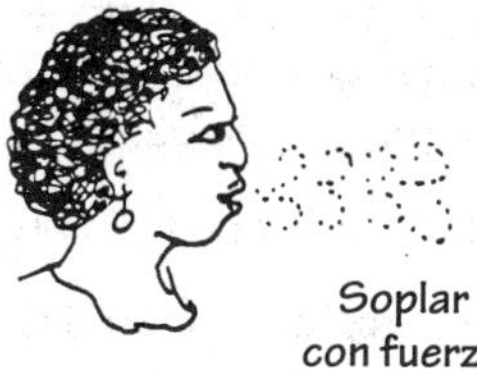

Soplar con fuerza

Al usar cualquiera de estos métodos, la madre debe respirar lentamente al principio de la contracción. Cuando la contracción esté muy fuerte, puede usar uno de los tipos de respiración más rápida. Cuando la contracción ya vaya pasando, la madre deberá ir respirando más despacio.

Para enseñar estos métodos de respiración, primero demuéstrelos y luego pida que las madres y sus compañeras los practiquen así:

1. La madre y su compañera se ponen en una posición cómoda frente a frente.

2. Pídales que se imaginen que la madre está teniendo una contracción. Dígales algo así:

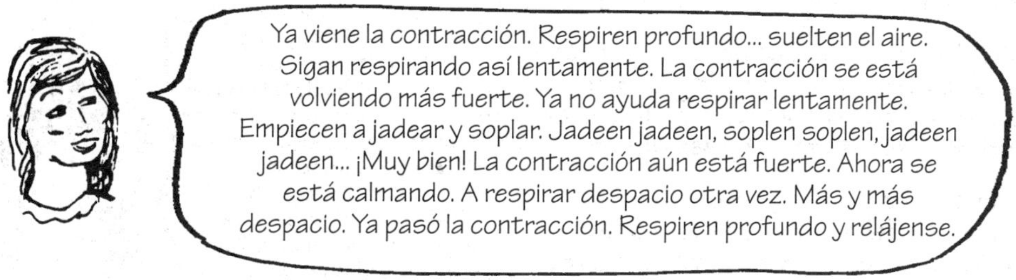

3. Si las costumbres lo permiten, la madre y su compañera deben mirarse a los ojos (a menos que la madre prefiera tenerlos cerrados) y respirar juntas. Es posible que la compañera de la madre se maree al tratar de respirar con la madre. La madre no se marea porque está trabajando mucho y necesita mucho aire. Si la compañera se marea, puede acompañar a la madre sólo moviendo los labios, *como* si estuviera respirando. O puede darle palmaditas a la madre en una pierna o murmurar algo al ritmo de la respiración.

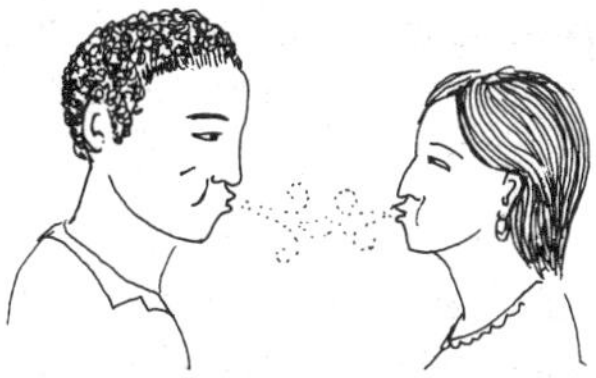

La compañera de parto también puede fijarse si la madre se pone tensa al respirar. ¿Sube los hombros? ¿Hace muecas? ¿Aprieta las piernas? De ser así, la compañera puede tocar la parte tensa y recordarle a la madre que se relaje.

6. La voz

A algunas mujeres les sirve hacer ruido durante el parto. En algunos lugares esto es aceptable y las mujeres sienten la libertad de hacerlo. Pero en otras partes, se cree que una mujer debe estar callada durante el parto.

Hemos encontrado que ciertos sonidos son útiles y otros no. Les aconsejamos lo siguiente a las mujeres que quieran usar la voz en su parto:

- Los sonidos deben ser bajos y amplios, no altos y chillones. Hay sonidos poderosos o musicales que ayudan a la mujer a sentirse fuerte y abierta (como aaaa, uuuu, oooo).
- Los chillidos y los quejidos (como aaay o uuuy) generalmente no ayudan. Pueden hacer que la mujer se cierre y se ponga más tensa.
- El sonido puede ser tan fuerte como la mujer quiera.
- La compañera de parto debe hacer los sonidos junto con la madre. Si la madre empieza a dar chillidos o gemidos agudos, su compañera le puede recordar que debe hacer sonidos más bajos y amplios.

Estos son ejemplos de sonidos apropiados:

- **Cantos.** Hay "cantos" repetitivos que sirven bien, como por ejemplo: —¡Ja, ja! ¡Ji ji! ¡Ja ja! ¡Ji ji! Si a una mujer le está costando trabajo aceptar sus contracciones, a veces ayuda que "cante" —¡Sí! ¡Sí! ¡Sí!,— repetitivamente durante las peores contracciones. Muchas veces ayuda simplemente cantar —*Aaaaaaa* melódicamente durante las contracciones.

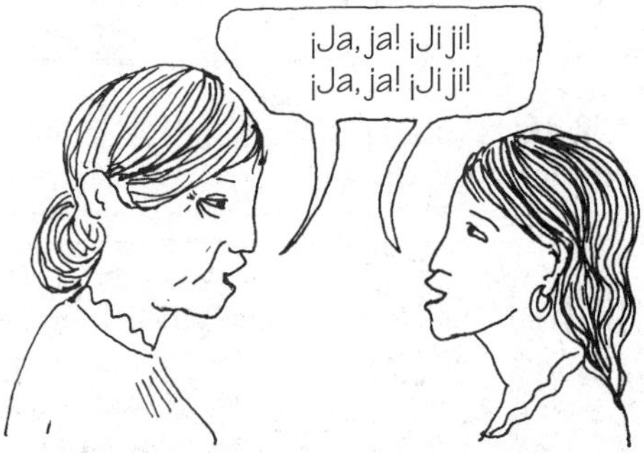

- **Gemidos y otros sonidos**. Este gemido ayuda a muchas mujeres:

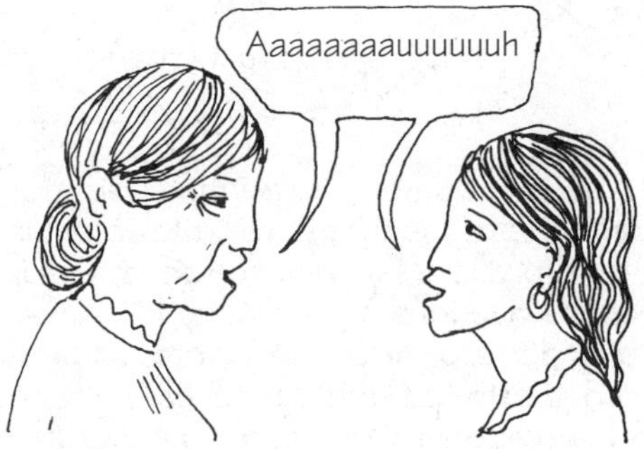

Para practicar, hay que imaginarse que la madre está teniendo una contracción. Ella y su compañera empiezan respirando y luego comienzan con un canto repetitivo u otro sonido. Quizás ellas se sientan ridículas o empiecen a reírse al practicar. No importa. Lo importante es sólo que aprendan a usar la voz porque puede ser muy útil durante el parto.

7. Métodos para pujar

Una vez que el cérvix está abierto, la madre necesita pujar para que el bebé salga. Use dibujos o modelos para mostrar cómo sucede esto (vea pág. 447). Hable sobre la urgencia de pujar que muchas mujeres sienten y cómo el pujar muchas veces es agradable.

Hay 3 métodos útiles para pujar que toda mujer embarazada debe conocer. (Los primeros dos son los mejores, pero el tercero también le sirve para emergencias y además muchas mujeres lo usan naturalmente.):

- **Pujar con jadeo.** La mujer jadea ligeramente (vea pág. 319) y puja cuando siente ganas.

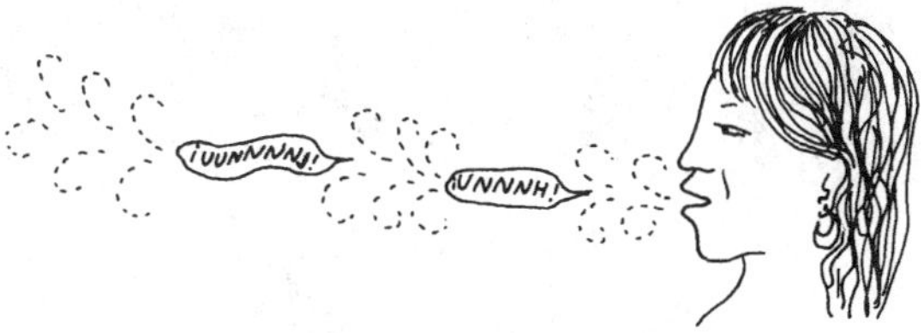

- **Pujar con un gemido.** La mujer respira profundo y suelta el aire. Vuelve a respirar y puja. Al hacerlo, afloja su boca y mueve adelante la quijada mientras que gime o ruge.

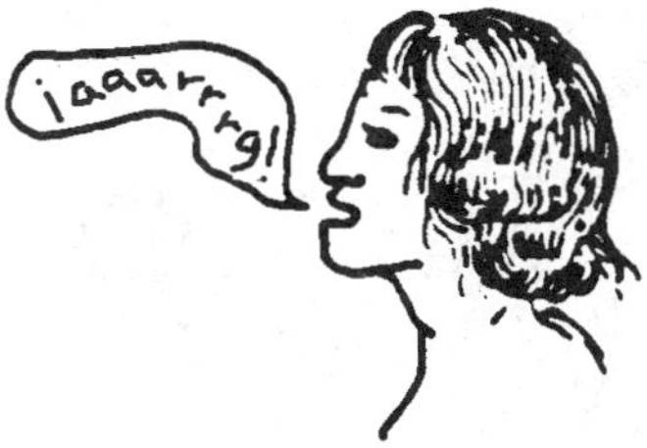

- **Pujar deteniendo el aire.** La mujer toma mucho aire una vez y luego lo suelta. Vuelve a tomar mucho aire hasta que siente el pecho completamente lleno. Se detiene un momento, luego baja la barbilla al pecho y puja con mucha fuerza tanto tiempo como puede, soltando el aire al mismo tiempo. Cuando necesita respirar, lo hace 2 veces profundamente, la segunda vez detiene el aire, y vuelve a pujar con fuerza.

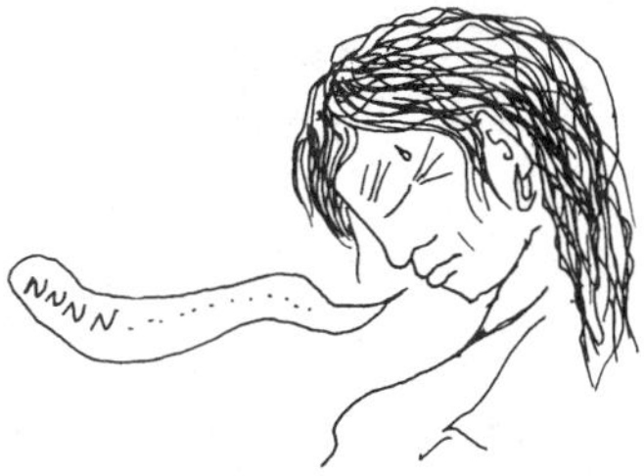

Usted les puede demostrar a las madres y sus compañeras cómo usar estos métodos. La madre puede practicar si quiere, pero debe pujar muy suavemente. Sólo recuérdele que pujará con mucho más fuerza a la hora del parto. Menciónele a la madre también que podrá pujar mejor durante el parto si usa el método que sienta más cómodo.

Posiciones para pujar

Una madre podrá pujar mejor si está en una de estas buenas posiciones:

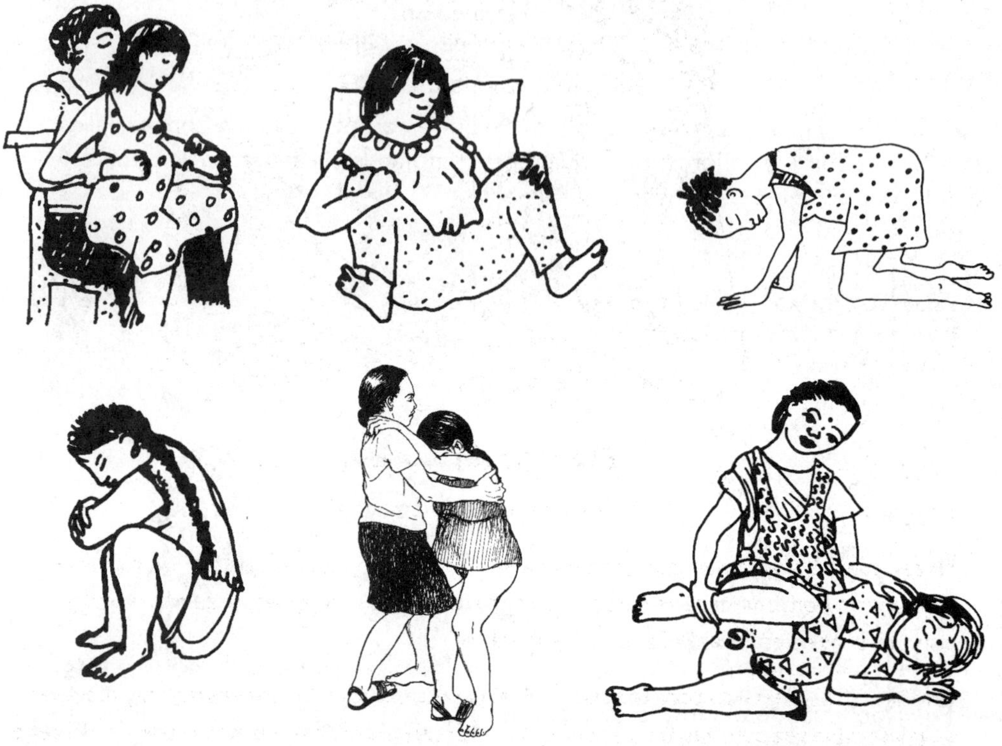

Las madres y sus compañeras de parto pueden practicar diferentes posiciones antes del parto. El trabajo de la compañera es sostener a la mujer y darle ánimo para que puje.

Cómo dejar de pujar

Cuando la cabecita del bebé se corone (vea págs. 141 a 142 y 187 a 188) quizás la madre necesite dejar de pujar para que la cabecita salga lentamente. La matriz de la madre seguirá empujando por sí sola, pero lo hará suavemente. La manera más fácil para la madre de dejar de pujar es soplando con fuerza y rapidez al soltar aire.

Explíquele a la madre y a su compañera de parto que será muy difícil para la madre dejar de pujar tan sólo porque la partera se lo pida. Para que entiendan cómo sirve soplar fuerte, pídale a la madre que sople fuerte al mismo tiempo que trata de pujar con los músculos de su estómago. ¡Es difícil de hacer! Pídale a la compañera que sostenga las manos de la madre, mientras la mira a los ojos (si eso es aceptable) y le dice —sopla, sopla, sopla— al mismo ritmo que la madre está soltando el aire. Otra opción es que la compañera le dé a la madre palmaditas en la pierna al ritmo al que la madre sopla.

En la página siguiente comienza un relato que muestra cómo los métodos que hemos discutido aquí pueden hacer que un parto sea más fácil y seguro.

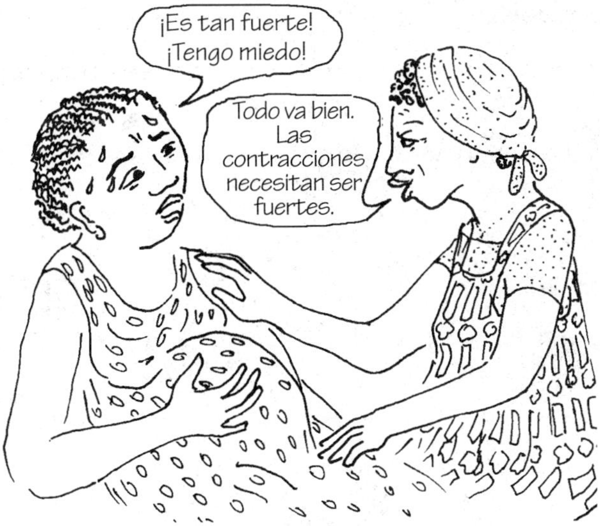

El Parto de Teresa

(relato basado en un caso real)

Teresa era muy joven y estaba por tener a su primer bebé. Cuando Adelina—la partera— llegó a verla por la mañana, le pareció que todo iba bien. Las contracciones eran leves y parejas, pero se estaban volviendo más fuertes.

Teresa estuvo de parto toda la mañana. A mediodía, las contracciones eran muy fuertes y llegaban cada vez con más frecuencia. —Va a ser un parto fácil,— pensó Adelina. —El bebé va a nacer antes de que oscurezca.— Pero después de un rato, el parto pareció volverse más lento. Por la tarde, Adelina se dio cuenta de que Teresa seguía de parto pero sin avanzar nada. De hecho, parecía que las cosas se habían ido para atrás. Las contracciones se habían vuelto más débiles y menos frecuentes. Pero aparte de eso, no había otras señas de riesgo. Le pareció a Adelina que el problema era que Teresa se estaba resistiendo. Adelina no sabía qué hacer así que mandó llamar a Dolores, la otra partera del pueblo, para que le ayudara.

Cuando Dolores llegó, encontró a Teresa acostada en un cuarto oscuro. Estaba con tres de sus familiares. Cada vez que ella tenía una contracción, hacía una mueca de dolor y se tapaba los ojos con un brazo. Además daba la cara hacia la pared y gemía. Sus familiares también estaban asustados y sólo la miraban con tristeza. A veces Teresa se paraba y empezaba a gritar —¡Necesito ir al baño!— Pero cuando trataba de ir, no pasaba nada. Lo que Teresa en realidad sentía era la presión de la cabeza del bebé. Luego gritaba —¡No! ¡No!,— y corría de regreso al cuarto a acostarse.

Dolores observó a Teresa un ratito y luego decidió qué hacer. Primero, le hizo a Teresa un té para ayudarle a relajarse. Luego prendió la luz y abrió todas las ventanas.

(Continúa en la siguiente página.)

Era una noche cálida y muy agradable. Dolores se sentó junto a Teresa y empezó a hablar con ella.

—Teresa, ¿quieres que te llevemos al hospital?

—¿Qué me harán allá si vamos?— preguntó Teresa.

—Pues, tal vez te den medicina para apurar el parto y hacerlo más fuerte. Tal vez también decidan que hay que sacar al bebé con unas pinzas especiales o con una operación.

—¿Usted cree que debamos ir?— preguntó Teresa.

—No, todavía no,—contestó Dolores. —No hay señas de problemas; lo único es que el parto se ha atorado. Podemos quedarnos aquí otro rato.

—Quiero quedarme aquí— dijo Teresa. —Pero no sé qué hacer. Me duele mucho.

—Primero, debes tratar de ayudarle a tu cuerpo, no pelear contra él— dijo Dolores. —Si aceptas tus contracciones, tu bebé nacerá más pronto. Sin contracciones fuertes, el bebé no puede nacer.

Adelina dijo: —Empezaste muy bien. Tus contracciones estaban fuertes: Lo que pasó es que cuando te asustaste ya no las dejaste venir.

En ese momento, Teresa tuvo otra contracción. Cerró los ojos y empezó a asustarse de nuevo, pero Dolores le tomó las manos y le dijo: —Teresa! Siéntate! Mírame a los ojos y respira conmigo. ¡Respira! ¡Respira! Afloja los hombros. ¡Respira! ¡Respira! ¡Muy bien!— En poco tiempo, las dos estaban trabajando juntas. Dolores animaba tanto a Teresa durante las contracciones y la mantenía tan ocupada respirando y relajándose que a Teresa ya no le quedaba tiempo para preocuparse. Entre una contracción y otra, Dolores le daba fruta y agua, mientras le explicaba más sobre lo que su cuerpo estaba tratando de hacer y cómo podía ella ayudarle. El parto empezó a avanzar y a volverse más fuerte otra vez. Los familiares de Teresa se fijaron en lo que Dolores estaba haciendo y así aprendieron a apoyar a Teresa.

Cuando las contracciones se volvieron mucho más fuertes, Teresa se empezó a asustar otra vez. —Teresa— le dijo Dolores —repite esto conmigo: ¡Ja Ja! ¡Ji Ji! ¡Ja Ja! ¡Ji Ji!— Los familiares de Teresa le tomaron a ella las manos y también repitieron lo mismo. Esto ayudó mucho y permitió que el parto siguiera avanzando. Después de un rato, las contracciones se volvieron aún más fuertes, y a veces Teresa se olvidaba de respirar y decir lo que Dolores le había enseñado. —Teresa,— le decía Dolores. —Tú puedes hacer esto. Lo estás haciendo muy bien. Aguanta otro ratito. ¡Vamos a jadear y soplar! ¡Jadea, jadea! ¡Sopla, sopla!— Juntas jadearon y soplaron durante varias contracciones hasta que el bebé ya estaba por nacer. Teresa se puso a gatas y dio a luz a una bebita sana.

Después del nacimiento, ya que estaban seguras de que todo estaba bien, Adelina le dio las gracias a Dolores y le dijo: —Yo ya no sabía qué hacer.— Dolores le contestó: —Es porque tú nunca sentiste miedo cuando tuviste a tus hijos. En cambio yo sí. Cuando tuve a mi primer niño, creía que me iba a morir con cada contracción. Tardé mucho tiempo para tenerlo. La segunda vez, alguien me ayudó a hacer las cosas que hice con Teresa para que me calmara. El parto fue mucho más fácil. Así es como aprendí a ayudar a otras mujeres a relajarse. — Pues la próxima vez, yo también sabré qué hacer, dijo Adelina.

Qué hacer si el bebé nace antes de que llegue la partera

Es una buena precaución enseñarles a las personas que viven con la madre qué hacer si el bebé llega antes que la partera o el doctor. Esto es de especial importancia si no tienen cerca ningún tipo de ayuda médica.

Repase los Capítulos 11 y 12, donde explicamos qué sucede durante el parto e inmediatamente después del nacimiento. Estas son algunas de las cosas importantes que necesita enseñarle a la gente:

- cómo mantener todo limpio (vea pág. 151)
- cómo limpiar la nariz y la boca del bebé para que pueda respirar (vea pág. 189)
- cuándo animar al bebé a que mame (vea pág. 204)
- cómo ayudar a la placenta a salir (vea pág. 197)
- cómo cortar el cordón después de que salga la placenta (vea pág. 191)
- cómo revisar si la matriz está firme después del nacimiento (vea pág. 209)
- cómo sobar la matriz si la madre sangra mucho (vea pág. 209 a 210)
- cómo darle tratamiento para choque a la madre si ella pierde mucha sangre (vea pág. 243)

Qué hacer si hay problemas durante el parto

Repase los Capítulos 15, 16 y 17 donde explicamos qué complicaciones pueden haber durante el parto. La madre y sus familiares deben saber cuáles son los problemas más comunes y qué se puede hacer para remediarlos. Así, si se presenta algún problema, se sentirán más seguros de sí mismos.

Pero acuérdese de recalcarles que la mayoría de los partos son normales. La gente debe confiar en que las cosas saldrán bien, y simplemente estar preparada por si hay un problema.

Qué sucede después del nacimiento

Repase los Capítulos 13, 14 y 18, donde explicamos lo que sucede después del nacimiento. Estos son algunos de los temas que usted podría incluir en sus enseñanzas:

- señas de riesgo durante las primeras 2 semanas después del nacimiento (vea pág. 226)
- por qué la leche de pecho hace más provecho (Capítulo 21)
- vacunas para el recién nacido (pág. 229)
- planificación familiar (Capítulo 22)
- la buena alimentación de la madre después del nacimiento (Capítulo 4)

Cómo sobar una matriz blanda

Uno de los problemas más comunes después del parto es que, en vez de contraerse, la matriz se queda blanda. Enséñeles a las mujeres a sobarse la matriz así, si la tienen blanda:

1. Pídale a dos mujeres que le ayuden. Pídale a una (que tenga la barriga blanda) que se acueste y deje que las demás mujeres le sientan la barriga. Así es como se sentirá una matriz blanda. Las mujeres pueden practicar a sobar la matriz.

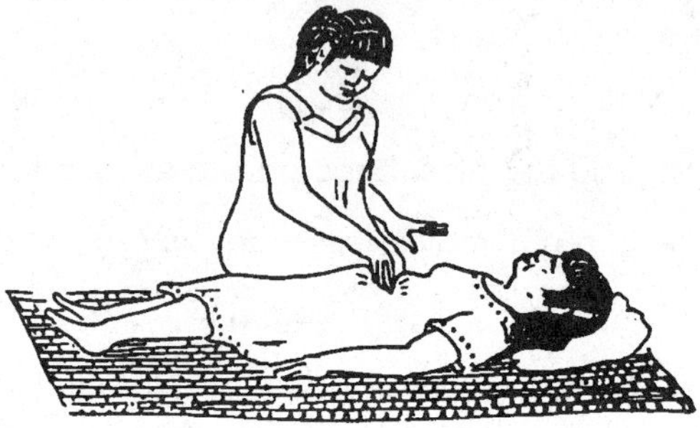

2. Ahora pídale a la segunda mujer que se acueste. Póngale un coco, jícara o bule duro sobre el vientre. Luego cúbrale con un trapo suave y grueso (de por lo menos 2 centímetros ó ¾ de pulgada de grueso). Pida a las mujeres que lo sientan. Así es como la matriz se debe sentir después del parto. Después de un verdadero parto, si la matriz no se contrae, la deben sobar hasta que se sienta como el coco.

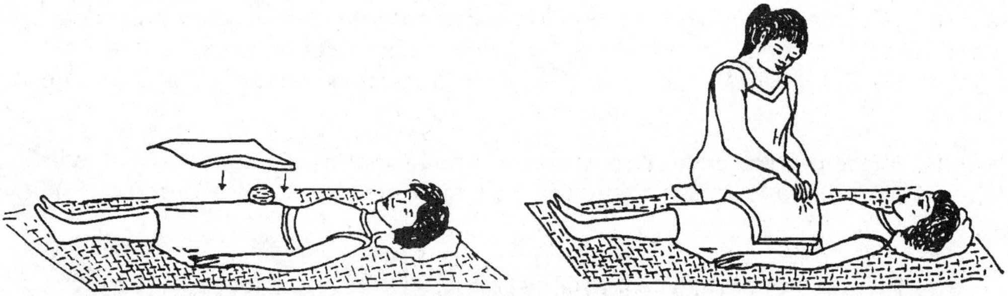

Otros temas importantes

Estos son temas que no tratamos en el libro. Pero, tal vez usted quiera hablar de ellos con las madres y sus familiares si tiene la experiencia necesaria:

- sexo después del parto
- el nuevo bebé y sus hermanos mayores
- exámenes físicos para el bebé a medida que vaya creciendo
- la buena alimentación para los niños pequeños

El pecho hace más provecho

Contenido del Capítulo 21

El pecho hace más provecho

CAPÍTULO 21

Por qué el pecho hace más provecho

La leche de pecho es el alimento perfecto para el bebé:

- Contiene todas las sustancias nutritivas que el bebé necesita
- Es fácil de digerir.
- Protege al bebé contra muchas enfermedades, incluyendo infecciones.
- Siempre está fresca, limpia y lista para tomarse.
- El mamar le da seguridad al bebé.

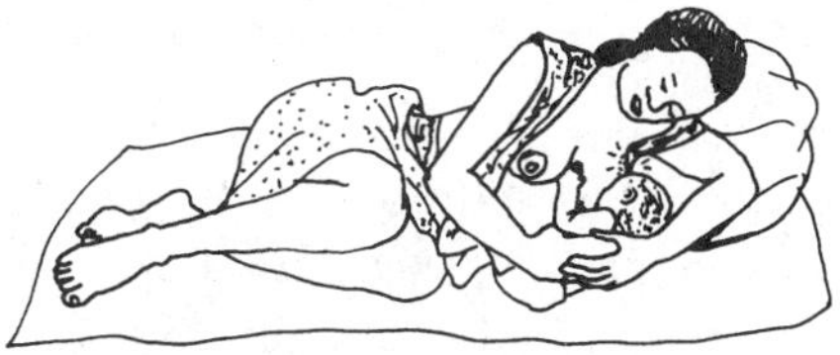

Los bebés alimentados con pecho son más sanos.

El dar pecho también tiene ventajas para la madre y su familia:

- Ayuda a calmar el sangrado de la madre después del parto.
- Ayuda a que la madre no se vuelva a embarazar demasiado pronto (vea pág. 343).
- Es económico.
- Puede ayudar a evitar que a la madre le dé cáncer de los pechos y disminuir su riesgo de *osteoporosis* (huesos débiles) cuando ella sea mayor.

La leche enlatada para bebés y la leche de otros animales puede ser peligrosa:

- Es menos nutritiva, sobre todo si no se prepara bien o se prepara con demasiada agua.
- Es más difícil de digerir que la leche de pecho.
- No da protección contra infecciones.
- Puede causar infecciones y enfermedades si no se prepara o no se guarda correctamente (si se echa a perder).
- Puede ser muy cara y difícil de conseguir.
- Puede causar diarrea y hasta la muerte si los biberones o el agua están sucios.

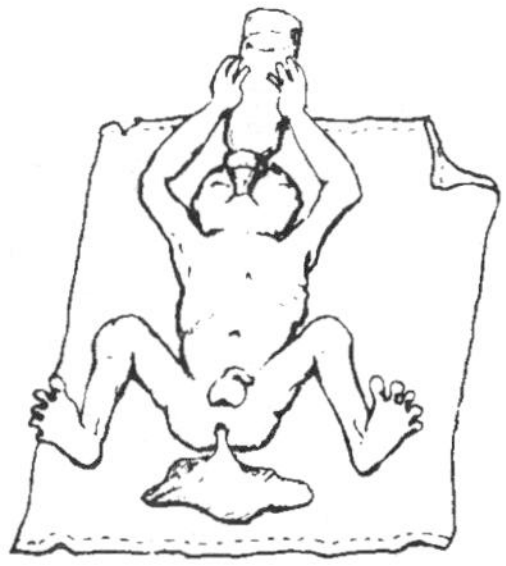

Los bebés alimentados con biberón corren más peligro de enfermarse y morir.

- Hay que gastar más agua limpia para preparar la leche, y leña (o gas) y agua para hervir los biberones. Esto puede ser malo para toda la familia y la comunidad.

Cómo producir suficiente leche de pecho

La leche de pecho es el mejor y único alimento que un bebé necesita durante los primeros 6 meses. Para producir suficiente leche, una madre necesita estar sana. Ella necesita tomar muchos líquidos, alimentarse muy bien y descansar lo suficiente.

La cantidad de leche que la madre produzca también dependerá de que tan seguido y por cuánto tiempo mame el bebé. (Por lo general, un recién nacido mama cada 2 ó 3 horas. Normalmente los pechos producen tanta leche como el bebé necesita. Si el bebé vacía los pechos, estos producen más leche. Si el bebé no los vacía, los pechos empiezan a producir menos leche.

Nota: Si una madre le da a su bebé leche de biberón, agua u otros alimentos, el bebé mamará menos. Esto hará que los pechos produzcan menos leche. Empiece a darle pecho al bebé antes de que cumpla 2 horas de vida. Aunque la leche no sale de inmediato, el bebé necesita el colostro que sale al principio (vea pág. 204).

La madre sabrá que el bebé está recibiendo suficiente leche si orina más de 7 veces al día, y si se ve sano, y aumenta de peso como 200 gramos (7 onzas) a la semana.

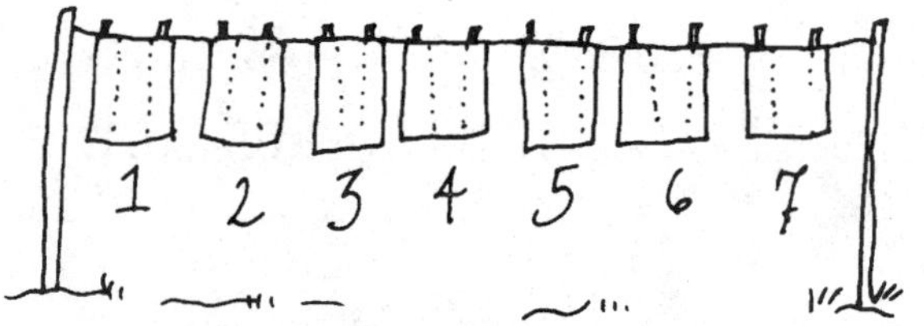

Este bebé está tomando suficiente leche. Mojó 7 pañales en un día.

El cuidado de los pechos

La madre debe de mantenerse limpios los pechos y las manos para evitar que entren microbios a la boca del bebé.

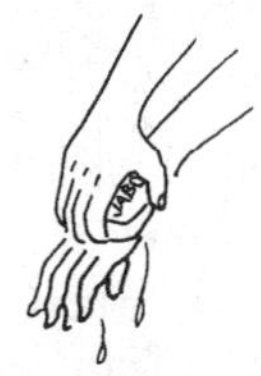

La madre debe tratar de lavarse bien las manos con agua y jabón antes de tocarse los pechos y antes de amamantar al bebé. También debe lavarse las manos después de ir al baño o tocar algo sucio.

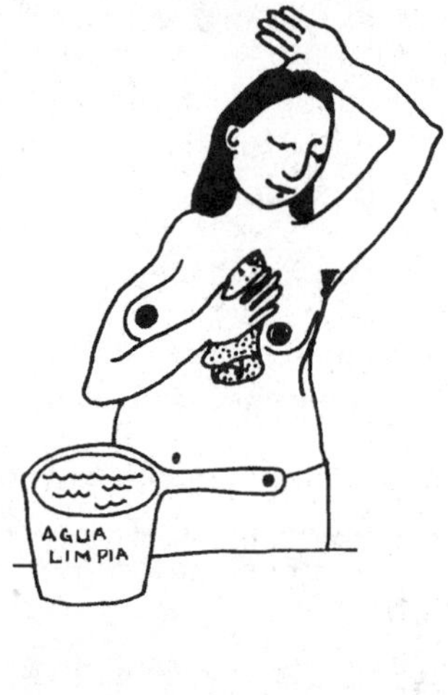

Si ella tiene agua para bañarse, debe tratar de lavarse los pechos con agua limpia una vez al día. No debe lavarse los pezones con jabón. Los pezones producen una sustancia protectora que el jabón quita. Tampoco debe untarse crema, aceite o alcohol en los pezones.

Problemas comunes del amamantamiento

1. La madre tiene los pezones planos o hundidos

Si la madre tiene los pezones planos o hundidos, puede que al bebé le cueste trabajo prenderse del pecho para mamar.

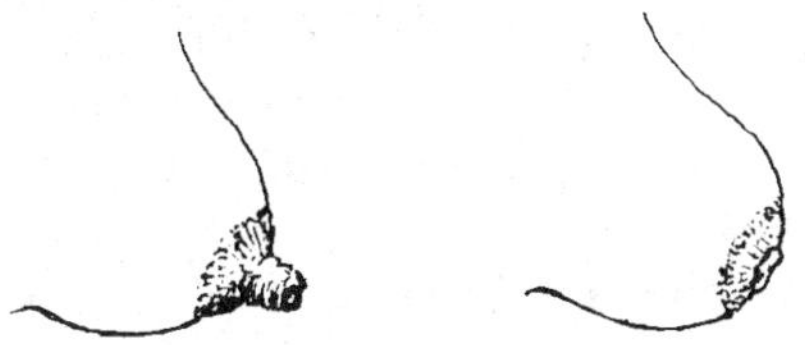

Pezón largo Pezón plano

A un bebé le puede costar más trabajo mamar de un pezón plano o hundido durante los primeros días de vida. Pero la mayoría de los bebés se acostumbran a mamar bien una vez que aprenden a meterse el pezón bien adentro de la boca. Estas son algunas cosas que la madre puede hacer para ayudarle al bebé a mamar correctamente:

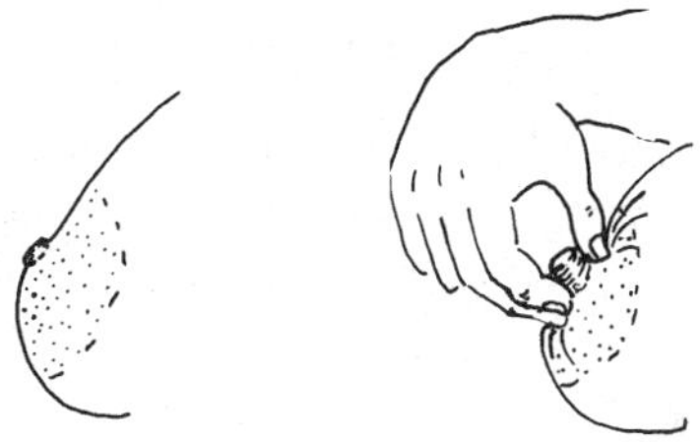

- Si un pezón está plano, la madre puede jalarlo un poco antes de amamantar al bebé.
- Si un pezón está hundido, la madre puede agarrarse el pecho y jalarlo hacia atrás para que el pezón se pare.

Agarre el pecho así

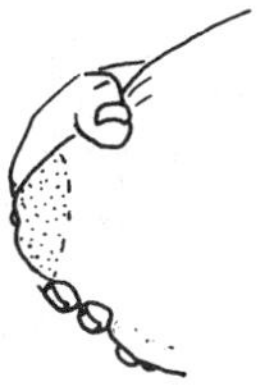

Y jálelo hacia atrás para que el pezón se pare.

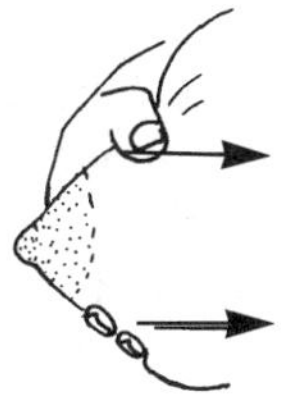

- Si el pecho está duro, la madre puede sacarse un poco de leche (vea la pág. 336). Así el pezón se pondrá más suave y será más fácil jalarlo hacia afuera.

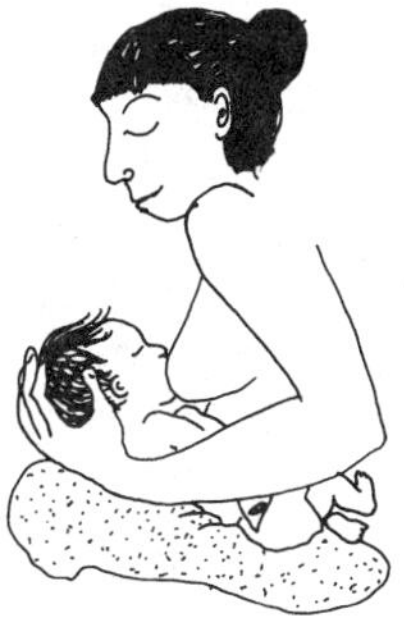

- La madre puede amamantar al bebé en diferentes posiciones para encontrar cuál evita que el pecho se le salga de la boca. Por ejemplo, ella puede sostener al bebé bajo un brazo o puede acostarse con él.
- La madre puede poner unas gotas de leche en sus pezones y en la boca del bebé para que él se anime a mamar.
- Si después de 2 días, el bebé no ha logrado mamar correctamente, la madre puede "ordeñarse" los pechos y darle la leche al bebé con una cucharita o un gotero. Aún así, la madre debe seguir tratando de darle pecho al bebé. Con tiempo, la mayoría de los bebés aprenden a mamar de pechos que tienen los pezones planos o hundidos.

Nota: Para evitar infecciones, una madre que tiene los pezones hundidos debe secárselos muy bien cada vez después de amamantar a su bebé.

2. La madre tiene los pechos hinchados

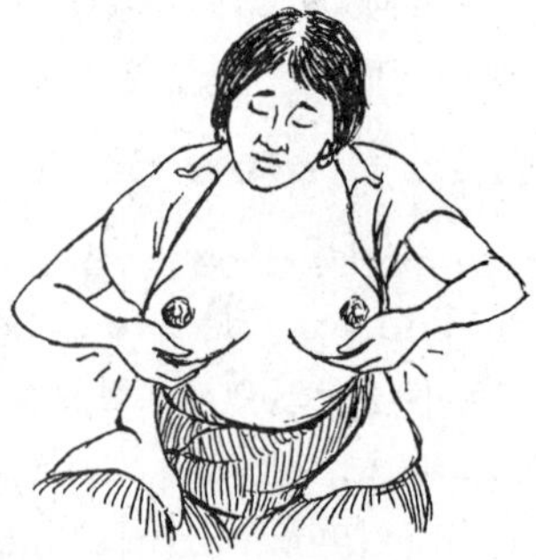

A veces, los pechos se llenan demasiado y se ponen duros, sobre todo durante los primeros días y semanas después del parto. Esto puede ser doloroso para la madre y aumenta el riesgo que le dé una infección del pecho. También puede causarle dificultades al bebé para mamar. Si la madre empieza a amamantar al bebé muy poco tiempo después del parto, será menos probable que ocurra este problema. Pero si por cualquier razón los pechos sí se hinchan demasiado, le recomendamos a la madre que:

- amamante al bebé más seguido (cada 1 ó 2 horas y por lo menos durante 10 minutos de cada lado).
- se ponga trapos húmedos y calientes en los pechos por varios minutos, antes de amamantar al bebé. Después de amamantarlo, se puede poner trapos frescos.
- cuando no esté amamantando, deje que la leche gotee y apóyese los pechos con un sostén o un trapo.
- para que no le duelan tanto los pechos, tome acetaminofén (paracetamol) unos 20 minutos antes de amamantar al bebé.
- si el bebé no se puede prender bien de los pechos, ella se saque leche hasta que los pechos se ablanden y el bebé los pueda tomar.

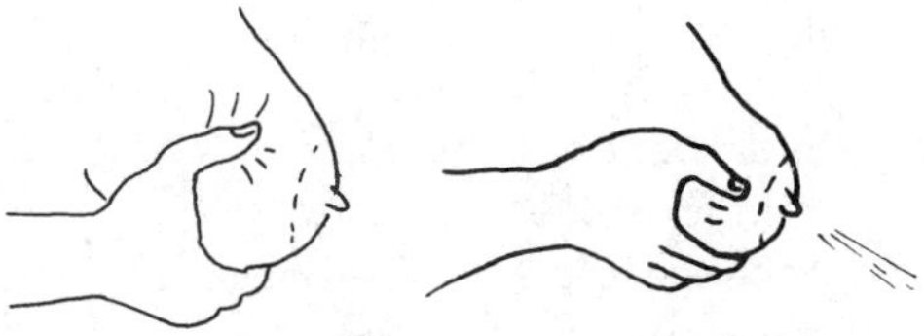

3. La madre tiene una infección de los pechos (*mastitis, absceso*)

Uno o ambos pechos se pueden infectar si la madre los tiene muy hinchados, si tiene los pezones rajados o adoloridos, si usa un sostén muy apretado o si está demasiado cansada o en mala salud. El evitar estas situaciones ayudará a evitar las infecciones de los pechos.

Señas de infección de un pecho

- una bola o una área roja, caliente y adolorida en un pecho
- la madre se siente caliente o tiene fiebre o escalofríos
- la madre tiene el cuerpo adolorido

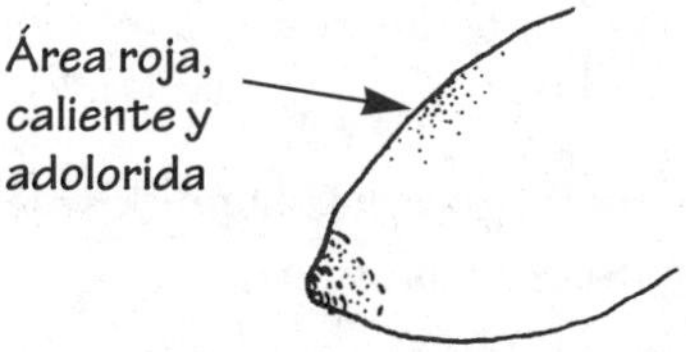

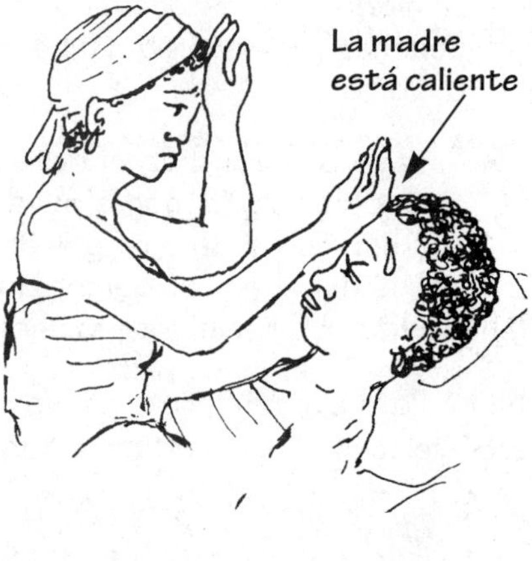

Si la madre cree que le está empezando a dar una infección de un pecho, ella debe:

- seguir amamantando al bebé con frecuencia (cada 2 horas) dándole primero del pecho adolorido.

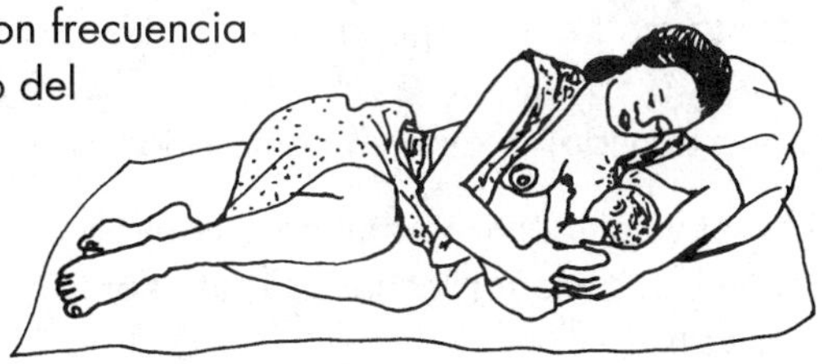

- quedarse acostada con el bebé a su lado para poder amamantarlo seguido.
- tomar mucho líquido.
- ponerse trapos limpios, húmedos y calientes en el pecho adolorido por 15 ó 20 minutos antes de amamantar al bebé. También puede ponerse trapos fríos cuando no esté amamantando al bebé, para calmar el dolor.
- sobarse suavemente el pecho adolorido.
- tomar acetaminofén (paracetamol) para el dolor.

Si tiene fiebre (se siente caliente) o escalofríos, debe hacer todo lo anterior y además:

- **Tomar uno de los siguientes antibióticos ¡de inmediato!** Debe tomar el antibiótico 4 veces al día (cada 6 horas) durante 10 días. **Es muy importante tomarlo los 10 días enteros**. (Use dicloxacilina si la tiene, porque es el mejor antibiótico en este caso.)

dicloxacilina	500 mg. 4 veces al día por 10 días
eritromicina	500 mg. 4 veces al día por 10 días
amoxicilina	500 mg. 3 veces al día por 10 días
ampicilina	500 mg. 4 veces al día por 10 días

Una pequeña cantidad de la medicina le llegará al bebé a través de la leche de pecho, pero no le hará daño.

¡Cuidado! Si la madre parece tener una bola dura en el pecho que no se quita, o la infección no se mejora después de tomar los antibióticos por 2 días, ¡consiga ayuda médica! La madre podría tener un *absceso* (una bola de pus) y necesitar un tratamiento diferente. Un absceso que no se atiende es muy peligroso.

4. El bebé no parece satisfecho después de haber mamado

Puede que una madre note que a veces su bebé parece querer más leche de la que ella tiene. Esto es común entre los 10 y 14 días después del parto, entre la quinta y sexta semana de vida, y también como a los 3 meses de edad.

Esto es normal y saludable. Significa que el apetito del bebé está aumentando—y no que la madre tenga menos leche. Es la manera en que el bebé le pide al pecho que produzca más leche.

No le dé al bebé nada más de tomar ni de comer. Sólo amamántelo más seguido. Después de 2 días de darle más pecho, la madre empezará a producir más leche para llenar al bebé.

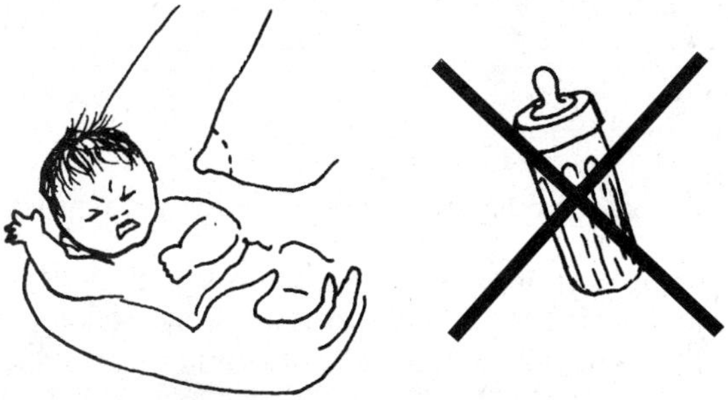

Si el bebé no parece satisfecho, no le dé biberón ni otros alimentos

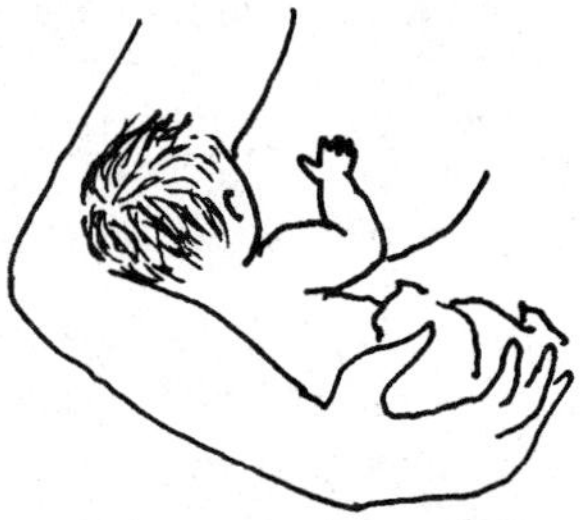

Dele pecho más seguido.

5. El bebé tiene cólicos (dolores por tener aire en el estómago)

Muchos bebés chiquitos tragan aire cuando maman. El aire les llega al estómago. Cuando los bebés chupan y tragan leche, el aire en el estómago se mueve y eso les causa malestar.

Si un bebé empieza a llorar y jala las piernitas para arriba poco después de empezar a mamar, es probable que tenga aire en el estómago. A algunos bebés, el aire les causa molestias (cólicos) todos los días a la misma hora (a menudo por las tardes). Otros tienen cólicos todo el día. Generalmente, los cólicos desaparecen alrededor de los 4 meses de edad.

Estas son algunas cosas que una madre puede hacer si su bebé tiene cólico:

- **Ayudar al bebé a eructar (repetir).** Si el bebé empieza a tener cólicos cuando comienza a mamar, la madre puede quitarlo del pecho y ayudarlo a eructar. A veces ayuda que la madre acueste al bebé boca abajo, sobre su regazo, y le dé palmaditas en la espalda. La madre puede tratar de amamantar al bebé otra vez después (sea que el bebé haya eructado o no). Algunos bebés necesitan eructar varias veces durante el amamantamiento.

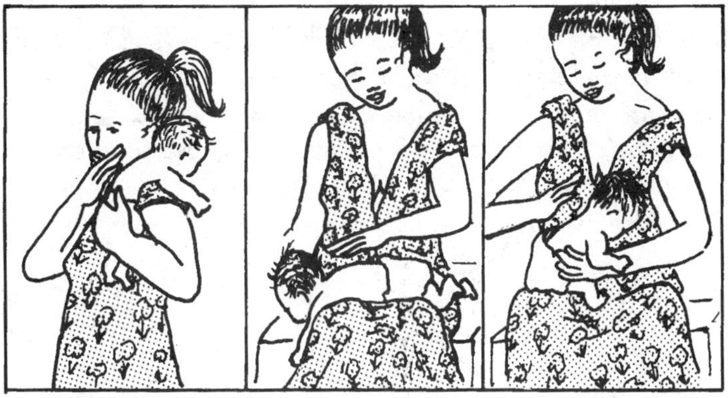

Recárgue al bebé sobre su hombro y dele palmaditas en la espalda. o Acuéstelo sobre su regazo y dele palmaditas en la espalda. o Siéntelo inclinado hacia adelante y dele palmaditas en la espalda.

- **Cambiar su propia dieta.** A veces, un bebé parece tener cólicos cuando la madre come ciertos alimentos, sobre todo si es algo que le provoca gas a la madre. Ella puede tratar de no comer esas comidas por 2 ó 3 días (si se puede alimentar bien con otras comidas) o comerlas sin especias, para ver si eso le ayuda al bebé. No hay alimentos en general que la madre no deba comer porque cada bebé es diferente. Lo que les causa cólicos a algunos bebés no les causa cólicos a otros.

Dar pecho el mayor tiempo posible

Durante los primeros 6 meses, la leche de pecho debe ser el **único** alimento del bebé. Pregunte a las autoridades de salud de su área cuándo hay que empezar a darle otros alimentos al bebé y qué alimentos hay que darle.

Es bueno seguir dándole pecho a un bebé por lo menos hasta que cumpla 2 años. Es aún mejor amamantar al niño hasta los 3 ó 4 años de edad, sobre todo si no tiene hermanitos más pequeños. El amamantamiento toma menos tiempo a medida que el niño va creciendo. Los bebés más grandes y los niños pequeños necesitan mamar menos seguido y ellos mismos buscan el pecho cuando tienen hambre.

Situaciones especiales que afectan el amamantamiento

1. La madre tiene gemelos

Los gemelos, como cualquier otro bebé, deben ser amamantados. Para producir suficiente leche para dos bebés, la madre necesitará comer bien, tomar muchos líquidos, descansar lo más posible, amamantar a los bebés con frecuencia y no darles nada más que la leche de pecho. Recuerde: entre más amamante la madre a sus bebé, más leche producirá su cuerpo.

La madre puede amamantar a sus gemelos al mismo tiempo. O si prefiere, puede amamantarlos por separado. Estas son 2 buenas posiciones para amamantar a un par de gemelos al mismo tiempo. Quizás ayude poner almohadas o trapos gruesos bajo los bebés para apoyarlos.

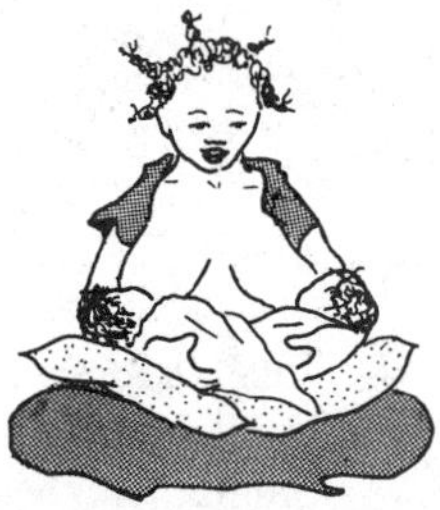

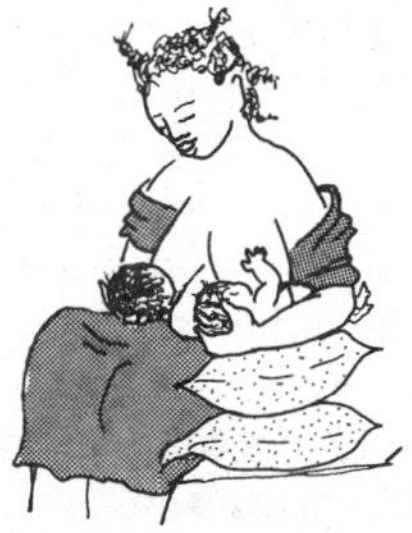

2. La madre tiene que salir a trabajar o el bebé no se puede terminar toda la leche de la madre

Si la madre tiene que salir a trabajar, al principio los pechos se le van a llenar mucho y después empezarán a producir menos leche. Para que sigan produciendo leche (y para guardar la leche para el bebé de ser posible), puede tratar de "ordeñarse" los pechos en el trabajo.

Una madre también puede ordeñarse los pechos si su bebé está enfermo y no puede tomarse toda la leche que ella produce. Así, sus pechos no dejarán de producir leche y el bebé tendrá suficiente cuando pueda comer bien otra vez.

Para ordeñarse los pechos a mano:

Agarre el pecho desde atrás, así:

luego recorra las manos hacia adelante, exprimiendo.

Para que salga la leche, apriete el pezón así,

y luego así.

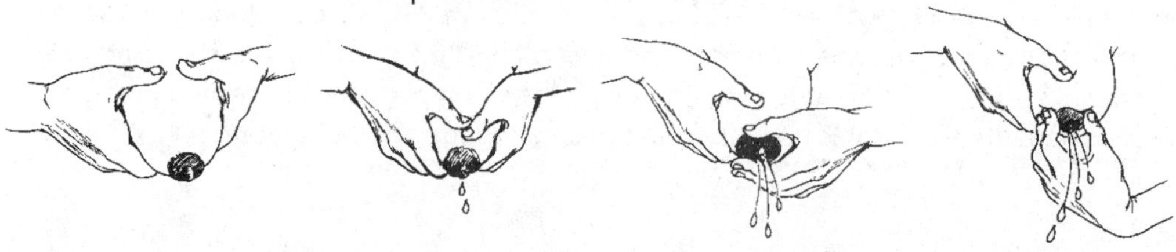

Tal vez la madre prefiera "ordeñarse" los pechos con una bomba especial, si la puede conseguir. Hay que lavar bien la bomba después de cada uso. También hay que desarmarla, quitar la manguerita de hule y hervir la botella y el embudo por los menos durante 20 minutos a diario. Las bombas no son una buena opción en los lugares donde es difícil conseguir agua limpia y combustible (leña, gas, etc.). Es más seguro y barato "ordeñarse" los pechos a mano.

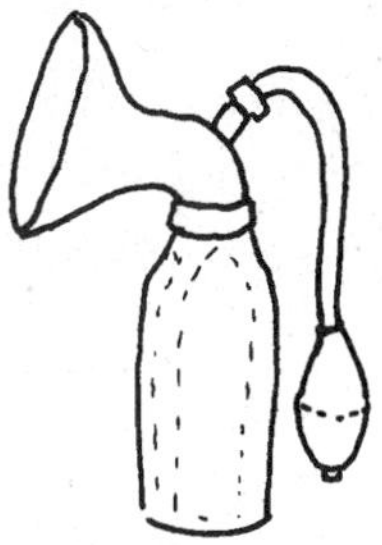

Bomba para ordeñar los pechos

Para que sus pechos sigan produciendo bastante leche, la madre necesita vaciarlos tan seguido como pueda, pero no menos de 4 veces en 24 horas. Además cuando la madre esté con su bebé, debe de amamantarlo con frecuencia.

Para darle al bebé la leche que la madre se haya sacado, hay que usar una cucharita, un gotero o un biberón que estén muy limpios. Si es posible, hay que hervirlos o lavarlos con agua hervida, antes de usarlos. Si esto no es posible, hay que lavarlos con agua limpia y dejar que se sequen antes de usarlos.

Cómo guardar la leche

La leche de pecho se puede guardar en recipientes bien lavados y hervidos. Puede estar al tiempo 2 ó 3 horas sin echarse a perder. Se puede guardar hasta por 2 días en un refrigerador muy frío. Además aguanta hasta 2 semanas en un congelador muy frío. Mas una vez que se descongele, no hay que volver a congelarla.

Nota: Si no hay manera de guardar la leche de modo que no se eche a perder, es mejor tirarla. La leche echada a perder puede enfermar al bebé.

3. La madre está muy enferma

Hay 2 situaciones en las cuales puede ser mejor que una madre **no** le dé pecho a su bebé:

- Cuando está muy enferma o deshidratada (vea pág. 171). El dar pecho podría hacer que su salud empeorara.
- La madre tiene SIDA o una infección de VIH. Ella podría pasarle la enfermedad al bebé a través de la leche.

Lo mejor es conseguir que otra mujer le dé pecho al bebé. Si eso no es posible, la madre lo debe amamantar.

Cuando no es posible amamantar al bebé

Si por alguna razón, una madre no puede darle pecho a su bebé, debe tratar de encontrar otra manera de que ese bebé reciba leche de pecho. En donde sea aceptable, se le puede pedir a otra madre que amamante al bebé. Si las costumbres de la gente no permiten esto, quizás sea aceptable que el bebé reciba la leche de otra mujer si se le da con cuchara o gotero.

Si no hay ninguna manera de conseguir leche de pecho para el bebé, habrá que darle leche enlatada o de animal. Sólo recuerde que en lugares donde es difícil conseguir agua limpia o combustible para hervir agua, es peligroso usar leche enlatada y biberones.

Cuidado: En nuestra opinión, **todas** las madres deben amamantar a sus bebés.

Precauciones básicas al usar leche enlatada o de animal

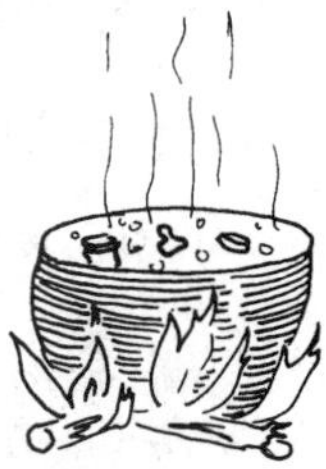

- Hay que mantener todo muy limpio. La taza, la cuchara, el gotero, todas las partes de los biberones y todos los recipientes donde se guarde la leche deben ser lavados y hervidos durante 20 minutos antes de usarse. Es mucho trabajo mantener limpios los biberones, pero es necesario hacerlo porque los microbios que queden en ellos pueden causar diarrea.
- Si la madre usa leche en polvo, debe asegurarse de mezclarla correctamente. Si está usando leche de lata comprada, debe seguir muy bien las instrucciones. Si está haciendo la leche en casa, debe hervir la leche y el agua antes de mezclarlas. Además debe asegurarse de usar leche, agua y azúcar o aceite. **Nunca hay que añadir agua de más ni poner menos leche en polvo. Esto es muy peligroso porque el bebé se desnutrirá y podría morir.**
- Siempre hay que asegurarse de que la leche—ya sea fórmula o de animal—no esté echada a perder antes de dársela al bebé. La leche ya mezclada no se debe dejar fuera del refrigerador por más de 2 horas. La leche se empezaría a echar a perder y podría enfermar al bebé gravemente. La leche enlatada puede dejarse en el refrigerador hasta 12 horas. Si no hay refrigerador, hay que mezclar sólo la cantidad de leche que el bebé se vaya a tomar en las próximas 2 horas.
- Averigüe qué tipos de leche enlatada se consiguen donde usted vive o cómo se puede hacer leche para bebé usando productos locales.

Nota: Muchas veces una madre deja de amamantar a su bebé en cuanto se da cuenta de que está embarazada otra vez. Esto no es necesario. Una madre puede seguir amamantando a su bebé aunque esté embarazada. Pero sí es importante que empiece a destetar al bebé y a darle otros alimentos antes de dar a luz.

Planificación familiar

Contenido del Capítulo 22

Planificación familiar

CAPÍTULO 22

La planificación familiar (o control de la natalidad) consiste en decidir cuándo tener hijos y cuántos hijos tener. Cada pareja necesita decidir si desea planear su familia y cómo planearla. Ninguna otra persona puede tomar estas decisiones. Sin embargo, una partera puede ayudar a las personas a planificar sus familias enseñándoles cómo evitar los embarazos no deseados.

Nota: Las mujeres que tienen a sus bebés muy seguidos (separados por menos de 2 años) o que tienen más de 4 hijos, corren un mayor riesgo de tener problemas de salud o hasta de morir. Sus bebés también corren más peligro de enfermarse y de morir. La planificación familiar puede ayudar a las madres y a sus hijos a tener vidas más largas y sanas.

Aunque algunos métodos anticonceptivos llevan ciertos riesgos, es menos peligroso usarlos que embarazarse y dar a luz. El riesgo de enfermarse gravemente o morir a causa del embarazo es mucho mayor que los riesgos relacionados con cualquiera de los métodos de planificación familiar que presentamos en este capítulo.

Nosotras le recomendamos que hable sobre la planificación familiar con todas las mujeres embarazadas que atienda. Hable con una madre unas cuantas semanas antes de que nazca su bebé, y luego 1 ó 2 semanas después del parto. Si ella escoge un método de planificación familiar, es buena idea que usted se reúna con ella una vez más. Así podrá contestar las preguntas que ella tenga. También podrá asegurarse de que ella esté satisfecha con el método que haya escogido.

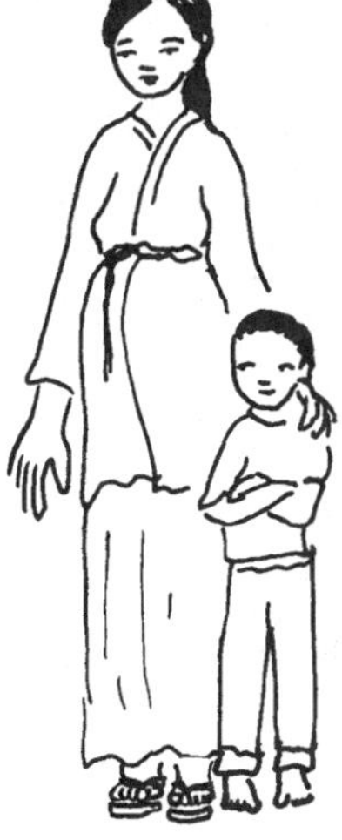

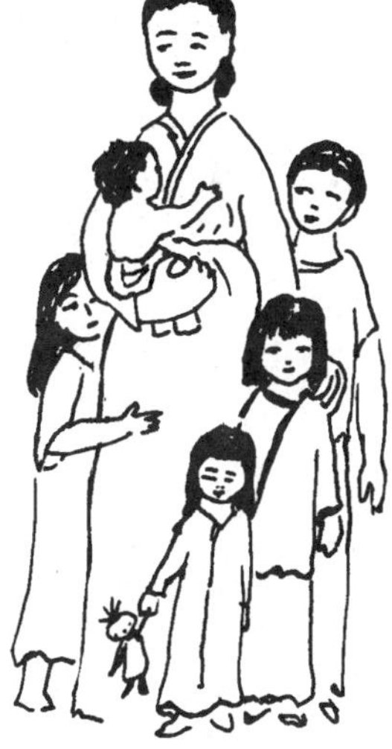

Cómo ayudar a una mujer a escoger un método de planificación familiar

En las siguientes páginas describimos 13 diferentes métodos de planificación familiar. Algunos son mejores para algunas mujeres que para otras. Le recomendamos que estudie bien estas páginas y que piense en qué le serviría mejor a las mujeres que usted atienda. Usted necesitará tomar en cuenta todo lo siguiente en cuanto a cada método: qué tan efectivo es, qué tan seguro es, qué tan conveniente es, qué tan fácil de conseguir es y cuánto cuesta. En muchos lugares sólo se consiguen unos cuantos de los métodos.

El siguiente cuadro muestra qué tan efectivo es cada método y el número promedio de mujeres que tiene problemas con cada uno de ellos.

De cada 20 mujeres que usan este método...	en promedio, este número de ellas se embaraza a pesar de usarlo...		y este número de ellas tiene que dejar de usarlo por los problemas que tienen con él.
Pastillas			
Condones			
Diafragma			
Espermicida			
Dispositivo intrauterino (DIU)			
El retirarse			
Esterilización			*
Inyecciones			
Implantes			
Ritmo		combinados	
Moco			

* A veces, la operación para la esterilización causa problemas, pero el remedio es para siempre.

Métodos de planificación familiar que a veces funcionan

Esta sección describe 5 métodos que pueden ayudar a evitar el embarazo. Son métodos no riesgosos, que se pueden usar sin ayuda médica y que no cuestan nada. El problema es que no siempre funcionan. Aun así, es mejor usar estos métodos que no usar nada.

1. El no tener relaciones sexuales

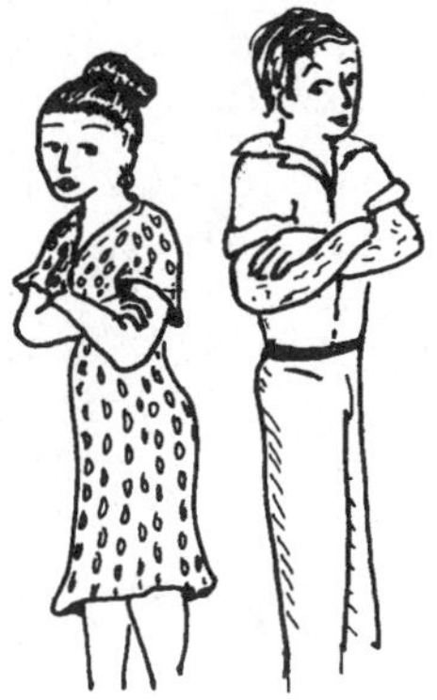

El no tener relaciones sexuales es la manera más efectiva de evitar el embarazo, pero es muy difícil que una pareja no tenga relaciones por mucho tiempo. Por lo general, es mejor combinar este método con otros.

2. El amamantamiento

El amamantar a un bebé puede retrasar el siguiente embarazo por un tiempo; sobre todo si existen **todas** las siguientes condiciones:

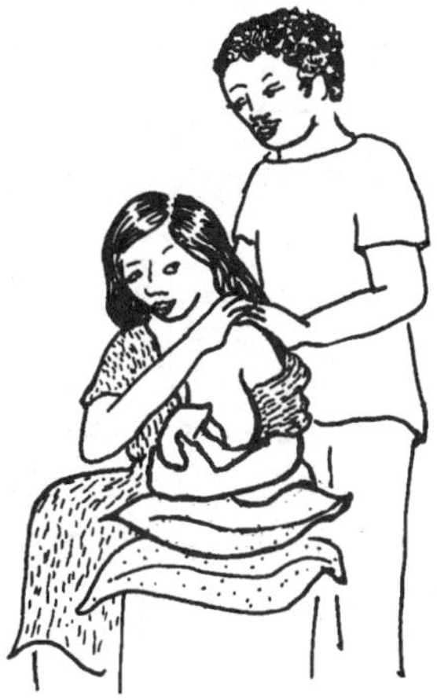

- El bebé tiene menos de 6 meses.
- El único alimento del bebé es la leche de pecho.
- El bebé no usa chupones.
- La madre alimenta al bebé cada vez que él tiene hambre, tanto de día como de noche.
- La madre no ha empezado a tener reglas (menstruar) de nuevo.

Sin embargo, el amamantamiento no garantiza que la mujer no se embarace. Una mujer que esté dando pecho y no quiera embarazarse, deberá usar otro método también.

3. El retirarse

Este método consiste en que el hombre saque el pene (miembro) de la vagina de la mujer antes de eyacular (soltar semen).

Para usar este método correctamente, el hombre debe limpiarse cualquier líquido que tenga en la punta del pene antes de meterlo en la mujer. Cuando sienta que el semen va a salir, debe sacar el pene y alejarlo de la vagina de la mujer. Así no entra semen en la vagina.

Por desgracia, este método no siempre sirve. A algunos hombres se les sale algo de semen antes de eyacular por completo. Otros hombres no alcanzan a sacar el pene a tiempo. Esto quiere decir que la mujer puede embarazarse.

4. La esponja casera

Este método consiste en que la mujer se ponga una esponja mojada en lo hondo de la vagina antes de tener relaciones sexuales. Este método no siempre sirve para evitar el embarazo; pero le puede ayudar a una mujer a embarazarse con menos frecuencia. Es algo que una mujer puede hacer cuando no tenga ningún otro método a su disposición.

Para usar este método, la mujer debe:

1. Mezclar: **2** cucharadas de vinagre en una taza de agua limpia y hervida

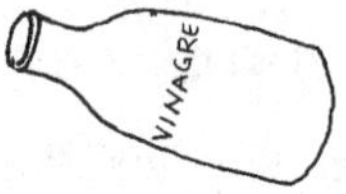

O

1 cucharadita de jugo de limón en una taza de agua limpia y hervida

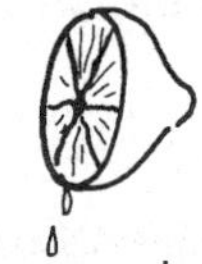

O

1 cucharada de sal en **4** cucharadas de agua limpia y hervida

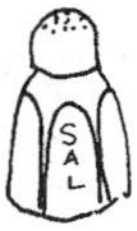

2. Mojar bien una esponjita muy limpia con uno de los líquidos.

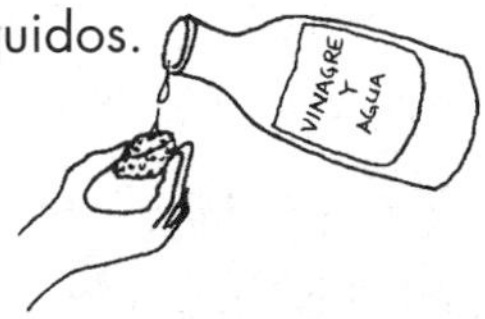

3. Ponerse la esponja en lo hondo de la vagina menos de una hora antes de tener relaciones sexuales.
4. Dejarse la esponja adentro por lo menos 6 horas después de haber tenido relaciones y después sacarlo. (Si a la mujer le cuesta trabajo sacar la esponja, puede amarrarle un listón o hilo limpio para la próxima vez que la use.)

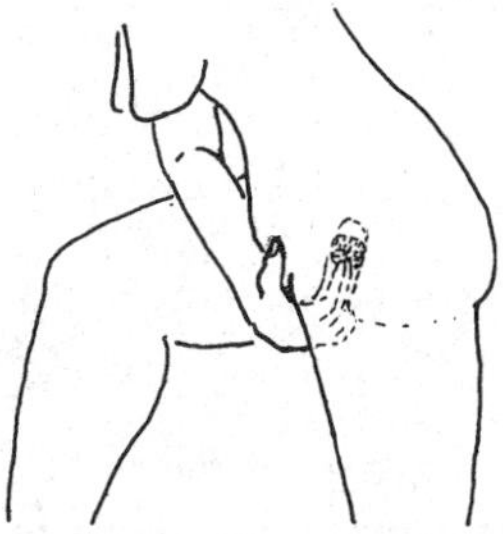

La misma esponja se puede usar muchas veces. Después de cada uso hay que lavarla y hervirla y ya seca, hay que guardarla en un lugar limpio y seco. El líquido que se le pone se puede hacer por adelantado. Sólo hay que guardarlo en un frasco bien cerrado.

5. El método del ritmo: no tener relaciones durante los días fértiles de la mujer

La mayoría de las mujeres sólo pueden embarazarse (están *fértiles*) durante unos 8 días cada mes. Estos 8 días empiezan 10 días después del comienzo de la regla (si la mujer tiene ciclos menstruales de 28 días). El resto del tiempo, ella no se puede embarazar aunque tenga relaciones sexuales.

Con el método del ritmo se trata de **adivinar** cuándo está fértil una mujer para que la pareja no tenga relaciones durante esos días. Para que este método funcione, es necesario que la mujer tenga con regularidad ciclos menstruales como de 28 días.

Para usar el método del ritmo, la mujer necesita contar los días a partir del primer día en que le vino su última regla. Es más fácil llevar la cuenta de los días más fértiles usando un calendario. La mujer puede:

1. Marcar con un círculo el día en que le bajó su última regla. Ese es el día 1.

2. A partir de allí, contar 10 días.

3. Subrayar el décimo día y los próximos 7 días. Los 8 días subrayados serán los días cuando la mujer esté más fértil. Ella deberá evitar tener relaciones sexuales, durante esos días.

En el siguiente ejemplo, la regla de la mujer comenzó el día 5 de junio. Diez días más tarde empiezan sus 8 días fértiles (del 14 al 21 de junio). Ella puede empezar a tener relaciones otra vez del 22 de junio en adelante.

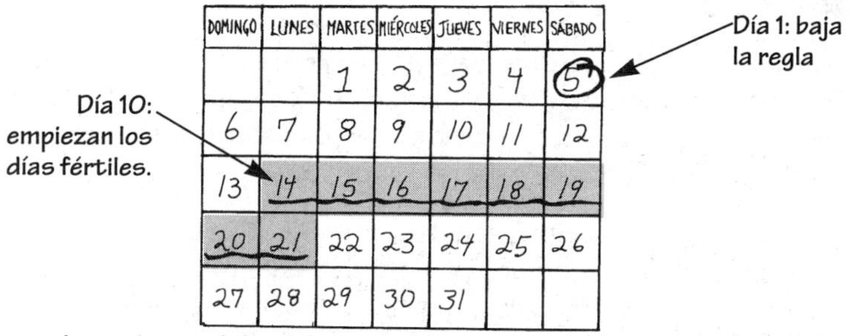

La mujer *no debe* tener relaciones sexuales del 14 al 21 de junio.

Si una mujer no tiene un calendario, simplemente puede contar y apuntar los 10 días comenzando con el primer día de su regla. Entonces podrá evitar tener relaciones sexuales durante los próximos 8 días.

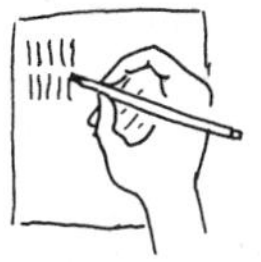

Para protegerse aún mejor, la mujer puede dejar de tener relaciones en cuanto le deje de bajar la regla. Pero los días fértiles hay que contarlos igual. Cuando ya pasen, la mujer puede empezar a tener relaciones otra vez.

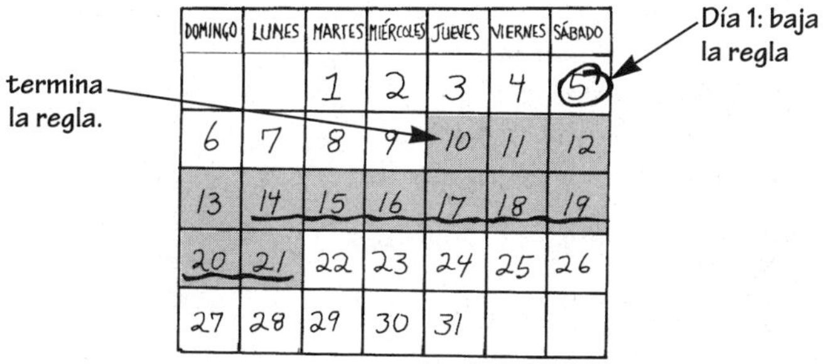

En *este caso*, la regla terminó el día 10 de junio. Si la mujer *desea mayor protección*, debe dejar de tener relaciones desde ese día (día 10) hasta el día 21.

El método del ritmo es más eficaz si se combina con el método del moco (vea la pág. siguiente) o con el uso de condones. Aun así, este método puede fallar. Si una mujer está preocupada, si se muda o si se enferma, sus días fértiles pueden cambiar. Además, si ella tiene un compañero que no la comprende, que la trata mal, o que usa alcohol u otras drogas, quizás él no respete su deseo de no tener relaciones durante los días fértiles.

Métodos de planificación familiar que muchas veces funcionan bien

La ventaja principal de los métodos que describimos a continuación es que sirven bien para evitar el embarazo. Las desventajas varían según el método. Para usar algunos métodos hay que hacer ciertos esfuerzos o tener entrenamiento especial. Algunos cuestan dinero y otros requieren de una consulta médica. Algunos incluso pueden ser riesgosos para la salud. Sepa bien cuáles son las ventajas y las desventajas de cada método que usted recomiende y asegúrese de explicárselas a la persona que vaya a usar el método.

1. El método del moco

Una mujer sólo puede embarazarse durante sus días fértiles de cada mes (vea la pág. 344). Ella puede aprender a detectar sus días fértiles, y en esos días usar algún tipo de anticonceptivo (como espuma, diafragma o condones). Otra posibilidad es que simplemente no tenga relaciones sexuales durante esos días.

Para detectar sus días fértiles, la mujer necesita aprender a reconocer los cambios del moco que ella tiene en la vagina. El moco se ve y se siente diferente durante los días fértiles. Así la mujer puede saber cuándo no tener relaciones sexuales o cuándo usar protección. (El método del moco no sirve bien cuando una mujer tiene una infección vaginal con mucho desecho. Antes de usar el método del moco, la mujer debe ir a que la examinen para asegurarse de que no tenga una infección vaginal.)

Para usar este método, cada día la mujer se saca un poco de moco de la vagina con los dedos bien limpios. Luego trata de estirar el moco entre sus dedos. Mientras el moco esté pastoso (como engrudo) y no se estire entre los dedos, ella probablemente no podrá embarazarse.

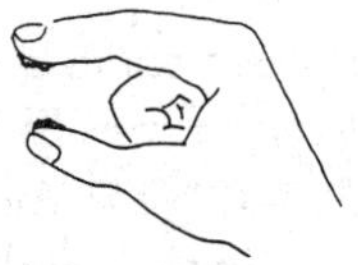

El moco está pegajoso y no se estira.

Cuando el moco se empiece a poner más resbaloso (como huevo crudo) o cuando salga en mayores cantidades, empezará a estirarse un poco entre los dedos. Es posible que la mujer ahora pueda embarazarse.

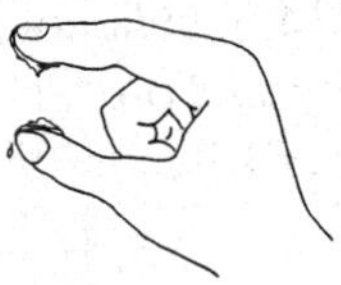

El moco empieza a volverse más resbaloso.

Cuando ella pueda estirar bien el moco entre sus dedos, probablemente podrá embarazarse. Ella no deberá tener relaciones sexuales sino hasta 3 ó días después de que el moco haya cambiado y se haya puesto pastoso otra vez.

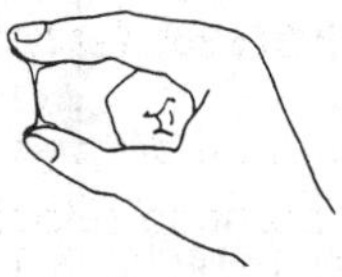

El moco se estira bien entre los dedos.

Nota: A diferencia del método del ritmo—que muchas veces no funciona—el método del moco puede ser muy eficaz. Pero es necesario que la mujer aprenda bien cómo usarlo. Si usted va a enseñarles a otras mujeres a usar este método, es mejor que usted lo haya aprendido de alguien con mucha experiencia y que usted lo haya usado con éxito por varios años.

Estas son algunas de las razones por las cuales el método del moco puede fallar:

- Si una mujer tiene mucho desecho vaginal, quizás no pueda notar cómo cambia el moco durante sus días fértiles.
- Si una mujer tiene una enfermedad de transmisión sexual, tal vez tenga mucho desecho vaginal y no pueda notar los cambios en el moco.
- Si el compañero de la mujer se rehusa a evitar el sexo o a usar condones durante los días fértiles, la mujer no estará protegida contra el embarazo.

El método del moco puede acercar más a una pareja y mejorar sus relaciones, ya que el evitar el embarazo se convierte en algo que el hombre y la mujer hacen juntos. Los dos pueden conversar sobre cómo evitar el embarazo y cómo cuidarse mutuamente durante los días fértiles. Pero si el compañero de la mujer no está dispuesto a cooperar, ella puede embarazarse.

Nota: Hay otras dos cosas (además de revisarse el moco) que la mujer puede hacer para detectar sus días fértiles: revisar la posición del cérvix, y tomarse la temperatura cada mañana con un termómetro especial. Si la mujer tiene suficiente tiempo por las mañanas para tomarse la temperatura y puede comprar el termómetro especial, usted puede enseñarle a usarlo. También enséñele cómo revisarse el cérvix.

El aprender todas las formas de detectar los días fértiles puede tomar algo de tiempo. Quizás le ayude a usted tomar clases al respecto. O podría enviar a las mujeres interesadas a las clases.

Si quieres aprender cómo enseñar este método, aquí son algunos libros para leer: *The Billings' Method*, por E. Billings y A. Westmore (disponible de Random House, 201 E. 50th Street, New York, NY 10022, USA); *The Art of Natural Family Planning*, por J. Kippley and S. Kippley (disponible de Couple to Couple League, PO Box 111184, Cincinnati, OH 45211, USA); y *Special Programme of Research in Human Reproduction*, CH1211, por the World Health Organization (disponible de Geneva 27, Switzerland).

2. Los condones (gomas, forros, profilácticos, preservativos)

Un *condón* es una funda de hule muy delgado que un hombre usa en el pene (miembro) cuando tiene relaciones sexuales. La funda atrapa el semen del hombre para que no pueda llegar a la vagina de la mujer. La pareja debe usar un nuevo condón cada vez que tenga relaciones sexuales.

Los condones son una manera eficaz de evitar el embarazo. Funcionan aun mejor si se usan junto con una espuma o crema para evitar el embarazo (*espermicida*—vea la pág. 349). Los condones también dan protección contra enfermedades de transmisión sexual como el SIDA—pero la protección no es total. Por lo general, los condones se consiguen en las farmacias y algunas clínicas los regalan.

Cómo usar un condón

1. Usualmente, el condón viene enrollado. Debe venir en un paquete individual sellado. Tenga cuidado al sacarlo para no rasgarlo. (Si un condón nuevo está tieso, duro o pegajoso, tírelo. No servirá.)

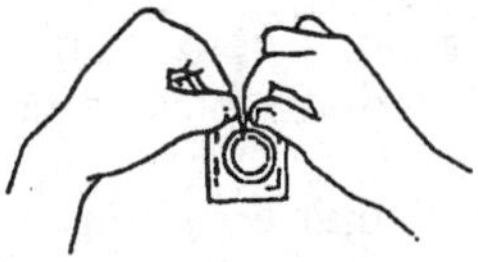

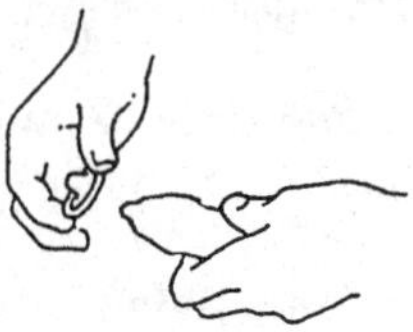

2. Póngase el condón cuando tenga el pene duro (parado), pero antes de que toque la vagina.

3. Asegúrese de que el borde en forma de anillo del condón dé hacia el cuerpo. Así el condón será más fácil de desenrollar.

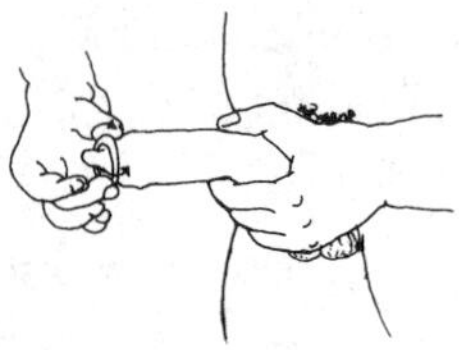

4. Ponga el condón aún enrollado en la punta del pene, dejando un espacio donde se pueda juntar el semen.

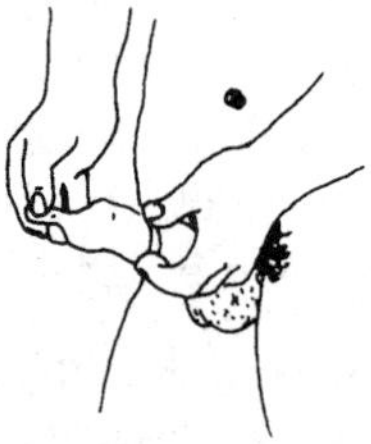

5. Apachurre el espacio con dos de sus dedos para sacar el aire de la punta. Esto ayudará a que el condón no se reviente.

6. Luego, desenrolle el condón lentamente hasta cubrir el pene. (Si va a usar algún tipo de lubricante soluble en agua, como jalea K-Y, este es el momento de untarlo en el condón. No use aceite ni vaselina.)

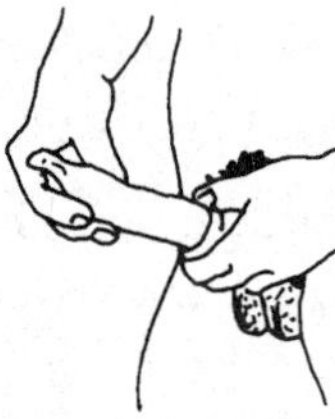

7. En cuanto el hombre eyacule (se vacíe), debe sacar el pene de la vagina. No debe dejar que el pene se ponga suave cuando todavía esté adentro. Mientras saca el pene, debe detener el condón para que no se resbale y se caiga. Esto ayudará a evitar que llegue semen a la vagina y que la mujer se embarace. También ayudará a evitar que el hombre y la mujer se contagien una enfermedad sexual.

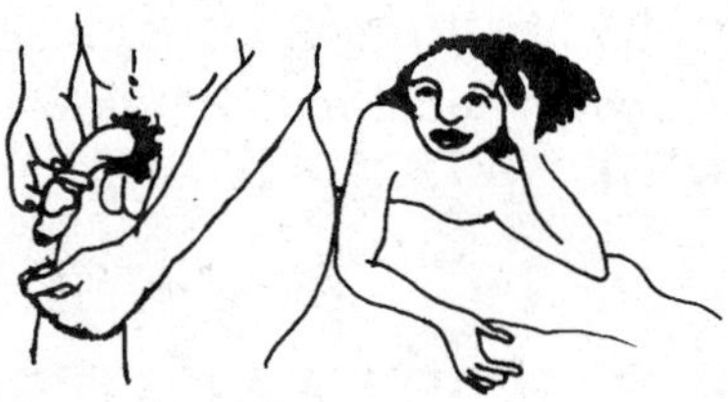

8. Antes de tirar el condón, revíselo. Si está roto, o si se salió cuando aún estaba en la vagina, de inmediato ponga en la vagina una crema o espuma anticonceptiva que contenga Nonoxinol 9. Además de ayudar a evitar el embarazo, esto ayudará a matar los microbios que pudieran causar una enfermedad de transmisión sexual. Tire el condón en una letrina o entiérrelo fuera del alcance de los niños y los animales.

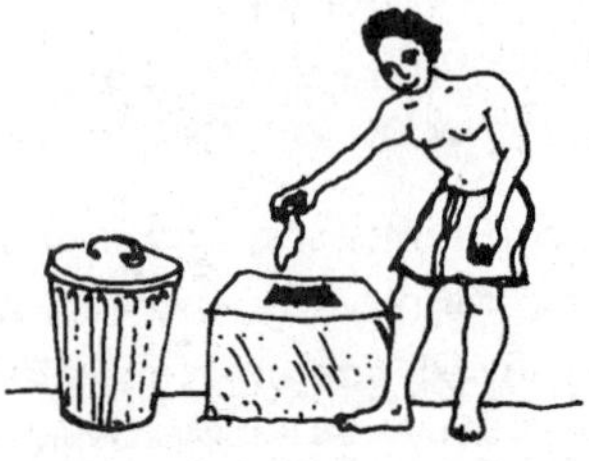

3. Los espermicidas (espuma, jalea, crema y supositorios anticonceptivos)

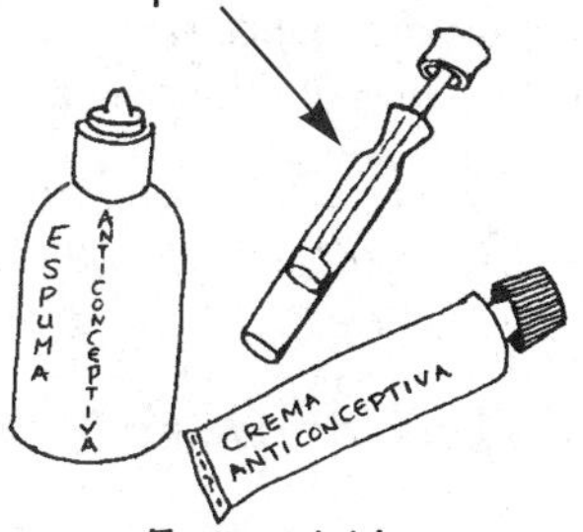

Espermicidas

Un espermicida es una sustancia química que mata los espermas (las "semillas" del hombre) para que una mujer no se embarace. La mujer se pone el espermicida en la vagina. La espuma y la jalea se ponen con un aplicador especial, mientras que los supositorios se meten en el fondo de la vagina con los dedos.

Los espermicidas se deben poner en la vagina menos de media hora antes de tener relaciones sexuales. Deben permanecer allí por lo menos 6 horas después de las relaciones. Una mujer debe ponerse una nueva dosis de espermicida cada vez que tenga relaciones, aunque sea varias veces en un mismo día.

Los espermicidas son un método bastante eficaz cuando se usan solos, y un método muy eficaz cuando se usan con un condón o un diafragma (vea la siguiente sección).

Nota: No todas las espumas, jaleas y supositorios contienen espermicida. Asegúrese de que la etiqueta indique que el producto contiene espermicida o es para uso anticonceptivo.

4. Los diafragmas y los diafragmas cervicales

El diafragma y el diafragma cervical se usan al tener relaciones sexuales para tapar el cérvix y así evitar que el esperma llegue a la matriz y embarace a la mujer. Para que funcionen bien, se les debe de poner crema o jalea anticonceptiva. La crema o jalea sirve para matar a cualquier esperma que logre atravesar el diafragma o el diafragma cervical.

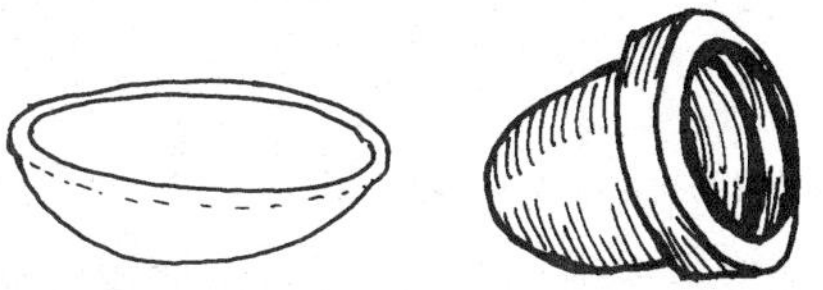
Diafragma   Diafragma Cervical

Un trabajador de salud o una partera deben ayudar a la mujer a escoger el diafragma del tamaño apropiado. Si estos métodos se usan en su área, le recomendamos que usted aprenda cómo tomar la medida para los diafragmas y diafragmas cervicales y que les enseñe a las mujeres en su comunidad a usarlos correctamente.

Antes de ponerse cualquier tipo de diafragma, la mujer se debe lavar las manos. Luego debe untarle la crema o jalea anticonceptiva al diafragma. El diafragma regular se pone de modo que tape la entrada del cérvix. El diafragma cervical es más pequeño y se pone directamente sobre el cérvix.

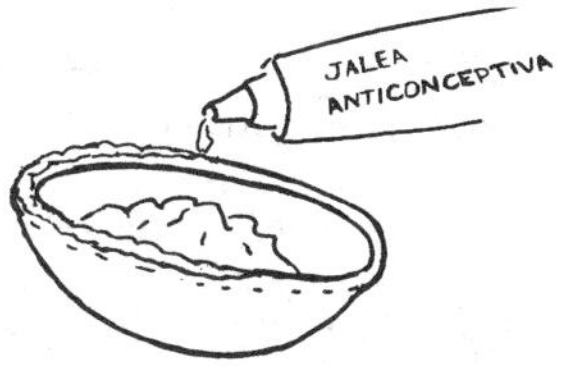

La mujer se puede poner diafragma o el diafragma cervical desde 6 horas hasta sólo unos minutos antes de tener relaciones sexuales. Si tiene relaciones más de una vez el mismo día, debe ponerse más espermicida directamente en la vagina. **No debe sacarse** el diafragma o diafragma cervical. Éstos deben permanecer dentro de la vagina de 6 a 8 horas después de haber tenido relaciones por última vez, pero no más de 24 horas.

Después de sacarse el diafragma—o diafragma cervical—la mujer debe lavarlo con agua limpia y secarlo muy bien. También debe revisar a menudo que no tenga hoyitos, mirándolo contra la luz. Si encuentra cualquier hoyito, por más pequeño que sea, necesitará un nuevo diafragma o diafragma cervical. Es buena idea reemplazar cualquier tipo de diafragma cada 2 ó 3 años.

Estos son métodos seguros y efectivos si se usan con un espermicida.

5. Las esponjas anticonceptivas

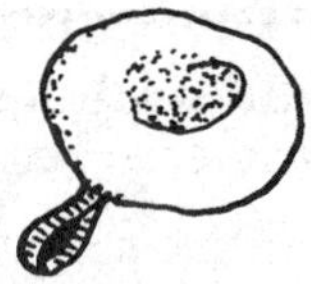

En algunos lugares se consiguen *esponjas anticonceptivas*. Estas esponjas funcionan igual que un diafragma: tapan el cérvix para evitar que el esperma llegue a la matriz.

La esponja anticonceptiva es una esponja especial llena de espermicida. La esponja es un método bastante eficaz, pero puede ser caro, ya que hay que tirar cada esponja después de un solo uso.

6. Los dispositivos intrauterinos (DIUs)

El dispositivo intrauterino es un pequeño aparatito de plástico que una persona con entrenamiento especial pone en la matriz. Hay diferentes tipos de estos aparatitos, incluyendo los siguientes:

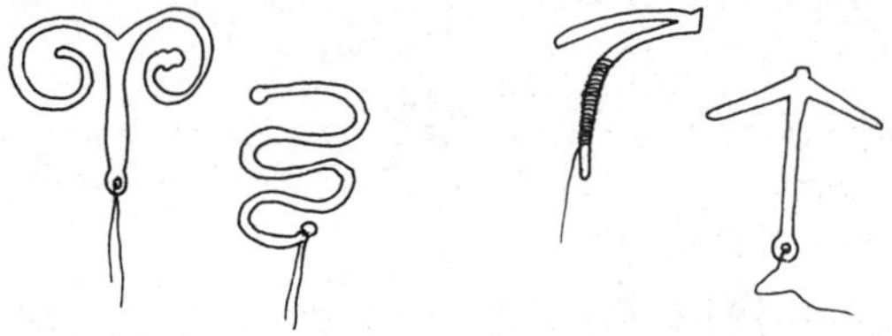

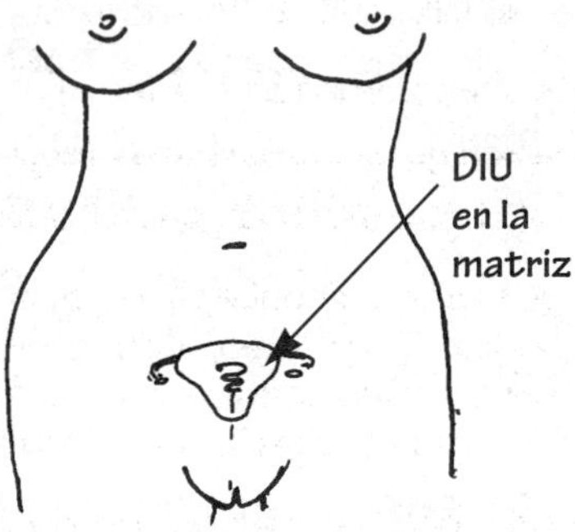

Una vez que el aparatito se pone en la matriz, permanece allí hasta que una persona con el entrenamiento necesario lo saca. Algunos aparatitos necesitan ser reemplazados cada año. Otros pueden dejarse en la matriz 5 años o más.

La ventajas principales de un dispositivo intrauterino son las siguientes: la mujer no tiene que acordarse de hacer nada antes de tener relaciones sexuales; el aparatito no se siente dentro de la matriz y el método sirve por mucho tiempo. Los siguientes son algunos de los riesgos:

- El aparato puede hacer que la regla sea dolorosa o más pesada (lo cual puede causar anemia).
- El aparato puede empeorar cualquier infección de la matriz. Esto puede dificultar que la mujer se embarace después, si ella lo desea.
- Si la mujer se embaraza mientras tiene el aparato puesto, este puede causarle un malparto (vea pág. 82), una infección grave (pág. 363) o un *embarazo ectópico* (pág. 100).

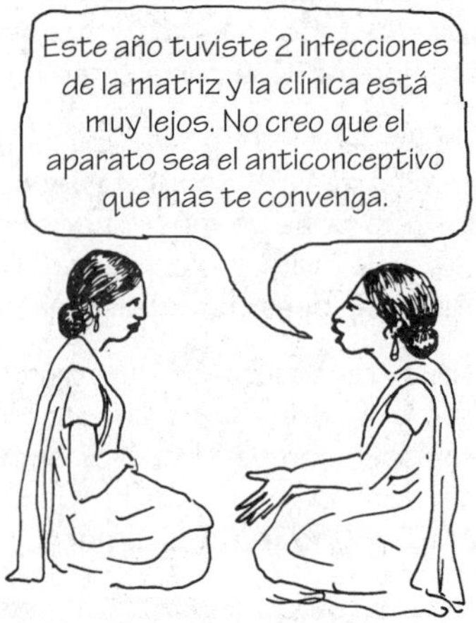

Por estas razones, es mejor que sólo las mujeres que viven cerca de un centro de salud usen el aparato. No deben usar el dispositivo intrauterino las mujeres que tienen infecciones (de la vagina, de la matriz, de VIH o de SIDA) ni las mujeres que corren el riesgo de contraer infecciones porque ellas o sus esposos tienen relaciones sexuales con varios compañeros o compañeras. Tampoco debe usar un aparato una mujer que sangra con facilidad o que está anémica.

¡Cuidado! Una mujer que tenga puesto un DIU debe conseguir ayuda médica si aparece cualquiera de estas señas de peligro:

- No baja la regla (embarazo) o hay un sangrado o manchado extraño. Si una mujer se embaraza teniendo puesto un DIU, habrá que sacárselo de inmediato.
- Hay dolor en el vientre que no se quita o dolor durante las relaciones sexuales.
- Hay señas de infección: desecho vaginal anormal, fiebre, escalofríos, malestar.
- El cordón del DIU se vuelve más largo, más corto, desaparece o se siente que el DIU está en la vagina.
- Hay sangrado fuerte

7. Las pastillas anticonceptivas ("la píldora")

Las pastillas anticonceptivas están hechas con *hormonas* que normalmente se encuentran en el cuerpo de la mujer. Las pastillas hacen que el cuerpo actúe como si estuviera embarazado y así los huevos no bajan a la matriz. De esta manera, la mujer no tiene días fértiles y por lo tanto no se puede embarazar.

Cuando la mujer se acuerda de tomar una pastilla anticonceptiva cada día, éste es uno de los métodos más eficaces para evitar el embarazo. Pero si ella se olvida de tomarla por cualquier razón, corre el riesgo de quedar embarazada. Por eso es buena idea que una mujer que esté tomando pastillas, tenga a la mano otro método anticonceptivo, por si de vez en cuando se le olvida tomarse una pastilla.

Nota: Es muy importante que la mujer tome una pastilla anticonceptiva cada día, aunque esté tomando otra medicina, esté comiendo alimentos especiales o esté enferma.

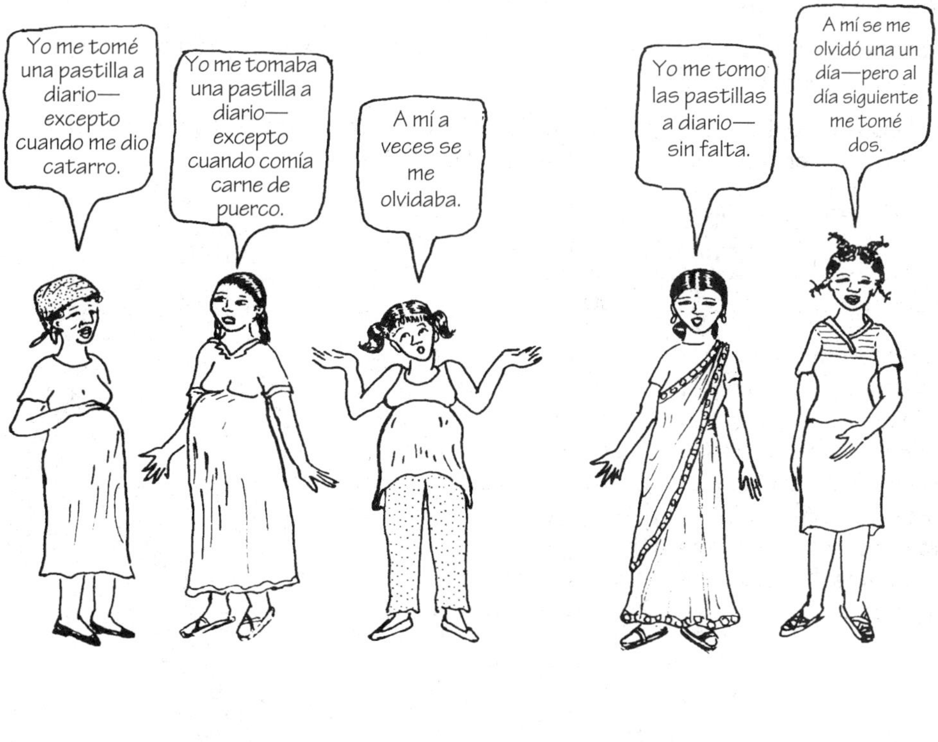

Cómo tomar las pastillas anticonceptivas

La mayoría de las pastillas vienen en paquetes de 21 ó 28 tabletas. Le recomendamos que, la primera vez que le dé pastillas a una mujer, le dé 7 paquetes.

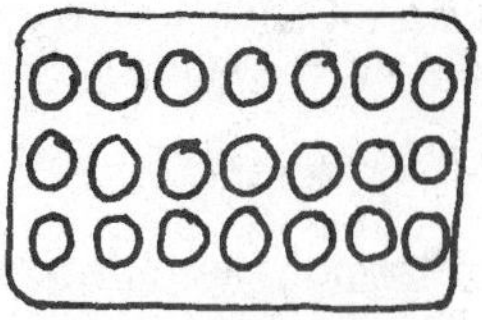

Paquete de 21 pastillas

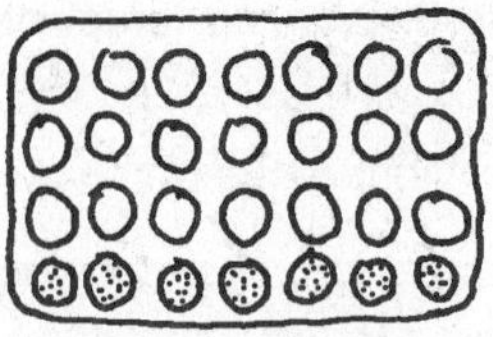

Paquete de 28 pastillas

La mujer debe tomar las pastillas en orden: primero la primera pastilla de la primera hilera, luego la segunda pastilla de la primera hilera y así en adelante. Algunas vienen en forma de círculo o caracol y también hay que tomarlas en orden. Lo mejor es tomar la pastilla más o menos a la misma hora todos los días. Muchas mujeres prefieren tomarla con la comida, sobre todo si les causa algo de náusea durante los primeros meses.

Durante el primer mes que la mujer tome las pastillas, debe usar también condones u otro método que le dé protección adicional:

Cómo tomar el paquete de 21 pastillas

La mujer debe de contar el primer día de su regla como el día 1. Luego debe empezar a tomar las pastillas el día 5 y seguir tomando una pastilla cada día hasta que se termine el paquete (21 días).

Ya que se haya terminado el paquete, la mujer **debe esperar 7 días antes de empezar a tomar más pastillas.** Normalmente, ella tendrá su regla (sangrado mensual) durante estos días. Luego, debe empezar otro paquete de pastillas, aunque no le haya venido la regla.

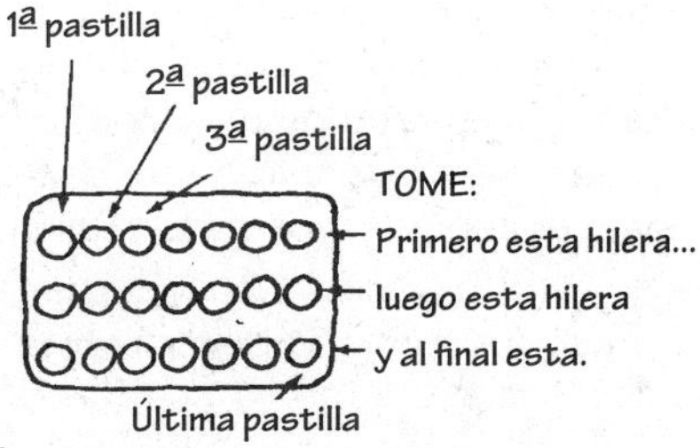

Paquete de 21 pastillas

Cómo tomar un paquete de 28 pastillas

La mujer debe de contar el primer día de su regla como el día 1, y empezar a tomar las pastillas el día 5. Debe seguir tomando una pastilla cada día hasta que se termine el paquete (28 días). Por lo general, las últimas 7 pastillas son de un color diferente. Normalmente, la mujer tendrá su regla durante estos últimos días. En cuanto se termine el paquete, debe de empezar el siguiente. De esta manera, nunca deja de tomar las pastillas.

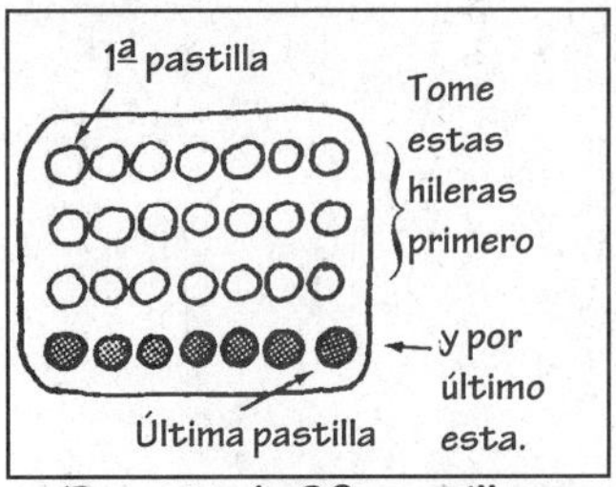

Paquete de 28 pastillas

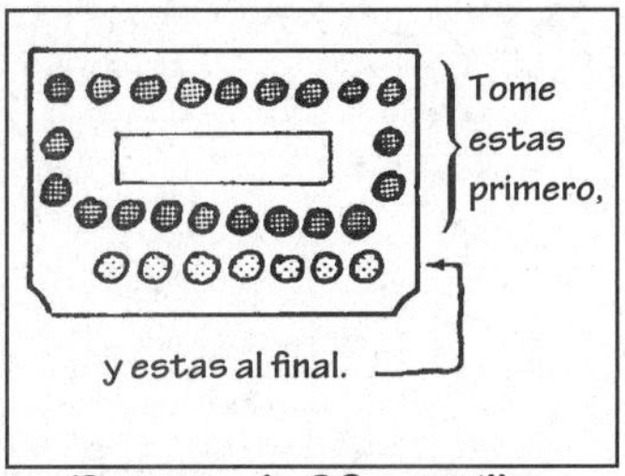

Paquete de 28 pastillas

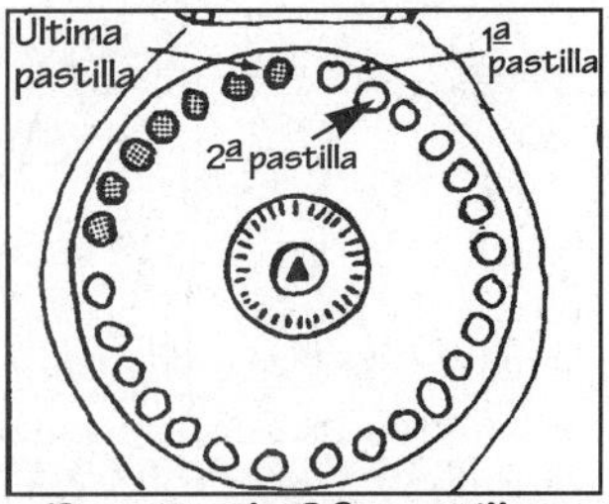

Paquete de 28 pastillas

Qué sucede si se olvida de tomar una pastilla

Si una mujer olvida tomarse una pastilla pero lo recuerda antes de que pasen 12 horas, ella debe tomarse la pastilla de inmediato. Luego debe seguir tomando las pastillas como de costumbre, aunque tenga que tomar 2 pastillas en un día.

Si una mujer se olvida de tomar una pastilla por más de 12 horas, pero antes de que pasen 2 días, debe tomarse la pastilla que haya olvidado de inmediato. Luego debe tomar la siguiente pastilla el próximo día, a la hora de costumbre y después seguir tomando una pastilla a diario. Pero conviene que además use otro método anticonceptivo los siguientes 14 días.

Si una mujer se olvida de tomar su pastilla 2 o más días seguidos, debe tomarse 2 pastillas de inmediato. Luego debe seguir tomando las pastillas por el resto del mes y tirar todas las que sobren. **Además debe usar otro método anticonceptivo o no tener relaciones sexuales hasta que le llegue la regla. La mujer debe entender que es posible que se embarace.**

Nota: Si una mujer está dando pecho, las pastillas anticonceptivas no le harán daño al bebé. Pero a veces causan que la mujer produzca menos leche. Si la mujer acaba de dar a luz, es mejor esperar a que produzca suficiente leche y a que el bebé esté mamando bien antes de empezar a tomar las pastillas anticonceptivas.

Posibles problemas

Problemas comunes que por lo general desaparecen solos

Muchas mujeres tienen estos problemas cuando empiezan a tomar pastillas anticonceptivas: aumento de peso, sensibilidad de los pechos, náusea y un sangrado fuera de lo común (manchas de sangre o sangrado inesperado o ausencia de la regla). Estos problemas por lo general desaparecen como en 3 meses. Es conveniente que usted planee visitar a una mujer entre 3 y 6 meses después de que ella empiece a tomar las pastillas para que puedan hablar sobre problemas que no desaparezcan. A veces será necesario que la mujer tome otro tipo de pastillas.

Problemas más graves

Como cualquier otra medicina, las pastillas anticonceptivas pueden causarles problemas graves a algunas personas (vea la pág. siguiente). Los problemas más graves son coágulos de sangre en el corazón, los pulmones o el cerebro. **Sin embargo, el embarazo produce mayores probabilidades de tener coágulos peligrosos que el tomar anticonceptivos.**

Es muy raro que una mujer muera por tomar pastillas anticonceptivas. **En promedio, el embarazo y el parto son mucho más peligrosos que el tomar pastillas anticonceptivas.**

De 15 mil mujeres que se embarazan, es probable que este número de ellas mueran por problemas del embarazo o el parto.

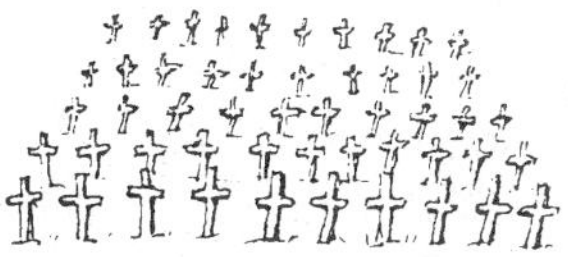

De 15 mil mujeres que toman pastillas anticonceptivas, es probable que sólo 1 de ellas muera de problemas relacionados con las pastillas. Es posible que esta mujer hubiera muerto del mismo problema si se hubiera embarazado.

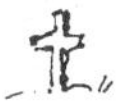

Conclusión: Es mucho más seguro tomar pastillas que embarazarse.

Mujeres que no deben tomar pastillas anticonceptivas

Para la mayoría de las mujeres, es mucho menos peligroso tomar pastillas anticonceptivas que embarazarse. Sin embargo, para algunas mujeres, tanto el embarazo como las pastillas pueden ser muy peligrosos. Para ellas, es mejor usar otros métodos de planificación familiar.

Una mujer que tenga cualquiera de las siguientes condiciones **no** debe usar pastillas anticonceptivas (ni anticonceptivos en forma de inyecciones o implantes). Si a una mujer le da cualquiera de las siguientes condiciones después de empezar a tomar pastillas anticonceptivas, debe dejar de tomarlas y usar otro método anticonceptivo:

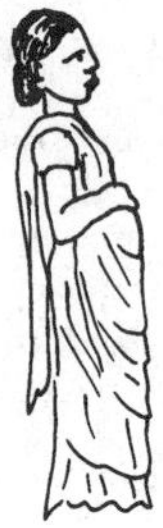

- Embarazo (vea pág. 75 para señas).

- Un dolor profundo o constante en una pierna o cadera (cuadril). Esto puede deberse a una vena que esté sensible, adolorida y enrojecida (inflamada) o a un coágulo en la pierna. Las várices (venas gordas azules) no son un problema si no están inflamadas.

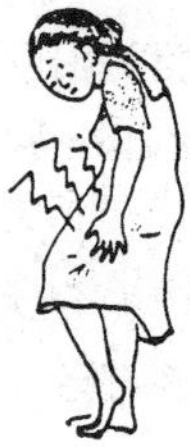

- Señas de un *derrame cerebral* (accidente cerebral o embolia). Durante un accidente cerebral, la mujer puede caer de repente y perder el conocimiento. Puede estar inconsciente por horas o días. Después, probablemente tendrá dificultades para hablar, pensar, ver o mover un lado de su cuerpo o cara. Si el accidente cerebral no es muy grave, puede que la mujer no pierda el conocimiento.

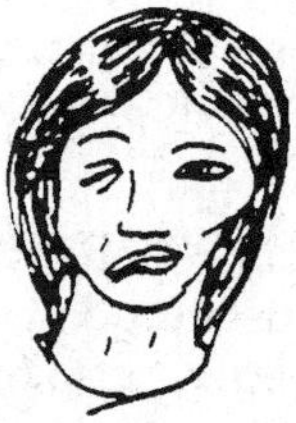

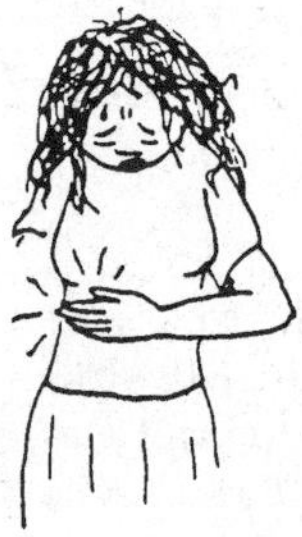

- Algún problema del hígado (hepatitis o *cirrosis*). La hepatitis es una enfermedad grave que causa que los ojos se pongan amarillos y que el excremento se vuelva blanco. La cirrosis les da a personas que toman demasiado alcohol. Si los ojos de una mujer se pusieron amarillos durante el embarazo, o si ella ha tenido hepatitis, no debe tomar pastillas anticonceptivas por un año.

- *Cáncer* (sobre todo de los pechos o de la matriz), o señas de cáncer. Las pastillas anticonceptivas no causan cáncer, pero si la mujer ya lo tiene, las pastillas lo pueden empeorar mucho. Enséñele a la mujer cómo examinarse los pechos en busca de bolas o bultos antes de que ella empiece a tomar pastillas anticonceptivas. Si es posible, también debe hacerse la *prueba de Papanicolau* para revisar si tiene cáncer del cérvix.

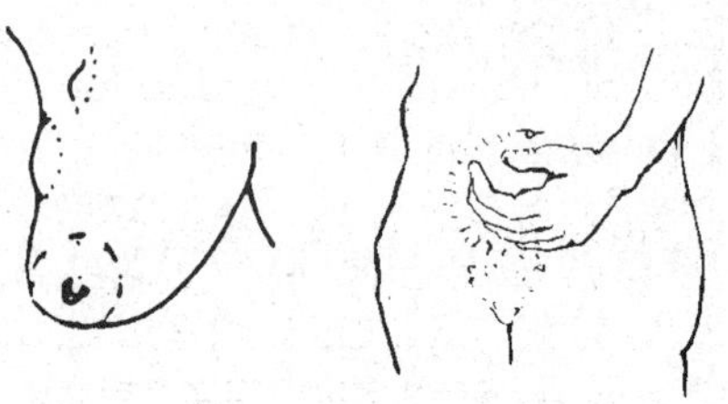

Mujeres que necesitan una consulta médica antes de tomar pastillas anticonceptivas

Una mujer debe consultar a un médico o a otro trabajador de salud que tenga mucha experiencia, antes de empezar a tomar pastillas anticonceptivas, si ella tiene cualquiera de estos problemas:

- dolores de cabeza muy fuertes (jaquecas o migrañas)
- presión de la sangre de más de 140/90 (ahora o durante el embarazo)
- diabetes (azúcar en la sangre)
- dolor en el pecho o problemas del corazón
- dificultades para respirar (asma)
- convulsiones o ataques (*epilepsia*)

¡Cuidado! Si una mujer que está tomando pastillas anticonceptivas tiene cualquiera de estas señas, necesita consultar a un médico de inmediato:

- dolor en el vientre
- dolor en el pecho, dificultades para respirar o tos con sangrado
- dolores de cabeza
- cualquier problema de la vista
- dolor en una pierna

Además, las mujeres que fuman o tienen más de 40 años de edad—sobre todo si tienen problemas del corazón o la presión alta—deben consultar a un médico antes de empezar a tomar pastillas.

8. Los anticonceptivos inyectables (Depo-Provera o Net-En) y los implantes

Anticonceptivos inyectables

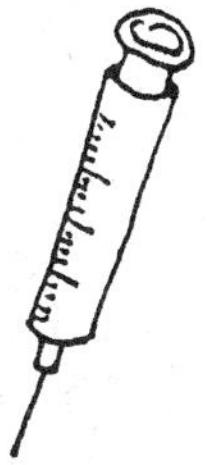

Este método consiste en darle a la mujer una inyección anticonceptiva (de la hormona progesterona) cada 2 ó 3 meses.

La ventaja de este método es que la mujer no tiene que acordarse de hacer nada antes de tener relaciones sexuales. Las inyecciones por lo general funcionan muy bien, y si la mujer se las pone a tiempo, es muy raro que salga embarazada. Además, nadie puede notar que la mujer está usando protección contra el embarazo.

Los riesgos son los mismos que con las pastillas: aumento de peso, sensibilidad de los pechos, náusea y sangrado fuera de lo común (la regla puede venir inesperadamente o desaparecer por completo).

Cuando la mujer deja de ponerse las inyecciones, puede tardar más tiempo de lo usual en embarazarse. (Siempre hay que explicarle esto a la mujer antes de empezar a darle las inyecciones.) Por esta razón, las inyecciones son mejores para las mujeres que no quieren embarazarse en menos de un año.

Los implantes (*Norplant*)

Este método se usa así: Un trabajador de la salud con el entrenamiento apropiado pone 6 tubitos blandos bajo la piel de uno de los brazos de la mujer. Estos tubitos contienen la misma hormona que las inyecciones y evitan el embarazo más o menos por 5 años. Después de los 5 años, la mujer necesitará nuevos *implantes*. Si antes de los 5 años la mujer decide que quiere embarazarse, un trabajador de salud puede sacarle los implantes.

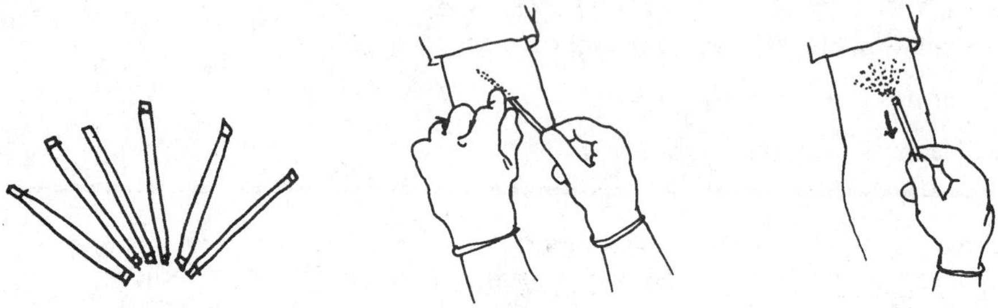

Los implantes... se ponen bajo la piel... y se pueden sacar por un trabajador de salud.

La ventaja de los implantes es que la mujer no tiene que acordarse de hacer nada antes de tener relaciones sexuales. Los implantes generalmente son cómodos y funcionan muy bien para la mayoría de las mujeres (aunque las mujeres muy gordas pueden tener una mayor probabilidad de embarazarse).

Los riesgos son parecidos a los de las pastillas y las inyecciones anticonceptivas. La mayoría de las mujeres notan que su regla se vuelve muy irregular y que tienen manchado de sangre o sangrado entre reglas. Por lo general esto no mejora sino hasta el segundo o tercer año de usar los implantes. Por esta razón, quizás los implantes no les convengan a las mujeres que, por razones culturales o religiosas, no puedan hacer sus quehaceres, cuidar a sus niños o participar en actividades religiosas cuando estén sangrando. Una mujer que está usando implantes debe conseguir ayuda médica de inmediato, si tiene cualquiera de estos problemas:

- Dolor muy fuerte en la parte baja del vientre.
- Sangrado fuerte de la vagina.
- Dolor alrededor del área de los implantes.
- Señas de infección: pus, enrojecimiento o sangrado cerca del implante.
- Los implantes se salen.
- La regla desaparece después de haber sido regular por bastante tiempo.
- Dolores de cabeza muy fuertes o problemas de la vista.

Otra desventaja de los implantes es que la mujer no se los puede quitar ella misma. Sólo una persona con entrenamiento especial puede hacerlo. Una mujer necesita entender esto antes de que consienta a que le pongan implantes.

9. La esterilización

La esterilización consiste en hacerle una operación al hombre o a la mujer, para que ya no pueda tener hijos. La operación es sencilla y bastante segura. En algunos países la operación es gratuita.

Esterilización de hombres

La operación para esterilizar a un hombre se llama *vasectomía*. Consiste en hacer unas cortaditas en el escroto para poder cortar los tubos que llevan los espermas.

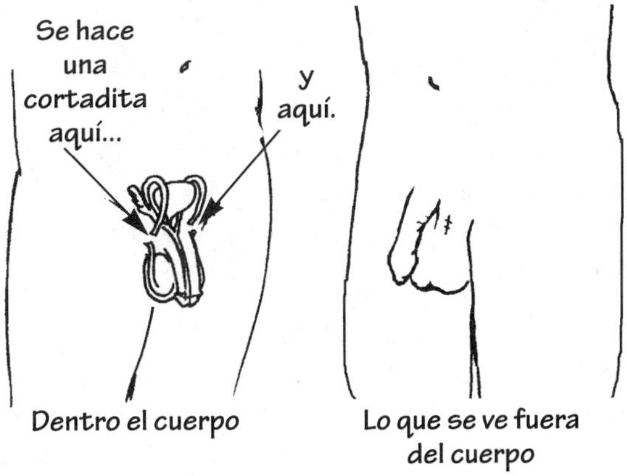

La operación puede hacerse en una clínica o en un centro de salud. Después de la operación, el hombre debe usar condones las primeras 10 veces que tenga relaciones sexuales porque pueden quedar espermas en los tubos. En algunos lugares, después de 2 a 6 semanas, se hace un examen del semen del hombre para asegurarse de que ya no contenga espermas.

La operación no afecta la capacidad ni el placer sexual del hombre. El semen todavía sale pero ya no contiene esperma. De hecho, la operación puede ayudarle al hombre a disfrutar más el sexo, porque no tiene que preocuparse de embarazar a la mujer.

La vasectomía casi siempre es totalmente efectiva. Debe considerarse permanente, ya que un doctor puede tratar de conectar los tubos de nuevo, pero esa operación es cara y muchas veces no da resultado.

Esterilización de mujeres

A la operación para esterilizar a una mujer se le llama *ligadura de trompas*. Se hacen unas pequeñas cortadas en el vientre para poder cortar o amarrar las trompas que llevan los huevos a la matriz. Así, aunque el esperma del hombre llegue a la matriz, no encontrará allí un huevo que pueda fertilizar.

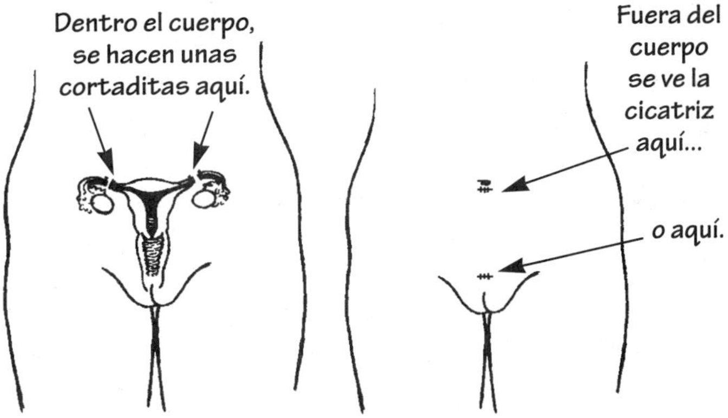

Usualmente, la operación se puede hacer en una clínica o centro de salud. En algunos lugares las parteras profesionales también pueden hacerla. No siempre es necesario dormir a la mujer para operarla, pero la ligadura de trompas es más delicada que la vasectomía porque la cortada se hace en el vientre y hay más peligro de una infección. Después de la operación, la mujer puede estar adolorida o molesta por varios días.

La operación no afecta la regla (sangrado mensual) de la mujer ni su capacidad, ni placer sexual. Puede que la mujer incluso disfrute más el sexo al no tener que preocuparse por quedar embarazada. La ligadura de trompas casi siempre es efectiva y permanente. Un doctor puede tratar de volver a conectar las trompas, pero la operación es cara y muchas veces no da resultado.

El aborto provocado

Hay 2 tipos de abortos: abortos espontáneos y abortos provocados. En este libro usamos las palabras *pérdida* o *malparto* para referirnos a un *aborto* espontáneo (que sucede por sí mismo, vea pág. 82). Y usamos la palabra aborto para describir un aborto provocado.

Un aborto provocado es la acción de ponerle fin a un embarazo antes de que el bebé pueda nacer vivo (generalmente se hace a principios del embarazo). La decisión de tener un aborto muchas veces es muy difícil para la mujer. La mayoría de las mujeres necesitan conversar con alguien sobre sus planes y recibir apoyo y comprensión antes, durante, y después del aborto.

Cuando los abortos se hacen correctamente en una clínica u hospital, generalmente no son peligrosos. Pero son más riesgosos que otros métodos de planificación familiar. Siempre que sea posible, es mejor evitar el embarazo. Es importante examinar a una mujer después de un aborto por si tiene una hemorragia, una infección o depresión.

Nota: En algunos lugares es posible conseguir una píldora para abortar llamada RU 486 (mifepristone). Sólo una persona con el entrenamiento médico apropiado debe recetar esta píldora.

Los abortos hechos en casa o hechos por alguien sin el entrenamiento adecuado (incluyendo parteras tradicionales y abortistas) pueden ser **muy peligrosos**. En algunos lugares, los abortos caseros son una de las principales causas de muerte de las mujeres que tienen entre 12 y 50 años de edad. En algunos países, más mujeres mueren a causa de abortos mal hechos que por ninguna otra razón.

¡Cuidado! Los métodos caseros para provocar abortos—como el meter algo en la vagina a través del cérvix, aplastar el vientre, o tomar plantas o medicinas—pueden causar una hemorragia grave, una infección, una enfermedad, o incluso la muerte.

Infecciones de los genitales y enfermedades de transmisión sexual

Contenido del Capítulo 23

Infecciones de los genitales y enfermedades de transmisión sexual

CAPÍTULO 23

¿Qué son las enfermedades de transmisión sexual?

Las *enfermedades de transmisión sexual* (que aquí llamaremos simplemente enfermedades sexuales) son enfermedades que pasan de una persona a otra por medio de las relaciones sexuales. Algunas de las enfermedades sexuales comunes son la gonorrea, la clamidia, las tricomonas, la sífilis, el chancro blando, el herpes, la hepatitis B y el SIDA.

Estas enfermedades pueden dañar la salud de las mujeres, los hombres y los niños. En este capítulo explicaremos cómo saber cuando alguien tiene una de estas enfermedades, cómo tratarla y cómo prevenirla.

Aunque las enfermedades sexuales pueden afectar tanto a los hombres como a las mujeres, **los problemas son peores para las mujeres.** Muchas veces, una mujer puede tener una infección grave por dentro sin ninguna seña. Estos son algunos de los problemas que las enfermedades sexuales les pueden causar a las mujeres:

- incapacidad de embarazarse *(infertilidad)*
- un bebé que nace antes de tiempo, demasiado pequeño o ciego
- un bebé que nace muerto
- un embarazo fuera de la matriz
- cáncer del cérvix
- la muerte (a causa de una infección grave)

Si las enfermedades sexuales se tratan a tiempo, muchos de estos problemas se pueden evitar. Algunas mujeres no van a que las atiendan por diferentes razones. El temor y la vergüenza que les impide a muchas mujeres hablar sobre el sexo, también les impide aprender más sobre las enfermedades sexuales y las formas de evitarlas.

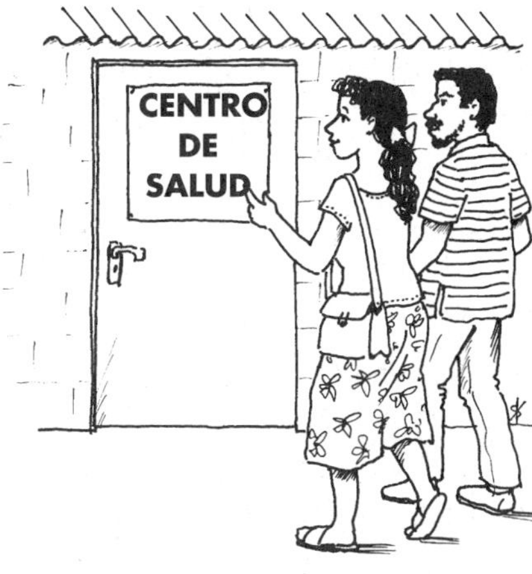

Una mujer puede temer que la tratarán mal si alguien se entera de que ella tiene una enfermedad sexual. Quizás la vaya a tratar mal su esposo, su comunidad o incluso el trabajador de salud que la atienda. A veces, a una mujer con una enfermedad sexual se le acusa de ser infiel, aunque su esposo sea quien le haya pasado la enfermedad.

¿Cómo se transmiten las enfermedades sexuales?

Las enfermedades sexuales pasan de una persona infectada a otra mediante el contacto físico cercano. Este tipo de contacto casi siempre ocurre durante las relaciones sexuales. El contacto que transmite la enfermedad puede ser entre pene y vagina, pene y ano (cola), o boca y pene o vagina. A veces, basta con que el pene o la vagina de una persona infectada toque los genitales de otra persona.

Un bebé en el vientre se puede infectar por medio de la sangre de su madre (esto es común con la sífilis, la hepatitis B y el VIH), o al atravesar la vagina para nacer (así se transmiten la gonorrea, la clamidia y el herpes).

Para información sobre cómo evitar las enfermedades sexuales vea la pág. 371.

Flujo o desecho vaginal

Es normal que a una mujer le salga algo de desecho de la vagina. Es la manera en que la vagina se limpia a sí misma. La cantidad de desecho varía en diferentes días del ciclo mensual, cuando la mujer no está sangrando y también durante el embarazo.

Un cambio en la cantidad, el color o el olor del desecho vaginal puede ser seña de que la mujer tiene una enfermedad sexual, sobre todo si también tiene otras señas de infección.

1. Gonorrea (blenorragia, purgación, 'la gota') y clamidia

Tanto un hombre como una mujer pueden tener gonorrea o clamidia sin ninguna señal
La gonorrea y la clamidia pueden tener las mismas señas. Sin embargo, la gonorrea generalmente aparece más rápidamente después de que ocurre el contagio y puede ser más dolorosa que la clamidia. Una mujer puede tener gonorrea y clamidia al mismo tiempo, así que lo mejor es darle tratamiento para ambas enfermedades a la vez.

En un hombre, las señas de estas enfermedades pueden aparecer de 2 a 5 días después de infectarse. En cambio, **en una mujer**, las señas se pueden tardar semanas o meses en aparecer.

Señas

- desecho amarillo o verde que sale de la vagina o del ano
- dolor o ardor al orinar
- dolor en la parte baja del vientre
- fiebre (calentura)
- dolor al tener relaciones sexuales

Tratamiento

Vea el Cuadro 1 de la pág. 373. El esposo o compañero de la mujer (o cualquier persona con quien ella tenga relaciones sexuales) deben recibir tratamiento al mismo tiempo.

¡Cuidado! La penicilina se ha usado en el pasado para curar la gonorrea. Pero ahora, en muchos lugares, la gonorrea se ha vuelto *resistente* a la penicilina. En algunas áreas, el tianfenicol y sulfametoxazol con trimetoprim tampoco sirven. Investigue qué medicinas curan la gonorrea en la región donde usted vive. **Recuerde que una medicina más cara pero más eficaz, tal vez cure a la persona más pronto y le ahorre viajes al médico o al hospital.** Vea el Cuadro 1 de la pág. 373.

2. Infecciones de gonorrea o clamidia en los ojos de un recién nacido (conjuntivitis neonatal)

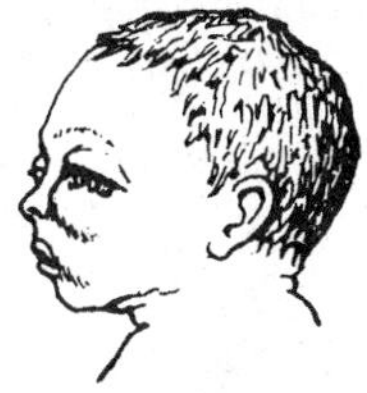

Una mujer que tiene gonorrea o clamidia al dar a luz, le puede pasar la infección a su bebé. A un bebé, estas enfermedades le pueden causar ceguera.

Señas

La conjuntivitis neonatal generalmente aparece como 5 días (o más) después del parto. El bebé tiene:

- un desecho espeso, color amarillo verdoso, que le sale de los ojos
- párpados hinchados
- el área blanca de los ojos irritada

Tratamiento

Dele al bebé jarabe de eritromicina tomado: 30 mg., 4 veces al día, por 2 semanas. La madre y su esposo o compañero deben recibir tratamiento al mismo tiempo (vea el Cuadro 1 de la pág. 373).

Prevención

Vea el tratamiento para evitar la ceguera en el bebé, en la pág. 205

Nota: La gonorrea y la clamidia también pueden causarle problemas graves de los pulmones a un recién nacido. Dé el mismo tratamiento que para la conjuntivitis neonatal.

3. Enfermedad inflamatoria del vientre

La enfermedad inflamatoria del vientre es una infección grave de los órganos femeninos. Es causada por microbios que viajan desde la vagina hasta la matriz, las trompas y los ovarios. Si no se trata pronto, puede convertirse en una enfermedad peligrosa en poco tiempo o hasta meses después.

Causas de la enfermedad inflamatoria del vientre

- gonorrea o clamidia que no ha sido tratada con medicamentos
- infección después de un aborto
- infección después del parto

Señas

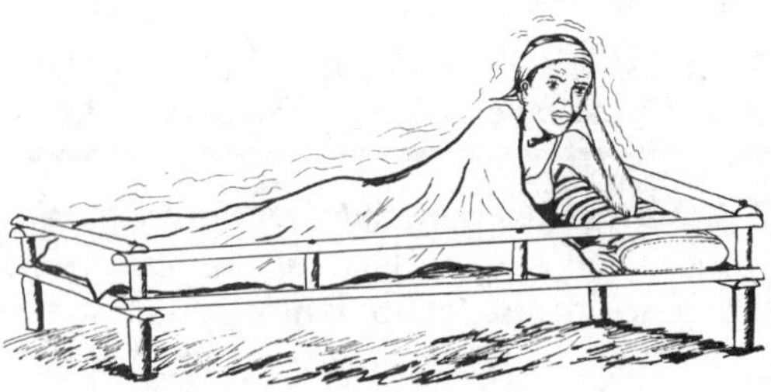

- desecho vaginal fuera de lo usual
- dolor en la parte baja del vientre—a veces, durante las relaciones sexuales
- fiebre alta (más de 38°C o 100,4°F)
- debilidad y malestar

Tratamiento

Si la mujer tiene las señas mencionadas y está muy enferma, (tan enferma que no puede caminar o está vomitando), llévela de inmediato a un hospital. Ella necesita recibir medicina por la vena. Mientras llegan al hospital, dele las medicinas del Cuadro 2 en la pág. 373.

Si la mujer tiene las señas, pero no se siente muy enferma, dele los medicamentos del Cuadro 1 en la pág. 373. Si después de 2 días no se siente mejor, mándela o llévela a una clínica u hospital.

Nota: A una mujer le puede dar la enfermedad inflamatoria del vientre más de una sola vez. La enfermedad le puede causar:

- un embarazo fuera de la matriz (embarazo ectópico)
- infertilidad
- dolor *crónico* en la parte baja del vientre

4. Tricomonas

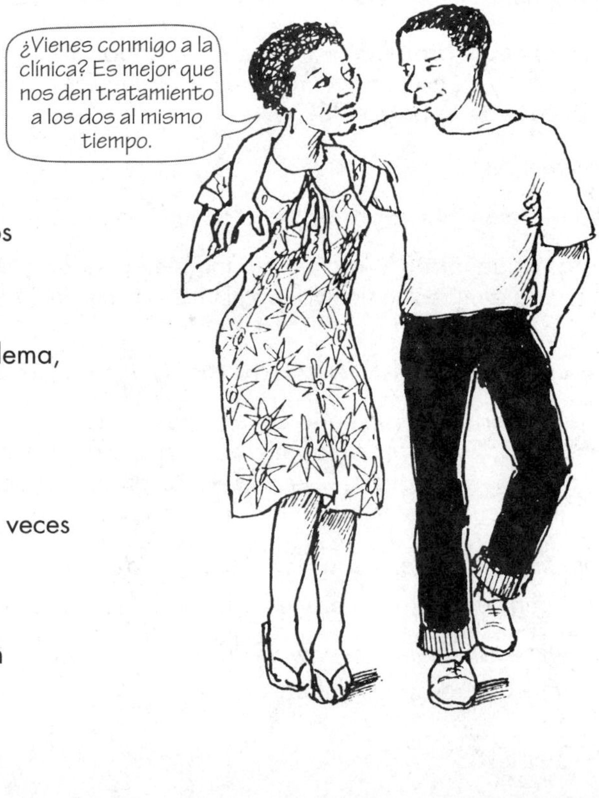

Este problema no causa enfermedad inflamatoria del vientre ni infertilidad. Tampoco causa dolor ni fiebre, pero la infección es muy incómoda y da mucha comezón. Generalmente los hombres no tienen molestias, pero pueden tener las tricomonas en el pene y pasárselas a las mujeres. Por eso para deshacerse del problema, **es necesario tratar a una pareja al mismo tiempo.**

Señas

- desecho gris o amarillo que a veces es espumoso
- mal olor en las partes ocultas
- genitales rojos y con comezón

Tratamiento

Vea el Cuadro 3 de la pág. 374. Tanto la mujer como el hombre deben recibir tratamiento.

Para sentirse mejor, la mujer se puede sentar en una bandeja con agua tibia y limpia durante 15 minutos, tan seguido como pueda. Esto refresca los genitales y los ayuda a sanar más rápidamente. La mujer no debe tener relaciones sexuales sino hasta que ella y su compañero hayan terminado con el tratamiento y ya no tengan ninguna seña de tricomonas.

5. Infección de hongos (Cándida, moniliasis)

Esta infección **no se contagia sexualmente**. Pero es muy común porque los hongos crecen en lugares húmedos, como la vagina. Es más común en mujeres embarazadas, mujeres que tienen diabetes (vea pág. 88) y mujeres que están tomando antibióticos o pastillas anticonceptivas. A los hombres también les pueden dar infecciones de hongos.

Señas

- desecho blanco, parecido a suero con cuajada
- la piel dentro y fuera de la vagina se ve muy roja y a veces sangra
- comezón en los genitales
- ardor al orinar
- olor a moho o a pan horneado

Tratamiento

Es mejor tratar la infección antes del parto para que al bebé no le dé algodoncillo (infección de hongos en la boca). Vea el Cuadro 3 en la pág. 374.

Para calmarse la comezón, la mujer se puede sentar en una bandeja con agua tibia y limpia. Ponga 3 cucharadas de vinagre o yogur por cada litro de agua. Ella puede sentarse en esta agua 2 veces al día hasta que se sienta mejor. Pídale que no tenga relaciones sexuales hasta que se alivie.

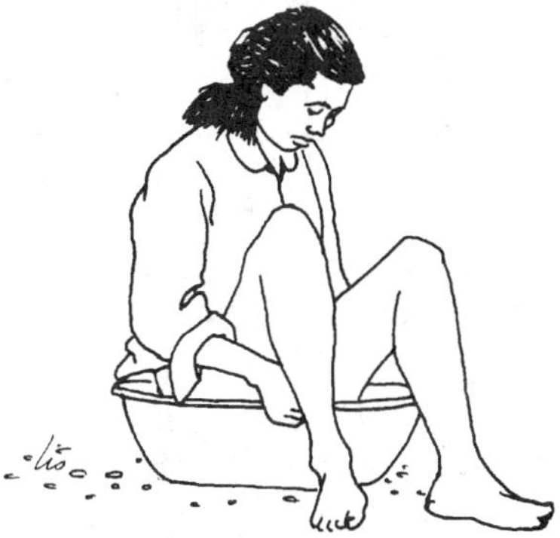

Para calmar la comezón y las molestias en los genitales, ayuda sentarse en una bandeja con agua tibia y limpia.

Para calmar la comezón y las molestias en los genitales, ayuda sentarse en una bandeja con agua tibia y limpia.

Prevención

Idealmente, las mujeres deben usar ropa interior hecha con materiales naturales como algodón que dejan circular el aire. Deben lavar o cambiar la ropa interior con frecuencia (a diario si es posible). No deben ponerse jabón en la vagina cuando se bañen. Tampoco deben hacerse lavados vaginales.

Llagas en los genitales

La mayoría de las llagas genitales vienen de tener relaciones sexuales con una persona infectada. Una sola llaga sin dolor, puede ser seña de sífilis. Pero varias llagas pueden ser seña de otras enfermedades sexuales como el chancro blando o el herpes genital.

Es muy importante mantener limpias las llagas genitales hasta que se curen. De ser posible, hay que lavarlas a diario con agua limpia y secarlas con cuidado.

¡Cuidado! El VIH y el SIDA pueden pasar fácilmente de una persona a otra a través de una llaga en los genitales. Para ayudar a evitar el VIH y el SIDA, una mujer y su compañero no deben tener relaciones sexuales cuando cualquiera de ellos tenga llagas.

1. Sífilis

La sífilis es una enfermedad común y peligrosa que también se transmite sexualmente. Una mujer embarazada le puede pasar la enfermedad a su bebé en el vientre.

Señas

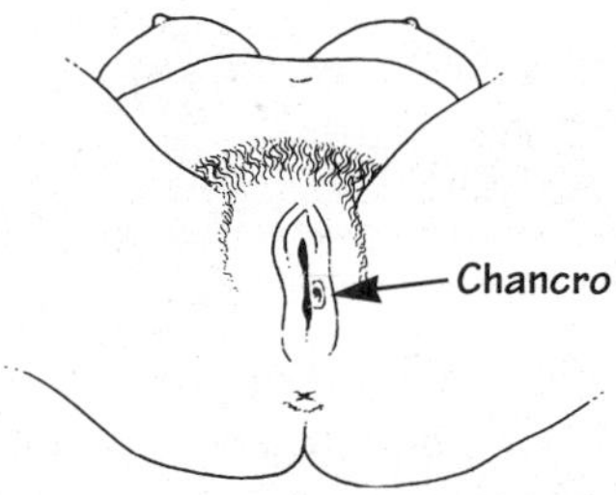

- La primera seña es una llaga llamada *chancro* . Aparece de 2 a 5 semanas después de haber tenido relaciones con una persona infectada. El chancro puede verse como un barro, una ampolla o una llaga abierta. Por lo general aparece en el área genital del hombre o la mujer, o, a veces, en los labios, los dedos, el ano o la boca. La llaga está llena de microbios que la persona infectada le puede pasar facilmente a otra persona. **Por lo general la llaga no duele, y si está dentro de la vagina, tal vez la mujer no note que la tiene—pero ella puede infectar a otras personas.**
- La llaga sólo dura varios días o unas cuantas semanas. Después desaparece por sí misma. **Pero la enfermedad se sigue esparciendo por el cuerpo.**
- Semanas o meses después, la persona puede tener dolor de garganta, un poco de fiebre, llagas en la boca o coyunturas hinchadas. O cualquiera de estas señas pueden aparecer en la piel:

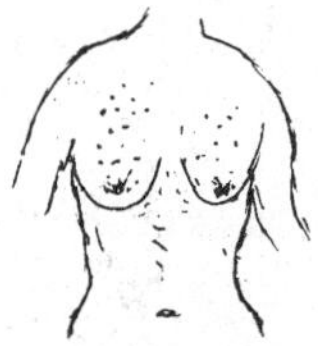
Salpullido o granitos dolorosos por todo el cuerpo

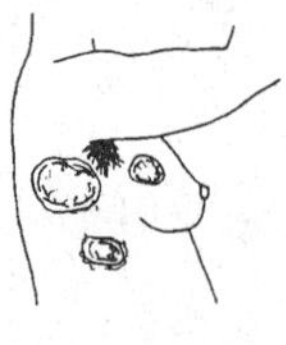
Ronchas en forma de anillos

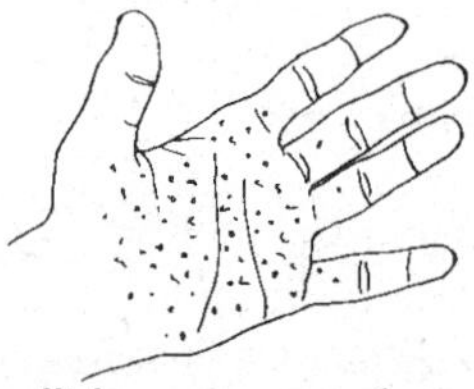
Salpullido con comezón en las palmas de las manos o las plantas de los pies

Durante esta etapa, como los microbios de la sífilis están en la piel, la persona infectada puede pasarles la enfermedad a otras personas, simplemente tocándolas o besándolas.

Por lo general, todas las señas desaparecen solas y esto hace que la persona crea que está curada. Pero la enfermedad sigue. Sin el tratamiento adecuado, la sífilis puede invadir cualquier parte del cuerpo y causar males del corazón, parálisis, locura y a veces la muerte.

Nota: Como la sífilis se parece a muchas otras enfermedades, es importante hacer un análisis de la sangre para confirmar si una persona realmente tiene sífilis.

Tratamiento

El chancro blando y la sífilis se parecen mucho. Si no es posible conseguir un análisis de sangre para averiguar con seguridad lo que tiene la persona, es mejor dar tratamiento para ambas enfermedades a la vez. Vea el Cuadro 4 en la pág. 374.

2. Chancro blando

Las llagas del chancro blando aparecen de 3 a 5 días después de haber tenido relaciones sexuales con una persona infectada. Cada llaga empieza como un granito blando y doloroso que pronto revienta y deja una abertura no muy honda con los bordes dentados. Usualmente, el área alrededor de la llaga está roja.

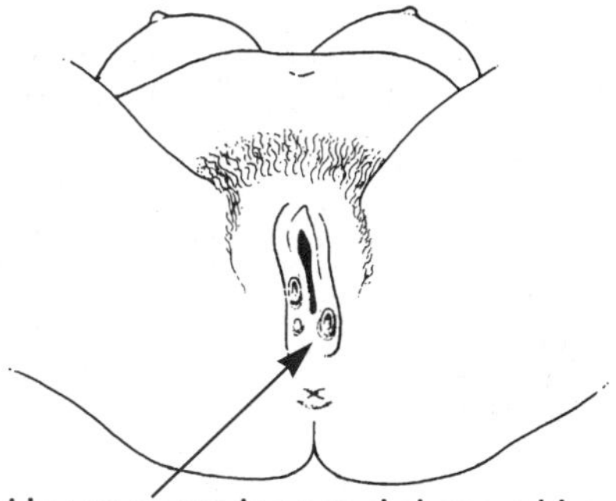

Llagas causadas por el chancro blando

Señas

- llagas blandas y dolorosas alrededor de los genitales o el ano
- nodos linfáticos hinchados (bubones) en la ingle

Si la persona no es tratada para el chancro blando, será más fácil que se infecte con el virus del SIDA.

Tratamiento

Conviene dar tratamiento para el chancro blando y la sífilis al mismo tiempo porque, sin un análisis de sangre, es difícil distinguir entre estas enfermedades. Vea el Cuadro 4 en la pág. 374. Sugiera que el compañero (o compañeros) de la mujer también reciban tratamiento al mismo tiempo.

Además, si la mujer tiene bubones en la ingle, necesita acudir a una persona bien entrenada para que se los drene.

3. Herpes genital

El herpes genital es una infección dolorosa de la piel causada por un virus y transmitida sexualmente. Pequeñas ampollitas aparecen en los genitales y a veces en la boca (si ha habido contacto de la boca con los genitales). Pero también puede haber herpes en la boca que no se contagia por relaciones sexuales. Este tipo de herpes muchas veces les da a los niños (vea la pág. 232 de ***Donde no hay doctor***).

Señas

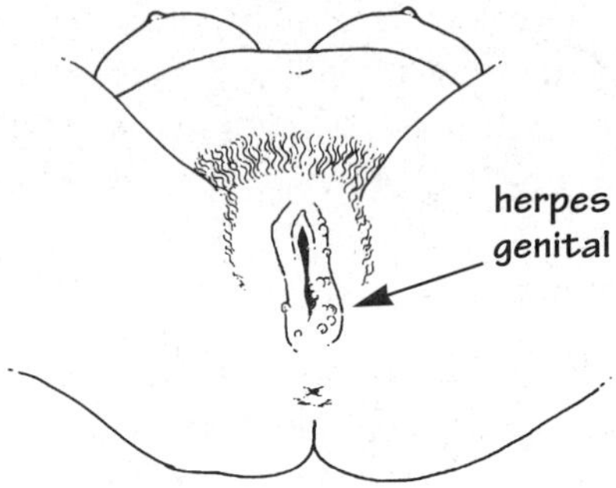

- Hormigueo, comezón o dolor en la piel del área de los genitales o los muslos.
- Una o varias ampollitas muy dolorosas, que parecen gotas de agua en la piel, aparecen en los genitales, el ano, las nalgas o los muslos.
- Las ampollitas se revientan y se convierten en pequeñas llagas muy dolorosas.
- Las llagas se secan y forman costras.

La primera vez, las llagas del herpes pueden durar 2 semanas o más—y dar con fiebre, dolor de cabeza y del cuerpo, escalofríos bubones en la ingle. Una mujer puede tener dolor al orinar.

El virus queda en el cuerpo aunque todas las señas de la enfermedad desaparecen. Nuevas ampollas pueden aparecer en cualquier momento, desde semanas, hasta años después. Por lo general, las nuevas ampollas aparecen en el mismo lugar. Pero no tantas, duelen menos y generalmente se quitan más pronto.

A las personas con SIDA les pueden dar infecciones de herpes por todo el cuerpo, que se tardan mucho más en sanar.

Tratamiento

Actualmente no existe una curación para el herpes. Pero hay algunas cosas que la persona puede hacer para sentirse mejor:

- Echarse agua fresca en los genitales al orinar para no sentir tanto ardor.
- Ponerse hielo sobre la llaga tan pronto como la sienta. Esto puede detener la llaga o hacer que desaparezca más pronto.
- Ponerse trapos remojados en té negro o té de clavo tibio sobre las llagas.
- Sentarse en una bandeja o bañera con agua fresca y limpia.

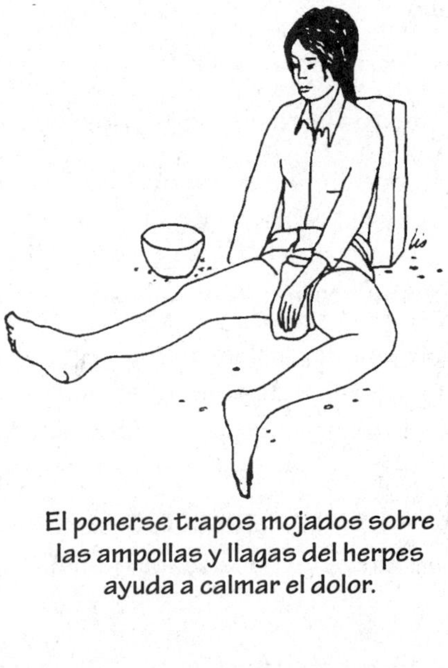

El ponerse trapos mojados sobre las ampollas y llagas del herpes ayuda a calmar el dolor.

- Ponerse en el área adolorida una pasta hecha de bicarbonato o maicena con agua. O ponerse agua de hamamelis, o cualquier otro remedio de plantas o flores que ayude a secar la piel.
- Tomar 1 ó 2 pastillas de acetaminofén (paracetamol) de 500 mg., cada 4 horas para calmar el dolor.
- No tener relaciones sexuales hasta que se quiten la llagas.

Nota: La persona infectada siempre debe lavarse las manos con agua y jabón después de tocarse las llagas. Además debe tener cuidado de no tocarse los ojos. Una infección de herpes en los ojos es muy peligrosa.

¡Cuidado! Una mujer embarazada le puede pasar el herpes a su bebé si tiene llagas cuando él nazca. Esto puede causarle problemas peligrosos al bebé. Si una mujer tiene llagas de herpes cuando va a dar a luz, es mejor que la operen para sacar al bebé, sobre todo si esta es la primera vez que ha tenido las llagas.

Otros problemas

1. SIDA (Síndrome de Inmuno–Deficiencia Adquirida)

El SIDA también es una enfermedad sexual causada por un virus (VIH) que se contagia cuando la sangre, el semen o los jugos vaginales de una persona que tiene el virus del SIDA. El SIDA entran al cuerpo de otra persona. Esto puede suceder de las siguientes maneras:

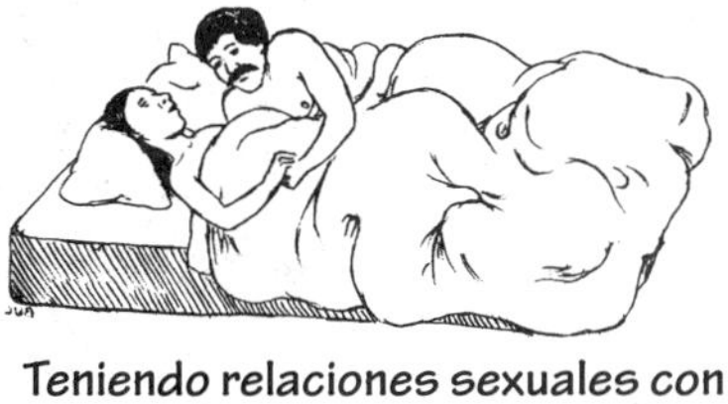

Teniendo relaciones sexuales con alguien que traiga el virus del SIDA.

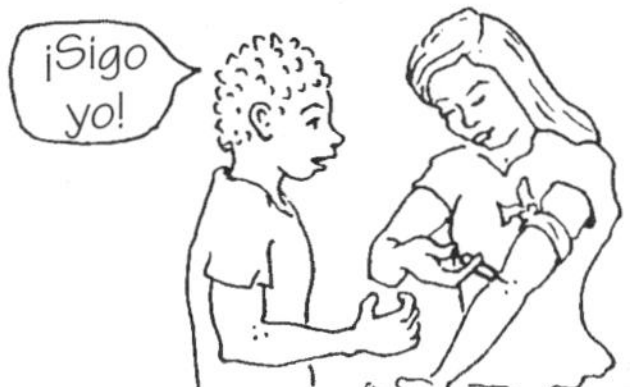

Usando la misma aguja o cualquier instrumento que corte la piel sin esterilizarlo.

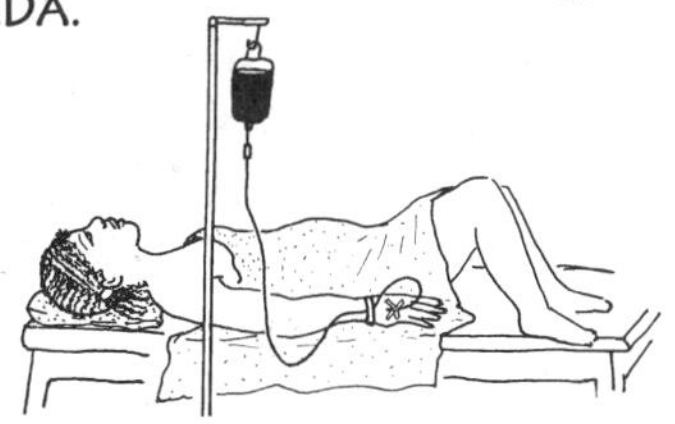

Mediante una transfusión de sangre (si no se revisa la sangre para asegurarse de que no tenga el virus del SIDA).

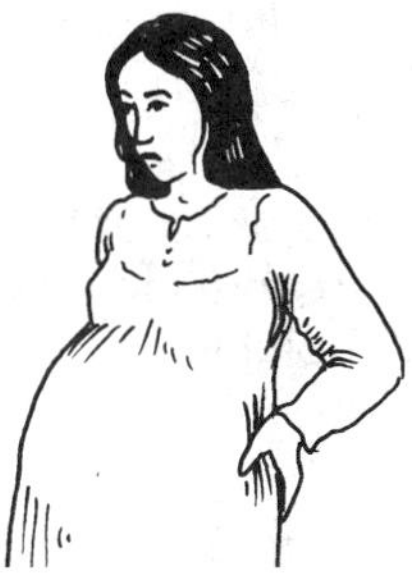

Una madre infectada se lo pasa a su bebé en el vientre.

Actualmente no existe una curación para el SIDA. A las mujeres les puede dar SIDA más fácilmente que a los hombres durante las relaciones sexuales entre hombres y mujeres. Las enfermedades sexuales que producen llagas facilitan el contagio del SIDA porque el virus puede entrar al cuerpo a través de las llagas. Una persona puede tener el virus del SIDA—hasta por años—sin que le dé ninguna seña de la enfermedad. Por eso **aunque la persona se vea sana, puede contagiar de SIDA a otras personas, de las maneras mencionadas arriba.**

Prevención

Enséñeles a las mujeres que atienda a:

- no tener relaciones con una persona infectada a menos que usen condones.
- usar condones cuando tengan relaciones sexuales con un nuevo compañero (vea las págs. 347 a 348). Cualquier persona puede tener hepatitis o SIDA y no tener señas.

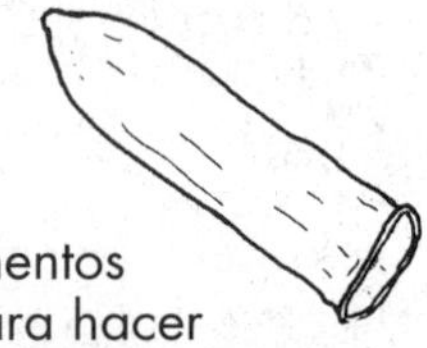

- no compartir cepillos de dientes, jeringas, agujas u otros instrumentos que no hayan sido esterilizados. Esto incluye los instrumentos para hacer hoyitos en las orejas de las niñas, o para hacer acupuntura, tatuajes o circuncisiones. **Siempre que se corte o pique la piel, hay que usar instrumentos estériles.**

2. Hepatitis B

La hepatitis B es una infección peligrosa causada por un virus que ataca el hígado.

Puede pasar fácilmente de una persona a otra, sobre todo durante las relaciones sexuales. La infección se contagia cuando la sangre, la saliva, el desecho vaginal o el semen de una persona infectada entra al cuerpo de otra persona.

La hepatitis B se contagia de las mismas maneras que el SIDA:

- teniendo relaciones sexuales con una persona infectada
- compartiendo jeringas y agujas con alguien que tenga la infección, sin primero esterilizarlas
- una madre embarazada le puede pasar la enfermedad a su bebé en el vientre
- mediante una transfusión de sangre (si no se ha revisado la sangre para asegurarse de que no tenga hepatitis)

Señas

- fiebre (calentura)
- falta de apetito
- cansancio y debilidad
- ojos amarillos y a veces también piel amarilla, sobre todo en las palmas de las manos y las plantas de los pies
- dolor en el vientre
- orina color de Coca-cola y excremento blancuzco
- a veces no hay ninguna seña

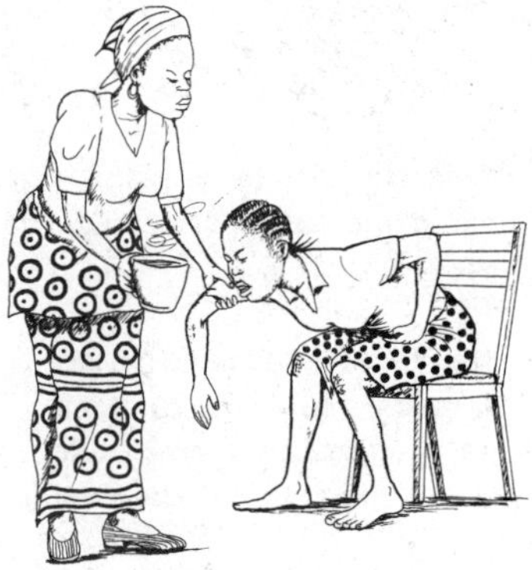

Si una mujer tiene algunas de estas señas cuando está embarazada, consiga ayuda médica. Quizás puedan conseguir una vacuna para el bebé, para evitar que le dé hepatitis B.

Si el compañero o esposo de la mujer ha tenido algunas de estas señas, la mujer no debe tener relaciones sexuales con él hasta que él se cure por completo.

Tratamiento

No hay medicina para la hepatitis B. De hecho, el tomar medicina puede hacerle aún más daño al hígado. La mayoría de las personas se mejoran comiendo alimentos fáciles de digerir, descansando y evitando todo tipo de bebidas alcohólicas.

Prevención

Las mismas precauciones que ayudan a evitar el SIDA, también ayudan a evitar la hepatitis B.

Sugerencias para ayudar a las mujeres a evitar la transmisión de las enfermedades sexuales

Para ayudar a evitar el contagio de enfermedades sexuales, aconséjeles a las mujeres en su comunidad que:

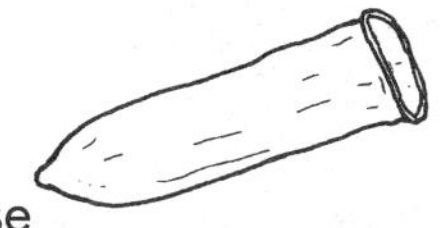

- **Usen condones**. Si se usan correctamente, los condones ayudan a evitar el contagio de enfermedades sexuales, incluyendo el SIDA. Los condones pueden ser aún más eficaces para evitar el contagio de gonorrea y clamidia si se usan junto con un espermicida (por ejemplo, una espuma, crema o jalea anticonceptiva con Nonoxinol-9). Sin embargo, el uso frecuente de un espermicida, también puede irritar la piel de los genitales. Esto, a su vez, puede facilitar la transmisión de enfermedades sexuales, y sobre todo del virus del SIDA. Es menos probable que un espermicida cauce irritación si no se usa muy seguido. Para instrucciones sobre cómo usar un condón, vea las págs. 347 y 348.

- **No tengan relaciones sexuales con alguien que tenga sexo con muchas otras personas** o que se inyecte drogas. Es mejor tener relaciones con una sola persona que sea fiel.

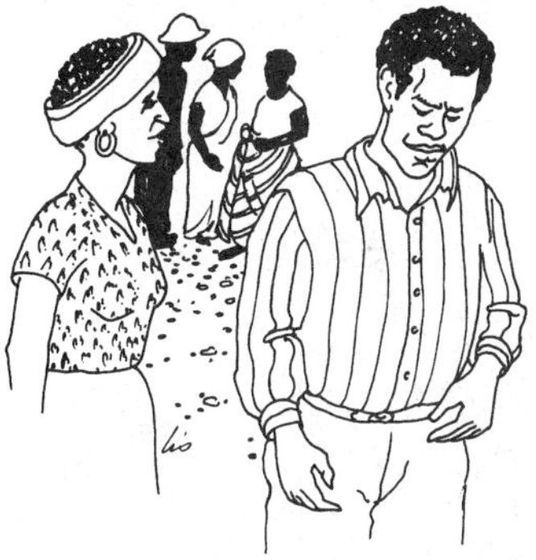

Intente conseguir que el compañero de una mujer se trate al mismo tiempo que ella.

- **Consigan tratamiento para las enfermedades sexuales pronto.** Esto les evitará peores problemas más adelante y también evitará que contagien a otras personas. No deben esperar hasta estar muy enfermas.

- **Ayuden a sus compañeros a conseguir tratamiento al mismo tiempo que ellas**. Ellas pueden animar a sus compañeros a tomar la medicina apropiada o a acudir a un trabajador de salud.

- **Tomen *toda* la medicina que les receten** aunque las señas empiecen a desaparecer. No se curarán por completo si no se toman toda la medicina.

- **Acudan a un trabajador de salud, a una clínica u hospital si no se sienten mejor en poco tiempo.**

- **No tengan relaciones sexuales con alguien que tenga granos, llagas o desecho de los genitales, o ardor al orinar.**

- **Acudan a una clínica u hospital si tuvieron relaciones con alguien que creen que podría tener una enfermedad sexual.**

Si un hombre se rehusa a usar condones, aconséjeles a las mujeres que:

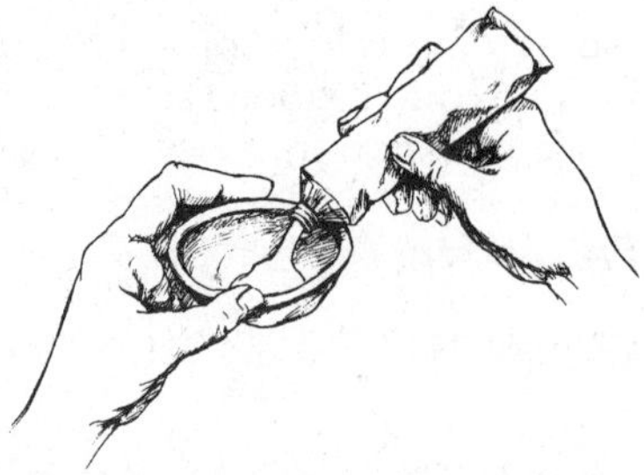

- Usen una crema o jalea espermaticida, sobre todo una que contenga Nonoxinol-9 (vea pág. 349). Esto puede ayudar a prevenir que se infecten.
- Usen un diafragma o diafragma cervical con espermicida.
- Se laven los genitales por fuera después de tener relaciones—pero que no se hagan un lavado vaginal.
- Orinen en cuanto terminen de tener relaciones.
- No tengan relaciones sexuales cuando tengan la regla (sangrado mensual) ni cuando ellas (o el hombre) tengan llagas en los genitales o señas de una infección.

Cómo ayudar en su comunidad

Estos son algunos consejos para ayudarle a evitar el contagio de las enfermedades sexuales en su comunidad:

- Pregúnteles a las autoridades de salud locales cuáles son las enfermedades sexuales más comunes en su región y qué medicamentos son más eficaces para tratarlas.
- Averigüe cuáles medicinas para las enfermedades sexuales se consiguen en su comunidad y cuánto cuestan.
- Con la ayuda de la gente, organice un botiquín (o una pequeña farmacia) en su comunidad para que todos puedan conseguir condones y medicamentos más fácilmente.
- Organice reuniones para hablar sobre las enfermedades sexuales y cómo evitarlas.
- Apoye las clases acerca del sexo en las escuelas. Ayude a los padres de familia a entender que la información que los jóvenes reciban, les ayudará a tomar mejores decisiones cuando sean mayores y empiecen a tener relaciones sexuales.

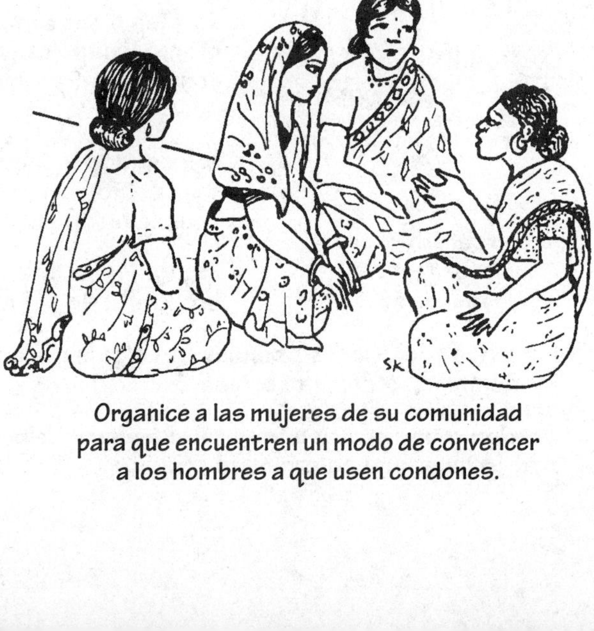

Organice a las mujeres de su comunidad para que encuentren un modo de convencer a los hombres a que usen condones.

Medicinas que pueden tomarse durante el embarazo para las infecciones en los genitales y las enfermedades sexuales

Las medicinas de los siguientes cuadros se pueden usar **durante el embarazo**. Hay otras que se pueden usar cuando la mujer no está embarazada. Para mayor información, vea las Páginas Verdes hacia al final de este libro y en el libro ***Donde no hay doctor.***

CUADRO 1: DESECHO VAGINAL SIN DOLOR EN EL VIENTRE

Tomar una medicina para sífilis y otra para chancro blando al mismo tiempo.

GONORREA	Medicina	Dosis	Precauciones
El mejor tratamiento: Escoja una	**ceftriazona**	1 sola inyección de 250 mg.	
	o		
	espectinomicina	1 sola inyección de 2 gr.	No sirve para la gonorrea de la garganta
Siguiente opción:	**sulfametoxazol con trimetoprim** (***Bactrim, Septra***)	use pastillas con 400 mg. de sulfametoxazol y 80 mg. de trimetoprim, 10 pastillas al día, por 3 días	**No tomar en los últimos 3 meses del embarazo.**
CHLAMIDIA	**Medicina**	**Dosis**	**Precauciones**
Escoja una	**eritromicina**	1 pastilla de 500 mg., 4 veces al día, por 7 días	
	o		
	sulfafurazol	1 pastilla de 500 mg., 4 veces al día, por 7 días	**No tomar en los últimos 3 meses del embarazo.**

CUADRO 2: DESECHO VAGINAL CON DOLOR EN EL VIENTRE (ENFERMEDAD INFLAMATORIA DEL VIENTRE)

Tratamiento: Tome **una medicina para gonorrea** del Cuadro 1

y

tome **una medicina para clamidia** del Cuadro 1

y

tome **metronidazol** (***Flagyl***)*:* 500 mg., 3 veces al día, por 10 días

(No tome metronidazol durante los primeros 3 meses del embarazo y no tome alcohol cuando esté tomando metronidazol.)

Si una mujer que tiene una infección quedó embarazada teniendo puesto un dispositivo intrauterino (DIU), será necesario sacar el dispositivo. Es mejor hacerlo un día después de que ella empiece a tomar la medicina. Consulte a un médico.

CUADRO 3: DESECHO VAGINAL CON COMEZÓN

HONGOS	Medicina	Dosis	Modo de usarse
Remedio barato y eficaz	**violeta de genciana**	solución acuosa al 1%	Pintar la vagina por dentro con violeta de genciana. O meterse un trapo empapado de violeta bien adentro en la vagina (dejando una tirita para sacar el trapo después). Dejar el trapo toda la noche, 3 noches seguidas. **No hay que usar este remedio los primeros 3 meses del embarazo.**
Remedios más caros: Escoja una	**Supositorios vaginales de nistatina**	100.000 U.	Poner 2 supositorios vaginales bien adentro en la vagina cada noche, por 14 noches.
	o		
	Supositorios vaginales de cotrimazol	500 mg.	Poner un supositorio bien adentro en la vagina, una sola noche.

TRICHOMONAS	Medicina	Dosis	Modo de usarse
El mejor tratamiento:	**metronidazol (*Flagyl*)**	250 mg. **(No hay que tomar bebidas alcohólicas cuando se esté tomando.)**	Tomar 3 veces al día, por 7 dás **(No se debe tomar metronidazol durante los primeros 3 meses del embarazo.)**

CUADRO 4: LLAGAS EN LOS GENITALES

Tomar una medicina para sífilis y otra para chancro blando al mismo tiempo.

SÍFILIS	Medicina	Dosis	Precauciones
El mejor tratamiento:	**penilicina benzatínica**	1 inyección de 2.400.000 U., una sola vez	Si puede, ponga media dosis en cada nalga.
	o		
	penicilina procaína acuosa	1 inyección de 1.200.000 U., una vez al día, por 10 días	
Si la persona es alérgica a la penicilina	**eritromicina**	1 pastilla de 500 mg., 4 veces al día, por 15 días	Si hay molestias del estómago, tomar 250 mg., 4 veces al día, por 30 días

CHANCRO BLANDO	Medicina	Dosis	Precauciones
El mejor tratamiento: Escoja 1:	**ceftriaxona**	1 sola inyección de 250 mg.	
	o		
	eritromicina	1 pastilla de 500 mg., 4 veces al día, por 7 días	Si hay molestias del estómago, tomar 250 mg., 4 veces al día, por 14 días
Siguiente opción	**sulfametoxazol con trimetoprin**	2 pastillas con 400 mg. de sulfametoxazol y 80 mg. de trimetoprin, 2 veces al día, por 7 días	**No tomar duante los últimos 3 meses del embarazo.**

Si a una mujer que está amamantando a un bebé le da una enfermedad sexual, es mejor que ella no tome sulfafurazol ni tianfenicol. Un poco de estas medicinas podrían llegarle al bebé a través de la leche materna. Use esas medicinas sólo si no tiene las otras que recomendamos aquí. Será mejor para el bebé que la madre sea tratada aunque él reciba un poco de la medicina. Además, si es posible, hay que conseguir que otra mujer le dé pecho al bebé mientras la madre esté tomando la medicina. La madre deberá ordeñarse los pechos para seguir produciendo leche (vea págs. 336 a 337), pero deberá tirar la leche hasta que deje de tomar la medicina.

SECCIÓN F

Procedimientos especiales

Introducción

Los siguientes *procedimientos especiales* están en una sección separada del libro porque muchas parteras no necesitarán usarlos. Como la mayoría de los partos ocurren sin problemas, estos procedimientos son necesarios muy pocas veces. Además, si en su área, o cerca de allí, hay un hospital o una clínica, las personas que trabajan allí podrán realizar estos procedimientos.

Sin embargo, muchas veces los servicios médicos estarán muy lejos y la madre estará en peligro de muerte a menos que la partera pueda hacer los procedimientos que explicamos aquí. Si no hay servicios médicos cerca de donde usted vive, trate de conseguir que una persona con habilidad y experiencia le enseñe a hacer estos procedimientos. No es fácil aprenderlos de un libro. Una persona hábil puede observarla a usted y asegurarse de que haya aprendido bien los procedimientos. Ella puede darle demostraciones durante partos verdaderos y con verdaderas mujeres.

¡Cuidado! Todos los procedimientos que describimos aquí tienen beneficios, pero también riesgos. La mayoría de los procedimientos en este capítulo pueden ser muy peligrosos si no se hacen bien. Si se hacen incorrectamente o en el momento equivocado, pueden causar más daño que beneficio. **Nunca haga uno de estos procedimientos a menos que sea realmente necesario.**

Esta sección sobre procedimientos especiales está dividida en 2 partes:

- Procedimientos especiales que se pueden hacer fuera del hospital (Capítulo 24).
- Procedimientos especiales que se hacen en los hospitales (Capítulo 25) En ese capítulo no les enseñamos a las parteras cómo hacer los procedimientos que se usan en los hospitales. Sólo los describimos para que la partera sepa qué son y se los pueda explicar a la madre y a la familia para que ellos entiendan lo que podría pasar.

Procedimientos especiales que se pueden hacer fuera del hospital

Contenido del Capítulo 24

Procedimientos especiales que se pueden hacer fuera del hospital

CAPÍTULO 24

Métodos caseros para provocar o fortalecer el parto

Estas son situaciones en las que usted tal vez querrá hacer que un parto empiece o se vuelva más intenso:

- La bolsa de aguas se ha roto, pero 6 a 8 horas después, el trabajo activo del parto aún no ha comenzado (vea pág. 236).
- La bolsa de aguas se ha roto, pero después de 12 horas de parto el nacimiento aún no se acerca.
- El trabajo de parto ha sido bastante activo por varias horas pero el nacimiento aún no se acerca.
- El trabajo de parto ha sido ligero por muchas horas. El parto ha sido suficientemente activo para impedir que la madre descanse, pero no para abrir el cérvix.

Hay métodos caseros y métodos que se usan en los hospitales para hacer que un parto empiece o se vuelva más fuerte. La ventaja de usar métodos caseros es que generalmente son más baratos, más fáciles de usar, menos peligrosos y más agradables que los métodos de hospital.

Sin embargo, los métodos caseros también pueden ser algo riesgosos. El mayor riesgo es que si un método casero no funciona—y el parto débil se debía a un problema que necesitaba atención médica—se habrá perdido tiempo probando el método casero. También pueden haber otros riesgos ocultos. Por ejemplo, hay plantas medicinales que fortalecen el parto, pero que a algunas mujeres les pueden causar presión alta. Otros remedios son fuertes y eficaces, pero pueden causar contracciones demasiado fuertes, y por lo tanto, peligrosas.

¡Cuidado! Nunca use remedios caseros si encuentra señas de riesgo—sobre todo si el bebé está atravesado o si es demasiado grande para caber entre las caderas de la madre, si hay sangrado fuera de lo usual, o si el corazón del bebé está latiendo menos de 110 veces por minuto. Consiga ayuda médica.

1. Métodos caseros poco riesgosos

Caminar

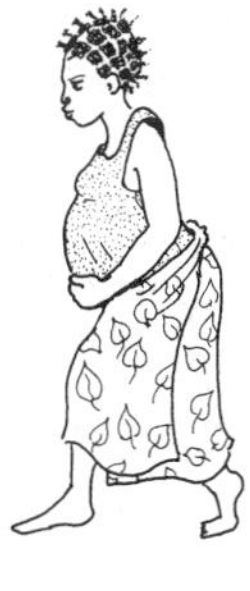

Muchas veces, un parto se vuelve más fuerte si la madre se para o camina. Esto es porque la cabeza del bebé pone presión sobre el cérvix y produce contracciones más fuertes. Algunas mujeres logran que les den contracciones más fuertes tan sólo cambiando de posición (vea pág. 317). No es riesgoso moverse ni probar diferentes posiciones.

Estimulación de los pezones

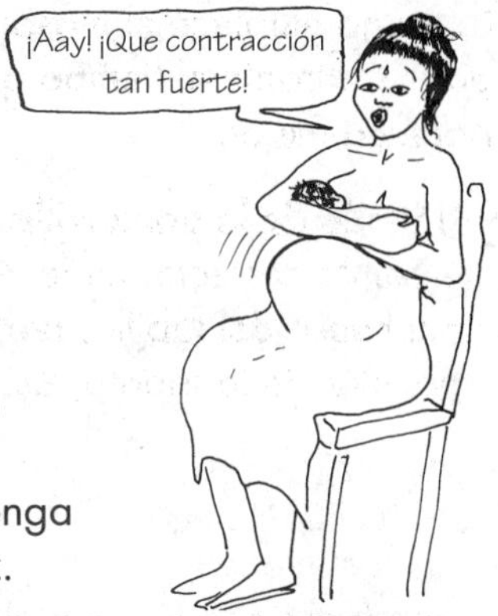

Cuando un bebé mama el pecho de su madre, el cuerpo de ella produce la hormona oxitocina. La oxitocina produce contracciones más fuertes.

Cuando el trabajo de parto ya es activo, pero las contracciones no son suficientemente fuertes para abrir el cérvix, puede ayudar que un bebé (o un adulto) chupe los pezones de la madre. A veces una madre necesita que le chupen los dos pezones al mismo tiempo hasta que ella tenga el cérvix completamente abierto y esté lista para dar a luz.

Nota: Si a una mujer le incomoda que un bebé que no sea suyo o que un adulto le chupe los pezones, ella misma los puede estimular jalándoselos.

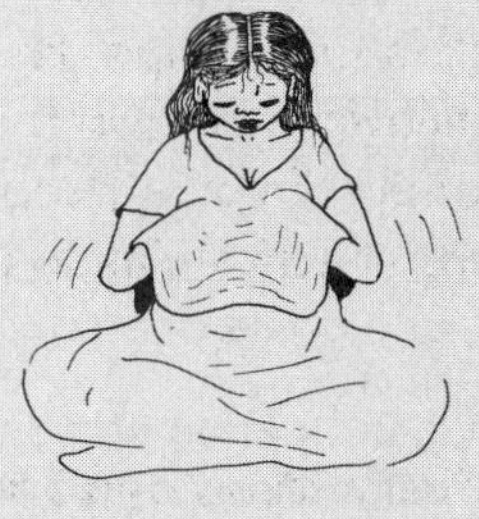

La madre debe sobarse y jalarse ambos pezones hasta que las contracciones sean suficientemente fuertes para abrir el cérvix y seguir fuertes sin que la madre se siga estimulando los pezones. Un poco de aceite vegetal limpio ayudará a evitar que la piel de los pezones se irrite.

Si a la mujer le incomoda jalarse los pezones, este método probablemente no ayudará. Su incomodidad incluso podría debilitar el parto.

Masaje especial (dígito-presión)

A veces, para hacer que un parto empiece o se vuelva más fuerte, ayuda dar masaje en ciertas partes del cuerpo. En esta sección, hablamos de un tipo de masaje en particular, llamado dígito-presión. La dígito-presión está basada en un antiguo método chino de curación. Puede que las parteras y los curanderos de su área también conozcan otros tipos de masaje.

Para dar un masaje de dígito-presión haga lo siguiente:

1. Si la mujer está cansada o débil, ayúdele a recuperar su energía. Dele té. alguna bebida dulce, suero para tomar u otros líquidos (vea págs. 171 y 172). Si ella tiene frío, caliéntela. Si hay tiempo, ayúdele a descansar un poco.

2. Muchas veces ayuda dar un masaje común y corriente, antes de dar un masaje de digito-presión. Sobre todo sobe bien todas las partes de los pies de la mujer por arriba y por abajo. Ponga un poco de aceite en la parte baja de la espalda y también sóbela. Ponga más presión cuando sobe hacia abajo y menos cuando sobe hacia arriba.

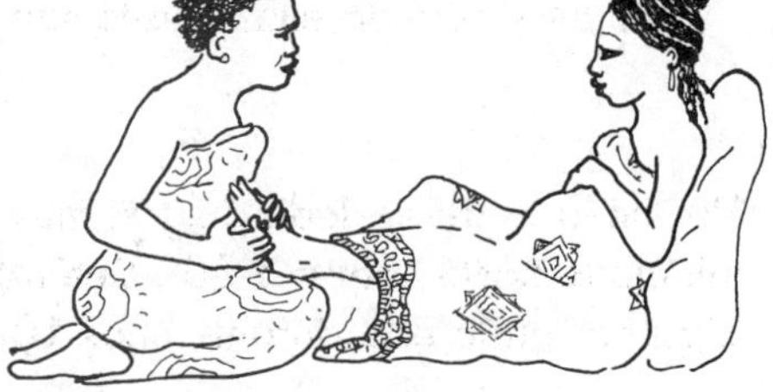

3. Luego empiece el masaje de digito-presión. Presione en los siguientes puntos durante el tiempo que considere necesario y con la frecuencia que le parezca mejor.

- **Un lado de la pantorrilla.** Para encontrar el punto correcto, mida 4 dedos arriba del hueso del tobillo, por el lado de adentro de la pierna, así:

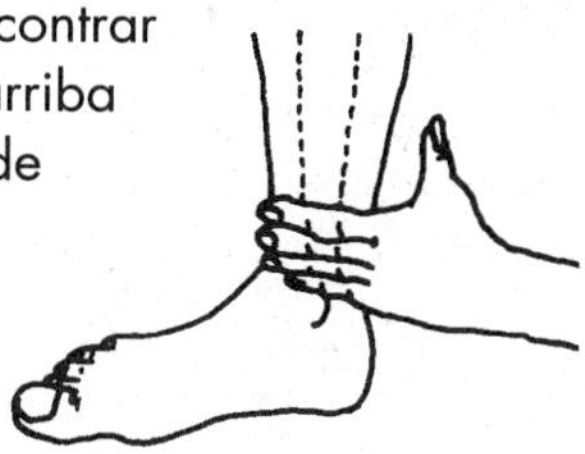

Luego haga presión con el pulgar u otro dedo en la parte trasera del hueso. Hágalo en las dos piernas al mismo tiempo. Presione con fuerza mientras mueve su dedo en pequeños círculos o de arriba a abajo. Empuje y sobe con más fuerza cuando la mujer esté teniendo una contracción.

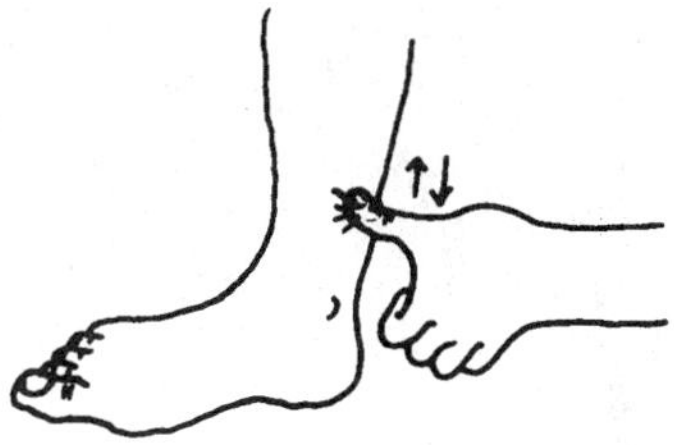

Si el método está haciendo efecto, la mujer sentirá hormigueo o un poco de dolor alrededor del punto que usted presione. Ella también podría sentir que el bebé se mueve, o energía o dolor en la parte baja del vientre.

- **La mano**. Presione así con el dedo pulgar:

No es necesario presionar la mano tan fuerte como la pantorrilla. Presione las dos manos a la vez. Túrnese entre presionar la pantorrilla y presionar la mano.

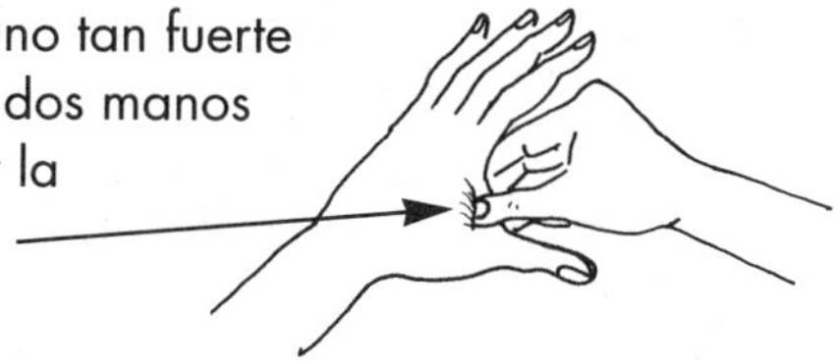

- **El dedo gordo del pie**. Si la presión en los 2 puntos mencionados no empieza a dar resultado en 5 ó 10 minutos, o si la madre está muy tensa o enojada (o si ella come mucha grasa) vea si ayuda hacerle dígito-presión cerca del dedo gordo, así (siempre y cuando ella no esté sangrando)

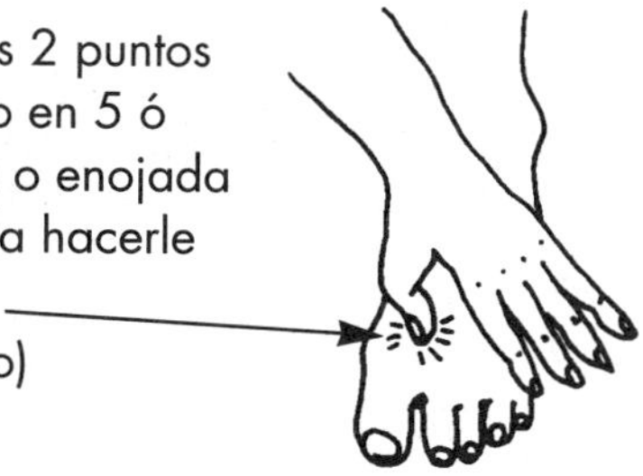

Use un lado de su dedo pulgar, muy cerca de la uña. Presione profundo por medio minuto (o hasta contar a 30). Deténgase por 2 minutos y luego vuelva a presionar. Siga haciendo esto durante unos 10 minutos. Luego deténgase. Repita más tarde.

Estos son otros puntos que a veces sirven:

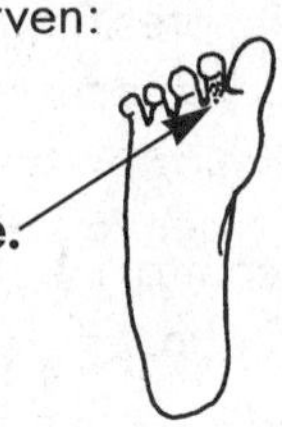

- **La base del segundo dedo del pie.**

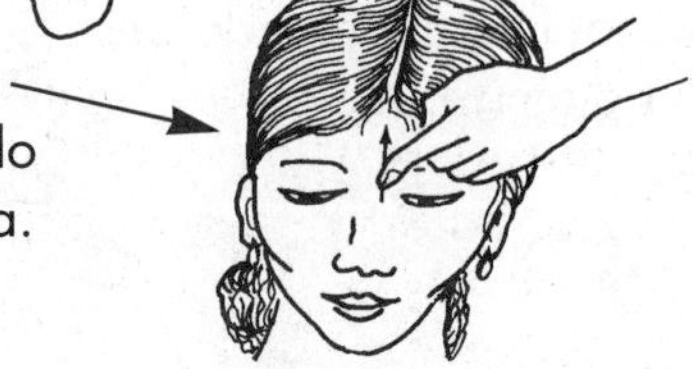

- **Entre los ojos**. Presione sobre la frente hacia arriba y con cuidado, sobre todo si la mujer necesita estar más calmada.

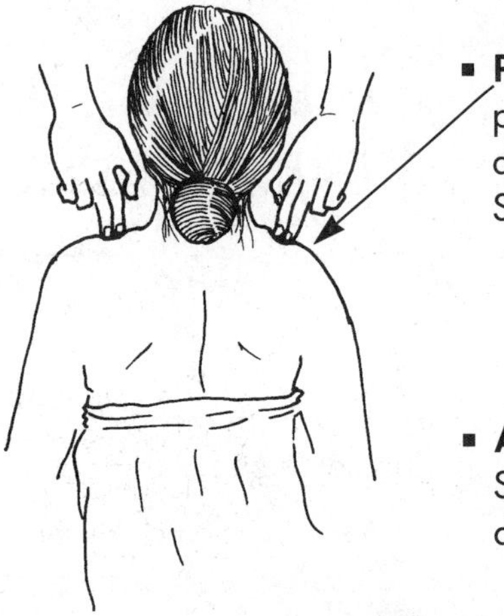

- **Parte de arriba de los hombros**. Presione con fuerza por medio minuto (o hasta contar a 30). Luego deténgase por 2 ó 3 minutos y vuelva a hacer presión. Siga haciendo esto por un rato.

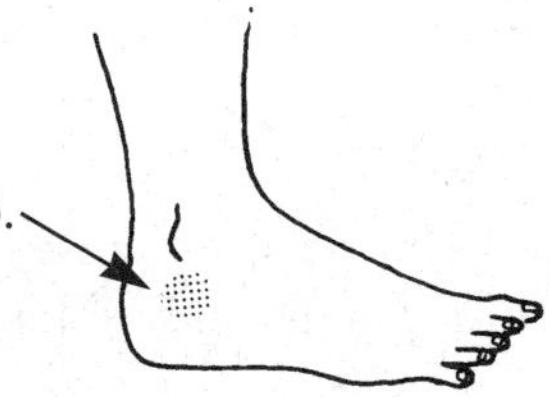

- **Abajo del hueso del tobillo**. Si la madre tiene mucho dolor, presione este punto.

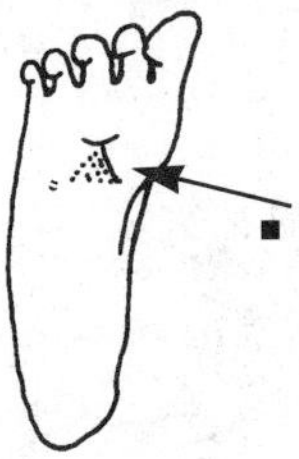

- **La planta del pie**. Si nada de lo anterior funciona, presione aquí **con mucha fuerza**. Duele, pero a veces ayuda.

4. Observe el parto con cuidado. Si la dígito-presión va a dar resultado, usualmente verá que las contracciones empiezan o se vuelven más fuertes como en 10 minutos o menos. Mientras la dígito-presión le esté dando resultado, siga haciéndola hasta que el parto siga fuerte por sí mismo. Esto puede tomar unos cuantos minutos o varias horas.

Lavativas (enemas)

Una lavativa se puede usar de varias maneras: para que por sí misma fortalezca el parto o para poner plantas medicinales que fortalezcan el parto. (Las medicinas dadas por medio de una lavativa pueden hacer más efecto que las que se toman por la boca porque, durante el parto, el estómago no las utiliza bien.) Una lavativa también puede hacer el parto menos doloroso si se usa para sacar excremento duro que la madre tenga en las tripas (intestinos).

Las lavativas presentan ciertos riesgos. El peligro más grande es que el excremento que salga del recto entre en la vagina y cause una infección después del parto. **Para evitar esto, asegúrese de que el agua sucia de la lavativa no se acerque a la vagina. ¡Mantenga todo limpio!** Además, una lavativa puede hacer que el parto se vuelva fuerte muy rápidamente. Esté preparada para esta posibilidad.

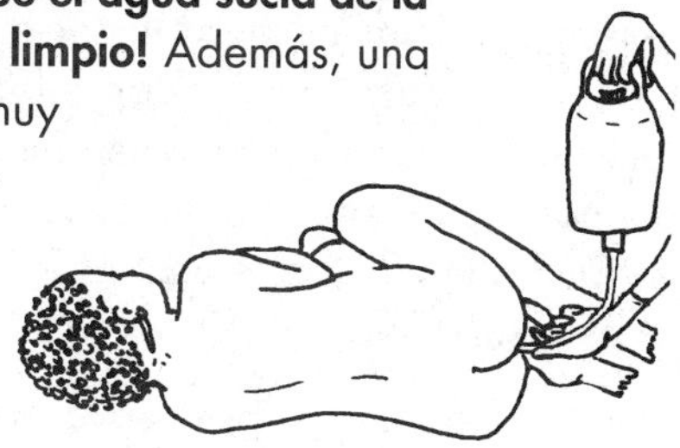

Una madre puede hacerse una lavativa por sí misma o dejar que la partera se la haga. En la pág. 174 explicamos qué se necesita para hacer una lavativa y cómo hacerla.

2. Métodos caseros más riesgosos

Los siguientes métodos pueden ser más eficaces para provocar o fortalecer un parto, pero también son más riesgosos.

Bebida con aceite de ricino

En algunos lugares, las parteras hacen una bebida con aceite de ricino y jugo de fruta para provocar o fortalecer el parto. Este método puede ser muy útil cuando la bolsa de aguas se ha roto pero después de varias horas no hay señas del parto, cuando otros remedios menos riesgosos no han funcionado o cuando la ayuda médica es muy difícil o imposible de conseguir. A veces, el método sirve para hacer que el parto empiece aunque no haya habido contracciones.

La bebida se hace poniendo ¼ de taza (60 ml.) de aceite de ricino en 1 taza (240 ml.) de jugo de fruta. El jugo de naranja y la limonada funcionan muy bien, pero cualquier jugo sirve. La mujer debe tomarse la taza entera. Si el remedio va a funcionar, el parto deberá empezar en 4 horas o menos. **No vuelva a dar el remedio.**

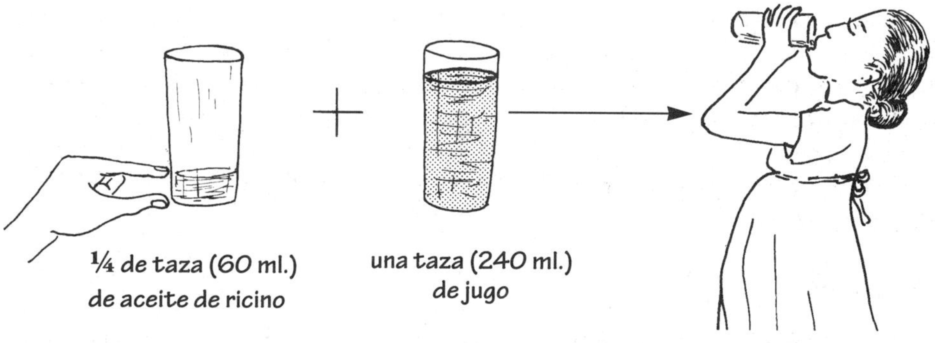

> **¡Cuidado!** El aceite de ricino tiene mal sabor y es algo riesgoso. Puede soltar el estómago y producir gas. El tener excremento suelto aumenta el riesgo de una infección en la vagina. Además las contracciones pueden volverse demasiado largas y fuertes.

Plantas medicinales

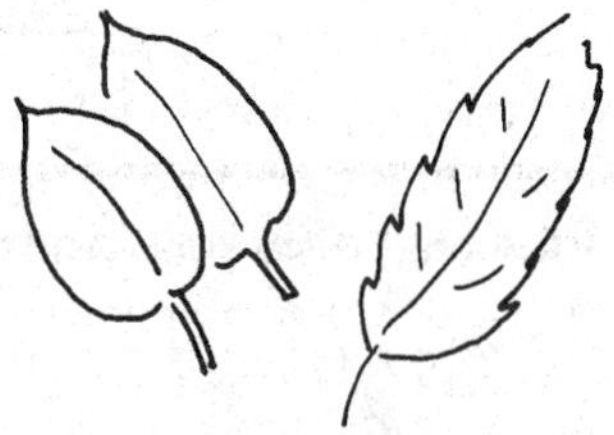

Muchos curanderos y parteras tradicionales usan diferentes plantas para provocar o fortalecer el parto. En diferentes regiones se usan diferentes plantas. Muchas de estas plantas sirven muy bien pero algunas no y hasta pueden ser peligrosas. Le sugerimos que averigüe qué plantas se usan donde usted vive y con cuáles resultados.

Estos son algunos de los riesgos más comunes del uso de plantas medicinales:

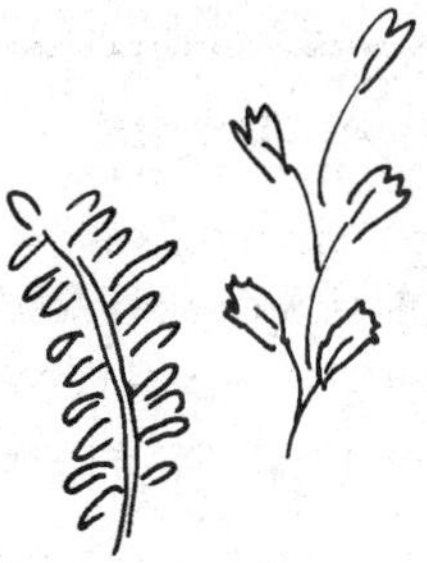

- presión alta de la sangre
- contracciones demasiado fuertes
- reacciones alérgicas

Estos son algunos de los problemas más comunes que presenta el uso de plantas medicinales:

- Es difícil controlar la dosis. La misma planta será menos o más potente dependiendo del área y la tierra donde crezca, y de la temporada en que se coseche.
- El cuerpo de la madre puede tener dificultades para usar cualquier medicina que ella tome por la boca. Esto es porque el estómago no funciona bien durante el parto.

¡Cuidado! Los siguientes métodos son peligrosos y nunca se deben usar:

- Nunca hay que meter una planta medicinal en la vagina porque puede causar una infección peligrosa después del parto.
- Nunca hay que inyectar oxitocina ni otra medicina para provocar o fortalecer el parto. Muchas veces estas medicinas causan contracciones demasiado fuertes. A veces, también pueden hacer que la matriz se rompa y la madre se desangre por dentro. Tanto la madre como el bebé pueden morir.
- Nunca hay que dar oxitocina tomada. Esta manera de dar oxitocina también puede producir contracciones demasiado fuertes.
- Nunca hay que aplastar el vientre para apurar el nacimiento. Esto puede hacer que la placenta se desprenda antes de tiempo. También puede causar que la matriz se rompa dentro de la madre.
- Nunca hay que pedirle a una mujer que confiese que ha pecado o ha sido infiel para que el bebé nazca más rápidamente. Estas cosas no causan partos más largos. Al contrario, el acusar a una mujer puede ponerla más tensa y alargar el parto.

Procedimientos que pueden ser necesarios en casos especiales

Nota: Si puede, consiga que una persona con mucha experiencia le enseñe a hacer estos procedimientos antes de tratar de hacerlos usted. Tambien vale la pena saber si todos estos procedimientos están permitidos hacerlos por las parteras en su region.

1. Inyecciones

Por regla general, es más peligroso inyectar una medicina que tomarla. Por eso, las inyecciones sólo se deben usar cuando son de veras necesarias. Excepto en emergencias, los únicos que deben dar inyecciones son los trabajadores de salud y otras personas entrenadas para hacerlo.

Nosotras recomendamos que las parteras aprendan a dar inyecciones, pues en algunas ocasiones necesitarán hacerlo. He aquí algunos ejemplos:

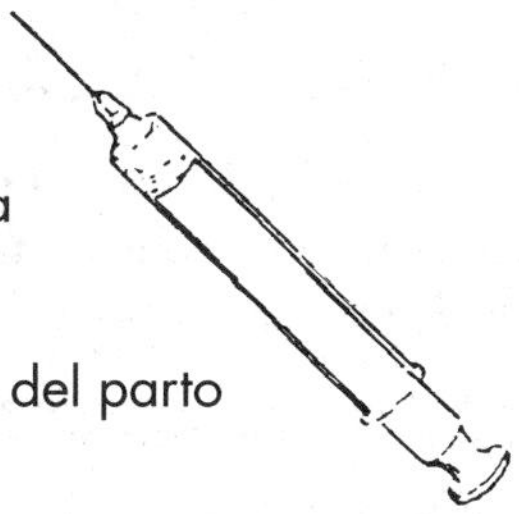

- si la madre tiene una hemorragia fuerte después del parto
- si la madre tiene convulsiones o la presión muy alta durante el parto
- si la madre o el bebé tienen una infección después del parto
- si hay que coser desgarros

¡Cuidado! Recuerde que sólo debe inyectar una medicina cuando sea necesario para salvarle la vida a la madre o cuando en ciertas emergencias, la ayuda médica esté muy lejos.

Recuerde estas precauciones siempre que vaya a dar una inyección:

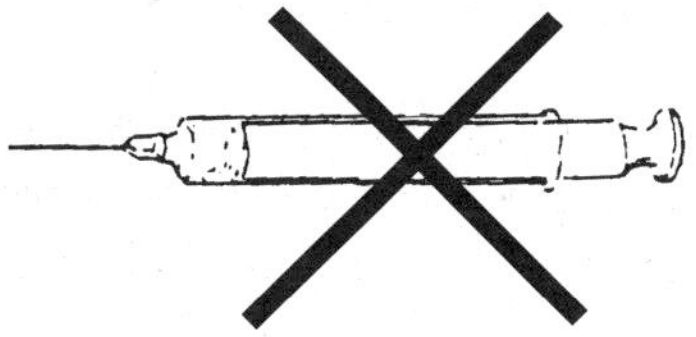

- Nunca ponga una inyección si puede conseguir ayuda médica rápidamente, a menos que la inyección se necesite para que el problema no empeore demasiado en lo que llega la ayuda.
- Nunca inyecte una medicina que tomada serviría igual de bien.
- Nunca use jeringas ni agujas que no hayan sido esterilizadas.

Cómo dar una inyección

Cómo preparar la jeringa

Hay 2 tipos de jeringas: las desechables (que se usan una vez y se tiran), y las que se pueden usar muchas veces. A estas últimas hay que desarmarlas y esterilizarlas antes de cada nuevo uso. La jeringas desechables vienen en paquetes estériles (vea pág. 157) y si la envoltura está seca y no ha sido abierta nunca, las jeringas se pueden usar directamente del paquete. Además, es posible desarmar y esterilizar algunas de las jeringas desechables para poder usarlas de nuevo. Una jeringa (de cualquier tipo) se esteriliza así: se desarma, se lava con agua y jabón y se pone a remojar en etanol al 70% o en una mezcla de 1 parte de cloro por 7 partes de agua, o se hierve por 20 minutos (vea pág. 154).

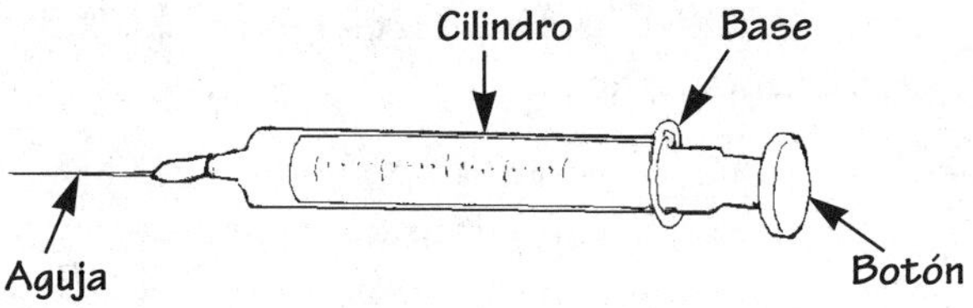

> **¡Cuidado!** Después de desinfectar o hervir una jeringa, no toque la aguja con nada que no esté estéril. Sólo puede tocar por fuera el cilindro, la base de la aguja y el botón.

Cómo llenar la jeringa

Las medicinas inyectables vienen en 3 formas:

- *ampolletas* o sea, botellitas de vidrio que uno rompe para sacar la medicina

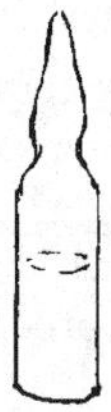

- en forma líquida en frasquitos con tapa de hule

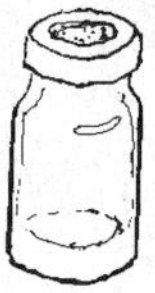

- en forma de polvo en botellitas a las que se les agrega agua estéril

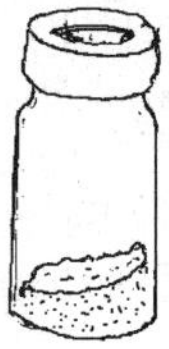

Si la medicina viene en una ampolleta, llene la jeringa así:

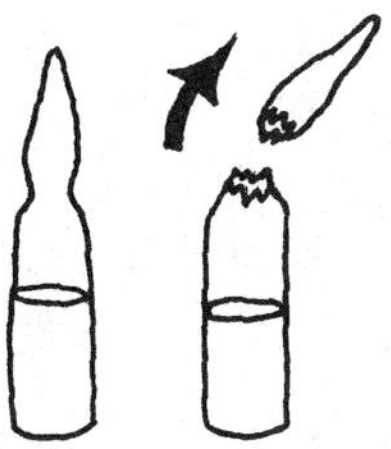

1. Limpie bien la ampolleta y envuélvale el cuello con un trapito limpio o estéril. Luego quiébrele el cuello.

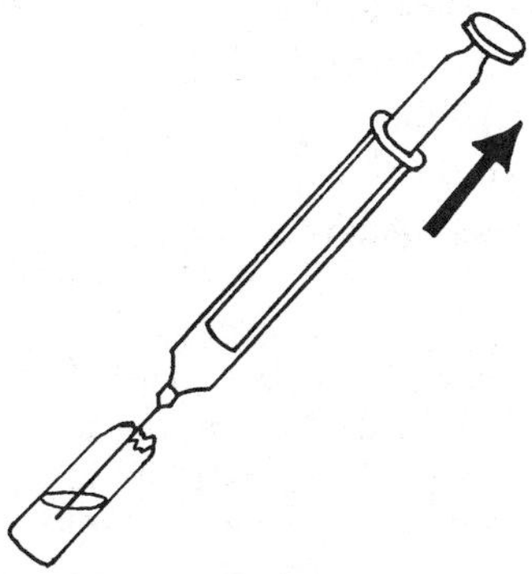

2. Quite el trapito y meta la aguja en la ampolleta. Asegúrese de que la aguja no toque la parte de afuera de la ampolleta. Jale el botón para que la jeringa se llene de medicina.

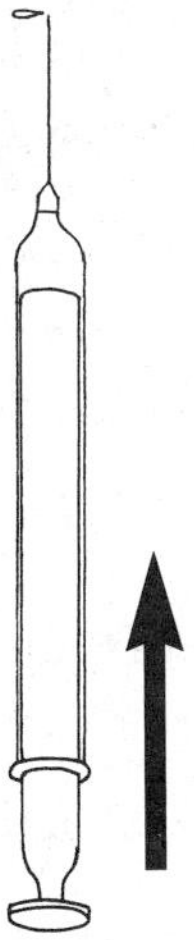

3. Para sacar el aire, apunte la aguja hacia arriba. Con la uña, dar golpecitos al cilindro hasta que cualquier burbuja de aire suba. Empuje el botón de la jeringa despacio hasta que una gota de líquido salga de la aguja.

Si la medicina viene en forma líquida en un frasquito con tapa de hule:

1. Limpie la tapa de hule con una gasa o un trapito estéril mojado con alcohol o agua hervida.

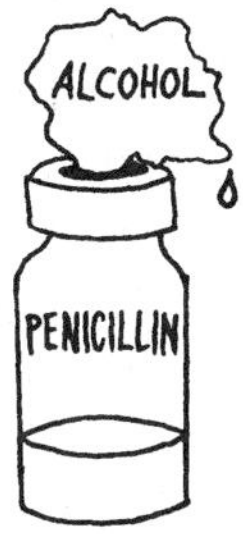

2. Jale el botón para llenar la jeringa con la misma cantidad del aire que la dosis de medicina que inyectará.

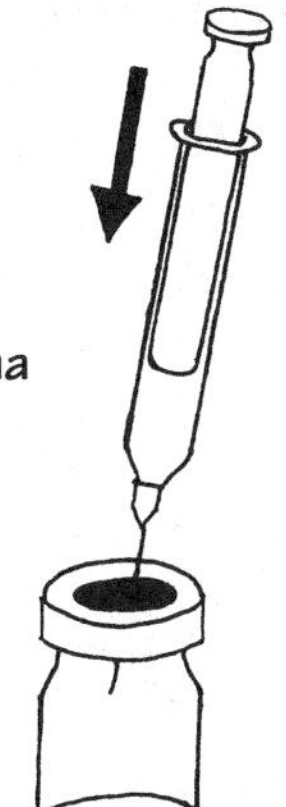

3. Voltee la botella y jale suavemente en el botón hasta que la cantidad correcta de líquido entre en la jeringa. Luego saque la aguja de la botella.

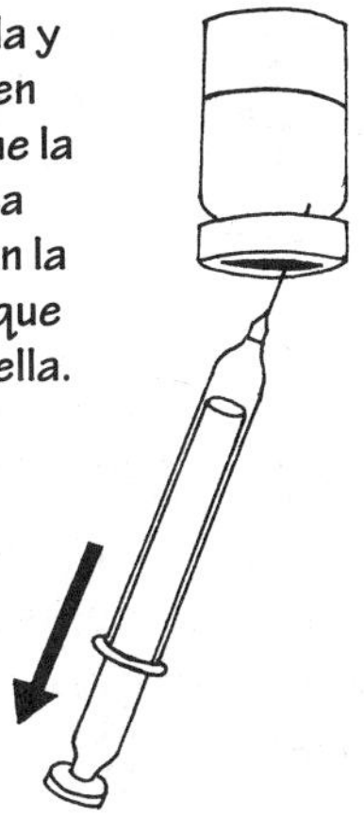

4. Para sacar el aire, apunte la jeringa hacia arriba. Con la uña, dar golpecitos al cilindro hasta que cualquier burbuja de aire suba. Empuje el botón de la jeringa despacio hasta que una gota de líquido salga de la aguja.

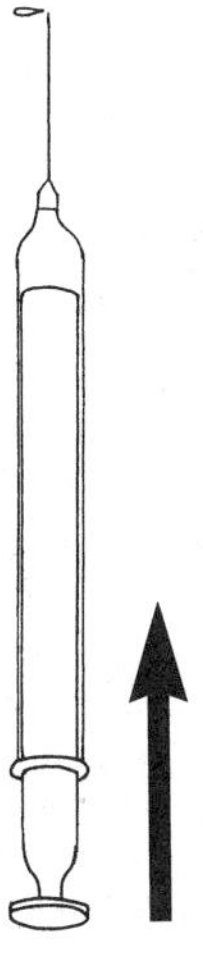

Si la medicina viene en forma de polvo, usted necesitará agregarle agua estéril:

1. Limpie la tapa de hule con una gasa o un trapito estéril mojado con alcohol o agua.

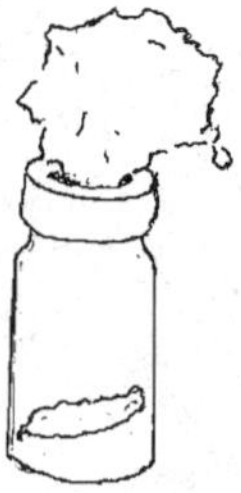

2. Tome con la jeringa la cantidad de agua estéril necesario para diluir correctamente la medicina en polvo.

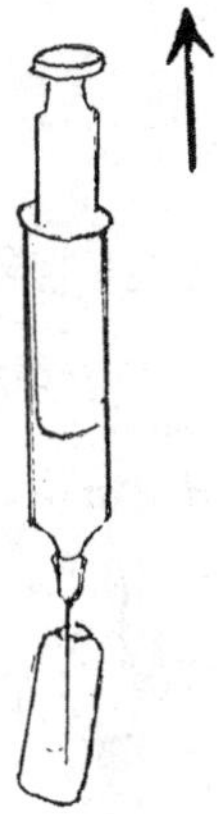

3. Inyecte el agua estéril en la botellita de medicina en polvo. Sacuda la botellita con cuidado para hacer que el agua y el polvo se mezclan completamente.

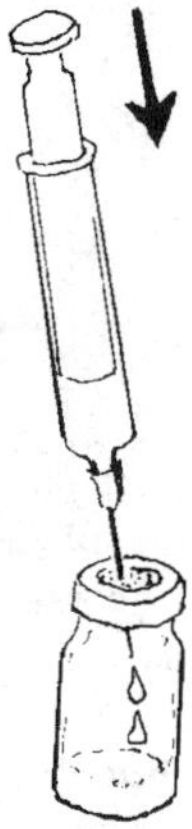

4. Voltee la botella y jale suavemente en el botón hasta que la dosis correcta de líquido entra la jeringa. Luego saque la aguja de la botella.

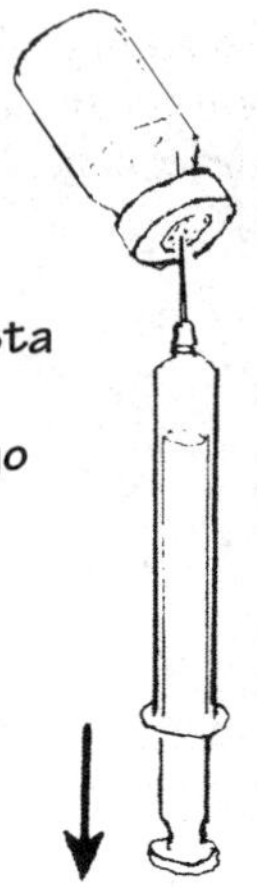

5. Para sacar el aire, apunte la aguja hacia arriba. Con la uña, dar golpecitos al cilindro hasta que cualquier burbuja de aire suba. Empuje el botón de la jeringa despacio hasta que una gota de líquido salga de la aguja.

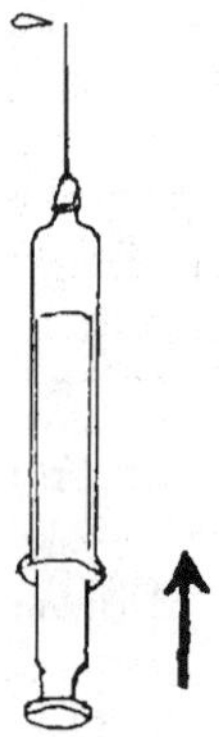

Dónde dar una inyección

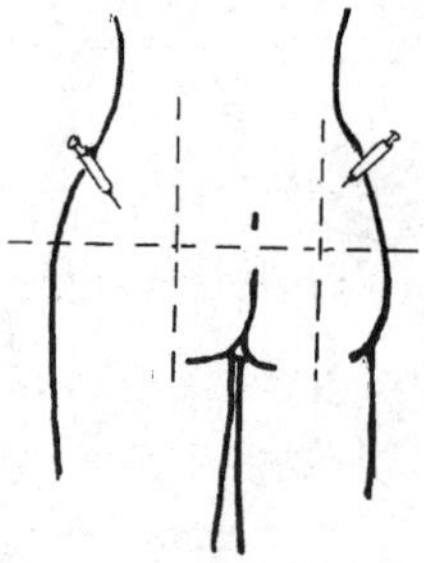

En los adultos, lo mejor es inyectar en el músculo de la nalga—siempre en el cuadro de arriba y afuera.

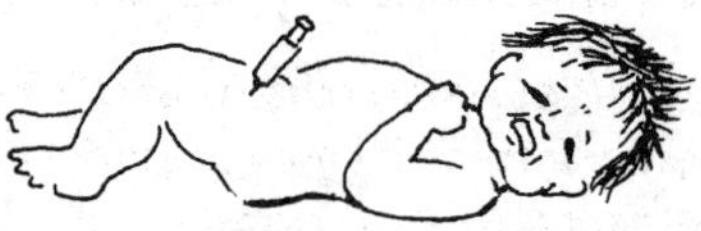

Nunca inyecte a un niño menor de 2 años en la nalga. Inyéctelo en la parte de arriba y de afuera del muslo.

Es conveniente que practique a dar inyecciones antes de que necesite hacerlo. Practique con agujas viejas, pero limpias, y agua. Inyecte naranjas, u otras frutas o verduras suaves, un pedazo de hule espuma o algo parecido.

Cómo inyectar

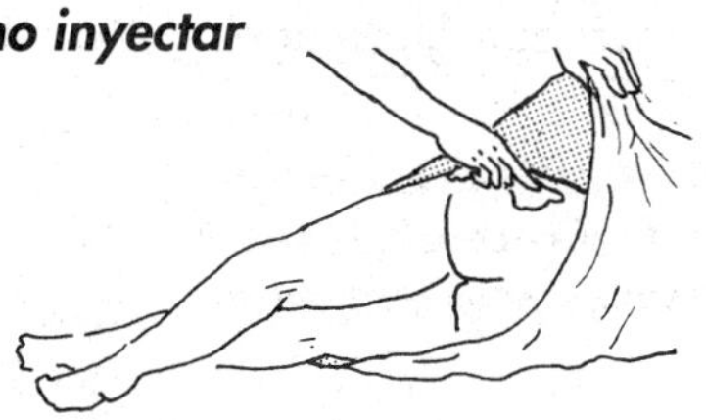

Limpie la piel con agua y jabón. O use alcohol pero déjelo secar bien antes de meter la aguja para que no duela mucho.

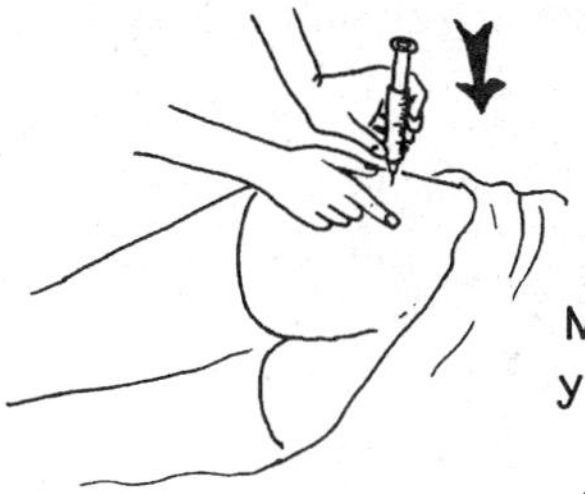

Meta la aguja entera y bien derechita. Si lo hace con un solo movimiento rápido, dolerá menos.

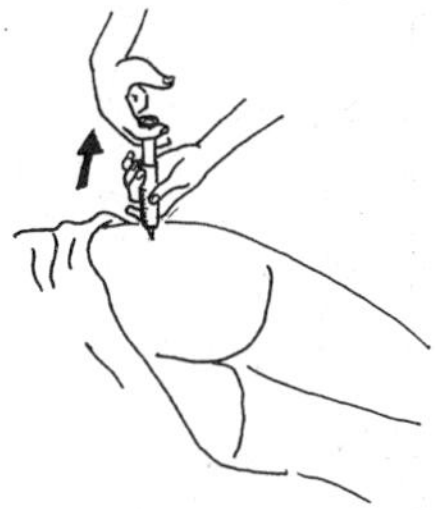

Antes de inyectar la medicina, jale un poco el botón. Si entra sangre en la jeringa, quiere decir que la aguja entró en una vena. Sáquela y vuelva a meterla en otro lugar.

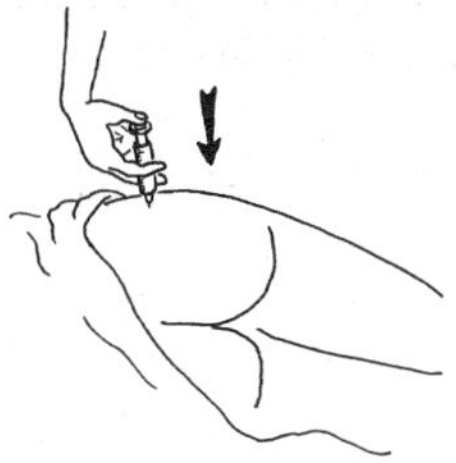

Si no entra sangre en la jeringa, inyecte la medicina lentamente.

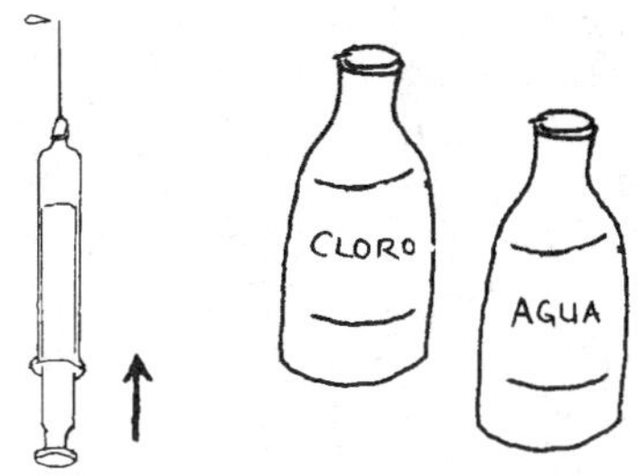

Saque la aguja y vuelva a limpiar la piel. Luego, enjuague la jeringa y la aguja de inmediato con cloro y agua (1 parte de cloro por 7 de agua). Pase la solución de agua y cloro por toada la jeringa y sáquela por la aguja. Desarme la jeringa y lave todas sus partes. Hiérvalas antes de volver a usarlas.

Riesgos y precauciones

Las inyecciones presentan 2 riesgos principales:

- Microbios que causan infecciones o enfermedades (como el virus del SIDA) pueden entrar al cuerpo con una aguja que no esté totalmente estéril.
- La medicina puede causar una reacción alérgica.

Infecciones o enfermedades causadas por usar agujas contaminadas

Para reducir el riesgo de causar una infección, asegúrese de que todo esté completamente limpio. Es muy importante desarmar bien la jeringa y esterilizar todas partes antes de cada uso. Una vez que la aguja esté esterilizada, no la toque con los dedos ni cualquier otra cosa.

Nunca use la misma aguja y jeringa para inyectar a más de una persona sin antes hervir bien tanto la aguja como la jeringa. También es buena idea que esterilice sus jeringas y agujas en casa y las guarde en un recipiente estéril (vea pág. 154). Así estarán listas en caso de una emergencia durante un parto.

Recuerde: A una partera le puede dar una infección de VIH/SIDA o de otro tipo, si se pica con una aguja que esté contaminada con la sangre de otra persona.

Reacciones alérgicas a medicinas

Antes de inyectar una medicina, es saber qué reacciones puede causar. También es importante saber que las medicinas del mismo grupo muchas veces causan la misma reacción (vea pág. 90). (Para mayor información acerca de diferentes medicinas y las formas correctas de usarlas, vea las Páginas Verdes hacia el final de este libro. Asegúrese de leer esa sección antes de dar cualquier medicina.)

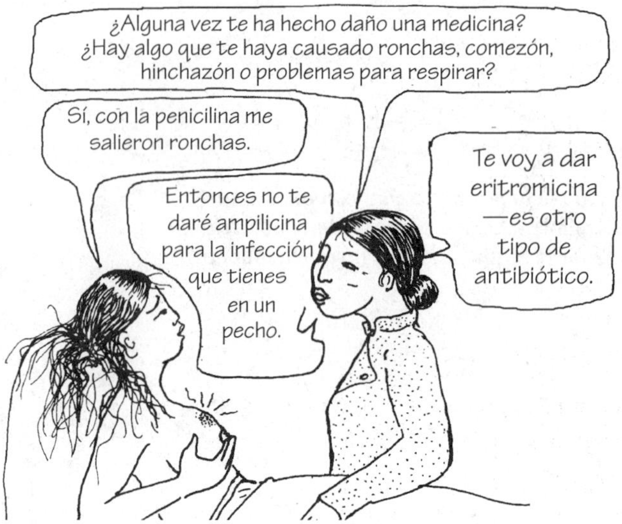

Para evitar una reacción grave a una inyección, haga lo siguiente:

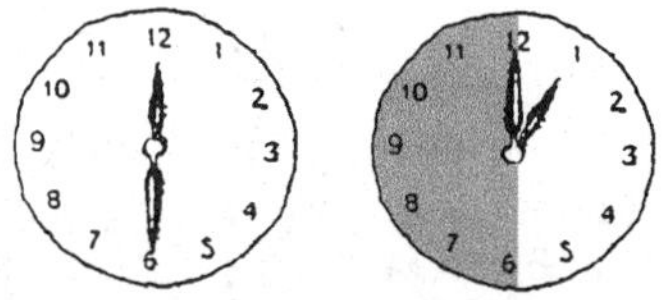

1. Antes de inyectar una medicina, siempre pregúntele a la mujer si alguna vez ha tenido una mala reacción a esa u otra medicina parecida. De ser así, no use esa medicina en ninguna forma, ni otras medicinas del mismo grupo.

2. Quédese con la mujer 30 minutos después de darle la inyección y esté pendiente de la reacción peligrosa llamada "choque alérgico". Éstas son las señas de choque alérgico:

- piel fría, pálida, húmeda y grisácea
- latido del corazón o pulso rápido y débil
- presión baja
- dificultades para respirar
- pérdida del conocimiento

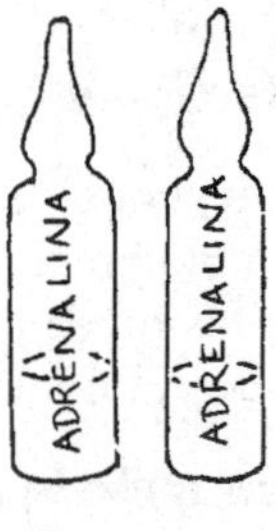

3. Si es posible, tenga a la mano dos ampolletas de epinefrina (adrenalina, vea pág. 461). Las ampolletas deben decir 1:1000. También tenga lista una ampolleta de antihistamínico como prometazina (*Fenergán*, vea pág. 461) o difrenhidramina (*Benadryl* vea pág. 461).

Si nota señas de choque alérgico, inmediatamente inyecte ½ ml. de epinefrina en el músculo. Luego inyecte 50 mg. de *Benadryl* o *Fenergán*. Si sólo tiene el antihistamínico en forma de pastillas o jarabe déselo a la madre por la boca o por el recto (vea pág. 248). Si ella sigue teniendo señas de choque, después de 20 ó 30 minutos puede inyectarle otro ½ ml. de epinefrina.

2. Exámenes internos

Un *examen interno* consiste en examinar el cérvix por dentro para ver si se está abriendo. Este examen puede ser útil porque es el modo más confiable de saber si el parto está progresando normalmente. Con un examen interno también se puede determinar si el bebé está de nalgas o de cabeza.

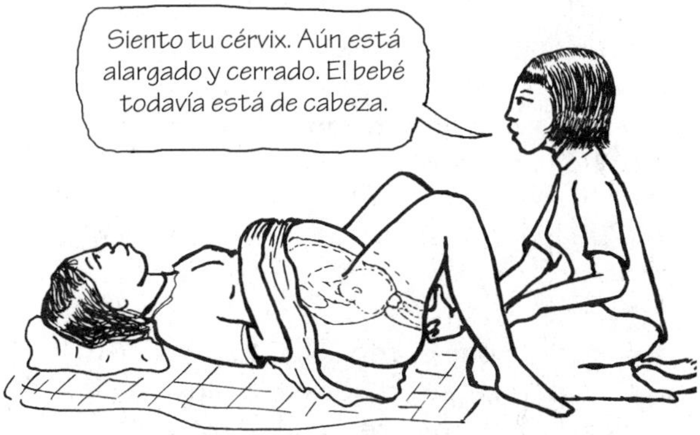

Sin embargo, hay un gran riesgo de infección cada vez que usted mete los dedos en la vagina de la madre. Por eso, es mejor no hacer exámenes internos si todo va bien. No haga un examen interno:

- si la bolsa de aguas se rompió antes de que el parto empezara y el parto va lento (vea pág. 236).
- después de que la bolsa de aguas se rompa, a menos que haya una razón médica importante y usted no pueda tomar una decisión sin la información que un examen interno le rendiría (vea pág. 177).
- si la madre tiene **cualquier** tipo de sangrado vaginal fuera de lo usual (vea pág. 244).
- si usted no tiene guantes estériles para hacer el examen.

Cómo hacer un examen interno

Es muy difícil explicar en un libro cómo hacer un examen interno. En parte esto se debe a que al hacerlo usted "verá" las cosas con los dedos y no con los ojos. Recomendamos mucho que usted, como partera, reciba entrenamiento de una persona hábil para aprender a hacer exámenes internos. Los pasos básicos son los siguientes:

1. Primero explíquele a la mujer lo que usted va a hacer y por qué.

2. Pídale a la mujer que se acueste boca arriba con las piernas dobladas y abiertas.

3. Siempre restriéguese los brazos y las manos antes de hacer un examen interno (vea pág. 159). Póngase guantes estériles.

4. Con cuidado, meta dos dedos en la vagina de la mujer. Si el trabajo de parto aún es ligero, usted probablemente tendrá que meter los dedos bien adentro para alcanzar el cérvix. Si el parto ya va bastante más avanzado, es posible que la cabeza del bebé ya haya empujado el cérvix más hacia afuera. En ese caso, usted probablemente sólo tendrá que meter como la mitad de sus dedos para alcanzar el cérvix.

5. Sienta el cérvix para ver si se está abriendo.

- Si el cérvix está cerrado, se siente como una nariz.

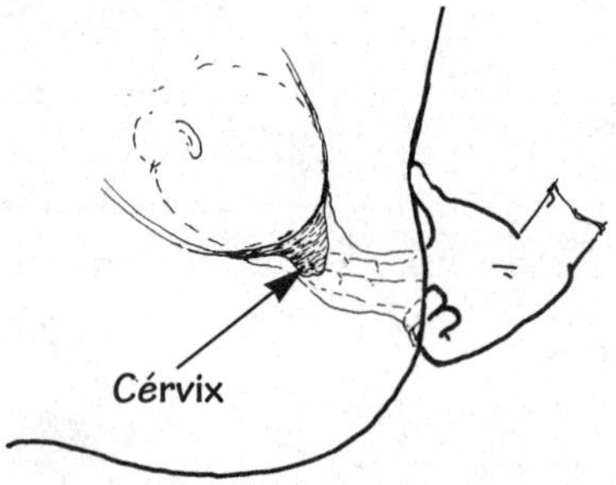

- A medida que el cérvix se prepara para abrirse, se va haciendo más plano y liso. La cabecita del bebé detrás del cérvix se siente un poco como el hueso de la barbilla de su cara. Si siente algo blando, puede que esté tentando las nalgas del bebé. Eso querrá decir que el bebé no viene de cabeza, si no de nalgas.

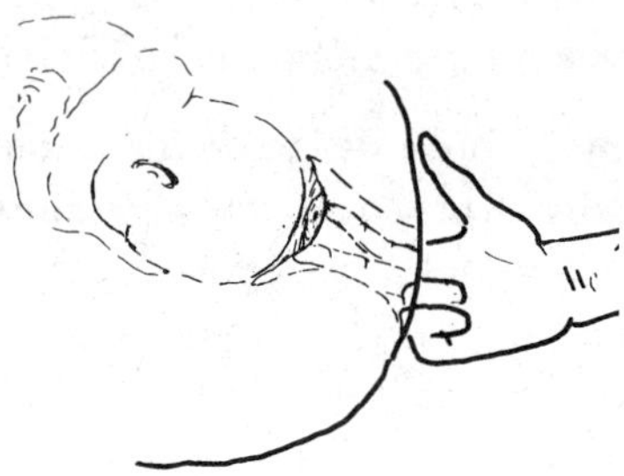

- A medida que el cérvix se va abriendo lentamente, se va sintiendo como un par de labios estirados sobre una fruta dura y redonda (la cabeza del bebé).

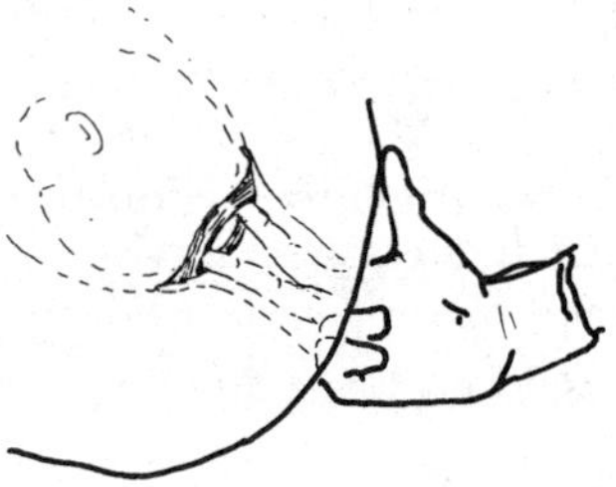

- A veces, hacia el final del parto, el cérvix está tan abierto que sólo se siente algo como un 'labio' de un lado. Generalmente es mejor esperar hasta que el labio ya no se sienta antes de permitir que la madre empiece a pujar.

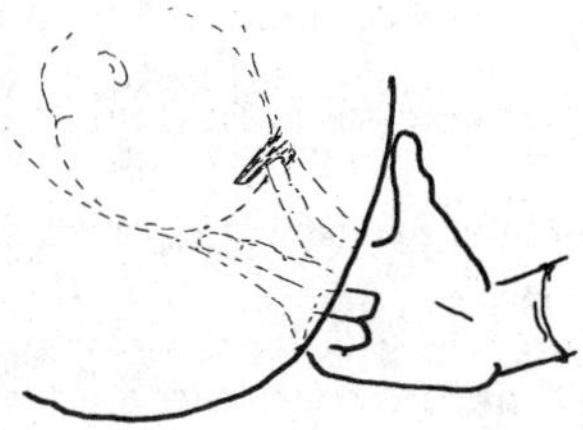

- El cérvix desaparecerá cuando esté completamente abierto. Lo único que usted sentirá es la pared de la vagina y la cabeza del bebé (o la parte de su cuerpo que vaya a nacer primero). Es hora de que la madre empiece a pujar.

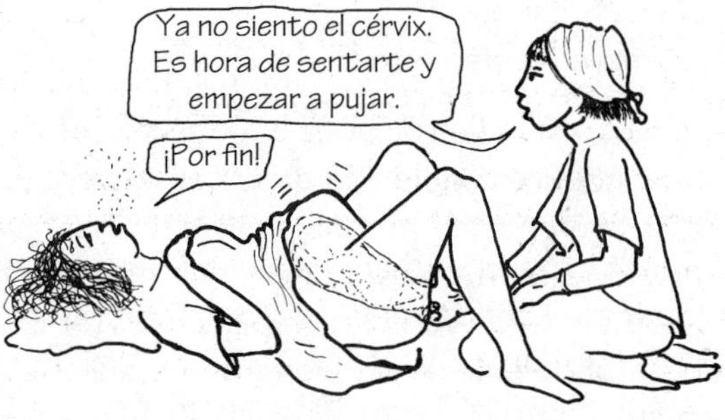

6. Si usted teme que los huesos pélvicos de la madre son tan angostos que el bebé se atorará, sienta ahora el tamaño y la forma de esos huesos. Por lo general no es posible determinar si los huesos son demasiado angostos con sólo sentirlos. Sin embargo, si siente que los huesos de esta mujer se sienten más pequeños y angostos que los de otras mujeres, es más probable que el bebé se atore al tratar de nacer. Quizás sea necesario que la mujer dé a luz en un hospital o centro de maternidad.

3. Uso de sondas (cateterización)

Si una mujer no orina (o no orina lo suficiente) por varias horas, la vejiga se le podría llenar demasiado y causarle problemas.

A veces basta con mirar el vientre de la mujer para notar que la vejiga está muy llena. A veces no se nota, pero uno puede sentir un bulto (como una bolsa estirada, llena de agua) en la parte baja del vientre. Pero no siempre es fácil darse cuenta si la vejiga está demasiado llena. Le recomendamos que reciba entrenamiento en esto.

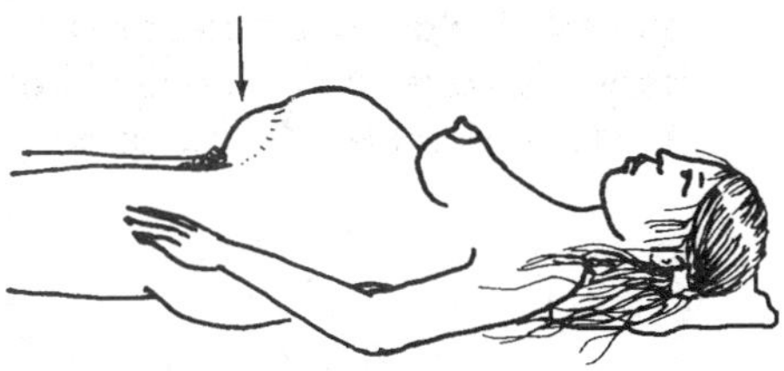

Usted generalmente podrá evitar que una mujer se le llene demasiado la vejiga, recordándole que orine cada 2 horas durante el parto. Si ella está teniendo problemas para orinar, estas son algunas cosas que usted puede hacer para ayudarle mientras ella trata:

- Póngale la mano y la muñeca en una bandeja con agua tibia.
- Deje correr agua para que la oiga.
- Póngale una toalla o un trapo limpio entre las piernas para que pueda orinar acostada.
- Ayúdele a sentarse en cuclillas o sobre una bacinica.
- Ayúdela a sentarse en una bandeja de agua tibia y pídale que orine en el agua.
- Viértale agua tibia y limpia en los genitales.

Si aún así la mujer no puede orinar, tal vez sea necesario ponerle una *sonda* (catéter). Una sonda es un tubo blando que se mete en la vejiga para ayudar a la orina a salir. A este procedimiento se le llama *cateterización.*

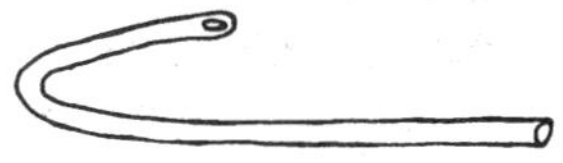

¡Cuidado! Puede ser muy riesgoso usar una sonda. Aun si se usa con mucho cuidado, la sonda puede causar una infección de la vejiga y los riñones. Nunca le ponga una sonda a una madre a menos que piense que ella morirá o se enfermará gravemente antes de que puedan conseguir ayuda médica.

Para cateterizar a una madre necesitará una sonda o catéter, crema antibiótica o un lubricante estéril (para que la sonda se resbale mejor), trapos estériles, guantes estériles y una bandeja o cubo.

1. Hierva la sonda por 20 minutos.

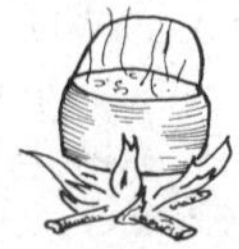

2. Lave bien el vientre, los genitales y los muslos de la madre con agua limpia y jabón desinfectante.

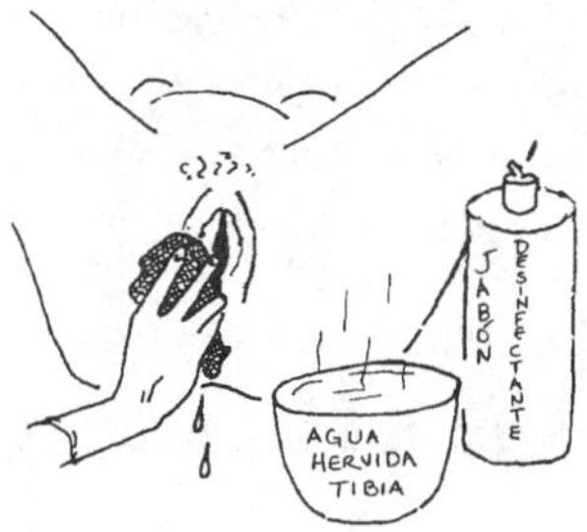

3. Póngale trapos estériles o muy limpios a la madre bajo las nalgas, sobre el vientre y los muslos.

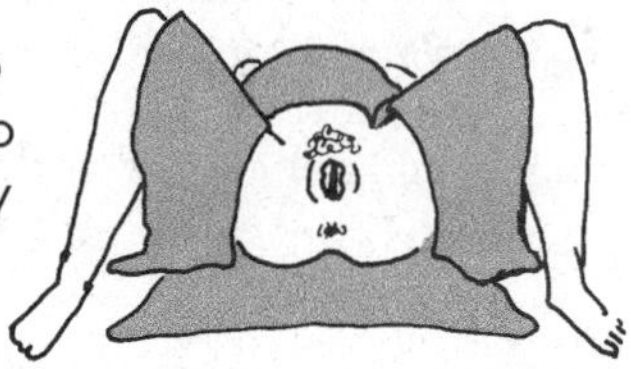

4. Restriéguese las manos y los brazos con cuidado (vea pág. 159). Lávese las manos con alcohol o desinfectante y póngase guantes estériles.

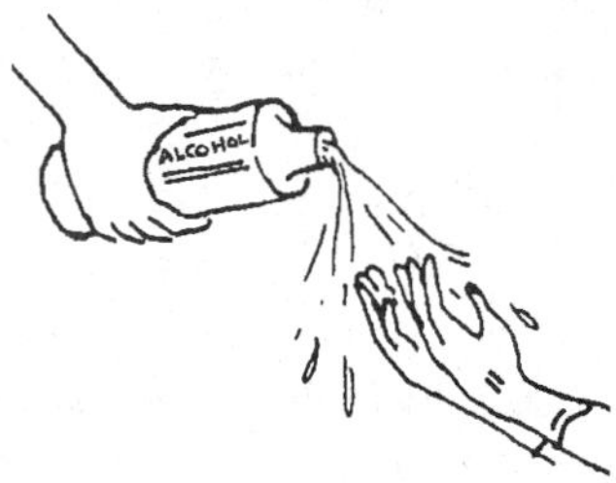

5. Ponga crema antibiótica o un lubricante estéril en la punta de la sonda que meterá en la mujer.

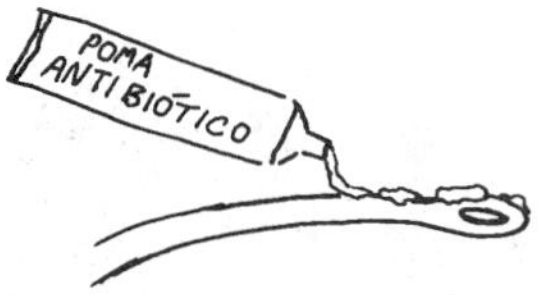

6. Con una mano abra los labios vaginales para que pueda ver el agujero de la orina.

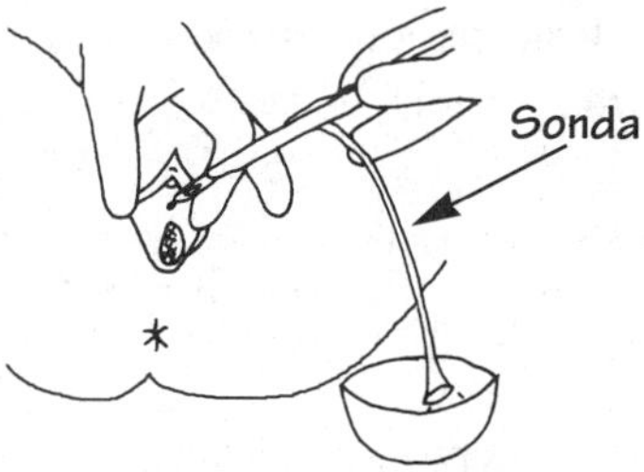

7. Con la otra mano, vaya metiendo la sonda en el hoyito de la orina de la madre, con mucho cuidado. Por lo general, la sonda entrará derechita, pero si la cabecita del bebé ya está en el canal del parto, tendrá que apuntar la sonda hacia arriba primero para librar la cabecita. Tenga cuidado de que la sonda nunca toque nada más que el hoyito de la orina y sus guantes. Si la sonda se atora, dele vueltas con sus dedos cuidadosamente, **pero no la fuerce**; podría lastimar a la mujer.

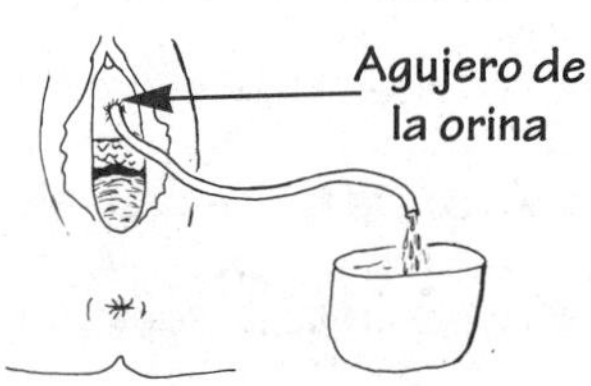

8. Cuando la punta de la sonda llegue a la vejiga, la orina empezará a salir del otro lado. Hay que tener lista una bandeja o un cubo para que la orina caiga allí.

9. Ya que no salga orina, saque la sonda. Pídale a la madre que, en los siguientes días, tome muchos líquidos para que orine mucho y así se 'limpie' la vejiga con frecuencia. Durante las próximas semanas observe con cuidado a la mujer para ver si le dan señas de una infección en la vejiga (vea pág. 115). Asegúrese de que ella también sepa de qué estar pendiente.

4. Episiotomías

Una *episiotomía* se hace cortando la abertura de la vagina para agrandarla de modo que el bebé pueda salir.

¡Cuidado! Una episiotomía sólo debe hacerse cuando se necesite para preservar la vida o salud de la madre o el bebé—sobre todo cuando la persona que la vaya a hacer no tenga entrenamiento especial para coser desgarros y episiotomías.

Por lo general, no es necesario hacer una episiotomía a menos que 1) el bebé ya esté en la vagina y necesite salir rápidamente para evitar algún peligro, **y** 2) la abertura externa de la vagina se está estirando demasiado lento para permitir un nacimiento seguro. Los siguientes son ejemplos de situaciones en las que una episiotomía puede ser necesaria:

- Un primer bebé viene de nalgas.
- Los hombros del bebé se atoran y usted necesita más espacio para sacarlos.
- El bebé viene de cabeza pero la cabeza se atora justo antes de salir de la vagina.
- Cuando el bebé está a punto de nacer, sale un chorro de sangre de la vagina (lo que probablemente indica que la placenta se ha desprendido). El bebé debe nacer de inmediato o morirá.
- El cordón se ve frente a la cabeza del bebé.
- A la madre se le hizo una circuncisión y las cicatrices no dejan que la vagina se estire lo necesario para que nazca el bebé. Si sabe cómo hacerlo, corte la cicatriz de la circuncisión (vea pág. 406). Si no sabe cómo cortar la cicatriz, tal vez necesite hacer una episiotomía.

Cómo hacer una episiotomía

Para hacer una episiotomía, usted necesitará guantes, trapos y tijeras estériles, anestésico local y equipo para coser.

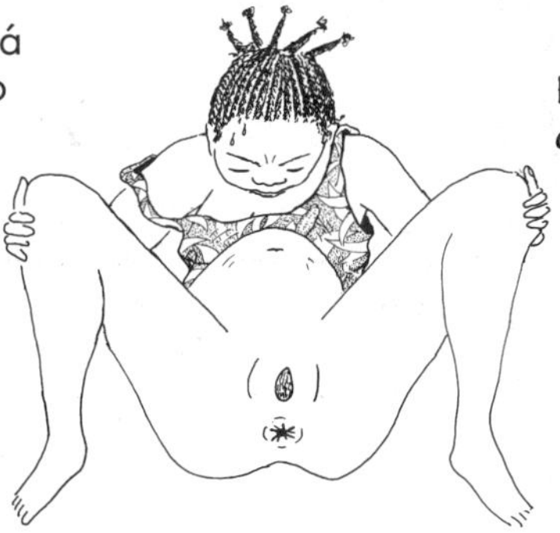

Espere hasta que pueda ver la cabecita del bebé dentro de la vagina cuando la madre puje

1. Espere hasta que pueda ver la cabecita del bebé dentro de la vagina cuando la madre puje, y la vagina esté bien abierta cuando la madre no esté pujando. Si corta demasiado pronto, habrá sangrado. Si espera demasiado, habrá más peligro de que corte al bebé.

2. Restriéguese las manos y los brazos y póngase guantes estériles (vea pág. 159).

3. Si sabe cómo hacerlo, inyecte un *anestésico local.* Este entumecerá el área alrededor de la vagina.

4. Meta los dedos en la vagina así para alejar del bebé la piel de la vagina. Así usted podrá hacer el corte más fácilmente sin lastimar al bebé.

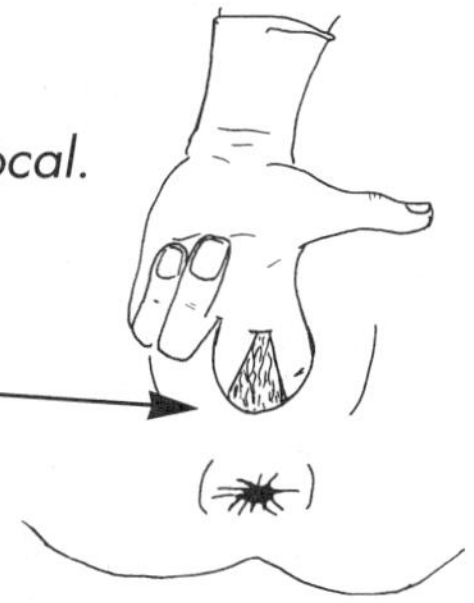

5. Encuentre con su dedo pulgar el músculo redondo alrededor del ano (este músculo se llama *esfínter rectal*). **Nunca corte este músculo.**

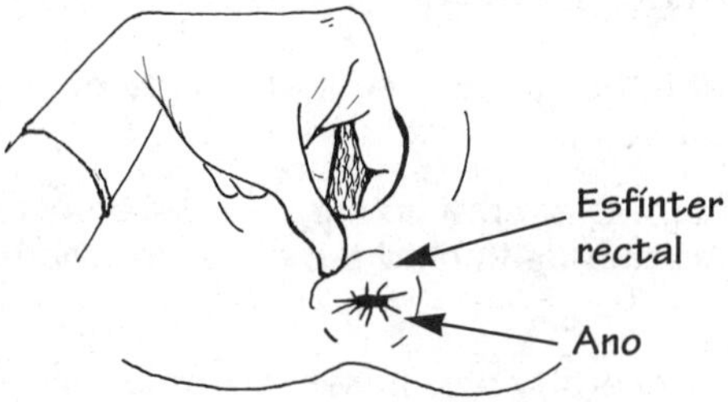

6. Corte la piel como unos 2½ centímetros (1 pulgada) con un par de tijeras esterilizadas. Es mejor hacer el tipo de episiotomía que a usted le enseñaron, que haya observado a otras personas hacer o que sea más común en su área. Estos son los 2 tipos de episiotomías más comunes:

- Para hacer un corte mediolateral, la partera empieza a cortar a partir del centro de la base de la abertura vaginal, pero las tijeras hacia la derecha o la izquierda para no acercarse al ano.

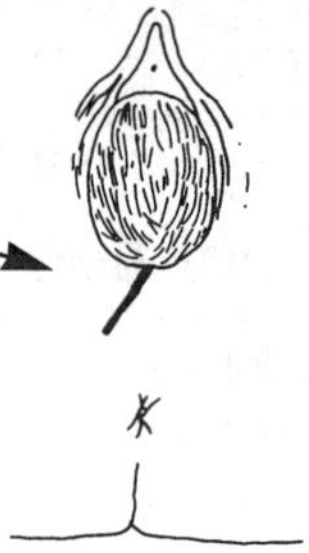

- Para hacer un corte mediano, la partera corta derecho hacia abajo, a partir del centro de la base de la abertura vaginal. Hay que tener mucho cuidado de que las puntas de las tijeras no lleguen a cortar el esfínter rectal.

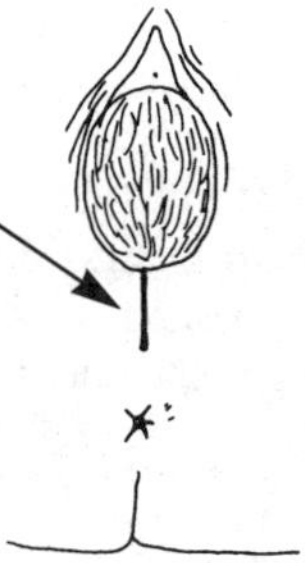

Usando un trapo estéril, apachurre el corte suavemente varias veces y luego siéntalo con los dedos. Hágalo más grande sólo si es indispensable. Es mejor hacer un solo corte que varios cortes pequeños.

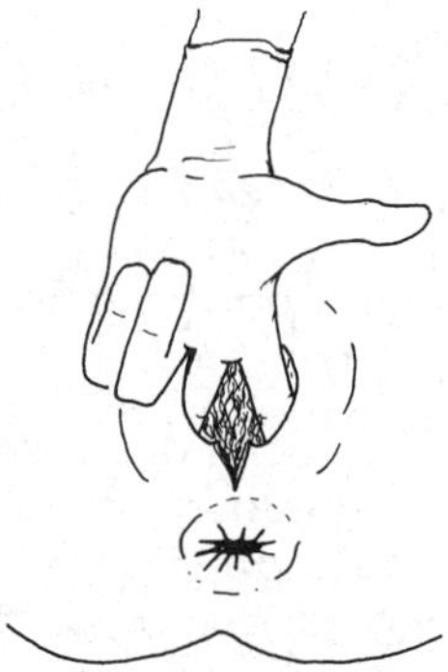

7. Con una gasa estéril ponga presión sobre el corte para que no sangre demasiado.

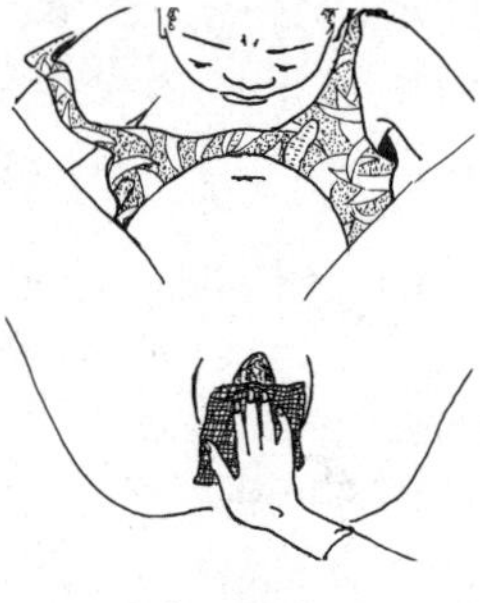

8. Ya que nazca el bebé cosa la piel cortada. En la siguiente sección explicamos cómo coser desgarros y episiotomías.

Los riesgos de hacer una episiotomía

Estos son los riesgos que se corren al hacer una episiotomía:

- El corte se puede infectar.
- Es posible herir al bebé.
- Es posible cortar el esfínter rectal.
- Es posible cortar una vena o arteria grande y causar una hemorragia fuerte.
- El corte puede ser muy doloroso para la madre y retrasar su recuperación después del parto.

> Recuerde: Una episiotomía sólo debe hacerse cuando sea de verdad necesaria.

5. Instrucciones para coser desgarros o episiotomías

La mayoría de los bebés nacen sin desgarrar mucho a la madre. Pero a veces, por más cuidadosas que sean ustedes y la madre, la vagina se desgarrará. Algunos desgarros y cortes cicatrizan mejor si se cosen. No es difícil hacerlo, pero es importante aprenderlo de alguien hábil, que tenga experiencia.

Cómo decidir si es necesario coser un desgarro

1. Recuerde cómo se ven las cosas normalmente.

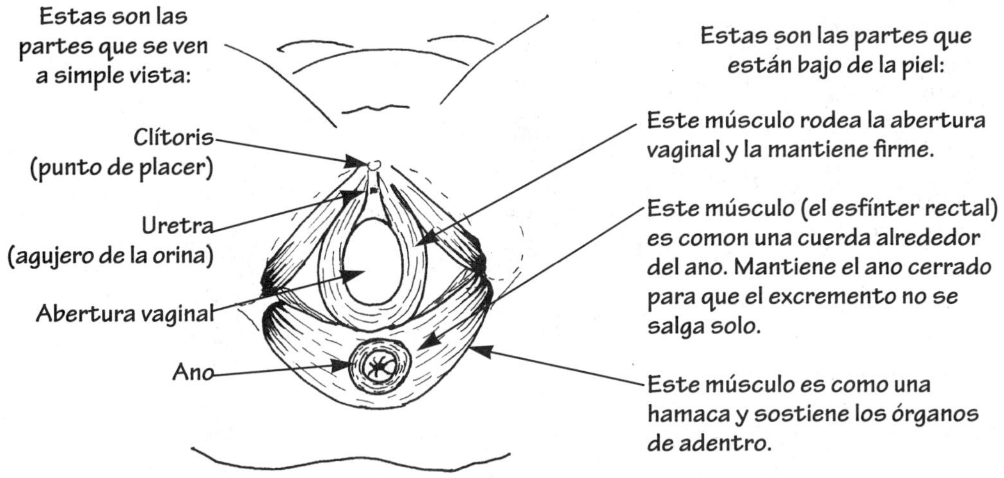

2. Determine **qué tan largo** es el desgarro y qué tanto daño causó.

Este desgarro sólo está en la vagina y en la piel de afuera. En medicina se le llama desgarro de primer grado.

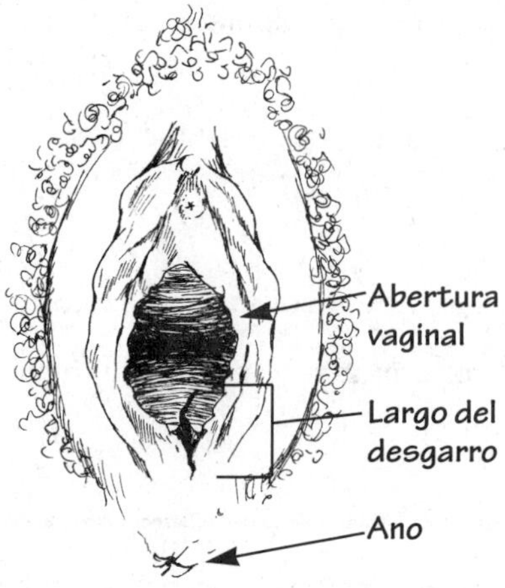

Este desgarro está en la vagina, en el músculo y en la piel de afuera. A este se le llama desgarro de segundo grado.

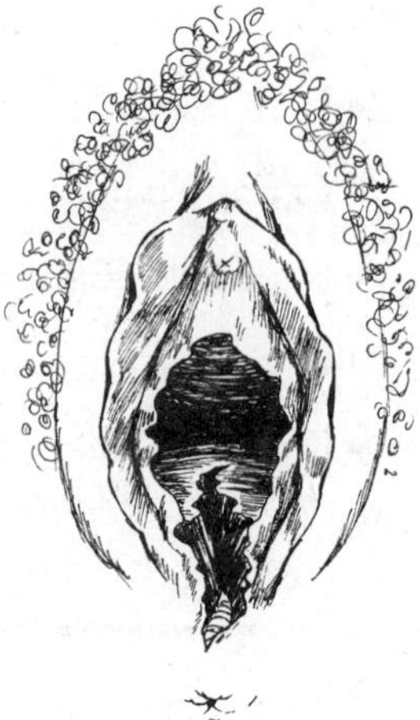

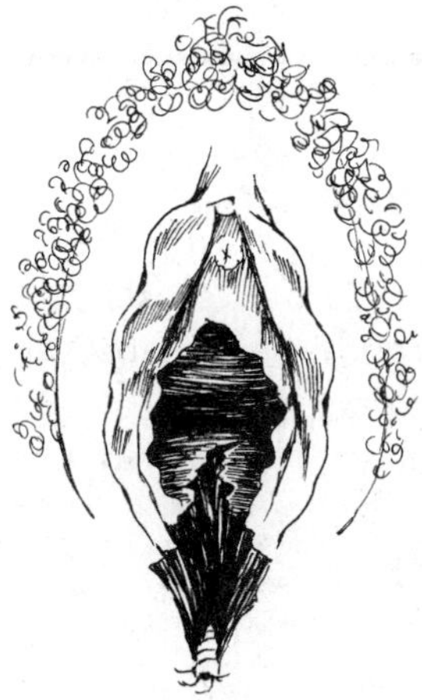

Este desgarro abarca la vagina, el músculo, la piel de afuera y el esfínter rectal. Es un desgarro de tercer grado.

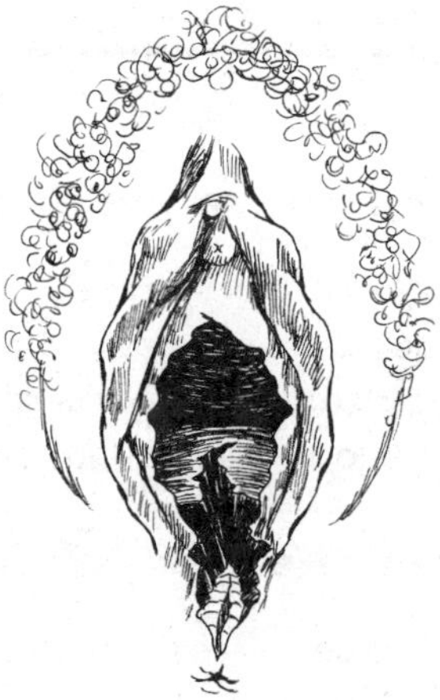

Este desgarro afecta la vagina, el músculo, la piel de afuera y atrasviesa el recto. Es un desgarro de cuarto grado.

3. Determine **qué tan profundo es el desgarro. Si cree que llega al interior del cuerpo**, lávese y restriéguese las manos y los brazos y póngase guantes estériles. Luego estire la abertura vaginal con uno o dos de sus dedos para que pueda ver adentro. Encuentre la punta del desgarro. La mayoría de los desgarros sólo tienen una punta en el interior del cuerpo, pero algunos tienen más.

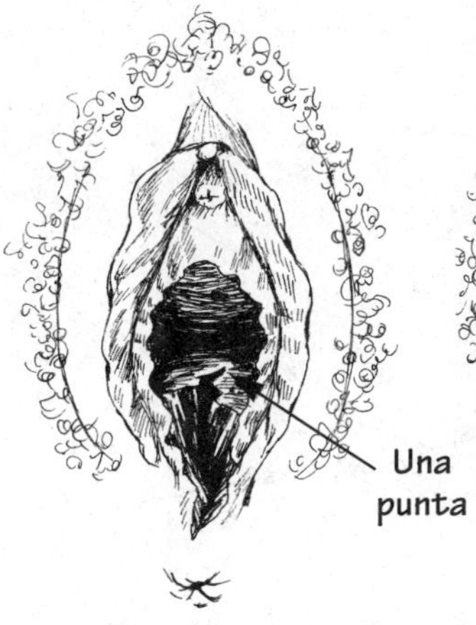

La mayoría de los desgarros sólo tienen una punta.

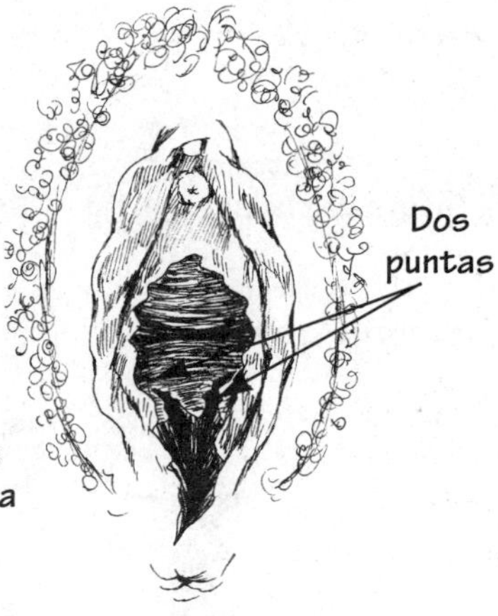

Algunos desgarros tienen 2 puntas o más.

4. Si piensa que el esfínter rectal podría estar desgarrado, haga esta prueba:

Cúbrase un dedo con gasa y roce el ano suavemente con el dedo. Si el ano se encoge, es probable que el músculo esté bien.

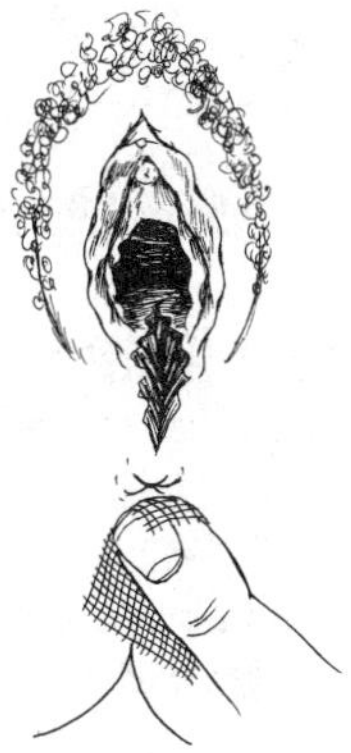

Si el músculo no se encoge, podría estar desgarrado.

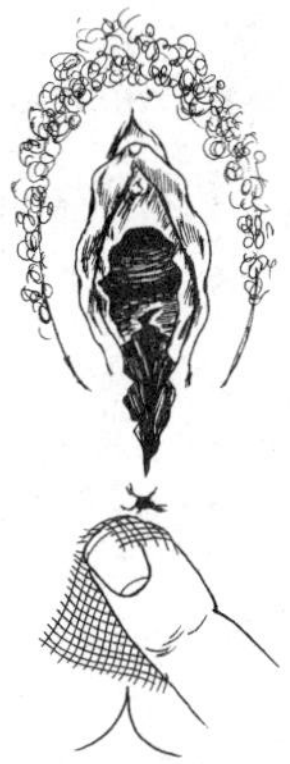

5. Decida qué hacer. No es necesario coser los desgarros de primer grado. Los de segundo grado cicatrizan mejor si se cosen, pero pueden llegar a cerrar bien solos. Sí hay que coser los desgarros profundos y los que llegan hasta el ano. De lo contrario, más tarde la madre podría tener problemas para controlar la salida de sus excrementos.

Lo mejor es coser los desgarros durante las primeras 12 horas. Si cose un desgarro después de 12 horas, es probable que se infecte y no cicatrice igual de bien. Si no puede coser el desgarro a tiempo, no lo haga después. Mejor límpielo con mucho cuidado y pídale a la madre que se remoje el área sentándose en una bandeja con agua tibia y muy limpia. En algunos lugares, los curanderos hacen remedios de plantas que ayudan a las heridas a sanar. Es importante hervir bien los remedios antes de usarlos para evitar una infección.

Algunas reglas básicas a seguir al coser desgarros

Siempre que cosa un desgarro, recuerde lo siguiente:

- Espere hasta que la placenta haya salido y usted esté segura de que la madre y el bebé están bien.
- Mientras cosa siga prestándole atención a la madre y al bebé para asegurarse de que estén bien.
- Mantenga todo limpio y estéril.
- Determine bien qué partes debe coser con cuáles y donde hacer cada punto antes de meter la aguja. Es muy importante unir piel con piel y músculo con músculo—y alinear bien las rasgaduras de cada lado para que ensarten bien.
- Tómese su tiempo. Si se equivoca y tiene que sacar un punto, esa será una herida más en la vagina de la madre.

¡Cuidado! Reconozca sus límites. Si un degarro se ve demasiado profundo o complicado (vea la siguiente página), consiga ayuda médica. No cause más problemas. Muchas veces es peor coser mal un desgarro que dejarlo sin coser. **Recuerde: un desgarro no representa una emergencia, a menos que esté sangrado mucho.**

Equipo para coser desgarros

Equipo que es necesario tener

Cuando vaya a coser un desgarro, necesitará el siguiente equipo para hacerlo correctamente:

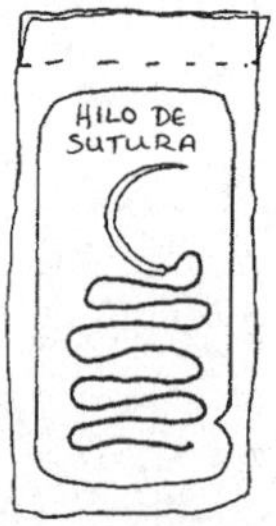

Hilo de sutura, como *Vicryl* o *Menogryl* para coser heridas. Si es posible, use del tamaño 000 en el interior de la vagina. Use del tamaño 00 para coser músculos. Si sólo tiene hilo de un tamaño, úselo en todas partes.

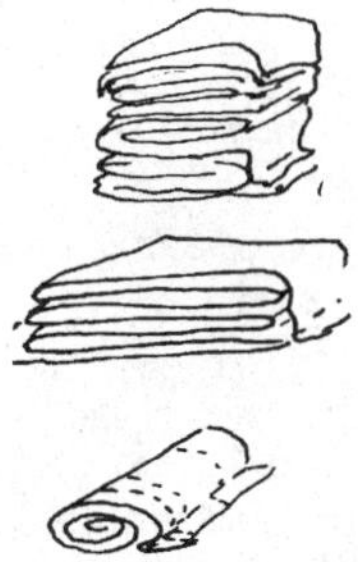

Trapos o gasas estériles para limpiar el área de la herida. También trapos estériles para poner bajo la madre y para colocar sus instrumentos.

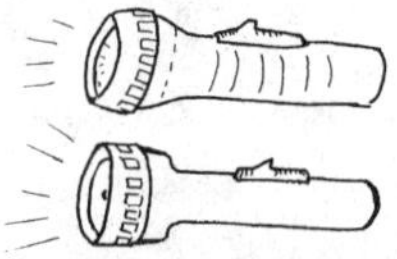

Una buena luz para ver bien el desgarro.

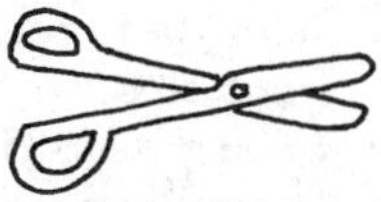

Tijeras estériles.

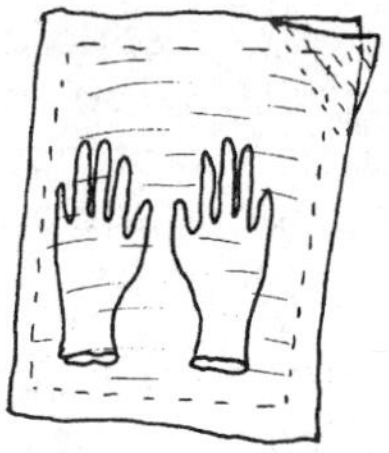

Guantes estériles para evitar infecciones.

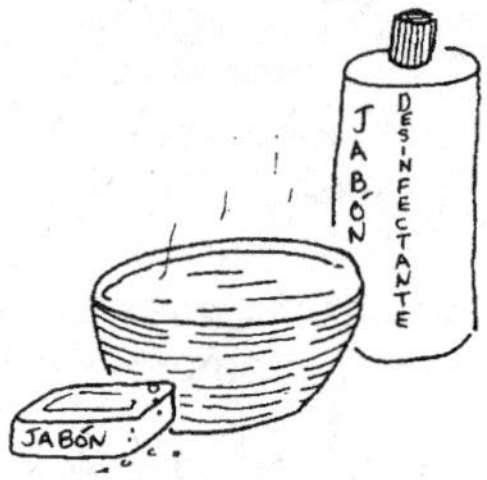

Agua hervida y desinfectante para lavarse. Si no tiene desinfectante, use jabón.

El *Vicryl* y el *Monocryl* son los mejores tipos de hilo porque se disuelven solos. Usted no tendrá que sacar puntos después. Si es posible, consiga el hilo que ya viene pegado a la aguja, no el que hay que ensartar. Una aguja curva es mejor que una recta.

Si no tiene *Vicryl* y el *Monocryl* para coser, puede usar cualquier hilo de algodón que haya sido hervido. Si usa hilo de algodón, haga sólo una capa de puntos, ya que tendrá que sacarlos después.

Equipo que es útil tener

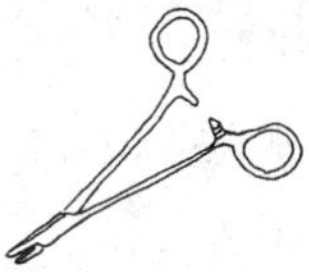

Pinzas especiales para sostener la aguja

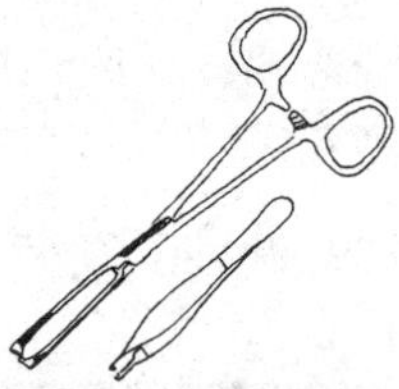

Fórceps de Allis o fórceps para tejido (pinzas dentales): ayudan a asir músculos desgarrados, coágulos, etc.

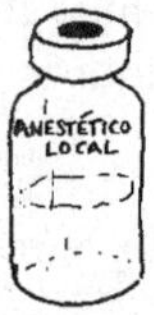

Anestésico local: permite que la madre sienta menos dolor mientras la cosen.

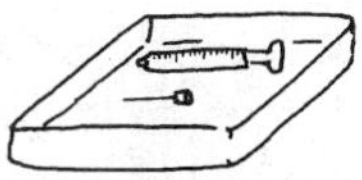

Jeringa y aguja estériles para inyectar el anestésico.

Preparativos para coser

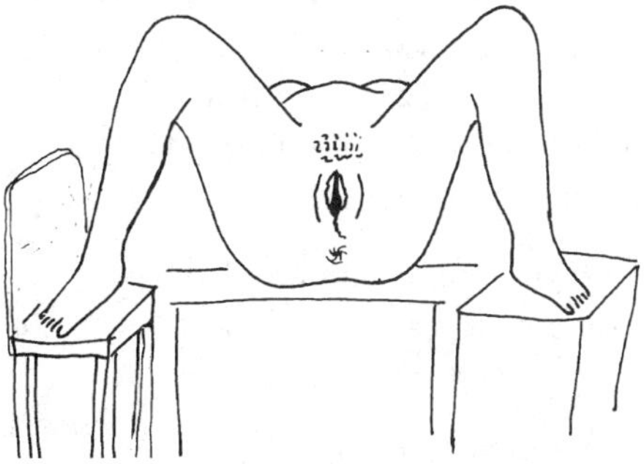

Ponga a la madre en una posición que le permita a usted ver bien la herdia.

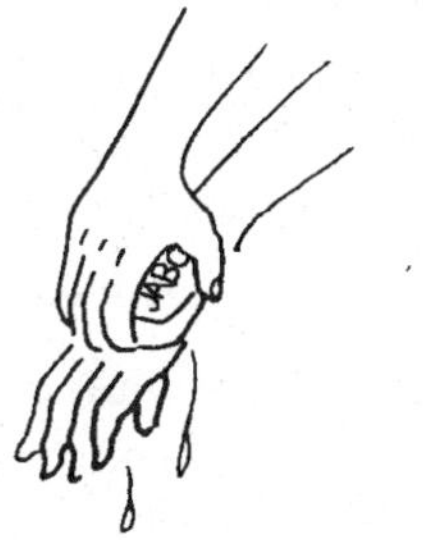

Restriéguese bien las mano y los brazos (vea pág. 159). Póngase guantes estériles, si los tiene. Si no, use bolsas de plástico esterilizadas.

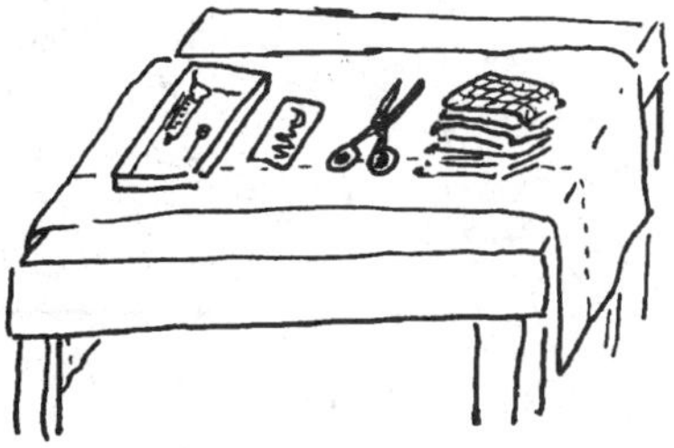

Ponga sus instrumentos estériles sobre un trapo estéril.

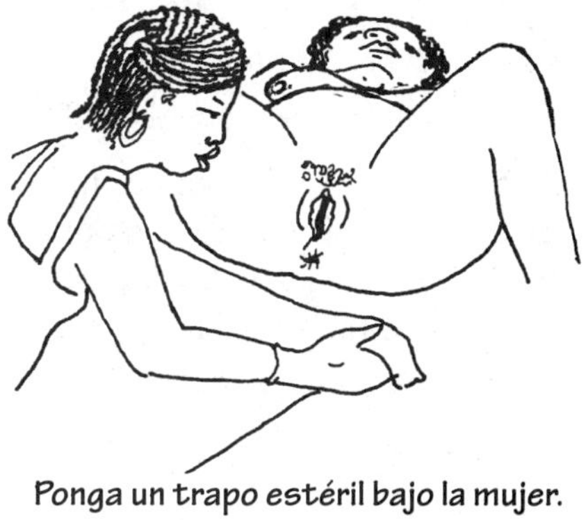

Ponga un trapo estéril bajo la mujer.

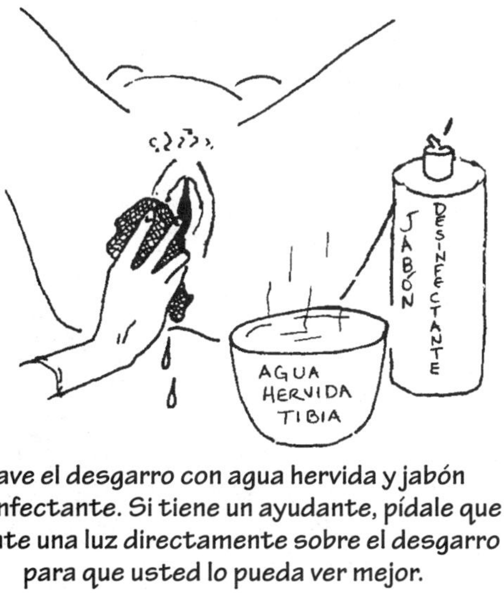

Lave el desgarro con agua hervida y jabón desinfectante. Si tiene un ayudante, pídale que apunte una luz directamente sobre el desgarro para que usted lo pueda ver mejor.

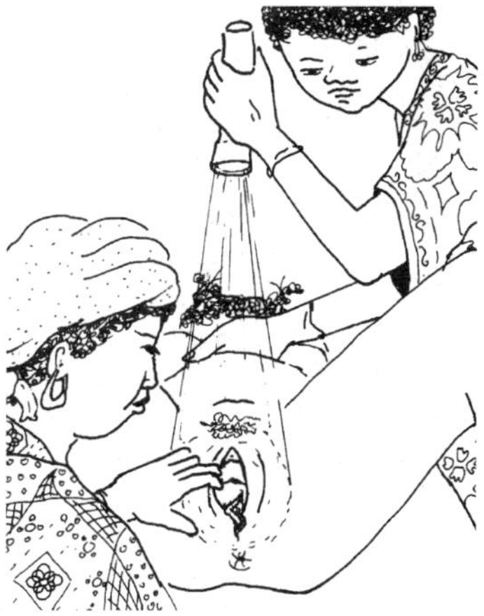

Examine bien el desgarro para que sepa por seguro qué tan grande y profundo es. Enséñele a su ayudante cómo revisar la matriz para asegurarse de que siga dura y encogida (vea pág. 209). Mientras usted cose, su ayudante deberá revisar la matriz de vez en cuando.

Cómo inyectar anestésico para entumecer el área del desgarro

Después del parto, es posible que los genitales de la madre estén entumidos. De ser así, usted podrá coser el desgarro sin anestesia. Sin embargo, la madre probablemente se sentirá más cómoda si usted le pone un anestésico local. Esto es importante sobre todo si el desgarro se extiende hacia el ano.

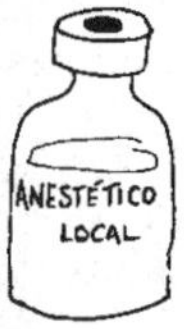

La lidocaína es un tipo de anestésico local común. Puede que en su área haya otros. Sólo asegúrese de que el anestésico que use no contenga epinefrina. Por lo general, los anestésicos locales vienen en forma líquida y no necesitan mantenerse fríos.

Pregúntele a la madre si alguna vez antes le han dado ese mismo anestésico. Si ella nunca ha tenido una reacción al anestésico, podrá ponerle la inyección, como se explica en las págs. 383 a 386. Use unos 10 ml. de anestésico, si está usando solución de lidocaína al 1% (use 20 ml. de lidocaína si la solución es de 0,5%).

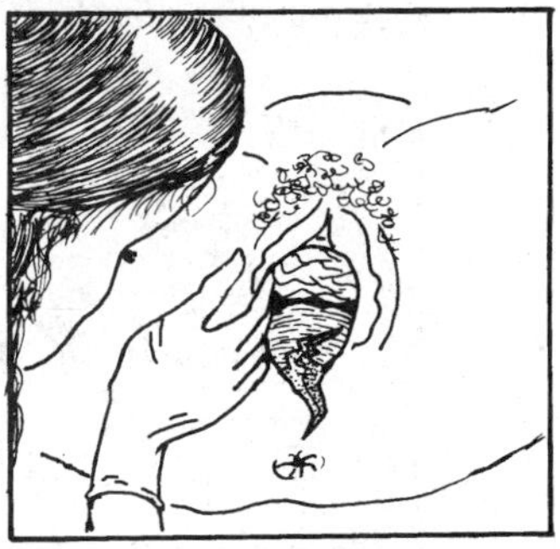

Antes de inyectar el anestésico, fíjese bien en la forma del desgarro. Piense en cuáles partes tendrán que unir y coser. Esto es muy importante porque el desgarro se hinchará y cambiará de forma una vez que usted le inyecte el anestésico.

Ponga la inyección así:

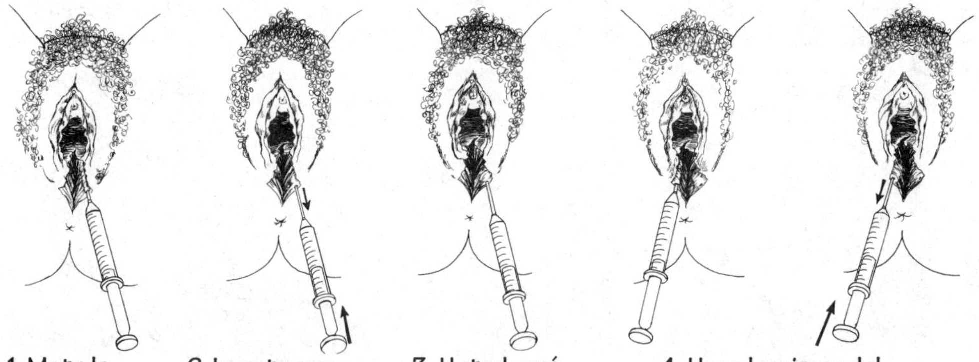

1. Meta la aguja bajo la piel y apenitas de un lado del desgarro.
2. Inyecte como la mitad del anestésico lentamente, al mismo tiempo que va sacando la aguja lentamente.
3. Usted verá que la carne se hincha un poco con el anestésico a medida que lo inyecta.
4. Haga lo mismo del otro lado del desgarro.

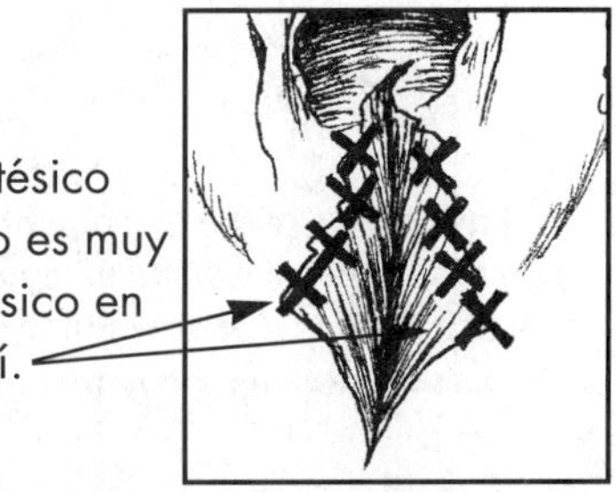

Cada lado probablemente necesitará unos 4 ml. de anestésico (de nuevo, si está usando lidocaína al 1%). Si el desgarro es muy profundo, tal vez tenga que poner dos "líneas" de anestésico en cada lado, una profunda y una cerca de la superficie, así. Pero no use más de 10 ml. en total.

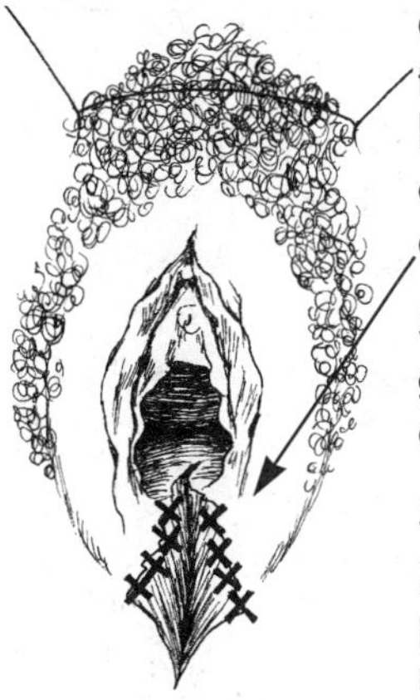

Otra manera de poner el anestésico es a través de varios piquetitos a lo largo de las orillas del desgarro. Cada x en este dibujo muestra dónde poner un poquito de anestésico.

Si el desgarro está en los labios de los genitales, puede poner pequeñas dosis de anestésico a su alrededor.

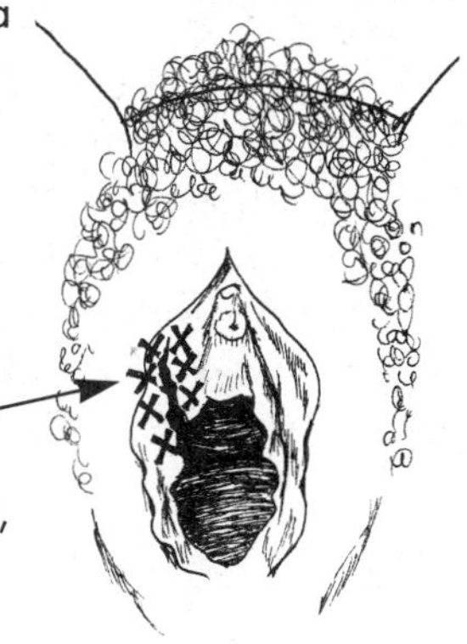

Si aún le queda anestésico en la jeringa, ponga la jeringa en un lugar estéril. Es posible que después vaya a necesitar el resto del anestésico.

Algunos consejos para coser mejor

- Puede ser más fácil coser con una aguja curva. Una aguja curva se usa así:

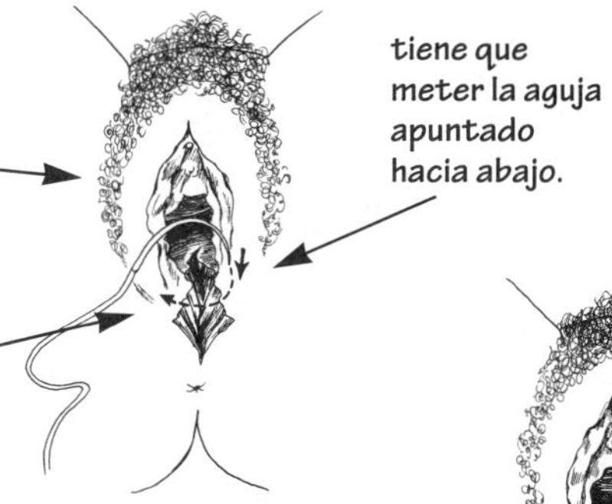

- También puede ser más fácil coser con pinzas para sostener la aguja. Si las usa, agarre la aguja por en medio más hacia la base que hacia la punta. Tenga cuidado de no prensar el hilo donde está pegado a la aguja. Sostenga las pinzas así cuando meta la aguja y use la muñeca para moverlas.

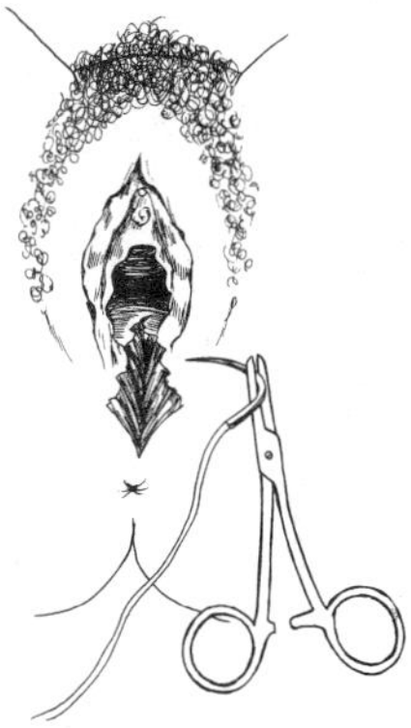

- Hay diferentes puntos que se pueden usar para coser desgarros y episiotomías. Aprenda de alguien que tenga experiencia y que cosa heridas de modo que no se infecten ni se abran. Use el tipo de puntos que esa persona le enseñe. Por nuestra parte, para la mayoría de los desgarros y episiotomías nosotras recomendamos *puntos ininterrumpidos.*

Un punto ininterrumpido es un solo punto que se amarra con un nudo triple o nudo llano (vea pág. 403). Las puntas del hilo que sobran de cada lado se cortan.

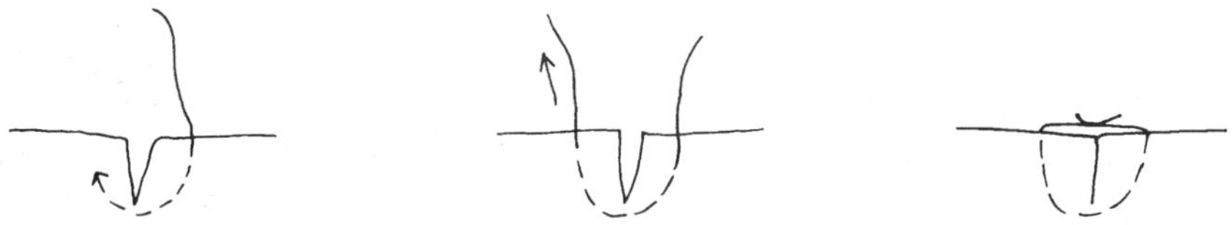

Meta la aguja de un lado del desgarro, como a ½ cm. de la orilla.

Saque la aguja del otro lado, como a ½ cm. de la otra orilla.

Haga un nudo triple (vea más adelante) y corte las puntas que sobren.

- Los puntos deben estar lo suficientemente apretados para cerrar bien la herida. Pero no hay que apretarlos demasiado, porque pueden dificultar la cicatrización y causar dolor después durante las relaciones sexuales.

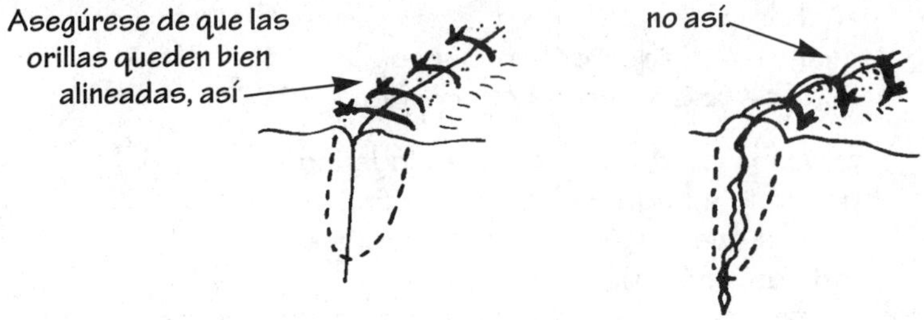

- Trate de lograr que ambos lados del desgarro ensarten bien

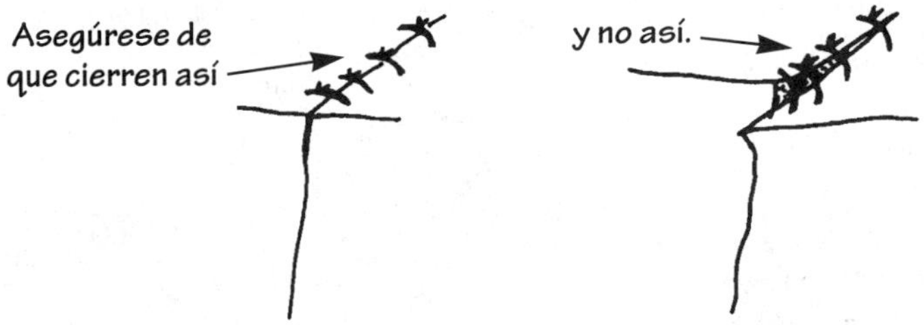

- El hilo debe llegar casi hasta el fondo del desgarro. Si queda muy arriba, el espacio que quede entre el fondo del desgarro y el hilo podría llenarse de pus o sangre e infectarse. Si el punto es demasiado profundo, podría atravesar el recto. Esto aumenta el riesgo de infección y de que el excremento escurra a la vagina.

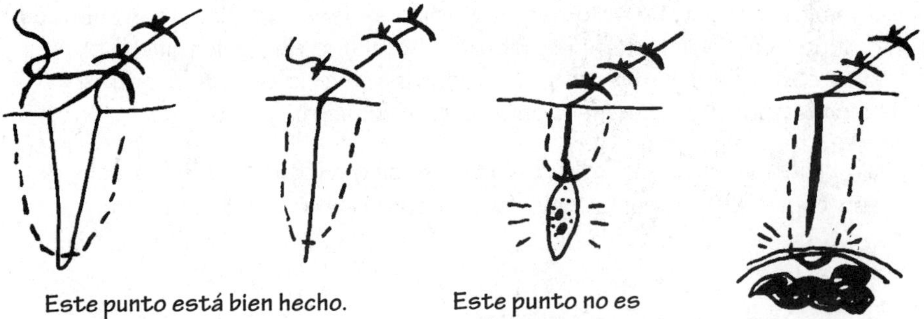

Este punto está bien hecho.

Este punto no es suficientemente profundo. Aquí se puede juntar sangre y pus.

Este punto está demasiado profundo. Llega al recto, donde está el excremento.

- Los puntos se amarran con nudos. Este es el modo de hacer un nudo triple o llano:

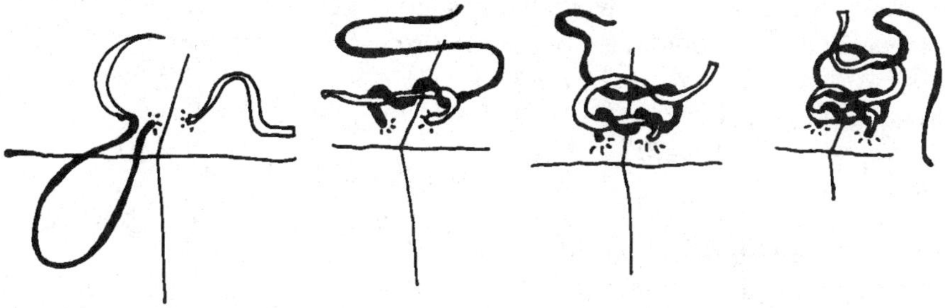

Un nudo triple (o nudo llano) es como el nudo que se usa para amarrar el cordón del ombligo del bebé. En este dibujo usamos dos colores diferentes para mostrar lo que hace cada punta del hilo. Note en el dibujo, cómo una punta pasa por ARRIBA, luego por ABAJO y luego por ARRIBA de la otra. Así se hace un nudo fuerte que no se desata solo.

Revise cada nudo para asegurarse de que no se pueda desatar.

Y también recuerde:

- Siempre cosa primero los desgarros que estén dentro de la vagina.
- Asegúrese de que no queden coágulos de sangre ni cabellos en el desgarro. Podrían causar una infección.
- Use el menor número de puntos que sea posible: sólo los suficientes para cerrar bien la herida. Si hace demasiados puntos sólo estará hiriendo más a la madre.

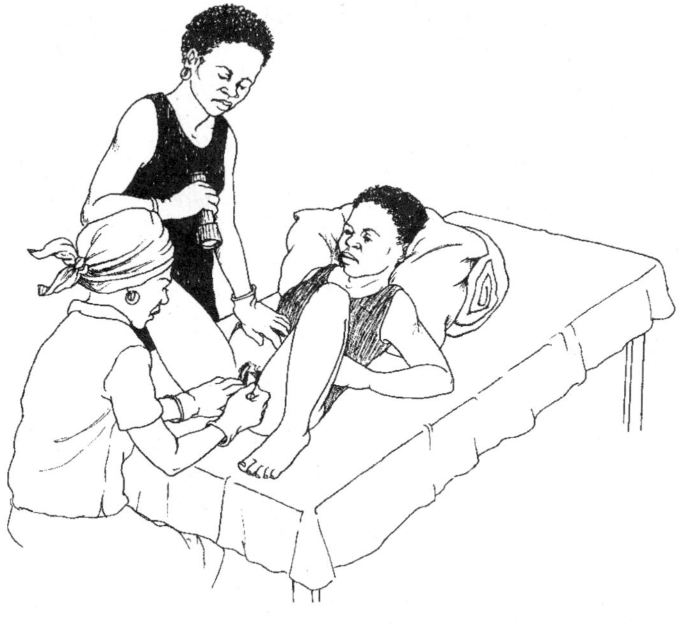

Un modo de coser episiotomías y desgarros dentro y alrededor de la vagina

1. Ayuda poner una gasa limpia en la vagina, más arriba del desgarro, para que la sangre no escurra donde usted esté cosiendo. Asegúrese de sacar la gasa cuando termine de coser.

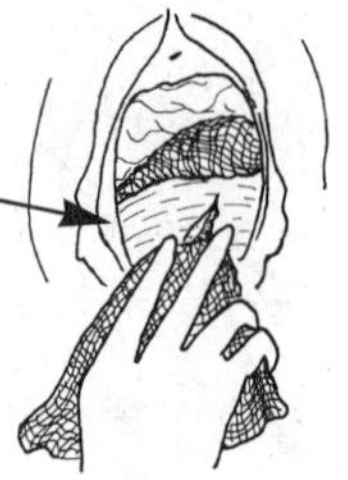

2. Por dentro, la vagina está formada de un tejido llamado *membrana mucosa* o *mucosa vaginal*. Bajo la membrana mucosa hay músculo, el cual es más rojo y se siente más duro. Es muy importante coser músculo con músculo y membrana con membrana.

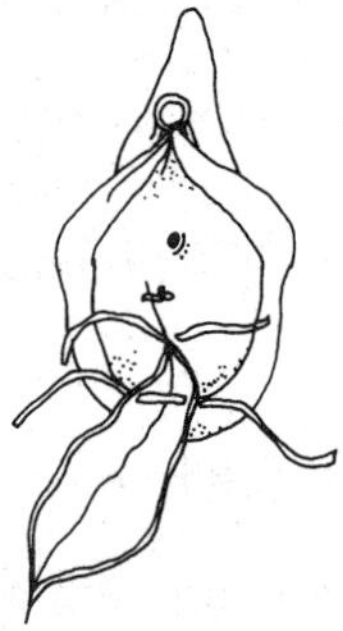

3. Usando *Vicryl* o *Monocryl*, haga el primer punto un poquito más arriba de la punta del desgarro que quede dentro de la vagina. Hágale un nudo triple y corte las puntas que sobren.

4. Siga haciendo puntos interrumpidos como se muestra en el dibujo, hasta que llegue a la abertura de la vagina.

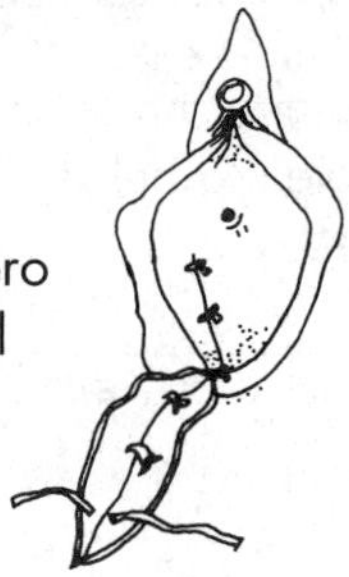

5. Ahora cosa la capa del músculo. Use el menor número de puntos interrumpidos que sea posible. Por lo general basta con 2 ó 3. Hágale un nudo triple (vea pág. 403) a cada punto y corte las puntas que sobren.

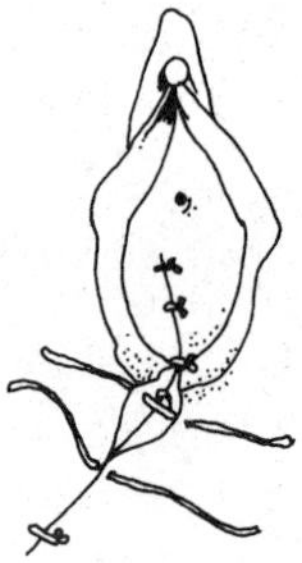

6. Luego cierre la piel que queda sobre el músculo usando el mismo tipo de puntos y nudos. Asegúrese de que la piel cubra los puntos que hizo para cerrar el músculo.

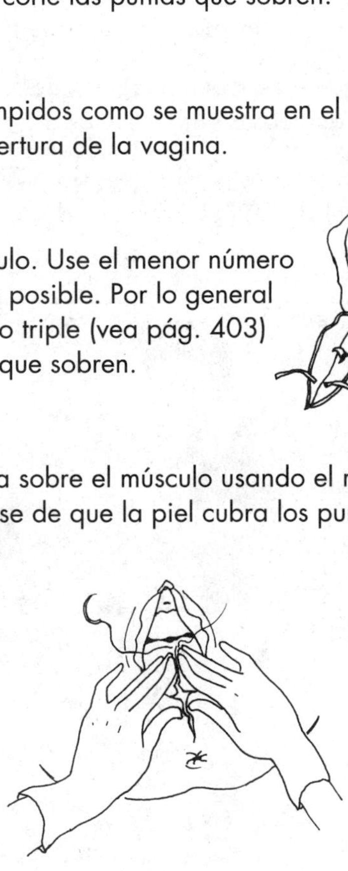

7. De vez en cuando, junte las partes rasgadas para asegurarse de que estén ensartando bien.

8. Antes de guardar todo, meta un dedo en el ano de la mujer para ver si no atravesó hasta allí un punto. De ser así, ¡Usted tendrá que sacar los puntos y volver a coser a la madre! Tenga cuidado de no pasar nada de excremento del ano al desgarro. Lávese las manos y los brazos muy bien y esterilice sus guantes antes de usarlos para volver a coser a la madre.

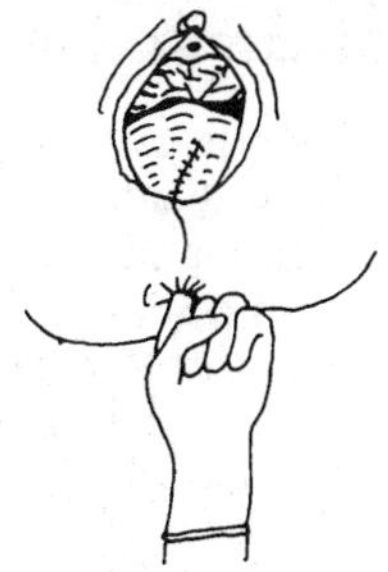

Cómo coser el esfínter rectal

No es difícil coser el esfínter rectal, pero sí es difícil explicar cómo hacerlo en un libro. Lo mejor es que una persona con experiencia le enseñe a hacerlo en la práctica.

1. Examine con cuidado el desgarro para ver si entra al recto. De ser así, y usted no sabe cómo coser esta parte, consiga ayuda médica de inmediato. Si el recto no está desgarrado, pero el esfínter sí, cosa primero la membrana mucosa de la vagina como ya explicamos.

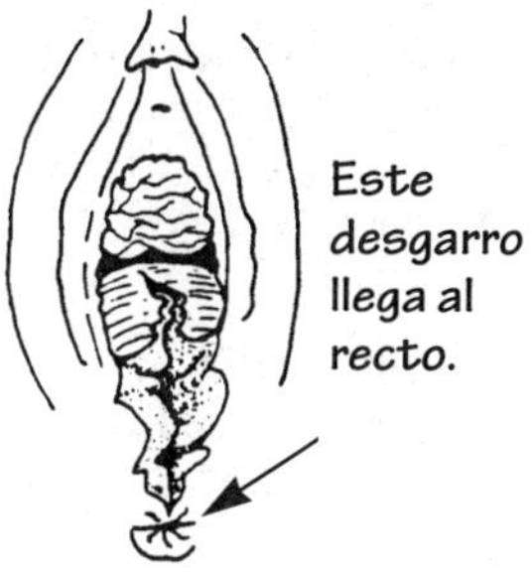

2. Con un *fórceps de Allis* u otro instrumento estéril, jale la punta del músculo hacia afuera para que pueda verla.

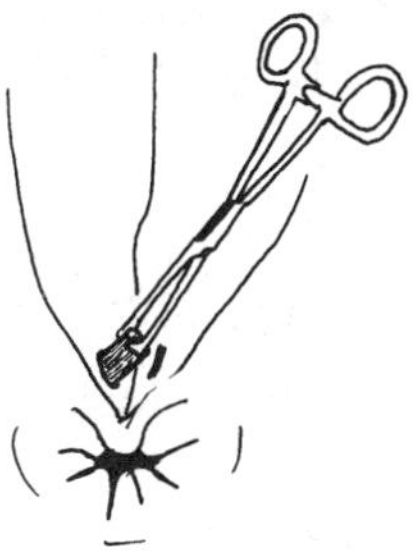

3. Si tiene 2 fórceps o pinzas, jale hacia afuera las 2 puntas del músculo antes de coser. Detenga el músculo de modo que la punta sobresalga más allá de las pinzas.

4. Use *Vicryl* o *Menocryl,* de tamaño 00 para coser el esfínter. Meta la aguja en una punta del músculo desgarrado. Enganche esa punta con la otra punta del músculo.

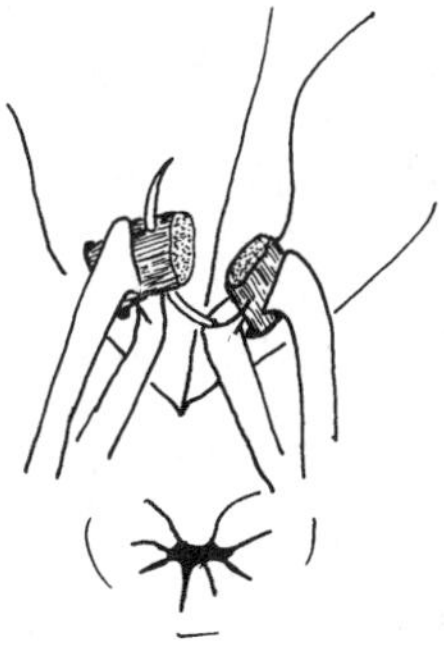

5. Generalmente hay que poner 4 ó 5 puntos interrumpidos para que el músculo no se descosa.

6. Ya que haya cosido el músculo, cosa el resto del desgarro, como ya explicamos en la pág. anterior.

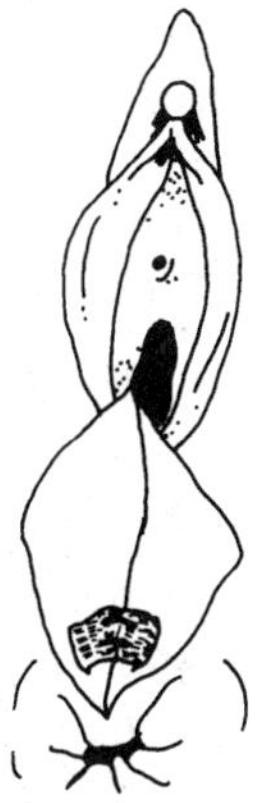

6. Instrucciones para cortar la cicatriz de una circuncisión

En muchas partes del mundo, sobre todo en el Norte de África, el Sur de Asia y en algunas partes de África Occidental, se les hace circuncisión a las mujeres. En algunos casos, sólo se les corta un poco de la piel, pero hay un tipo de circuncisión (infibulación) en que se les quita toda la piel de los labios vaginales. Todo lo que queda es un agujero muy pequeño y muchas cicatrices.

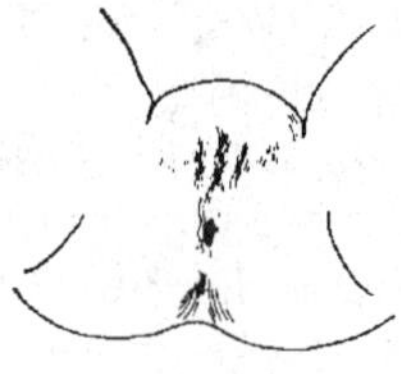

Infibulación

Una circuncisión puede causar diferentes problemas, incluyendo sangrado, infección, tétano y dificultades para orinar. También puede causar dolor al tener relaciones sexuales. Cuando una mujer va a dar a luz, las cicatrices de una circuncisión pueden prolongar la segunda etapa del parto. Muchas veces las cicatrices se desgarran y causan mucho sangrado, dolor y una infección.

Si usted va a atender el parto de una mujer circuncidada, hable con ella antes del parto. Explíquele que, a la hora de dar a luz, quizás sea necesario que usted corte las cicatrices de la circuncisión, para ayudar al bebé a salir. Ayude a la madre a decidir si desea que usted la vuelva a circuncidar después de que el bebé nazca, o si prefiere que sólo repare la cortada que le haya hecho para sacar al bebé.

Si a la hora del parto, las cicatrices de la circuncisión están impidiendo que el bebé salga, será necesario que las corte. Use instrumentos estériles y guantes estériles para hacer el procedimiento. Después de que el bebé nazca, será necesario que cosa a la madre con *Vicryl* o *Monocryl*.

Cómo cortar la cicatriz

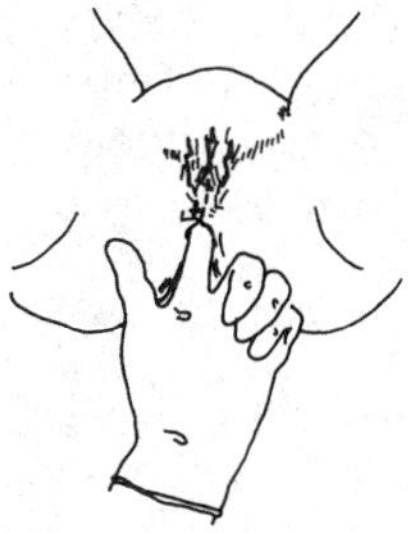

1. Meta un dedo bajo la banda de tejido cicatrizado.
2. Inyecte un anestésico local, si tiene (vea pág. 400).
3. Vaya cortando el tejido cicatrizado hasta que vea el hoyito de la orina. Es probable que ahora la vagina se pueda estirar lo suficiente para que nazca el bebé.

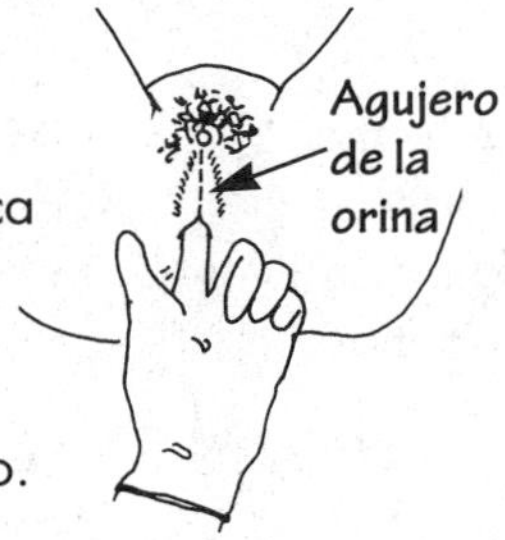

Ya que el bebé nazca, vuelva a circuncidar a la madre o repárele la cortada, según lo que ella le haya pedido.

Cómo volver a hacer la circuncisión

1. Inyecte anestésico local de los 2 lados de la cicatriz.
2. Una las orillas de la cicatriz con puntos interrumpidos usando hilo para suturar de tamaño 00 ó 000.

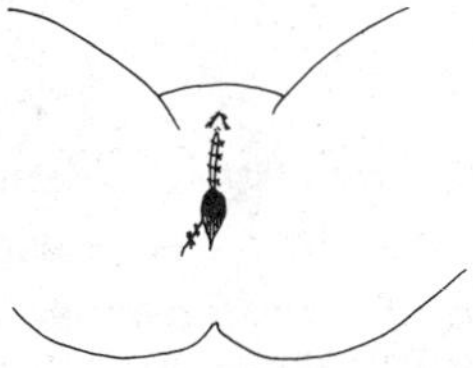

Aquí se volvió a hacer la circuncisión

Cómo reparar la cortada

1. Inyecte anestésico local de los 2 lados de la cicatriz.
2. Una y cosa cualquier carne viva que quede con puntos continuos y en cadena usando *Vicryl* o *Monocryl*, de tamaño 000 para detener cualquier sangrado que haya.

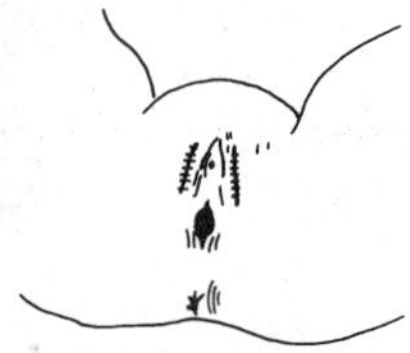

Aquí se reparó la cortada hecha para abrir la circuncisión

Después de cualquiera de estos procedimientos, lave el área con frecuencia y manténgala tan seca como pueda.

7. Instrucciones para voltear a un bebé que viene de nalgas o atravesado

Cómo voltear a un bebé que viene de nalgas

Algunas parteras han aprendido a sobar el vientre de la madre para tratar de voltear a un bebé que viene de nalgas. Si un bebé no se ha volteado de cabeza para cuando va a nacer, es mejor que la madre dé a luz en un hospital o centro de maternidad. Puede ser demasiado riesgoso tratar de voltear al bebé y ayudarle a nacer en casa. En un hospital, los doctores pueden sacar al bebé con fórceps si se atora, o pueden sacarlo mediante una cesárea, si es necesario.

Es muy importante no tratar de voltear a un bebé que viene de nalgas en los siguientes casos:

- si la bolsa de aguas ya se ha roto
- si el bebé ya se ha asentado en los huesos pélvicos de la madre
- si en cualquier ocasión la madre ha tenido sangrado vaginal, la presión alta, o una cesárea u otra operación en el vientre

¡Cuidado! Es muy peligroso sobar el vientre de una madre, para tratar de voltear a su bebé. Usted **sólo** debe tratar de voltear al bebé si está segura de que viene de nalgas, si sabe cómo hacerlo bien y si puede conseguir ayuda médica, si algo resulta mal. Si no está segura de la posición del bebé, consiga ayuda médica.

Para comprender el peligro de voltear a un bebé en el vientre:

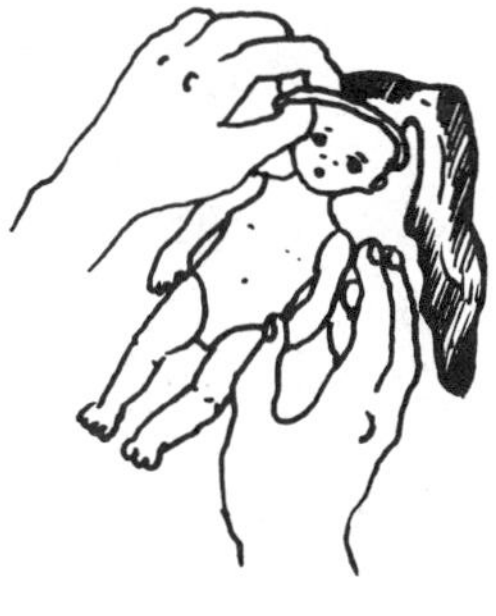

Meta un muñeco en un globo o una bolsa de plástico. Llene la bolsa o el globo con agua y ciérrelo bien.

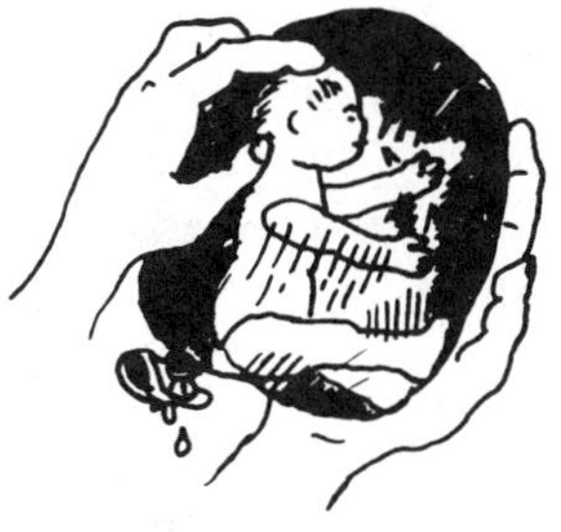

Luego trate de voltear el muñeco.

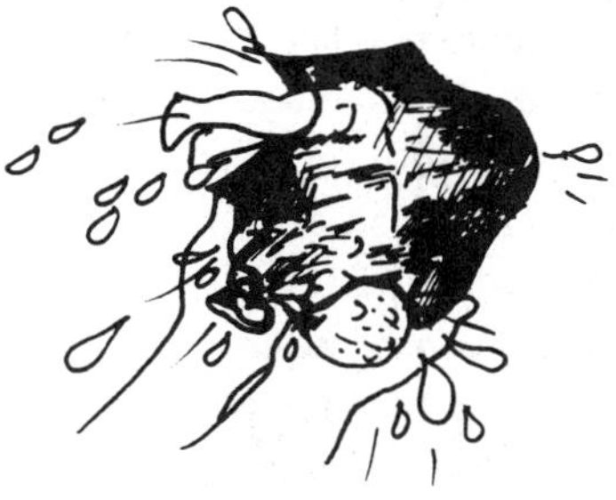

La matriz, como el globo, se pueden reventar si no se tratan con muchísimo cuidado.

Si usted va a tratar de voltear a un bebé que viene de nalgas, hágalo de esta manera:

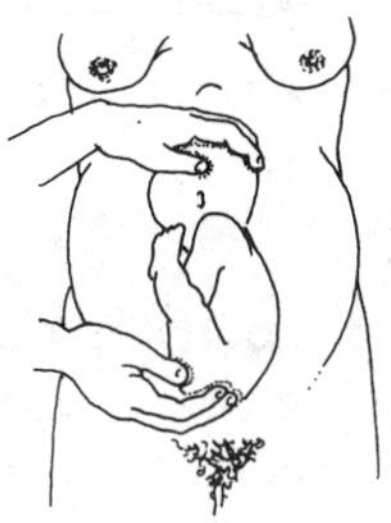

1. Recuerde que debe estar absolutamente segura de que el bebé viene de nalgas. Recuerde además que el mejor tiempo para voltear a un bebé es de 2 a 4 semanas antes de la fecha esperada del parto.

2. Pídale a la mujer que vacíe su vejiga.

3. Luego pídale que se acueste boca arriba con las rodillas dobladas.

4. Escuche el corazón del bebé para asegurarse de que esté latiendo bien. Si usted duda que el bebé esté sano, no trate de voltearlo.

5. Vuelva a revisar la posición del bebé. Luego agárrele la cabecita cuidadosamente con una mano mientras lo empuja de las nalgas con la otra mano. Empújelo hacia la parte más alta del vientre.

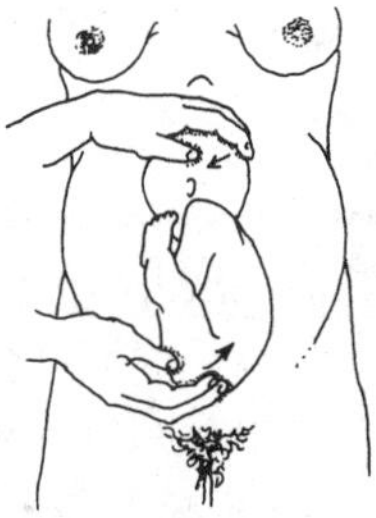

6. Trate de mover al bebé en la misma dirección hacia donde está dando la cara. Si no se mueve con facilidad, pruebe la otra dirección. Tenga cuidado. Sostenga al bebé con una mano y empuje con la otra. Trate de sostener al bebé de modo que mantenga la barbilla contra el pecho.

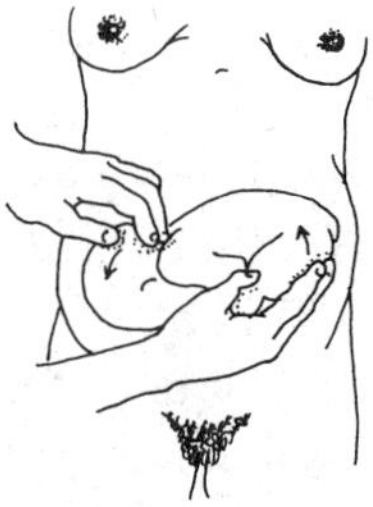

7. Cada vez que logre mover al bebé—aunque sea un poquito—deténgase y escúchele el corazón. Si el latido se acelera, DETÉNGASE. Si el latido se vuelve un poco más lento pero pronto vuelve a su velocidad normal, no hay problema. Si no vuelve a su velocidad normal, DETÉNGASE. Pídale a la madre que se acueste del lado izquierdo y respire profunda y lentamente. Vuelva a revisar el corazón del bebé.

8. Si todo va bien, siga volteando al bebé hasta que esté de cabeza.

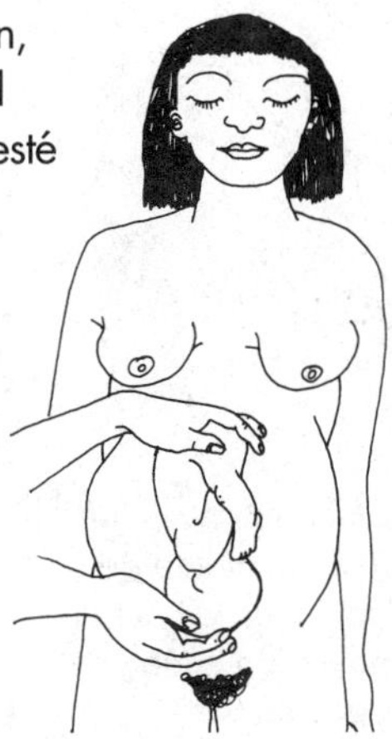

¡Cuidado! Si usted tiene que empujar con fuerza o la madre está incómoda, DETÉNGASE. Usted podría estar a punto de reventar la matriz. Está bien que la madre sienta presión, pero no dolor. **Nunca fuerce a un bebé a voltearse.**

Cómo voltear a un bebé que viene atravesado

De ser posible, un bebé que venga atravesado debe nacer en un hospital mediante una cesárea.

Algunos bebés que vienen atravesados se voltean fácilmente, tan solo con un empujoncito. Esto es cierto sobre todo si la madre ha tenido otros bebés. Pero si el bebé no se voltea, deberá nacer en un hospital.

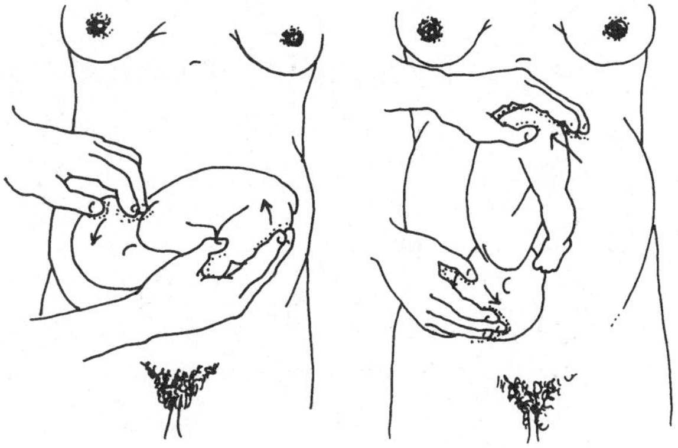

¡Cuidado! Sólo voltee al bebé si se mueve fácilmente. De lo contrario podría reventar la matriz de la madre.

8. Instrucciones para poner líquidos por el ano

Cuando una mujer está en estado de choque o muy deshidratada, es importante darle líquidos tan rápidamente como sea posible. A veces es posible darle a la madre líquidos por la vena (suero). De no ser así, los líquidos se pueden dar por el ano.

1. Use el mismo equipo que usaría para poner una lavativa (vea pág. 174). Puede usar suero para tomar tibio (vea pág. 172) o agua, también tibia.

2. Acueste a la mujer del lado izquierdo. Ponga un poco de aceite en la punta del tubo y métalo con cuidado en el ano. Sostenga el recipiente con el líquido tibio (o el embudo) a la altura de las caderas de la madre para que el líquido corra lentamente. El líquido se tardará como 1 hora en entrar.

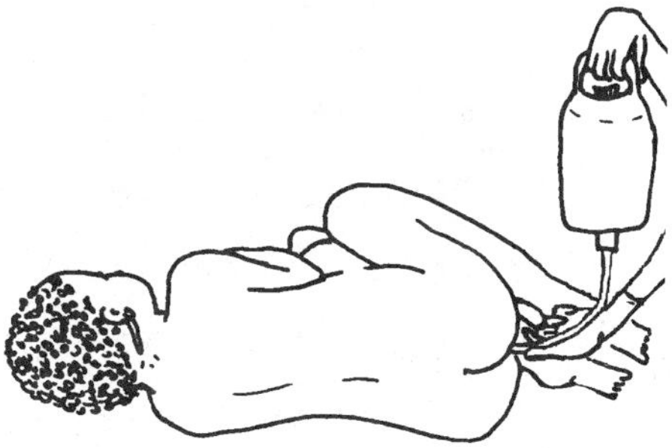

3. Ya que haya entrado todo el líquido, saque el tubo lentamente del recto de la madre. La mujer no sentirá ganas de obrar (cagar) porque su cuerpo absorberá el líquido. Si después de 2 horas la mujer aún tiene señas de deshidratación o de choque, puede ponerle otro medio litro (2 tazas) de líquido de la misma manera.

Procedicimientos especiales que se hacen en los hospitales

Contenido del Capítulo 25

Procedimientos especiales que se hacen en los hospitales

CAPÍTULO 25

Forje una buena relación con el personal médico antes de que necesite su ayuda

Habrá veces en que las mujeres o los bebés que usted atienda tendrán una emergencia que usted no pueda resolver. Entonces usted tendrá que llevarlos o enviarlos a un hospital. Esto será mucho más fácil de hacer si usted ha forjado una buena relación con el personal del hospital en su área.

Para crear una buena relación, es necesario que las personas puedan hablar entre sí libremente, y que se respeten y apoyen mutuamente. Le recomendamos que acuda a los miembros del personal médico que reconozcan que las parteras son importantes y que estén dispuestos a trabajar con usted. Dese a conocer; hable con ellos sobre las necesidades de las mujeres en su área. Averigüe si hay posibilidades de que le den algunas cosas que usted necesite, como por ejemplo, más entrenamiento o algo de equipo. Muchas veces no es fácil lograr que los doctores y las enfermeras reconozcan el papel importante de las parteras. Pero vale la pena tratar de lograrlo. Quizás le presten menos atención a usted si va sola. De ser así, tal vez usted podría ayudar a organizar una reunión con algunos de los miembros del hospital. O si usted encuentra por lo menos a una persona en el hospital que la apoya, quizás esa persona pueda hablar con los demás en su nombre.

Una vez que empiece a conversar con los trabajadores de un hospital, recuérdeles que la cooperación entre ustedes beneficiará a todos. Las parteras estarán mejor entrenadas y equipadas. Cuando las mujeres tengan complicaciones, las podrán enviar al hospital con más confianza. Además, las parteras podrán darle al personal médico información importante sobre la historia médica de las mujeres que lleven al hospital. Y podrán explicarle a las mujeres los procedimientos que les vayan a hacer, para que puedan estar más tranquilas.

El personal médico podrá aprender muchas cosas sobre lo que afecta la salud de la gente de su área y tal vez, también algo sobre las creencias que podrían afectar su cuidado. Además los médicos podrán atender a las mujeres con complicaciones más a tiempo si las parteras tienen confianza para enviarlas al hospital más pronto.

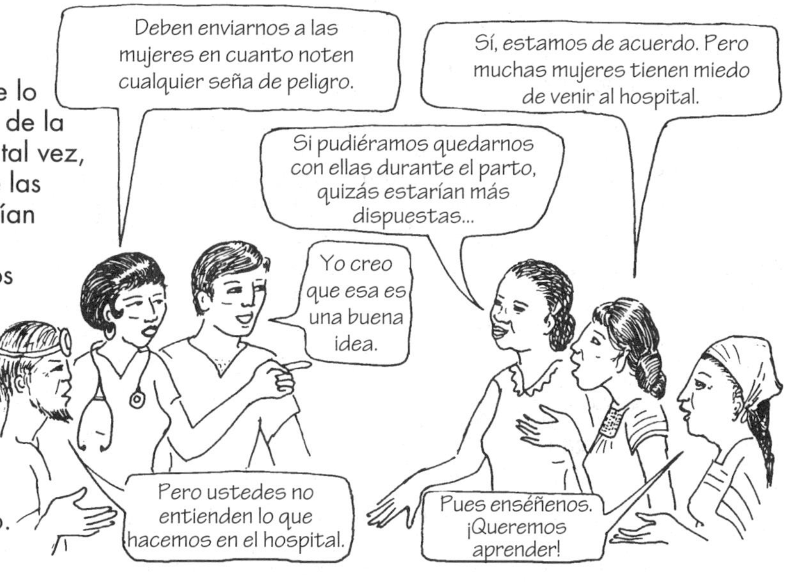

En el hospital

Un hospital es como otro mundo. Hay ciertas maneras de hacer las cosas y reglas que hay que respetar, y muchas veces los doctores y las enfermeras no tienen tiempo de explicar cada una. Por eso es importante que las parteras conozcan este mundo y sepan cómo cooperar con la gente que trabaja allí. En esta sección damos algunas sugerencias para este último propósito.

1. Aprenda a hablar con el personal médico

Cuando hable con el personal médico, trate de recordar lo siguiente:

- Sea prudente y respetuosa. Muchas veces, los doctores y las enfermeras no sólo están ocupados, sino también muy cansados. Necesitan sentir que la gente aprecia su trabajo. Reconozca sus esfuerzos, sin olvidar que usted también puede hacer contribuciones importantes.

  Quizás haya ocasiones en que usted no esté de acuerdo con un doctor o una enfermera. Usted deberá decidir si es apropiado o no que dé su opinión. Si decide decir algo, es más probable que la escuchen si habla con respeto.

- Haga preguntas. Una buena oportunidad de aprender es observando cómo trabaja el personal médico del hospital. Quizás pueda usted mencionarle a un médico o enfermera amigable que está interesada en aprender lo más posible. Tal vez ellos puedan explicarle diferentes procedimientos mientras los hacen o cuando estén menos ocupados.

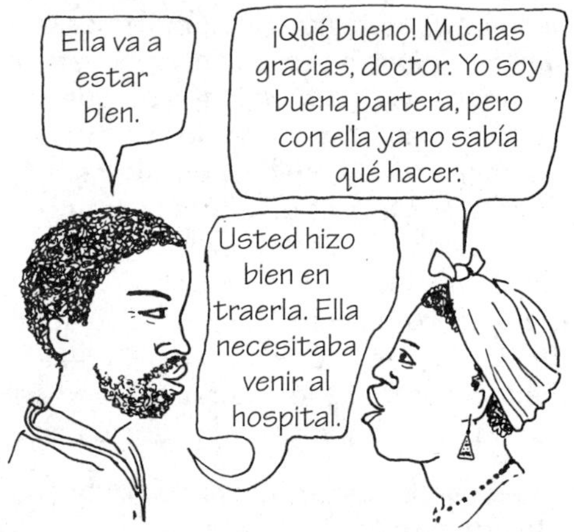

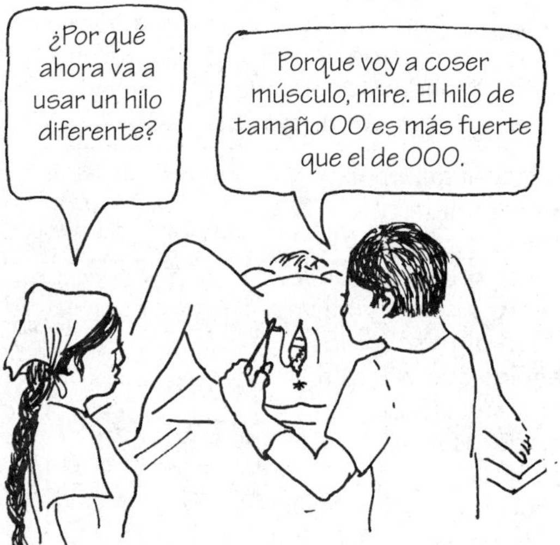

2. Respete los procedimientos del hospital

Es importante que usted respete el modo en que hacen las cosas en el hospital, aunque sea diferente a lo que usted haría. He aquí algunas sugerencias de lo que debe y no debe hacer:

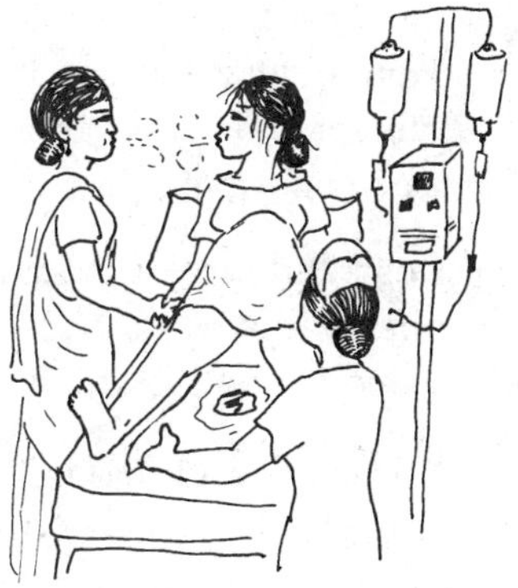

- No estorbe a los médicos y enfermeras cuando estén trabajando. Muchos de ellos temen que si dejan a una partera entrar al cuarto de parto, tendrán otra persona de quien encargarse. Demuéstreles que eso no es cierto. Encuentre un lugar lejos del equipo, donde pueda ver sin estorbar. Si no está segura de donde pararse, pregunte.

- No toque nada del equipo ni los instrumentos a menos que le digan que puede hacerlo. Siempre mantenga sus manos muy limpias.

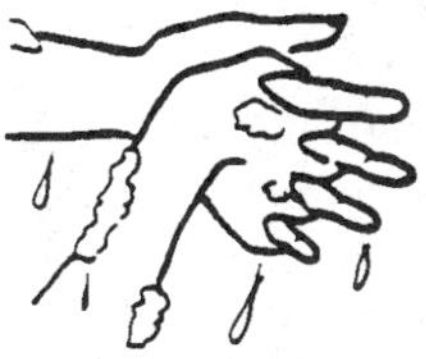

- No trate de hacer ningún procedimiento de partería, a menos que se lo pidan. Por ejemplo, no le sobe los genitales a la madre y no le dé agua a ella, sin antes pedir permiso.

3. Ayude sin estorbar

Aunque usted no esté asistiendo con los procedimientos, puede ayudar de otras formas. Por ejemplo:

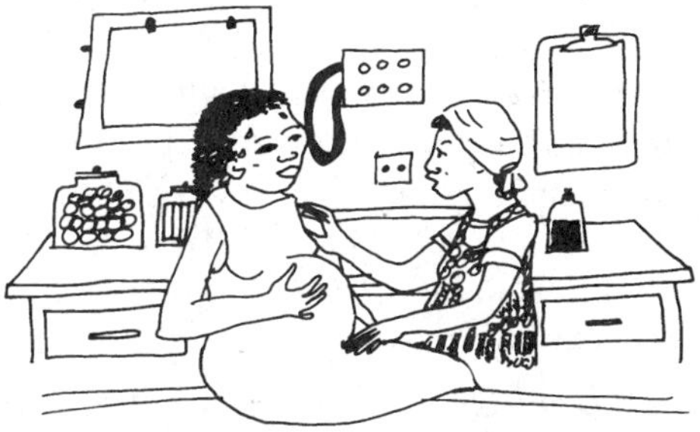

- Ayude a la madre a mantenerse calmada y relajada. Esta es una de las mejores maneras de ayudar. Una mujer tranquila y relajada tendrá un parto más fácil y seguro. Eso beneficia a todos.

- Vea si hay cosas prácticas que usted pueda hacer. Por ejemplo, pregunte si ayudaría que cambiara los tendidos o que le diera agua a la madre. En muchos hospitales, las enfermeras están muy ocupadas y aprecian este tipo de ayuda.

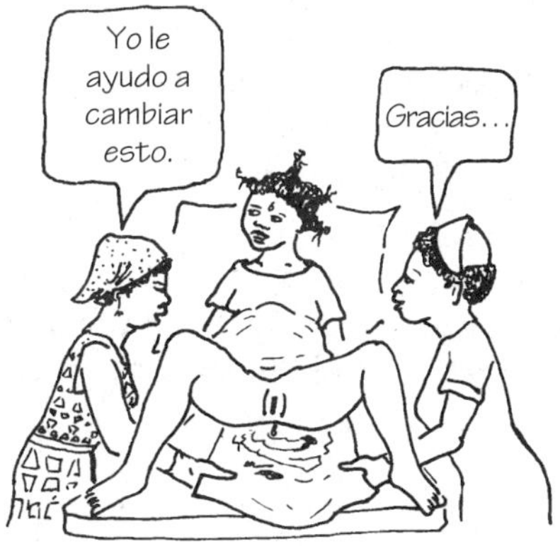

4. Ayude a cambiar algunas prácticas

A medida que usted vaya formando una buena relación con el personal del hospital, quizás pueda ayudar a cambiar algunas de sus prácticas. (Pero recuerde: el personal necesita conocerla bien y tenerle confianza). Estas son algunas de las cosas importantes que usted podría sugerir:

- Describirles a las madres, de una forma simple y clara, cualquier procedimiento que se les vaya a hacer. Así las madres entenderán qué les van a hacer, por qué y cuáles son sus opciones.
- Permitir que las madres se sienten, se paren, se acuesten o caminen durante el parto.
- Permitir que las madres den a luz sentadas, acuclilladas, hincadas o paradas. No hay necesidad de acostarlas boca arriba a menos que haya una emergencia.
- Permitir que las madres sostengan y toquen a sus bebés de inmediato. Hay que permitirles y animarlas a que amamanten a sus bebés en cuanto nazcan.
- Permitir que los bebés se queden con sus madres, en vez de llevarlos a otro cuarto, a menos de que haya una emergencia.
- Permitir que la madre y su familia participen en la toma de decisiones y en el cuidado médico.

Prácticas comunes del hospital

En esta sección describimos algunas de las prácticas más comunes de los hospitales. Analizamos estas prácticas de la misma manera en que antes analizamos los métodos modernos y tradicionales de la medicina para determinar si son útiles, inútiles pero no dañinas, o dañinas (vea págs. 23 a 28). También explicamos lo que una partera puede hacer para ayudar con cada práctica (si es que hay algo que puede hacer).

1. Suero por la vena (solución intravenosa)

Para darle *solución intravenosa* a una mujer, primero se le pone una aguja en la vena. La aguja está conectada a una manguerita y esta a una botella de suero. El suero pasa por la manguerita, la aguja y llega a la vena. Así la mujer recibe el líquido que necesita para no deshidratarse pero su estómago sigue vacío.

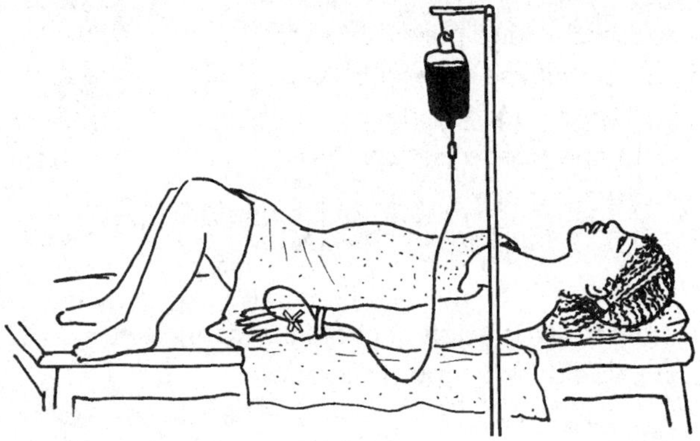

Algunos hospitales les ponen suero por la vena a todas las mujeres durante el parto. Los beneficios de hacer esto son los siguientes:

- El suero evita que la madre se deshidrate. Esto es importante sobre todo si la mujer tiene náusea y vomita todo.
- El estómago se mantiene vacío. Si la madre llega a necesitar una operación de emergencia, ella no tendrá comida en el estómago. Esto es importante porque la anestesia a veces causa vómitos, que pueden ahogar la persona. Si el estómago está vacío, no habrá este problema.
- Las medicinas que se necesiten de emergencia podrán darse rápidamente por la vena—simplemente habrá que añadirlas al suero.

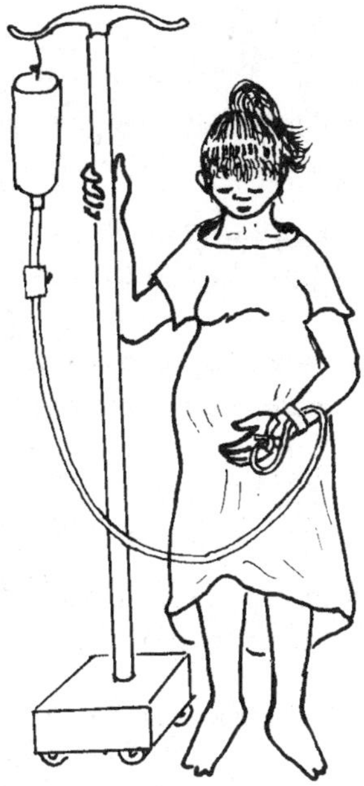

Las desventajas de tener suero puesto durante el parto son las siguientes:

- Es incómodo para la madre y limita sus movimientos. Esto puede hacer que el parto sea más largo y difícil. (No es necesario que la madre esté acostada. El suero puede ponerse en un poste con ruedas para que la madre pueda pararse y caminar, pero aún así es incómodo.)
- La madre puede contraer una infección de la sangre por medio del suero. Aunque el riesgo es mínimo, el problema es muy grave.

Debido a que las soluciones intravenosas presentan ciertos riesgos, nosotras recomendamos que no se usen a menos que haya un problema médico.

Qué puede hacer usted

A veces, cuando a una mujer se le pone suero y se le prohibe tomar líquidos, a ella se le reseca mucho la boca. Usted puede darle un trapo mojado que pueda chupar. Esto ayudará a mojarle la boca sin llenarle el estómago de líquidos.

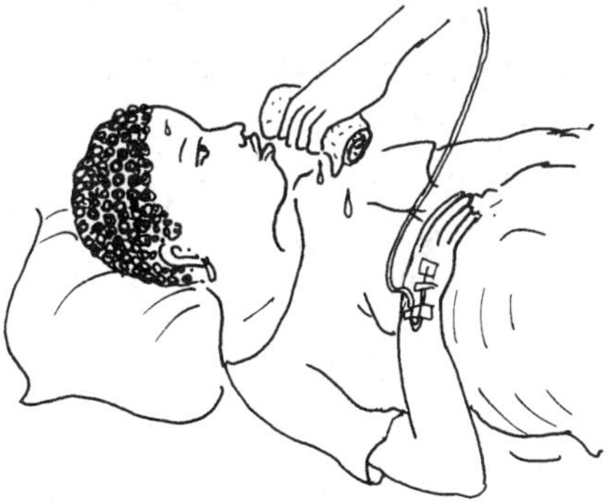

2. Campos estériles

Un *campo estéril* es una área donde nada tiene microbios; sirve para evitar infecciones. Cuando el bebé ya va a nacer, el personal del hospital pondrá trapos esterilizados sobre el vientre y los muslos de la madre, de modo que sólo los genitales se le vean. Además, a veces el personal médico también usará ropa especial y máscaras que cubren la boca y la nariz. Las máscaras sirven para no pasarles microbios a la madre y al bebé mediante la respiración.

Trapos esterilizados

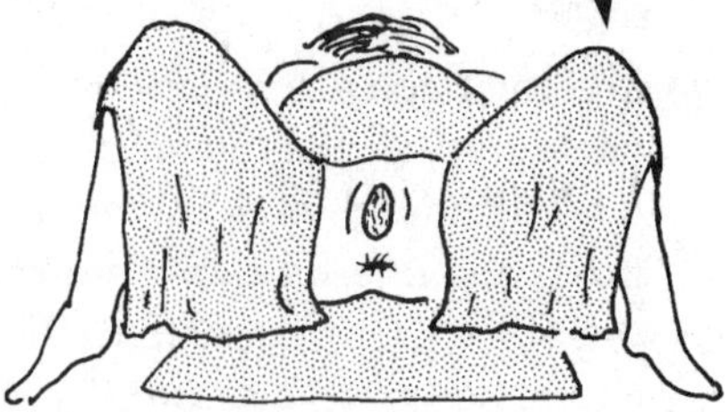

Los campos estériles son muy importantes en los partos que requieren de una episiotomía o una operación. Pero, en nuestra opinión, no todas las prácticas que los hospitales usan para crear campos estériles para los partos normales son necesarias. Por ejemplo, en algunos hospitales rasuran a las mujeres antes de lavarles los genitales con jabón desinfectante. La creencia es que los microbios podrían esconderse en el pelo de las partes ocultas, a pesar de lavarlo. En los lugares donde las mujeres acostumbran rasurarse, esto no es problema. Pero para algunas mujeres, esta práctica puede ser incómoda y producir comezón cuando el pelo empiece a crecer de nuevo. Además, el rasurar produce pequeñas cortadas en la piel que pueden llegar a infectarse.

Qué puede usted hacer

Es muy importante que usted no toque nada en un campo estéril—a menos que se haya lavado y restregado las manos y esté usando guantes estériles. Quizás lo mejor sea que se mantenga cerca de la cabeza de la madre, alejada del campo estéril. Allí podrá explicarle a ella lo que está pasando y ayudarla a tranquilizarse.

3. Exámenes vaginales de rutina

En algunos hospitales se acostumbra que una enfermera o un doctor haga exámenes vaginales para revisar el cérvix. Estos exámenes son útiles porque indican cuánto se ha abierto el cérvix y cuál es la posición del bebé. Estos exámenes no son peligrosos siempre y cuando sólo se hagan unas cuantas veces, con guantes esterilizados y asegurándose de que todo lo que esté alrededor de la vagina, esté muy limpio. El riesgo de infección es mayor cuando un examen se hace después de que la bolsa de aguas se haya roto.

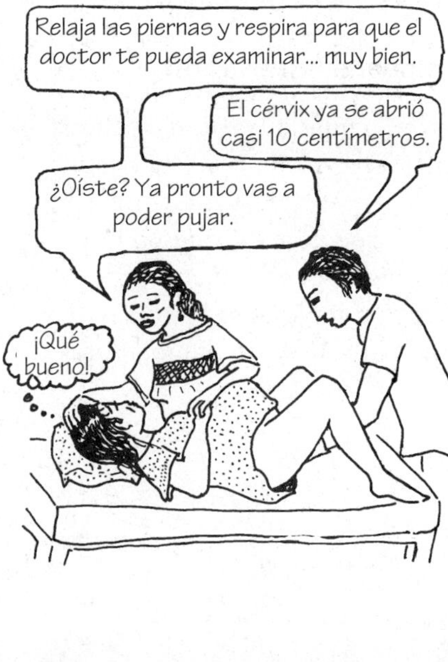

Qué puede hacer usted

Si en su región las mujeres sienten vergüenza de que alguien les toque el cuerpo, explíqueles que esto se hace por razones médicas—no sexuales—y no es una deshonra. Es mejor que les explique estas cosas a las mujeres y a sus familias durante el embarazo y no al último momento en el hospital.

Si una mujer está asustada o nerviosa durante un examen vaginal, usted puede ayudarle tomándole la mano con firmeza y cariño, mientras la anima arelajar las piernas y las nalgas. Ayúdele a respirar lenta y calmadamente. Explíquele lo que le estén haciendo. Manténgala tranquila.

4. La mesa de parto

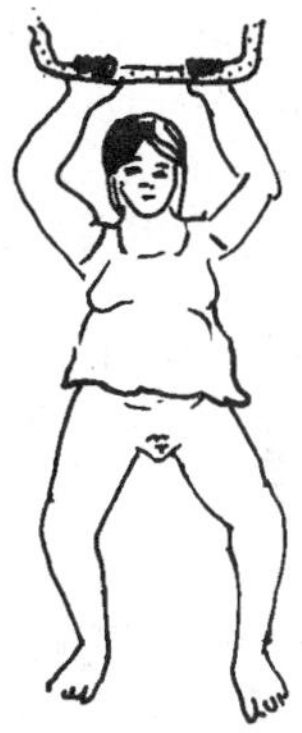

Los hospitales les dan a las madres diferentes tipos de equipo para dar a luz. Algunos hospitales tienen sillas de parto que le permiten a la mujer dar a luz sentada o en cuclillas. Otros tienen barras para que la mujer se agarre y dé a luz parada. Algunos hospitales usan camas comunes y corrientes y otros usan *mesas de parto* en que la mujer se acuesta boca arriba, con la espalda plana.

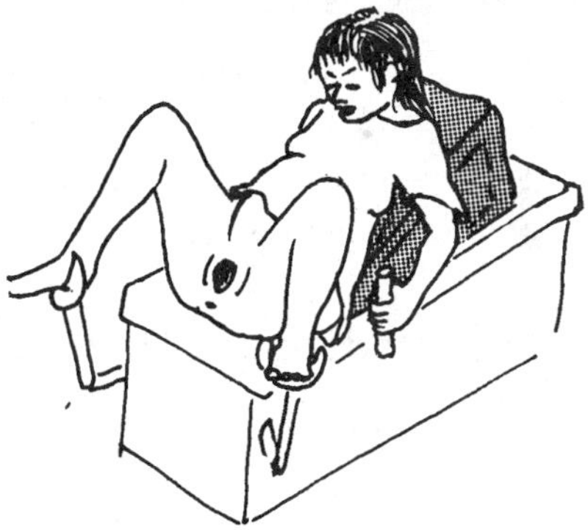

Nosotras opinamos que es más difícil dar a luz en esa posición, y peor aún, muchas veces es peligroso. Muchos hospitales han reconocido esto y ponen una almohada en la mesa que le permite a la mujer sentarse a medias para dar a luz. Esta es una manera barata y sencilla de mejorar la posición de la madre durante el parto.

Si hay alguna complicación y el doctor necesita hacer algún procedimiento especial, sigue siendo mejor que, aunque la madre se acueste boca arriba, ella tenga un cojín que la incline un poco. Esa posición asegura que le llegue suficiente sangre al bebé y evita que la madre sienta que se desmaya.

Qué puede hacer usted

Si su hospital usa mesas de parto mencione que la madre podría pujar mejor si la apoyan con almohadas de modo que ella se pueda sentar a medias.

5. Episiotomías de rutina

Una episiotomía es un corte que se hace en la abertura vaginal para agrandarla. En algunos lugares los doctores le hacen una episiotomía a todas las mujeres o a todas las mujeres que van a tener a su primer bebé.

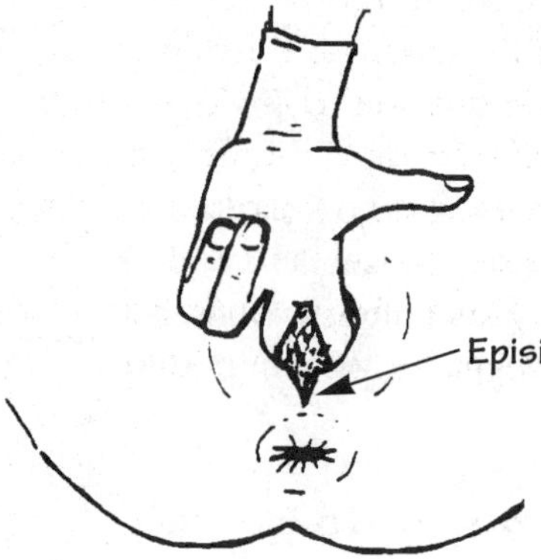

Una episiotomía puede ayudar al bebé a nacer más rápidamente. También permite que el doctor meta una mano para ayudar al bebé si hay problemas. Pero las episiotomías también tienen desventajas. Muchas veces son dolorosas después del parto y se tardan más en sanar que los desgarros naturales. También causan sangrado y pueden infectarse.

Nosotras opinamos que no hay necesidad de hacer una episiotomía si la madre tiene una abertura vaginal normal. La piel se puede ir estirando y la mayoría de los desgarros se pueden evitar controlando la rapidez con que nace la cabeza del bebé (vea pág. 187) y sobando la abertura vaginal (vea pág. 186). Una episiotomía sí es necesaria cuando la madre tiene cicatrices de una circuncisión o cuando hay otros problemas con el parto.

Procedimientos del hospital que se hacen cuando hay problemas

Los siguientes procedimientos pueden ser muy útiles pero sólo deben de hacerse cuando hay un problema.

1. Radiografías y ultrasonidos

Las radiografías y los ultrasonidos sirven para ver dentro del cuerpo sin abrirlo. Las radiografías son como fotografías que muestran los huesos de la madre y del bebé. Cuando se toman, no producen dolor ni molestias.

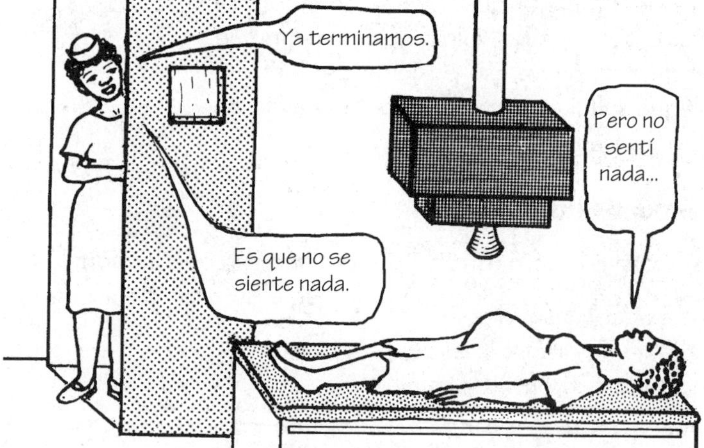

Hay 2 tipos de ultrasonidos que se usan para las mujeres embarazadas. Un *sonograma* usa un tipo de sonido que las personas no pueden oír. La máquina que se usa envía el sonido por el cuerpo de la madre y crea una imagen en una pantalla que muestra al bebé dentro del vientre de la madre. De la imagen en la pantalla se puede hacer una fotografía.

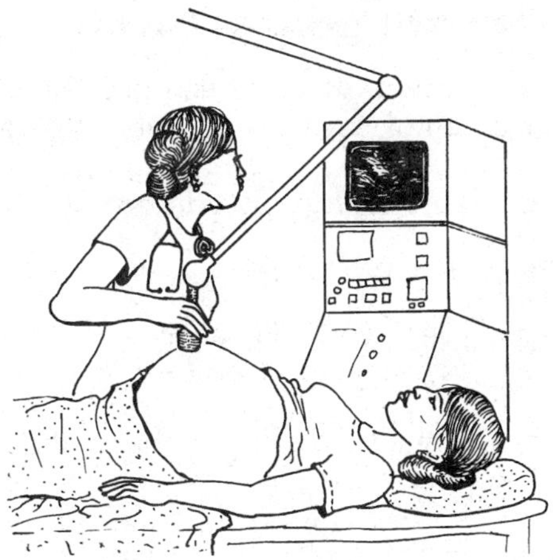

Sonograma

Un *fetoscopio ultrasónico* permite que el corazón del bebé se escuche fácilmente, pero no produce una imagen.

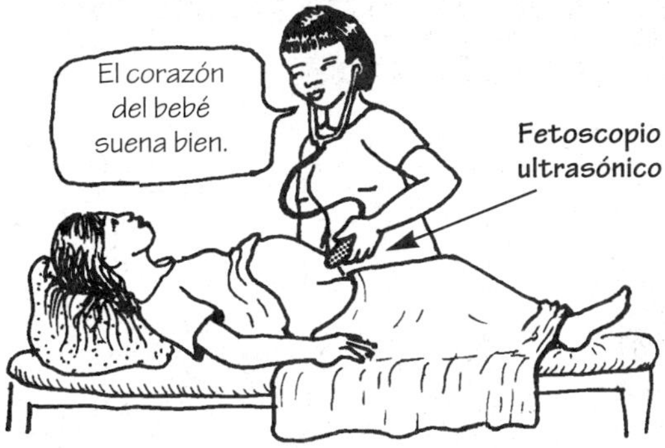

Las radiografías y los sonogramas pueden dar mucha información útil. Sirven para determinar la edad del bebé y la posición de la placenta. También pueden indicar si hay gemelos o si un bebé está demasiado grande para caber entre los huesos de su madre. Un fetoscopio ultrasónico sirve para escuchar el corazón de un bebé cuando no es posible hacerlo con un festoscopio común. La información que los aparatos proporcionan puede ayudarle al doctor a tomar decisiones que protegen la salud de la madre y su bebé, y que podrían salvarles la vida.

Qué puede hacer usted

Explíquele a la mujer que ni las radiografías ni los sonogramas le harán daño. Dígale para qué es cada aparato y explíquele por qué le están haciendo cada procedimiento.

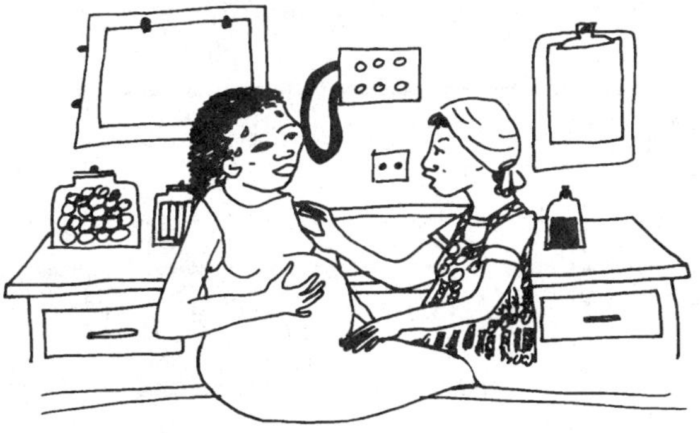

2. Métodos para provocar o fortalecer el parto

Para provocar o fortalecer un parto, los hospitales generalmente rompen la bolsa de aguas o dan oxitocina en solución intravenosa.

Rompimiento de la bolsa de aguas

Cuando una mujer ha estado de parto por bastante tiempo, pero sin avanzar mucho, el doctor puede decidir romperle la bolsa de aguas. Para hacerlo, mete en la vagina un instrumento especial puntiagudo esterilizado y hace un hoyo en la bolsa.

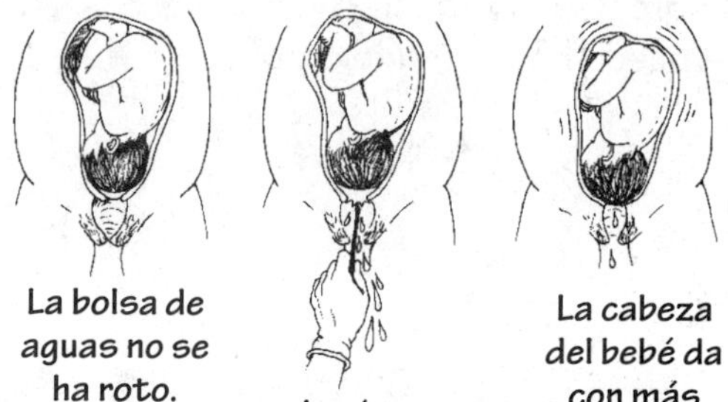

Esto puede ayudar a que la cabeza del bebé baje con más fuerza contra el cérvix. A veces esto ayuda a producir mejores contracciones. Por otro lado, puede aumentar el riesgo de infección (sobre todo si el parto dura bastante) o hacer que el cordón se prolapse (vea pág. 250). En un hospital, las ventajas generalmente son mayores que las desventajas, pero no recomendamos hacer esto en casa.

Oxitocina en solución intravenosa

Cuando es importante provocar o fortalecer un parto, y otros métodos no han dado resultado, el doctor puede darle a la mujer oxitocina en solución intravenosa. La oxitocina es una sustancia química muy parecida a la oxitocina que el cuerpo fabrica por sí mismo y que produce contracciones más fuertes, largas y útiles.

Usada correctamente, la oxitocina puede acortar un parto largo y tardado, y puede salvar vidas. Pero si se da muy rápidamente o en una dosis demasiado grande, puede producir contracciones demasiado fuertes y seguidas. Estas contracciones pueden dañar el cerebro del bebé, hacer que la placenta se desprenda antes de tiempo o hacer que la matriz se desgarre. Estas complicaciones pueden herir o incluso matar al bebé y a la madre. Por eso, la oxitocina sólo debe ser usada por personas muy bien entrenadas.

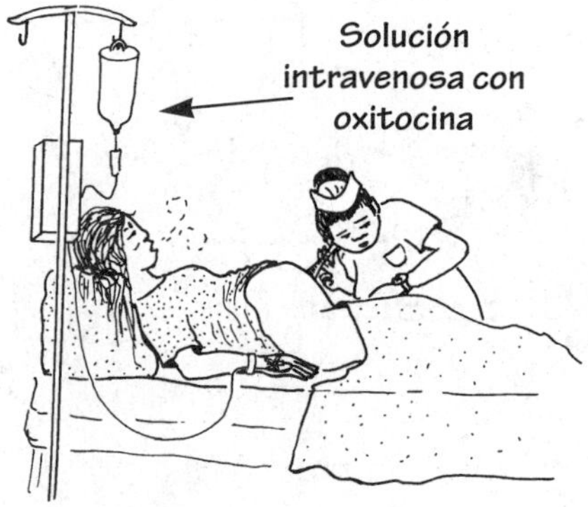

¡Cuidado! Si se usa oxitocina para un parto, hay que darla sólo a través de una solución intravenosa, y no inyectada ni tomada. Así es posible controlar la cantidad que la mujer recibe y también la velocidad con que la recibe.

Qué puede hacer usted

Explíquele a la madre lo que le estén haciendo y por qué se lo están haciendo.

3. Instrumentos para sacar al bebé

A veces, aunque el cérvix se abre bien, el bebé se atora al bajar por la vagina. Hay 2 instrumentos que sirven para sacar al bebé: los *fórceps* y el *extractor de succión.*

Los fórceps son unas tenazas especiales para agarrar la cabeza del bebé cuando aún está dentro de la madre. A veces sólo es necesario cambiar la posición de la cabeza del bebé con los fórceps para que la madre pueda entonces sacarlo a pujidos. Otras veces, los fórceps se tienen que usar para jalar al bebé hasta afuera con mucho cuidado. A veces también es necesario hacer una episiotomía.

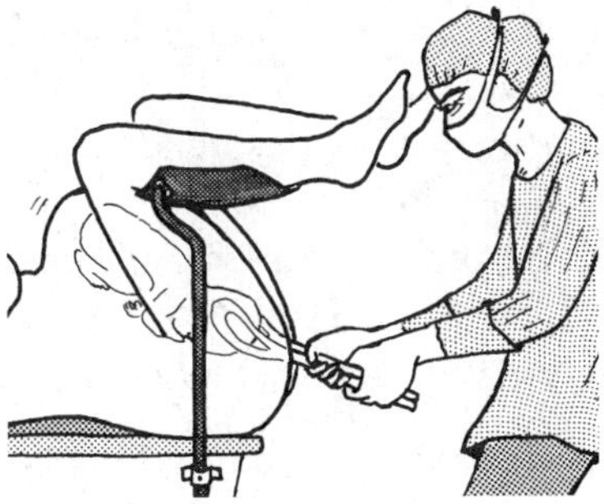

Fórceps

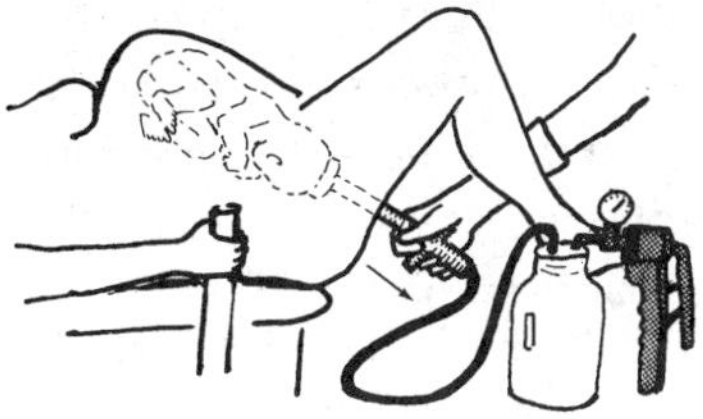

Extractor de succión

El extractor de succión es como una copa de succión que se le pone al bebé en la cabeza para jalarlo hacia afuera.

Uno o ambos de estos dos instrumentos pueden ser útiles cuando:

- el bebé cabe entre los huesos pélvicos de la madre, pero de una manera muy apretada.
- hay que enderezar la cabeza del bebé por dentro para que el bebé pueda salir.
- el bebé viene dando la cara hacia el frente de la madre y se atora.
- el bebé viene de nalgas y la cabeza se está tardando en salir.
- el bebé está en peligro y necesita nacer rápidamente.
- la madre no puede pujar bien porque ha tomado medicinas para el dolor, está enferma, o por otra razón.

Ambos de estos instrumentos pueden ayudar a salvarle la vida a la madre o al bebé. Pueden evitar que el bebé tenga daño cerebral, ayudándole a nacer rápidamente. Sin embargo, el uso de estos instrumentos también puede ser riesgoso. Le pueden causar daño cerebral o parálisis al bebé. También pueden dejarle la cabecita magullada e hinchada—aunque eso se debe mejorar con el tiempo. Además, los instrumentos pueden lastimar a la madre por dentro. De ser así, ella tendrá más dolor y correrá un mayor riesgo de tener una infección.

Nosotras recomendamos que estos instrumentos no se usen en partos normales. Pero si hay un problema como los que mencionamos, vale la pena usarlos.

Qué puede hacer usted

Si le permiten quedarse con la madre cuando vayan a sacar al bebé con fórceps o un extractor, usted puede explicarle a ella lo que está pasando y darle su apoyo. Anímela a que relaje el cuerpo y que deje que el personal médico haga su trabajo. Si el doctor le pide a ella que puje, ayúdele a hacerlo correctamente. Adviértale a la madre que la cabecita del bebé podría estar magullada o hinchada.

4. Operaciones para sacar al bebé

A veces, un bebé no podría caber entre los huesos pélvicos de su madre. Puede que el bebé esté demasiado grande o que esté en una posición en que no pueda salir. O puede que haya indicaciones de que la vida de la madre y del bebé están en peligro, como por ejemplo: el corazón del bebé está latiendo demasiado despacio, la placenta se ha desprendido o el cordón está prolapsado. En casos como estos, el doctor puede decidir hacer una operación. Despendiendo de cuál sea el problema, el doctor hará una *cesárea* o una *sinfisiotomía*.

Cesárea

Una cesárea es una operación que consiste en hacer una cortada en la pared del vientre y la matriz para sacar al bebé directamente por allí. Una cesárea se hace cuando no hay otra manera de sacar al bebé o cuando la madre o el bebé están en peligro. Una cesárea tiene riesgos. La madre puede tener una mala reacción a la anestesia, o una hemorragia fuerte o una infección después del parto.

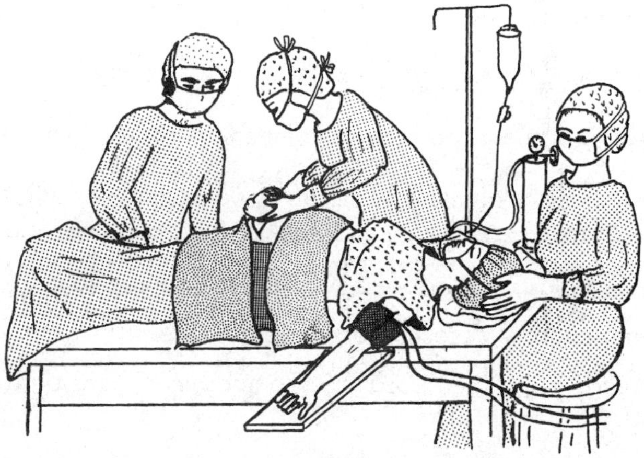

Qué puede hacer usted

Antes de la operación, explíquele a la madre lo que va a suceder. Le pintarán el vientre con desinfectante y se lo rasurarán. Puede que la duerman completamente o sólo la duerman de la cintura para abajo. Aunque no la duerman por completo, ella no sentirá dolor, pero quizás sí sienta algunos jalones. Después de la operación, ella tendrá el vientre adolorido. Explíquele que es importante que esté pendiente de cualquier seña de infección en el área de la operación.

Es posible que a usted no le permitan estar en la operación. De ser así, aún puede ser útil dándole apoyo a la familia o al compañero de la madre. Si la familia no está allí y a usted le permiten observar la operación, aproveche la oportunidad para aprender cómo es el cuerpo por dentro. No toque nada a menos que le den permiso de hacerlo. Si la madre está despierta, dele ánimo. Dígale cuándo nazca el bebé y si es niño o niña. Descríbaselo.

Sinfisiotomía

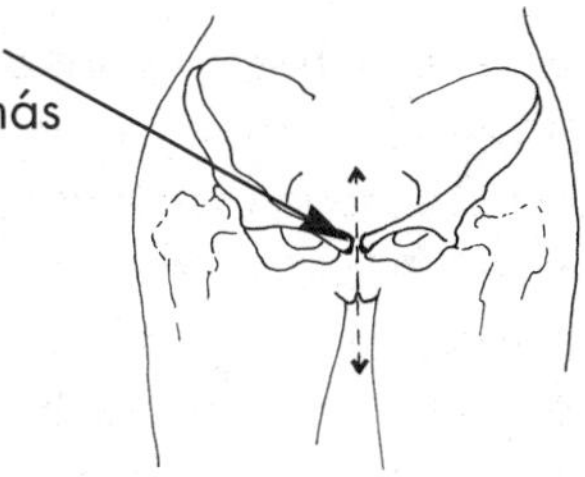

Una sinfisiotomía es una operación que consiste en cortar el hueso púbico de la madre por en medio (por la parte más suave) para que el bebé pueda salir más fácilmente. Esta operación sólo se hace en algunas partes del mundo.

Estas son las ventajas de una sinfisiotomía:

- Es más fácil de hacer que una cesárea.
- Se puede hacer con menos equipo que una cesárea.
- No deja cicatriz en la matriz.
- Cuando la pelvis sana, puede quedar más grande para partos futuros.

Estas son las desventajas de una sinfisiotomía:

- La recuperación puede ser muy dolorosa.
- A veces el hueso no sana bien y la madre puede quedar con una pequeña discapacidad el resto de su vida.
- Existe el riesgo de cortar el tubo de la orina accidentalmente.

Qué puede hacer usted

Antes de la operación, explíquele a la madre lo que sucederá. Le lavarán el vientre con jabón desinfectante y le pondrán una inyección de anestésico local (vea pág. 400) para entumecer el hueso púbico. Un doctor o una partera profesional pueden hacer la operación. Tal vez le pidan a ustedes que le mantenga las piernas abiertas a la mujer. Es probable que también le hagan a ella una episiotomía. Después de que el bebé nazca, será importante mantenerle a la madre las piernas bien cerradas. Alguien le amarrará ambas rodillas juntas. Es probable que ella tenga que quedarse en el hospital una semana o más.

5. Transfusiones de sangre

Una mujer estará en peligro si sangra demasiado durante o después del parto. A veces será necesario ponerle una transfusión para darle fuerza y protegerla contra infecciones. La sangre de la transfusión podrá ser sangre que otra persona haya donado al hospital, o que un familiar haya donado específicamente para la madre.

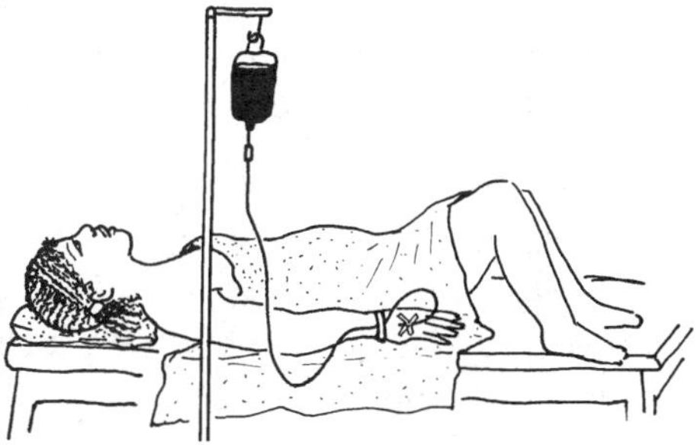

Una transfusión sólo debe hacerse cuando sea muy necesaria. Siempre existe el riesgo de que la persona que haya dado la sangre tenga una enfermedad (como el SIDA) que le pueda pasar a la madre.

6. Antibióticos por la vena

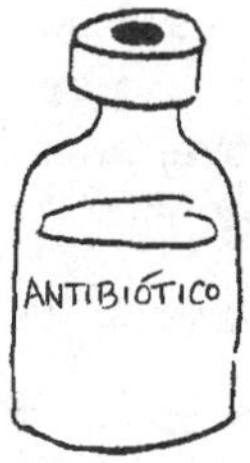

Por lo general, los antibióticos se toman por la boca o se dan inyectadas. Pero si la madre o el bebé tienen una infección grave, a veces es mejor dar un antibiótico mediante una solución intravenosa. De esta manera la medicina llega directamente a la sangre donde actúa más rápidamente. Como regla general, algunos hospitales les dan antibióticos intravenosos a las mujeres que se tardan más de 24 horas en dar a luz, después de que se les rompe la bolsa de aguas (dado a que el riesgo de infección es mayor).

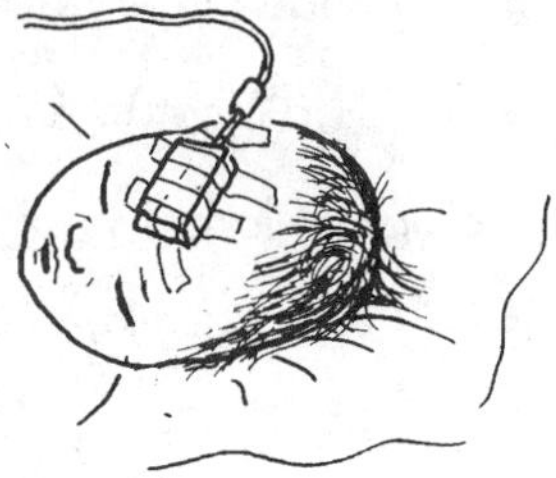

Si un bebé necesita una solución intravenosa, la aguja se le puede poner en el cordón del ombligo, en la pierna, o en la cabeza. El doctor o la enfermera usará la vena que se vea más fuerte y sea más fácil de alcanzar.

Los antibióticos pueden ser muy útiles en casos de infecciones, pero sólo deben usarse cuando sean realmente indispensables.

7. Equipo especial para atender a bebés enfermos o prematuros

En lugares donde hay pocos servicios médicos, muchos bebés que nacen enfermos no pueden recibir la atención médica que necesitan. En muchas áreas pobres o rurales, los hospitales no tienen el equipo y las medicinas necesarias para salvar a los bebés.

Otros hospitales tienen más recursos. Éstas son algunas de las cosas que usan para evitar que los bebés mueran o sufran de daño cerebral:

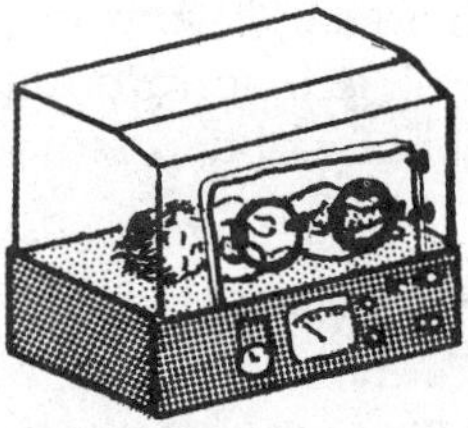

- **Una incubadora** es una caja que mantiene al bebé calientito. Así el bebé puede usar su energía para ganar fuerza y no para calentar su cuerpo.

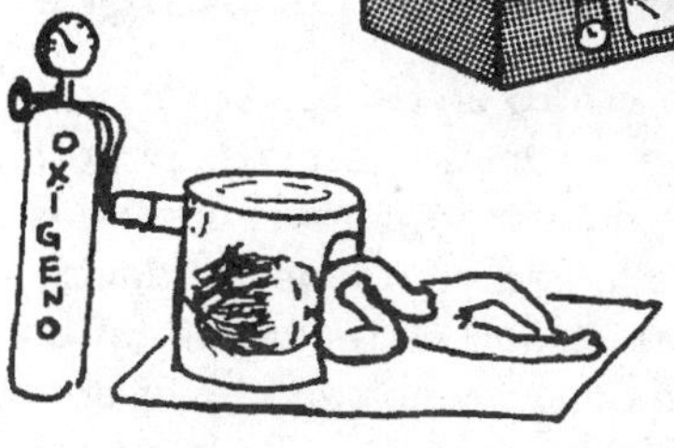

- **Una cámara de oxígeno** sirve para darle oxígeno adicional al bebé. Se puede usar cuando un bebé no puede obtener suficiente oxígeno del aire normal, por tener los pulmones débiles o infectados. El oxígeno se debe dar en la cantidad correcta porque demasiado oxígeno puede dejar ciego al bebé.

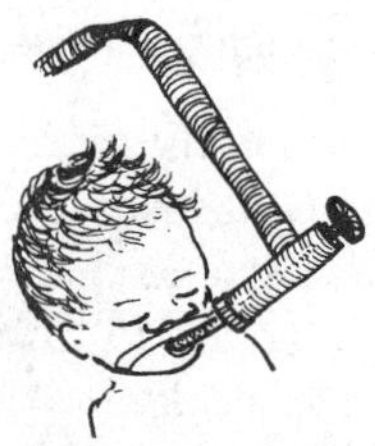

- **Un respirador** es una máquina especial que le ayuda al bebé a respirar. Se le pone un tubo al bebé en la garganta y luego una máquina mete y saca aire de sus pulmones, hasta que él puede respirar bien solo.

- **Un tubo de alimentación** es una manguerita que se le mete al bebé por la boca o por la nariz hasta que llega al estómago. Se usa para alimentar a un bebé que está tan débil que no puede mamar bien. Como la leche de pecho es el mejor alimento para el bebé, la madre puede "ordeñarse" los pechos (vea las págs. 336 y 337) y darle la leche al bebé a través del tubo.

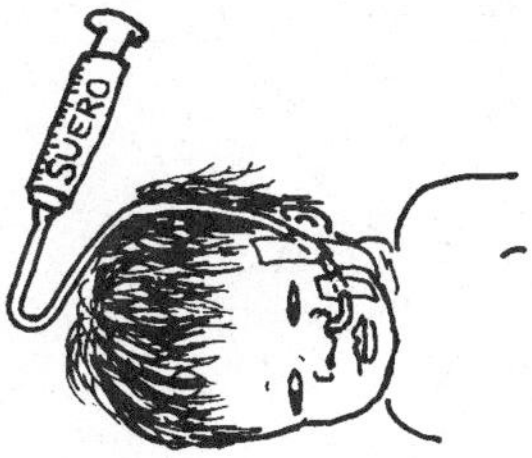

- También hay pequeños aparatos que se conectan al pecho del bebé para asegurarse de que el corazón le esté latiendo bien.

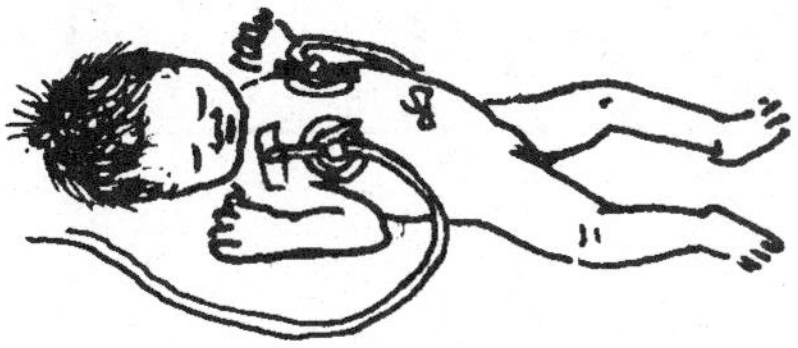

Muchas veces da lástima ver a un bebé lleno de tubos y agujas. Algunas personas hasta llegan a preguntarse si no sería mejor dejarlo morir. Pero la verdad es que los instrumentos pueden llegar a salvarle la vida al bebé. Él o ella podrá recuperarse, crecer y convertirse en una persona fuerte y sana.

Qué puede hacer usted

Explíquele a la madre y a su familia lo que esté sucediendo. Si se le permitirá a la madre ver al bebé, explíquele a ella que tal vez tendrá que ponerse una bata estéril. Eso ayuda a proteger al bebé contra infecciones. A veces la madre podrá cargar al bebé. Si no es posible que lo cargue, pero sí lo puede tocar, es importante que lo acaricie. La madre también puede cantarle al bebé y hablarle con cariño. Trate de que los hospitales cambien sus reglas para que las madres puedan estar con sus bebés.

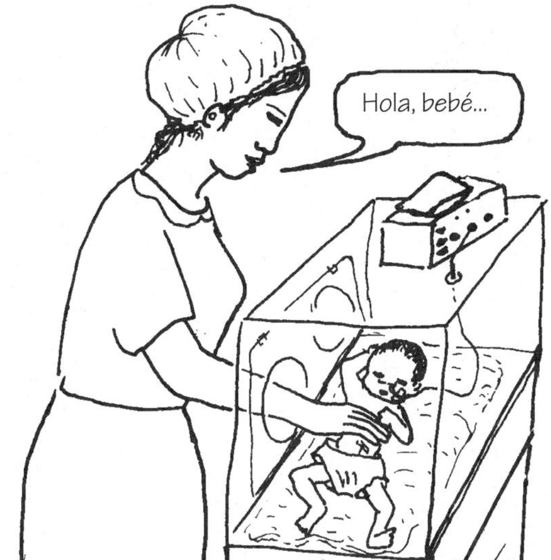

Apéndice A: Equipo casero de bajo costo

Contadores de tiempo caseros

A veces una partera necesita medirle a una madre o a un bebé el número de latidos o de respiraciones por minuto. Pero puede que la partera no tenga suficiente dinero para comprar un reloj con segundero. En ese caso, ella misma puede hacer un contador sencillo para medir el tiempo.

Cada vez que usted haga un nuevo contador, necesitará un reloj con segundero para poner el contador "a tiempo". También es buena idea que de vez en cuando revise su contador con un reloj, para asegurarse de que siga marcando bien el tiempo.

He aquí algunos contadores que se han puesto a la prueba y que funcionan bastante bien:

Contadores de agua

Los contadores de agua son fáciles de hacer pero menos exactos que los relojes de arena.

Con una jeringa

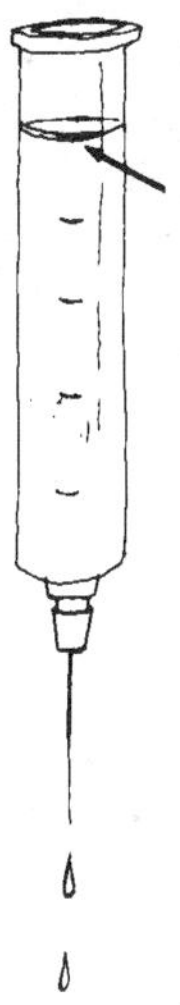

Use una jeringa vieja o deshechable con una aguja tamaño 18 ó 20. Sostenga la jeringa con la aguja hacia abajo y llénela con agua justo hasta la última marca.

Usando un reloj con segundero, mida hasta donde baja el agua exactamente en un minuto.

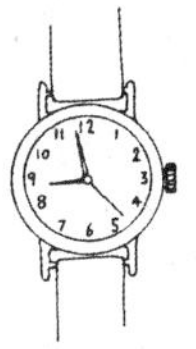

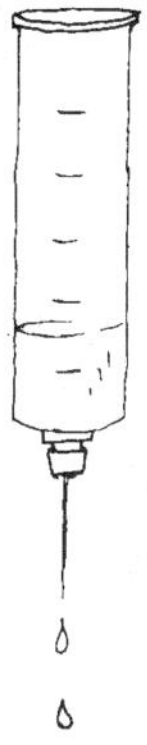

Haga esto varias veces hasta que esté segura de dónde llega el agua en un minuto y luego marque una raya en ese punto con tinta, esmalte o cinta. Si el agua gotea muy despacio, quite la aguja para que salga más rápidamente.

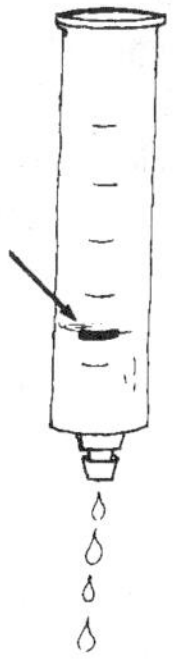

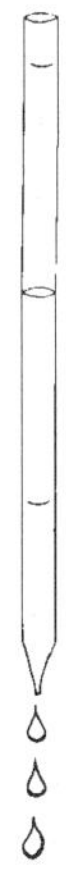

Con un tubo de plástico o de vidrio

En vez de jeringa, puede usar un tubo de plástico o de vidrio. Entre más largo y delgado sea el tubo, más exacto será para marcar el tiempo.

Para hacer un agujerito en un tubo de vidrio, ponga la punta al fuego, y cuando esté blanda, estírela, déjela que enfríe un poco y luego rómpala (vea pág. 428).

Con equipo para poner suero

Usted puede hacer un contador bastante exacto usando un juego viejo para poner suero. Corte el tubo más ancho por arriba para que sirva de embudo. Sostenga el tubo en el aire o pídale a alguien más que lo haga. Asegúrese de que no haya aire en el tubo y llénelo con agua. (De ser necesario, átele algún tipo de pesa al tubo para que cuelgue derecho.)

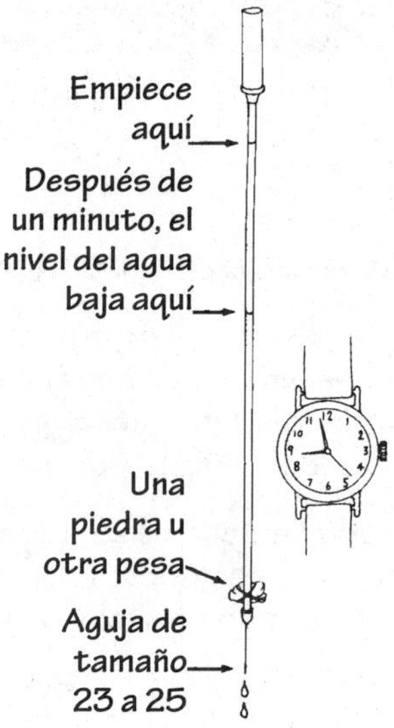

Usando un reloj con segundero, marque el lugar hasta donde el agua baje en un minuto. Haga esta prueba varias veces, para asegurarse de que haya marcado el lugar correcto.

Relojes de arena

Un reloj de arena es un tubo de vidrio cerrado por los dos extremos, con un cuello angosto, y con arena por dentro. La arena se tarda un tiempo determinado en pasar de un lado del reloj al otro.

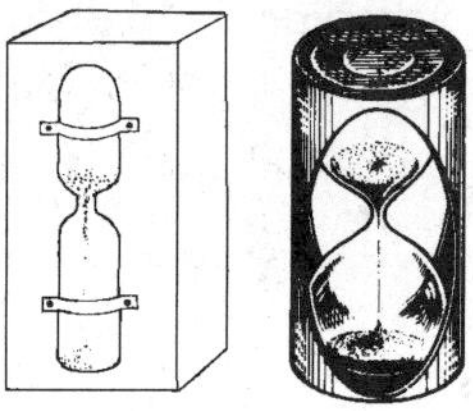

Reloj de arena de 3 minutos

En algunos lugares se consiguen relojes de arena de 3 minutos bastante baratos (muchas veces se usan para cocinar). Si usa uno de ellos, cuente el número de latidos o respiraciones duante los 3 minutos que marque el reloj. Luego divida ese número entre 3, para determinar el número de latidos o respiraciones por minuto. Un reloj de este tipo también puede servir para saber cuándo empiezan a venir las contracciones cada 3 minutos.

Reloj de arena de 1 minuto

He aquí las instrucciones para hacer un reloj de arena de 1 minuto:

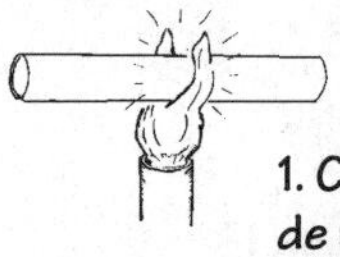

1. Caliente el centro de un tubo de vidrio sobre la llama de un soplete o de otra llama pequeña y muy caliente.

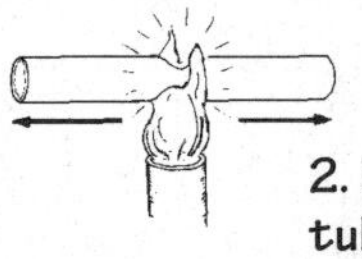

2. Estire el tubo para hacerle un cuello angosto en el centro.

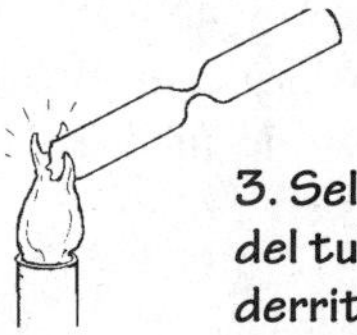

3. Selle un lado del tubo derritiéndolo lentamente.

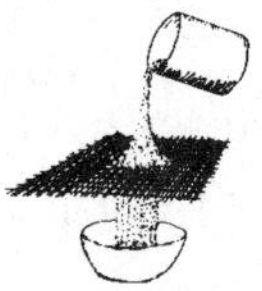

4. Lave un poco de arena fina para quitarle la tierra. Séquela muy bien en el sol y pásela por una coladera muy fina. Luego caliéntela para sacarle toda la humedad.

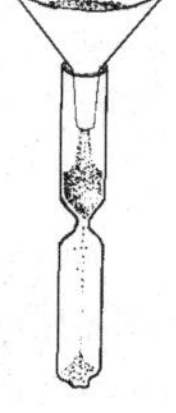

5. Ponga en el tubo justo la cantidad de arena que se tarde exactamente 1 minuto en pasar de un lado a otro. (Revise el tiempo con un reloj con segundero.)

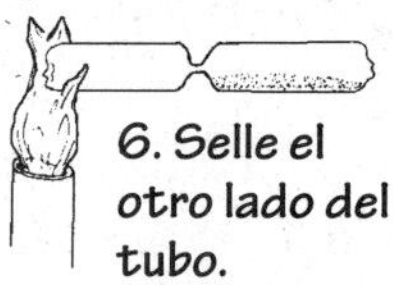

6. Selle el otro lado del tubo.

Una manera más fácil de hacer este tipo de reloj es usando un tubo de ensayo de "vidrio suave" o un tubo para colectar sangre. En vez de derretirle el lado abierto, tápelo con un corcho o con otra cosa que lo selle bien. Este tipo de contador puede ser menos exacto en lugares donde el clima es húmedo.

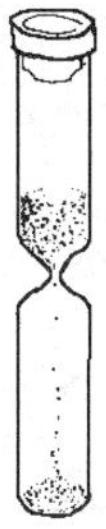

No se sorprenda si tiene que hacer un reloj de arena varias veces hasta que le quede bien. Trate de asegurarse de que tenga justo la cantidad correcta de arena antes de sellar el tubo. Si la arena se pega, busque arena más fina y asegúrese de que esté totalmente seca. Proteja su reloj de arena guardándolo en una cajita, envuelto en algodón, ya que es muy fácil que el cuello se le rompa.

Nota: Con el tiempo, tanto los contadores de agua como los relojes de arena se pueden tapar un poco y dejar de medir el tiempo con exactitud. Por eso es buena idea que usted los revise regularmente.

Estetoscopios caseros

Un estetoscopio es un aparato que sirve para escuchar los sonidos dentro del pecho o el vientre de una persona. Por ejemplo, puede ser muy útil para escuchar los latidos del corazón del bebé en el vientre.

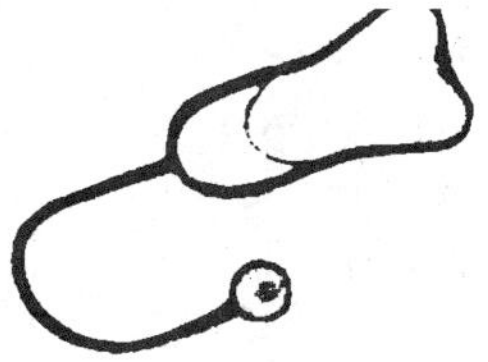

Los mejores estetoscopios son de metal y de plástico y pueden ser caros. Pero usted puede hacer diferentes tipos de estetoscopios en casa:

- Use un tubo hueco de bambú (carrizo), madera o cerámica.

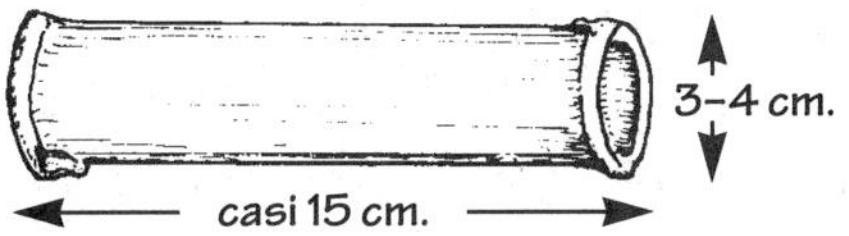

- Use la parte de arriba de una botella de plástico con el cuello angosto, y una manguera de hule.

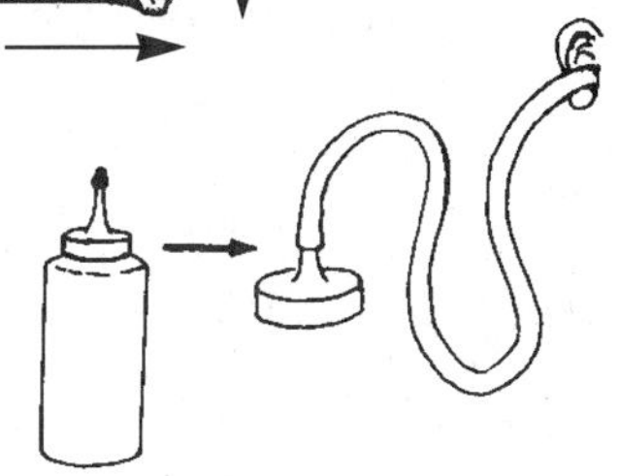

- Use la punta de una perilla de succión pegada a una manguera.

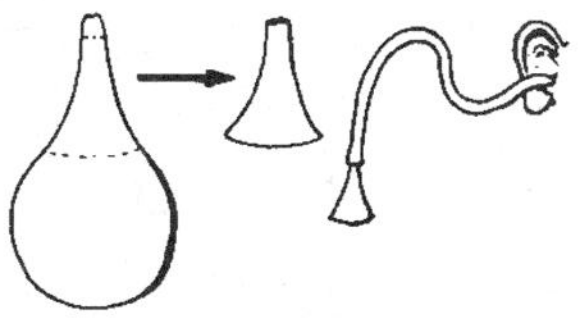

Balanzas caseras

Estas balanzas son menos exactas y más difíciles de usar que las balanzas comerciales, pero son baratas y fáciles de hacer.

4 tipos de balanzas

Balanza de viga

Esta es la balanza más fácil de hacer y quizás la más exacta. La viga puede ser de madera seca de bambú (carrizo). Para el peso movible puede usar una bolsa, una botella o una lata llena de arena.

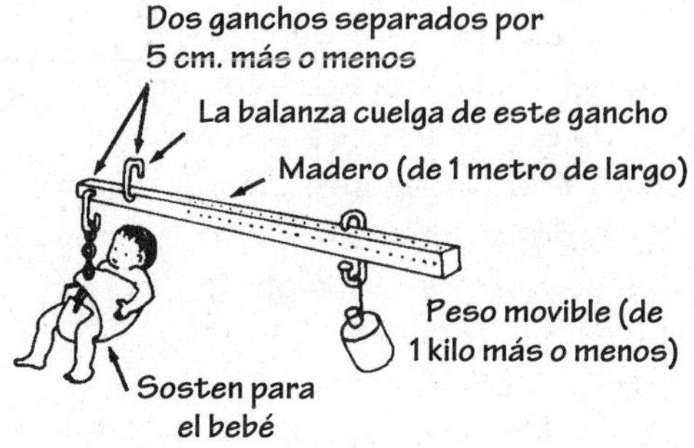

Balanza dobladiza

Esta balanza es fácil de llevar de un lugar a otro. Funciona mejor si se hace de tiras de metal o triplay (triplex).

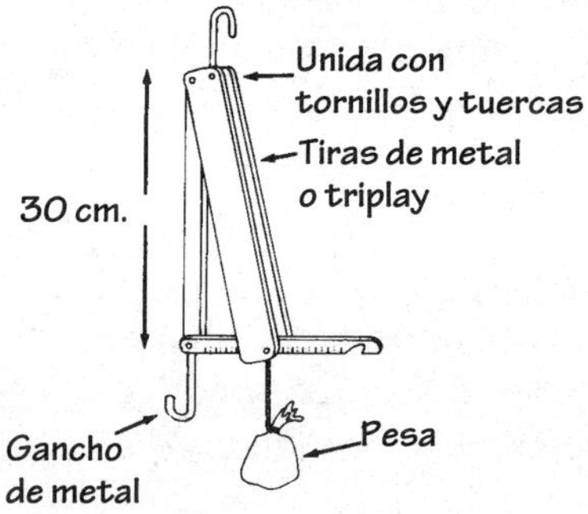

Balanza de un cuarto de rueda

Si usa triplay para hacer esta balanza, necesita reforzarle la esquina de arriba con metal. Use una pesa de entre 1 y 2 kilos. Puede hacerla con un pedazo de tubo pesado o cualquier pedazo de metal.

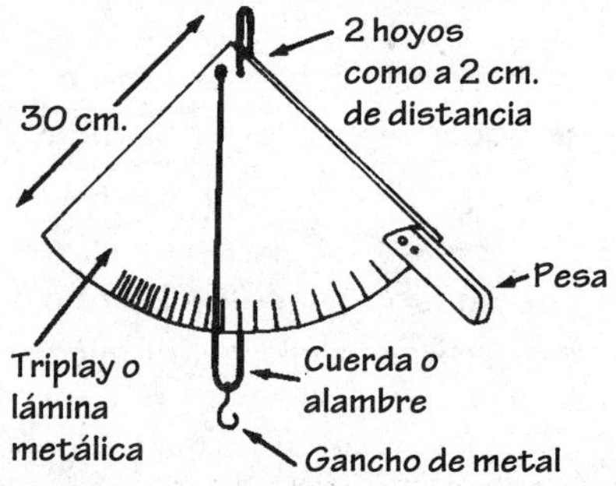

Balanza de resorte

Esta balanza se hace con un resorte espiral dentro de un pedazo de bambú (carrizo). El resorte debe ser de unos 30 cm. de largo y encogerse a la mitad de su largo con un peso de 15 kilos.

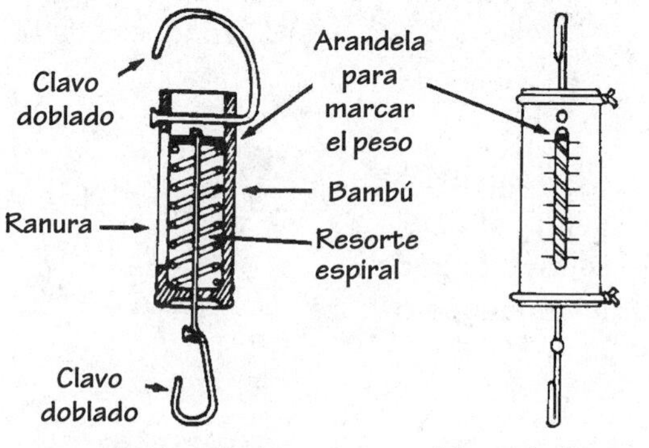

Vista de lado Vista de frente

Cómo hacer que sus balanzas sean exactas:

Para hacer esto usted necesitará usar pesas exactas. Tal vez pueda:

- pedir prestadas las pesas de un marchante.

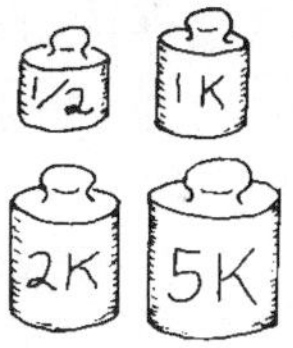

- pedir prestada una balanza comercial para hacer sus propias pesas con sacos de arena.

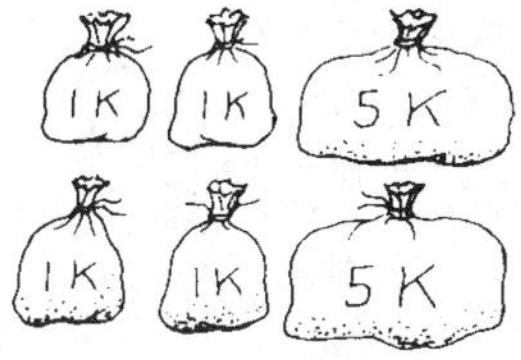

- conseguir paquetes o latas de comida que pesen 1 kilo.

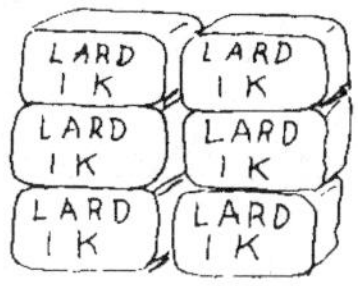

Para marcar su balanza:

1. Cuélguele una pesa de 1 kilo.

2. Mueva el peso movible hasta que la balanza esté en equilibrio.

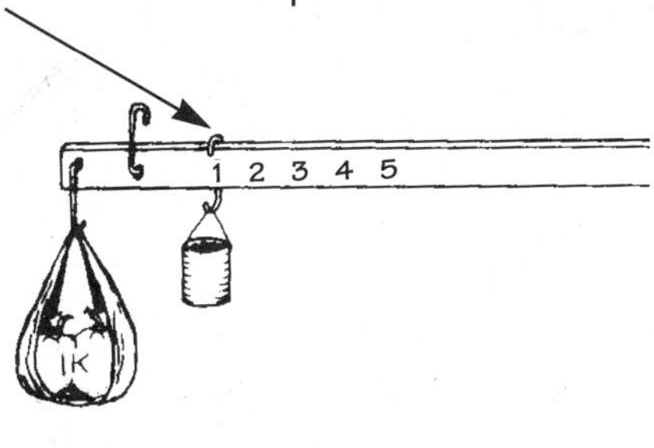

3. Marque el lugar donde esté el peso movible con una rayita y el número 1.

4. Ahora añada 1 kilo, vuelva a mover el peso movible hasta equilibrar la balanza. Allí marque el número 2. Siga añadiendo así un kilo y una marca a la vez, hasta que llegue a la marca de 5 kilos.

Apéndice B: Materiales de enseñanza

La mayoría de la gente aprende mejor si puede oír y ver lo que se le está tratando de enseñar. En esta sección describimos cómo hacer algunos materiales que sirven para enseñar cómo es el cuerpo de la mujer y qué sucede durante el embarazo y el parto. Estos materiales le servirán cuando quiera enseñarles estas cosas a otras parteras, a las mujeres embarazadas y sus familiares y a cualquier miembro de su comunidad que esté interesado en la salud de las mujeres.

Al final de este capítulo aparecen algunas direcciones de donde se pueden solicitar materiales de enseñanza para parteras. En el libro ***Donde no hay doctor*** hay una lista de direcciones para conseguir materiales educativos en general. El libro se consigue a través de la Fundación Hesperian (vea pág. 20).

1. Tres métodos básicos para hacer materiales de enseñanza

Para hacer los materiales que aparecen en esta sección, usted necesitará los siguientes 3 métodos:

Copiar patrones

Algunos materiales vienen con patrones. Para copiar un patrón, ponga una hoja de papel delgada encima del patrón y, si puede, péguela con cinta adhesiva para que no se mueva. Luego calque el patrón. Quite el papel y préndalo con alfileres o péguelo sobre el cartón o la tela que vaya a recortar.

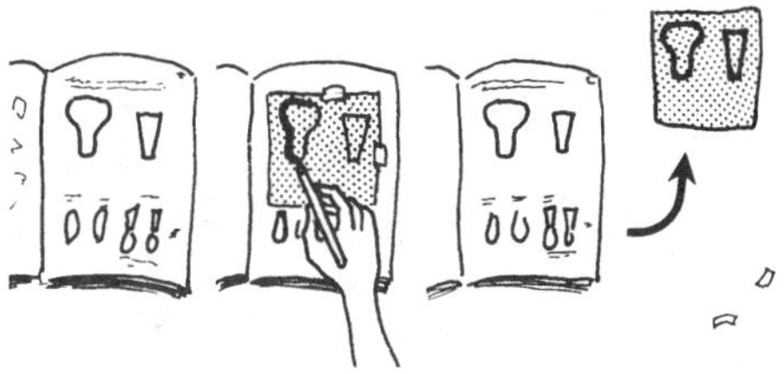

Hacer carteles a partir de diapositivas

Ponga un pedazo de papel o de tela en una pared plana. Luego ponga una diapositiva (transparencia) en un proyector y enfoque la foto sobre el papel (o la tela). Trace todas las líneas de la foto sobre el papel lo mejor que pueda. Luego coloree el dibujo que haya creado.

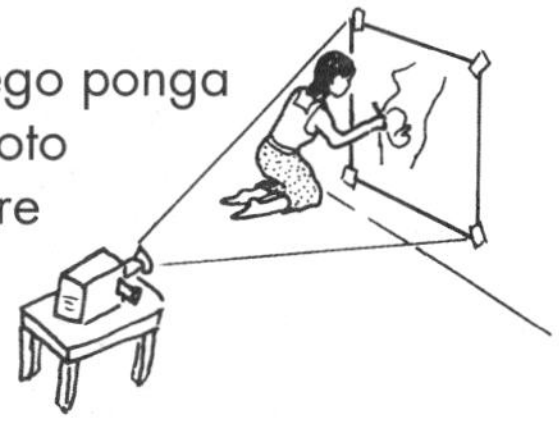

Hacer modelos de papel maché

Este método, que se usa para hacer piñatas, sirve bien para hacer modelos de diferentes partes del cuerpo. Por ejemplo, si quiere hacer un modelo de la cabeza de un bebé, use un globo inflado o una bolsa de plástico llena de periódico arrugado. Luego haga un engrudo de harina y agua. Corte tiras de periódico u otro tipo de papel, únteles engrudo y cubra con ellas el globo. Añada varias capas de papel y déjelas secar (se secarán mejor en el sol o en un horno, a una temperatura baja). Pinte el modelo para que se vea como la cabeza de un bebé.

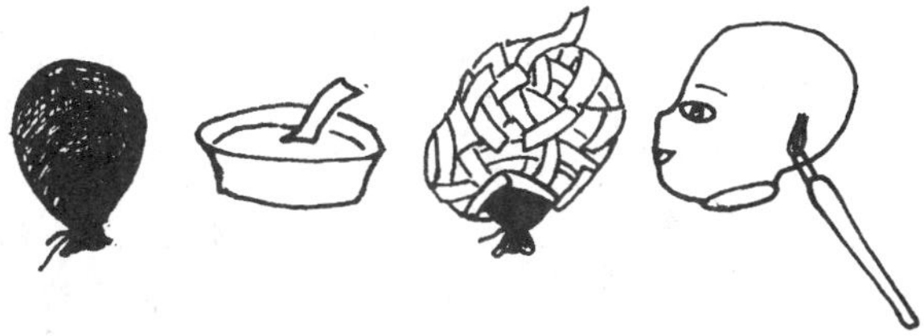

2. Modelos de la pelvis, la matriz y la vagina de una mujer no embarazada

Es bueno que las mujeres entiendan cómo son sus cuerpos por dentro, antes de que se embaracen. Estos modelos son útiles para enseñarles.

Una pelvis de papel

Usted puede hacer un modelo sencillo de los huesos pélvicos con una hoja grande de cartoncillo.

1. Calque esta figura sobre papel delgado para hacer un patrón.

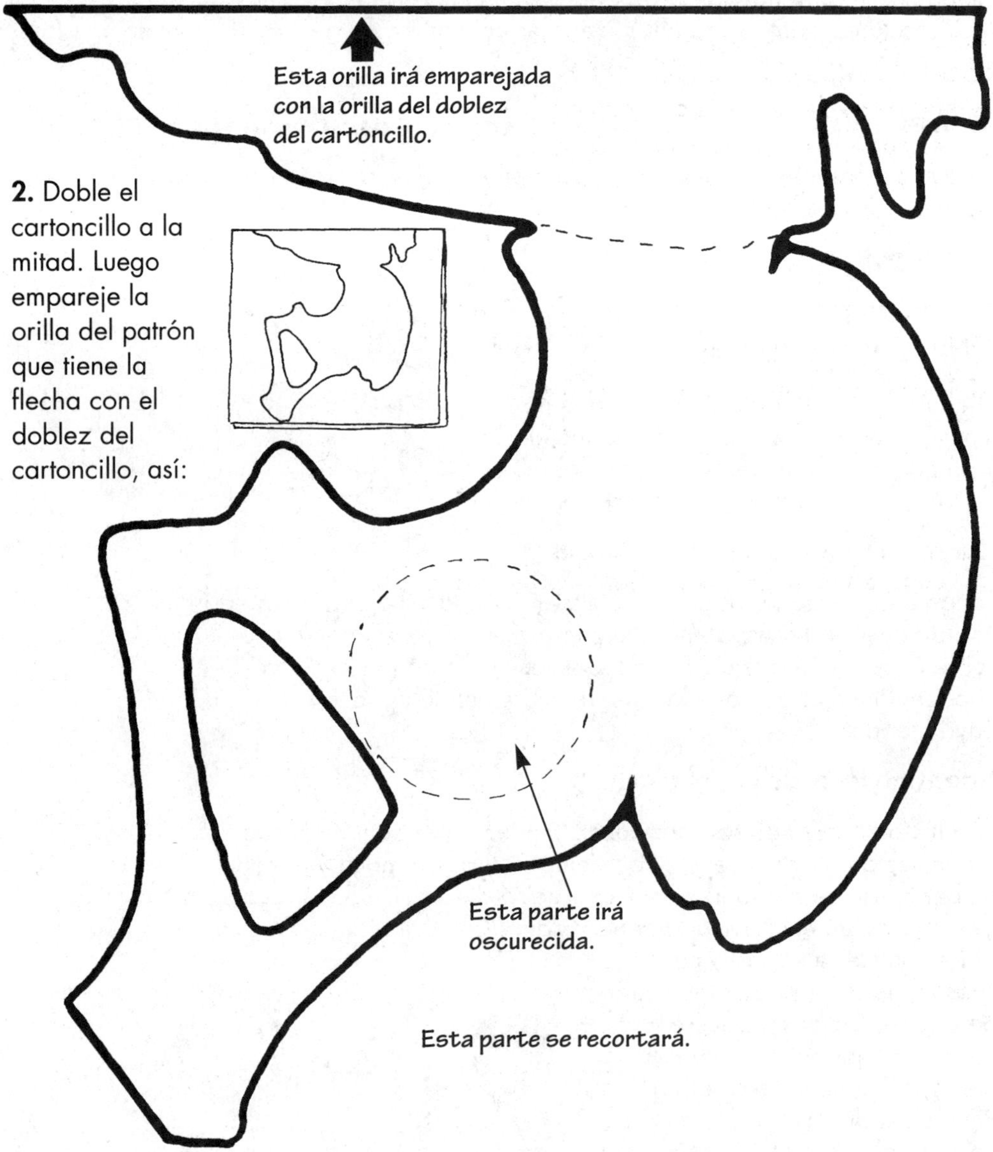

2. Doble el cartoncillo a la mitad. Luego empareje la orilla del patrón que tiene la flecha con el doblez del cartoncillo, así:

3. Recorte el cartoncillo a lo largo de las líneas del patrón y desdóblelo. Dibuje un área oscura de cada lado para mostrar donde irían los huesos de las piernas (el patrón muestra qué áreas dibujar). También recorte un área de cada lado, como el patrón lo indica.

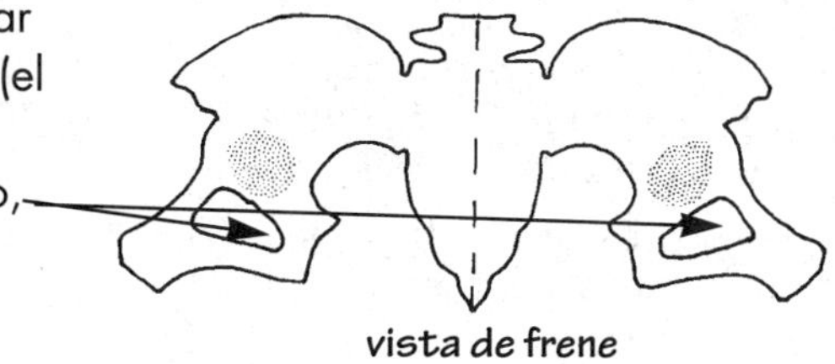

4. Doble el cartoncillo como se muestra en el dibujo y junte las puntas de enfrente para formar lo que sería el hueso púbico. Los círculos oscuros deben quedar por fuera. Para que el frente de la pelvis quede redondo, pegue una tira de cartón que atraviese el hueso púbico (por adentro). Doble un poco hacia afuera la parte de arriba de los huesos de las caderas.

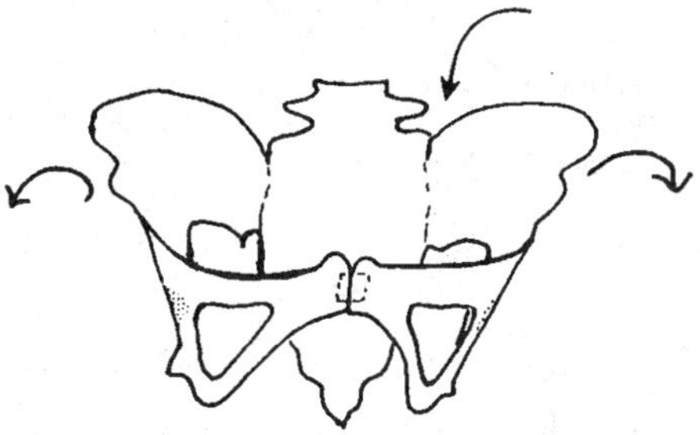

5. Doble hacia atrás el hueso de la cola.

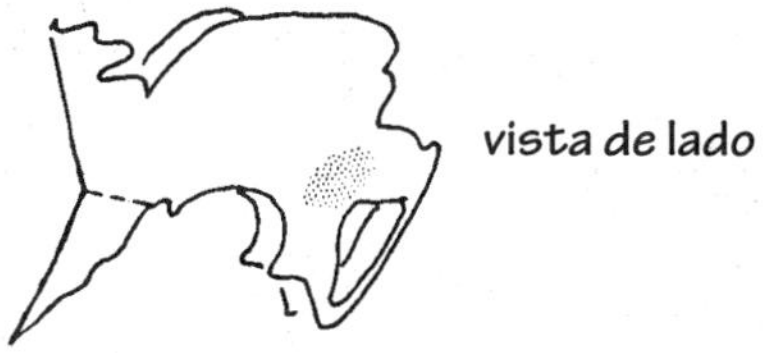

6. Luego enrósquelo un poco hacia adelante.

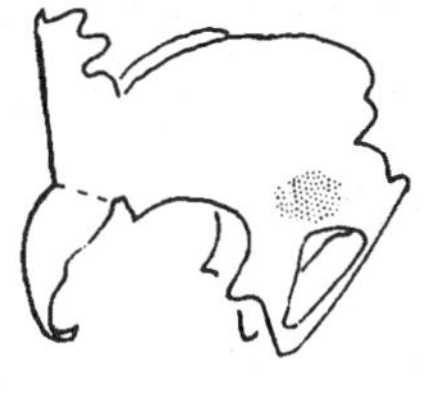

7. Doble estas puntas hacia adentro.

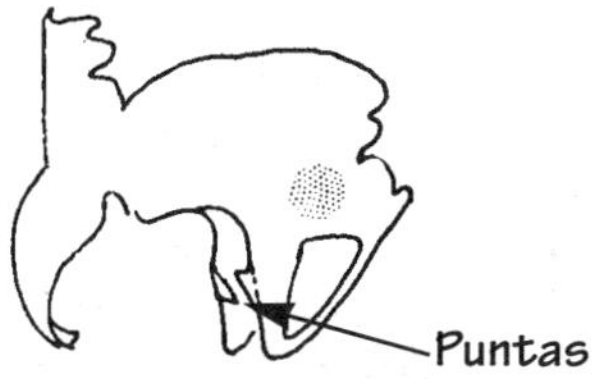

Usando este modelo con una muñeca (vea a la pag. 445), usted puede mostrar cómo pasa un bebe por los huesos pélvicos de la madre.

Una matriz y una vagina de tela

La matriz

1. Para hacer la parte de afuera de la matriz, corte 2 piezas de tela de este tamaño. La tela que se estira sirve mejor. Si no consigue tela que se estira, corte los pedazos un poco más grandes. El color morado es el mejor para esta parte, pero use lo que pueda conseguir.

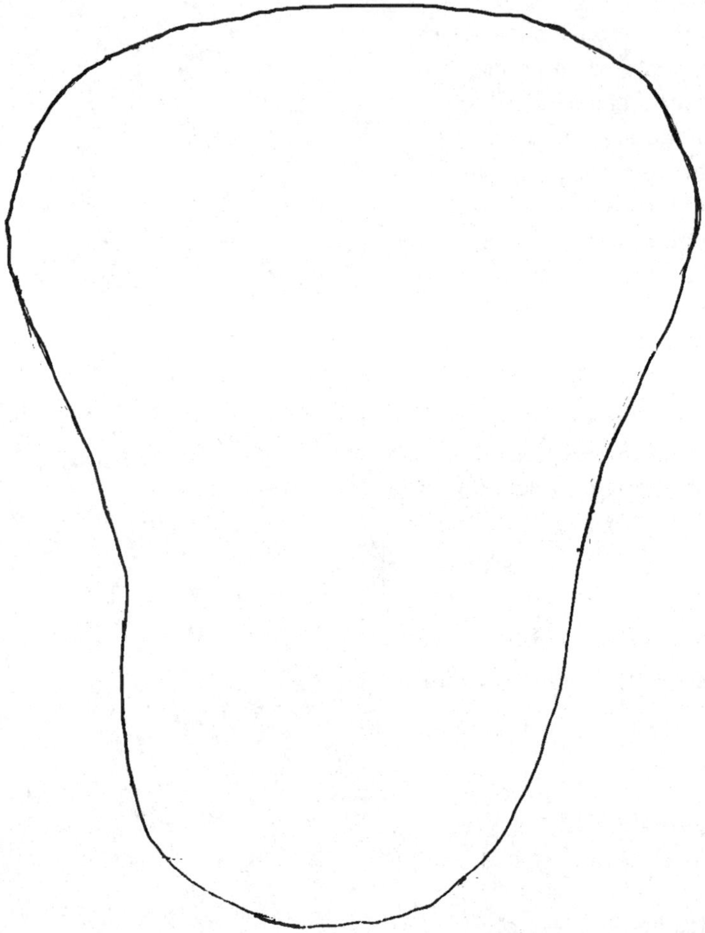

2. Junte las dos piezas de modo que el revés de cada una quede hacia afuera. Cósalas sólo donde lo indican las líneas punteadas. Por ahora deje abierta la parte más ancha de abajo.

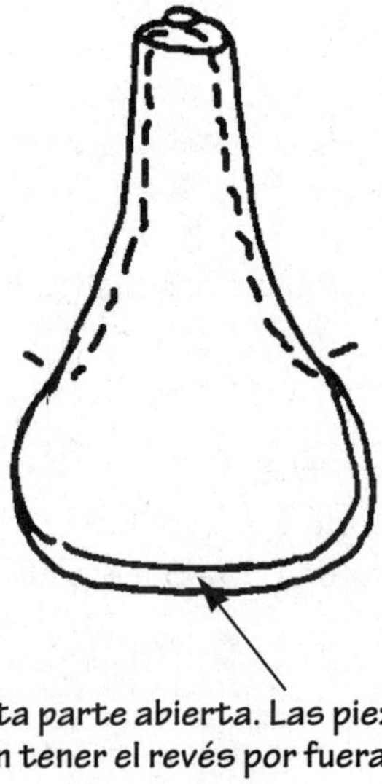

3. Voltee la 'matriz' de modo que ahora el revés de las telas quede por dentro.

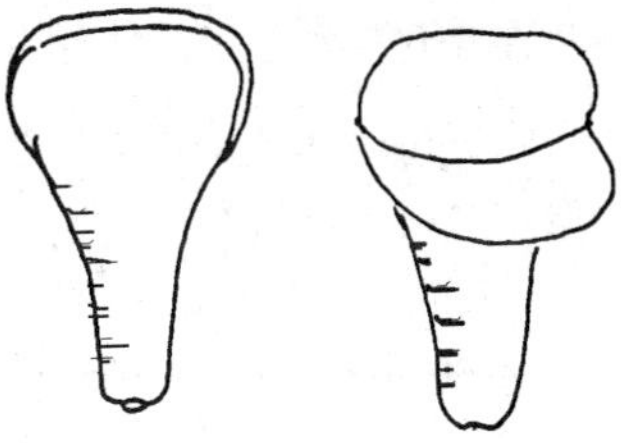

4. Rellene la 'matriz' con algodón, u otro material suave, casi por completo.

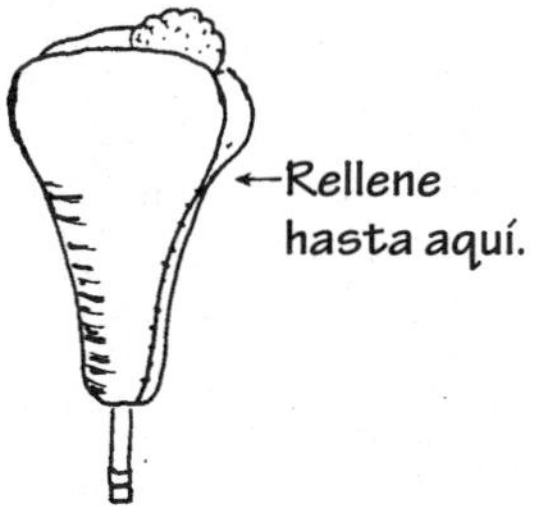

5. Ponga un popote (pitillo, pajilla) de plástico o un tubito de tela que salga de cada lado de la matriz, así

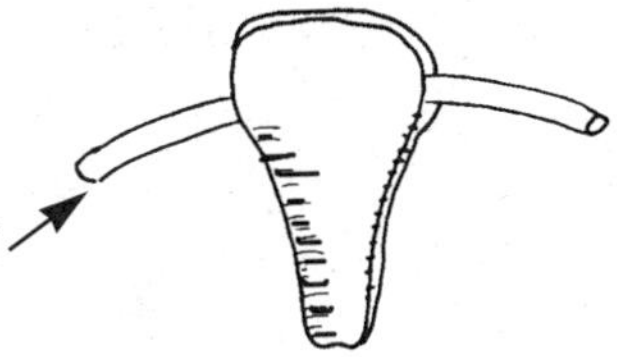

6. Termine de rellenar la 'matriz'.

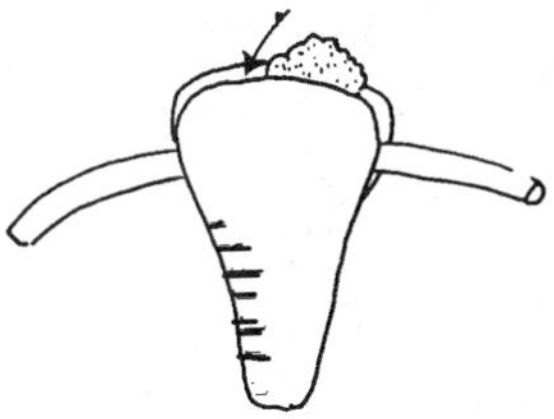

7. Cosa la 'matriz' para cerrarla por completo. Luego corte el popote o tubito para que tenga flecos de cada lado, como se muestra aquí.

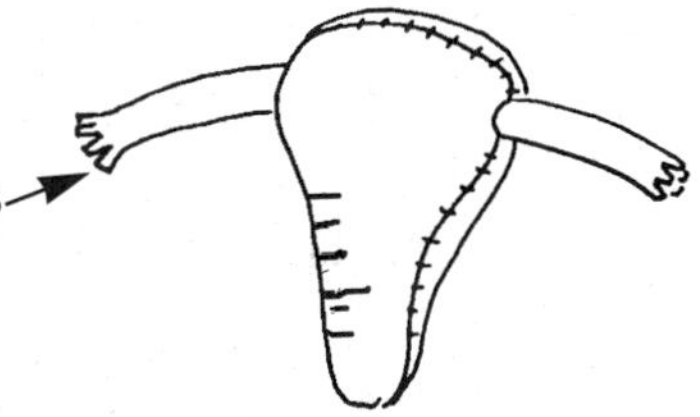

8. Haga dos óvalos y rellénelos con algo suave. Estos serán los ovarios.

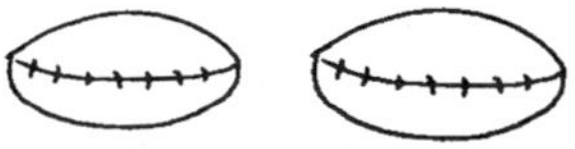

9. Si está usando un popote de plástico, cósale un hilo a uno de los ovarios, pase el hilo por el popote y luego pegue el otro ovario con el hilo. Si está usando un tubito de tela, cósale un ovario de cada lado.

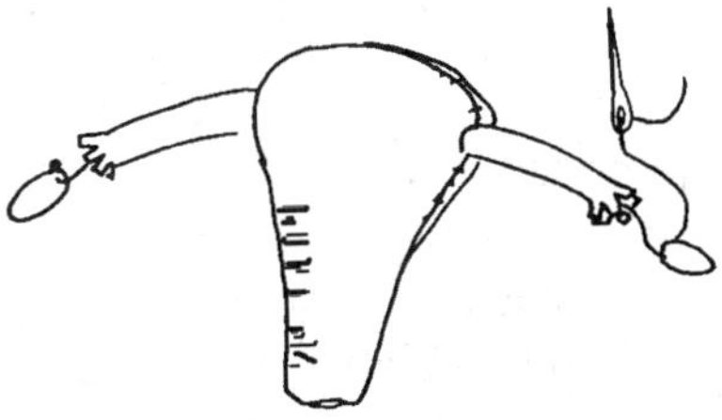

10. La matriz terminada se debe ver así:

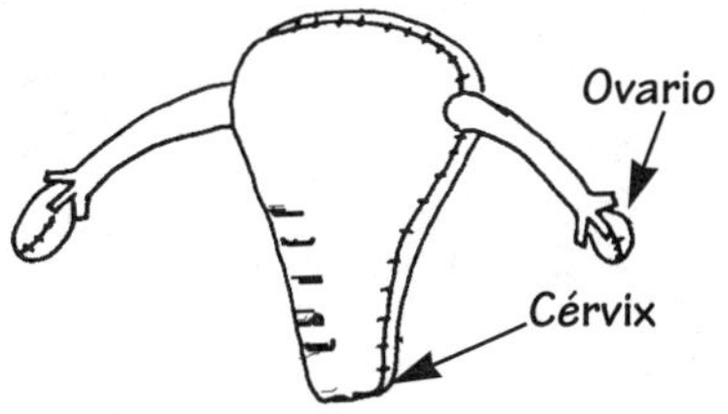

La vagina

1. Recorte un pedazo de tela de este tamaño y con esta forma:

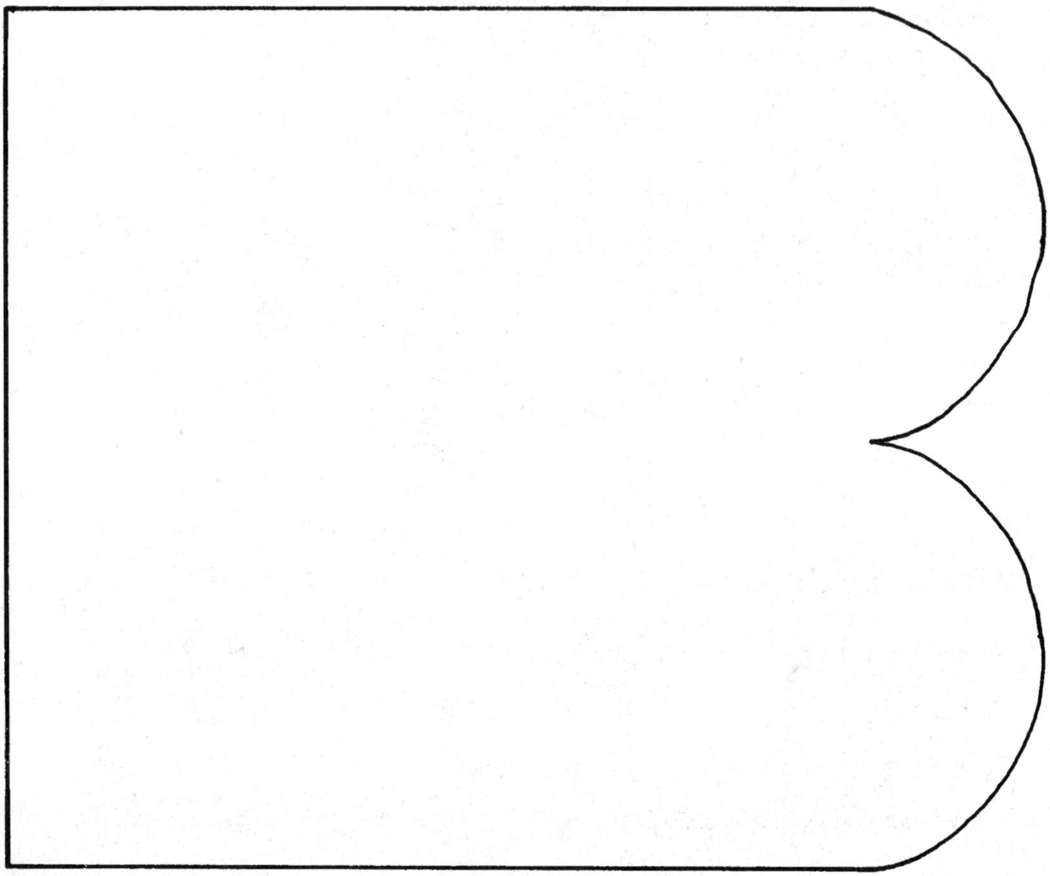

2. Ponga un tubito de plástico o un alambre blando a lo largo de la orilla plana del revés de la tela. Haga un dobladillo sobre el alambre y cósalo como se muestra en el dibujo.

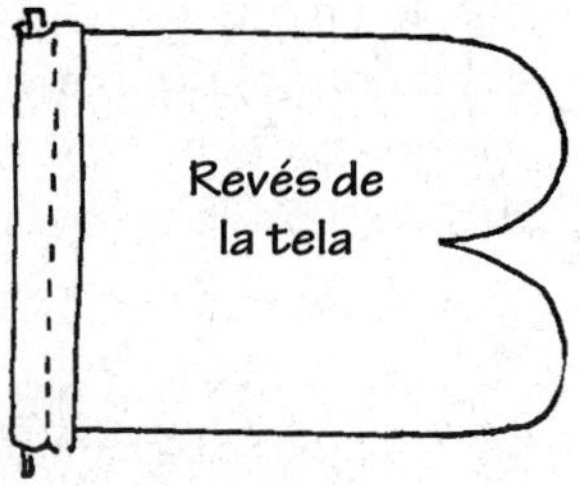

3. Haga un tubo con la tela, de modo que el revés quede por fuera. Cosa el tubo, pero deje una pequeña abertura.

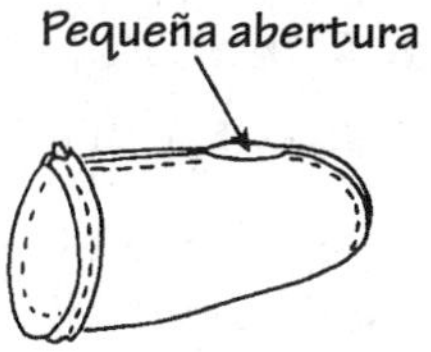

4. Cosa un pedacito de tela aquí.

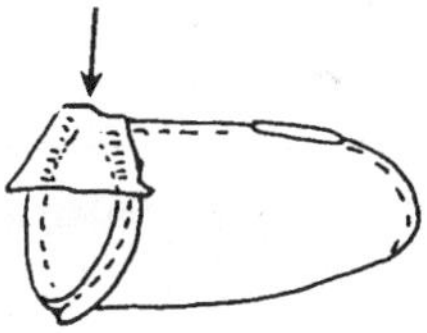

5. Voltee el tubo para que el revés de la tela ahora quede por dentro. Haga un nudo aquí para representar el clítoris. Dibuje un punto o haga un agujerito para mostrar por dónde sale la orina.

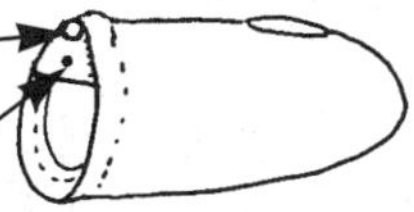

6. Pegue la matriz a la vagina metiendo el fondo de la matriz en la abertura que había dejado en la vagina.

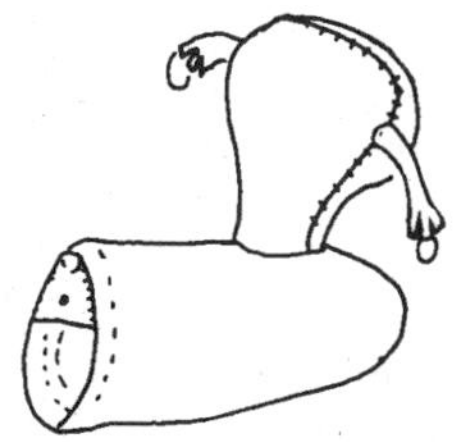

Cómo usar este modelo para la enseñanza

Estas son algunas maneras en que usted puede usar este modelo en la práctica.

1. Sus 'alumnos' pueden meter los dedos en la vagina y sentir el cérvix.

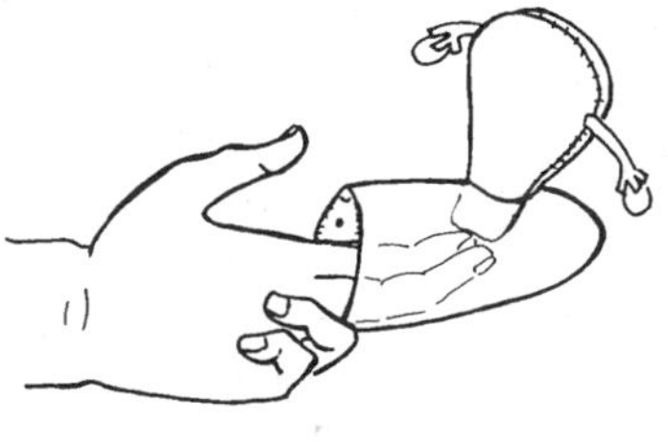

2. Para que la gente aprenda dónde se encuentra la matriz en el cuerpo, ponga el modelo frente a la parte apropiada de su cuerpo.

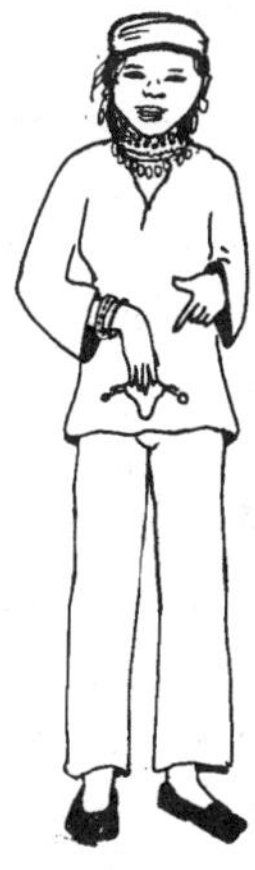

3. Usted puede demostrar cómo detener una hemorragia después del parto (vea pág. 277). Doble la matriz sobre una tabla o un palo (que vendría siendo el hueso púbico) y ponga presión.

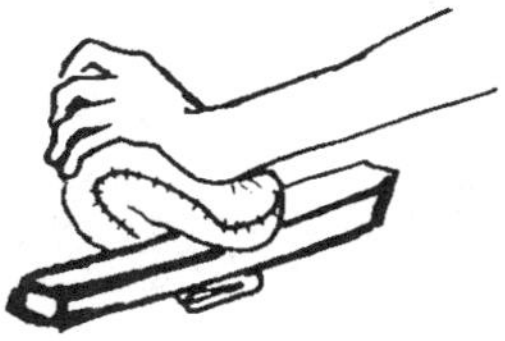

3. Cómo hacer un modelo del embarazo: matriz, placenta, cordón y bebé

Los siguientes modelos pueden ser muy útiles para enseñarle a la gente diferentes cosas acerca del embarazo y el parto.

Una matriz hecha con un bule (guaje, calabaza)

1. Consiga un bule que tenga esta forma.

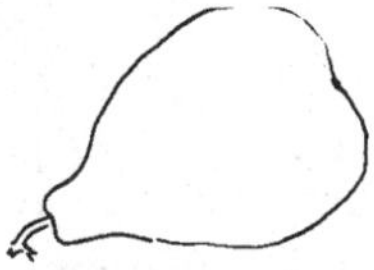

2. Hágale un hoyo en la punta y córtele la parte de abajo.

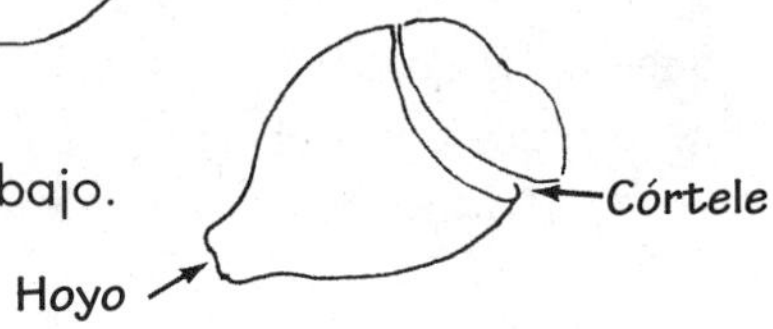

3. Haga una muñeca de trapo sencilla y lo suficientemente pequeña para que quepa en el bule. Haga una almohadita para que sirva de placenta y péguele un hilo grueso o un listón (que sería el cordón del ombligo). También cosa el hilo al ombligo de la muñeca.

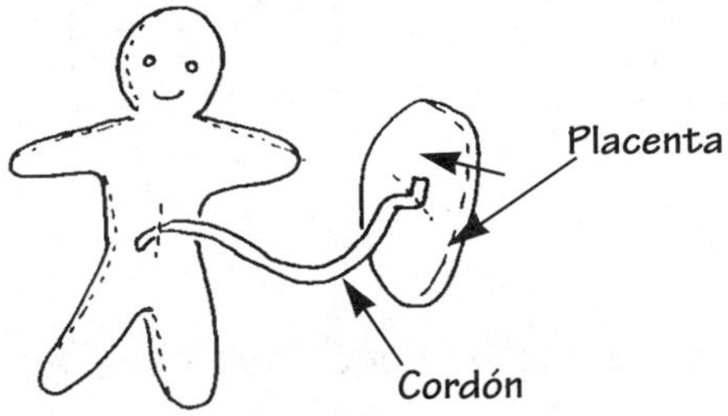

4. Meta la muñeca en el bule. Si quiere, pegue la placenta a la pared de adentro del bule.

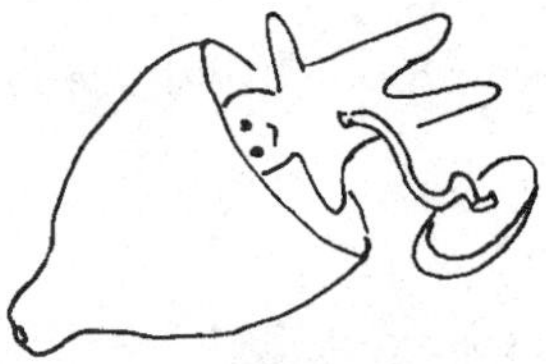

5. Haga una vagina usando un pedazo de cuero, hule o cartón hecho tubo. Hágale un hoyo arriba. Deje un lado abierto y cierre y cosa el otro lado.

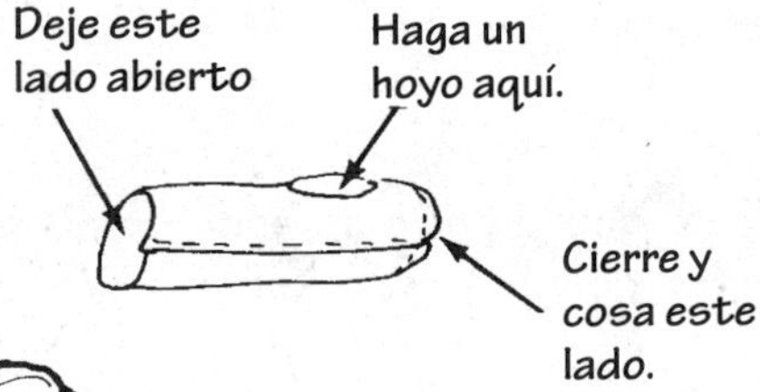

6. Meta la punta del bule (la 'matriz') en el hoyo que dejó en la 'vagina'. Quizás encuentre usted alguna manera de apoyar el bule.

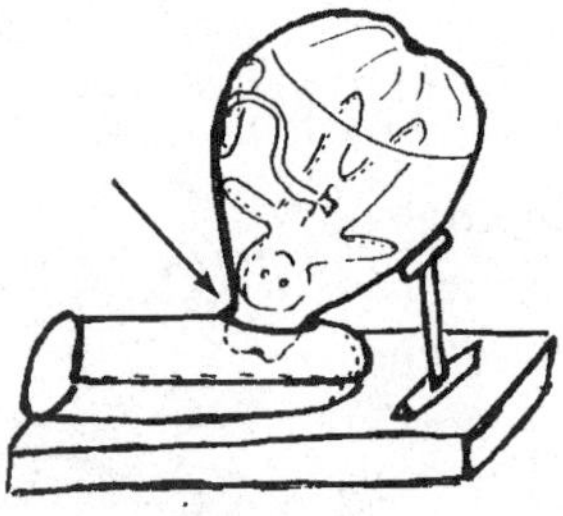

7. Si quiere mostrar un cérvix abierto, haga otro bule con la punta abierta, como este

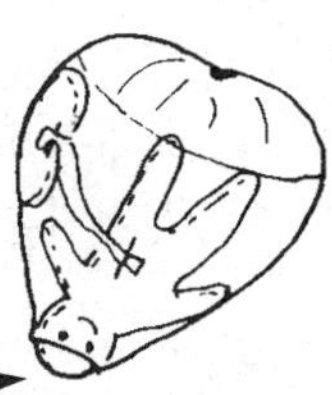

Una matriz embarazada

1. Corte dos pedazos de tela para que tengan esta forma. Use las medidas que aparecen en el dibujo. La tela que se estira es mejor y los mejores colores son el morado y el rosa, pero use lo que consiga.

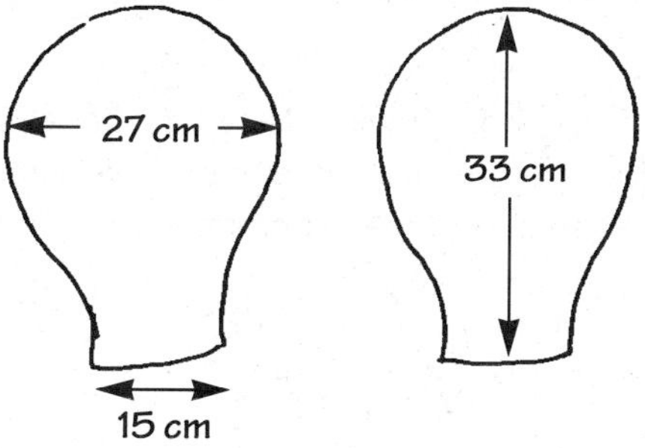

2. Corte un círculo de tela roja del mismo tamaño de la placenta (22 cm.; vea la siguiente página). Cosa este círculo a una de las piezas de la matriz por el revés. El círculo representa el lugar donde la placenta va pegada.

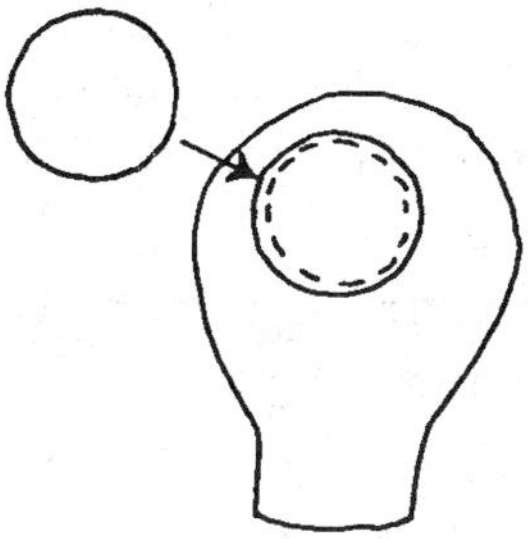

3. Junte ambas piezas de la matriz, de modo que el revés de cada una quede por fuera, y cósalas. Deje abierta la parte de abajo.

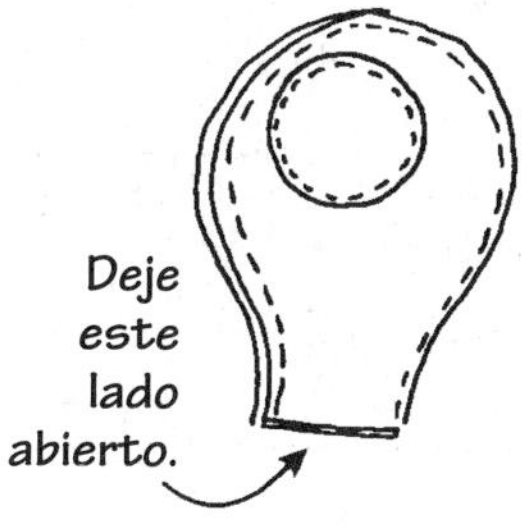

4. Hágale un dobladillo por abajo, suficientemente ancho para que quepa un cordón. Esa parte será el cérvix.

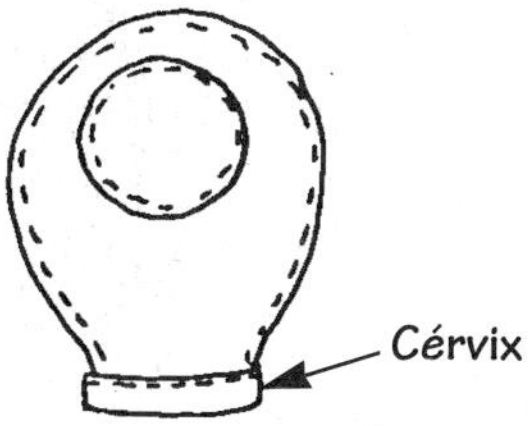

5. Voltee la 'matriz' para que el revés quede hacia adentro. Meta un cordón o una tira de resorte (elástico) en el dobladillo.

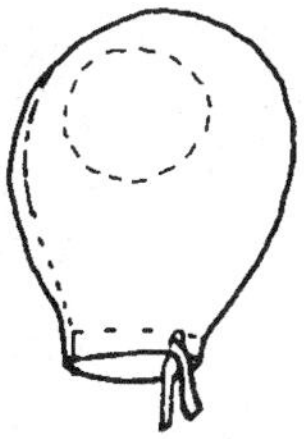

La placenta y las membranas

1. Corte dos círculos de tela (si tiene, use tela roja) que midan 22 cm. de diámetro. No tienen que ser exactamente redondos.

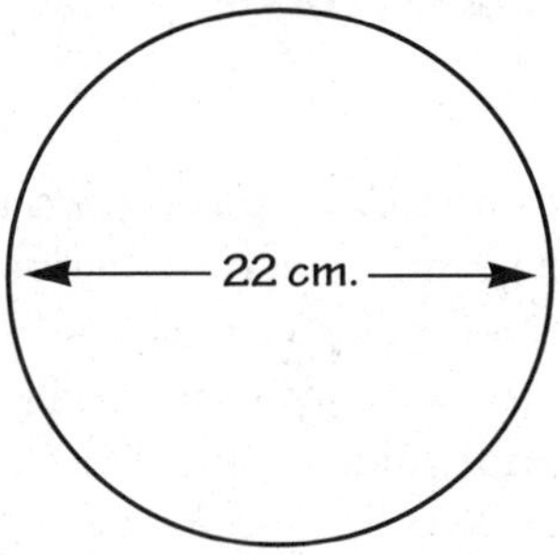

2. Para hacer las membranas (la bolsa de aguas) use gasa u otro material parecido. Corte una pieza de 30 cm. de ancho por 72 cm. de largo.

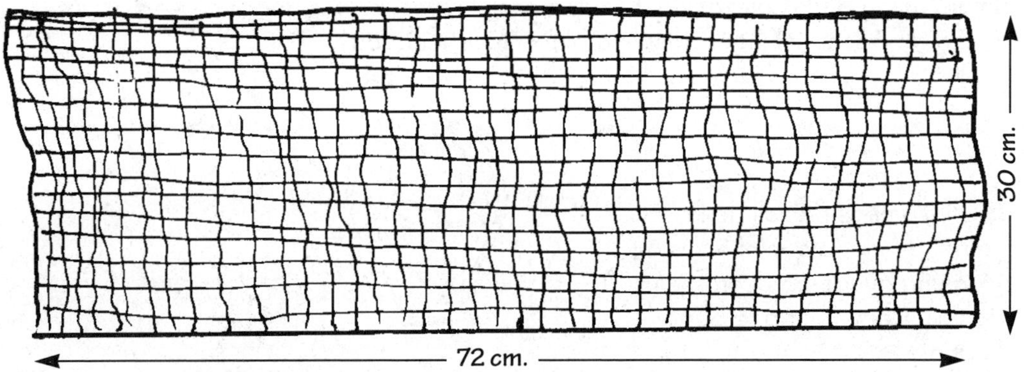

3. Ponga uno de los círculos de tela boca abajo en el centro de la gasa. Cosa el círculo a la gasa, dejando un espacio todo alrededor de la orilla.

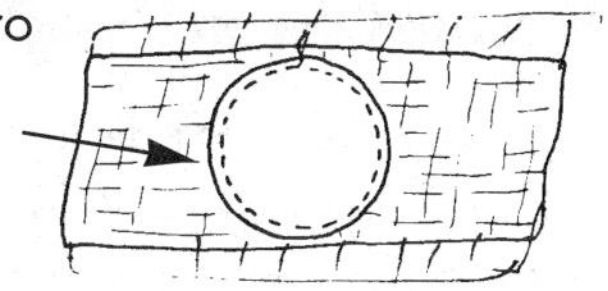

4. Voltee todo y doble la gasa de modo que nada quede afuera del círculo. Sujete la gasa con un alfiler. Las orillas del círculo deben quedar destapadas.

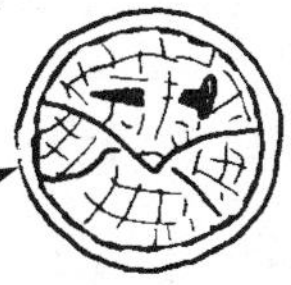

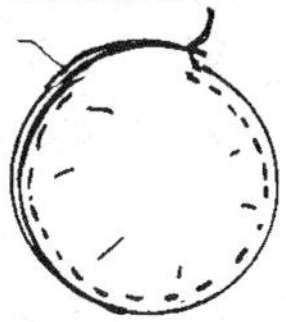

5. Ponga el otro círculo sobre el primero, con la gasa enmedio. Cosa los dos círculos para pegarlos, pero deje una pequeña abertura.

6. Voltee los dos círculos para que el revés de cada uno quede por dentro. Quite el alfiler para soltar las membranas. Rellene la placenta (la bolsita que hizo con los dos círculos) con algodón, hule espuma, trapos u otro material suave.

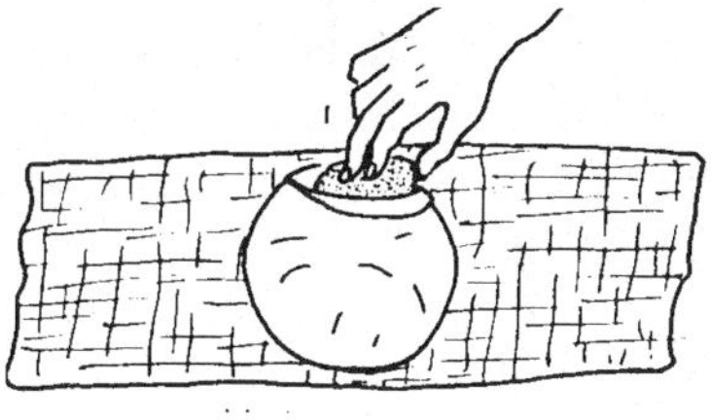

7. No rellene la placenta demasiado, sólo hasta que quede así. Luego cosa la abertura para cerrarla.

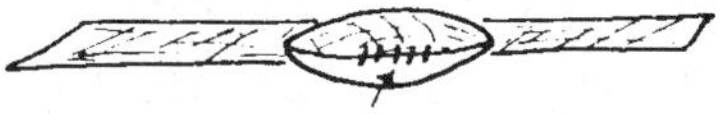

8. Voltee la placenta del lado que no esté cubierto de gasa. Ese es el fondo de la placenta, o sea el lado que va pegado a la pared de la matriz. Si quiere, hágale costuras como de colcha para mostrar que la placenta está formada de varios pedazos. Tenga cuidado de que las costuras no lleguen al otro lado. El lado de arriba debe quedar liso.

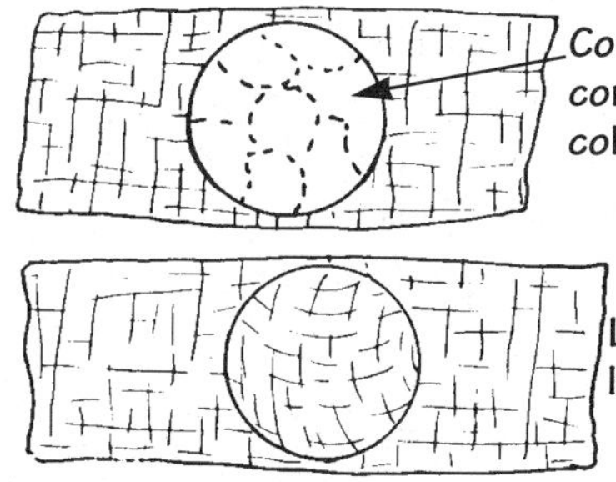

9. Deje que la gasa cuelgue y cósale los lados para formar un tubo.

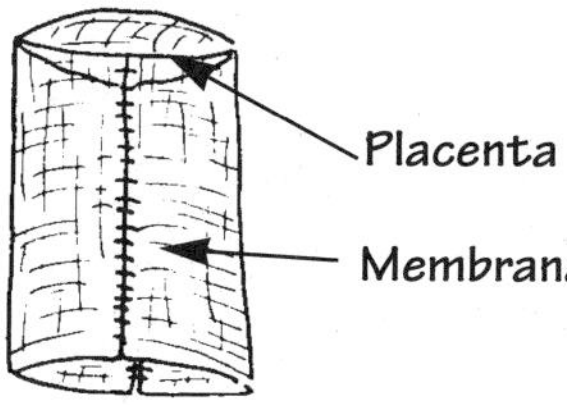

10. Hágale un dobladillo al tubo por abajo y meta un cordón por el dobladillo.

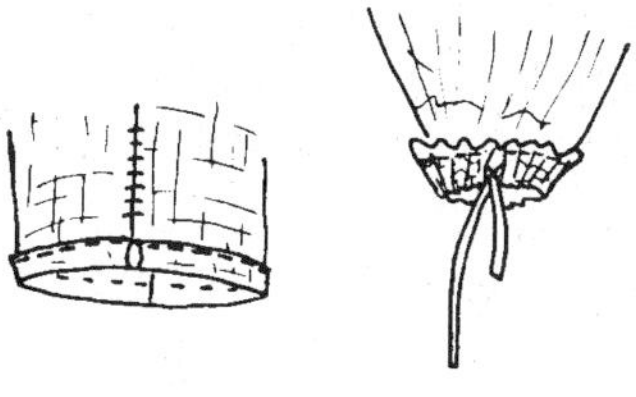

El cordón del ombligo

1. Corte una tira de tela de 8 cm. de ancho por 52 cm. de largo. El color azul se ve más real, pero use lo que tenga.

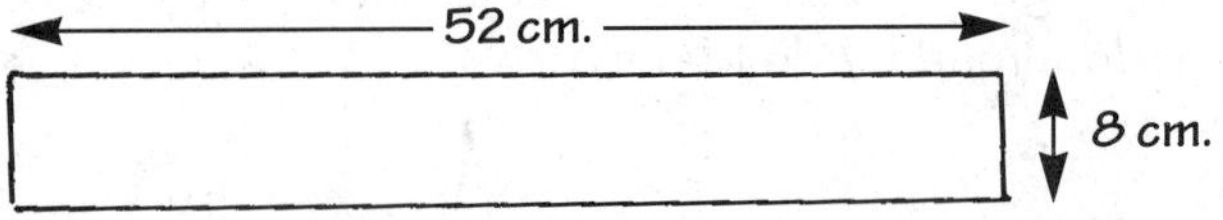

2. Doble la tela a lo largo con el revés hacia afuera. Cósale las dos orillas para formar un tubo.

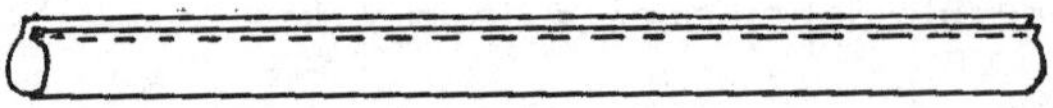

3. Voltee la tela para que ahora el revés quede hacia adentro. Rellene el tubo con algo blando (como lo hizo con la placenta).

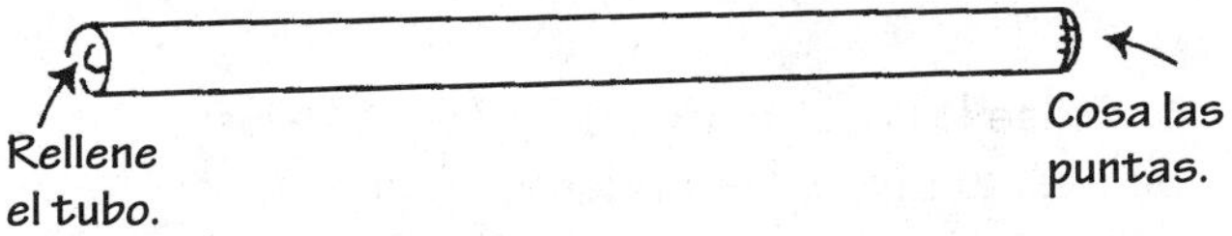

4. Para mostrar las arterias y las venas del cordón, enrede 3 tiras de hilo grueso o de estambre (lana) alrededor del cordón. Cósalas al cordón para que no se caigan ni se enreden solas. Dos de las tiras deben de ser del mismo color. Si puede, cubra el cordón entero con un pedazo de gasa para que sea más como un verdadero cordón.

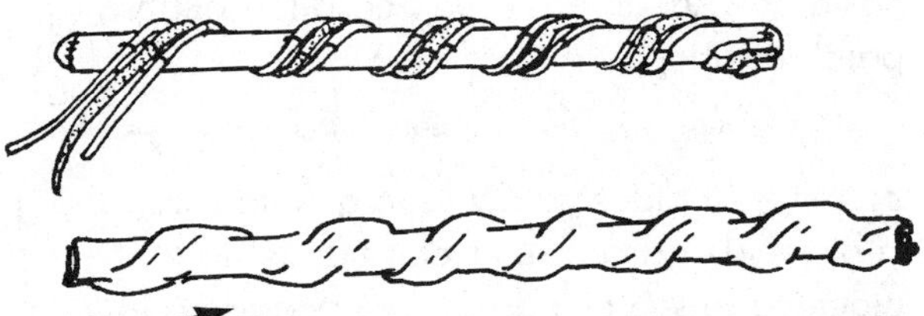

5. Cosa una punta del cordón a la parte de arriba de la placenta (la parte cubierta de gasa). Dibuje venas de ese lado de la placenta con un plumón o una pluma.

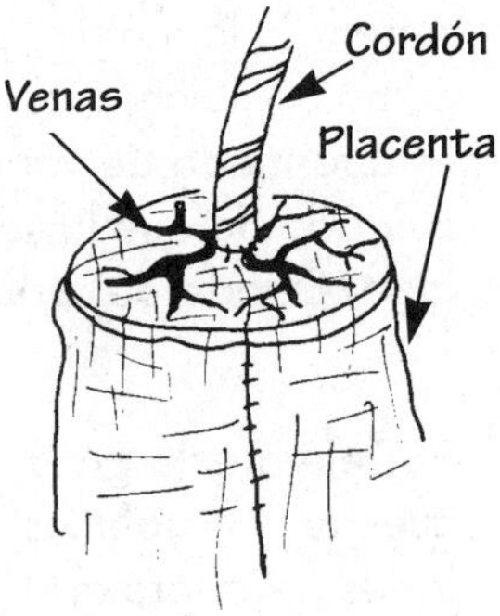

6. Pegue la otra punta del cordón a un muñeco (vea la siguiente sección). Cosa el cordón al muñeco, o use un seguro para sujetarlo.

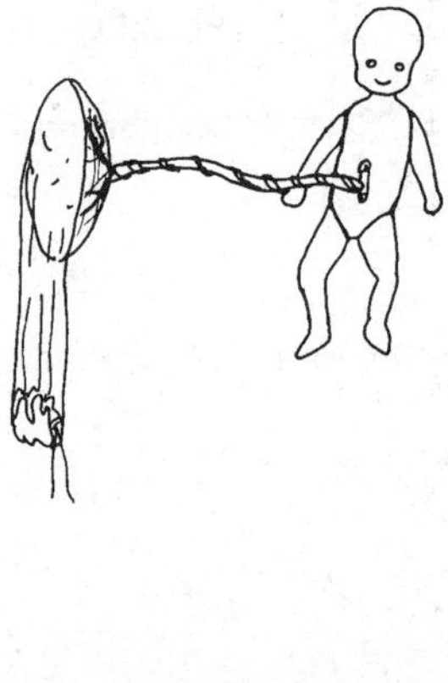

Para mostrar a un bebé en la bolsa de aguas, meta al bebé en la bolsa de gasa y ciérrela con el cordón de la bolsa. Para demostrar cómo se rompe la bolsa de aguas, abra la bolsa de gasa.

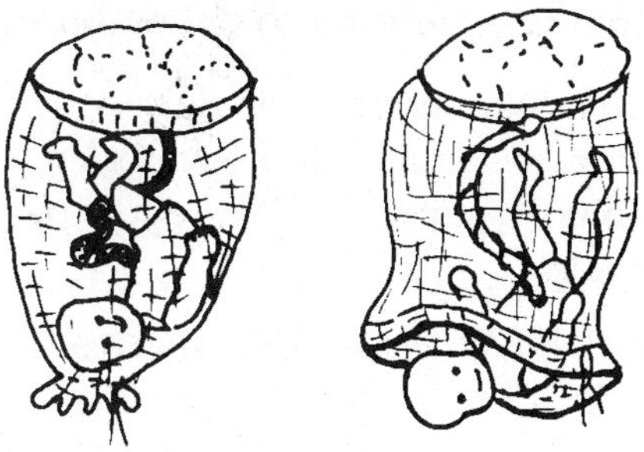

El bebé

En realidad cualquier muñeco sirve, pero el mejor tipo es uno con la cabeza dura y el cuerpo blando. Si usted va a hacer el muñeco, siga estas instrucciones:

1. Haga una cabeza dura pero hueca de papel maché (vea pág. 433). Píntele la cara y las líneas de sutura del cráneo (vea pág. 216).

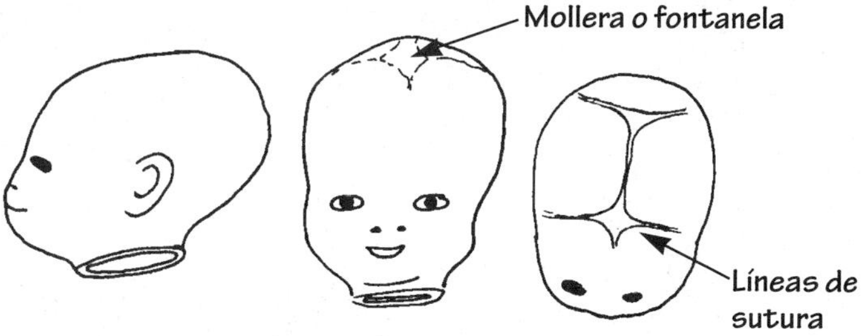

2. Haga un muñeco de trapo de tamaño natural con la cabeza redonda y un poco más pequeña que la que haga de papel maché. Rellene el muñeco con algodón, hule, espuma, trapos u otro material suave para que se parezca al cuerpo de un bebé. Luego meta la cabeza de trapo dentro de la cabeza de papel maché.

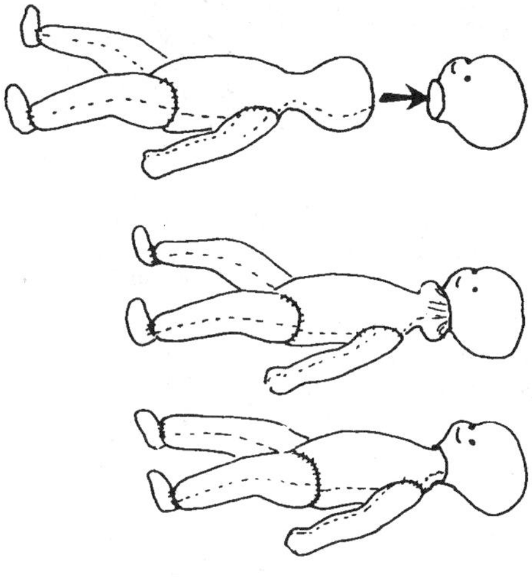

Si no puede hacer la cabeza de papel maché, pruebe esto: rellene el cuerpo del muñeco con material blando y la cabeza con algo más duro como una pelota dura, un bule o calabaza, un coco pequeño, o una piedra redonda.

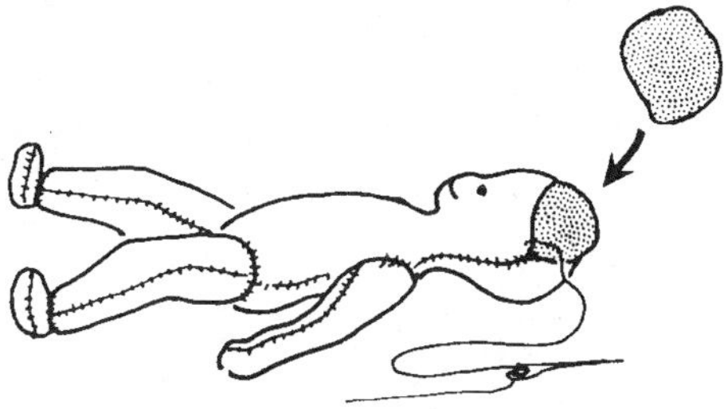

Cómo usar su modelo del embarazo

Para mostrar cómo están acomodados el bebé, la placenta y las membranas en la matriz, meta al muñeco en la bolsa de membranas con la placenta, y luego meta todo en la matriz. Con un seguro puegue el fondo de la placenta al círculo rojo en la matriz.

Luego use el modelo para demostrar algunas de las cosas que pasan durante el parto.

1. Jale el cordón de la bolsa para cerrar el cérvix.

2. Luego abra el cordón para que el bebé pueda 'nacer'. (Si quiere mostrar que la bolsa de aguas se ha roto, abra también el cordón de las membranas.)

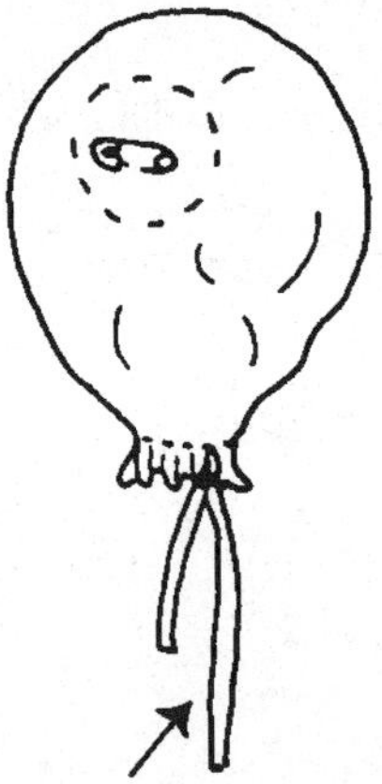

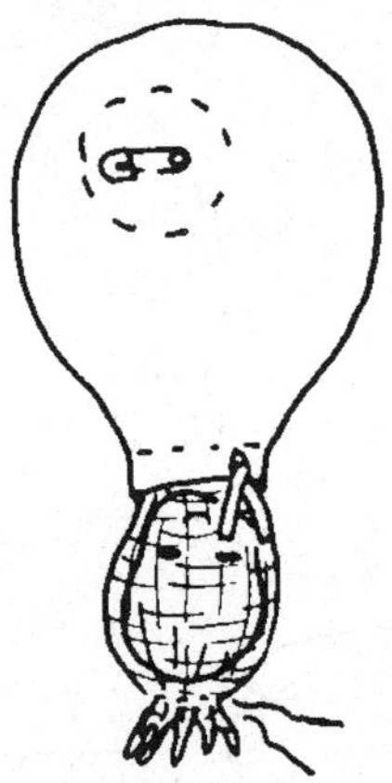

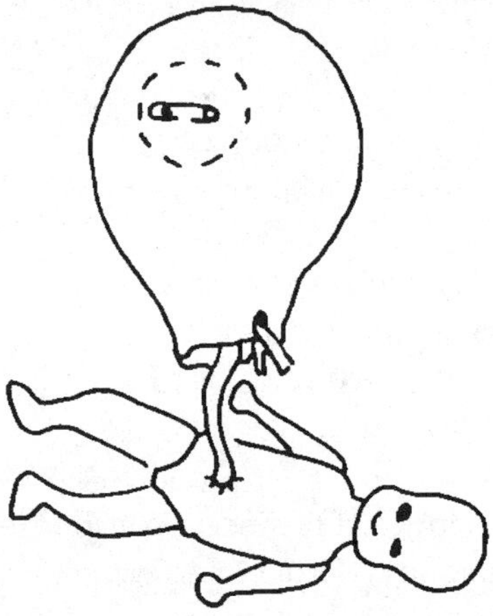

3. Quite el seguro y empuje la placenta para afuera, para demostrar cómo sale de la matriz.

4. Explique que el círculo rojo dentro de la matriz es como una herida abierta que sangra. Apriete la matriz para mostrar cómo necesita contraerse para dejar de sangrar.

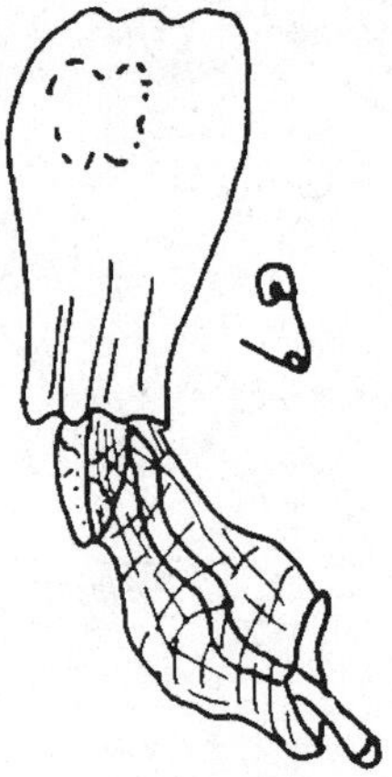

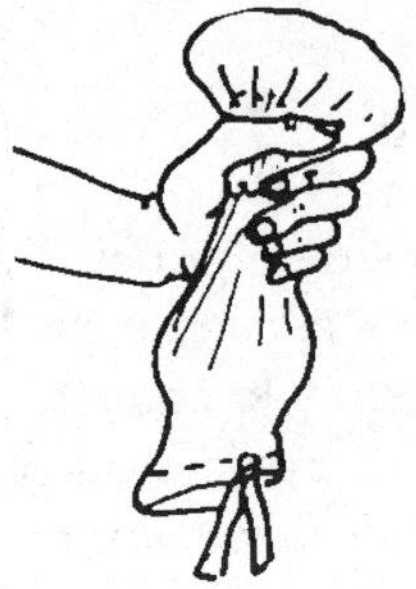

4. La caja y los pantalones de parto

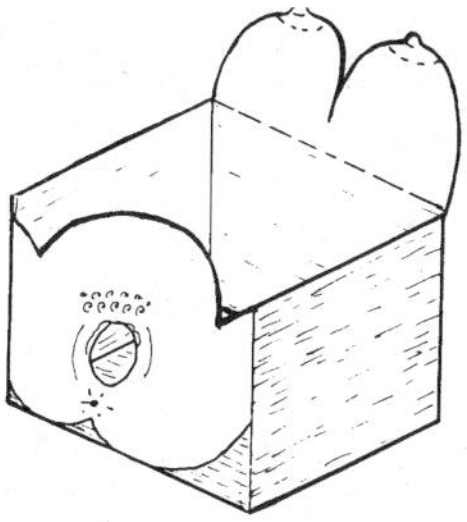

La caja de parto

Para demostrar un nacimiento, corte y pinte una caja para que parezca el cuerpo de una mujer. Haga un hoyo por donde pueda pasar el muñeco. En la parte de enfrente, usando parte de la tapa, recorte lo que sería el vientre y en la parte de atrás lo que serían los pechos (use también otra parte de la tapa).

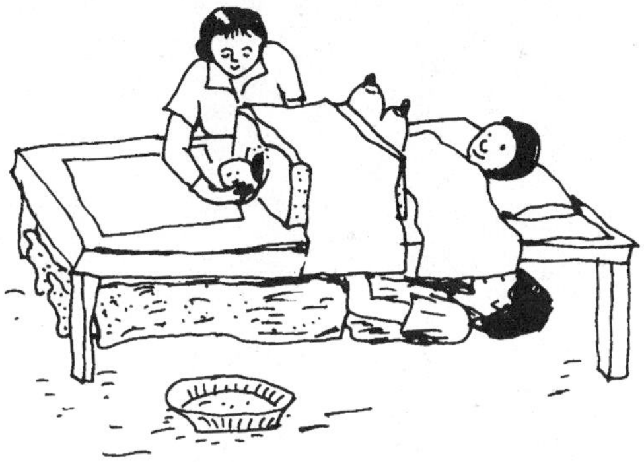

Para dar la demostración, puede poner la caja sobre un catre y cubrirla con una manta. También puede poner una muñeca grande sobre el catre, como si fuera la madre. Pídale a alguien que se acueste debajo del catre y que empuje la caja para demostrar las contracciones. La persona también puede jadear y pujar como si estuviera dando a luz.

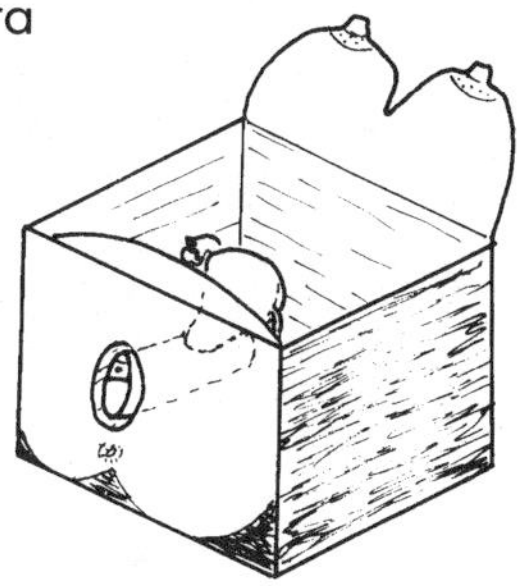

Otra idea es que ponga en la caja la matriz y la vagina que haya hecho (ver págs. 436-439) para que la gente se dé una mejor idea de cómo va todo acomodado en el cuerpo.

Los pantalones de parto

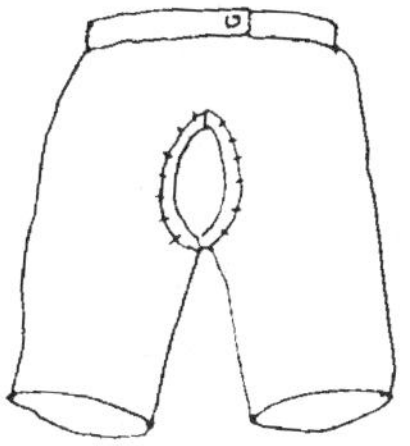

Los pantalones de parto sirven bien para demostrar cómo se ve un parto. A unos pantalones viejos hágale un hoyo que represente la abertura vaginal. Luego pídale a una mujer que se ponga los pantalones sobre su ropa y actúe como si estuviera dando a luz. Al final, la mujer empuja a un muñeco que traía escondido en la ropa por el hoyo de los pantalones.

Direcciones donde puede conseguir materiales de enseñanza:

ICEA Book Center
PO Box 20048
Minneapolis, MN
55420 EE.UU.
Fax: 512-854-8772
Teléfono: 612-854-8660

Childbirth Graphics
PO Box 21207
Waco, TX 76702-6461
EE.UU.
Fax: 817-751-0221

Women's International Network
187 Grant Street
Lexington, MA 02173
EE.UU.

Las Páginas Verdes: Información sobre las medicinas recomendadas en este libro

Siempre que sea posible, las mujeres embarazadas deben evitar tomar medicinas. Cuando una mujer embarazada toma medicina, esta le llega a su bebé a través de la sangre. Algunas medicinas no le harán daño al bebé, pero otras pueden causarle defectos de nacimiento u otros problemas graves.

En este libro sólo recomendamos medicinas cuando son necesarias. En esta sección damos más información sobre las medicinas que recomendamos, y sobre los riesgos que hay para la madre y el bebé en el vientre. Además indicamos cuáles medicinas puede tomar la madre cuando está dando pecho. A veces, si la madre tiene un problema grave, tendrá que decidir qué es más riesgoso: la enfermedad o la medicina. Las medicinas más riesgosas sólo se deben usar para problemas graves o enfermedades que amenazan la vida.

¡Cuidado! Siempre que sea posible, evite dar medicinas a las mujeres embarazadas.

Cómo usar las Páginas Verdes

Cómo encontrar la medicina que busca

Las medicinas en esta sección están organizadas de acuerdo a sus usos. Si quiere encontrar cierta medicina en particular, búsquela en una de estas listas: 1) la INFORMACIÓN SOBRE LAS MEDICINAS de la página 453, que enumera las medicinas de acuerdo a su uso, o 2) el índice de medicinas de la pág. 454, que enumera las medicinas en orden alfabético (primero las que empiezan con A, luego las que empiezan con B, y así en adelante).

En ambas listas damos los nombres genéricos (científicos) de las medicinas, en vez de sus marcas comerciales. En algunos casos, sí incluimos las marcas cuando son muy conocidas. Aparecen en *este tipo de letra* y entre paréntesis después del nombre genérico.

Usamos los nombres genéricos de las medicinas porque esos nombres son muy parecidos en todas partes, mientras que las marcas pueden ser diferentes en diferentes lugares. Además, las medicinas genéricas muchas veces son más baratas.

Cómo está organizada la información de esta sección

Algunos medicamentos son parte de un grupo más grande de medicinas. Dado a que estos medicamentos tienen muchas cosas en común, muchas veces damos información sobre todo el grupo primero, y después damos información específica acerca de cada medicamento. Es importante leer tanto la información sobre el grupo, como la información sobre el medicamento en particular. Por ejemplo:

Información sobre todas las cefalosporinas

Cefalosporinas

Las cefalosporinas son antibióticos muy eficaces que matan muchos tipos de bacterias. Muchas veces son caras y difíciles de conseguir. Sin embargo, generalmente son menos riesgosas y causan menos *efectos secundarios* que otros antibióticos. Sirven bien para combatir infeccioines graves, como infecciones de la matriz y ciertas enfermedades de transmisión sexual. Las cefalosporinas son seguras para las mujeres que están embarazadas o que están dando pecho.

Nombre de marca

Nombre genérico

Información sobre un tipo de cefalosporina

Cefazolina (***Ancef***)

A menudo viene: ampolletas de 250 mg., 500 mg., o 1 mg.

Dosis para infección de la matriz

Inyecte 1 gramo, cada 6 horas, hasta que se quede si el fiebre por 2 días

Para cada medicina damos 3 tipos de información: 1) la forma en que generalmente se consigue (por ejemplo: pastillas, ampolletas, jarabe); 2) su uso (si es que no se ha explicado en la descripción del grupo); 3) la dosis para diferentes problemas.

Nota: Las medicinas y dosis que incluimos aquí son las que usan las parteras en muchos lugares. Pero averigüe con las autoridades de salud locales cuáles son las medicinas y dosis que se usan en su región.

Eritromicina

Forma — Amenudo viene en: pastillas o cápsulas de 250 mg.; jarabes con 125 ó 200 mg. en 5 ml.

Uso — La eritromocina es un antibiótico común y seguro para las mujeres que están embarazadas o dando pecho. Puede usarse para tratar infecciones de los pechos y algunas enfermedades de transmisión sexual (sífilis en personas alérgicas a la penicilina, clamidia y chancro blando). A veces la eritromicina es eficaz contra la gonorrea (vea el Capítulo 23).

Dosis — *Dosis de eritromicina para infecciones graves*

Dar 4 veces al día, de preferencia con comida para evitar malestar del estómago.

Adultos: 500 mg. en cada dosis.

Para infecciones de los pechos, tomarla durante 10 días.

Para sífilis, tomarla durante 15 días.

Para clamidia, chancro blando y gonorrea, tomarla de 7 a 10 días.

Cómo dar la dosis correcta

Símbolos

Estos son algunos símbolos útiles:

= significa ***igual a*** o **equivale a**

\+ significa **más**

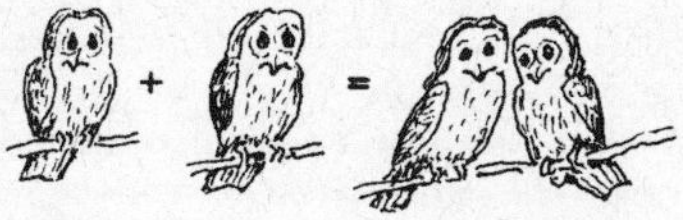

1 + 1 = 2

uno más uno es igual a dos

Tipos de medidas

Por lo general las medicinas se miden en **gramos** (gm.) y **miligramos** (mg.)

1000 mg. = 1 gm. (mil miligramos equivalen a un gramo)

1 mg. = 0,001 gm. (un miligramo es la milésima parte de un gramo)

Por ejemplo:

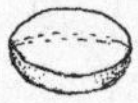

Una aspirina para adulto contiene 300 miligramos de aspirin.	0,3 gm. 0,300 gm. 300 mg.	Todas estas son maneras de decir 300 milligramos.

Granos. En algunos países las medicinas todavía se miden en granos:

gr. = grano   1 gr. = 65 mg.

Esto quiere decir que una pastilla de 5 granos de aspirina pesa como 300 mg.

Unidades. Ciertos tipos de penicilina generalmente se miden en unidades (vea pág. 455):

U. = unidad   1.600.000 U. = 1 gm. o 1000 mg.

Diferentes pesos y medidas

Muchas medicinas, sobre todo los antibióticos, vienen en diferentes pesos y medidas. Para asegurarse de dar la dosis correcta, fíjese bien en la cantidad de gramos, miligramos, granos o unidades que cada medicina contenga. **Es muy importante sólo dar la cantidad recomendada de una medicina.**

Por ejemplo, el metronidazol muchas veces viene en pastillas de 3 tamaños:

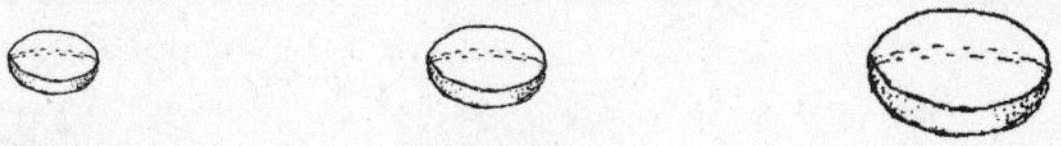

200 mg. 250 mg. 500 mg.

Si usted necesitará dar 500 mg., 2 veces al día, durante 7 días, usted podría:

- dar 2 pastillas de 250 mg. 2 veces al día, o...
- dar una pastilla de 500 mg. 2 veces al día

Fracciones

A veces necesitará dar sólo una parte de una pastilla. Las dosis que requieren menos de una pastilla entera se escriben en *fracciones*. Por ejemplo:

1 pastilla = una pastilla = 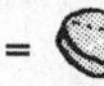

½ pastilla = media pastilla= 

1½ pastillas = una pastilla y media = 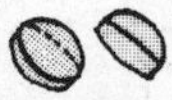

¼ de pastilla = un cuarto o la cuarta parte de una pastilla = 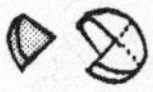

⅛ de pastilla = un octavo de una pastilla (la pastilla se divide en 8 partes guales y se toma una parte) = 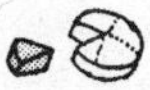

Medicina en forma líquida

Los jarabes, las suspensiones y otras medicinas líquidas se miden en **mililitros**:

ml. = mililitro   1 litro = 1000 ml.

Algunas medicinas en forma líquida se recetan en cucharadas o cucharaditas:

1 cucharadita = 5 ml.   1 cucharada = 15 ml.

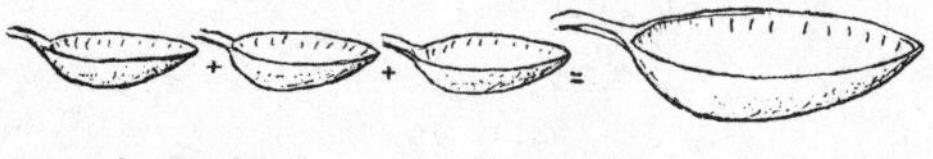

3 cucharaditas = 1 cucharada

Cuando las instrucciones para una medicina indican que hay que tomar 1 cucharadita, eso quiere decir 5 ml. **La cucharita que se use debe medir 5 ml., ni más ni menos.** En muchas cucharitas caben hasta 8 ml. y en otras nada más 3 ml. Por eso, mejor haga una de estas cosas:

- Consiga una cucharita de medir de 5 ml. 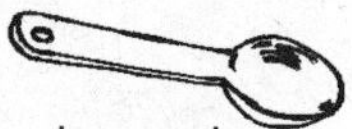
- Compre una medicina que venga con una cucharita de plástico. Este tipo de cucharita mide 5 ml. cuando está llena, y también puede tener una rayita que marca la mitad de esa cantidad (2,5ml.). Guarde la cucharita y úsela para medir otras medicinas. 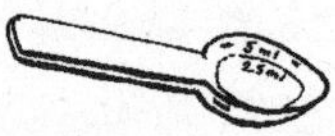
- Usando una jeringa u otra cosa para medir, llene cualquier cucharita que tenga en casa con 5 ml. de agua. Marque la cucharita con una raya donde llegue el agua.

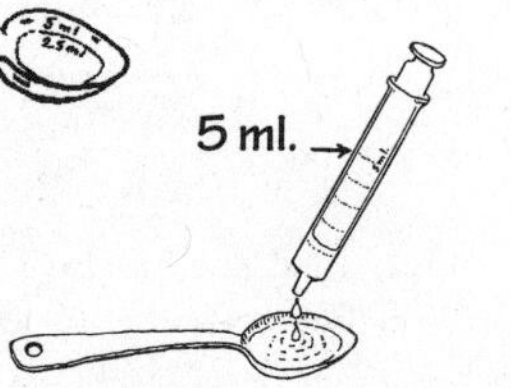

Cómo dar medicinas según el peso de una persona

A veces es mejor calcular la dosis de una medicina según el peso de la persona que la necesite. Esto es importante sobre todo al recetar medicinas peligrosas o al darles medicina a los bebés.

En esta sección del libro, damos las dosis de diferentes medicinas por kilos de peso de la persona. Por ejemplo, para la kanamicina indicamos la siguiente dosis: *15 mg./ kg./día.* Esto quiere decir que en 24 horas (1 día) hay que dar 15 mg. de kanamicina por cada kilo de peso de la persona. De modo que una persona que pesara 50 kilos recibiría 750 mg. de kanamicina al día (50 X 15 = 750).

Cómo tomar medicinas

Es importante tomar las medicinas más o menos a las horas indicadas. Unas medicinas se deben tomar sólo una vez al día. Pero otras se tienen que tomar más seguido. Si la persona no tiene reloj, no importa. Puede calcular las horas. Por ejemplo, si una receta dice que hay que tomar 1 pastilla cada 8 horas, la persona debe tomar 3 pastillas al día: una en la mañana, una en la tarde y una en la noche. Si la receta dice que hay que tomar 1 pastilla cada 6 horas, ella debe tomar 4 pastillas al día: una en la mañana, una al mediodía, una en la tarde y la última en la noche.

Siempre que le recete a alguien una medicina, apunte toda la siguiente información en un papel, y déselo a la persona, aunque ella no pueda leer.

- nombre de la persona → NOMBRE: María Ruiz
- nombre de la medicina → MEDICINA: Eritromicina en pastillas de 250 mg.
- para qué sirve → PARA: Infección de un pecho
- la dosis → DOSIS: 2 pastillas, 4 veces al día, por 10 días

También apunte esta información para usted. Si tiene un expediente para cada mujer, guarde la información allí.

Fichas para las personas que no pueden leer

Para que las personas que no pueden leer recuerden cuándo tomar su medicina, usted puede darles una ficha como ésta

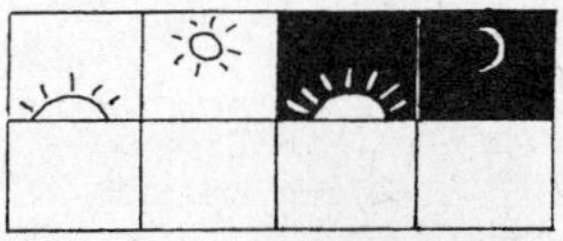

En las partes en blanco, dibuje la cantidad de medicina que deben tomar y explíqueles con cuidado lo que quiere decir su dibujo.

Por ejemplo, esto quiere decir 1 pastilla 4 veces al día: 1 al levantarse, 1 al mediodía, 1 al anochecer y otra a la medianoche.

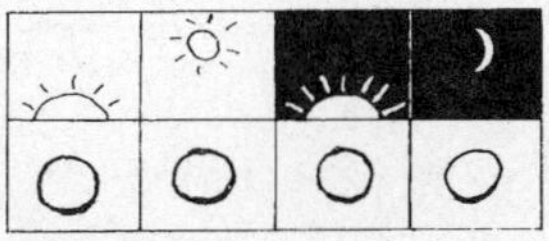

Esto quiere decir:
½ pastilla,
4 veces al día.

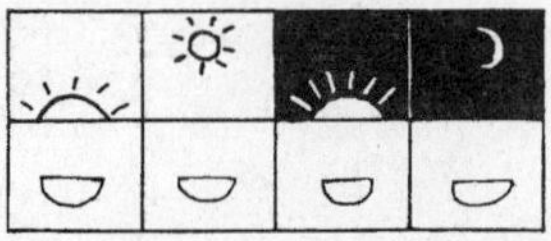

Esto quiere decir:
1 cápsula, 3 veces al día.

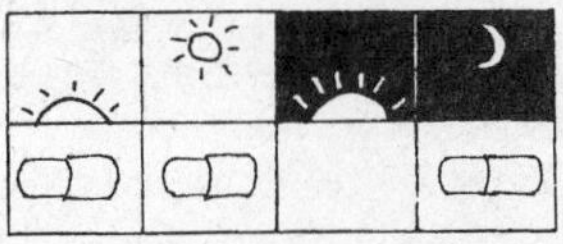

Esto quiere decir:
2 cucharaditas,
2 veces al día.

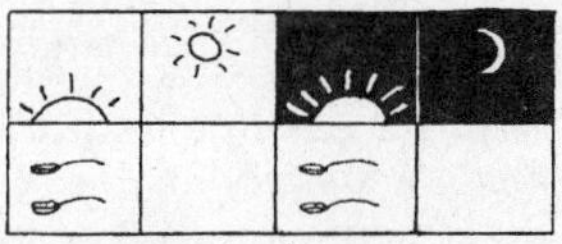

En las páginas 505 y 506 hay fichas en blanco que usted puede recortar y usar. Como son tan sencillas, cuando se le terminen, haga más usted misma.

¡CUIDADO! Muchas de las medicinas incluidas aquí también sirven para enfermedades que no discutimos en este libro. Tome en cuenta que, muchas veces, diferentes problemas se tratan con diferentes dosis. Hable con un trabajador de salud o consulte un libro como ***Donde no hay doctor*** antes de usar estas medicinas para problemas que no se mencionan aquí.

Lista de las medicinas incluidas en las Páginas Verdes

Enumeradas según su uso y en el orden en que aparecen.

vea página

Índice de medicinas que aparecen en las Páginas Verdes

Organizadas en este orden: A B C CH D E F G H I J K L LL M N Ñ O P Q R RR S T U V W X Y Z

Antibióticos

El uso de antibióticos

Los antibióticos son medicinas que combaten infecciones causadas por bacterias. Cuando se usan correctamente, pueden salvar vidas. Si se usan mal, pueden causar grandes daños o la muerte.

Algunos antibióticos son generalmente seguros para las mujeres que están embarazadas o dando pecho. Otros deben evitarse durante el principio o el final del embarazo. Ciertos antibióticos pueden perjudicar al bebé en el vientre, pero a veces se necesitan para infecciones que amenazan la vida de la madre. A veces es necesario comparar los riesgos de la enfermedad con los riesgos del medicamento y con otras opciones (vea pág. 35). Antes de recetar una medicina, lea las advertencias que damos para las mujeres que están embarazadas o dando pecho.

Precauciones importantes

1. Los antibióticos, al igual que cualquier otra medicina, sólo se deben usar durante el embarazo si son absolutamente necesarios. Los antibióticos no sirven para curar gripas (catarros), tos, diarrea, ni infecciones leves que se quitan sin medicina.

2. Para las infecciones leves o moderadas, los antibióticos tomados son igual de eficaces y más seguros que los inyectados. Para las infecciones graves, a veces es necesario usar antibióticos inyectados, ya que actúan más rápidamente que los tomados. Lea las páginas 383 a 387 antes de inyectar cualquier medicina.

3. Antes de dar cualquier antibiótico, pregúntele a la persona si alguna vez ha tenido una reacción alérgica a esa medicina (repase las págs. 90 y 388). Si alguna vez ha tenido una reacción alérgica (ronchas, desmayo, convulsiones) no debe tomar esa medicina ni cualquier otra del mismo grupo.

4. Después de dar la primera dosis del antibiótico, ya sea tomada o inyectada, quédese con la persona por unos 20 ó 30 minutos para ver si le da cualquier reacción.

5. Siempre asegúrese de que la persona tome (o reciba) el tratamiento completo, aunque empiece a sentirse bien antes de terminarlo. Las infecciones que no se tratan por completo pueden regresar, y muchas veces se vuelven más difíciles de tratar porque las bacterias se vuelven resistentes a la medicina.

Las penicilinas

La penicilina es uno de los antibióticos más seguros para la mayoría de la gente, incluyendo los bebés y las mujeres que están embarazadas o dando pecho. Puede ser útil para muchos tipos de infecciones, incluyendo las infecciones de la matriz y los pechos, y las infecciones de la sangre en los recién nacidos.

Hay diferentes tipos de penicilinas. En este libro hablamos de la penicilina ordinaria y de otras 3 medicinas de la misma familia: dicloxacilina, ampicilina y amoxicilina. Todas estas penicilinas se pueden tomar por la boca. La penicilina y la ampicilina también se consiguen en forma inyectable. Las inyecciones hacen efecto más rápidamente y por eso se recomiendan para infecciones muy graves. Si usted usa algún tipo de penicilina que no mencionamos aquí, asegúrese de obtener toda la información necesaria para usarla correctamente.

Algunos tipos de bacterias se han vuelto resistentes a la penicilina y por eso esta medicina ya no sirve para ciertas enfermedades, como por ejemplo, la gonorrea. Cuando la penicilina no da resultado, es necesario probar otras medicinas. A veces ciertos tipos especiales de penicilina sí son eficaces.

Datos importantes sobre la penicilina:

- La penicilina inyectable por lo general se mide en unidades (U.) y la penicilina tomada en miligramos (mg.). Para la penicilina 'G': 250 mg. = 400.000 unidades.
- Las penicilinas se clasifican en 3 grupos: de acción breve, intermedia y prolongada, según la rapidez con que actúan y el tiempo que permanecen en el cuerpo.
- El tomar demasiada penicilina no hace mucho daño, pero el no tomar suficiente puede ser peligroso. La infección no se detendrá y puede que después sea más difícil matar a las bacterias.
- Algunas personas tienen reacciones alérgicas a la penicilina. Una reacción leve consiste en tener ronchas con comezón. A menudo las ronchas aparecen varias horas o días después de tomar la medicina y pueden tardarse días en desaparecer. Un antihistamínico como la difenhidramina o la prometazina pueden ayudar a calmar la comezón.

- En muy pocos casos, la penicilina causa una reacción muy peligrosa llamada "choque alérgico". Poco después de inyectarse o tomar penicilina, la persona de repente se pone pálida, tiene dificultades para respirar y cae en estado de choque (vea pág. 243). Si eso sucede, es necesario inyectar epinefrina (*Adrenalina*) de inmediato (vea pág. 388). Mantenga a la persona acostada.
- Una persona que haya tenido cualquier tipo de reacción alérgica a la penicilina, nunca debe volver a recibir ningún tipo de penicilina, ya sea tomada o inyectada. La próxima vez, la reacción podría ser más grave e incluso podría matar a la persona.

Penicilinas inyectadas

Para las infecciones graves, la penicilina inyectada es más eficaz y actúa más rápidamente que la penicilina tomada. Sin embargo, el riesgo de choque alérgico es mayor con las inyecciones que con las pastillas.

La penicilina inyectable viene en 3 formas principales. La **penicilina G** inyectable actúa rápidamente, pero no dura mucho en el cuerpo. La **penicilina procaína** y la **penicilina benzatínica** hacen efecto más lentamente pero duran más tiempo en el cuerpo. Para la mayoría de las infecciones muy graves que mencionamos en este libro (infecciones de la matriz e infecciones de la sangre en recién nacidos), recomendamos las inyecciones de penicilina G. La penicilina procaína y la penicilina benzatínica sirven para tratar algunas enfermedades de transmisión sexual y para los casos en que no se consigue penicilina G.

AVISO IMPORTANTE: Antes de inyectar penicilina, lea las instrucciones para dar inyecciones que aparecen en las págs. 383 a 388. Asegúrese de saber cuáles son las señas de choque alérgico (piel pálida, dificultades para respirar, pulso débil o acelerado, pérdida del conocimiento). **Siempre que inyecte penicilina tenga a la mano epinefrina (*Adrenalina*). Vea pág. 388.**

Penicilina G inyectada (de acción breve)

A menudo viene en: ampolletas de 1 millón de unidades (625 mg.) o de 5 millones de unidades (3125 mg.)

La penicilina G inyectable se conoce por muchos nombres diferentes, incluyendo penicilina cristalina, bencilpenicilina, penicilina acuosa, penicilina soluble, penicilina sódica y penicilina potásica.

Este tipo de penicilina hace efecto rápidamente, pero dura muy poco tiempo en el cuerpo. Por lo tanto, es necesario dar inyecciones varias veces al día. Esta penicilina se recomienda para las infecciones muy graves que requieren dosis altas de medicina, como las infecciones de la matriz, o el tétano y las infecciones de la sangre en los recién nacidos.

Dosis para infecciones graves

Adultos: Inyecte 2 millones de unidades de cada 4 a 6 horas.

Bebés:

de menos de 2 kilos: inyecte 200.000 unidades cada 12 horas.

de 2 a 4 kilos: inyecte 200.000 unidades cada 12 horas.

de más de 4 kilos: inyecte 400.000 unidades cada 12 horas.

Penicilina procaína (de acción intermedia)

A menudo viene en: ampolletas de 300.000, 400.000 y más unidades

La penicilina procaína o **monoestearato alumínico de penicilina procaína (MAP)** hace efecto más lentamente, pero dura en el cuerpo como un día. Se puede usar para la sífilis cuando la penicilina benzatínica no se consigue. En algunos lugares, la penicilina procaína todavía es eficaz contra la gonorrea—infórmese en su área. Si va a combinar penicilina procaína con otra penicilina de acción breve, puede usar las mismas dosis que para la penicilina procaína sola.

Dosis para sífilis:

Adultos: 1 inyección de 1.200.000 unidades, cada día, durante 10 días.

Dosis para gonorrea que aún no es resistente a la penicilina:

Dé 4.800.000 unidades, una sola vez. Inyecte media dosis en cada nalga. Al mismo tiempo, dé 1gramo de probenecid tomado. (El probenecid aumenta la eficacia de la penicilina.)

Penicilina benzatínica (de acción prolongada)

A menudo viene en: ampolletas de 1.200.000 ó 2.400.000 unidades

La penicilina benzatínica entra a la sangre lentamente, pero su efecto dura hasta 1 mes. Muchas veces viene en combinación con otras penicilinas de acción más rápida. La penicilina benzatínica se usa principalmente para tratar la sífilis.

Dosis para sífilis:

Inyecte 2.400.000 una sola vez. Por lo general es mejor dividir la dosis e inyectar 1.200.000 unidades en cada nalga.

Penicilina tomadas

Penicilina VK (penicilina V, *Pen Vi-K*)

A menudo viene en: pastillas de 250 mg. (400.000 unidades): jarabes o polvos para hacer jarabe con 125 ó 250 mg. en 5 ml.

La penicilina VK se puede usar para tratar infecciones graves cuando no hay forma de conseguir penicilina inyectable. A veces también se usa para continuar un tratamiento después de las inyecciones. Para que el cuerpo use mejor la medicina, conviene tomarla con el estómago vacío, ya sea 1 hora antes ó 2 horas después de comer.

Dosis para infecciones graves:

Adultos: dé 1000 mg., 4 veces al día, durante 7 días.

Dicloxacilina

A menudo viene en: pastillas de 250 ó 500 mg.

La dicloxacilina es un tipo especial de penicilina que a veces combate las bacterias que se han vuelto resistentes a la penicilina ordinaria. (La nafcilina, oxacilina, cloxacilina y meticilina son otras formas especiales de penicilina. Si tiene alguna de ellas, consiga información sobre sus dosis y usos.)

Dosis para infección de los pechos:

Dé 500 mg. tomados, 4 veces al día, durante 10 días.

Ampicilina y Amoxicilina: penicilinas de alcance amplio (amplio espectro)

La ampicilina y amoxicilina son penicilinas de amplio espectro, lo que quiere decir que matan a una mayor variedad de bacterias que otras penicilinas. Al igual que otras penicilinas, son seguras para las mujeres que están embarazadas o dando pecho y para los bebés. Se pueden dar dosis muy altas para las infecciones graves.

La ampicilina se puede dar tomada o inyectada. La amoxicilina sólo viene en forma tomada. Ambas medicinas sirven para tratar infecciones de los pechos o de la matriz, fiebre durante el parto o infecciones de la sangre en recién nacidos. En forma tomada, las dos sirven para tratar infecciones de las vías urinarias.

Ampicilina

A menudo viene en: cápsulas de 250 mg.; inyecciones de 500 mg.; soluciones de 125 ó 250 mg. en 5 ml.

Ampicilina inyectada:

Dosis para fiebre durante el parto o infección de la matriz

Inyecte de 1 a 2 gm. cada 6 horas

Siga dando las inyecciones hasta que la fiebre desaparezca. Después dele a la mujer ampicilina tomada durante 10 días (vea la dosis más adelante).

Dosis para infección de la sangre en recién nacidos:

Inyecte la siguiente **dos** veces al día, durante 10 días.

de 2 kilos: inyecte 200 mg.

de 3 kilos: inyecte 300 mg.

de 4 kilos: inyecte 400 mg.

Ampicilina tomada:

Dosis para infecciones de las vías urinarias:

De 500 mg., cada 6 horas, durante 7 días.

Dosis para infecciones de los pechos:

De 500 mg, 4 veces al día, durante 7 días.

Dosis para infección de la matriz:

De 2000 mg. cada 6 horas, durante 10 días.

Amoxicilina

A menudo viene en: cápsulas o pastillas de 250 ó 500 mg.

La amoxicilina combate las mismas bacterias que la ampicilina, pero se toma 3 veces al día en vez de 4.

Dosis para infecciones de las vías urinarias:

De 500 mg., 3 veces al día, durante 7 días.

Dosis para infección de los pechos:

De 500 mg. 3 veces al día, durante 10 días.

Dosis para infección de la matriz después del parto:

De 1 gm., 3 veces al día, durante 10 días.

Cefalosporinas

Las cefalosporinas son antibióticos muy eficaces que matan muchos tipos de bacterias. Muchas veces son caras y difíciles de conseguir. Sin embargo, generalmente son menos riesgosas y causan menos *efectos secundarios* que otros antibióticos. Sirven bien para combatir infecciones graves, como infecciones de la matriz y ciertas enfermedades de transmisión sexual. Las cefalosporinas son seguras para las mujeres que están embarazadas o que están dando pecho.

Hay muchos tipos diferentes de cefalosporinas, pero aquí sólo recomendamos 3 de los más comunes: cefazolina *(Ancef)*, cefoxitina (*Mefoxin*) y ceftriaxona (*Rocefin*). Si va a usar otras cefalosporinas que no mencionamos aquí, consiga la información necesaria para usarlas correctamente.

Cefazolina (*Ancef, Kefzol*)

A menudo viene en: ampolletas de 250 mg., 500 mg. y 1 gm.

Dosis para infección de la matriz:

Inyecte 1 gramo, cada 6 horas, hasta que ella queda sin fiebre por 2 días.

Cefoxitina (*Mefoxin*)

A menudo viene en: ampolletas de 1 ó 2 gramos

Dosis para infección de la matriz:

Inyecte 2 gramos, cada 6 horas, hasta que ella queda sin fiebre por 2 días.

Ceftriaxona (*Rocetin*)

A menudo viene en: ampolletas de 250 mg., 500 mg. ó 1 gm.

Dosis par chancro blando y gonorrea en adultos:

Inyecte 250 mg. una sola vez.

Para la gonorrea puede ser necesario doblar la dosis (500 mg.).

Dosis para infección de gonorrea en los ojos del recién nacido:

Inyecte 125 mg. una sola vez.

Aminoglicósidos

Aquí mencionamos 3 aminoglicósidos: la gentamicina, la kanamicina y la espectinomicina. La gentamicina y la kanamicina son antibióticos inyectables muy peligrosos que sólo deben ser recetados por trabajadores de la salud con bastante experiencia. Sólo se deben usar para tratar infecciones graves cuando no se puedan conseguir antibióticos menos peligrosos. Es muy importante usar la dosis correcta de estas dos medicinas. Si se usan en exceso pueden causar sordera o dañar los riñones. Por lo general, la gentamicina causa menos efectos secundarios que la kanamicina.

Tanto la gentamicina como la kanamicina sirven para tratar infecciones de la matriz después del parto e infecciones de la sangre en recién nacidos. La espectinomicina sólo se usa para tratar la gonorrea y se puede usar durante el embarazo.

Gentamicina (*Garamicina*)

A menudo viene en: ampolletas de 20 mg. u 80 mg. en 2 ml.

Dosis de gentamicina (de 2 a 5 mg./kg./día)

Adultos: para la primera dosis, inyecte 80 mg. en el músculo; después de 8 horas, inyecte 60 mg. 3 veces al día durante 5 a 7 días

Bebés:

de menos de 2 kilos: inyecte 5 mg. 2 veces al día

2 a 4 kilos: inyecte 7,5 mg. 2 veces al día

de más de 4 kilos: inyecte 10 mg. 2 veces al día

Continúe el tratamiento por un mínimo de 7 días.

ADVERTENCIAS:

- **La gentamicina puede dañar al bebé en el vientre. Por eso no se le debe dar a una mujer embarazada, a menos que ella tenga una infección que le esté amenazando la vida y no sea posible conseguir medicinas menos peligrosas.**
- **Las personas con problemas de los riñones no deben tomar gentamicina.** Si la medicina produce zumbido en los oídos, consiga ayuda médica de inmediato.

Kanamycin (*Kantrex*)

A menudo viene en: ampolletas de 75 mg., 500 mg. o 1000 mg.

Dosis de kanamicina (15 mg./kg./día):

Adultos: inyecte 500 mg. 2 veces al día durante 5 a 7 días.

Bebés:
de menos de 2 kilos: inyecte 15 mg. 2 veces al día.

de 2 a 4 kilos: inyecte 24 mg. 2 veces al día.

de más de 4 kilos: inyecte 32 mg. 2 veces al día.

ADVERTENCIA: La mujeres embarazadas y las personas con problemas de los riñones no deben tomar kanamicina.

Espectinomicina (Trobicin)

A menudo viene en: ampolletas de 2 gramos

Dosis par gonorrea en adultos:

Dé 1 inyección de 2 gramos una sola vez.

Las sulfas o sulfonamidas

Estas medicinas son baratas y combaten muchas clases de bacterias. Pero no son tan eficaces como otros antibióticos y es más probable que causen reacciones alérgicas (comezón) y otros problemas.

Las mujeres embarazadas no deben tomar sulfas o sulfonamidas durante los últimos 3 meses del embarazo. Por lo general, estas medicinas son seguras para las mujeres que están dando pecho. Sin embargo, si un bebé nació antes de tiempo, o está enfermo o deshidratado, quizás convendría que su madre se ordeñara los pechos y tirara la leche (vea págs. 336 a 337) mientras estuviera tomando la medicina. Otra solución sería que la madre tomara otra medicina.

Si va a usar una sulfa o sulfonamida que no mencionamos aquí, consiga la información necesaria para usarla correctamente.

ADVERTENCIAS:

- Para evitar el daño a los riñones, es muy importante beber mucha agua al tomar sulfas. Nunca le dé estas medicinas a una persona que esté deshidratada.
- No les dé estas medicinas a los bebés menores de 1 año.
- Si la medicina causa salpullido o ronchas, ampollas, comezón, dolor de coyunturas, fiebre, dolor de espalda o sangre en la orina, hay que dejar de tomarla y beber mucha agua.

Sulfametoxazol con trimetoprim (*Bactrim, Septra*)

A menudo viene en: pastillas de 100 mg. de sulfametoxazol con 20 mg. de trimetoprim; pastillas de 400 mg. de sulfametoxazol con 80 mg. de trimetoprim; jarabe con 200 mg. de sulfametoxazol y 40 mg. de trimetoprim en 5 ml.

Nota: Esta medicina también se vende en pastillas de doble potencia (*Bactrim DS* y *Septra DS*) con 800 mg de sulfametoxazol y 160 mg. de trimetoprim. **Si sólo tiene pastillas de doble potencia, use la mitad del número de pastillas que recomendamos a continuación.**

El sulfametoxazol con trimetoprim es una medicina combinada que combate una gran variedad de bacterias.

Dosis para infecciones de las vías urinarias y chancro blando en adultos:

Dé 2 pastillas de 400 mg. de sulfametoxazol con 80 mg. de trimetoprim, 2 veces al día, durante 7 días.

Dosis para gonorrea en adultos:

Dé 10 pastillas de 400 mg. de sulfametoxazol con 80 mg. de trimetoprim cada día, durante 3 días. ¡Hay que tomar las pastillas con mucha agua!

Sulfafurazol

A menudo viene en: pastillas de 250 ó 500 mg.

Dosis para infecciones de las vías urinarias y clamidia en adultos:

Dé 500 mg., 4 veces al día, durante 7 a 10 días.

También puede usar otras sulfas como la **sulfadimidina** o el **sulfisoxazol**. Dé la misma dosis que para el sulfafurazol, durante el mismo número de días.

Eritromicina

A menudo viene en: pastillas o cápsulas de 250 mg.; jarabe de 125 ó 200 mg. en 5 ml.

La eritromicina es un antibiótico muy común. Las mujeres que están embarazadas o dando pecho lo pueden tomar sin peligro. Se puede usar para tratar infecciones de los pechos y algunas enfermedades de transmisión sexual (sífilis en personas alérgicas a la penicilina, clamidia y chancro blando). A veces también sirve contra la gonorrea (vea el Capítulo 23).

Dosis para infección de los pechos:

Dé 500 mg., 4 veces al día,
durante 10 días.

Dosis para sífilis:

Dé 500 mg., 4 veces al día,
durante 15 días.

Dosis para clamidia, chancro blando o gonorrea:

Dé 500 mg., 4 veces al día,
durante 7 a 10 días.

Es preferible tomar la eritromicina con las comidas para evitar el malestar del estómago.

Metronidazol (*Flagyl*)

A menudo viene en: pastillas de 200, 250 ó 500 mg.

El metronidazol sirve para tratar infecciones vaginales de tricomonas. A veces también se da junto con otros antibióticos para tratar infecciones graves, como infecciones de la matriz después del parto (vea pág. 298), o enfermedad inflamatoria del vientre (vea pág. 363).

A menos que sea imposible, las mujeres embarazadas deben evitar tomar metronidazol, sobre todo durante los primeros 3 meses del embarazo. Esta medicina puede causar defectos de nacimiento. Algunos expertos recomiendan que las mujeres no amamanten a sus bebés hasta 24 horas después de haber tomado dosis grandes de metronidazol.

Dosis para infecciones vaginales de tricomonas:

Dé 250 mg., 3 veces al día, durante 7 días.

La mujer y su compañero deben recibir tratamiento al mismo tiempo. El compañero debe tomar la medicina aunque no tenga señas de la enfermedad. Si no lo hace, volverá a infectar a la mujer.

Dosis para tratar infecciones de la matriz después del parto (vea pág. 299) o enfermedad inflamatoria del vientre:

Dé 500 mg., 3 veces al día,
durante 10 días.

ADVERTENCIA: Uno no debe tomar bebidas alcohólicas mientras esté tomando metronidazol. Esto causa mucha náusea y, en mujeres embarazadas, aumenta la posibilidad de dañar al bebé. Las personas con problemas del hígado no deben tomar metronidazol.

Otras Medicinas

Para reacciones alérgicas

Una reacción alérgica grave a la penicilina se debe tratar con epinefrina inyectada y un antihistamínico—por lo general prometazina o difenhidramina. Para el choque alérgico, es mejor dar el antihistáminico inyectado.

Epinefrina (*adrenalina, Adrenalina*)

A menudo viene en: ampolletas de 1 mg. en 1 ml.

Dosis para choque alérgico en adultos:

Inyecte ½ ml. (½ mg.) abajo de la piel o en el músculo.

Si es necesario, se puede dar una segunda dosis después de 20 ó 30 minutos, y una tercera dosis después de otros 20 ó 30 minutos. No dé más de 3 dosis y ponga cada inyección en un lugar diferente. Si el pulso de la persona aumenta más de 30 latidos por minuto después de la primera dosis, no dé otra dosis.

ADVERTENCIA: Tenga cuidado de no usar más de la cantidad recomendada de epinefrina.

Difenhidramina (*Benadryl*)

A menudo viene en cápsulas de 25 mg. y 50 mg.; para inyecciones se consigue en ampolletas con 10 mg. ó 50 mg. en cada ml.

Dosis para choque alérgico en adultos:

Inyecte de 25 a 50 mg. Repita la dosis después de 2 a 4 horas, si es necesario.

Si no tiene difenhidramina inyectable, dé de 25 a 50 mg. tomados.

ADVERTENCIA: Es mejor no usar difenhidramina durante el embarazo excepto en casos de emergencia, como por ejemplo, choque alérgico.

Prometazina (*Fenergán*)

A menudo viene en: pastillas de 12,5 mg.; ampolletas de 25 mg. en 1 ml.; supositorios de 12,5 mg., 25 mg. ó 50 mg.

Dosis para choque alérgico en adultos:

Inyecte de 25 a 50 mg. Si es necesario, la dosis se puede repetir entre 2 y 4 horas después.

Si no consigue la medicina en forma inyectable, dé de 25 a 50 mg. tomados. O ponga por el recto un supositorio de 25 ó 50 mg.

ADVERTENCIA: Las mujeres embarazadas sólo deben tomar prometazina en casos de emergencia, como por ejemplo, choque alérgico.

Para presión alta (antihipertensivos)

La hidralacina y la metildopa (*Aldomet*) son dos medicinas que a veces se usan durante el embarazo para controlar la presión muy alta—como, por ejemplo, en los casos de pre-eclampsia (vea pág. 112).

Hidralacina (*Apresolina, Hidralina, Rozalin*)

A menudo viene en: pastillas de 10, 25, 50 ó 100 mg.; ampolletas de 20 mg. por cada mililitro.

Dosis:

Tomada: dé 25 mg. cada 6 horas.

Inyectada en el músculo: Dé de 10 a 25 mg. cada 4 horas.

Deje de dar la hidralacina cuando el número más bajo (lectura diastólica) de la presión baje a menos de 90. Además, no dé más de 300 mg. en un período de 8 horas.

Metildopa (*Aldomet*)

A menudo viene en: pastillas de 125, 250 ó 500 mg.; jarabe de 250 mg. en 5 ml.

Dosis:

Dé 250 mg. tomados de cada 3 a 4 horas.

Para ataques o convulsiones (anticonvulsivos)

El sulfato de magnesio generalmente es la mejor medicina para evitar convulsiones en mujeres con pre-eclampsia. Pero sólo se debe usar cuando la presión de la mujer sea de más de 160/110. Si se da esta medicina, es muy importante vigilar la presión de la sangre (vea págs 107 a 110). Por lo tanto, la medicina sólo se debe usar cuando se tiene equipo para medir la presión.

Cuando no sea posible dar sulfato de magnesio, se puede usar diacepam o fenobarbital para controlar las convulsiones; aunque hay algún riesgo de que estas medicinas dañen al bebé en el vientre. El amital sódico también se puede usar para controlar una convulsión.

ADVERTENCIA: Un exceso de cualquiera de estas medicinas puede dificultar o detener la respiración. Siempre que sea posible, las medicinas se deben dar en un hospital. Si usted tiene que dar la medicina, no dé demasiada, y esté lista para dar respiración de boca a boca, en caso de que sea necesario.

Sulfato de magnesio

A menudo viene en: Soluciones al 10% (por ciento), 12,5%, 25% o 50%.

Dosis: Inyecte 5 gramos en cada nalga (10 gramos en total).

Ejemplos:

dé 20 ml. de la solución al 50% ó

40 ml. de la solución al 25% ó

80 ml. de la solución al 12,5% ó

100 ml. de la solución al 10%.

Para inyectar cantidades tan grandes, usted necesitará una aguja larga, la cual podría ser incómoda para la madre. Puede ser mejor dividir las dosis en cantidades más pequeñas y dar varias inyecciones en cada nalga.

ADVERTENCIA: El sulfato de magnesio puede ser muy peligroso para las mujeres que tienen problemas de los riñones. Es mejor que estas mujeres sean atendidas en un hospital donde se les pueda vigilar muy de cerca. El envenenamiento con sulfato de magnesio se puede tratar con gluconato de calcio.

Diazepam (*Valium*)

A menudo viene en: pastillas de 5 ó 10 mg.; inyecciones de 5 mg. en 1 ml. de líquido o 10 mg. en 2 ml. de líquido.

Dosis para prevenir convulsiones:

Inyecte 10 mg. en el músculo cada 8 horas.

Dosis para controlar convulsiones:

Vea la página 248, donde damos las dosis y las instrucciones para dar diazepam por el recto durante una convulsión.

ADVERTENCIA: Las mujeres que están embarazadas o dando pecho sólo deben usar diazepam en casos de emergencia. El uso de dosis grandes o frecuentes puede causar defectos de nacimiento. El diazepam puede ser enviciante (crear adicción) si se toma con demasiada frecuencia.

Fenobarbital (fenobarbitone, *Luminal*)

A menudo viene en: ampolletas de 65 mg., 130 mg. ó 200 mg. en 1 ml.

Dosis para controlar convulsiones:

Inyecte 130 mg. en el músculo. Dé una sola inyección—el efecto del fenobarbital dura mucho.

ADVERTENCIA: El fenobarbital se usa para tratar la epilepsia. Si se usan dosis muy altas durante mucho tiempo, este medicamento puede dañar al bebé en el vientre. Las mujeres embarazadas que sufren de epilepsia deben tomar la dosis más baja que sea posible. Hay que tener en cuenta que una convulsión puede ser mucho más peligrosa para el bebé que la dosis de fenobarbital que damos aquí.

Amital sódico (amobarbital sódico)

A menudo viene en: ampolletas de 250 ó 500 mg.

Dosis para detener una convulsión:

Inyecte 250 mg. en el músculo durante la convulsión.

Para sangrado grave después del parto (hemorragia de postparto)

Los oxitócicos son medicinas que contienen oxitocina o ergonovina (también conocida como ergometrina). Sirven para que la matriz y los vasos sanguíneos se contraigan y dejen de sangrar. Estas medicinas son muy importantes para detener sangrados graves después del parto.

La ergometrina o ergonovina vienen en pastillas e inyecciones para ponerse en el músculo. Por lo general, la oxitocina también se inyecta en el músculo, pero en ciertos casos de emergencia se puede dar lentamente por la vena (vea la pág. 276).

Ergonovina (*Ergotrate*), metilergonovina (*Metergina*), or maleato de ergometrina

A menudo vienen en: ampolletas de 0,2 mg., 0,25 mg. y 0,5 mg. en 1 ml.; pastillas de 0,2 mg.

Sirven para evitar o controlar hemorragias graves **después de que la placenta haya salido.**

ADVERTENCIA: Nunca inyecte ergonovina o ergometrina en la vena. Nunca dé estas medicinas antes de que nazca el bebé y salga la placenta. No dé estas medicinas a mujeres que tengan la presión alta.

Dosis de ergonovina o ergometrina inyectable:

Inyecte 1 ampolleta de 0,2 mg. en el músculo. En las siguientes 2 horas, esta dosis se puede repetir un máximo de 2 veces más. Después de eso, la dosis se puede repetir 1 ó 2 veces más. Es mejor no dar más de 5 dosis en total. Si la madre sigue sangrando, consiga ayuda médica de inmediato.

Dosis de ergonovina o ergometrina tomada:

Dé 1 pastilla de 0,2 mg. Repita la dosis de cada 4 a 6 horas, pero no dé la medicina más de 4 veces en 24 horas. Si es necesario, continuar el tratamiento por 2 a 7 días.

Oxytocina (*Pitocín, Sintocinon, Uteracon*)

A menudo viene en: ampolletas de 10 unidades en 1 ml.

Para detener sangrado grave **después de que haya nacido el bebé.**

ADVERTENCIA: Son muy raros los casos en que la oxitocina se necesita antes de que nazca el bebé. En esos casos, debe ser dada en la vena por un doctor u otra persona muy bien entrenada en su uso. El uso de oxitocina para apurar el parto o darle fuerza a la madre puede ser muy peligroso, tanto para ella como para el bebé.

Dosis de oxitocina para la madre después del parto:

Inyecte de 10 a 20 unidades en el músculo. Esta dosis se puede repetir una sola vez.

Para dolor y fiebre (analgésicos)

El paracetamol o acetaminofén es el mejor analgésico para las mujeres que están embarazadas o dando pecho. **Las mujeres embarazadas no deben tomar aspirina.**

Paracetamol (acetaminofén)

A menudo viene en: pastillas de 500 mg.

El paracetamol es seguro si se usa por períodos breves para bajar la fiebre (calentura) o aliviar el dolor.

Dosis:

Dé 500 mg. cada 3 a 4 horas.

Aspirina

A menudo viene en: pastillas de 300 mg. (5 granos) o 600 mg. (10 granos)

La aspirina a veces causa malestar del estómago. Ayuda tomarla con leche o comida.

Dosis:

Dé 600 mg. de cada 3 a 4 horas.

ADVERTENCIA: Las mujeres embarazadas no deben tomar aspirina. Las mujeres que estén dando pecho no deben tomarla en dosis grandes ni por demasiado tiempo ya que existe un pequeño riesgo de que dañe al bebé. Algunos expertos creen que el riesgo es mayor durante la primera semana de vida del bebé.

Para coser desgarros (anestésico local)

Lidocaína (*Xilocaína, Lignocaína*) al 1% ó 2% (sin epinefrina)

A menudo viene en: ampolletas o frascos para inyecciones

La lidocaína se puede inyectar en las orillas de una episiotomía o de un desgarro antes de coserlo, para entumecer el área y evitar el dolor. Es importante usar lidocaína sin epinefrina porque la epinefrina puede detener la corriente de sangre y causar mucho daño. Vea la pág. 400, donde se explicamos cómo inyectar lidocaína.

Vitaminas y minerales

Muchas mujeres embarazadas, sobre todo las que están desnutridas o anémicas, necesitan una cantidad extra de hierro y ácido fólico. Estos se obtienen comiendo verduras de hojas verde oscuras, carne e hígado. Además de alimentarse bien, a muchas mujeres les sirve tomar pastillas de hierro y ácido fólico cada día, durante todo el embarazo. A veces las dos cosas vienen en una misma pastilla.

Hierro (sulfato ferroso, gluconato ferroso o fumarato ferroso)

A menudo viene en: pastillas de muchas diferentes potencias, que pueden contener desde 60 mg. hasta 500 mg. de hierro o más.

El hierro a veces causa malestar del estómago. Por eso conviene tomarlo con las comidas. Además puede causar estreñimiento y hacer que el excremento se vea negro. El cuerpo usa mejor el hierro si se toma junto con vitamina C, frutas o verduras.

ADVERTENCIA: Demasiado hierro es venenoso. Manténgalo fuera del alcance de los niños.

Dosis para evitar la anemia durante el embarazo:

Dé 60 mg. una vez al día.

Dosis para tratar anemia:

Dé 325 mg. por lo menos una vez al día. Las mujeres muy anémicas pueden necesitar hasta 325 mg. 3 veces al día.

Ácido fólico (folato, folacina)

A menudo viene en: pastillas de 1 mg. ó 5 mg.

Dosis:

Dé 1 mg. una vez al día.

Vitamina C

A menudo viene en: pastillas de 500 mg.

Dosis:

Dé 500 mg. al día. La pastilla de vitamina C se debe tomar junto con el hierro y el ácido fólico para ayudar al cuerpo a aprovechar mejor estas últimas dos sustancias.

Para agruras e indigestión ácida (antiácidos)

ADVERTENCIA: Las mujeres embarazadas no deben tomar antiácidos que contengan aluminio. Pueden tomar carbonato de calcio de vez en cuando para indigestión o agruras, pero no lo deben tomar por mucho tiempo.

Carbonato de calcio

A menudo viene en: pastillas de 350 a 850 mg.

Dosis:

Masticar 1 pastilla de 850 mg. ó 2 de 350 mg. al sentir el malestar. De ser necesario, se puede tomar otra dosis después de 2 horas.

Para infecciones de hongos (Cándida o moniliasis)

La nistatina (o miconazol), el clotrimazol y la violeta de genciana sirven para tratar infecciones de hongos en la vagina. Si es posible, las mujeres embarazadas deben usar nistatina o clotrimazol ya que existe un pequeño riesgo de que la violeta de genciana dañe al bebé en el vientre.

Nistatina o miconazol

A menudo viene en: tabletas vaginales de 100.000 unidades, cremas y pomadas

Dosis:

Meta 2 tabletas en la vagina cada noche durante 14 noches.

Clotrimazol

A menudo viene en: tabletas vaginales de 100 ó 500 mg.; cremas de 50 mg. en cada aplicación

Dosis:

Meta 1 tableta de 500 mg. en la vagina una sola noche. (A veces, la infección de hongos se trata durante 3 noches usando pastillas de 100 mg., pero ese tratamiento no es muy eficaz para mujeres embarazadas.)

Violeta de genciana (violeta cristal)

A menudo viene en: cristales de color azul marino

Este es un tratamiento barato y eficaz contra las infecciones vaginales causadas por hongos. Pero las mujeres embarazadas sólo deben usarlo si no pueden conseguir los tratamientos anteriores. Hay cierto riesgo de que la violeta de genciana dañe al bebé en el vientre.

Dosis:

Disuelva media cucharadita de violeta de genciana en medio litro de agua (esto produce una solución al 1%). Remoje bolitas de algodón en esta solución y métalas bien adentro en la vagina. Haga esto 3 noches seguidas. Saquése las bolitas cada mañana.

ADVERTENCIA: No use este tratamiento durante los primeros 3 meses del embarazo.

Para evitar problemas médicos en el recién nacido

Siempre que sea posible, los recién nacidos deben recibir 2 medicamentos al nacer para evitar ciertos problemas médicos. La vitamina K ayuda a evitar el sangrado y ciertos medicamentos para los ojos evitan la ceguera producida por diferentes infecciones.

Para evitar sangrado

Vitamina K (fitomenadiona, fitonadiona)

A menudo viene en: ampolletas de ½ ó 1 mg.

La sangre de un recién nacido no cuaja muy bien más o menos durante los primeros 10 días de vida. Una inyección de vitamina K ayuda a reducir el riesgo de que el bebé sangre demasiado.

Dosis:

Inyecte una ampolleta de 1 mg. en la parte de afuera del muslo del bebé una sola vez. Use una jeringa y una aguja muy pequeñas (como una jeringa para hacer la prueba de la tuberculina).

Para evitar infecciones en los ojos

Es importante poner pomada de eritromicina o tetraciclina o gotas de nitrato de plata en los ojos de un bebé en cuanto nazca. Así sus ojos estarán protegidos contra infecciones de clamidia y en especial de gonorrea, la cual puede dejar ciego al bebé. Es mejor usar eritromicina porque esta da protección contra ambas infecciones. La tetraciclina da protección contra la clamidia y por lo general también contra la gonorrea. Las gotas de nitrato de plata actúan contra la gonorrea, pero no la clamidia (vea pág. 205).

Pomada antibiótica para los ojos–eritromicina al 0,5% o tetraciclina al 1% (*Ilotycin, Latycin*)

Ponga un poco de pomada en la esquina de adentro de cada ojo y déjela allí (no limpie ni enjuague los ojos).

Gotas de nitrato de plata al 1%

Ponga una gota en cada ojo del recién nacido para evitar la ceguera causada por gonorrea.

ADVERTENCIA: No use gotas de nitrato de plata que puedan estar muy concentradas a causa de la evaporación. Podrían quemar los ojos del bebé.

Métodos de planificación familiar (anticonceptivos)

En esta sección damos información más detallada sobre los diferentes métodos de planificación familiar que discutimos en el Capítulo 22. Asegúrese de también leer la información en ese capítulo.

Condones (vea pág. 347)

Hay muchas marcas diferentes de condones (también llamados forros, preservativos, gomas o profilácticos). Algunos vienen lubricados, otros son de diferentes colores y algunos tienen espermicida.

Además de ayudar a evitar el embarazo, **los condones también ayudan a prevenir el contagio de enfermedades sexuales, incluyendo el SIDA**. Los espermicidas ayudan en la prevención de estas enfermedades y también los lubricantes, ya que es menos probable que un condón se rompa si está lubricado. Sin embargo, no use aceite para cocinar ni otros métodos caseros para lubricar un condón, pues pueden debilitarlo. Las farmacias a veces venden lubricantes especiales que se pueden usar con los condones.

Muchas personas usan condones junto con otros métodos anticonceptivos para protegerse aun mejor contra el embarazo y para evitar enfermedades.

Espuma anticonceptiva (*Emko, Lempko, Delfén*) (vea pág. 349)

Estas espumas y jaleas con espermicida se ponen en la vagina con un aplicador especial. Son más o menos eficaces si se usan solas, y muy eficaces si se usan con condones.

Supositorios anticonceptivos (Neo Sampoon) (vea pág. 349)

Un supositorio anticonceptivo es una tableta que contiene espermicida y que la mujer se mete en lo hondo de la vagina (cerca del cérvix). Hay que ponerse el supositorio 15 minutos antes de tener relaciones sexuales. Este es un método bastante eficaz si se usa solo, y muy eficaz si se usa junto con condones.

Diafragma y diafragma cervical (vea pág. 349)

Los diafragmas y diafragmas cervicales se usan para tapar el cérvix. Una persona entrenada puede examinar a la mujer y decirle qué tamaño de diafragma necesita. Además puede enseñarle a la mujer a ponérselo y a usarlo correctamente. Para que un diafragma de cualquier tipo sea efectivo, hay que ponerle crema o jalea anticonceptiva. Ambos tipos de diafragma se pueden lavar y usar muchas veces.

Esponja anticonceptiva (vea pág. 350)

Esta es una esponja especial con espermicida que se pone en lo hondo de la vagina, frente al cérvix. Este método es bastante eficaz, pero caro, ya que cada esponja sólo se puede usar una vez, y después hay que tirarla.

Dispositivo intrauterino (DIU) (vea pág. 350)

Hay varios tipos de DIUs: T de Cobre, 7 de Cobre, Asa de Lippes y Espiral de Seguridad. Otro tipo, llamado Progestasert, se debe cambiar con más frecuencia que los demás. El tipo llamado Escudo Dalkón causa más problemas que otros, y por eso es mejor no usarlo. Sólo una persona muy bien entrenada debe poner el DIU en la matriz.

Debido a las infecciones y otros problemas que los DIUs pueden causar, sólo deben usarlos las mujeres que vivan cerca de un centro de salud. El mejor tiempo para poner un DIU es durante la regla.

Pastillas anticonceptivas (anticonceptivos orales)

En las páginas 351 a 355 damos información sobre el uso de las pastillas anticonceptivas, sus riesgos y las precauciones que hay que tomar al usarlas. La siguiente información explica cómo escoger el tipo de pastillas más adecuadas para cada mujer (suponiendo que hay de donde escoger).

La mayoría de las pastillas anticonceptivas contienen dos sustancias químicas u *hormonas*, que son parecidas a las que produce el cuerpo de la mujer para controlar la regla. Estas hormonas se llaman estrógeno y progesterona. Hay muchas marcas diferentes de pastillas anticonceptivas, con distintas potencias y combinaciones de las 2 hormonas.

Generalmente, las marcas que contienen una cantidad bastante pequeña de ambas hormonas son más seguras y sirven mejor para la mayoría de las mujeres. La mayoría de las mujeres deben comenzar con pastillas del Grupo 1 ó 2.

GRUPO 1 (pastillas con cantidades bastante bajas de estrógeno y progesterona)

Marcas comunes:

Brevicón 1 + 35
Neocón
Norinyl 1 + 35, 1 + 50
Norimin
Ortho-Novum 1/35, 1/50
Perle
Noriday 1 + 50
Ovysmen 1/35

La cantidad de hormona en las siguientes marcas varía durante el mes, por eso es importante tomarse las pastillas en orden:

Logynon	*Trinovum*
Sinofase	*Triquilar*
Trinordiol	*Trifasil*

Para asegurar su eficacia y evitar el manchado de sangre entre reglas, es importante tomar las pastillas a la misma hora cada día; sobre todo cuando las pastillas sólo contienen pequeñas cantidades de hormonas.

Si después de 3 ó 4 meses todavía hay manchado, puede cambiar a una marca del Grupo 2. Si después de otros 3 meses o más, aún sigue teniendo manchado, pruebe una marca del Grupo 3.

Por lo general, las mujeres que toman pastillas anticonceptivas sangran menos con la regla. Esto puede ser una ventaja, sobre todo para las mujeres anémicas. Pero si a una mujer no le baja la regla durante meses, o a ella le preocupa la pequeña cantidad de sangre de su regla, puede cambiar a una marca del Grupo 3, con más estrógeno.

Para las mujeres que sangran mucho con la regla o que tienen dolor en los pechos antes de la regla, puede ser mejor una marca baja en estrógeno pero alta en progesterona. Por ejemplo:

GRUPO 2 (pastillas altas en progesterona y bajas en estrógeno)

Marcas comunes:

Lo-Femenal

Lo-Ovral

Microgynon 30

Microvlar

Nordet

Las marcas del Grupo 2 no se recomiendan para las mujeres que tienen espinillas (barritos) o mucho vello en los brazos o el labio. La alta cantidad de progesterona puede empeorar estas condiciones, o incluso causarlas.

Las mujeres que siguen con el problema de que nos les baja la regla o que todavía manchan después de usar una marca del Grupo 2, o que antes han quedado embarazadas mientras tomaban otro tipo de pastilla, pueden cambiar a una pastilla que tenga un poco más de estrógeno. Por ejemplo:

GRUPO 3 (con un poco más de estrógeno; la mayoría también tienen más progesterona.

Marcas comunes:

Minovlar

Norlestrín

Ovcón 50

Femenal

Eugynon

Nordiol

Ovral

Primovlar

Neogynon

Las marcas *Ovulén* y *Demulén* muchas veces controlan el manchado de sangre que continúa aun después de tomar pastillas del Grupo 3. Pero ambas contienen mucho estrógeno y por eso raras veces se recomiendan. A veces les sirven a mujeres que tienen muchos barros y espinillas.

Las mujeres que sienten mareos en la mañana u otras molestias después de 2 ó 3 meses de tomar la píldora, y las mujeres que tienen un mayor riesgo de tener problemas con coágulos (cuajarones) de sangre, pueden tomar una pastilla muy baja tanto en estrógeno como en progesterona. Por ejemplo:

GRUPO 4 (muy bajas en estrógeno y progesterona)

Marcas comunes:

Brevicón

Brevinor

Modicón

Ovcón

Ovysmen

Perle LD

Loestrín 1/20

Las desventajas de estas marcas es que muchas veces la mujer tiene manchado de sangre entre reglas y que hay más posibilidades de que salga embarazada si se olvida de tomar una sola pastilla.

Las mujeres que están dando pecho o que no deben tomar pastillas tradicionales debido a dolores de cabeza, presión de la sangre un poco alta o porque son mayores de 40 años, quizás quieran usar una pastilla que sólo tiene progesterona. A esta también se le llama la 'mini-píldora'. Por ejemplo:

GRUPO 5 (sólo con progesterona— la mini-píladora)

Marcas comunes:

Femulén

Micronor

Microlut

Micronovum

Nor-Q D

Ovrette

Este tipo de pastilla se debe tomar a la misma hora todos los días, incluso durante la regla. La regla a menudo es irregular. También hay una mayor probabilidad de que la mujer quede embarazada si se olvida de tomar una sola pastilla.

Inyecciones anticonceptivas
(DepoProvera, Net-en) (vea pág. 356)

Las inyecciones anticonceptivas contienen la hormona progesterona y se le dan a la mujer cada 2 ó 3 meses. Son un método muy efectivo de evitar el embarazo. Al igual que la mini-píldora y los implantes, las inyecciones pueden ser una buena opción para las mujeres que no pueden tomar la píldora anticonceptiva ordinaria, debido a riesgos médicos o efectos secundarios (vea pág. 354).

Con las inyecciones, la regla puede ser irregular. Muchas veces se vuelve muy ligera o desaparece después del primer año. Esto no es grave, pero a algunas mujeres les preocupa. Las mujeres mayores pueden confundir esto con la menopausia, dejar de inyectarse y entonces salir embarazadas. Obtenga consejos de un médico si las inyecciones le producen mucho sangrado a una mujer.

Implantes anticonceptivos (*Norplant*)
(vea pág. 356)

Los implantes son un método muy conveniente y eficaz para evitar el embarazo. Sólo contienen progesterona, así que los pueden usar las mujeres que no pueden tomar pastillas anticonceptivas ordinarias por sufrir de dolores de cabeza o presión un poco alta.

Un trabajador de salud con entrenamiento especial mete 6 tubitos de hule bajo la piel de la mujer (en la parte de arriba de un brazo). Los implantes evitan que la mujer se embarace como por 5 años, pero se pueden sacar antes si ella así lo desea. Los implantes se deben poner 7 días después de que le empiece la regla a la mujer.

Use este espacio para anotar información sobre otras medicinas o remedios caseros que se usen en su región.

Use este espacio para anotar información sobre otras medicinas o remedios caseros que se usen en su región.

Use este espacio para anotar información sobre otras medicinas o remedios caseros que se usen en su región.

Use este espacio para anotar información sobre otras medicinas o remedios caseros que se usen en su región.

Vocabulario

Este vocabulario aparece en orden alfabético, o sea en este orden:
A B C CH D E F G H I J K L LL M N Ñ O P Q R RR S T U V W X Y Z

A

Aborto (aborto provocado) El hecho de terminar un embarazo a propósito antes de que el bebé pueda sobrevivir fuera de la matriz.

Abrupción Vea **Placenta desprendida.**

Absceso Una bola de pus producida por una infección.

Absceso en un pecho Un tipo de infección en un pecho o seno. Hay un saco de pus en el pecho que se siente como una bola dura.

Agruras Vea **Indigestión**.

Alergia Una reacción a una medicina que puede consistir en ronchas (salpullido), hinchazón o dificultades para respirar. Este tipo de reacción puede ser muy peligrosa, e incluso puede causar la muerte si la persona vuelve a tomar la medicina en cualquier otra ocasión.

Algodoncillo Una infección de hongos en la boca del bebé. Al bebé le puede dar algodoncillo si su madre tiene una infección de hongos en la vagina cuando él atraviesa por allí al nacer.

Ampolleta Un pequeño frasquito de vidrio que contiene medicina para inyectar. Para sacar la medicina se rompe el cuello del frasquito.

Anemia Una condición en que la sangre está demasiado aguada o pálida por falta de glóbulos rojos. La anemia generalmente se debe a una falta de hierro en la dieta y es muy común durante el embarazo.

Anestésico local Medicina que se inyecta para entumecer un área en el cuerpo, como por ejemplo, el área alrededor de un desgarro o una cortada que necesite coserse.

Ano El hoyo de la cola, por donde salen los excrementos.

Antibiótico Una medicina que combate las infecciones causadas por bacterias.

Antibióticos de amplio espectro Antibióticos que matan una gran variedad de bacterias.

Anticonceptivos Cualquier método usado para evitar el embarazo.

Aparato de succión Un aparatito que se puede hacer en casa con un frasco, un corcho y un tubo, y que sirve para sacar el líquido o moco que esté tapando la nariz de un bebé.

Arterias Los tubos que llevan sangre y oxígeno del corazón al resto del cuerpo.

Artritis Un mal de las coyunturas. La artritis no es contagiosa (pegadiza).

Asma Un mal que produce dificultades para respirar.

B

Bacterias Microbios que causan infecciones; son tan pequeños que no se pueden ver.

Bilirubina Una sustancia química en la sangre que hace que muchos bebés se pongan amarillos después de nacer. Esto probablemente no es un problema si sucede de 2 a 5 días después del parto. Es muy peligroso si sucede el primer día o después del quinto día de vida del bebé (vea **Ictericia**).

Bocio Una bola que sale en el frente del cuello y que se debe a una falta de yodo en la dieta.

Bolsa de aguas (fuente) El saco dentro de la matriz que contiene al bebé, la placenta y las aguas (vea **Membranas**).

Bomba para sacar leche Una maquinita que una madre puede usar para sacarse leche de los pechos cuando no puede estar con su bebé. Esto hará que sus pechos sigan produciendo leche.

Bubones Ganglios o nodos linfáticos muy hinchados.

C

Calcio Un mineral que ayuda a hacer que los huesos y los dientes sean fuertes.

Calostro Un líquido amarillento que puede salir de los pezones durante los últimos meses del embarazo. Este líquido también sale de los pechos de la madre durante los primeros días después del parto. Es muy rico en vitaminas y ayuda a proteger al bebé contra enfermedades.

Campo estéril Un área completamente limpia y sin microbios (vea **Microbios**).

Canal del parto (vagina) La vía que el bebé recorre al nacer, desde el cérvix hasta el exterior de la madre.

Cáncer Un bulto o tumor que crece, y puede seguir creciendo hasta causar la muerte.

Cándida Vea **Infección de hongos**.

Cateterización El poner una sonda o catéter en la vejiga para drenar la orina.

Ceguera por gonorrea Ceguera que tiene un bebé porque su madre tenía gonorrea (una enfermedad sexual) cuando el bebé nació.

Centígrado (C) Una unidad que se usa para medir la temperatura del cuerpo.

Cérvix El cuello de la matriz, que se abre hacia el fondo de la vagina.

Cérvix prolapsado Vea **Prolapso del cérvix.**

Cesárea Operación que se hace para sacar al bebé de la matriz.

Circuncisión Una operación para quitar la piel alrededor de la punta del pene. En algunas áreas también se les hace circuncisión a las mujeres: se les quita el clítoris, parte de la piel sobre el clítoris, o los labios de la vagina (vea **Infibulación**).

Cirrosis Una enfermedad del hígado causada por beber demasiado alcohol.

Coágulo de sangre Cuajarón o nata de sangre.

Cólicos Dolores fuertes en el estómago de un bebé, causados por gas, espasmos o calambres.

Complicaciones Problemas o cosas que pueden salir mal.

Condón (preservativo) Una funda delgada de hule que el hombre usa sobre el pene durante las relaciones sexuales. La funda atrapa los espermas del hombre para que no entren a la matriz de la mujer. Esto ayuda a evitar el embarazo y las enfermedades sexuales.

Conjuntivitis neonatal Infección en los ojos de un recién nacido. Sucede cuando la madre tiene gonorrea o clamidia y le pasa la infección al bebé cuando este pasa por la vagina.

Contagioso Pegadizo o infeccioso. Una enfermedad contagiosa es aquella que puede pasar fácilmente de una persona a otra.

Contracciones (dolores del parto) El apretarse y endurecerse de la matriz al final del embarazo. Las contracciones abren el cérvix y ayudan a empujar al bebé fuera de la matriz.

Contracciones de práctica Contracciones que ocurren a lo largo de todo el embarazo. Son irregulares, leves y se sienten en la parte alta del vientre.

Control de la natalidad El uso de métodos anticonceptivos para evitar el embarazo.

Convulsiones Ataques descontrolados. Sacudidas repentinas de una parte o todo el cuerpo de una persona. Las convulsiones se pueden deber a eclampsia. A los bebés a veces les dan convulsiones si tienen fiebre muy alta.

Cordón del ombligo El cordón que conecta al bebé con la placenta. El cordón está gordo y azul cuando el bebé nace, porque el bebé aún está recibiendo oxígeno de la madre.

Cordón prolapsado Vea **Prolapso del cordón.**

Coronarse El que la cabeza del bebé estire la abertura de la vagina como al tamaño de la palma de una mano. La cabeza del bebé se queda en la abertura vaginal, aun entre contracciones.

Crema anticonceptiva Vea **Espuma anticonceptiva.**

Cretinismo Condición en que un niño nace con retraso mental. Generalmente se debe a una falta de yodo en la alimentación de la madre.

Crónico De larga duración, o que se repite seguido. Una enfermedad crónica dura mucho tiempo.

CH

Chancro Una llaga en los genitales, un dedo o los labios, que puede ser la primera seña de una enfermedad sexual. Puede verse como un barrito, una ampolla o una llaga abierta.

Choque Condición peligrosa con debilidad grave o pérdida del conocimiento, sudor frío, pulso rápido y débil. Se puede deber a deshidratación, hemorragia, una herida, quemaduras o una enfermedad grave.

Choque alérgico Una reacción muy grave a una medicina: la piel de la persona se pone fresca, húmeda, pálida o gris; ella tiene dificultades para respirar y el pulso (o latido del corazón) débil y rápido; la persona también pierde el conocimiento (vea **Alergia**).

D

D y C (dilatación y curetaje) Un tipo de aborto que se realiza raspando la parte de adentro de la matriz (vea **Aborto**).

Defecto de nacimiento Problema físico o mental que un bebé tiene al nacer, como un dedo extra en una mano o un pie, o retraso mental.

Depósitos de calcio Manchitas blancas, como piedritas, que se encuentran en la parte de abajo de la placenta cuando un bebé nace después de tiempo.

Derrame cerebral Pérdida repentina del conocimiento o de la habilidad para sentir o para moverse. Se debe a una hemorragia o a un coágulo de sangre en el cerebro (vea **Coágulo de sangre**).

Desechable Algo que se usa una sola vez y después se tira.

Desecho El flujo claro o un poco amarillento que sale de la vagina.

Deshidratación Una condición en la que el cuerpo pierde más líquido del que toma. Cuando una persona está deshidratada, ella no orina mucho, tiene la boca seca, los ojos hundidos y la piel estirada. A un bebé deshidratado además se le puede bajar la mollera o fontanela. Esté pendiente de estas señas si un bebé no está mamando mucho, si tiene diarrea o si tiene fiebre o mucho calor.

Desinfectante Un líquido que se puede usar para esterilizar equipo, instrumentos y recipientes.

Desnutrición La falta de suficientes alimentos o de los alimentos adecuados.

Diabetes Condición en que la persona tiene demasiada azúcar en la sangre. Si una mujer embarazada tiene diabetes, este mal puede causar que el bebé nazca antes de tiempo, que sea muy grande, o que tenga problemas para respirar.

Diafragma Una tapa curva de hule, que se llena con jalea o crema anticonceptiva y se usa para tapar el cérvix durante las relaciones sexuales. Es un método para evitar el embarazo.

Diafragma cervical Un método para evitar el embarazo; una tapita curva cubre el cérvix de la mujer para evitar que las "semillas" del hombre entren a la matriz.

Diarrea Excrementos frecuentes, sueltos o líquidos.

Dígito-presión Un tipo de masaje que consiste en poner presión en ciertas partes del cuerpo. El masaje está basado en un método antiguo de curación practicado en la China.

Dilatación y curetaje Vea **D y C.**

Diluir El añadirle agua a otro líquido para que esté menos concentrado.

Dispositivo intrauterino (DIU) Un aparatito de plástico que se pone en la matriz de la mujer para evitar el embarazo. Lo debe poner un trabajador de salud que tenga entrenamiento para hacerlo.

Dolores de posparto Contracciones muy fuertes que la madre puede tener después de dar a luz.

E

Eclampsia Un mal del embarazo causado por la presión alta de la sangre. Causa convulsiones o ataques y puede hacer que el bebé nazca antes de tiempo, demasiado pequeño o muerto (vea **Pre-eclampsia, Convulsiones**).

Efectos secundarios Problemas causados por usar una medicina.

Embarazo ectópico Embarazo en que el bebé se empieza a desarrollar en una de las trompas de falopio, en vez de en la matriz. Como después de 10 semanas, el bebé se vuelve demasiado grande, y la trompa se rompe.

Embarazo molar Un tumor que crece en la matriz en vez de un bebé. Puede causar sangrado.

Encajamiento (cabeza encajada) La posición que alcanza el bebé en la matriz cuando su cabeza se acomoda entre los huesos pélvicos de la madre, en preparación para el nacimiento.

Enfermedad inflamatoria del vientre Una infección que muchas veces empieza siendo una enfermedad sexual y que luego pasa a la matriz, a los ovarios y a las trompas de falopio.

Enfermedades de transmisión sexual Enfermedades que se contagian a través de las relaciones sexuales. También se les conoce como enfermedades venéreas.

Epilepsia Una enfermedad que causa ataques (convulsiones).

Episiotomía Un corte que se hace en la vagina para agrandarla. Esto ayuda al bebé a salir más rápidamente.

Escroto La bolsa entre los muslos del hombre, que contiene los testículos o "huevos".

Esfínter rectal El músculo redondo alrededor del ano.

Espermicida Una sustancia química que mata las "semillas" del hombre para ayudar a evitar el embarazo (vea Espuma anticonceptiva).

Esponja anticonceptiva Una esponjita llena de espermicida que se mete en la vagina para evitar el embarazo.

Esponja casera Un tipo de método para evitar el embarazo. Consiste en ponerse una esponja empapada con agua y vinagre (o jugo de limón) en la vagina, antes de tener relaciones sexuales.

Espuma (jalea, crema) anticonceptiva Una sustancia con espermicida que se pone en la vagina para evitar el embarazo.

Estéril Completamente limpio y sin microbios (vea **Microbios**).

Esterilización 1) Una operación para hacer que una mujer o un hombre no pueda tener (más) hijos. 2) El proceso de limpiar algo completamente hasta que no tenga microbios. La esterilización se puede llevar a cabo de diferentes modos. Los instrumentos y el equipo se pueden remojar en desinfectantes fuertes que matan los microbios (esterilización con sustancias químicas), se pueden hornear (esterilización con calor), o se pueden esterilizar hirviéndolos en agua (esterilización con calor húmedo).

Esternón El hueso en el centro del pecho que protege el corazón y los pulmones. Las costillas están unidas al esternón.

Estetoscopio Un instrumento que se usa para oír sonidos dentro del cuerpo, como por ejemplo, el latido del corazón.

Estimulación de los pezones El sobar o chupar los pezones para ayudar a que el parto comience o se vuelva más fuerte.

Estreñimiento Dificultades para obrar (cagar), generalmente debidas a que los excrementos están duros o secos.

Examen de posparto Un examen que se hace después del parto para revisar a la madre y a su bebé.

Examen interno Una revisión de la parte de adentro de la vagina para checar el cérvix o la posición del bebé.

Exámenes prenatales Exámenes que se hacen a lo largo del embarazo para revisar la salud de la mujer y asegurarse de que el embarazo vaya bien.

Excremento Caca, popó.

Extractor de succión Un instrumento que es como una copa de succión. Se le pone al bebé en la cabeza para ayudar a jalarlo hacia afuera durante el parto.

F

Fahrenheit (F) Unidad que se usa para medir la temperatura del cuerpo.

Fértil Que puede embarazarse.

Fetoscopio Un instrumento para escuchar el corazón del bebé cuando aún está en el vientre de la madre.

Fetoscopio ultrasónico Un instrumento que sirve para oír el corazón del bebé más fácilmente.

Fiebre Calentura; temperatura del cuerpo de más de 37°C ó 99°F.

Fontanela Vea **Mollera**.

Fórceps Un instrumento que se usa para jalar la cabeza del bebé para ayudarle a nacer.

Fórceps de Allis Un instrumento que se usa para sostener el músculo alrededor del ano al reparar un desgarro grave.

Fuego Una llaga o ampolla en los labios o la nariz, causada por microbios que pueden ser muy peligrosos e incluso pueden matar a un bebé.

G

Ganglios linfáticos Vea **Nodos linfáticos.**

Gasa Tela blanda y delgada que se usa para curaciones.

Genitales Los órganos del sistema reproductivo, en especial los órganos sexuales (partes ocultas).

Goma Vea **Condón.**

H

Hematoma Sangrado bajo la piel.

Hemorragia Sangrado muy fuerte o peligroso.

Hemorragia de posparto Sangrado fuerte de la matriz después del nacimiento del bebé.

Hemorragia oculta Sangrado dentro del cuerpo, que es difícil de notar. Este tipo de sangrado puede ser muy peligroso. La persona puede perder mucha sangre y caer en estado de choque.

Hemorroides (almorranas) Bolitas o bultitos dolorosos en la orilla del ano o dentro de él. Son un tipo de venas hinchadas que pueden arder, doler o dar comezón.

Hemóstatos Pinzas no puntiagudas que se usan para comprimir. Por ejemplo, se pueden usar para comprimir el cordón del bebé, sobre todo cuando hay que cortarlo porque el bebé lo tiene fuertemente enredado en el cuello.

Hepatitis Una enfermedad grave del hígado. Algunos tipos de hepatitis se transmiten sexualmente y la madre le puede pasar la enfermedad a su bebé en el vientre.

Hernia umbilical Un bulto grande y salido en el ombligo. Se debe a que una parte del intestino se ha salido de la bolsa que contiene las tripas.

Hidrocefalia Condición en que la cabeza de un bebé es demasiado grande por tener agua en el cerebro. Esta condición puede causarle problemas graves al niño.

Hierro Un mineral que ayuda a la sangre a estar sana. Se encuentra en casi todos los alimentos de origen animal. Durante el embarazo, algunas mujeres necesitan tomar pastillas de hierro (además de alimentarse bien) para estar sanas.

Hilo de sutura Un hilo especial que se usa para coser desgarros o episiotomías (vea ***Vicryl***).

Hormonas Sustancias químicas que produce el cuerpo. El estrógeno y la progesterona son hormonas que regulan la regla (menstruación) de la mujer y su probabilidad de embarazarse. Estas sustancias aumentan mucho durante el embarazo y causan muchos de los cambios que las mujeres notan cuando están embarazadas.

Hueso púbico La parte de enfrente de los huesos pélvicos.

Huesos pélvicos Los huesos en el vientre de la mujer, entre los cuales debe pasar el bebé para nacer.

I

Ictericia Condición en que los ojos y la piel se ven amarillos. Es una condición que puede afectar a los recién nacidos. También puede ser seña de una enfermedad como la hepatitis.

Implantes (Norplant) Un método para evitar el embarazo. Consiste en meter de 3 a 6 tubitos bajo la piel de una mujer. Los tubitos contienen una sustancia (hormona) que evita el embarazo de 2 a 5 años.

Indigestión (agruras) Un ardor o malestar en el estómago o entre los pechos. En las mujeres embarazadas muchas veces se debe a que el bebé está creciendo y empuja el estómago. La indigestión no es peligrosa y generalmente se quita después del embarazo.

Infección Una enfermedad causada por bacterias u otros microbios.

Infección de hongos (Cándida, moniliasis) Una infección vaginal que produce un desecho blanco y grumoso, y que causa comezón y ardor. Estas infecciones son comunes durante el embarazo. Son incómodas, pero no peligrosas. Una madre le puede pasar una infección de hongos a su bebé durante el parto (vea **Algodoncillo**).

Infección de la sangre Un mal en que el bebé parece tener mucho sueño, tiene la piel o los ojos amarillos, y vomita o tiene diarrea. Es más común en los bebés que nacieron después de un parto muy largo, o cuando la bolsa de aguas de la madre se rompió mucho antes del nacimiento.

Infección en un pecho (mastitis) Una infección dentro de un pecho o seno, que puede ser muy dolorosa y dificultar el amamantamiento. Las señas de una infección en un pecho son: un bulto o un área roja, caliente y dolorosa en un pecho, fiebre y escalofríos, y dolores y malestares del cuerpo.

Infeccioso Vea **Contagioso**.

Infertilidad El no poder tener hijos.

Infibulación Un tipo de circuncisión de la mujer que consiste en cortar toda la piel alrededor de la vagina. Todo lo que queda es un agujerito y muchas cicatrices.

Inflamación Un área roja, caliente y dolorosa, a menudo causada por una infección.

Intestinos Tripas. El canal que lleva comida, y finalmente desechos, del estómago al ano.

Inyección intramuscular Una inyección que se pone en el músculo.

Inyección intravenosa Inyección de medicina u otro líquido que se pone directamente en la vena.

J

Jalea anticonceptiva Vea **Espuma anticonceptiva.**

Jaqueca Un dolor de cabeza muy fuerte, que pulsa, y que muchas veces da de un solo lado. Puede hacer que la persona vea manchas y tenga ganas de vomitar.

L

La píldora Vea **Pastillas anticonceptivas.**

Labio leporino Una abertura en el labio de arriba de un bebé, que muchas veces llega hasta la nariz.

Labios vaginales Los pliegues de piel de la parte de afuera de la vagina.

Lavativa Enema. Un lavado que se pone por el ano para hacer que la persona obre.

Ligadura de trompas Una operación para amarrar o cortar las trompas de falopio de la mujer para que no lleguen óvulos (huevos) a la matriz. Esto impide que la mujer se pueda embarazar.

Ligamentos Cordones fibrosos y resistentes en el cuerpo, que, entre otras cosas, sostienen a la matriz en su lugar.

M

Malaria Vea **Paludismo.**

Malparto Vea **Pérdida.**

Manguito para medir la presión Un instrumento que se usa para revisar la presión de la sangre.

Masaje cardíaco Método que se usa para hacer que el corazón de un bebé empiece a latir o lata con más fuerza. Consiste en sobar el esternón del bebé con cuidado.

Máscara del embarazo (paño) Las manchas oscuras que aparecen en la cara de algunas mujeres embarazadas. No son dañinas y generalmente desaparecen después del embarazo.

Mastitis Vea **Infección en un pecho.**

Matriz La bolsa de músculos fuertes donde se desarrolla el bebé. En ella también están la placenta, el cordón y la bolsa de aguas.

Matriz prolapsada Matriz caída.

Meconio Nombre que se le da a la caca del bebé cuando éste obra cuando aún está dentro de la madre. El meconio hace que las aguas se pongan cafés (marrones), verdes o amarillas. Esta es una seña de riesgo para el bebé.

Membrana mucosa Vea **Mucosa vaginal**.

Membranas Las capas delgadas que sostienen la bolsa de aguas (vea **Bolsa de aguas**).

Meningitis Una infección del cerebro. Las señas en el bebé son: cuello tieso, mollera hinchada, la cabeza y el cuello doblados hacia atrás.

Menopausia La etapa en que una mujer empieza a dejar de tener su regla (menstruación). Después de esta etapa, la mujer nunca vuelve a tener su sangrado mensual y ya no puede tener hijos.

Método del moco Un método para evitar el embarazo. Consiste en que la mujer se revise el moco de la vagina para saber cuándo puede ella embarazarse.

Método del ritmo Un método para evitar el embarazo. Consiste en que la pareja esté pendiente de los días fértiles de la mujer para no tener relaciones sexuales durante esos días.

Microbios Organismos pequeñísimos que pueden crecer en el cuerpo y causar algunas enfermedades infecciosas.

Minerales Sustancias que se hallan en ciertos alimentos. Ayudan al cuerpo a resistir enfermedades y a reponerse después de una enfermedad o herida.

Moco La baba espesa y resbalosa que protege la vagina por dentro. También hay moco en la nariz, la garganta, el estómago y los intestinos o tripas. (Vea también **Método del moco** y **Tapón de moco**.)

Moldeamiento El que los huesos del cráneo del bebé se encimen para que la cabeza pueda caber por el cérvix.

Mollera La parte blanda en lo alto de la cabeza del bebé, donde los huesos no se han juntado por completo. La mollera deja que la cabeza del bebé cambie de forma para poder pasar por la vagina de la madre para nacer. La mollera se puede hundir si el bebé se deshidrata, o se puede hinchar, si el bebé tiene meningitis.

Moniliasis Vea **Infección de hongos.**

Monocryl Vea ***Vicryl.***

Mucosa vaginal Los tejidos que forman la parte de adentro de la vagina.

N

Narcóticos Drogas como la heroína, el opio y la morfina. Puede ser peligroso para el bebé que la madre use estas drogas durante el parto (o el embarazo).

Náuseas Ganas de vomitar.

Nodos linfáticos Bolitas debajo de la piel en diferentes partes del cuerpo. Estas bolitas son trampas para los microbios, y pueden hincharse y doler si se infectan.

Norplant Vea **Implante.**

O

Órgano Una parte del cuerpo que, en sí, es más o menos independiente y que lleva a cabo una tarea específica. Por ejemplo, los pulmones son órganos para respirar.

Osteoporosis Debilitamiento de los huesos. Con la edad, los huesos de la mujer se van debilitando y se pueden romper más fácilmente.

Ovarios Saquitos donde se producen los óvulos (huevos). Son parte del sistema reproductivo y se encuentran muy cerca de la matriz.

Oxitócicos Medicinas que ayudan a la matriz a contraerse (mantenerse dura) después del nacimiento. Sirven para reducir o detener una hemorragia. No se deben dar (excepto por solución intravenosa, en un hospital) para hacer que un parto comience o se vuelva más rápido.

P

Paladar partido Una rajadura o abertura anormal en el paladar de un bebé.

Paludismo Una infección en la sangre que causa escalofríos y fiebre alta. Esta enfermedad puede ser más grave durante el embarazo y causar que el bebé nazca muerto o antes de tiempo. Se contagia a través del piquete de ciertos zancudos.

Papelitos de nitracina Tiritas de un papel especial que sirven para averiguar si la bolsa de aguas se ha roto. Una tirita se pone en el líquido que esté saliendo de la vagina. Si la tirita sigue de color naranja, el líquido es orina. Si se pone azul o morada, el líquido es de la bolsa de aguas.

Parásitos Lombrices o animalitos que viven en otros animales o en personas, y que causan enfermedades. Algunos son tan pequeños que no se pueden ver.

Parto de nalgas Parto en que las nalgas o los pies del bebé salen primero (en vez de que salga primero la cabeza). Este tipo de parto puede ser más peligroso para el bebé. Si al final del embarazo se sabe que el bebé está nalgas abajo (en vez de estar de cabeza), es mejor que la madre dé a luz en un hospital.

Pastillas anticonceptivas Pastillas que sirven para evitar el embarazo. Las pastillas contienen hormonas que hacen que el cuerpo de la mujer crea estar embarazado y así los óvulos (huevos) no bajen a la matriz.

Pechos hinchados Pechos llenos y duros; los pechos se hinchan poco después de que nace el bebé o cuando la madre no ha amamantado al bebé por algún tiempo. Los pechos hinchados pueden aumentar el riesgo de que la madre tenga una infección en un pecho (seno).

Pene Miembro; el órgano sexual del hombre.

Pérdida (aborto espontáneo, malparto) El que un bebé nazca antes de los 6 meses de embarazo y cuando aún no puede sobrevivir fuera de la madre.

Perilla de succión Una bombita de hule que se usa para sacar el líquido o moco que esté tapando la nariz de un bebé.

Pezones hundidos Pezones que, en vez de sobresalir, se hunden en los pechos.

Pie zambo Un pie volteado hacia adentro que necesita ser enderezado con una operación o usando zapatos especiales.

Píldora para abortar (RU486) Una pastilla que le pone fin a un embarazo antes de que el bebé pueda sobrevivir por sí mismo.

Píldoras anticonceptivas ("la píldora") Vea **Pastillas anticonceptivas.**

Placenta El órgano que le da alimento y aire (oxígeno) al bebé durante el embarazo. El bebé está conectado a la placenta mediante el cordón del ombligo. Después de que el bebé nace, la placenta también sale de la matriz.

Placenta desprendida Condición en que la placenta se separa de la pared de la matriz antes de que el bebé nazca. La placenta se puede desprender en los últimos meses del embarazo o durante el parto. El bebé puede morir y la madre sangrará mucho.

Placenta previa Una placenta que está tan abajo que tapa el cérvix. Cuando este empieza a abrirse, hay riesgo de una hemorragia grave. Si una mujer empieza a sangrar a finales del embarazo, debe ir a un hospital de inmediato. Podría tener placenta previa.

Placenta: parte de abajo El lado de la placenta que está pegado a la pared de la matriz y que tiene muchas bolitas (vea **Placenta**: parte de arriba).

Placenta: parte de arriba El lado de la placenta que está conectado al cordón del ombligo. Ese lado de la placenta es liso y brilloso (vea **Placenta**: parte de abajo).

Planificación familiar El uso de métodos anticonceptivos para decidir cuándo y cuántos hijos tener. Vea **Anticonceptivos**.

Posparto El período después del parto.

Pre-eclampsia (toxemia) Una condición del embarazo cuyas señas son la presión alta, hinchazón de la cara y los dedos, y proteína en la orina. La mujeres que sufren de pre-eclampsia deben recibir atención médica y dar a luz en un hospital.

Prematuro Se dice de un bebé que nace antes del octavo mes del embarazo.

Prenatal Todo el período del embarazo, desde su comienzo, hasta el nacimiento del bebé.

Prepucio Piel que cubre la punta del pene. Es la parte que se corta en una circuncisión.

Presión alta de la sangre Vea **Presión de la sangre.**

Presión de la sangre La fuerza o presión de la sangre contras las paredes de los vasos sanguíneos (las venas y arterias). Cuando esta fuerza es mayor de lo normal se dice que la persona tiene la presión alta. Durante el embarazo la presión alta puede causar problemas, tanto para la madre como para el bebé (vea **Pre-eclampsia, Eclampsia**).

Procedimiento Los pasos que alguien sigue para realizar algo. Por ejemplo, una partera sigue un procedimiento determinado para cortar el cordón de un bebé o para ponerle medicina en los ojos.

Profiláctico Vea **Condón**.

Prolapso de la matriz Matriz caída.

Prolapso del cérvix Cérvix que ha bajado hasta la abertura de la vagina.

Prolapso del cordón Condición en que el cordón del bebé sale de la vagina antes que él, o en que el cordón queda atravesado en la abertura del cérvix, enfrente del bebé. Esta condición puede ser muy peligrosa para el bebé.

Proteína Una sustancia que se encuentra en ciertos alimentos y ayuda a los músculos y los huesos a crecer y estar fuertes.

Prueba de Papanicolau Una prueba para revisar si hay cáncer en el cérvix.

Pulmonía Una infección de los pulmones (bofes). Estas pueden ser señas de pulmonía en un bebé: gruñidos, la piel entre las costillas se hunde, la nariz se ensancha, el bebé respira más de 50 veces por minuto. La pulmonía es una condición que requiere de atención médica.

Pulso El número de veces que el corazón de una persona late en un minuto. El pulso se puede tomar sintiéndolo en la muñeca o el cuello, o escuchándolo en el pecho de la persona.

Punto interrumpido Un solo punto que se ata con un nudo llano o triple y al cual después se le cortan las puntas de ambos lados. Este tipo de punto se recomienda para coser la mayoría de los desgarros y episiotomías.

Pupila La parte oscura en el centro del ojo que permite la entrada de la luz. Se encoje cuando hay mucha luz y se agranda en la oscuridad.

Pus Un líquido blanco o amarillo lleno de microbios. Puede haber pus en una herida o en un desgarro.

Q

Quiste Un saco redondo, anormal, lleno de líquido, que crece en el cuerpo.

R

Rabadilla El último hueso de la columna vertebral, o sea el hueso de la cola.

Radiografías Imágenes (como fotografías) de los huesos del cuerpo. Las radiografías se toman sin cortar o abrir el cuerpo.

Recto La punta del intestino grueso. Es la parte más cercana al ano.

Reflejo de Moro Reacción en un bebé de abrir mucho los brazos y las manos cuando alguien lo mueve de repente, lo deja caer suavemente hacia atrás, o cuando el bebé oye un ruido fuerte. Es una reacción normal.

Reflejos Las reacciones naturales y automáticas del cuerpo. Los buenos reflejos son seña de que el cerebro y los nervios están funcionando bien.

Resistencia La capacidad de algo para defenderse contra algo que normalmente le haría daño o lo mataría. Muchas bacterias se vuelven resistentes a ciertos antibióticos.

Respiración de boca a boca Respiración artificial. Una manera de ayudar a que respire otra vez una persona que ha dejado de respirar.

Restregarse Lavarse muy bien (por ejemplo, las manos) para matar los microbios.

Retirarse Un método para evitar el embarazo. Consiste en que el hombre saque el pene de la vagina antes de soltar el semen.

Ritmo Vea **Método del ritmo.**

Ronchas Bolitas en la piel que parecen ampollas o granos y que dan mucha comezón. Por lo general son una de las señas de una reacción alérgica.

RU486 Vea **Píldora para abortar.**

S

Sangrado oculto Vea **Hemorragia oculta**.

Sarampión alemán (rubéola) Una enfermedad contagiosa (pegadiza). Si a una mujer embarazada le da esta enfermedad (sobre todo en los primeros meses del embarazo), su bebé puede nacer ciego o con otros problemas.

Semen El líquido espeso y blancuzco que contiene los espermas o semillas del hombre.

SIDA (Síndrome de Inmuno-Deficiencia Adquirida) Una enfermedad causada por el virus VIH, el cual reduce la capacidad que una persona tiene para combatir enfermedades e infecciones.

Sinfisiotomía Una operación en la que se corta por en medio el hueso púbico de la madre para que haya suficiente espacio para que nazca el bebé.

Sitio placentario El lugar donde la placenta estaba pegada a la pared de la matriz.

Solución intravenosa Líquidos que se dan por la vena. Muchas veces se dan cuando la persona está en estado de choque.

Sonda Un tubo de hule que se usa para drenar orina de la vejiga.

Sonograma Una manera de ver el cuerpo por dentro. Una máquina manda un sonido (que uno no oye) por el cuerpo y crea una imagen en una pantalla (vea **Ultrasonido**).

Suero para tomar Una bebida que ayuda a evitar o detener la deshidratación. Se puede hacer con agua hervida, sal y azúcar. También se vende en sobrecitos de polvos que vienen listos para mezclarse con agua.

Supositorios Pastillas en forma de bala que se ponen en el ano o la vagina.

Suturas (líneas de sutura) Las líneas que marcan las orillas de los huesos en la parte de arriba de la cabeza del bebé. Los huesos se mueven para que la cabeza del bebé quepa por la vagina.

T

Tapón de moco Moco que cubre la entrada del cérvix. Al final del embarazo o al comienzo del parto, el moco sale porque el cérvix empieza a abrirse.

Testículos La parte del órgano sexual del hombre que produce los espermas.

Tétano (trismo) Una enfermedad peligrosa que da cuando los microbios que viven en excrementos humanos o de animales entran al cuerpo de una persona a través de una herida abierta. Esta es una enfermedad que le da a los recién nacidos cuando el cordón se corta con algo que no está limpio, cuando se le pone tierra o excremento al cordón o cuando el cordón queda demasiado largo.

Tiroides La glándula que se encuentra en el frente de la garganta. Esta glándula produce sustancias químicas, que afectan diferentes funciones del cuerpo.

Toxemia Vea **Pre-eclampsia.**

Trabajo activo del parto Período del parto en que las contracciones se vuelven más fuertes, duraderas y frecuentes.

Trabajo ligero del parto Etapa del parto en que las contracciones son breves y dan de cada 15 a 20 minutos. Las contracciones pueden ser leves y sentirse en la parte baja del vientre, ya sea por adelante o por la espalda.

Transfusión El ponerle sangre a una persona a través de una vena.

Trismo Vea **Tétano**.

Trompas de falopio Los tubos que van de los ovarios a la matriz. Los óvulos (huevos) pasan por estos tubos hasta llegar a la matriz.

Tuberculosis Tisis; una enfermedad contagiosa de los pulmones.

Tubo rectal El tubo que se pone en el ano para hacer una lavativa o para dar líquidos por el recto (vea **Lavativa**).

U

Ultrasonido Una forma de ver el cuerpo por dentro sin cortarlo ni abrirlo. Una máquina especial usa sonido para crear una imagen de lo que hay dentro del cuerpo.

V

Vacunas (inmunizaciones) Inyecciones que se dan para evitar ciertas enfermedades infecciosas, como la tuberculosis, el tétano y el sarampión. Es importante vacunar a los bebés desde que nacen.

Vagina (canal del parto) El tubo o canal formado de músculo, que va desde la entrada de las partes ocultas de la mujer hasta la entrada a la matriz (cérvix).

Várices (venas varicosas) Venas azules, muy hinchadas, que muchas veces aparecen en las piernas o los genitales de las mujeres embarazadas. Las várices con frecuencia están torcidas y llenas de bultos.

Vasectomía Una operación para cortar los tubos que llevan las "semillas" del hombre al pene. Un hombre que ha tenido esta operación no puede embarazar a una mujer.

Vejiga La bolsa que almacena la orina dentro del cuerpo. A medida que la vejiga se llena, se estira y se agranda.

Vicryl Uno de los mejores tipos de hilo para coser desgarros y episiotomías. El hilo se disuelve (desaparece) lentamente, y por eso no es necesario sacar los puntos después.

VIH (Virus de Inmuno-Deficiencia Humana) El virus que causa el SIDA.

Virus Un microbio más pequeño que una bacteria que causa enfermedades infecciosas. El SIDA es causado por un virus.

Vitaminas Sustancias que se encuentran en ciertos alimentos. Las vitaminas ayudan al cuerpo a combatir enfermedades y a recuperarse de enfermedades y heridas.

Índice

Las palabras están apuntadas en este orden:
A B C CH D E F G H I J K L LL M N Ñ O P Q R RR S T U V W X Y Z

Las medicinas incluidas en las Páginas Verdes,
se encuentran en el Índice de Medicinas, pág. 449.

A

C

I

Indigestión, 67, 98, 461

N

O

P

T

U

V

Y

FICHAS EN BLANCO

(para las personas que no pueden leer—vea pág. 452)

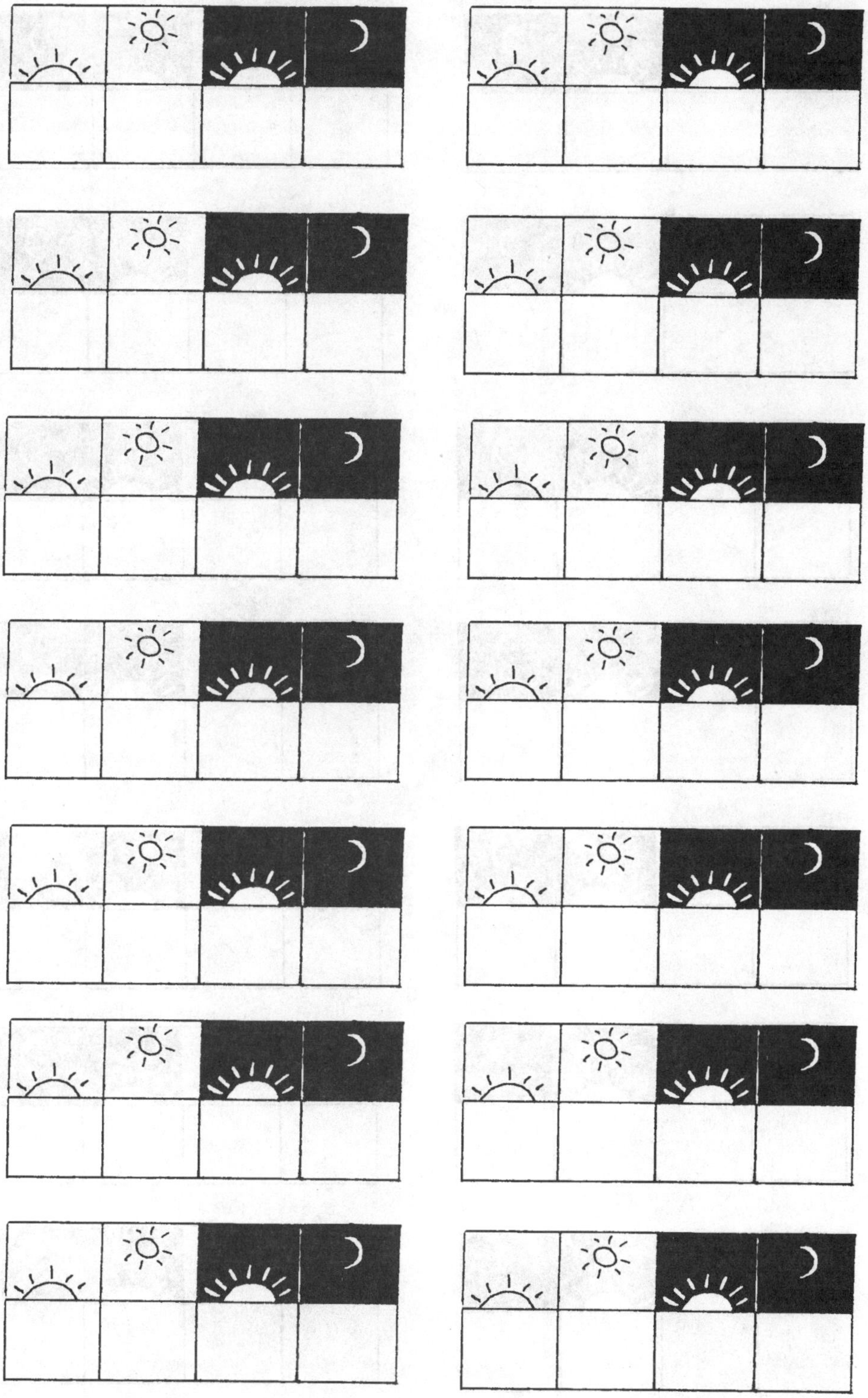

FICHAS EN BLANCO

(para las personas que no pueden leer—vea pág. 452)

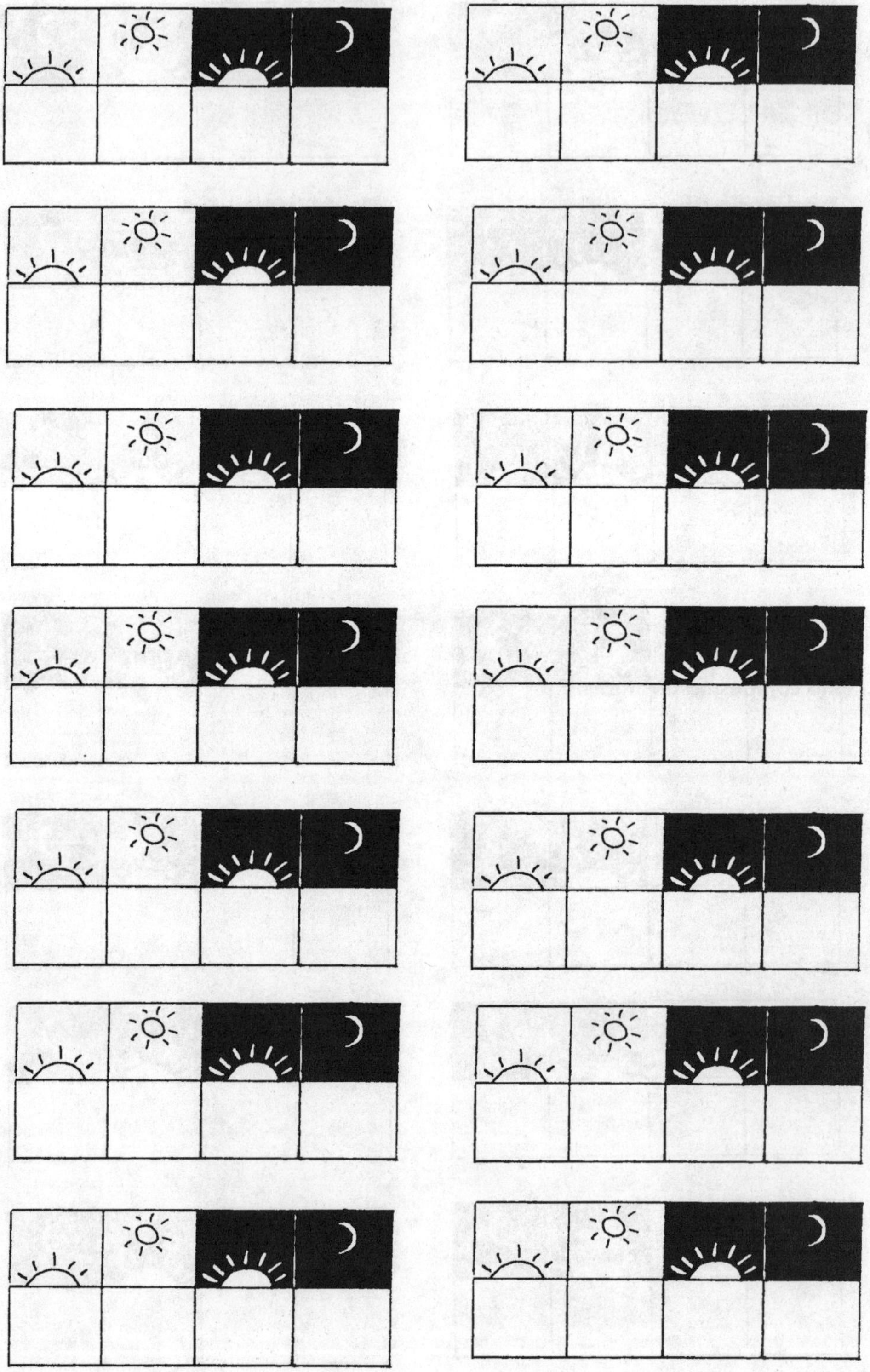

Otros libros de la Fundación Hesperian

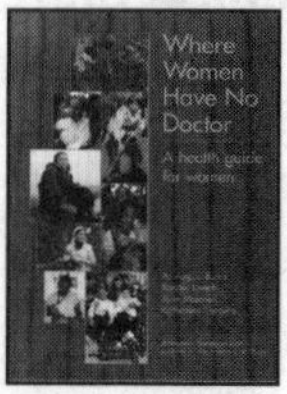

Donde no hay doctor para mujeres, por A. August Burns, Ronnie Lovich, Jane Maxwell y Katharine Shapiro, utiliza un lenguaje accesible con centenares de ilustraciones para enseñar a las mujeres y jóvenes de diversas culturas y niveles de educación formal cómo cuidarse a si misma. Es el primer libro comprensivo para mujeres que se base en la comunidad y en lo cual se combine al información médica con un análisis de cómo la pobreza, la discriminación y la cultura machista se juntan para limitar su acceso a la salud. El libro enseña a las mujeres cómo identificar los problemas médicos comunes y cómo curarlos.

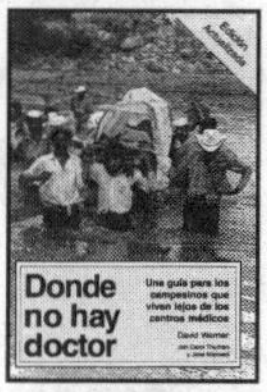

Donde no hay doctor, por David Werner con Carol Thuman y Jane Maxwell. Traducido a más que 80 idiomas, *Donde no hay doctor* es quizás el manual de salud más utilizado en todo el mundo. El libro da información vital y accesible sobre cómo reconocer y curar los problemas médicos y enfermedades comunes con un énfasis especial en la prevención.

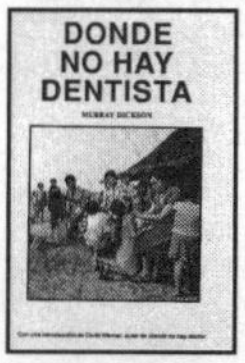

Donde no hay dentista, por Murray Dickson, le enseña a la gente a cuidarse los dientes y las encías. Además de información detallada y ilustrada de cómo usar equipo dental, tapar muelas, sacar dientes y más. Hace hincapié en los métodos de enseñar la importancia de salud bucal y la nutrición.

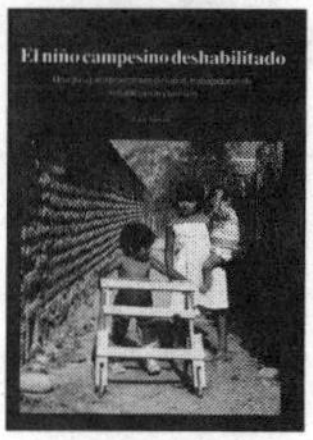

El niño campesino deshabilitado, por David Werner, contiene un tesoro de información sobre las descapacidades comunes de la niñez, como son: la polio, la artritis juvenil, la parálisis cerebral, la ceguera y la sordera. El autor explica cómo llevar a cabo una rehabilitación sencilla al nivel de un pueblo o aldea y cómo hacer a bajo costo una variedad de aparatos de ayuda.

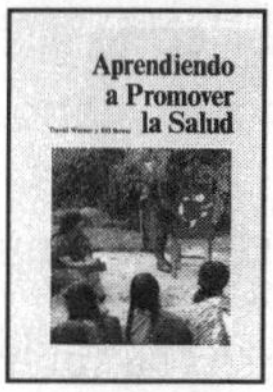

Aprendiendo a promover la salud por David Werner y Bill Bower. Un libro de métodos, materiales e ideas para promotores de salud que trabajan en el campo y para sus instructores, basándose en las necesidades y los recursos de la gente con quien se trabaja. Explica cómo: planificar un programa de capacitación, hacer materiales de enseñanza, el uso de cuentos y sociodramas, etc.

Todos los títulos son disponibles de la Fundación Hesperian en español e inglés. Para ediciones en otras lenguas, cómo pedir libros y los costos o para mayor información sobre la Fundación, comunique a:

La Fundación Hesperian
P.O. Box 11577
Berkeley, California 94712-2577 EE.UU.
Tele: (510) 845-4507 Fax (510) 845-0539
correo electrónico: hesperianfdn@igc.apc.org

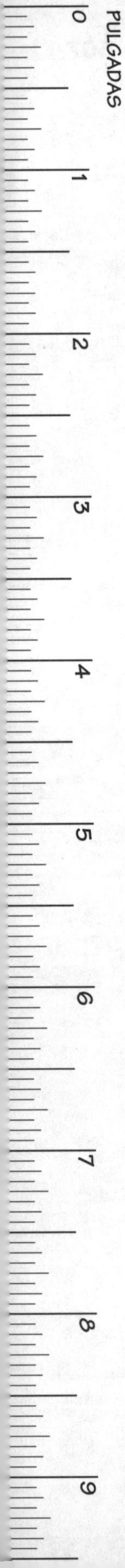

INFORMACIÓN SOBRE LAS SEÑAS VITALES

Temperatura

Hay dos sistemas de numeración para termómetros: Centígrado (C.) y Fahrenheit (F.). Se puede usar cualquier de los dos para medirle la temperatura a una persona.

Así se comparan:

Centígrado

Este termómetro marca 40°C.
(Cuarenta grados Centígrado)

Fahrenheit

Este termómetro marca 104° F.
(Ciento cuatro grados Fahrenheit)

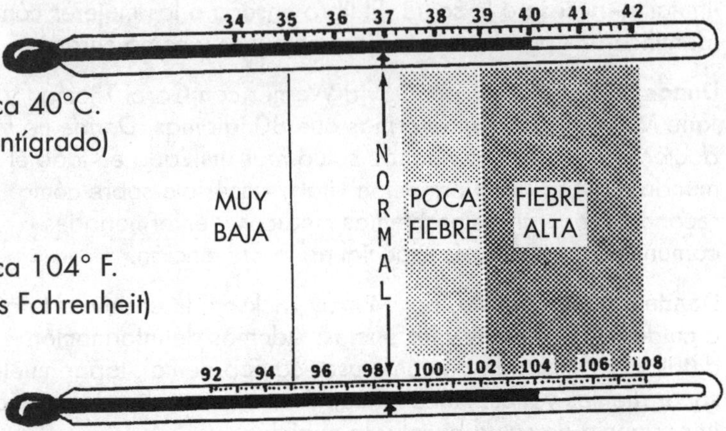

Pulso (latido del corazón)

Para una persona en descanso

ADULTOS... de 60 a 80 latidos por minuto es normal.

RECIÉN NACIDO... de 120 a 160 latidos por minuto es normal.

Por cada grado Centígrado (°C) que sube la calendura, el pulso aumenta más o menos 20 latidos por minuto.

Presión de la sangre

(Esto se incluye para las parteras que tienen aparato para medir la presión de la sangre.)

Para una persona en descanso 120/80 es normal, pero esto varía mucho.

El que la segunda medida (cuando ya no se oye el latido) sea de más de 100, es una seña peligrosa de presión alta (vea págs. 107 a 110).